U0188165

国家中医管理局全国名老中医药专家传承工作室建设项目资助

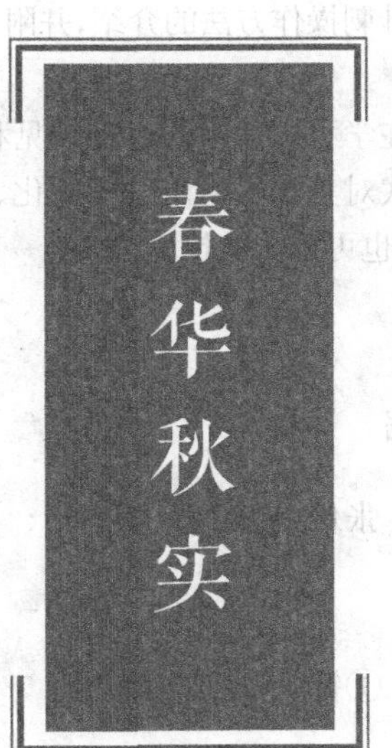

张仁针灸文集

主编 张 仁

上海科学技术出版社

内 容 提 要

本书作者张仁，是我国著名的针灸学者。本书是以张仁及其多位学生的相关论文论著为对象，时间跨度从1978～2020年，长达42年，内容涉及学科战略思考、古今文献探讨、临证经验实录、临床实验研究等众多方面。全书共分五卷：思考卷、文献卷、临床卷、薪传卷和尾卷。前三卷汇集了作者公开发表的全部论文和译作；薪传卷是作者的十余位传承者对其学术思想和临床经验进行整理、研究、总结的文章；尾卷是作者独特针刺操作方法的介绍，并附视频二维码，使读者获得更为直观的体验，以加深理解和加快掌握。

本书既记录了作者半个世纪来在学科探索中的真知灼见和临床实践中积累的丰富经验，同时又展现了他的传承者通过不同的形式对其学术思想进行深化、发扬所产生的诸多学术成果。本书可供中医针灸工作者临床借鉴使用，也可为如何传承创新老一辈的学术特色提供思路与方法。

图书在版编目（CIP）数据

春华秋实 ：张仁针灸文集 / 张仁主编. -- 上海 ：上海科学技术出版社，2021.2
ISBN 978-7-5478-5193-7

Ⅰ. ①春… Ⅱ. ①张… Ⅲ. ①针灸学—文集 Ⅳ. ①R245-53

中国版本图书馆CIP数据核字(2020)第259789号

春华秋实

张仁针灸文集

主编 张 仁

上海世纪出版(集团)有限公司
上 海 科 学 技 术 出 版 社 出版、发行
(上海钦州南路71号 邮政编码200235 www.sstp.cn)

当纳利（上海）信息技术有限公司印刷

开本 787×1092 1/16 印张 31.5 插页 4
字数：700千字
2021年2月第1版 2021年2月第1次印刷
ISBN 978-7-5478-5193-7/R·2228
定价：198.00元

编委会

主　编

张　仁

协　编

张　进　刘　坚　徐　红　梁永英　朱博畅

杨伟杰　胡艳美　黄馨云　崔若琳　应嘉炜

主编简介

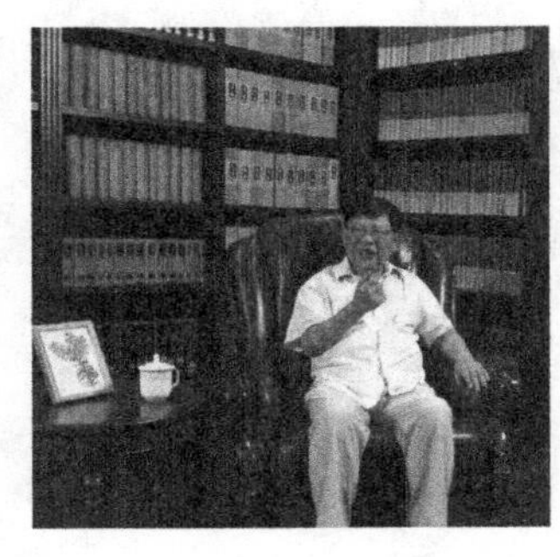

张仁，医学硕士，主任医师。第六批全国老中医药专家学术经验继承工作指导老师，中国中医药管理局全国名老中医药专家传承工作室专家，中国针灸学会名誉副会长，《中国针灸》编委会副主任委员，享受国务院政府特殊津贴，上海市针灸学会名誉理事长，上海市非物质文化遗产评审专家，上海市名中医，上海市中医药杰出贡献奖获得者，上海市非物质文化遗产“方氏针灸”第三代传人。

曾任中国针灸学会副会长、上海市针灸学会理事长、上海市卫生局中医处副处长（主持工作）、上海市中医文献馆馆长、上海市中医药科技情报所所长、《中医文献杂志》主编等职。

具有家传、自学、研究生教育及师承的学医经历。师从“国医大师”郭诚杰教授、军中眼科名医李聘卿。

从事针灸临床、科研和文献研究 50 年。在大量常见病、难治病的临证基础上，聚焦于眼病特别是难治性眼病的针灸治疗，在辨病、治则、组方选穴、针法、手法等方面均积累了丰富而独到的学术经验。

曾于 1989～1997 年，3 次赴欧洲工作近 3 年时间，相继被聘为欧洲中医大学和荷兰神州中医药大学客座教授，传播针灸学术。

在北京、上海、台北、东京等地出版中医针灸学术专著 71 部。以多种形式带教培养人才 20 余名。

走向世界的中国针灸（代序）
——读《学术文字雪爪录》有感

记得在2019年和2020年连续两届上海市名中医迎春聚会上，一头银丝满脸红润的陈汉平先生，每次总是高扬着他刚刚出炉的两本册子赠予我。在多个冷雨敲窗的夜晚和冬阳温煦的上午，我认真拜读了题名为《学术文字雪爪录》（下称《雪爪录》）各个分册，这些都是他“闲话针灸治学”系列中的新作。《雪爪录》是他原创的一种读物，汇集了以往他发表过的学术文章及亲笔书写的近期的心得体会，配有插画和照片。虽非正式出版物，但都凝结着其长期求索潜心思考的精华。汉平先生是近一个甲子以来我国针灸发展的亲历者、见证者，从一名针灸临床、研究工作者化茧成蝶成为著名的针灸战略家，是我尊敬的一位针灸学者。最近的几册《雪爪录》记录了他八十初度，从战略高度对针灸本身以及现状与未来的不少真知灼见。我在细细阅读过程中，每每掩卷沉思，总感获益良多。特别是对何谓“针灸”“针灸学”的理解，更是深有同感。进入新世纪之后，中国针灸加快转化成为世界针灸的步伐，在当今针灸出现百年未有之大变局的关键时刻，我对此也有多重思考。于是，不揣谫陋，述之于下，供同道参考。

一、一种文化

在《雪爪录》“（十）”与“（十一）”两个分册中，汉平先生特别强调书中内容是他近年对针灸“文化治学探讨”的系统总结，也就是他经常提到的“针灸之道”。

2010年11月16日，通过联合国教科文组织保护非物质文化遗产政府间委员会第五次会议审议，中医针灸正式被列入《人类非物质文化遗产代表作名录》。表明针灸是人类有关生命和自然界与宇宙的知识及实践最具代表性的文化表现形式之一，一种对人类做出过重要贡献的且至今仍具有重要价值的代表性文化遗产。

所以，我认为，说到底，针灸是一种文化，是绵延数千年的中华优秀传统文化的组成部分。事实证明也是如此，源于我国的针灸在出现之后，很快就融入中华文化，特别是儒道文化。1973 年长沙马王堆 3 号墓出土的其抄录年代为公元前 4 世纪至公元前 3 世纪的一前一后的两部帛书《足臂十一脉灸经》和《阴阳十一脉灸经》，就是阴阳学说逐步融入的最好例证。《黄帝内经》是针灸文化形成的一个标志，将"气""天人合一""阴阳"等大量儒道哲学概念作为文化的元素引入针灸，大大提升了针灸的学术价值。由于文化的支撑，使针灸获得了自己的指导理论——经络学说，从而揖别了以经验积累为主的单纯疗法，演化成为一门学科。经络学说的产生，虽以古代解剖和早期医疗实践为基础，但主要得益于上述三个哲学概念，从而得以升华并完整。如"经脉为什么是十二条"，正是从"天人合一"而来，因为它"合之十二月、十二辰、十二节(气)、十二经水"；"阴阳"使经络有了不同属性，且使十二经脉形成了如环无端的完整系统，其中"气"的循环往复，成为经脉中平衡调节的主要物质基础。

针灸在漫长的发展过程中，在吸收中华优秀文化的过程中不断完善自己。如"子午流注学说"，是"天人合一说"从基础阐释进入临床应用的一种提升。金元时期著名针灸家窦汉卿所撰的《标幽赋》，是从文化的视角全面概括针灸学内容与特点。

(一) 因为针灸是一种文化，才能永世传承

关于针灸的起源，目前有不少的解释。但不容置疑的是，它应该是始于人类治病经验的积累。目前出土的文物及现存的古籍记载，都表明了这一点。但值得注意的是，其他的一些古文明国家也出现过类似的治疗工具和方法。所以至今还在喋喋不休地争论关于针灸的起源，如日本的"印度说"、美国的"欧洲说"，以及"非洲说"等。

其实，单纯的一种方法和工具，是会迅速地被更先进者所代替的，往往昙花一现。所以，在世界各地可能产生过类似于我国针灸拔罐的治疗技术或治疗工具，但由于未赋予更多的文化内涵，而在历史长河大浪淘沙中被湮没不彰。这表明，缺乏传承与发展是不具备讨论所谓起源的条件的。因为没有"流"也就无所谓"源"了，只有成为一种文化才可能传之久远。

(二) 因为是文化，才能广泛传播

依据古文献记载，我国的针灸，在公元 4～5 世纪传至朝鲜再传至日本；在

公元16世纪经印度尼西亚传至荷兰而进入欧洲大陆。一个重要的现象是，在日本不但生根、开花、结果，而且即使遭遇明治维新以来的沉重打击，仍卓然而立，至今不败。相反，在欧洲，如法国等，虽也相当热闹过一阵子，最后仍归于沉寂。这一起一落，关键就在于东西文化背景的异同。

20世纪70年代，借助针刺麻醉，针灸又一次传向欧美大地，引发持续至今的世界性的针灸热潮。目前，针灸已经得到了183个国家批准应用，成为世界上使用最为广泛的传统医学。与此同时，在走向世界的过程中，在多种文化特别是西方主流文化的影响越来越明显的情况下，针灸的发展正出现不断"异化"。应该引起我们深思的是，长期以来我们看重的是临床技术和方法的传播，而不太重视针灸文化或者说中华传统文化的传播，这就很有可能重蹈覆辙。这样的历史教训太多了。清末的洋务运动的失败就是一例：只着眼于坚船利炮的引进，而不重视对西方文化成果实际上也是人类文化成果的共享。这可能也是造成甲午一战全军覆没的原因之一。

（三）因为是文化，要求不断创新

尽管目前有关文化的定义有多种阐述，但有一点是共同的，即文化是在不断创新中发展。这个创新过程，包括借鉴、吸收和融合及自我更新过程。这一点，在进入近现代之后，在传统文化层面上，针灸学的发展具有表率作用。近代较为突出的例子是海派文化与针灸文化结合而产生的海派针灸文化。20世纪初在以上海为中心的长三角地区形成的海派针灸文化，是传统的针灸文化与近代西方文化碰撞和融合后形成的独特文化表现形式。这一文化的开放性、创新性、主体性、多元性等特点，使近代长三角地区引领了相当长一个时期的针灸医学发展潮流，并积极地影响现代针灸医学进程。

当前，与当年被动接受西方文化并局限于国内不同，以西方针灸学为代表的大量新的观点、新的技术、新的方法正在对针灸发源地的针灸工作者发起更猛烈的挑战。因此，我曾建议通过对海派针灸的研究和传承，进一步扩大到整个现代针灸文化的重构，并成为提振针灸文化的一个突破口。这一点，将在下文重点叙述。

二、两大特征

针灸是一种文化，同时也属于生命科学范畴，有自己的鲜明特征。我赞同陈汉平先生反复强调的观点:针灸医学“携带着生命科学的密码”。我认为它至少具有以下两个重要特征。

1. 独特性·也就是不可替代性。陈汉平先生说,针灸医学是以“人类主动应用体表刺激方式有序修复自我损伤以保健疗疾”为特点的一门医学学科。这可以从两个方面理解,一方面,它仅仅是通过体表来测知和干预整个人体各系统的。有的学者将它归纳为“体表医学”,强调要进行复兴,并把它提高到“没有体表医学,就不会有生命的健康与生物的进化”的高度。当然,这些提法还需要再讨论,但不得不说这是一种独特的医学形式。

另一方面,它是通过应用有序体表刺激方式,调动如陈汉平先生称之为人体内的“天然药库”的潜力,从而达到保健疗疾、平衡机体的作用。正如陈汉平先生强调的“针灸最本质的作用是调节”,这也是针灸医学对人体起作用的关键所在。2018 年诺贝尔生理学或医学奖获得者美国科学家詹姆斯·艾利森(James P. Allison)和日本科学家本庶佑(Tasuku Honjo),通过激活人体自身免疫系统提高其攻击肿瘤细胞的能力,发现了一种全新的癌症治疗方法。此前科学家发现,人体内有一些蛋白质会通过促进或抑制免疫系统发挥作用。如果把免疫系统比作一辆汽车,那么触发全面免疫反应的蛋白质就是油门,而抑制免疫反应的蛋白质就是刹车。艾利森等观察到一种名为“CTLA-4”的蛋白质能对人体免疫 T 细胞起到类“刹车”作用。几乎同时,本庶佑也发现了 T 细胞上的另一个类“刹车”分子蛋白质“PD-1”。如果能“阻击”CTLA-4 或 PD-1,那么 T 细胞受到的束缚将会被解除,从而可启动“全面免疫反应蛋白质”油门,打开人类这个“天然药库”,进而全力对抗肿瘤细胞的侵袭。找到这个关键点之后,他们分别发明了一种药物,可以作用于免疫系统的“分子刹车”,使之失去效用。大量实验结果证明,这两种药物对多数实体恶性肿瘤都有明显的治疗作用。

这种采用激发人体潜力方式来治疗恶性肿瘤的方法,相对于传统的手术、放化疗等外部干预手段,是一种创新思维体现,和有几千年历史的针灸疗法相比完全属于异曲同工。尽管这两位科学家用的是药物,针灸用的是特定的物理刺激方式,但都是通过打开人体“天然药库”激发和调动自身免疫功能途径来防病治病。二者的区别在于:前者用来干预这个“刹车”的是一把比较精确的专用钥匙,也就是一把钥匙开一把锁;而我们所用的针灸更像是一把万能钥匙,除了肿瘤,它还可以开很多“锁”,譬如,有的学者研究认为针灸至少可有效治疗(尽管效果不一)461 种病症(杜元灏:《现代针灸病谱》)。当然,以目前研究水平来说,还只能算一把模糊的万能钥匙,就像开锁匠手中那把万能钥匙,于常人而言它只不过是一根铁丝而已。不仅对刚工作经验不足的针灸医生来说,这把“钥匙”不好掌握,即使是具有长期临床经验积累的名家,最多也只是对其中一些做到得心应手,且往往是知其然而难解其所以然。我们面临的任务是,如何真正掌握“开锁”的内在规律,将这把钥匙打造得既万能又精确。使针灸从传统的模糊的经验医学逐渐上升到精准的现代医学,这可能需要几代人不懈的努力,可谓是任重而道远!

2. **神秘性**·也就是至今尚未被破译的生命密码,其中就包括我们先贤所感知并传承至今的三大谜:经络、腧穴、针灸治病真相。这是针灸医学奥秘所在,也是针灸医学对人类贡献所在。对于这些生命密码,由于目前仍处于经验医学的准科学阶段,还不能使人们充分认识到它的重要价值。但我深信,随着它所携带的生命密码不断被破译,一定会谱写出生命科学的新篇章,使生命科学前进一大步。要破译这些密码,只有一条路可走,就是陈汉平先生所说的,“传统针灸学要发展转型为现代针灸学”。也就是说,要将针灸医学从经验科学的后科学层次,提高到现代科学的常规科学层次。

按照现行科学学科理论,任何一门学科的发育过程,总要经历这几个阶段:准科学、前科学、常规科学和后科学。这是就同一层次而言,若从学科发展史上来看,不少学科还要经过不同层次的发育,如古代科学层次、近代科学层次、现代科学层次,或者传统科学层次、现代科学层次等。无论处于哪个层次,毫无例外都要经历上述全部阶段。

针灸学是世界上历史最悠久的学科之一,它也是一门在不断发展着的学科。在传统科学这一层次上,它已经进入学科发育的最后阶段即后科学阶段了。此时,往往面临两种命运:一种是这门学科寿终正寝,被彻底或不彻底地淘汰。世界上的其他传统医学大致上都走向了这一种。另一种则是通过革新,脱胎换骨,如凤凰涅槃一样,进入另一更高层次,获得新生。

我认为,目前针灸学正处在传统科学和现代科学这两个不同层次的交接点,是复杂而激烈的新旧交替时期。因为从近代以来,特别是从新中国成立后的情况看,针灸学正在迈入更高层次,即现代科学的轨道了。之所以针灸学能迈入更高层次,最重要的原因是因为针灸学本身蕴藏着非常丰富的矿藏,有可挖掘的潜力。在传统科学层次,针灸学变得无矿可挖而进入后科学阶段,也就是说，用传统的方法来开掘，落后的工具已难以挖出深藏的宝藏，正如锄头挖不出地层深处的煤、石油一样。而一旦换成先进的工具之后，同样一块土地，也可以开出闪光的宝石。事实证明，应用包括现代医学在内的多学科的思路和方法研究针灸学，已经获得了大量传统的思路和方法无法获得的成果。如通过对经络穴位本质的研究，揭示了大量现代医学所无法解释的现象；针灸疗效内在机制的深入探索和针灸器材的不断革新，不仅进一步提高了临床效果，而且扩大了有效疾病谱。总之，针灸学本身容许向更广的范围和更深的层次开拓和回采。目前在针灸领域中，所充满的是大量的长期从临床实践中提炼出来并得以初步验证的经验事实。与传统科学时代相比，它有更深刻的体验和更长期的实践，并有一定理论依据，充斥着大量闪耀着人类智慧光芒的假说，包括不少天才的猜测。

但是从整体上来说，针灸学，包括它的理论和技术还缺乏突破性的进展。首先，在理论上，还有诸多"生命密码"尚未被破译，诸如古人留下的三个谜，即"什么是经络，什么是穴位，为什么针灸能治病"，至今仍属于瞎子摸象阶段。其次，针灸技术方面，目前在刺激的工具和形式上尽管有很大发展，但基本上还围绕在传统层面上。还没有出现陈汉平先生书中引用徐匡迪院士所说的"颠覆性技术"，即"对已有传统或主流技术产生颠覆性效果的技术"。

总之，上述神秘的"生命密码"破译之日，也是精确的万能钥匙铸成之时。一如陈汉平先生所说的，找到"启动'人体药库'工作密码的'开关'"，不仅对世界医学，更是为整个人类的生命安全保障做出无可比拟的贡献。

三、以史为鉴

从上面不难看出，当前的针灸学正处于历史转折处——如何进入现代化，如何实现国际化。同时向我们提出了这样两个严峻的问题：现代化是不是现代医学化，国际化是不是西方针灸化？我认为，答案应该是，也必须是。针灸的现代化必须是根植于中国传统文化的现代化，而针灸的国际化必须是具有中国特色的国际化。要做到这一点，陈汉平先生曾提出要解决"针灸学的魂、道、术、器"的关系，我觉得，对当前针灸学来说，重点是要解决好道与术的关系，实际上也就是文化与技艺的问题。关键在于陈汉平先生所主张的，"针灸学的创新要有创新文化的支持"。前面提到的海派针灸，正是在创新的海派文化影响和支撑下形成的一种地域学术流派。近代海派针灸的出现，不仅是我国针灸发展从古代向近代转变的一个里程碑，而且可以作为针灸进一步走向现代化和国际化之借鉴。

上海文化，根植于崧泽文化，之后又进行了两次文化大融合。第一次，在明清时期凭借长江融汇了中国的东部和西部文化，又凭借运河融汇了中国的北方和南方文化，产生了江南文化。第二次是1843年开埠之后，又发生苏杭文化和宁绍文化的深度融合，形成了一种新的江南文化，江南新文化与来自欧美西方文化碰撞、融合，之后不断更新，最后促成了海派文化，并成为上海文化代表或者说代名词。海派文化由于融汇东方和西方文化，因此被公认为是一种创新文化。它重构了整个江南乃至整个中国的版图，使以上海为中心的江南成为中国现代化运动的肇始者和推进器，使得上海滩一百多年来始终勇立潮头。

海派文化的影响和覆盖是全方位的，从艺术建筑到饮食服饰无所不包，当然，也包括我们的中医针灸，我们姑且用约定俗成的称呼，诸如海派绘画、海派建筑之类，也称之为海派针灸。

海派针灸兴起于20世纪20～40年代。值得强调的是，海派针灸不是靠上海一己之力就发展起来的，而是聚合了以江浙为主的长三角的力量。当时活跃于上海滩的一大批针灸临床名家，均汇自各地，如合肥的方慎盦、无锡的黄鸿舫和本土的陆瘦燕、杨永璇等。另外，活跃于苏州和无锡江阴的承淡安，也可包括在内。由于融入了海派文化元素，海派针灸特征鲜明，临床繁荣兴盛，名列全国前茅。

海派针灸承袭了海派文化的主要特色，包括兼容并蓄、海纳百川的融汇性，以我(传统中华文化)为主、万变不离宗的主体性，百花齐放、和而不同的多元性以及不断扬弃、求变求新的创新性等。

在融汇性上，海派针灸吸收近现代西方临床模式，扩大针灸疾病谱、增加诊断方法、提出严格的针刺消毒程序等。同时融合吸收西方人才培养模式，将师承与近代学校教学相结合，如中国医学院朱汝功、上海中医学院的黄羡明，均是这一方式培养出的一代名医。值得一提的是，承淡安1930年在无锡创办的中国针灸学研究社，更是为全国培养了大量针灸骨干人才。借鉴西方传播模式，1933年我国针灸学史上最早的针灸期刊《针灸杂志》问世，1937年方慎盦《金针秘传》向东南亚发行。

海派针灸的主体性表现在：一方面，一脉传承了我国数千年积累的针灸医学精粹；另一方面，又大量吸收现代新的成果。在针灸学史上具有重要影响力的著作相继出版，如 1937 年方慎盦的《金针秘传》，1940 年新中国医学院的《针灸学讲义》，1955 年承淡安的《中国针灸学》，1959 年上海中医学院首版全国教材《针灸学概要》，1974 年上海中医学院《针灸学》，1992 年裘沛然、陈汉平主编的《新编中国针灸学》等。不仅体现半个世纪知识更新和丰富的速度，更充分表明传承不离宗。

海派针灸的多元性，更是一大特色。地处东南一隅的上海，是囊括全国以长三角为主的各路针灸人马登台亮相的最佳大舞台，一方面大浪淘沙、优胜劣汰，一方面流派纷呈、百花竞放。例如，上海地区被列入国家非物质文化遗产名录的"陆氏针灸疗法"，被列入市级非物质文化遗产名录的"杨氏针灸疗法""方氏针灸疗法""严氏化脓灸疗法"和"盛氏针灸疗法"以及江浙的一些针灸流派，特别是承淡安先生领衔的"澄江针灸学派"，均为近现代我国针灸学的发展做出了重要的贡献。

海派针灸的创新性，不仅引领了我国近代针灸学发展，更是促成针灸医学实现从传统的古代针灸向现代针灸华丽转身的主要力量，主要表现在以下两个方面。

首先，表现在针具革新："工欲善其事，必先利其器"。针具材质优劣直接影响针灸临床的发展。南宋以前，由于针具不过关，灸法一直独占鳌头。金元时期，随着煤炼铁技术的推广，针具打造得精细之后，针刺法逐步占据上风。但直至近代，铁针制作仍不完美。民国前期使用以马衔铁针为主的针具，此针具虽不易生锈，但太软易折；民国中后期出现的碳素钢针，虽解决了针软易折问题，却易生锈。现在临床用的不锈钢针具，最早诞生在临近上海的苏州。1953 年，正是在承淡安先生的指导下，苏州华二房（苏州医疗用品厂前身）制定了针灸针的质量标准与检测方法，改进制作工艺，生产了不易折断、不易生锈的不锈钢针具。不锈钢针具的出现，对针灸医学的贡献可谓巨大：一是为开拓针灸病谱提供基础，二是大幅度减少和避免了意外事故的发生，三是普遍提高治疗效果。

其次，表现在针灸临床应用的进展上。其中，最引人注目的是 1958 年 8 月由上海市第一人民医院首创的针刺麻醉。它的意义，不仅仅是拓展针灸的应用，为麻醉医学提供一种新的方法和新的思路，更重要的是促进痛觉生理学的发展,推动针灸医学再次走向欧美,并形成至今仍方兴未艾的世界性热潮。

弹指一挥间,百年过去了,随着新一轮的对外开放大潮,世界走入大数据、互联网、人工智能时代,上海重新成为举世瞩目的世界性大都会,不仅是中国最大、最繁忙的经济码头,也是最具中国特色的文化码头。随着中国针灸日益成为世界针灸,新思潮、新知识、新技术层出不穷,并成倒逼之势!如何利用互联网、大数据的思维及数据挖掘、人工智能等方法已是当下新的课题。面临如此形势,我认为海派针灸,应当以史为鉴,抓住机遇,重振雄风。

四、迎接挑战

早在1994年,陈汉平先生就提出了“21世纪针灸学的重要特征-开放性”。在《雪爪录》“(十二)”中,他把时间跨度达20年的“开放七论”及类似文章进行汇总,重新进行回顾。正如他所说的:“针灸学是在中医药领域,最先引进现代科技、最早同其他学科交叉渗透形成开放研究格局的学科。”弹指一挥间,针灸不仅成了传统中医药走向世界的排头兵,而且中国针灸正在演化成世界针灸,并且成为有目共睹的事实。不过,在针灸学现代化和国际化的进程中,近来,有两个关系到针灸医学命运与前途新的动向应该引起中国针灸工作者的极大重视。其一,是对已经作为人类非物质文化遗产优秀代表作的针灸医学的临床价值,主要是其疗效用国际公认的标准进行再评价,也就是用循证医学的方法重新评价;其二,一种建立在现代解剖和生理学基础上的“西方医学针灸”,使源于中华的传统针灸出现“异化”乃至“去中国化”。这两者是从根本上,对中医针灸的发展提出了严峻的挑战。

1. 关于循证医学·循证医学是于20世纪90年代,由一位国际著名临床流行病学家David Sackett提出的,指遵循证据的医学,认为缺乏系统的、大样本的、规范的临床观察和研究,仅凭直觉和粗略的临床经验不能作为指导医疗实践的全部证据。循证医学目前风靡包括中国在内全球医学界,当然也包括传统的针灸学。

然而通过多年的实践,对针灸临床研究来说,确确实实显示有点水土不服。循证医学强调的临床证据主要包括大样本的随机对照临床试验(randomized controlled trial, RCT)和系统性评价(systematic review)或荟萃分析(meta-analysis)。其中最关键的随机对照试验(RCT),对于针灸就很不适应。我们知道,针灸医学是一门传统的经验医学,对疾病的认识和临床治疗技能等全部知识均通过经验积累,带有强烈的个体医学的特征。而 RCT 所涉及的盲法、对照、多中心等,对针灸研究就是一个灾难。如盲法,针灸特别强调患者的主观反应,难以做到双盲;对照,近年来,费尽心机设计的形形色色的所谓"假针灸",实际上都经不得推敲;多中心观察更不靠谱,即使取穴及操作强烈要求一致,但实际上不同操作者的手法大相径庭。正如书画名家和初出道者画同样的画,混在一起作比较,其结论的准确性可想而知。事实也是如此,近年来,凡是严格按照这一要求做的,不仅国外不少研究的结果否定针灸的疗效,而且某些国内学者采用这种研究方法发表在国际知名期刊的论文也表明针刺治疗无效。

在这一问题上,陈汉平先生就有一个较为清醒的认识,认为"传统针灸学要转型发展为现代针灸学",尽管"实验研究(包括严谨的临床研究)是针灸学术转型升级的重要环节",但"并非向实验医学转化"。关键在于,是采用削针灸之足去硬穿上这双品牌名鞋,还是改动一下或者重新做一双能够让针灸医学穿得合脚舒适的也具有品牌效应的鞋子呢?我认为应该是后者,也就是探索一门既符合中医针灸特点,又能成为国际医学界共识的"循证医学"。近年来,另一种研究形式逐渐引起医药学界的重视,这就是真实世界研究(real world study, RWS),是指在真实临床、社区或家庭环境下,获取多种数据,从而评价某种治疗措施对患者健康真实影响的研究。真实世界研究通过对真实临床患者诊疗数据进行总结,能克服"循证医学"脱离真实临床应用环境,对于具体患者的个体化治疗仅能提供参考意见的缺陷。它强调个体医疗的观念,以及研究内容,包括病例个案报告、病例系列、病例对照研究等。同时,它又建立在大数据的收集与分析之上。这些都适合中医针灸的临床研究的特点,为打造具有我们自己特色的临床研究方法提供重要参考价值。

值得一提的是,在新药开发中,一直被认为是评价药物安全性和有效性金标准的 RCT,也发现了它的明显局限性。一是 RCT 的研究结论外推于临床实际应用时面临挑战,如严苛的入排标准使得试验人群不能充分代表目标人群,所采用的标准干预与临床实践不完全一致,有限的样本量和较短的随访时间导致对罕见不良事件探测不足等;二是对于某些疾病领域,传统 RCT 难以实施,如某些缺乏有效治疗措施的罕见病和危及生命的重大疾病;三是传统 RCT 或需高昂的时间成本。

而与此同时，近年来如何利用真实世界证据评价药物的有效性和安全性，已成为国内外药物研发和监管决策中日益关注的热点问题。特别是对我国特有的名老中医经验方、医疗机构中药制剂的应用经验总结与临床研发，更有着重要价值。为此，国家药品监督管理局于 2020 年 1 月 7 日出台《关于发布真实世界证据支持药物研发与审评的指导原则（试行）的通告（2020 年第 1 号）》。所以，真实世界的研究已是大势所趋。作为针灸工作者，一定不能跟在后面亦步亦趋，应该有所作为。

2. **关于西方针灸**·西方针灸（west acupuncture）又称西方医学针灸（western medical acupuncture），是近年在欧美等国家和地区迅速发展并逐步成熟的一种针刺方法。它在理论上，摒弃经络而接近现代神经科学的观点；腧穴，强调应用激痛点（trigger point）；针刺技术应用干针、湿针，但更推崇经皮电刺激；疾病谱以疼痛性病症为主。对此，目前国内有两种相左的意见，一种观点，认为它纯属“废医存针”，抽掉中医针灸阴阳、气血、经络、穴位等特有的文化基因，试图避开“针灸学带有生命科学密码”，完全不可取。另一种观点则指出西方针灸的理论更接地气，用其指导临床更直接，重复性好；而且刺激点和刺激方法更容易掌握且更有依据，疗效也更可靠，值得重视。特别是，2016 年美国国家卫生研究院（NIH）启动的一项“刺激外周神经减轻症状（SPARC）”研究计划，这项计划被认为是建立在 NIH 2013 年实施的脑计划的成果和西方针灸学的理论和实践基础之上。它的主要目标有两个：一是构建高分辨率的“体表-内脏神经环路图谱”，将外周刺激、神经系统与器官功能调控进行了因果关系的整合。本质上正是我国传统经络腧穴图的升级版。二是新一代外周刺激工具和技术的开发，利用电学和化学等手段，采取植入与非植入技术，是对毫针和艾灸为主的机械刺激及温热刺激的一种补充和发展。特别是通过创建综合、直观的数据资源平台，由于该平台搭载的神经生理功能化的人体和动物模型，能够模拟植入物或外部刺激器产生的神经调节，使得作用的过程和原理清楚地表达出来。

我认为，这种西方针灸的出现，特别是 SPARC 计划的实施，实际上是西方学者一种从理论到实践的传承和创新，是近年来国内外新产生的诸多针灸学派之佼佼者，是对传统中医针灸的挑战，更是对现代针灸医学的丰富和发展。我们不应该排斥它，而要包容它，欢迎它。

总之，上述两个方面动向，客观上来说，前者是打算采用全球通用的标准来证明针灸的确切医疗价值，后者则是希望应用人类掌握的现有知识来阐释和发展这门古老而又年青的学科。我认为，这些都应该是大势所趋。目前，针灸已在183个国家推广应用，它已经走出东方文化圈，从中国针灸逐渐变成世界针灸。针灸的发展不可避免地会遇到挑战和发生异化，出现新的理论、新的技术、新的器械，这应该是好事。中国的针灸工作者，要在文化自信的基础上，在“传承精华，守正创新”的前提下，要有海纳百川、为我所用的博大胸怀，在国内和世界的双循环中促使中医针灸学真正成为主流医学。正如陈汉平先生《大写针灸山水》一文所说，“针灸之山，似巍峨昆仑峻险秦岭和挺拔的泰山”“针灸之水，如奔腾长江咆哮黄河和绵柔的闽江”，它也将永远带着华夏民族的鲜明印记，为人类健康做出更大的贡献。

近年来，国内外的一些学者对我国一直引以为豪具有世界影响文化标志的四大发明不断提出质疑之声。如2001年被世界教科文组织认定的世界最早金属活字印刷品发现于韩国清州；埃及的纸莎草纸，比蔡伦纸早3000年；还有较具颠覆性的一条是全世界用的是黄色炸药，而中国人发明的是黑火药，认为是完全不同的两个系列；曾被认为指南针前身的司南迄今并未发现实物。所以，学术界现在已开始重新思考四大发明。有些学者还提出新的四大发明，其中之一就是中医针灸，因为它曾经对中华民族健康和繁衍做出过非常大的贡献，且至今活力四射，前程无量。它不仅经历了全球人类从认识到接受到共同参与完善发展的过程，而且它的“道”与“术”将对整个生命科学产生无可估量的影响。个人觉得，对四大发明的不同观点必须持谨慎态度。但是，延续五千年(最新观点为八千年)的中华文明对人类的贡献肯定不会仅止于此，中医针灸就是其中一例！

张 仁

庚子端阳

改毕于上海寓所

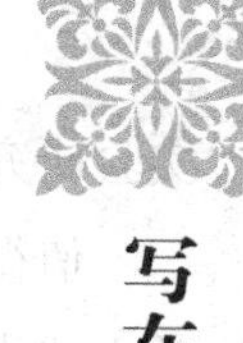

写在前面

本书是作为总结半个世纪以来我的针灸学术之路三部曲中的最后一部。第一部是由人民卫生出版社于 2018 年 1 月出版的《临证纪事——我的针灸之路》,正如该书"内容提要"所说"真实地再现了其(指的是我)半个多世纪来家传、自学、学校教育曲折的学医之路和在边疆农场、国际大都市以及发达国家独特的行医之路"。第二部书名为《针灸秘验——50 年针灸临证实录》,由科学出版社于同年同月推出,该书对我近 50 年行医经验进行了全面系统总结,包括学术思想和临证特色,着重介绍了 90 多个针灸处方和 160 余个医案。承蒙读者厚爱,据出版社反馈销量不错。

本书主要写的是什么呢?聪明的读者从封面的副标题中应该能猜出是一本论文集。确实,本书汇集了我从 1978 年发表在刚刚复刊的新疆石河子医学院的学报《石医资料》的首篇针灸文章至 2020 年我的学生所发表的关于传承我的学术经验的论文,跨度达 42 年之久。关于本书的书名,我曾颇为踌躇,考虑许久最后才决定用"春华秋实"名。这有两层涵义:一是,就我本身而言,这些文章记录了我学术之路从萌芽、生长、开花、结果的过程;二是,本书的前半部分是由我主笔的文章,如果比作春日初绽之鲜花,那后半部分是由我的学生撰写的关于传承经验的论文,也就是秋天所结之硕果了。

全书共分五个篇章:思考卷、文献卷、临床卷、薪传卷和尾卷。前面三卷,是我发表在各种公开刊物上的文章,内容涉及学术思考、文献研究、临床经验,包括论著、译著、综述、临床观察及医案等,以中文文章为主。薪传卷,均为我的学生所撰,部分由我指导完成,或为总结我的学术经验,或为临床研究和动物实验研究的论文。这些论文除少数几篇因时间关系,或已录用待刊,或正处于审阅之中外,均系公开发表,且多发表在国内知名刊物。充分证明了"长江后浪推前浪",后代终究要超过我们这一代!

本次出版,在尽量保持原论文原貌的基础上,只做了以下几点改动:一是对原文有错漏之处,进行修正;二是为节约篇幅,删除参考文献;三是删去部分实验研究文章中一般临床工作者不易理解的图表。

值得一提的是尾卷，它实际上是为本书特别增加的一份配套增值套餐，是关于我半个世纪来在针灸临床实践中通过博采众长、反复摸索、提炼总结而成的针刺技法视频。本套视频是由国家中医管理局全国名老中医药专家传承张仁工作室与相关技术公司合作，采用高速摄像仪摄制编辑而成。由针法、刺法和手法三部分组成，共 30 法，配有语音解读。读者通过手机扫描书中的二维码，即能进行直观体验。

为了加深读者的了解，我在每卷开头处，增加了卷首语，对本卷内容作了简要的解读。有些文章的结尾，增添了按语，介绍该篇文章发表时的一些背景知识。

记得在《临证纪事——我的针灸之路》一书中，我曾写过这样一段话："针灸医学博大精深，非一代生命可以丈量。"当我抚摸着一页页浸透岁月烟云泛黄的纸张，阅读着从青涩稚嫩的文笔逐步走向成熟的论著，更深深体会了这一点。

我热切地希望，在中国针灸化作世界针灸的汹涌大潮中，将我一生的经验以一股涓涓细流汇入其中。

我深深感谢每一位本书的阅读者，如果有所收获，那将是我和我的传承者们最大的欣慰！

张　仁

2020 年 7 月 22 日（时值大暑）

目录

思考卷

文献卷

尾卷

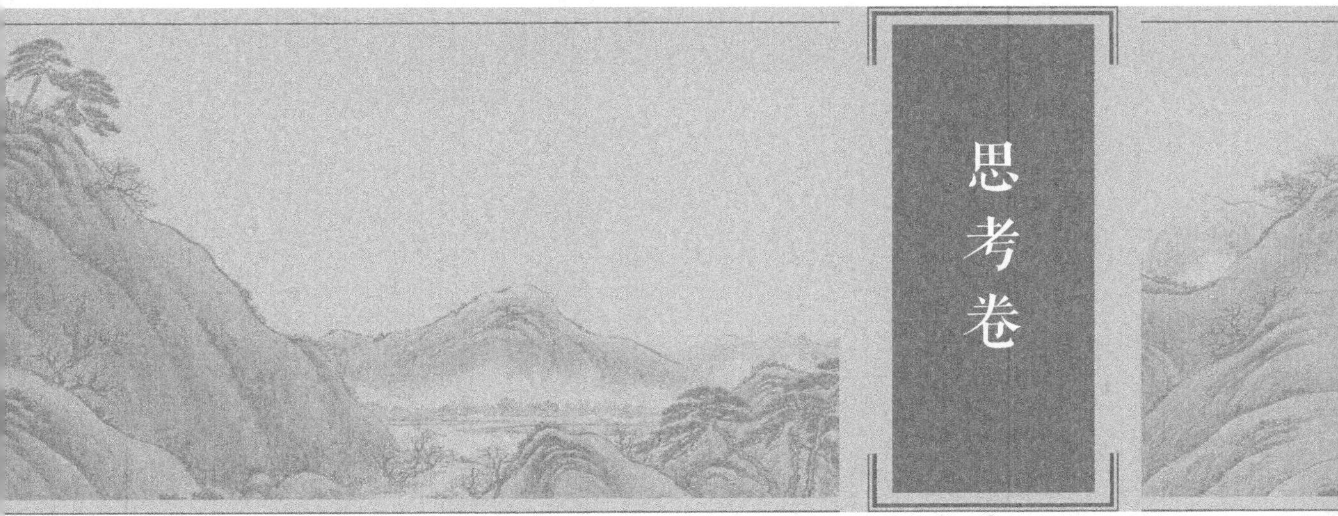

卷首解读

本卷是我对中医学和针灸学的一些思考，多数完成于20世纪末至21世纪初。当时，我正担任上海市中医文献馆馆长，并兼任上海市卫生局中医处主持工作的副处长。责任所在，促使我不得不考虑正在进入新世纪的中医学和针灸学的前途和命运。

全卷分两章，分别是关于中医学和针灸学的思考。在第一章中，我重点是从中医学的现状，以现代难病和保健养生作为两大临床突破口，如何不断提升自身能力，实现现代化和国际化等几个方面进行论述。因为这些文章多数发表在《哲学与医学》杂志上，先前可能未引起同道的注意。另外，我是从事中医针灸文献的，文中也谈了些许我对现代中医文献研究的重点与方法的看法，以及关于海派中医的一些观点。第二章是关于针灸学的思考。对于作为已经走向世界183个国家和地区的传统医学的先行者和排头兵的中医针灸，除了对其取得的成绩加以肯定之外，我更多的是对针灸现状的困惑和忧虑。对于这一观点，如果在该章中表达得还不够清晰的话，读者可以再仔细读一下代序，里面包含了我最近的有关思考。

第一章
思考中医

敢问路在何方——走向21世纪的中医学

从严格意义上来说，中医学并不仅仅是一门医学学科，而且是博大精深的传统东方文化主要代表之一。19世纪末20世纪初，随着坚船利炮开道，携带欧风美雨的强烈风暴呼啸着掠过太平洋洋面，倾泻到了灾难深重的神州大地。于是，近代西方文化与传统东方文化发生了猛烈的碰撞，前者迅速占据了上风。面对这一严峻的形势，我国一大批忧心如焚的学者不得不开始思考东方文化的前途与命运。在20世纪20～30年代，在我国文化界曾出现过一场关于现代化与西方化、中国本位文化与西方文化的大争论，中医学也是其中争论焦点之一。当时有位非中医的著名学者梁实秋，他曾经痛心疾首地说，所谓国医，"明明白白的是一种文化落后民族的产物，绝对没有资格和科学的医术抗衡"，并且断言"我相信经过长时间地淘汰，'国医'是一定要消灭的"（梁实秋：《自信力与夸大狂》1935.9）。即使在当时，大多数学者并不同意这种观点。首先，相当多的学者已强烈地意识到，在西方文化的冲击下，我们不应排斥也难以拒绝中西文化的交流与融合，但关键在于必须保持民族文化的主体性，"一个民族失去了自主性，绝不能采取他族的文明，而只有为他族征服而已"。所以，只有"恢复了中国人的自主性，如此才能有吸收外族文化的主体资格"（张东荪：《现代的中国怎样要孔子》1935.1）。一方面，"我们应该了解世界生活与世界文化的相关性，不可闭关自守地企求复古"；另一方面，"我们应该尊重我们独立自尊的文化与民族，不可在与欧美文化接触之时，便为欧美文化所同化"（刘敖：《中国本位意识与中国本位文化》1935.6）。值得一提的是，这位刘先生在同一篇文章中还提到了一个至关重要的问题即现代化问题："'科学化'与'近代化'，并不与'欧化'同义，所以我们虽科学化、近代化而不必欧化。"也就是说，现代化并不等于西方化，现代化可以包括西化，西化却不能包括现代化。当时不少学者已认识到，中国的现代化，既要"将中国所有、西洋所无的东西，本着现在的知识、经济和需要，予以合理化或适用化"。同时，也应将"西洋所有，但现在并未合理化或适应的事情，予以合理化或适用化"（张熙若：《全盘西化与中国本位》1935.4）。换言之，无论东方还是西方文化都需要发展。

当我们今天又一次打开国门,迎着扑面而来的高新科技大潮,再来回顾七八十年前这些观点,除了有一种历史沧桑感外,更多的应该是启示作用。因为一方面,上述这场争论仍在我国学术界继续着,而且变得更为激烈;另一方面,包括中医学在内的东方传统文化并未被消灭,反而越来越显示出它的强大生机和产生重大影响,其深刻的哲理和丰富的内涵已引起西方世界的广泛关注和深入研究。而西方近代文明也远非十全十美,亦即如上面所说的"合理化或适用化",且日益暴露出其弊端。

当代一些具有远见卓识的未来学家们都倾向把世界文明的进程划分为三个阶段,尽管在称呼上有所不同,诸如"三次浪潮文明""农业文明、工业文明、后工业文明""农业经济文明、工业经济文明、知识经济文明"等。从文明的特征上考察,第一次浪潮的农业文明相当于传统东方文明,第二次浪潮的工业文明相当于近代西方文明,而第三次浪潮的后工业文明或知识经济文明应该是一种崭新的文明,是东西方文明交融的结果。值得注意的是,著名的未来学家阿尔温·托夫勒在大量调查研究之后发现,"第一次和第三次浪潮文明之间,比起它们与第二次浪潮文明来,似乎有着更多的共同之处"。因此,"这个古代(第一次浪潮)文明的一些真正特征,从第二次浪潮的观点看,似乎是如此落后,但按照作为第三次浪潮的基础来衡量,可能又极为有利。"他建议,"绝对有必要摆脱照抄西方现代技术。"因为东西方文明,二者实际上都"站在同一起跑线上"(阿尔温·托夫勒:《第三次浪潮》)。我亦赞同上述观点,事实也正是如此,经过人类发展史上最长期最广泛医疗实践考验的传统医学——中医学,不仅对古代文明的发展和人类繁衍做出了巨大贡献,而且大量迹象表明,它将和蕴含着大量人类智慧精华的整个东方文化一起,推动人类第三次文明浪潮滚滚向前。

刚刚经历的20世纪是西方医学纵横驰骋所向披靡的时期,预防接种、计划免疫的普遍推广,给曾经猖獗全球的各类经典传染病带来灭顶之灾;各类抗生素的陆续诞生,使大量严重危害人类健康的感染性疾病得以最大限度的控制。然而"道高一尺,魔高一丈",随着近数十年来科学技术以前所未有的速度向前发展的同时,生活在地球上的人们却正面临日趋严重的报复:一方面,与人类息息相关的森林、土壤、水域、空气等不断受到污染和破坏,使人类赖以生存的外环境产生了超出人体生存适应允许值的变化;另一方面,现代生活中高度紧张的工作节奏、广泛而频繁的人际交往以及饮食结构的不合理,导致人们生理和心理的严重失调。于是,尚来不及喘口气,一道道难题又摆在医学工作者的面前:首先,是疾病谱不断翻新,一批批为西医学所棘手的难治性疾病纷至沓来,正在成为笼罩在人类头上的巨大阴影。有些已排在死因前列,如心脑血管疾病、癌症等;有些则在迅速蔓延,如艾滋病等,逐渐引起全球性恐慌。其次,是随着物质生活水平的整体提高,人类对生命质量的追求和对健康长寿的向往变得更为强烈,保健养生日益成为医学科学主题之一。以生物医学模式(尽管这个模式正在转变之中)为主导的西医学,面对现代许多疑难病往往力不从心。这是因为现代疑难病多属于个体医学疾病,病因复杂隐匿,疾病的发生和变化受到多种因素的影响和牵制,病变涉及脏器广泛。因此,用包括手术、药物在内的、固定的、规范的生物医学模式的已知诊治方法,常难以奏效。而且这种方法本身又往往忽视人体自身的防卫抗病能力和自我修复的主动性。必须着眼于生理、心理全方位多层次调节才能达到康复保健目的，对长期致力于"对抗"为主的西医学来说，也是办法不多的。最近风行的亚健康状态新概念，是一个正在引起世界性关注的新领域，目前所缺乏的正是行之有效的医疗技术。

西方医学之短，恰恰为中医学所长。中医学立足于自然过程和生命过程，并在此基础上所形成的理论和多种药物与非药物防治法，无论是现代难治病，还是康复保健都有着明显的优势。就现代难病而言，中医学颇为合适，如中医学的整体动态观察的基本特点，有助于深入认识现代难病的本质；依据中医学逆向思维的方式，审证求因，则可从疾病所显现的证候去探求现代难病的病因病机；尤其是中医学的辨证论治，不仅可根据其出现的证候进行细致的整体分析，而且可在不同阶段作动态处理，这对于具有个体医学特征的现代难病的治疗有着重要的意义。值得一提的是中草药及其配方，它们经过了最长时间和最大群落的人体实验，对其潜在力进一步挖掘，更好地发挥其多向调节作用，将为现代难治病的攻克提供重要的物质基础。此外，由于受道家文化延年益寿思想的直接渗透，保健养生一直是中医学的核心内容之一，几乎和这门学科同时诞生。它由整体观出发，重视身心交互影响，注意生活调理和体质锻炼，强调对时令、地域的顺应。并且已经总结出一系列保健养生之法，包括精神养护、环境摄生、饮食调节、药物调养、气功按摩、医疗体育（如五禽戏、太极拳、各种武术）等。和刚刚开始对这方面进行尝试和实践的西方医学相比，中医学具有无可争议的优势。

第三次人类文明浪潮的召唤，世界医学界满怀希望的关注，对中医学的腾飞提供了一次前所未有的良好机遇，对我国广大中医工作者来说也许是最重要的一次历史机遇。按照上面的分析，以调节见长的中医学与以对抗为主的西方医学相比，确有其独特的优势，很有可能成为未来医学中的主流医学之一。但是，机遇并非一定成功，实际上我们正面临着可能出现的以下两种情况：一为被拿到国外去发展，即所谓的墙内开花墙外结果，就像火药，在国内只能做爆竹，洋人开发后造炮弹。结果，泱泱中华成为中药原料供应大国，国人皆服洋中药；莘莘学子负笈西行，苦苦钻研洋中医。从现在国外一些学者的劲头和近年成倍增长的世界草药交易量看，应该不是危言耸听。一为由我们炎黄子孙自己来发展，实现华夏医学的空前大振兴，使之真正傲然挺立于世界医学之林。毫无疑问应取后者。然而要达到这一目标，就中医学的现状而言，还很艰巨，还很漫长。"路漫漫其修远兮，吾将上下而求索"，我以为至少要从以下几个方面努力。

一、加速现代化

我曾在一篇文章中阐述过这样一个观点：即从科学学科的观点考察，就学科发展阶段而言，中医学目前正处于传统科学层次的后科学阶段和现代科学层次的准科学阶段的交替时期。因此，促进中医学现代化的进程已成当务之急。但必须把握好两条：一是"继承不泥古，发扬不离宗"。也就是说，中医学的发展要建立在自身基础之上，是扬弃而不是抛弃。二是中医现代化决非西医化。因为西医本身也处在现代化进程之中，包括医学模式的转化、医学理论的完善、诊疗技术的更新。更有必要指出的是，真有中医实现西医化的那么一天，也就宣告中医这门学科的彻底消亡。20世纪特别是近50年以来，我国的中医（包括中西医结合）工作者已在脏腑及经络本质、诊法（主要是舌诊和脉诊）、证（特别是虚证）的客观化、治则（如活血化瘀）、针刺镇痛原理、方剂（重点是小复方）、中药新药开发等方面的研究做了大量工作，取得了一系列重大成果。尽管尚未从总体上突破，但已奠定了今后发展的基础。目前面临的可能是进一步更新思路和方法的问题。如中药新药的研究，一定要避开植物药研究的老路，而应根据中医在长期临床实践中总结出来的君臣佐使的经验，探索和运用新的高科技手段，开发出既能发挥多靶点、多途径的作用，同时又具有主次靶点明确、对抗与调节相结合的药物。只有这样的药物，才能适应现代难治病的治疗要求，并把副作用降到最低，充分体现中医的特色和优势。

二、关键在人才

人才对中医来说可谓命运攸关。鉴于中医学处于特殊的发育阶段，对人才的要求除了迫切之外，较之其他学科更为严格和挑剔。它需要继承与创新两种能力兼备的复合型人才，而创新能力更为重要。由于传统文化的负面影响，长期以来，包括目前的学校和毕业后教育，中医人才培养一直重继承而轻创新，多单一型而少复合型，这是中医学科发展缓慢的重要原因之一。中医高等教学内容的重点要由传授经典的传统知识转变到以解决当前的医学难题、满足时代需求上面来；教学的模式要有所突破，不仅需要有临床应对的知识，更需要有高度应对能力、高度创造性思维的人才；毕业后的继续教育则应根据学科发展的需要，以培养各种类型的人才来开展。近年来，上海市在这方面做了不少工作。目前正在实施的中医人才工程，就包括初、中、高不同层次，中医临床、中西医结合科研等不同类型的跨世纪人才，形成以增强创新能力为总体要求的整体格局。

三、找准突破口

突破口也就是主攻目标，尽管有阶段性，也有层次的不同，但就中医的现状而言，大致可分为两种：一为理论上的，一为临床上的。理论上的突破将带来整个学科的飞跃，具有决定性的意义，如上所述，在中医基础理论研究，我们虽已取得一系列成果，但从近期看，突破的条件还不是很成熟。中医作为一门实践性很强的学科，从临床上寻找突破口，不仅是可行的而且对促进中医学的发展有十分重要的价值。选择突破口的先决条件是面对时代需求，发挥自身优势。因此，把攻克现代难治病和提高全人类生命质量的养身保健作为当前发展中医学科的主攻目标应该是可行的。

四、进入大循环

数千年来中医学的传播领域以东亚地区为主，尽管针灸于十六七世纪曾传至欧洲，但基本没有成功。我国自晋唐起，与阿拉伯医学、印度医学有所交流，但除了引进了一些药物外，在其他方面影响有限。19世纪之后，随着近代西方医学的传入，出现了“中西医汇通”“中西医结合”等交流形式，但也局限于国内。所以，从总体上说，中医学基本上还处于较为封闭的环境中自我发展。这可能也是进展缓慢的重要原因之一。

交流与融合是21世纪的主题之一，中医学要成为未来的主流医学，其前提就是必须打破自我封闭圈，进入现代医学乃至现代科学的国际大循环中。这就要求中医学在走向现代化的同时走向国际化，全方位、高层次地向国外传播中医学术。这里所说的“全方位”是指要打破20世纪70年代以来针灸一统天下的局面，使包括理、法、方、药等在内的中医药学术立体地向世界推进；“高层次”则是指彻底改变目前以民间为主、以普及为主的传播方式，开展政府之间、学术机构之间的合作与交流。在国际大循环中，一方面通过更广泛的医疗实践来丰富这门学科；另一方面将集中世界人民的智慧，吸收现代各门相关学科的最新成果来完善和发展中医学。这一点在针灸学的近年进展中可得到印证。针灸医学是我国传统医学的一门重要分支学科，也是率先进入国际大循环的传统医学学科，已在各个方面取得了前所未有的进展，包括经络穴位的现象和本质的研究、针灸作用机制的研究、各种穴位刺激法的革新应用、各类有效病证的验证乃至国际化标准化经穴的厘定等，无不包含中国和各国多学科工作者的智慧和努力。

张仁. 敢问路在何方——走向21世纪的中医学[J]. 医学与哲学，2000，21(1)：49-51.

试论中医学在学科发育中的阶段

中医学是一门根植于中华大地的独特的医学学科。关于它的历史和前途探讨，近年来已越来越引起中医界及所有关心中医事业的人们的重视。然而迄今为止，对中医学在学科发育中的阶段问题，看法仍比较混乱，观点分歧颇大。据著者所及，大致有下列三种：一种，认为中医学仍处于准科学或前科学阶段。这是由于中国传统历史文化背景的强烈影响，起步很早的中医学并未得以充分发育，就像是保存在“酒精瓶中的胚胎”；第二种，认为鉴于中医的理论体系在汉代已经形成，它应该是一门缓慢发展着的常规科学；最后一种观点是，中医学具有超科学的特征，它所积累的丰富的医疗经验和形成的独特的医学理论，不仅正在被现代人认识和接受，而且还包含着大量目前技术难以理解的内容，它是未来医学的雏形。

按照现行科学学科理论，任何一门学科的发育过程，总要经历下述阶段：准科学、前科学、常规科学和后科学。这是就同一层次而言，若从学科发展史上来看，不少学科还要经过不同层次的发育，如古代科学层次、近代科学层次、现代科学层次，或者传统科学层次、现代科学层次等。无论处于哪个层次，毫无例外地都要通过上述全部阶段。我认为，目前中医学正处在传统科学和现代科学这两个不同层次的交接点，是复杂而激烈的新旧交替时期。

一、传统学科的后科学阶段

中医学是世界上历史最悠久的学科之一，它也是一门在不断发展着的学科。在传统科学这一层次上，它已经走完了全过程。只不过由于多方面因素的束缚，造成步履艰辛，行动十分迟缓罢了。

中医学产生于史前，当时整个自然科学也在萌芽之中。大量名不见经传的医者，迎着一片混沌，在简单的防病、治病的实践中，不断探索、撷取，初步积累了大量经验事实，并分离出各种熠熠闪光的思想片段。随之出现了一些记载这方面内容的医学专门著作，如湖南长沙马王堆汉墓出土文献《十一脉灸经》《五十二病方》、甘肃武威汉代医简等。而更多的则散见于非医学类著作之中，如记载于《史记》中的淳于意医案，《庄子》中有关气功的内容等。毫无疑问，这一时期应该是传统中医学的准科学阶段。

《黄帝内经》(下简称《内经》)的出现，标志着中医学已进入传统科学的前科学阶段。前科学的重要特征是：诸学蜂起、百家争鸣；并在准科学的基础上，总结大量实践经验和理论片段，建立表象理论。

《内经》的形成，大致在我国的战国时代。当时，各门自然科学和社会科学正破土而出，欣欣向荣，诸子百家争鸣，各种学说交相辉映。《内经》以古代哲学(或经典自然哲学)为构架工具，广泛地总结了当时的医疗实践经验以及与医学有关的各门学科，如古天文学、古地理学、古心理学、古物候学等所积累的知识，并以思辨、类推等方法，建立了阴阳五行这一中医核心理论。值得指出的是，中医阴阳五行理论，它借用中国古典哲学，主要依靠"对立互根"的思想和"比类取象"的方法，来说明生命现象的过程和疾病的发生、发展规律。但从总体上说，它只是反映了事物的表面的、一般的联系，并不能深刻地揭示其内在机制。因此，它是一种表象理论。鉴于上述情况，我们认为应将此期归入前科学阶段。

从东汉张仲景著《伤寒杂病论》之后，传统中医学开始步入常规科学阶段。这个时期十分漫长，一直延续到明清温病学说的确立。常规科学的鲜明特征，即一门应用科学的最基本的科学规范——辨证论治规范已经建立，八纲辨证、六经辨证、卫气营血辨证、脏腑辨证、三焦辨证等构成了严密而立体的辨证论治体系。比较稳定的中医中药体系也趋于完善。常规科学阶段，又被称作科学的当采阶段，最丰富、最光彩夺目的矿藏往往集中在此时期获得。中医学同样如此，大量重要的中医药学著作，从张仲景的《伤寒杂病论》到吴鞠通的《温病条辨》，从孙思邈的《备急千金要方》到李时珍的《本草纲目》均是在这一阶段产生，从而形成一种高度的积累性活动。当然，无可否认，由于中国社会特殊的环境，中国历史文化的背景独特性，中医理论框架的超稳定性等种种原因，传统中医学滞留在常规科学的时间，在世界学科发育史上确是颇为罕见的。

自温病学说创立之后，传统中医学开始进入了后科学阶段。后科学是学科的老年期。创新精神极差，往往已无矿可采，除了对原有理论作些修补、加工之外，很少有新的重要发现。这个时期的中医学就面临这样一种情况：大量有才华的医家把自己的精力都用在完善和巩固早已形成的理论之上,或编辑、校勘以求保存,或注解、阐发以求继承。理论既无发展,临床更难以有新的突破。特别是随着近代西方医学的传入,这一门本来根深蒂固的学科,一下变得那么脆弱,竟不堪一击。这充分证明它已经不是生气蓬勃的少年,而是风烛残年的老人了。

后科学,是学科发育的最后阶段。往往面临两种命运:一种是这门学科寿终正寝,被彻底或不彻底地淘汰,世界上的其他传统医学大致上都沦为了这一种。另一种则是通过革新,脱胎换骨,如凤凰涅槃一样,进入另一更高层次,获得新生。传统中医学将走哪一条路呢?

二、现代学科的准科学阶段

从近代以来,特别是从新中国成立后的情况看,中医学已经正在纳入更高层次,即现代学科的轨道了。

之所以中医学能纳入更高层次,最重要的原因是因为中医学本身蕴藏着非常丰富的矿藏,有大可挖掘的潜力。在传统科学层次,中医学变得无矿可挖而进入后科学,原因在于用传统的方法来开掘,落后的工具已难以挖出深藏的宝藏,正如锄头挖不出地层深处的煤、石油一样。而一旦换成先进的工具之后,同样一块土地,也可以开出闪光的宝石。事实证明,应用包括现代医学在内的现代多学科的思路和方法研究中医学,已经获得了大量传统的思路和方法无法获得的东西。如通过对肾本质、脾本质及证的研究,不仅深入地探索了它们的内在机制,还进一步提高了临床效果;对经络本质和气功现象的研究,揭示了大量为现代医学所无法解释的现象。总之,中医学本身容许向更广的范围和更深的层次开拓和回采。

但是,中医学毕竟是刚刚进入这一层次,它还只能算作准科学。这是因为,从现代学科的角度考察,在中医学理论中占有至高无上主导地位的阴阳五行学说,尽管在传统科学时代对中医学的发展起过巨大作用,但时至今日,它已经难以更深入地揭示事物之间的特殊联系,与现代自然科学的总体已脱节。目前在中医领域中,所充满的是大量的、长期从临床实践中提炼出来,并得以初步验证的经验事实,与传统科学时代相比,它是通过更深刻的体验和更长期的实践,并有一定理论依据。充斥着大量闪耀着人类智慧光芒的假说,包括不少天才的猜测,但其概念还处于传统科学水平,没有形成固定的形式,其内涵外延多模糊不清。中医临床,缺乏有效的理论指导,以传统经验积累方式为主。

其次,于现代科学水平而言,它具有智力常数低、知识熵大的准科学的特点。尽管用传统方法难以有新的发现,但借助现代手段,常常轻而易举有所创新。获得每一项成果,都无须消耗太大的科学创造力,但成果的总体水平与其他自然科学相比要低。

另外,现代中医学的研究方法本身,目前也在探索之中。近年来,随着横断学科的渗透和边缘学科的嫁接,尤其是现代医学的参与,对中医学从传统层次向高一层次转化有着十分积极的作用,但是这些方法本身也存在这样或那样的缺陷。如用得最多的现代医学方法,由于日益暴露出来的自身的局限性,从中医学长远、整体发展来看,它就显得陈旧,显得力不从心。又如数学方法，精确数学难以和中医结合，模糊数学尚在发育中，而要改造成适合于中医的工具，尚有一个比较艰巨的过程。

上述种种迹象都表明，中医学在现代学科层次尚属准科学阶段。

综上所述，当今中医学正处在学科发育的关键阶段，它既像库恩所说的危机阶段，又是充满希望的阶段。作为中医工作者以及关心这门学科的其他科学工作者，应该加速其转化过程，这是历史赋予我们的重任。如果仍然死死抱住后科学不放，继续搞封闭圈，拒绝其他学科回采，那么，中医学就很可能像白矮星一样，总有一天在宇宙中无声无息地消失。我们坚定地相信，中医学将在现代科学巨大冲击的烈火中获得新生。

张仁. 试论中医学在学科发育中的阶段[J]. 医学与哲学，1989，10(10)：32-34.

关于提升中医两大能力的思考

21 世纪的中医学迎来了良好的发展机遇，同时又面临着从未有过的严峻挑战。回顾刚刚逝去的 20 世纪，广大的中医药工作者和各学科工作者一起为中医药学在现代条件的生存和发展进行了不懈而又艰辛的探索。既成绩巨大，又充满迷茫。我认为，中医药学要真正踏上现代化、国际化的坦途，当务之急是必须提高两大能力，即竞争能力和学习能力。

一、竞争能力

竞争能力，是一门学科得以生存的能力，能使它始终保持勃勃生机特别是无法取代的学科优势。中医的竞争能力，在古代，由于是独此一家，主要体现在与疾病的斗争过程中，正所谓“道高一尺，魔高一丈”。如同热病对抗而产生《伤寒论》，与瘟疫之争而形成温病学体系。同时，也有不同学派和不同方术之间的竞争，如金元时期出现的四大家和药物、针灸、推拿等各种疗法。这种竞争的结果，在不断发展和完善传统中医学的同时，逐步形成整个学科和不同分支学科、不同学术流派的既丰富多彩又具有鲜明的特色和优势。但由于竞争对手较为单一，竞争能力难以得到激发和提升，使中医学在数千年漫漫长途中进展甚慢。

进入近代之后，中医学增加了一个竞争对手，那就是随欧风美雨挟带而来的西方医学。当时的中医几乎进入绝境，面临西方医学的猛烈冲击、民国政府的严厉压制和近代疾病谱变化的挑战。当时连一些并非医界的学者都认为中医学必然被淘汰。然而结果并非如此，经历两千多年风雨洗礼的中医学，其竞争能力反而得以充分激发，通过与兄弟学科的认真较量和与病魔的殊死搏斗，中医学不仅置之死地而后生，反而形成了新的特色优势。从整个学科来说，产生了中西医结合，一种新的前程无量的优势学科；从学术流派来说，出现了具有浓郁地域特色生机勃发的新学派，其中最具代表性的是海派文化组成之一的"海派中医"，就产生在中西医学碰撞最为激烈的上海。和自然界的物竞天择一样，一门学科的生存和发展，其先决条件之一就是竞争力的强弱有无，如果缺乏，只有被替代的命运。

新中国成立以后，中医学进入了历史上从未有过的黄金时期，既有政府为中医学发展营造的良好的发展环境，同时又提供了与日新月异的西医学及不断翻新的现代疾病谱一争上下的献身时机。然而当人们回顾刚刚逝去的50多年，不得不遗憾地感到，中医学的发展并不如人意，大量事实表明中医药学优势特色无论在理论还是临床上都正在消退，中医药的发展正面临困境。有诸多影响因素，其中十分重要的原因之一是，中医药学本身的竞争能力日益弱化。其根源有二：一是只求保护，不思竞争。多年来社会上形成了这样一种思潮，对中医若不赶快抢救和不采取特殊的政策支持就要消亡。殊不知，中医是国宝，但绝非如熊猫一样属于繁殖能力弱、生存本能差需要时刻保护的国宝，更不是放在博物馆中供观赏的文物。而是一门自然科学，一门有着辉煌历史和顽强生命力的传统医学，也是一门有着灿烂前景的未来医学。当然，党和国家的必要的扶持，提供一个良好的发展环境和公平的竞争平台，毫无疑问对中医学的发展至关重要，但只偏重于输血而不增强造血功能，过分强调依赖政策这根拐棍，不求自强自立，只可能削弱竞争能力，使中医学失去生命力。因为说到底，任何一门学科的生存发展关键在自身。二为自卑自贬，不敢竞争。在与现代疾病斗争中，由于疾病谱不断翻新，老理论、老经验碰到新问题，又畏于西医的强大，屈就西医。我们的一些中医工作者，也在一定程度上自觉或不自觉地产生依赖思想，或全面撤退或甘唱配角，不敢与之竞争，竞争力逐步退化。据近3年统计，上海的中医医疗机构的住院患者其中药所占比例始终没有超过20%，基本上用西药；门诊中药药占比例在60%左右，就是一个例子。

当今，要真正促进中医的发展，必须全面提高竞争能力。首先，包括中医界在内的一切支持爱护中医学的志士仁人，一定要转变观念、立足自强，克服依赖和自卑心理，要将国家的各项中医政策和法规的支持作为提高竞争能力的强有力的措施，要把拐棍变为撑杆跳高的撑杆，充分发扬中医药优势特色，要敢于竞争。其次，还要善于竞争，也就是说要扬长避短。有个时期中医界治疗急症十分风靡，认为这是发展中医在临床上的突破口，希望与西医一争高低，其实对于现代急症，中医无论在临床经验、技术设备、治疗药物等方面均非西医对手，是一种扬短避长的行为。后来的实践也证明了这一点。我一直认为现代难治病的治疗和现代人的保健应该是中西医较量的最好战场，中医胜出的可能性大，并且最有可能形成自己明显的优势特色。

二、学习能力

中医的学习能力是指将整个中医药界视作一个特殊的群体或组织，向历史、现实和其他群体（特别是西医界）学习知识，不断深化和完善对现代疾病的认识，提高掌握和驾驭防治疾病规律的能力。中医学习能力是中医最根本、最核心的能力，也是中医赖以生存和发展的最基本、最主要的动力。从当前来说，更是中医成为一门现代学科的关键所在。

"组织的学习能力"这一概念最早由企业界提出。最近，有人提出"国家学习的能力"的观点。如同企业在市场竞争的成败最终决定于其学习能力一样，国家作为一个特殊的组织，其兴衰也同样基于它所拥有的学习能力。明治维新后的日本和朝鲜战争后的韩国，都是凭借其强大的学习驱动力，迅速成为强国。

"问渠那得清如许，为有源头活水来"。任何一门学科只有具备学习的能力，才可能不断吐故纳新而呈现一派生机盎然。正在从传统科学层次跨向现代科学层次的中医学，具不具备和提不提高其学习能力决定着其发展还是淘汰的命运。学习能力，就中医学来说，主要包括三个方面。

1. **海纳百川的包容能力**·"有容乃大"，只有包容天地的博大胸怀，才能吸纳来自大千世界的精华，壮大自己。这是学习能力中的基本能力。包容力，实际上也是开放力。目前，要提高中医开放力面临两大难题。一是开放观念的转变。由于中医学在其学科的整个进程中，极大多数时间都处于相对封闭环境中，同时其所依附的文化背景也是具有一定封闭性的汉文化圈。汉文化圈乃至东亚文化圈，有相当长的一个历史时期在世界上处于领先地位，老大自居、尊经崇古的观念难以轻易去掉。特别是当我们要向西方学习时，始终背着一个巨大而沉重的历史包袱，充满了戒备和挑剔的目光。中医学同样如此。至今仍有一种提法，认为只要做到真正悟透中医的经典理论和继承丰厚的经验积淀，并能融会贯通于临床，继承与发展也就在其中了。他们忧心忡忡，如认为过分强调开放，会丢失中医的优势和特色。其实，具有数千载历史底蕴、迄今为止仍表现出明显未来医学特征的中医学只可能通过全面开放进入世界医学的大循环，逐步成为主流医学，而绝不可能因为开放而被淘汰出局的。我国是一个最好的例子，改革开放的结果不仅没有改变我们国家的性质，反而走出一条迅速富强起来的中国特色的社会主义之路。西医学也是一个很好的例子，从这门学科诞生之日起，始终处于开放之中，不仅其发展的速度与整个现代科学并驾齐驱，同时其作为一门医学学科的特色和优势日趋明显。因此，这种忧虑是多余的。面对现代科学日益全球一体化的今天，中医学一定要从容大气。

二是开放程度的提高。至今中医学对其他现代学科的开放程度仍然很低，是又一大难题。主要表现在其理论与技术一时难以和现代其他学科接轨，造成对很多学科诸如数学等的开放程度较低。又如，中医的一些秘方秘术深藏民间，临床价值很高但目前的知识产权难以保护，如何做到开放；中医个性化治疗虽然代表未来医学的方向，但难以向市场经济开放。如果说，开放的观念是主观因素，那么开放的程度不足则有其客观原因。中医学在其形成的早期，具有极大的开放程度，那时候，由于中医学的发展基本与当时的科学水平同步，才出现《内经》这样能将代表当时最高的自然和人文科学的成果融于一炉而为医所用的经典。之后，由于中国特定的文化背景（重道轻器，人文科学的发达和自然科学的相对落后）和不为良相便为良医，以儒医为主体人才构成特点的影响，中医学的开放天平明显倾向于人文学科，并与之交融形成独特的中医文化，对自然科学则几乎拒之门外。自明清以来，特别是我国进入近代之后，长期与世界先进国家自然科学的发展严重脱节。本来对自然科学开放不足的中医，表现得更为明显。尤其是当今，现代高新科技突飞猛进，其成果可谓时新日异。由于学科所处层次不同，中医学要扩大开放程度日益显得力不从心。如何使中医学科敞开胸怀，最大限度地吸纳这些人类的共同财富，一直是近半个多世纪来中医、中西医结合和关心这门学科的工作者的最大心愿之一，至今仍然困扰着我们。

2. *去粗取精、去伪存真的鉴别能力*·在海纳百川的过程中往往是鱼龙混杂，泥沙俱下，必须要加以区别，即哪些能为中医所用。鉴别能力是学习能力的关键部分。应该注意两点：一是要具备把握本质的能力，也就是要抓住那些能促进中医学突破性进展的东西加以学习。在这一点上是有教训的。如在近代，同样是向西方学习，日本把学习的重点放在政治和法律上，清政府则放在技术和器物的洋务运动上。结果证明日本人成功了，迅速崛起而从落后的封建国家跻身于近代资本主义国家的行列，成为亚洲强国。二是应有知微见著的能力，面对汹涌而来的高新科技大潮，不仅能发现哪些成果是对现在的中医学有用，而且能预知哪些会对中医学今后的发展产生重要作用。

在这一点上，20世纪特别是后半叶，我国的中医、中西医结合及与之有关的科学工作者曾经做了大量的工作。聚焦于中医药的核心理论与技术，诸如气血阴阳、脏腑本质（主要是肾、脾）、脉诊舌诊、治则治法、辨证施治、腧穴定位的规范化直至中药剂型的改革，引入了大量现代科技（主要是西医）的理论、方法和技术，进行较为深入和系统的研究，可以说是全方位出击。尽管迄今为止从根本上说还没有给中医学带来革命性突破，包括总体思路与方法，但所取得的一系列的重大成果令人瞩目。尤其是为下一步工作积累了大量经验、打下了坚实基础。

3. *为我所用，发展自我的吸收能力*·也就是说，能将其他学科的成果转化成为发展中医的养分，这是学习能力的核心部分。目前应解决两个关键问题。首先是要解决立足根本的问题。这个根本就是中医一定要姓“中”。有人认为中医最大的困境是中医日益西化、日益异化，包括按西医模式培养中医学生（尤其是研究生教育）、按西医方式管理中医医院、以西医标准评判中医、中药西制等。目前有两类现象值得注意：一类是学中医的，随着学历的不断提高，不去深入研读中医经典，轻视中医技能训练，却往往妄自菲薄，本末倒置，将所掌握的现代理论与方法，不是为我所用去发展中医，而是去诠释中医或去验证中医的所谓科学性。另一类是自身原本不是学中医的，多为利益所驱动，或把中医名词当标签或装饰，以争取科研资助；或照搬西药研制方法搞中药研究，走中药西药化的老路。其结果是殊途同归，使中医在轰轰烈烈的现代化声中走向消亡。

其次是要解决消化、吸收困难的问题。由于中医学从科学学科的角度分析，与现代西医学不同，还是一门传统学科，与现代科学属于两个不同的层次，因此如何吸收其他现代学科的成果，并转化形成具有中医特色的东西，是目前面临最大的难题之一。从中西医汇通到中西医结合整整摸索了一个多世纪，至今仍有两张皮的感觉，这还是两门相近学科之间的学习，更遑论向其他学科学习了。特别要指出的是，在学习时一定要摒除急功近利囫囵吞枣的做法。回顾20世纪下半叶曾出现过一种饥不择食的情况，其中最为明显的例子就是关于经络本质的研究。

总之，中医学要从传统科学层面上升到现代科学层面而真正进入世界医学之林，必须自立自强提高竞争能力，必须勇于学习、善于学习，提高学习能力。

张仁. 关于提升中医两大能力的思考[J]. 医学与哲学，2004，25(11)：74－75.

关于中医现代化的思考

根植于华夏大地的医学其前途和命运，已经越来越受到中医界人士和关心这门学科的人们深切关注和高度重视。中医现代化是中医发展的必由之路已基本上达成共识。然而何谓中医现代化？尽管经历了包括唐宗海、张锡纯在内的数代医家近一个世纪的实践和探索，迄今仍众说纷纭，分歧颇大。

就近年多次出国考察所得，结合已经发表过的一些观点谈谈我的看法。

1. **中医学科目前发育的阶段**·按照现代科学理论，任何一门学科的发育过程总要经历下述阶段：准科学、前科学、常规科学、后科学。这是就同一层次而言，相当一部分学科还要经过不同层次的发育，如古代科学层次、近代科学层次、现代科学层次，或者传统科学层次、现代科学层次等。无论处于哪个层次都毫无例外要经历上述阶段。我认为，中医学目前正处在传统科学层次和现代科学层次这两个不同层次的交汇点，属于复杂而激烈的新旧交替时期。这是因为，中医学是目前世界上历史最悠久的自然科学学科之一，在传统科学这一层次上它已经走过了全过程，只不过由于多方面因素的束缚，造成步履艰难，进展缓慢罢了。正如我曾经划分过的，把春秋战国及其以前阶段称为传统中医学的准科学时期，战国至秦汉即《黄帝内经》成书阶段称为它的前科学时期，从东汉张仲景著《伤寒杂病论》至明清温病学说的形成是它传统层次的常规科学时期。而自此开始，传统中医学便进入了创新精神极差的后科学时期。后科学是一门学科的老年期，也是学科发育的最后阶段，往往面临两种命运：一种是这门学科寿终正寝，被彻底或不彻底地淘汰。世界上其他的传统医学大致选择了这条道路。另一种是由于本身具有强大的生命力，通过升华进入更高的层次，进行新一轮的循环。近数十年来的情况表明，中医学正在进入一个新的层次，即现代科学这一层次。出现这种情况最根本的原因是中医学本身蕴藏着极为丰富的宝藏。在传统科学层次之所以出现无矿可采而成为后科学的局面，是因为用传统的方法已黔驴技穷，难以进行进一步发掘。而一旦置换新的工具之后，就可能挖掘到深藏的珍稀奇宝。半个多世纪以来，正是应用包括现代医学在内的现代多学科的思路和方法研究中医学，从而获得了大量传统思路和方法无法得到的成果就是最好的例证。然而，中医学毕竟是刚刚跃入这一层次，它还只能算作准科学。它原来积累的大量被称作经典的理论已难于深入揭示更深层次事物之间的特殊联系，而新的理论又尚未形成；在日益更新的当代科学水平上，它表现为智力常数低下、知识熵大。从而出现了获得每一项成果往往无须消耗太大的科学创造力，成果总体水平与其他自然科学相比要低的现象。而现代中医学的科学方法亦在探索之中，所借助的多为西医学的方法，或生搬硬套，或削足适履。因此，整个学科始终表现为有进展、无突破的局面。这些都表明中医学在现代科学层次尚属准科学阶段。

总之,当今中医学正处在层次转换学科发育的关键阶段,它既像库恩所说的是危险阶段,也是充满希望的阶段。而加速中医学从传统科学层次的后科学向现代科学层次的准科学转化,其根本的一点就是中医现代化。

2. *几对必须解决的矛盾*·实现中医现代化,它首先面临的是以下几对矛盾。

(1) 现代化与传统化:所谓现代化,就一门学科而言是指它的理论和方法全部进入现代层次,彻底和传统进行决裂。然而中医学的产生恰恰是根植于数千年在中华大地的医疗实践所形成的理论和经验之中,抛弃这一传统另立炉灶,实际上也就是否定中医。而原封不动或小打小闹,则难以上升至另一层次。如何改造转化,尚无先例。

(2) 国际化与民族化:中医学要现代化,首先就要国际化。也就是说,中医要成为一门为全球医学界所认同、世界人民普遍接受、国际间通用的医学学科。然而,中医学一方面确确实实是华夏民族与疾病作斗争的结晶,独特的四时气候、地理环境、疾病流行特点等铸就了它强烈的民族特色的诊疗方式,如何适应全球不同国家和地区的患者,这是一个难题;另一方面,在中华大地历史背景下,经过数千年的以道家儒家文化为主的渗透浸润,形成有鲜明特色的中医文化,在目前中医药走向世界的过程中,如何被当今主流医学所理解和接受,这是首先碰到的难题。

(3) 人文科学与自然科学:中医学的另一个十分鲜明的特征是传统的人文学科和自然学科交相融汇。灿烂悠久的中华文明造就它极为丰富的内涵,除了作为医学本身,它既包含我国古代哲学、文学、艺术、心理学等人文学科的内容,也汲取了大量古代地理学、物候学、天文学、气象学、数学等的成就。所以实际上它融合了传统的人文和自然科学中的多种学科。预言学家认为21世纪科学发展一大趋势是学科的不断分化的基础上产生新的融合。在现代高新科技剧烈的不断分化与综合的态势下,如何实现中医学在现代层次上人文科学和自然科学的新融合,确非易事。

3. *解决问题的设想*·现代化是中医学发展的必由之路,中医学的现代化将是一个漫长的历史过程。近年来不少专家学者对实现中医现代化进行过大量有益的探索和实践。我认为当务之急应该是以下几点。

(1) 充分发挥后科学的优势:上面提到,在传统科学层次中医学已处于后科学阶段,深埋着用传统方法难以挖掘但极为丰富的矿藏。它们不仅仅是数千年的长期大量积累,最为宝贵的是它还是无数人体实验的结晶,含有最庞大的人类传统防治疾病的数据库。运用现代方法采挖并进行深加工,相信肯定能获得价值无比的精美宝石。也只有这样,才能在这些经验为全人类共享的同时,又保持它的独特性。

(2) 寻找突破口:一门医学的突破口应包括理论和临床。传统医学的精粹在于它的实践性,所以首先应寻找它的临床突破口。我认为主要有两个:一个是以现代难病作为它在治疗上的突破口。现代难病是笼罩在人类头上的一片阴云,由于大多病因不明或病变涉及多个脏器,从而使以病因治疗为主的西医内科和以手术为主的西医外科面临难题,然而以辨证论治为特点的中医和具有无穷潜力的中药正好具有这方面优势。另一个是保健,以提高人类生命质量为目的的防病保健是未来医学主要内容之一。西医起步不久,中医已积累了极为丰富的保健养生经验和形形色色且行之有效的保健方法。当然,基础理论的突破较为困难,需要多学科的参与和创新,以及更广泛更深入的临床实践的升华。

(3) 加快国际化的步伐:任何一门学科只有进入开放系统中才能加速其发育过程,中医学同样如此,当它进入国际大循环中,既可为全人类提供医疗服务,又吸收最新高科技的成果。这样它才能得到最充分、最全面的临床实践验证和包括西医学家在内的全世界科学工作者的集体完善和提高。当然,值得指出的是,加速国际化的进程,并不意味着20世纪曾设想的中医和西医简单结合形成一门新医学。古代的中医学家把人体比作小宇宙,现在越来越证明这是一个事实,认识和干预这样复杂的事物,显然不是一两门学科可以完成的。

张仁.关于中医现代化的思考[J].中医文献杂志,1997,17(4):48-49.

关于中医学走向世界的思考

和整个人类一样,中医学也正在迎来第三个千年期,对于刚刚跨入21世纪大门的中医学来说,再也没有比这两件大事更为重要的了:一是自身的突破和发展,二是真正走向世界。

一、机遇正在降临

为什么曾经为繁衍世界上人口最多的国家做出过巨大贡献的中医学,东奔西撞总是冲不出亚洲,无法在世界医坛上称雄,就像我们的足球一样?除了本身的局限之外,一个十分重要的原因,就是外环境,也就是良好的气候和土壤。值得庆幸的是,这一时刻已经来临,未来的世纪为中医学大步走向世界提供了前所未有的良好的条件。

据未来学家分析,21世纪有两大最明显的特征。其一,自然,将成为新世纪全人类的时尚。它包括人类从生活上、心理上趋向自然的返璞归真,也包括科学文化、审美情趣乃至人际交往等的自然取向。人类文明的前两个千年,人们一直把自然界当作斗争对象,然而当今天一旦真正成为万物之灵,具有改造和征服自然的能力之后,人类开始忽然领悟到自身也成为这种"征服"的受害者,诸如生态灭绝、环境污染等,并且终于认识到人类与自然是共生共存共荣的。其二,融合,将成为新世纪的变化趋向。这里所谓的融合,既包括经济上的一体化,政治上的民主取向和社会发展中的合作意愿,也包括信息交流、文化渗透过程中的彼此学习和互相提高。融合是未来信息社会信息高度流动,各种能量流、物质流、信息流的必然产物。

正是上述两大特征,为中医学带来了机遇。回归大自然的时尚,使人们对这门历经数千年发展、亿万人临床实践、最大程度保存原始风貌的医学的价值，有了重新的认识。特别是现代西医学在征服各种危害人类的疾病的同时所带来的种种医源性和药源性的病症，更促使医学界和患者对副作用小、以自然疗法为主要手段的中医学产生浓厚的兴趣。融合作为未来世界变化的主要趋向，医学也不例外。在前个千年中产生形形色色的各种医学，并不奇怪，是基于人类交往手段的落后及互相阻隔的结果。当世界日趋缩小，信息交流日趋频繁快捷，变成所谓“地球村”时，中医学和西医学的迅速交融已经不可避免。以上表明，无论是人们的需要还是学科发展的趋势，都要求中医学必须走向世界。

如果说，在两千多年的中医学发展过程中，由于种种原因，曾和大量机遇交臂而过，那么，我以为，这一次机遇是不能再丧失，也丧失不起了。

二、寻找突破口

走向世界，机遇仅提供了条件，方法则是关键。选择突破口，又是关键的关键。

20 世纪 70 年代，我们选择针刺麻醉(实际上是针刺治疗疼痛性疾病)作为突破口，获得了成功，掀起了针灸热，使世界医学界对古老的针灸术刮目相看。那么这一次应该选择什么作为突破口呢？传统医学的精粹往往是它的实践性，因此突破口必须在临床上找。据我在国外调查所见，认为主要有以下两个。

1. *以现代难治病作为治疗上的突破口*·在欧洲，绝大多数来针灸或服中药的患者都是患有为当地西医所束手无策的现代难治病，诸如病毒性疾病、遗传性疾病、免疫性疾病、内分泌代谢性疾病及神经系统疾病等。现代难治病的特点是大多病因不明，而又往往涉及多个重要脏器，这些都给以病因治疗为主的西医内科和手术切除为主的西医外科带来难处，而从辨证论治为特点的中医学和具有无穷潜力的中药针灸恰恰在这方面有着独特的优势。目前，中医药在癌症和艾滋病的治疗中崭露头角，就是最好的例证。

2. *保健是中医学的另一个临床突破口*·由于现代社会物质水平的不断提高，人类对生命质量的要求也愈来愈高，健康已逐渐成为第一向往。荷兰某大学曾以“健康、金钱、家庭，何者为第一?”为题向全国居民征答。结果回收到的答卷中有百分之八十以上的人将其排列为:健康、家庭、金钱。所以，保健已成为公众普遍关注的事情。中医学对保健的研究与实践，可谓源远流长，不仅创制了气功、太极拳、五禽戏等一系列保健法，而且积累了丰富的养生经验和开发了大量天然保健食品。而现代西医学在这方面可以说是刚刚起步。

中医学在这两方面的优势，不仅是现代西医学之短，而且恰恰适应了当代社会的需要。以此作为突破口，较之 20 世纪 50～60 年代单一以针刺镇痛作为突破口，无论从规模、影响及意义来说，显然是不可同日而语的。

要实现上述两个突破，其必要步骤是全方位、高层次地向国外传播中医学术。这里所说的“全方位”，是指要打破以往针灸一统天下的局面，使包括中医经典理论、治疗方法、中药方剂等统统在内的中医学术全面推向世界；这里所说的“高层次”，是指要改变以往以普及为主的传播方法，特别是针灸。目前，针灸师已遍布欧美，仅荷兰这一弹丸之地亦拥有

2 000 名之多。但普遍水平偏低,其学术水平亟待进一步提高。目前,我国一些中医药院校与国外联合办学。开设研究生课程,不失为较好的方法之一。

3. 实现自我完善 · 中医学进入世界,从客观上来说,与现代西医学相互补充,造福人类,从主观上说,也是实现其自身完善的需要。中医学是一门传统医学,如前所说,从科学学科的角度看,这门学科在传统医学层次,它已经属后科学;从现代科学层次看,它实际上仅处于准科学阶段。如何使中医学迅速从准科学进入常规科学阶段,其中十分重要的一点是打破长期以来自我式的循环圈(即理论上在经典中划圈子,临床上在经验中翻跟斗)。中医药走向世界,实际上也就是走出自我封闭圈,加入国际医学大循环。

在国际医学大循环中,一方面通过更广泛的医疗实践来丰富这门学科,另一方面将集中世界人民的智慧、结合现代各种最新学科来完善和发展古老的中医学。这一点在针灸学的近年进展中可得到印证。针灸医学是我国传统医学的一门重要分支学科,也是率先加入国际医学大循环的传统医学学科,已在各个方面取得了前所未有的进展。包括经络穴位的现象和本质的研究、作用机制的研究、各种穴位刺激的革新与应用、各类病症的临床治疗,乃至国际标准化经穴的厘定等,无不包含了中国和世界各国针灸工作者的智慧和努力。

综上所述,中医药走向世界正面临着前所未有的大好机遇,我们应抓住机遇,寻准突破口,全方位、高层次地进击。可以深信,中医药在造福人类的同时,也将在国际医学大循环中,求得完善的发展。

张仁. 关于中医学走向世界的思考[J]. 医学与哲学,1994,15(8):19-21.

中医药在荷兰

1996 年,我第三次作为一名中国针灸专家赴荷讲学,也是逗留时间最长的一次,下面谈谈我的一些感受。

这次邀请我的是荷兰神州医药中心下属的欧洲中医针灸培训进修中心。神州医药中心号称是欧洲最大的中医药中心,实际上也是荷兰中医药发展的缩影。1989 年,我应比利时欧洲中医大学邀请讲学时,曾在神州医药中心的前身神州医庐工作过一段时间,当时,它还是一家以针灸为主的小诊所,一间诊治室,几张诊疗床。然而今天,它已经是一家集临床、教学与贸易为一体的名副其实的中心了。神州医药中心下属的两个大型诊所,具有中医内科、妇科、皮肤科以及针灸、推拿等科室,欧洲中医针灸培训进修中心有中医、针灸、推拿、气功 7 个班同时开课,学员分别来自荷兰、比利时、德国等地,有近百人。中药、针灸器材及各种中医针灸书籍的进出口贸易更是它的经济支柱,主要由中国、韩国、日本、美国等地区进口,客户可以说遍及全欧洲。常年所备有的中药饮片 500 余种,中成药 600 余种,针灸器材 400 余种,不同文字的中医药图书达 1 000 余种。我是搞针灸的,不少针灸器材,我也是第一次在这儿见到。

除了神州医药中心外，几乎在荷兰各主要城市都有中医针灸诊所，这些诊所有的是通过多年来激烈竞争大浪淘沙中保存下来的，有的是近几年新开设的。其能保存和发展的主要原因，一种是借鉴神州医药中心的模式，以中国大陆为依托，邀请中国专家坐诊及从事中药贸易等；一种则是一些具有真才实学的中国医师开的诊所，以疗效赢得患者。据荷兰卫生部负责传统医学的部门统计，荷兰有中医药诊所约250家。当然，从事中医针灸的并不仅仅是华人，相反，荷兰针灸师近年更是异军突起。据统计，荷兰针灸师有3 000余人，其中具有西医师和针灸师双重资格的也有数百人。然而，中医药在荷兰的发展仍然面临重重困难。首先是来自政府部门。1996年2月27日，在荷兰发生了一起震惊整个欧洲中医界和荷兰华人界的"神州事件"。这一天，荷兰警方会同荷兰海关、世界野生动物保护委员会荷兰分会，出动100余名警员，对神州医药中心下属的6个部门进行突击搜查，抄走中药饮片25吨及600余种中成药。这次称之为"虎标油行动"的目的在于搜缴以珍稀动物制作的药材，如虎骨、犀角等。当天荷兰的主要报纸、电台、电视台，均以头条新闻加以报道。通过6个月的查检，结果并未发现饮片中有这类属于世界范围保护的珍稀动物入药。这次事件不仅使神州医药中心蒙受了较大的损失，而且在当地群众中造成了不良的印象。事件发生后，神州医药中心聘请律师诉诸法院，并且得到了中国驻荷兰使馆、当地华人界、华文报纸、电台的声援和支持。特别是我国国家中医药管理局于1996年11月派出以外事司副司长姜再增为团长，由中国科学院院士陈可冀、世界针灸学会联合会主席陈绍武、北京中医药大学校长龙致贤等著名中医药学者组成的高级中医药专家代表团对荷兰、比利时、法国进行了为期10天的访问，通过学术报告，与官方及议会议员的广泛接触，对宣传中医药、澄清事实及挽回影响起了重要作用。

即使如此，目前中医药在西方国家开展还面临很多问题。如中成药的含重金属问题，在荷兰已明确规定有6种中成药（天王补心丹、牛黄清心丸等）因重金属含量过高严禁使用；比利时海关规定禁止柴胡、石斛、龟甲、鳖甲等87种饮片进口；法国禁止开设中医药诊所（允许开设针灸诊所）。曾有1家华人开的请了中国专家应诊的诊所，开张不到1周，就被当局勒令关门。除此之外，还有中医药本身的问题，如煎煮麻烦、饮服不习惯、起效时间不如某些西药来得快等。特别是一些自称博士、院士的江湖郎中，鱼目混珠，也对中医药的开展造成不良影响。

除了政府部门和中医本身的问题外，尚有一些是来自西医同行的阻力。由于近年来中医药的迅速发展，逐渐成为一支竞争力量，动摇了欧洲大陆西医一统天下的局面。目前，西方医学界中一部人通过学习针灸和中医药，来加入竞争。为了保护自己的利益，他们成立了一个荷兰针灸医师学会，这个学会的200多名会员都是持有荷兰各医学院毕业证书的正式西医师。要参加这个学会，除了是当地正式执业的医师外，还必须是从他们所办的针灸学校毕业。由这个学会会员诊治的费用，患者可以获得在保险公司全部或极大部分报销，而其他的针灸师，包括中国的教授、专家都不行。

尽管中医药在荷兰乃至欧洲的发展困难重重，但是其前景仍是十分喜人的。首先，针灸已为包括荷兰在内欧洲大陆的大多数人所接受，针灸医师、针灸师遍布各国，接受针灸的病员日渐增多。我工作过的两个诊所，每天针灸患者在20～30名，而中医患者，各科相加也没有超出20人。针灸治疗的病种，已从原来主要以止痛为主，发展到治疗各种疑难病。服用中药也开始在白种人中逐步推广，目前服中药患者中，白种人患者已占1/2～2/3。

其次，中医药科研开始兴起。鹿特丹大学医学院的一个科研机构获得国家卫生部180万荷币（相当于900万人民币）的资助，开展针灸治疗网球肘的研究。他们特地请我作了一个题为"中国针灸治疗网球肘研究概况"的报告，听众十分踊跃，连走道也站满了人。乌得勒支大学的一个研究所还争取到菲利普财团的支持，准备研制一台适用于各国医学界的印度、中国脉诊相结合的标准脉象仪。该研究所还开展了应用日本生产的一个计算机软件"AMI"的临床研究。该软件主要用于测定针灸后人体经络、脏腑中各项功能的变化。其实际价值，有待进一步验证。

中医针灸在荷兰的发展情况，也引起了一些有远见卓识的官员和议员的重视。神州医药中心阿姆斯特丹总部1995年10月27日成立之际，荷兰卫生部长专门来信致贺，卫生部负责传统医学的官员亲临开张典礼。"神州事件"发生之后，荷兰议会一位议员就此上交了一份提案，建议为中医立法。一些议员对患者由荷兰的针灸医师接诊的可获得保险，而由他们的老师，中国的针灸教授、专家接诊的却无此待遇的不平等现象表示不满。

我深深地感到，中医药走向世界作为一股潮流，尽管有各种艰难险阻，但势不可挡。同时坚信，在参与这个国际医学大循环中，传统中医药学一方面为人类健康做出应有的贡献，一方面将更进一步实现自我完善。

张仁. 中医药在荷兰[J]. 中国中医信息杂志，1997，4(6)：37－38.

注：关于我三赴荷兰讲学和应诊的具体内容，读者可参阅我《临证纪事——我的针灸》（以下简称《临证纪事》；人民卫生出版社，2018）一书之"荷兰论剑"篇，里面详细讲述了我在荷兰的生活和工作经历。

关于中医文献研究的思考

近年来，人们纷纷在讨论中医学的特色问题。如果从科学研究方法的角度考察，中医文献研究倒不失为其特色之一。所谓特色者，应兼特异性和先进性。把文献研究作为一门学科的最主要研究方法之一，不仅在医学科学中，而且在整个自然科学领域中，可以说是十分罕见的，这就是它的特异性。同时，中医文献研究，不仅具有一般的分析综合功能，而且因为其方法融古今之长，又面对积淀数千年之中医宝库，更具有开发新知的功能，这当然是它的先进性。

可惜的是，长期以来，包括中医界在内的相当一部分人士，对中医文献研究有一种偏见甚或说是误解。即把中医文献研究局限于经学方法，认为对古医籍的研究主要就是对医经的校正、考据、汇粹、类编、发微、问难、解惑、钩玄等。由于经学强调注不破经，疏不破注，恪守师法，形成了信而好古、崇古贱今的价值取向，窒息了研究空气。其实，中医文献研究的领域是很开阔的。

一、中医文献研究的对象

中医文献研究的对象，包含面十分之广。以时间划分，可分为记载中医药内容的古代医学或非医学典籍（书籍及一切其他载体）、近代中医药文献和现代中医药文献；从区域划分，可分为国内中医药学文献和国外中医药学文献；从内容划分，又有临床与理论、中医和中药文献之分。如再细分，国内文献还包括各民族医药文献。临床文献，又有按不同学科来划分的文献，如内科、外科、针灸、推拿等之别。时间与区域是互相交叉的，如古籍文献中，虽以国内中医文献为主，也有少量国外文献，如《东医宝鉴》（朝鲜）、《医心方》（日本）等；有的则载于国内有关的医学典籍之中，如唐代的《备急千金要方》，就记述了不少来自其他国家或民族的医学内容。因此，在开展中医文献研究时，应该充分注意到这一点。值得一提的还包括文献研究中的名老中医学术经验研究等。

二、中医文献研究的目的

中医文献研究，和临床研究、实验研究一样，其总体目的都是为了促进中医药学术的提高和发展，具体可分为三类。

一为保存性研究。即通过发掘、收集、整理等手段，使埋在地下的重见天日，错乱的得以校正，散失的得以完整。总之，目的是为了使文献恢复原来面目，并能够予以妥善保存。近几十年来，这方面已做了大量工作，如马王堆汉墓医学帛书、武威汉墓医学书简的发掘整理，特别是 20 世纪 80 年代初期，由国家出面对我国重要古医籍全面校勘整理等。名中医经验的保存性或传存性研究，是保存性研究的一种特殊形式，从 1990 年开始，已纳入了国家重点项目，获得了较好的效果。

二是应用性研究。即通过文献研究，使中医药文献能有效地应用于临床实践。这有高级与初级之分。所谓初级应用性研究，实际上是指对文献的一种初级加工。这在我国古代就开始做了，如王冰对《素问》进行注释，张景岳把《黄帝内经》中有关相同内容分门别类，撰成《类经》等，现代更是组织专家进一步把深奥的经文翻译成通俗的白话文。中医学是一门应用科学，使古人丰富的经验迅速为现代人所理解、所应用，显然这项工作是十分重要的，然而，仅仅停留在初级阶段是不够的。高级的应用性研究，则是通过对有关专题文献进行全面系统汇集，分析归纳，去粗取精，去伪存真，力求揭示其规律性东西，用以指导临床。近年来，中医学术界所进行的一系列规范化研究，实质上也属于这种高级应用性文献研究。

三系开发性研究。即通过对古今中外中医药文献中的精华进行开发，使之升华，在原有基础上实现理论和实践的突破。开发性研究，既建立于保存性和应用性研究之上，又须与临床研究、实验研究紧密结合。新中国成立以来，我们所获得的一些重大的中医药成果，多与中医文献的开发性研究有关，如中医基础理论中的脏象本质研究，针灸学中的经络实质的研究，中药学中的青蒿素、大黄、丹参的开发研究等。

三、中医文献研究的方法

中医文献研究的方法，可分为传统方法和现代方法两大类。传统的方法包括校勘、训诂、释义、辑佚等，主要用于古医籍的研究。随着现代自然科学的迅猛进展，中医文献载体出现了缩微型、机读型、视听型等多种类型，文献研究的方法也得到了前所未有的进展，除了将现代医学的文献方法引进中医文献研究外，其中电子计算机的应用，正在将中医文献研究的方法推向新的境界。它不仅被用于现代文献的研究，如中国中医科学院情报研究所研制的针灸文献分析和检索系统；而且还被有效地用于古医籍文献的整理研究，获 1990 年国家中医药管理局科技进步奖一等奖的《应用电子计算机整理中医古籍的研究》，就是为整理和利用古籍文献资料提供了先进的手段。

总之，中医文献研究一定要在继承的基础上，冲破单一的局面，即目的单一、内容单一、方法单一的局面。特别是随着中医药学的日益国际化，文献和情报的数量急剧上升，如何有效地进行中医药文献研究，如何实现情报文献一体化研究，包括互相补充利用、互相转化等，都是放在中医药文献研究工作者面前十分艰巨而又重要的任务。如果不改变观念、拓宽视野、更新知识，将是难以胜任的。

张仁. 关于中医文献研究的思考[N]. 中国中医药报，1991. 1. 18，三版.

注：本文是我从事中医文献研究之后的一些思考。由于篇幅的限制，难以深入探讨。读者可参阅我与王翘楚先生共同主编的《中医药科研方法》(重庆出版社，1993)一书中的"中医文献研究"章。

海派中医带来的借鉴与思考

近年来，从提升城市精神出发，有关海派文化的研究不断升温，但有关海派中医的研究文章鲜见。

一、海派中医特征鲜明

对于海派的定义有两种不同说法。一种认为是植根于中华传统文化基础上，融汇吴越文化等中国其他地域文化的精华，吸纳消化一些外国的主要是西方的文化因素，创立了新的富有地方独特个性的地域文化。这个地域指的是开放较早受西方文化影响最大的上海，上海有个"海"字。

另一种认为这个"海"指大海，所以又称"海文化"或"大海文化"，不单指上海。如秦皇岛市，也提出"百余年来的秦皇岛城市文化呈现出丰富性、开放性和包容性的文化特征，具有了海派文化的雏形"。

目前，学术界多倾向于前一种说法。但两者对海派文化的主要概念，如以中华文化为主体吸纳西方文化、是一种城市精神、属于地域文化等，在认识上还是比较一致的。

在迄今发表的大量有关海派文化的文章中，提到属于该范畴的有海派文艺、海派建筑、海派饮食、海派服饰、海派习俗、海派技艺等，独未见海派中医。其实海派中医不仅是海派文化的精粹之一，还是其标志性的组成部分。主要的依据在于其成长时间同步。一般认为，海派文化的主要成长时期在1843～1949年间，特别是20世纪30～40年代。海派中医也沿袭同一历史轨迹。它最主要的发展时期恰好也在20世纪20～40年代。尤值一提的是在1949年之后，海派文化处于转折期，由于中西医结合政策的出台，海派中医也显现一枝独秀的局面。

其次，海派中医具有海派文化的基本特征：开放性（向全国开放、向全球开放）、兼容性（大量吸收近现代东西方的优秀文化）、多元性（近代上海各家中医流派纷呈）、创造性（针刺麻醉、舌象仪、脉象仪）、主体性（以传统文化为主体，应用嫁接、移植、扬弃等法，但万变不离其宗）。

总之，海派中医特征鲜明，延续时间长，与人类健康关系密切，影响力大。作为海派文化中非物质文化具有标志性的代表确当之无愧。海派中医应以史为鉴，继承创新，促进中医现代化。

二、继承创新发展模式

海派中医处于不断发展之中，研究海派中医的历史发展过程，了解其演变规律，可以使之与时俱进，持续发展。如近年来，在研究其人才培养模式的基础上，发现学校教学和师承教育结合是一种较好的模式，上海探索了多种形式与途径，取得了良好的效果。

三、根基是传统文化

海派文化的最根本的特征主体化，万变不离其宗，传统文化始终是其根基，海派中医同样如此。近年来，中医界无论在临床、教学、科研上都出现了明显的西化倾向。研究海派中医就是为了严格区分二者之间的不同。

四、促进中医现代化

世界卫生组织通过的《北京宣言》，对传统医学作出定义：是在维护健康以及预防、诊断、改善或治疗身心疾病方面使用的以不同文化固有的可解释或不可解释的理论、信仰和经验为基础的知识、技能和实践的总和。

实现东西方两种对保护人类健康的认知力量的汇聚，已成为现代医学向更高境界提升的必然趋势。也就是说，中西医都存在着现代化的问题。中西医学，在优势互补、相互促进上，海派中医所积累的大量宝贵的经验和教训，具有重要的启示作用。

五、促进中医国际化

海派文化产生于我国被动开放的19世纪中叶，是东西方文化激烈冲撞所产生的一种能为东西方两种不同文化背景者所接受的特殊文化产物。处于主动开放的今天，中医学正在从当年被动应对进入主动出击的新阶段，中医正在走向世界。据统计，已有140多个国家(注：据统计目前已有183国)在应用针灸。海派中医当年能在五洋杂处的十里洋场大展身手，其中的奥秘，将对中医走向世界提供很好的借鉴。

张仁. 海派中医带来的借鉴与思考[N]. 中国中医药报，2010-3-12(3).

附

医籍之《辞海》
——喜读《中国医籍大辞典》

不久前，上海科学技术出版社的晓江先生以该社出版的两册厚重的《中国医籍大辞典》相赠，并嘱写读后感之类的文字。我平素虽爱读书，但往往不求甚解，很少写评述类文章。当我将两册书细览一遍之后，从心中肃然升起一种深深的敬意。搞过文字工作的人都知道编撰辞典的艰辛，是一种吞下一大堆草只能挤出几滴奶的工作，我们这批从事中医文献研究的同道则更懂得全面收罗考证古今典籍的艰巨。这部巨著正是产生于上述两难之中。裘沛然、严世芸两位教授和他们所率领的近300名编撰人员的庞大的团队，经历十五个寒暑，始玉汝于成，远远超出了十年磨一剑的古训。由此，我深感有责任也乐于向广大读者推荐。

一、囊括古今，收录系统完整

和世界上的其他传统医学相比，我国的中医药学最显著的特点之一是，在漫长的两千多年的发展历史中保存了汗牛充栋的医籍。这些医籍记载和保存了我国医家的全部理论和实践经验的总结，是中医药学的一座伟大的宝库。但是，由于古代书写刻印术和各种载体(简、帛、纸张)的落后，对长期保存带来极大的困难，而频繁朝代的更替、战乱和灾害，更使大量的医学文献散失和湮没。对于已经保存下来的医学文献，在上一世纪，虽对相当多的古籍采取各种形式重新出版，但只是占其中很小的一部分，多数仍只存放于全国各地的图书馆。如何使我国的医籍尽可能让医家和有关研究者有一较为全面的了解，从而进一步继承应用和深入开发，是当今文献研究者的一个重要任务。《中国医籍大辞典》所收罗的古今中医药学文献涵盖了从先秦至上世纪末共23大类，其系统性和广泛性，是我见过的各种相关辞书类之最；所列的书目达23 000余条(其中亡佚书目就达4 700余条)，可能不能说是绝后，但确确实实是空前的。如成书于1819年的日本人丹波元胤的《中国医籍考》只收录九类计3 000多种书目。1981年出版的《中医大辞典——医史文献分册》只收载中医药书籍词目2 258条。正是这一无可比拟的书目数量奠定了这部书的权威性的基础。

二、辨章学术，立论客观公正

作为辞典，要求每一词条都经得起时间和社会的检验。而作为一部医籍辞典，它的每一词条实际上更是对每一部中医药书籍的结论性评述。其难度可想而知。在我国中医药发展历史过程中，由于地域、时期及医家传承的不同，出现过大量学术流派。这些流派，大致形成不同学术体系，最著名的如金元四大家；小至对一部著作的研究与理解，如《伤寒论》研究，历代就有多种学术流派。正是这些不同学术流派的百家争鸣，互相辉映，形成了我国中医药发展长河中星光闪烁和勃勃生机的面貌。然而，这也对后人如何正确客观评价带来极大困难。《中国医籍大辞典》所面对的不是某一医家或某一时期的医著，而是全部医家与2 000多年存留的所有医籍。应该说，该书为我们树立了楷模。首先，编者在全面调查、潜心研究的前提下，将每一部医著的卷册数、成书或刊行年代、流传沿革、内容提要、出版单位、版本存佚情况、藏书单位等诉诸读者。这本身就是一项巨大的工程。更为难能可贵的是编者具有高屋建瓴、统观全局的学识和胸怀，综合大量研究成果，摒弃各种学术成见，站在公正的立场上，对重要医著的学术特点和学术价值，作出实事求是、符合客观的评价。这件工作较之其他类辞书的编撰更为艰巨。

三、以类相从，编排颇具匠心

《中国医籍大辞典》全书条目的编排可谓匠心独运。一般辞书条目的编排，多以汉字部首、笔画多少为顺序。就同类辞书而言，《中医大辞典》采用汉字笔画顺序加词条目录分列的方式，《中药大辞典》则以汉字笔画顺序与词条目录相统一的方式。前者略嫌繁琐，后者稍感不便。而《中国医籍大辞典》则能取长补短，根据其主要读者为具有一定中医药知识的中医药工作者和爱好者，采取了以类相从的编排方式。即从中医药的学科分类结合书籍的成书年代进行编次。这样编排至少有两个优点：首先，适合本书读者特点，方便查检利用；其次，从书目的前后顺序，在一定程度上体现出学科发展情况。后者实际上已超出了辞书所应完成的任务。

值得一提的是，关于中医药学科的分类，从古至今缺乏一个统一的说法，始终是个难题。本书将其分为22类(另加一类亡佚书目)，计为：内难经类、基础理论类、伤寒金匮类、诊法类、本草类、方书类、临症综合类、温病类、内科类、妇科类、儿科类、外科类、伤科类、眼科类、耳鼻咽喉口齿类、针灸类、推拿类、养生类、医案医话类、医史类、综合性著作类和中西医结合等其他类。这一分类可以说是既考虑到中医学科特点又照顾到医籍本身的特点，我认为，这是一种有着十分积极意义的探索。

综上所述，《中国医籍大辞典》不仅仅是我国现代中医药学研究领域的一大杰出成果，而且是辞书编撰的一个范例，可以和《辞海》媲美，乃医籍之《辞海》。当然，本书由于工程巨大，也存在白璧微瑕，如由于多种原因，少量书目(主要是现代的)未能入录；在评述上也有少数详略失当之处。但是，瑕不掩瑜，我觉得该书的本身又将在我国医学典籍的宝库中增添一颗光彩夺目的明珠。

张仁. 医籍之《辞海》[J]. 上海中医药杂志，2003，37(6)：64－65.

第二章
思考针灸

经络研究刍议

经络学说的产生,是古人通过大量医疗实践,对人体形态生理病理综合考察并加以归纳演绎的结果。两千多年来,它始终雄踞于指导针灸临床的宝座,发挥极为奇妙的作用。为了揭开经络之谜,针灸工作者和各学科研究者做了大量的工作,特别是近年来取得了较大的进展。纵观国内研究情况,大概是从两条主要途径,两种不同方法进行的。

一、途径

1. *探索各种经络现象*·在全国性的范围内大规模地深入地观察循经感传现象及形形色色可见经络现象,了解其主要特征、循经证候表现以及与临床疗效关系。

2. *探索经络实质*·将经络作为一个新的功能系统,着力从各个侧面揭开其物质基础,包括经穴形态学、经穴-脏腑、经穴-皮层相关途径等。

二、方法

1. *分析为主的方法*·主要借助于现代医学的知识和手段,从微观的角度对机体的不同层次进行实验观察,严格的应用量的观念。如对经穴形态学的研究,提出神经节段分布是经络的物质基础,自主神经、血管、淋巴管可能都是经络实质的组成部分。通过动物实验,认为脏腑与耳体穴的相关联系通路主要是交感神经和迷走神经。大量的实验结果,似乎证实产生针刺效应的物质基础是具有调节作用的神经-体液系统。另外,从脑的组织形态病理生理学研究,提示循径感传现象产生,是皮层体感区兴奋按某种固有线路扩散的结果……

2. *综合为主的方法*·动用各门现代科学的某些成果和手段,以整体为主,以活体为主,宏观地动态地进行考察。既包含某些实验研究,通过建立一系列客观指标进行观察,如运用生物物理学的方法（电测检、声放射、光信息测定等），发现循径传导过程中，显示出声光电磁各项特征，从而证实人的体表确实存在某种特殊轨迹；也包括一些其他的科学方法，如有人依据控制论的原理，得出经络系统实际上是一个以脑为中心的多级闭环控制系统的看法，“气血”为信息及载体，经络则是信息通道。另外，还有人提出五花八门的假说，如主张把经络看成是导引电磁波的波导管等。

目前的问题是：以分析为主的微观研究，有实验为依据，有较可靠的指标和较精确的量的概念，当然使人信服，但因多为局部，多为静态，故难以反映活体的全貌。著名的协同论创立者西德 Haken 博士曾精辟地指出：“大系统的特性往往不能用各子系统功能的纯粹偶然地迭加来解释。”换言之，人体这个大系统的总的功能特点，并非全身各系统器官功能的简单迭加之和。况且，现代医学本身尚有很多未知数需要去求解，所以不能完全仰仗于它。用宏观动态的实验观察，确实得到了一些令人鼓舞的材料，且展现了宽广的前景。但就目前看，尚无十分成熟的客观指标，加之仪器和其他方法学上的困难，还只停留在初级阶段。用控制论、信息论等方法，着重于研究事物间共同规律、共性联系，主要在于研究对象的功能和动态，即“在做什么？”而对于指示对象的个性特征，本质规律的揭示，即“是什么东西？”则有一定困难，这恰恰又是目前所要获知的关键所在。假说，虽可启发思路，但毕竟还要通过大量的观察和实验加以验证。总之，尽管在经络的研究方面成绩很大，然而离完全阐明其现象和本质尚存在较大的距离。

对今后的研究，笔者提出两点不成熟的意见，供有兴趣于此道者参考。

1. *研究经络，应以中医学理论为主体* · 和各门自然科学一样，现代医学的发展，经历了以直观为主的综合-演绎到以实验为主的分析-归纳的过程。特别从 20 世纪初以来，随着科学的高度发展，又促使现代医学不得不从综合-演绎思辨方法的新的高度来研究考察人体。正如爱因斯坦所说“适用于科学幼年时代的归纳为主的方法，让位于探索性的演绎”，“要从尽可能少的假说或者公理出发，通过逻辑演绎，概括尽可能多的经验事实”，这实际上就是恩格斯所说的思维复归过程。

中医学，由于历史及社会等诸种原因，有着较为独特的发展过程。作为世界上最古老的医学之一，它没有停留在零碎的、感性的、局部的经验医学阶段，也未被演化为神学或玄学。它具有严密的系统的理论，又深深植根于临床之中。就其走过的路程看，尽管未经历以实验为主要手段的分析-归纳阶段，然而它始终保留了整体恒动观这一精髓，并在千百位医家的辛勤工作中，获得不断深化和发展，使中医理论愈来愈完整系统，愈来愈符合客观实际，愈来愈具有指导意义。如上所说，现代西方医学的发展趋势正朝着综合-演绎的方向，可谓与中医的思辨方法殊途同归、不谋而合。就在这一点，不容讳言，中医理论较西医理论更接近成熟。正因为中医理论提供了一幅从总体上正确反映的生命运动本质的蓝图，所以研究经络当然不能脱离这一蓝图。换言之，只有在活的、运动着的整体中，才有可能获得它的物质基础。这大概也是为什么迄今为止未能在尸体中寻找出可以完满地解释经络功能的特异的组织结构的原因之一。

2. *研究经络，应通过多学科研究为手段* · 尽管中医理论提供了一幅总体运动的蓝图，但是，说到底，它只是一幅大体的、模糊的蓝图，不够细致、精确。要进一步深化认识，探求奥秘,只有尽可能地吸收现代科学的各种最新成就和手段。

事实上,近年来自然科学的迅猛发展,特别是成百上千门边缘科学如雨后春笋般涌现,为最后揭示经络的本质提供了极为有利的土壤。

如按照生物全息律的观点,有人提出穴位是相对于其他部位的、化学组成相似程度较大的细胞群,经络则是这类化学组成相似程度较大的细胞群的连续。这从组织形态学角度提供了某种研究线索。

生物物理学和分子生物学的大量研究结果表明,在生物体内,生物能主要用于传递各种信息,传递方式除了电缆式传递(神经)、机械式搬运(血液)、声波式传导(味觉)等外,还可能存在辐射式传递(生物激光)等。有学者指出,后者这种相干受激辐射,应是体内主要传导能量和信息的方式。经络是否属于这类传导方式?显然值得考虑。

其次,通过对生物膜的研究,已证实具有液晶态的生物膜是传导信息和能量的基本单位。它是耗散结构(即与外界有不断物质和能量交换的结构),特别对于主要产生和传递信息功能的生物膜来说,耗散结构更能提高信号的信噪比。正因为如此,生物膜只有在高度有序时(包括结构和功能的有序),才能完成能量和信息的传递。而要高度有序,则只有通过不断地进行内外环境的物质与能量的交换才得以形成。这些知识又启示我们,经络现象的产生往往与机体受到刺激(病理和生理的)密切相关,有没有可能是刺激所带来的物质和能量的交换,促使生物膜(或更深的层次的大分子)有序化,从而完成信息的传递工作?

另外,系统论还揭示了下述事实:人体是一个巨系统,这个巨系统远离平衡态,而又具有各种不同的定态(或称之为稳态),在外来的能量流影响下,由于涨落(即与平均值有偏离的现象)的产生,可以使得巨系统空间相中原来相对稳定的点或环变得不稳定,而另一个点或环变得更稳定,人体就移入了这一种功能态。据此,我们似乎可以设想,针刺或其他刺激,之所以能获得疗效,正是通过经络系统传递信息,放大能量,引起人体这一巨大系统涨落,从而由疾病功能态进入健康功能态。

当然,上面所谈只是我的一种粗略的设想。目的在于说明:要最后揭开经络之谜,必须在传统的中医理论指导下,最广泛地团结各学科有志于此的科学工作者,运用最新的科学成果和手段,舍此别无他法。

张仁.经络研究刍议[J].陕西中医学院学报,1985,8(3):10-12.

走向 21 世纪的针灸医学

针灸,这门华夏民族创造的独特医学,蹒跚地行进了数千年之后,正在跨入人类第三个千年纪的门槛。

一、回顾

毫无疑问，20世纪，特别是后半叶，是针灸医学发展最快的时期，它所取得的成就是前所未有的，并为全球所瞩目，我认为至少可以概括为以下几个方面。

1. *传播领域迅速扩展*·针灸学于四五世纪东传至朝鲜、日本，于十六七世纪西传至欧洲。东传获得了成功，不仅得以保存至今，且在不少方面还得以发扬光大，西传则是失败的，直到本世纪中期，几乎没有留下多少影响。而真正叩开欧美大门并掀起持续至今的针灸热，是在20世纪70年代初。据统计，目前开展针灸治疗的国家有120余个，仅小小的荷兰，针灸师就有3 000余名之多。可以说，在当今世界上，没有一门传统医学如针灸那样为人们所熟知并引起西方医学界的重视。值得一提的是，在针灸传播国外的同时，各国的针灸师们均为完善和发展这门医学做出了程度不同的贡献。如20世纪50年代中期，法国学者诺吉尔发现的耳针疗法，日本学者提出的良导络疗法，德国学者首倡的福尔电针和激光照射穴位等。

2. *刺灸技术丰富多彩*·通过与现代科学技术结合，极大地丰富和发展了传统的针灸技术，这是20世纪最主要的成就之一。在此之前的数千年，针刺，主要是针具质地的改进和针刺手法的增多完善；灸法的发展，主要表现在艾灸法从直接灸到隔物灸(晋代)到艾条灸(明代)这一过程。20世纪取得重要进展的是穴位刺激方法的不断增多。着重表现在三个方面：一是对传统工具的革新，如毫针，多采用不锈钢针具，还有皮内针、梅花针等多种针具。灸具则出现了无烟灸条及多种灸器，特别是非艾灸器具大量出现，诸如电热灸以及药物为基质的各类冷灸之法。二是将现代技术与传统刺激方法结合，如电针，即是将传统毫针通以脉冲电流，将机械刺激与电刺激合二为一；微波针也是同样的原理。有的还将针具作了改革，如电热针、热针、冷冻针、电火针等，或干脆用西医的器具代替，如水针、穴位结扎等法。三是完全采用现代理化的方法进行穴位刺激，如穴位激光照射，将低功率的氦-氖激光在选定穴位上刺激，以及超声、磁片(珠)穴位刺激等。

3. *经络现象本质研究*·这也是20世纪在传统理论研究上所取得的重大进展之一。传统经络学说虽形成于两千多年前，但始终作为假说指导临床，循经感传现象存在的客观验证和经络学说的本质探讨的真正起步则是在20世纪下半叶，主要是在70年代后期。90年代，经络研究被列为国家重大基础研究课题的攀登计划。在基本肯定循经感传现象的基础上，经络实质的研究取得了一系列的成果。主要表现在应用生物物理研究方面，如经络的声、光、电、磁特性等的发现。

4. *穴位的探索与研究*·穴位的探索，在20世纪的最大功绩是所谓微针系统的发现。最早是耳穴系统，接着而来的是头穴系统、面穴系统、眼穴系统、鼻穴系统、手穴系统、足穴系统等。不仅开发出一大批具有独特诊治功能的穴位群，也使相当一些病症取得较常规穴位更为显著的效果。

穴位本质的研究，自20世纪50年代迄今也用现代科学特别是现代医学的手段作了探讨，取得了相当多的有价值的数据，主要表现在解剖学、生理学等方面的研究。

5. *临床应用范围扩大*·这是20世纪后半叶取得的又一最重要的进展,针灸学终究是一门实用性强、技术性强的应用学科。因此,扩大治疗范围、提高治疗效果是这门学科发展的根本目的。在此以前的两千余年,针灸通过历代医家的反复实践,其治疗范围虽然涉及内、妇、儿、外、五官各科,但多着眼于症候与功能性疾病,且以个体医家经验积累为主,病种局限,疗效亦难以肯定。自20世纪下半叶之后,特别是80年代起,治疗范围扩大,并具有以下几个特点:①针刺用于手术麻醉,是在应用上的一个重大突破;②向急重病症发展,如流行性出血热、休克、昏迷等;③跟踪现代难治病症,如艾滋病、抽动秽语综合征、莱姆病(该病于1985年在我国首次发现)等;④进行反复验证,通过对照研究肯定疗效,如甲状腺功能亢进、乳腺增生病、骨折、痢疾,不仅进行对照观察,还通过动物实验研究来证实治疗效果;⑤探索新的更有效的治疗方法,并将其逐步规范化,是近年针灸临床的一大趋势,如中风的针灸治疗方法的优化和量化研究便是一例。

6. *机制研究深入*·有关针灸机制,古代及近代医家都作过探索,但基本上是停留在以传统的中医理论进行阐述。近半个世纪,国内外学者在机制上已做了大量工作,其中做得最多的是针刺镇痛机制的研究,由此促进了痛觉生理学的发展;其次是关于针刺对神经、免疫、内分泌的调节,也做了大量细致的工作,并证实针刺确实存在可靠的作用。此外,针刺对各系统病症的治疗机制,也做了深浅不等但确实有价值的工作。

二、展望

我们回顾以往所取得的成就,那么,在即将来临的21世纪,针刺将有什么更新的进展呢?这应该是针灸工作者以及关心这门学科的工作者十分关注的问题。我认为至少应该表现在以下几个方面。

1. *针灸将成为真正意义上的世界主流医学之一*·大量迹象表明,随着疾病谱的改变和人类对生命质量要求的提高,以"调节"为特征的中医学越来越受到世界医学界及患者的认同,在下一世纪它将与以"对抗"为主要特征的西方医学相互补充、取长补短并逐渐并肩作战,为人类健康做出贡献。作为中医学中最主要的两类治疗方法药物与针灸,相比之下,方法简便、效果迅捷的针灸医学可能更迅速更容易为全球所接受。

2. *无损伤刺灸的方法将成为主要刺灸法*·随着生活质量的提高,人们对针灸技术更为挑剔。刺灸学的历史表明,针具的变化,从粗糙到精细;灸法从直接灸至隔物灸乃至艾条灸的这一过程,一个十分重要的原因就是为减轻患者痛苦,减少损伤。因此,无损伤而又能达到目前刺灸作用的新方法将诞生。估计由计算机控制的激光穴位照射有可能成为未来主要的刺灸方法之一,它将给予穴位以极为精确刺激的质和量。同时,方法也更趋简便。如针刺麻醉在解决镇痛物质不全问题后,将面临的是方法简化的问题,很可能出现针麻血清,它可以从针刺患者身上抽出含有镇痛物质的血清,经培养扩大后再回输到该患者身上进行手术。这样,针麻手术患者无须针麻师在手术过程中重复为其进行麻醉,利于针麻的推广。

3. *针灸疗效进一步提高*·针灸治疗范围则将作科学界定。针灸治疗的病症将严格区分为三类:单纯用针灸治疗,以针灸为主,以针灸为辅助。针灸治疗每一病症将规范化、标准化,包括穴位处方、刺激参数以及配合疗法等。

4. **揭开经络之谜**·经络的作用,到底是未知结构的已知功能,还是已知结构的未知功能,或者是其他,其实质到底是物质、信息还是能量,将大白于天下。这一千古之谜的揭示,其意义可能远远超出针灸医学本身。

5. **穴位的本质也将弄清**·微针系统的规律将彻底阐明。穴位的本质将得以揭示,结合临床实践,一方面将淘汰目前在临床上用之甚少、疗效不清或不显的穴位,另一方面补充疗效确切的新穴位。新穴位的产生及老穴位坐标的重新厘定将变成一件容易的事情。

6. **机制研究将分两阶段阐明**·近阶段,将提供一张经络、神经、免疫、内分泌功能网络中调节过程的运行图;远阶段,将深入到更深层次的基因调控图的绘制。

针灸学从石针到钢针花了4 000年以上的时间,而从钢针和艾火发展成为五花八门的各种穴位刺激法不过50年左右,可见速度之快。在未来的一个世纪,针灸医学的发展很可能大大超出我们的上述想象,而且将会对整个生命科学产生重大的影响,对人类做出更大贡献。我们应该为此而欢呼!

张仁.走向21世纪的针灸医学[J].中医文献杂志,1999,18(3):45-46.

针灸医学的困惑、挑战与对策

站在21世纪初的门槛上,回首已经逝去的20世纪,展望正在行进中的100年,作为一个针灸学工作者,可谓是心潮澎湃,难以平静。过去的100年,从时间上来说,在有文字记载以来的针灸发展史上仅仅只占据了二十几分之一。所取得的成果之多之大则是空前的,是任何一个历史时期都无法比拟的。但是,当20世纪尘埃落定之时,冷静并严肃地作一反思,我们发现在巨大的成就背后却隐藏着不少困惑和缺憾。如果对此不加以认真对待,将对新世纪针灸医学的健康发展带来不可估量的负面影响。

一、困惑

1. **困惑之一**·针刺麻醉是1958年我国上海的医务工作者发现的20世纪一项举世瞩目的针灸学成就。40多年来,特别是从20世纪60年代初至70年代末,在我国政府的关心和支持下,神州大地的极大多数医院和几乎所有与医学科学相关的研究院所的众多中西医和其他学科工作者皆参与此项工作。据不完全统计,约对100多种手术和200余万例患者进行了针刺麻醉的临床实践。至80~90年代,针刺麻醉的研究仍然一直被列为国家五年计划的科技攻关项目。对于一个临床项目,得到国家如此大的重视,动员如此大的力量，进行如此多的临床观察，不仅在我国医学史上是绝无仅有的，在世界医学史上恐怕也是空前的。尽管临床观察已经证明镇痛效果是确切的，机制研究也完全证实针刺镇痛作用是客观存在的，并对痛觉生理学的发展做出了重要的贡献。然而，令人困惑的是，迄今为止针刺麻醉仍然作为研究项目停留在实验室中，并且日趋萎缩，正在逐步淡出针灸临床。

2. **困惑之二** · 经络，现存的文献表明，是2 000多年前我国古代医学家发现并命名的。之后总结出来的经络学说，长期以来，有效地指导着针灸临床。经络是什么，这一千古之谜，在20世纪引起了世界性破解的热潮。先是50年代，日本针灸工作者对经络现象的探讨；接着是60年代，后来被证实为子虚乌有的朝鲜一名科学家关于经络实质的"发现"；70年代起，经络研究（包括穴位研究）引起我国政府和相关多学科学者的重视，从全国性的经络感传现象的普查，到列入国家攀登计划。可以说是集中了我国相关各学科的精英，以及数以千万元的资助。其投入的人力、物力、财力，并不亚于针刺麻醉。然而，迄今为止，既未出现对经络现象及其本质有突破性认识的基础性成果，更缺乏可用以指导临床实践的应用性成果。

3. **困惑之三** · 上一个世纪是我国针灸史上针灸临床实践涉及病种最为广泛的100年。针灸文献是针灸实践和研究的具体体现和深入总结。据统计，从1908—1980年公开发表的针灸文献为9 000篇左右，而从1981—2001年的文献量更迅速跃至25 000多篇，尚不包括大量的针灸书籍，其中大部分为临床文献。这样大的文献量已经远远超过20世纪以前我国现存针灸文献量的总和。与此同时，据著者从已有的临床报道中统计，针灸治疗的病症约450余种，即使按照同一病症报道在5篇以上和（或）100例以上者，也有230种左右。明代杨继洲的《针灸大成》总结历代针灸治疗的病症为89种，只及现代所涉及病种的1/5。

然而令人困惑的是，这样庞大的临床病例数量的积累和如此广泛病种的深入观察，并未带来针灸临床医学真正质的突破。到目前为止，针灸治疗规律并未被全面揭示，针灸确切的适应病症还没有严格界定。也就是说，具有量化标准、形成规范化治疗方案而且可以重复的针灸治疗病种屈指可数。针灸临床依然停留在传统的经验医学水平。

4. **困惑之四** · 针灸原理研究的实质性起动是从20世纪开始的，在这之前可以说是一片空白。早期，日本的科学工作者做得多一些。从20世纪60年代，特别是70年代之后，我国形成了一个针灸原理研究的热潮。以针刺镇痛研究为龙头，带动了对针灸在全身各器官各系统作用机制的全面、系统的研究。这些研究成果，在阐明针灸对机体的调节作用和提升针灸医学的层次等方面有着不可忽视的价值。但是令人困惑的是，从总体上来说并没有确切回答出针灸为什么能治病这一原始命题，包括调节节点和调节路径。特别是一些临床上的关键性问题，诸如穴位的确切坐标、刺激参数标准化及针药结合的优化等均未能引起重视，从而造成原理研究与临床脱节。

著者把上述现象归纳在一起，称之为"针麻现象"，其最主要的特点是投入与产出的极不相称以及始终找不到真正意义上的突破口。

二、挑战

随着日新月异的21世纪的到来和世界开放程度的日益扩大，针灸医学面临的挑战也将是前所未有的。

1. **挑战之一**・疾病谱的改变，从治疗传统疾病转变为现代疾病，特别是现代难治病。所谓现代难治病，是指迄今为止尚未弄清或部分弄清其病因，同时缺乏有效解除手段的一类疾病。其中，相当一部分是由于现代生活方式和生活环境所造成的。现代难治病涉及脏器广泛，功能性障碍与器质性病变共存的特点，对人类危害极大。与此同时，现代临床医学科学面临的任务也出现了历史性的转变，已经从单纯治疗到预防、治疗、康复、保健为一体。这对长期以来以治疗传统疾病，并以改善功能障碍为主要实践内容的针灸医学来说，是一个重大的挑战。因为它必须回答这样一个问题：在现代难治病的治疗和为现代人提供健康服务中，特别是在其他医学难以替代的领域里，针灸医学到底占有几分天下？能否成为主流医学？

2. **挑战之二**・按照现代科学的要求，一门医学学科要为世界各国所接受并能推而广之，首先是要求在知其然而又知其所以然的前提下规范化、标准化。同时，现代疾病对医学的要求是治疗手段的个体化、多样化。如何解决好这对矛盾是针灸医学面临的又一重大挑战。从实践中产生而又经中国古典哲学深加工的以经络学说为主要理论加上2 000余年的临床经验积累所构成的针灸医学，不仅在理论的知其所以然和学科规范化标准化上与现代的要求差之甚远，而且在规范化的过程中，其个体化的问题往往会成为突出矛盾。20世纪60～70年代研究针刺麻醉的规范化方案过程中，明显的个体差异成为三大拦路虎之一，就是一个很好的例子。特别是随着针灸医学服务对象的日益国际化，不同种族和体质所造成的个体差异将更为明显。

3. **挑战之三**・寻找最有效的刺激区域和工具。从总体上说，我们是在全盘接受古人遗赠的穴位概念和刺灸技术的基础上并依据古人的思路与方法进行了有限的发展。而且这个发展主要发生在20世纪下半叶。随着治疗人群和疾病谱的巨大变化，以及对损伤性治疗持谨慎态度的防治观念。按照现代人的要求提出新的思路与方法，对经典穴位的扬弃和已有刺灸工具的进一步创新已经迫在眉睫。

4. **挑战之四**・充足的人才储备和完善的人才结构是一门学科生存和发展的关键与基础。作为针灸故乡和针灸大国，我国的针灸队伍应该说是当今世界的最主要力量和代表了最高水平。然而，它的现状并不令人乐观，整体素质堪忧。临床人员中临床水平低下和知识结构单一的情况十分普遍。相当多的研究人员为研究而研究的倾向明显，缺乏创新性。人才结构也欠合理，人多才少、高职称低能力的现象在针灸队伍中并不少见。这些都向21世纪针灸医学的发展提出了严峻的挑战。

三、对策

针灸医学在21世纪将如何运行？据著者推测大概有以下3种可能：其一，为继续由得风气之先的炎黄子孙领衔并进入主流医学在世界医学的大循环中日益完善与发展；其二，像四大发明之一的火药那样，由中国人发明并只能制作爆竹之类的小打小闹，而外国人把它升华为炸弹，中为洋用，由洋人续写新的针灸发展史；其三，因缺乏创新而导致整体萎缩，为主流医学所抛弃，如清末民初，针灸医学重新归隐于民间。对于当代的针灸工作者来说，毫无疑问应该也必须走第一条路。面临上述种种困惑与挑战，我们必须抓住 21 世纪提供的各种机遇，并积极应对。著者提出以下对策，意在抛砖引玉。

1. **对策之一**·基础理论研究的突破才能促使针灸医学跃上新的层次。著者认为，调整研究的思路与方法已成为当务之急。首先，要寻求突破口。重视中医特色，从针灸学科已经积累的大量的知识中来探索未知是关键一着。这里所说的知识，既包括 2 000 余年的医学古籍中的丰厚积淀，也包含现代医学及相关研究工作者的全部实践。经络学说，毫无疑问是最有吸引力的一个突破口。但问题在于对经络学说或者说是经络假说的研究，不是一定要在人体上找到那些古人推衍出来的 12 条乃至 20 条经脉线，而是在于找到之后能不能促进针灸科学的突破性发展。经络学说的重要价值在于，它是基本上专门为针灸学科建立的用以说明针灸对人体调节整个过程的一种独特的理论。因此，从已有的工作看，即使能在人体上找到现代意义上的“线”，最多只是生物学上的一个新发现。并不会导致针灸学的突破。经络研究必须寻求新的思路与方法。譬如说，是否可以在厘定穴位确切坐标的基础上，从穴位排列规律来显示其在体表的轨迹，通过穴位作用规律的研究来揭示其内脏和体表的关系。又譬如说，长期以来，对穴位电学特性的研究，都着眼于线性这一角度，近几年来，上海的研究工作者，从非线性的伏安特性出发进行研究，结果发现了不少新的现象。总之，积极探索新的思路和方法已成当务之急。

其次，人类文化遗产，总包含着精华和糟粕两个部分，古今中外概莫能外。针灸学亦是如此。这提示我们必须勇于扬弃，既要证实，更要证伪。这样才能真正促进针灸医学的发展。如子午流注学说，其中的纳子法符合现代生物钟理论，值得深入研究。而纳甲法，推衍的成分较多，加之推算麻烦，治疗时间不定，特别是临床效果不确定，故实际应用价值不大，必要时可以在进一步严格验证后将其淘汰。

最后，必须改变曾一度泛滥的为研究而研究的不良倾向，致使相当多的机制研究的结果只停留在论文和奖状上，无助于机制研究的深入，更谈不上突破。

2. **对策之二**·全面梳理针灸临床治疗病种，根据针灸对人体的作用特点，可在已经报道的 450 余种病症中，逐步界定针灸具有独特疗效的病种、针灸为主须以其他疗法配合的病种及针灸可作为辅助治疗的病种。最近天津市的一位学者就目前针灸治疗的病种提出针灸治疗病谱的 4 级分类：一级病谱是指可独立采用针灸治疗就能获得治愈或临床治愈的病种；二级病谱是指针灸对主要症状和体征或主要发病环节之一有确切效果的一类病种；三级病谱是指针灸仅对疾病派生的部分症状起到缓解作用而缺乏本质疗效的病种；四级病谱是指针灸法效不确切或已有新的高效手段而很少用针灸治疗的病种。尽管这些提法有可商榷之处，但已经表明这个问题正在引起重视。除了治疗，系统发掘针灸在预防、保健、康复中的作用，并进行恰如其分地界定也同样重要。值得注意的是，针灸治疗中所出现的明显个性差异已为大量针灸临床特别是针刺镇痛的实践所证实。所以在努力揭示群体治疗规律。强调重复性的同时，一定要重视个体化的研究，如体质差异、心理差异的研究，以使在临床应用中既有普遍性又能照顾到个体要求。

与此同时，必须将提高临床疗效并卓有成效的推广应用放在第一位。关键在于医学科学研究的成果一定要反馈到临床上来，改变为研究而研究、科研与临床脱节的局面。同时，以高新技术开发新一代的针灸器械，为针灸疗效的提高和临床应用的推广提供有力的武器。针刺麻醉之所以始终跨不出实验室，有多方面原因，著者认为科研成果不能及时反馈到临床以及缺乏能代替人工的高新针麻器械是主要因素之一。韩济生教授所从事的针刺戒毒研究是一个值得推荐可供借鉴的例子。他通过长期基础与临床实验研究，在弄清针刺戒毒从躯体穴位与中枢神经的生理生化过程基础上，发现了 4 个穴位组成的处方，并研制出对这些穴区刺激后可使人脑释放内啡肽的韩氏戒毒仪。用这一方法，不仅能有效地进行以调节患者自身物质起作用的绿色戒毒，而且可使一年不复吸率达到 10%，并正在努力促使其上升到 20%（目前不论用何种方法脱毒，复吸率几乎 100%）。

3. **对策之三**·重点加强三大规律的研究。主要为穴位坐标规律、穴位刺激参数规律和针药结合优化规律。这是从技术层面提升针灸医学层次的关键一着。所谓穴位坐标规律，是指对全身已发现的穴位，包括传统的经穴和经外奇穴以及现代的形形色色被称之为微针系统的穴区，如头针穴区、耳针穴区、手针穴区、足针穴区、面针穴区等，应用现代高新技术，结合已有临床积累，进行系统的、综合的厘定，并找出其规律。它既是一个整理过程，更是一个扬弃过程。穴位刺激参数规律，要着重研究包括手法针刺、脉冲电刺激及其他刺激方式如声光磁热等各种参数共性规律，这里有传统的手法参数，也有现代的各种刺激参数，如幅度、频率、强度、波长、温度、时间等。同时，也要研究个体特殊规律，包括个体体质及心理差异等。针药结合优化规律，在现有的基础上，探索针灸与中、西药物的最佳结合的内在规律，从而在疾病的防治上，最大限度地发挥增效减毒的协同作用。

4. **对策之四**·学科发展是建立在学科竞争的基础之上，而学科的竞争说到底是人才的竞争，这一点在 21 世纪将表现得更为激烈。如何构筑本世纪针灸人才高地，已经成了刻不容缓的大事。新世纪的针灸人才，将有 3 个群体组成：具有丰富防治经验和诊疗特色的临床人才，具有创新精神和善于扬弃的基础研究人才，能应用高新科技不断为针灸医学提供新的手段或器械的技术人才。要改变目前在临床人才的培养上途径单一、急功近利的现状，现阶段至少要做到严格的学校专业教学与因材施教的师承教学相结合。从事针灸学科的科研和技术人才，因缺乏对中医学的深切了解，是难以想象的，建议必须在掌握现代最新科学技术知识的基础上，再接受系统的针灸专业训练。

最后，要指出的是，前面着重谈的是挑战，然而平心静气地说，新世纪为针灸医学的腾飞带来的更多的则是机遇。从大的背景而言，21 世纪的主题是“自然与融合”。自然，将成为新世纪人类的时尚。它包括人类从生活上、心理上趋向自然的返璞归真，也包含科学人文、审美情趣乃至人际交往等的自然取向。融合，正在成为新世纪的变化趋向。这里所谓的融合，既包括全球经济一体化，政治上的民主取向和社会发展中的意愿，更包括信息交流、文化渗透、学科交叉结合等，从而取长补短，互相提高。大而言之，作为最大限度保持原始风貌、典型绿色医学的针灸医学应与人类回归自然的全球性热潮相适应。随着世界日趋缩小,信息交流日趋频繁快捷,包括针灸医学在内的整个传统的中国医学和西医学的交融将不可避免。小而言之,随着 20 世纪人类对传染性和感染性疾病的全面控制,形形色色与现代社会密切相关的现代难治病正在迅速蔓延,现代难治病的特点是大多病因不明、涉及多个系统且多为生理的、心理的、环境的失衡所致。这对于以消除病因或手术切除病变脏器为主,即以对抗为主要手段的西医学提出了难题。而针对强调以辨证论治和以调整为主要手段的包括针灸医学的中医学来说正好是如鱼得水。

可以深信,在传统科学层次缓慢地发展 2 000 余年的针灸医学将在 21 世纪真正跃上现代科学层次,让我们拭目以待。

张仁.针灸医学的困惑、挑战与对策[J].上海针灸杂志,2002,21(5):4-6.

面临新世纪的思考——关于针灸学科学研究

针灸医学在本世纪,主要是后半叶取得前所未有的巨大进展。然而在世纪之交,冷静地回顾一下经验和教训,不仅十分重要,而且是极其必要的。

一、回顾

总的讲,在 20 世纪,主要是下半叶,针灸医学在科学研究上做了两件大事:一是针刺麻醉及针刺镇痛机制的研究,二是循经感传现象及经络实质的研究。第一项研究对针灸医学的发展具有重大的现实意义和历史价值,它表现在开拓针灸临床的新领域,科学地阐明针刺对机体作用的主要机制是对矛盾双方(镇痛和致痛系统)的良性调节(即平衡阴阳)。然而这种调节是有限的。通过调整各种刺激因子(器具、穴位的筛选与组合、各种刺激参数等)可以提高调节水平,但不可能百分之百,并用适当的药物即针药结合可以使这种调节显著加强。不过,针药结合并不一定是互补的,如应用不同类但都具有镇静镇痛作用的药物,在与针刺结合镇痛时,可以出现增加针效(互补)、拮抗针效(减效)、不发生作用(无影响)3 种情况。因此,在针药结合时寻求适当的药物及其剂量是十分重要的。

第二项研究起步于 1970 年代,通过近 30 年的工作,国家投入了大量的人力、财力。这项工作的初衷是好的,希望从这个由中国人发现的并且长期有效指导针灸临床实践的独特的经络理论中探寻和发现一些迄今未知的事物,为生命科学增加新的内容。由于广大针灸学和其他多学科的工作者的不懈努力,确也取得了一系列成果。然而当回过头来作认真反思就会发现,我们实际上已走入一个怪圈或误区。首先,研究的目的始终停留在为寻找经络而探索,而且把范围圈定在 2 000 多年前古人所描绘的经络线上,花费大量精力发现的所谓经络的声(声放射)、光(冷光)、电(低电阻)、热(热图像显示)等特性乃至目前正在进行的一些研究工作,基本上和传统中医学中的经络理论的特性(上下内外联系、双向传导各种生命信息)关系不大。其次,研究的结果难以指导针灸临床。经络理论之所以历经数千年而至今仍不失其重要价值,就在于它不仅能较好地指导针灸临床实践,而且能阐释目前现代医学乃至现代科学尚难以说明的一些人体生命现象。但是已有的主要成果,包括假说,几乎都很难反馈到针灸临床上,还看不出对针灸医学的发展究竟有多大的推动作用。最近有人把当前的经络研究比喻成当年欧洲人寻找"燃素"一样,我看不无道理。鉴于此,著者以为,调整经络研究的思路与方法应是当前首务。

二、建议

21世纪对针灸医学来说是至关重要的。疾病谱的改变,回归自然的思潮,全球性日益增长的医疗费用,都为安全、经济、以调节见长的针灸医学提供了成为世界主流医学的难能可贵的机遇。同时又提出严峻的挑战,也就是说必须加快现代化和国际化的步伐,尤其是现代化的进程。一般地说,从传统科学层次进入现代科学层次是一个漫长而又艰巨的过程,往往要几代人乃至几个世纪的努力。我们应该缩短这个过程。就此著者提出2项建议,抛砖引玉。

(一)针灸医学近期研究的重点

这里所说的近期至少是指此后的15～20年,要解决的是目前阻碍针灸医学进一步发展的关键问题,实际上也就是解决传统针灸学与现代针灸学的焊接点。其核心可归纳为以下几条规律的研究。

1. *刺激点即穴位分布规律的研究*·重点是穴位坐标规律的研究,从目前依据古籍整理而成的经穴标准进而成为具有现代科学基础的确切坐标;穴位排列规律的研究,从传统的按经脉线排列进而成为据穴位与脏器相对特异规律排列。这一规律的揭示,不仅使我们对穴位的认识上升到现代科学的高度,而且将是对传统穴位的扬弃和优化,还可能对经脉在体表分布特点作一重新认识。

2. *刺激量规律的研究*·分为一般刺激量规律和特殊刺激量规律。前者包括时间(持续刺激时间、间隔时间)、强度(捻转提插幅度、频率、力度)、方向(角度、深浅)等量的规律;后者包括因年龄、体质、病情、病症等不同而给予不同刺激量的规律。刺激量量化规律的研究,可以使针灸学从实践与演绎相结合的经验医学中逐步摆脱出来。

3. *针灸与药物结合规律的研究*·针刺镇痛研究和大量临床实践已初步证实下列两点:其一,针灸防治疾病,主要是通过对人体的调节作用而实现的,这种调节尽管可因穴位组合的最佳化和刺激参数最优化而得以最大限度加强,但总是有一定限度的。因为任何一种调节的结果,都不可能使对抗的另一方消失。应用适当的药物配合,可弥补单纯针灸调节的不足。其二,如前所述,针灸配合药物可以出现3种情况,即对针灸治疗作用增效、减效和无作用。因此,探索针灸与药物结合的优化规律,发现各类病症的针灸增效药物,对提高针灸疗效,促进针灸医学的发展有重要意义。

著者之所以把上述3条作为近期研究的重点,除了它们是影响当前针灸医学发展的主要因素外,还在于有着重要的临床价值,并且通过 20 世纪科学工作者的努力,应该说已提供了相当好的研究基础。

(二) 针灸医学远期研究的重点

所谓远期,可能要 20 年或更长的时间,研究的最终目的是使针灸医学真正为世界人民所接受,进入世界医学之林。

1. **刺激方式的变更** · 从历史演变过程看,刺灸方式发展的总体特点是由刺激强、损伤大逐步转向刺激轻、损伤小。针具由粗大变纤细,灸则由着肤灸至隔物灸至离肤灸(艾条悬起灸),近年又出现无损伤的穴位激光照射,即所谓的激光针灸。由于生活质量的不断提高,针灸刺激方式的革新已势在必然。无损伤、无不适(并非无感觉)而又能达到针灸标准刺激量的针灸方法应出现。由计算机控制刺激量的能产生特定刺灸感的激光照射仪有可能风行针灸界。

2. **处方规律的揭示** · 针灸处方规律实际上是上述 3 条规律的综合。它包括在充分考虑个体因素、疾病因素等基础上,进行针灸刺激点(穴位)的最佳组合和刺激量的优化选择,包括与之配合的药物或其他疗法的筛选,并揭示其规律。这一处方规律,既是标准化的,又有个体医学的特点。

3. **机制研究的深入** · 从已有的基础看,现阶段针灸机制的研究着重在阐明针灸刺激在神经、内分泌、免疫网络中的调节框图。随着今年 6 月 26 日人类基因组的工作草图的公布,使得绘制针灸对人类基因调控的框图成为可能。

中国传统医学真正要成为世界上的主流医学之一,其先决条件之一就是必须进入国际医学的大循环。在这方面,针灸学过去和现在都充当着中医学排头兵的角色,将来也必然是急先锋。著者寄希望于新世纪。

张仁. 面临新世纪的思考——关于针灸学科学研究[J]. 上海针灸杂志,2000,19(6):1-3.

关于针刺麻醉科研思路的反思

针刺麻醉的发现是我国传统的针灸医学在现代的一次重大突破,是 20 世纪针灸学科中最重要的原创性成果。表现在:加速针灸学科的现代化进程;促进神经生理学特别是痛觉生理学的发展;促进针灸再次走向欧美并由此真正走向世界。然而,迄今为止,其发展道路之曲折可谓颇为罕见。对针麻研究的整个发展过程作一点回顾和思考,以加深我们对针麻的历史认识,更好地促进这门学科的发展,并可为其他学科的研究、发展所借鉴。

一、原始思路——源于药物麻醉

在汗牛充栋的我国古代针灸文献中,我们没有找到有关针刺作为手术麻醉方法的记载。世界上第一个提出针刺可用于麻醉这一设想的人是韩国人宋台锡。他曾在塞浦路斯医科大学外科研究室工作过,对药物麻醉种种危险的副作用比较了解。后来他担任韩国针灸学研究所所长,在针灸研究的实践中发现针刺某些患者的某些穴位时,患者会发生一种类似催眠的状态,有时可深睡数十分钟。于是他联想到,这种状态和药物全麻时有类似之处,是否同样可以用它进行外科手术?于是,他将这一设想写成论文,发表于1955年第10期的《医道の日本》上,题为《完骨穴有卓越的催眠和麻醉作用》。这种把全麻和针刺催眠这两种具有共同的意识丧失特征的情况联系起来考虑,并大胆设想用于外科手术,不能不说是一种科研思路上的飞跃。然而,这只能停留在纸上谈兵,在实践中却是行不通的。首先,他说的这种催眠,从他介绍的几个病例看,实际上相当于重度晕针的状态,缺乏普遍性,并非多数人可以被诱发。其次,人处晕针状态(据宋台锡描述有脉搏增快、颜面苍白、呼吸微弱甚至急剧虚脱等表现),本来就是机体失衡的反映,如再进行创伤性外科手术,岂不加重失衡?后果难以设想。其三,进行任何外科手术都需要一定时间,而针刺所致的晕针时间不可能那么长,且难以控制。所以,包括宋台锡本人在内,谁也没有尝试过在针刺"催眠"状态下进行手术。

当然,传统的麻醉观念对针麻思路仍然有较大的影响,在相当长的一段时间内,学术界对患者清醒状态下通过针刺进行手术的事实算不算麻醉,争议颇大。我国最早曾在北京的一家医院进行过针麻下肺切除手术,由于受到药物全麻观念的影响,结果以失败告终。

二、早期思路——从止痛到防痛

在患者清醒状态下用针刺代替麻醉药的思路,最初并不是来自传统药麻,而是受针刺具有可以解除各种疼痛作用的启示。20世纪50年代,上海的一些综合性医院在包括五官科在内的外科手术中,推行用针刺行手术后止痛。受敢想敢干思想的影响,上海市第一人民医院的一位年轻女医生尹慧珠忽发奇想:既然针刺能制止已经发生的疼痛,那么,针刺就应该可以防止疼痛的产生,包括手术疼痛。正是这种逆向思维,促使她于1958年8月30日,在一份手术病历的麻醉方式项下填上了"针灸(合谷)"的字样,从而成了世界上第一份针刺麻醉病历。患者是在不用任何药物并且在清醒的状态下,只在合谷穴上扎了根不锈钢针,而基本上没有痛苦地摘除了病变的扁桃体。用针刺某些穴位代替麻醉药物,使患者在清醒状态下进行手术的方法,不仅在该院其他患者的身上得到证实,而且在国内其他省市也得到了复制,还在不同的手术中也得以验证。特别是,在互不知情的情况下,西安等地也几乎于同时发现并使用了这一方法,表明针麻的发现不是偶然的,也是可行的。

三、中期思路——仅靠针刺

针麻初战成功,紧接着,西安、武汉、南京等地捷报频传。针刺的神奇作用使人们为之倾倒，而针刺的经济、安全和简便更引人向往，造成科研思路的天平从药物完全倒向了毫针。随着实践的增加，逐步形成这样一种共识：通过对穴位的筛选、处方和刺激参数的规范，针刺将代替药物进行麻醉。为了使这一奇迹早日实现，我国针麻工作者从20世纪60年代初直到70年代后期进行了长达近20年的探索，完成手术200余万例，包括100多种手术。事与愿违，无论应用何种穴位组方、刺激方式或参数，虽可在一定程度上提高痛阈，但无论怎样也不能达到如药麻那样无痛，针麻工作者们始终消除不了镇痛不全这一关键问题。

这是为什么？通过机制研究，终于弄清了这样一个事实：针刺镇痛作用的存在是有物质基础的，是不容置疑的，然而，针刺镇痛的作用却是有限的。在人类的中枢神经系统中存在着一个痛觉调制结构，体内还有着两种互相对抗的镇痛物质。由于针刺是一种生理性的外因调节，它要借助机体本身的力量来发挥调节作用，而不像药物麻醉可以将生理反应完全阻断。正因为如此，针刺既可以激活体内原有的抗痛结构，又可部分激活对抗镇痛的机制，所以，不管在何种情况下，都不允许机体进入无痛状态。也就是说，单纯靠一般的针刺作用是不可能完全取消手术引起的疼痛和疼痛反应的。

随着上述事实被人们越来越清楚地认识，单纯用针麻进行手术的思路也就越来越暴露出其局限性。

四、后期思路——针药结合

从20世纪70～80年代初开始，针麻工作者的研究思路又回到曾一度被抛弃过的药物麻醉上。人们设想，是不是可以在针刺的同时加上小剂量镇痛药物，以补充其镇痛不足，既可发挥针刺对机体的良性调节作用，又能获得药物的肯定的止痛效果。由于是小剂量药物，在一定程度上还可以避免药物麻醉的副作用。真可谓扬长避短，两全其美。这就是后来被称作针药复合麻醉或针刺复合麻醉的针药结合的麻醉方法。

针药结合的复合思路显然要比上述单一思路棋高一着。其实，这一思路的萌芽出现在1966年，但基于认识上或其他种种原因，当时并未被重视，一耽搁便是10余年。直到1981年的北戴河针刺麻醉临床研究工作会议上才得出结论："多年来从筛选穴位和刺激参数方面的探讨表明，单纯依靠穴位针刺不能满意解决镇痛不全的问题，针刺复合麻醉应该是有效的镇痛方法之一。"这一观点很快得到针麻界的认同。

那么针药结合的针刺复合麻醉是不是真的就十全十美了呢？事情似乎并不是这样。随着实践的增加，人们发现，不少针刺复合麻醉手术中不是总能取得预期效果的。有的效果并不比单纯针刺好，有的加用小剂量镇痛药物效果反不如不加药物，简直使人无所适从。问题的症结究竟在那儿？

五、当前思路——镇痛药物作用的多样性

20世纪80年代中期，原上海医科大学针刺原理研究所的科学工作者在动物实验中发

现了这样一个有趣的现象：具有肯定镇痛作用的一些药物，当它们在辅助针刺镇痛时却出现了分化，尽管多数药物与针刺有协同镇痛作用，但也有相当的一些药物却产生拮抗针刺镇痛的效果，而另一些药物则加与不加对镇痛效果毫无影响。通过他们及其他一些单位反复在动物模型及临床上的观察，目前已肯定，被现代医学认为具有镇痛作用的药物，在辅助针刺镇痛时可分为三类：一类为药物作用和针刺镇痛相拮抗，称为针刺麻醉减效药，现已发现有氯胺酮等 6 种；一类系能增强针刺镇痛效果的药物，称为针刺麻醉增效药，已被证实的有芬太尼等 16 种；还有一类对针刺麻醉不产生影响的药物，称为针刺麻醉无影响药，已观察到的有舒必利等 3 种。

六、没有结束的结语

在镇痛问题得以基本解决之后，事与愿违，针麻并未能真正进入麻醉队伍，相反，从 20 世纪 80 年代后期开始，针麻走向持续的低潮。曾被提出过的针麻的主攻方向用于难度大的手术及针麻在手术过程中的良性调节作用的研究思路均难以使针麻走出实验室，真正在临床中广泛应用。这是为什么？从表层分析：针麻存在个体差异明显、难以规范的不足；操作麻烦，难以推广；还有医者和患者的观念等。但从深层次看，还是个思路问题，也就是寻找突破口的问题。

综上所述，我们至少可以得出以下几点启示：

（1）科研思路对一门学科有着至关重要的意义，其正确与否，往往关系着该学科的发展与停滞、兴盛与衰亡。可以这样说，针刺麻醉的发展如此之曲折，在某种程度上是由于其科研思路所决定的。

（2）科研思路的产生有两条途径，一种来自传统的理论与经验，如针麻的早期思路，一种则是在实践中总结的，如对三类不同作用的辅助麻醉药物的发现。这两条途径都不可偏废，但后者更为重要。

（3）在科学研究中要善于不断总结和发现新的思路，切忌墨守成规，因循守旧，搞一点论。针麻研究中，正由于抓住单纯针刺镇痛的思路不放，导致 10 余年徘徊不前。相反，在针药结合的针刺复合麻醉研究过程中，因为思路活跃，不断探索与开拓，几年时间就有新的发现，使针麻研究的沉闷空气有所突破。

张仁. 关于针刺麻醉科研思路的反思[J]. 针刺研究，2006，31(6)：325－326.

针灸学如何实现新发展

著者从事中医文献工作多年，发现过去的 100 年虽然在有文字记载以来的针灸发展史上只占据了二十几分之一的时间，但单从文献上所取得的成果之多却是任何一个历史时期都无法比拟的。据统计，从 1908—1980 年公开发表的针灸论文为 9 000 篇左右，而从 1981—2001 年的论文量迅速跃至 25 000 多篇，尚不包括大量的针灸书籍，其中大部分为临床文献。这样大的文献量已经远远超过 20 世纪以前我国现存针灸文献量的总和。与此同时，据著者从已有的临床报道中统计，针灸治疗的病症约有 450 余种，而明代杨继洲的《针灸大成》总结历代针灸治疗的病症为 89 种，只及现代所涉及病症的五分之一。

然而令人困惑的是，这样庞大的临床病例数量的积累和如此广泛病种的深入观察，并未带来针灸学在临床上真正质的突破。同时，到目前为止，针灸治疗规律并未被全面揭示。得到国家相当大的重视，动员了相当大的力量进行的针刺麻醉研究，也仅仅证实了针刺镇痛作用是客观存在的，临床观察镇痛效果是确切的。然而，针刺麻醉至今仍然作为研究项目停留在实验室中，并且日趋萎缩，被逐步淡出针灸临床。经络是什么，这一千古之谜，在 20 世纪曾引起了世界各国的破解热潮(包括穴位研究)。我国从全国性的经络感传现象的普查，到列入国家攀登计划，可以说是投入的人力、物力、财力仅次于针刺麻醉。然而，目前的结果是既未出现对经络现象及其本质有突破性认识的基础性成果，更缺乏可用以指导临床实践的应用性成果。从 20 世纪 60 年代，特别是 70 年代之后，我国形成了一个针灸原理研究的热潮，以针刺镇痛研究为龙头带动了对针灸在全身各器官、各系统作用机制的全面系统的研究。这些研究成果在阐明针灸对机体的调节作用和提升针灸学的层次等方面有着不可忽视的价值，但是却缺乏突破性的成果，而且相当多的研究结果只停留在论文和奖状上，难以反馈到临床上。以至于具有量化标准、可形成规范化治疗方案而且可以重复的针灸治疗病种屈指可数。事实表明，针灸临床依然停留在传统的经验医学水平。

那么，针灸学如何才能走出目前的困境，得到进一步的发展和提高呢？著者认为，针灸学的发展和提高，应注意以下几个问题。

(1) 应根据针灸对人体的作用特点，在已经报道的 450 余种病证中，逐步界定针灸具有独特疗效的病种、针灸为主但须以其他疗法配合的病种、针灸可作为辅助治疗的病种，为规范针灸治疗做好铺垫工作。最近天津市的一位学者就目前针灸治疗的病种提出了针灸治疗疾病谱的 4 级分类，其提法尽管有可商榷之处，但已经表明这个问题正在引起重视。除了治疗病种的界定，系统发掘针灸在预防、保健、康复中的作用并进行恰如其分地界定也同样重要。值得注意的是，针灸治疗中所出现的个体差异已为大量针灸临床特别是针刺镇痛的实践所证实。所以在努力揭示群体治疗规律，强调重复性的同时，一定要重视个体化的研究，如体质差异、心理差异的研究，使针灸在临床应用时既有普遍性又有针对性。

(2) 实践中必须将提高临床疗效并将有一定疗效的针灸法的推广应用放在第一位，改变为研究而研究，科研与临床脱节的局面；重视一些临床上的关键性问题，诸如寻找确切的穴位坐标规律、刺激参数标准化规律及针药结合的优化规律，寻找最有效的刺激区域和工具等。所谓穴位坐标规律，是指对全身已发现的穴位，包括传统的经穴、经外奇穴、微针系统的穴区(如头针穴区、耳针穴区、手针穴区、足针穴区、面针穴区)，进行系统的、综合的厘定，并找出其规律性。穴位刺激参数规律，要着重研究包括手法针刺、脉冲电刺激及其他刺激方式等各种参数的共性规律。这里有传统的手法参数，也有现代的各种刺激参数，如幅度、频率、强度、波长、温度、时间等。针药结合优化规律即是在现有的基础上，探索针灸与中西药物的最佳结合的内在规律，从而在疾病的防治上最大限度地发挥增效减毒的协同作用。

(3) 要勇于扬弃，既要证实，更要证伪，这样才能真正促进针灸学的发展。如子午流注学说，其中的纳子法符合现代生物钟理论，值得深入研究。而纳甲法，推衍的成分较多，加之推算麻烦，治疗时间不定，特别是临床效果不确定，故实际应用价值不大，可以在进一步严格验证后将其淘汰。

(4) 随着现代人类疾病谱的巨大变化、针灸走向世界后治疗人群的变化，以及人们对损伤性治疗持谨慎态度的防治观念的变化，针灸临床与实验研究必须寻求符合现代人要求的思路与方法。同时，以高新技术开发新一代的针灸器械，为针灸疗效的提高和临床应用及推广提供有力的武器。

(5) 充足的人才储备和完善的人才结构是一门学科生存和发展的关键与基础。作为针灸故乡和针灸大国，我国的针灸队伍应该说是当今世界的最主要力量和代表了最高水平。然而，它的现状并不令人乐观，整体素质堪忧。临床人员中临床水平低下和知识结构单一的情况十分普遍，人多才少、高职称低能力的现象在针灸队伍中也并不少见。如何构筑本世纪针灸人才高地，已经成了刻不容缓的大事。这就要改变目前临床人才在培养途径上知识单一、急功近利的方式，做到严格的学校专业教学与因材施教的师承教学相结合；科研和技术人才，缺乏对中医学有深切了解的，则必须在掌握现代科学技术知识的基础上，再接受系统的针灸专业知识教育。

崇尚自然将成为21世纪人类的时尚。针灸作为一种典型的绿色医学应与人类回归自然的全球性热潮相适应。同时，由于现代难治病大多病因不明、涉及多个系统且多为生理的、心理的、环境的失衡所致，这对于以对抗治疗为主要手段的西医学是一个难题，而对以调整机体功能为主要手段的中医包括针灸来说正好是如鱼得水。所以，我们应该把握住历史的机遇，让针灸在发挥自已所长，更好地服务于人类的同时，自身也得到进一步的提高和发展。

张仁. 针灸学如何实现新发展[N]. 中国中医药报，2002-8-12(3).

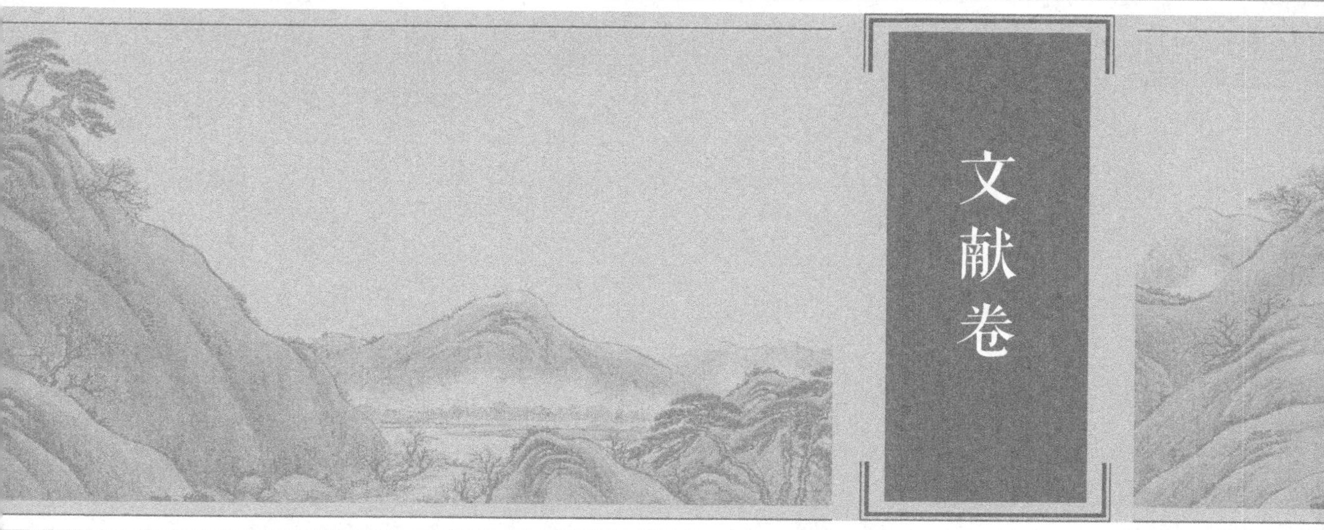

卷首解读

我从事针灸文献研究是从 20 世纪 80 年代开始的，至今近 40 年。1980 年，刚考入陕西中医学院（现陕西中医药大学）读研究生，当时定的研究方向很宽泛：针灸文献与临床研究。开始有点摸不着头脑，觉得这是两门分支学科，如何同时研究？在导师郭诚杰教授的指导下，之后又得到中国中医科学院（当时称中国中医研究院）针灸研究所原所长王雪苔的点拨，才发现二者实际上是相辅相成密不可分。从而走上了在挖掘、整理、总结古今文献的基础上，最大限度应用于针灸临床的学术之路。即文献指导服务临床，临床依据借鉴文献，使我大为得益。

本卷分为三章。第一章主要是从宏观角度对针灸学的不同分支学科进行历史回顾，也有少量其他方面的综述。包括 3 篇译作（2 篇译自英文、1 篇译自日文）和 1 篇中医药治疗红斑狼疮的综述。第二章为古籍研究，实际是对古代针灸医书的挖掘总结的结果。发表这些文章的那段时间，我正在进行"针刺气至病所"的课题研究和《急症针灸》一书的撰写。所以，这些文章基本上围绕这两个大题目。第三章是关于医家经验的整理，主要涉及孙思邈、杨继洲和张桐卿。孙思邈和杨继洲是我最为崇敬的两位古代大家。已故现代上海针灸医家张桐卿先生的独特针刺手法，使我受益匪浅，特别是他对子午流注纳甲法的钟情，曾促使我将此作为课题进行为时数年的研究，尽管最后的结果与初衷相悖（这将在临床研究篇中详述）。

第一章
文献综述

针灸保健防病历史与现状

现代,随着物质文明的提高,科学技术和精神文明的进步,预防医学已经发展成一门防止疾病发生、增进身体健康、提高工作能力、延长人类寿命的学科。它正在对整个医学科学和人类生命素质产生着极其深刻的影响。针灸保健防病是中医预防学的一个十分重要的组成部分,总结古今医家这方面经验,揭示针灸保健防病的规律,对促进针灸预防医学的形成,丰富现代预防医学的内容,都将有所裨益。

一、历史回顾

最早记载针灸预防的古籍文献,是《黄帝内经》。它既提出了针灸防病的思想,"上工刺其未生者也;其次,刺其未盛者也……"(《灵枢·逆顺》);又强调针灸有保健强身的作用,"是故刺法全神养真之旨,亦法有修真之道,非治疾也"(《素问·刺法论》)。在一些篇章中,载述了具体预防的方法,如救治五脏急性热病,于该病在未发之时,往往于面部不同部位先显露赤色,故须"病虽未发,见赤色者刺之,名曰治未病"(《素问·刺热》)。另如治疟疾,也指出应在未发之前针刺。从某种程度上说,《黄帝内经》奠定了针灸防病保健的基础。

东汉时期,张仲景对治未病思想也有发挥。他虽然重在药物辨治,但也涉及针灸预防。《金匮要略·脏腑经络先后病脉证第一》首篇就开宗明义指出:"若人能养慎,不令邪风干忤经络;适中经络,未流传脏腑,即医治之。四肢才觉重滞,即导引、吐纳、针灸、膏摩,勿令九窍闭塞。"

晋唐之际,偏重灸法。这一时期针灸保健防病得到较大发展,特别是艾灸广泛地用于预防,对后世产生深远的影响。其重点在于预防各种急重之症,内容包括以下几点。

1. 强调未雨绸缪 · 一种是通过类似现代的空气消毒法,预防疾病传染,如《肘后备急方》卷二提到"密以艾灸病人床四角,各一壮",以防瘴疠之疾。虽然其实际效果如何尚待验证,但这种设想颇为难能可贵。另一种是运用艾灸之法增强人的抵抗力,达到预防目的。如唐代孙思邈记载,“凡人吴蜀地游官,体上常须三两处灸之,勿令疮暂差,则瘴疠温疟毒气不能著人也”(《备急千金要方》卷二十九)。进行预防时,应因地制宜,《诸病源候论》卷四十五提到“河洛间土地多寒,儿喜病痉,其俗生儿三日,喜逆灸以防之。又灸颊以防噤……江东地温,无此疾,古方既传有逆针灸之法,今人不详南北之殊,便按方用之,多害于小儿”。“逆灸”一词系指预防性灸疗而言,也是在晋代提出的,首见于《范汪方》。

2. *重视防微杜渐*·当时医家除主张平时预防外,也注意在发病之初,症候显露之前,用针灸之法截断病势,灭之于萌芽。如“痈疽初发如微,人多不以为急,此实奇患,惟宜速治之,治之不速,病成难救”(《千金翼方》卷二十三)。及早防病,不仅效果明显,预后亦佳,《备急千金要方》卷七曾提到风毒一症,“欲使人不成病者,初觉即灸所处三二十壮,因此即愈,不复发也”。这一时期,防病虽偏重艾灸,但也提到针刺,或针灸药结合。以中风为例,《备急千金要方》中既提到“惟风宜防耳,针耳前动脉及风府神良”的刺法预防;又载述了“夫诸急卒病多是风,初得轻微,人所不悟,宜速与续命汤,依腧穴灸之”的灸药合用之法。在针灸保健上,虽然晋唐时期有关养生文献较多,但针灸方面的内容尚少。《旧唐书》曾载柳公度年八十余步履轻健,其养生之术也是使用灸法:“吾初无术,但未尝以元气佐喜怒,气海常温耳。”《备急千金要方》提到灸膏肓穴可以达到保健增寿的效果:“此灸讫,令人阳气康盛。”《外台秘要》卷三十九还介绍灸三里穴预防老视眼:“凡人年三十以上,若不灸三里,令人气上眼暗。”

宋代直至明清,针灸保健防病有显著的进展。

1. *艾灸成为主要保健之法*·根据中医理论,灸法有温阳散寒、助元固本之功,加之灸法价廉易得,灸法简便可自行操作等,这就使得艾灸普遍推广,成为延年益寿的经济有效的手段。如明代《医学入门》提到,“凡一年四季,各熏一次,元气坚固,百病不生”。为了验证针灸保健的实际临床效果,一些医家还做了亲身试验。如宋代王执中在《针灸资生经》中记述:“予旧多病,常恐气短,医者教灸气海,气遂不促,自是每岁须一二次灸。”在保健灸的操作上,出现多种灸法,包括单纯的艾灸(直接灸或隔物灸),熏灸法(类似现代艾条灸)等。还有一种鼠粪灸,《针灸资生经》卷三载:“旧传,有人年老而颜如童子者,盖每岁以鼠粪灸脐中一壮故也。”保健灸的壮数,一般认为与年龄有关,如“人至三十,可三年一灸脐下三百壮;五十可二年一灸脐下三百壮;六十可一年一灸脐下三百壮”(《扁鹊心书》卷上)。亦有每季一灸的,壮数则可少至一壮。保健灸的选穴上,以神阙、气海、关元、足三里、膏肓等穴最为常用。

2. *针灸防病之法日趋完备*·宋代王执中提出:“灸绝骨、三里等,凡遇春秋,常灸以泄气。素有风人可保无虞。”(《针灸资生经》卷四)元代的《卫生宝鉴》中,又据中风之中脏和中腑的不同,分别提出预防之法:“凡觉手足麻痹或疼痛,良久乃已,此中腑之候……病在左,则灸右,病右则灸左。凡觉心中愦乱,神思不怡,或手足麻痹,此中脏之候,不问是风与气,连灸此七穴(指百会、大椎、风池、肩井等)。”至明代,杨继洲,更进一步加以总结。他在《针灸大成·治症总要》首先指出要灸药结合,“但未中风,一两月前或三四个月前,不时足胫上发酸重麻,良久方解,此将中风之候,便宜急灸三里、绝骨四处各三壮,后用生葱、薄荷、桃柳叶煎汤淋洗”;其次,强调预防灸的时机,“如春交夏时,夏交秋时,俱宜灸”,“常令二足有灸疮为妙”;最后,还要求注意饮食及生活起居等,使之达到更好的预防目的。灸绝骨、足三里预防中风的实际效果,通过现代医家的验证得到了肯定。

在这一时期,针灸保健防病的观念已为越来越多医家所接受,明代著名针灸家高武所言“无病而先针灸曰逆,未至而迎之也”(《针灸聚英》卷三),就是颇为生动的概括。

二、现代进展

针灸保健预防,在现代取得了迅速发展。早在20世纪20～30年代,日本就把灸法作为一项全民性的保健措施加以推广。在1937年,从元旦起,日本曾掀起了一个全民灸足三里的运动,以增强民族体质。他们把灸法称之为养生灸,将它作为一年中的一件大事来行使,并流行“勿与不灸足三里之人行旅”等谚语。我国广泛开展针灸防病保健工作,在20世纪50～60年代。早期的重点为针灸防病,是以各种急性传染病为主。40余年来,针灸保健工作日益引起重视。同时预防的内容,也逐渐转移到心脑血管疾病等病种上来。须指出的是,20世纪70年代初,随着西方国家掀起世界性的针灸热潮,针灸保健取得了更令人瞩目的进展。兹将现代概况,分述如下。

1. 针灸预防病种日益增多·据我们粗略统计,就近50多年以来公开发表的文献而言,针灸预防的病种已经涉及内、外、妇、儿、五官等各临床学科。既包括流感、流脑、菌痢、急性灰髓炎、疟疾等多种急性传染病,也可预防或减轻中风、冠心病、休克、破伤风等危重病症的发生,并对外科感染、输血输液反应、人流综合反应、产后出血等急性证候亦有较好的预防作用。近些年来,针灸还被用于预防癌症化疗时所出现的毒性反应。竞技综合征,是近年提出的一种新病种,用针灸进行预防,特别是其中的考场综合征,有明显效果。

2. 针灸保健项目不断扩大·随着现代科学技术水平、物质和精神生活的迅速提高,增进健康、延年益寿需求的增长,日益为人们所向往经济简便、无副作用的针灸疗法,便受到了极大重视。在古代有关健身灸的理论和方法的基础上,现代无论在保健内容,还是刺灸法本身,都有了很大的发展。就灸法而言,不仅用于预防某些老年病,而且被用来延缓衰老。如近年来我国不仅采用传统的隔药饼灸,还应用现代经穴灸疗仪照射保健穴位,来提高老年人免疫功能。值得一提的是,日本医家亦十分重视保健灸。此外,在临床实践上有所发展,如提倡:十七八岁灸风门,以预防感冒和肺结核;至二十四五岁灸三阴交,促使生殖系统健康发育;三十至四十岁左右灸足三里,延缓衰老和预防疾病;到了老年加灸风池,以使牙齿坚固、目睛明亮、血压正常等。此外,针灸戒烟、减肥、美容及消除疲劳等保健项目近年也应运而生。由于吸毒不仅在我国沉渣泛起,而且日益成为严重的世界性问题,针灸戒毒引起了广泛重视。这些项目,在古代文献中未见记载,而且大部分还首先是由其他国家开展起来的。

从20世纪70年代中期以来,已经产生包括体针、耳针、激光针灸、火针、穴位注射在内的形形色色的穴位刺激技术和方法,并且还发现了不少有效穴位。针灸保健的范围目前仍有扩大之势。

3. 重视效果的反复验证·现代针灸防病保健的另一个重要进展是对其临床效果进行大样本的对照观察,以证实其可靠程度。一般方法有三种:一种是设对照组加以比较。这一工作在20世纪50～60年代就已开展。如当时以针灸预防流感,就设不同的药物预防组进行对比,结果证明针灸较某些西药的预防效果为优。二是通过长期积累大量病例来证明效果确切。如针刺预防炎症,观察例数达7 000余例,发现只要被预防者身体反应功能尚可,即可达到防病作用。另如流脑,一次就报道观察人数6 000例以上,还有万余人次的针灸有效预防情况的介绍。三是通过较为严密的科学设计进行观察。如针灸戒烟,行单盲法治疗后,显示针灸戒烟成功,虽然有一定心理因素,更主要的是依靠生理因素。

4. 努力探索预防机制·这方面工作,近年来做得较多,也较出色。大概可分两类。一类是以建立较为可靠的实验室指标为主。针灸可以产生防止血液凝聚、改善血液黏度以及在一定程度上扩张人体大小血管的作用,从而达到预防中风的目的。另一类是动物实验。针灸为何能防止休克?大量实验动物的观察表明,针刺组必须比对照组放出更多血液,才能达到预定的低血压水平,进入休克状态。与此同时,放血后血压下降程度比对照组小,放血停止后血压回升较快,输血后动物存活率较高。上述结果表明针灸确有预防作用。更深入的研究证实,针灸预防休克的效应,主要可能是通过神经系统来实现的。

从总体上看,针灸防病保健还存在这样或那样不足,但是由于针灸的作用机制在于调整人体的整体功能,这就使得针灸在预防目前严重危害人类的疑难病上大显身手。已有迹象表明,针灸能提高某些癌肿患者的免疫功能,海外的一些学者也注意到用针灸防治艾滋病。另外,随着世界老年人口增多,针灸保健也将显示优越性。最近,国外还有报道应用针灸防治航天病。这些,都为针灸预防保健的发展,展示了令人鼓舞的前景。

张仁.针灸保健防病历史与现状[J].中医文献杂志,2004,23(1):55-56.

急症针灸预防概况

用针灸预防急症,在我国已有两千余年历史。早在《黄帝内经》中,就明确提到"病虽未发,见赤色刺之,名曰治未病"(《素问·刺热》)。历代医著如《肘后方》《千金方》及《针灸大成》等,均有不少记载。总结古今医家这方面成果,对促进针灸预防急症的进一步发展,丰富现代预防医学的内容,都将有所裨益。

一、内科急症预防

1. 中风·中风的针灸预防首见于唐代孙思邈之《备急千金要方》"惟风宜防耳,针耳前动脉及风府神良"。除针刺外,其还提到艾灸和药物合用亦有效果,"夫诸急卒病多是风,初得轻微，人所不悟，宜速与续命汤，依输穴灸之”。在明代《针灸大成》中，记载更为明确：“但未中风时，一两月前，或三四个月前，不时足胫上发酸重麻，良久方解，此将中风之候也，便宜急灸三里、绝骨四处，各三壮，后用生葱、薄荷、桃柳叶四味煎汤淋洗，灸令祛逐风气自疮口出，如春交夏时，夏交秋时，俱宜灸，常令二足有灸疮为妙。”与此同时，还应注意摄护养生，否则“饮食不节、色酒过度”，亦可“卒忽中风”。表明，针灸预防中风，除了要与药物配合，还须注意时间、饮食、色欲等多方面因素。现代用针灸预防中风的报道，始见于20世纪50年代后期，主要是对古人方法的验证。结果发现，瘢痕灸足三里、绝骨穴，具有降低血压的作用，从而防止中风发生。后来，通过17年的追踪观察，54例高血压及有中风先兆的患者，经用上穴施灸后，只有5例暴发中风；对照组的12例患者，有4人得了中风病，二者之间有显著的差异，证实古人的经验是可信的。近年来，还有人采用关元百日灸的方法预防中风。具体方法是，每日以艾条熏灸关元穴15分钟，以每年立冬日起持续灸一百日，也有一定效果。用红花液及10%葡萄糖注射液各2 ml混合后，注射风府、哑门及风池(双侧)穴，每穴1 ml，亦可用以预防中风，有中风先兆者，往往注射数次，症状即可消除。有些单位还进一步探讨针灸预防的机制。通过灸治前后患者血液黏度和动脉血流图的检测，证明瘢痕灸疗法对血液的黏度确有显著改善作用，同时还可在一定程度上扩张人体大小血管。这样，在降低血压的基础上使暴发中风的机会减少。还有从降低血液凝聚，预防脑血栓形成角度进行研究。选用与血液凝聚有关的纤维蛋白原和纤维蛋白降解产物(TDP)作指标，进行灸足三里穴观察前后含量变化的比较。分别通过41例和47例的观察，结果也证实，在病理情况下，纤维蛋白原和纤维蛋白降解产物都明显增加，而艾灸之后则可使含量明显降低从而起到防止血液凝聚，减少脑血栓形成的作用。

2. **休克**·在20世纪50年代，有人通过专题研究证明针灸对休克有明显的预防作用。近些年来，得到大量的动物实验进一步加以证实，通过针刺、艾灸或穴位注射等方法，刺激实验动物的“人中”“关元”“中都”“三阴交”和“阴陵泉”等穴位后，进行放血，发现针刺组必须比对照组放出更多的血液，才能达到预定的低血压水平，进入休克状态；而停止放血后，其血压回升的速度也较之为快，较之为高；输血后动物存活率也增高。上述结果说明，针灸对休克有一定预防作用。有人进一步观察了艾灸关元对失血性休克家犬血流动力学和动脉血氧运输量的影响，也认为，艾灸关元对血流动力学紊乱有一定调整作用，对防止缺氧的不断加重和延缓休克的发展均具有积极意义。

3. **急性传染病**·关于急性传染病的针灸预防，早在晋唐时期就得以重视。初期有采用艾灸法进行空气消毒的预防方法。晋代葛洪曾提出“以艾灸病人床四角，各一壮”(《肘后备急方》卷二)，预防瘴气疠疫之侵袭。后来，有医家采用艾灸人体腧穴来增强预防能力。如《千金方》云：“凡人吴蜀地游官，体上常须三两处灸之，勿令疮暂瘥，则瘴疠温疟毒气不能著人也。”

现代针灸预防的急性传染病种更具体而多样，在预防的方法上有所发展，在效果的观察上也更具有科学性，分述如下。

20世纪60年代初，有人以针刺疟门穴来预防疟疾。对22例有连续发病1～10年历史的患者进行远期观察，结果2年未发有7例，3年未发有15例，说明针刺疟门穴对预防疟疾有较好的远期效果。用耳针法，同样有明显的预防效果。选耳穴肾上腺、内分泌、皮质下、脾、肝等五穴刺激，结果预防组全年发病率仅1.2%，而未采取此项措施的对照组则达到8.5%，二者有非常显著的差异（$p < 0.01$）。

针刺对急性菌痢也有一定预防作用。有人在痢疾流行季节，以艾卷灸神阙，一次即可达到预防目的。方法是，每次灸艾卷1～2寸或3～4寸，以局部皮肤呈深色红晕，腹内时时作响为度。另有单位采用针刺法预防小儿痢疾，并进行对照观察，观察组为144例，对照组88例。在本病流行季节予针刺，取足三里和大肠俞，每次只针其中一穴，交替进行，共针3次，以中等刺激强度提插5～7次后起针。结果，针刺组发病率仅0.7%，而对照组高达8%。针灸预防流行性感冒的资料较为丰富，早在20世纪50年代末，就开展了数以千计人数的大规模预防。有人在流行区对818名健康者作针刺预防观察，取足三里，采用补的手法，使酸麻感直达足背时即起针，结果在流行期内无一例发病。用梅花针预防流感也有一定效果，叩刺颈部前后及鼻翼部，配合前额及颞部，刺激1～3次，预防组半个月内发病率为5%，且程度较轻，而未作叩刺者发病率达30%。为了进一步比较针刺与其他方法在预防效果上的优劣，有人将被观察者分为三组，结果发现，针刺预防组（每人仅针足三里1次）1 090例，发病率3.9%；用2%阿的平溶液喷鼻预防组1 319例，发病率为8.06%；孟德尔氏液涂咽预防组168例，未见发病，显示针刺对流感的预防作用优于阿的平液喷鼻而低于孟德尔氏液涂咽（p均< 0.01）。

近年，针刺还被用于预防流行性脑脊髓膜炎，有人曾对疫区6 097人进行了20 721人次的针刺预防。方法是：取大椎穴，针5分至1寸深，使针感向下传导至尾骨区，留针2～3分钟；曲池穴，针1～1.5寸深，针感放射至手指。经2个月观察，使发病率以原来的1.1%下降到0.2%。

除此之外，还有以草纸引火，灸灼伤口预防破伤风。

4. *毒性反应*·20世纪50年代，曾多次报道应用针灸预防酒石酸锑钾治疗血吸虫病的中毒性反应。针灸后，不仅毒性反应症候明显较对照组为少，而且反应程度也要轻得多。近年来，针灸进而用于预防和抑制化学抗癌药物的毒性反应，防止由于化疗引起的白细胞减少，保护正常细胞，而补法与泻法之间则无明显区别。

二、外科急症预防

1. *外科感染*·针灸被广泛应用于预防多种术后感染。有人根据病变部位取用相关穴位，预防骨科手术后感染，采用平补平泻手法，于进针得气后留针20分钟，中间运针1次，一般针刺2次，即可获明显的预防效果。对有菌妇科手术，在手术结束时针刺足三里、八髎穴，次日起针曲池，连续3～7日，预防术后感染的有效率达到98.1%。

2. *输血输液反应*·从20世纪70年代起，各地陆续开始应用耳针或针刺预防输血输液所致的过敏、发热等反应，以耳针最为常用。一般是在耳穴上针刺或贴敷火柴棒粒进行刺激，穴位多取肾上腺、神门、皮质下、内分泌等穴，在输血或输液前进行，效果颇为明显，有效率在95%以上。如效不显时，可加体针内关、足三里等穴。

另外,针灸对预防手术后腹胀也有显著效果,穴位多取足三里、天枢穴,以促进胃肠功能恢复,预防96例,优良率达93.8%,有效率达95.7%。

三、妇产科急症预防

1. *人流综合反应*・人工流产综合反应是指部分患者可出现恶心、呕吐、面色苍白,大汗淋漓等急性迷走神经症状。为了防止这些反应的发生,可采用针刺内关、足三里法,其中内关穴须留针至手术完毕,足三里捻转1～2次后即可起针。有人应用此法,观察到针刺组人流综合反应的发生率及严重程度均低于对照组。如受术者患有各类心脏病变,出现人流反应时易导致循环骤停,甚者可危及生命。对此类患者,有人取关元穴,深刺至筋膜层,并留针到手术后再起针,经100例观察,病理反应率仅3%,而未采用此法预防的263例患者,其综合反应出现率达12.54%,均表明针刺预防人流综合反应有显著效果。

2. *产后出血*・针灸预防产后出血也有一定效果。有单位对估计在5～10分钟内分娩的产妇,取右耳子宫穴,皮下注射催产素1个单位,使得有产后出血史的经产妇其产后出血量大为减少。进一步比较针刺耳穴子宫、体穴中极及不加针刺对产后出血的影响,各为300例,结果三组的每人平均出血量分别为14.9 ml、53 ml及100 ml,以耳穴的预防效果最佳。

四、儿科急症预防

针灸预防急症,在儿科中应用也很早。唐代就已提到用灸法预防小儿痉病,"河络关中土地多寒,儿喜病痉,其生儿三日,多逆灸以防之"(《千金方》卷五)。现代亦多用于急性传染病的预防。

1. *流行性腮腺炎*・有人以针刺合谷穴在流行区预防本病,具体手法是进针5分左右,施平补平泻手法,至有酸麻感后即出针。一般仅针一次,即迅速控制了流行,未再发传染。另有采用针刺耳穴或在耳尖部注射百尔定液预防,也有较好效果。

2. *急性灰髓炎*・20世纪50年代末,就有人针刺肝俞、曲池、足三里及委中穴,采用轻刺激不留针的方法,对2044例流行区儿童进行预防,经每周1次,共针3次后,4个月内未发生1例,初步证明针灸是一种简便经济而有效的预防方法。可惜,后来很少见到这样的报道。

3. *麻疹*・有人曾对700余例流行区儿童行针灸预防,方法是:先针合谷,刺3分深;后灸足三里,以灯心草蘸油,用火点燃后即在穴位处一点就成。通过279例分析,未出疹者达到93.6%,即使发病,也较其他患儿为轻。

另外,还有采用针刺结合蒜敷的方法治疗白喉恢复期带菌者和健康带菌者,可使带菌状态在1～7日内消除。由于白喉的传染源主要是白喉带菌者,故消除白喉带菌状态,实际上已成为预防控制白喉传播的主要环节。

五、五官科急症预防

针灸预防五官科急症的资料不多。有人曾采用以消毒过的花生油注射耳部某些穴位的方法预防流行性急性结膜炎，通过流行区内658例健康人的观察，发现发病率显著下降。自20世纪80年代来，国外还应用针刺预防复发性扁桃体炎。一般取合谷、孔最穴，以不锈钢毫针刺入1～2 cm，连接电针器，合谷连阴极，孔最连阳极，频率1赫兹，通电20～30分钟，预防于非急性发作的间歇期进行，每周1次，连续3周，计针刺3次，共观察24人，均有较好的效果。采用上述方法在小学生中预防，经1年的随访，有半数患儿的发作频数减少，表明此法尚有较好的远期效果。

综上所述，针灸预防急症，在我国已有悠久的历史，现代又逐渐渗透入各临床学科，并取得了较大的进展。但是，如果作为一门成熟的学科来要求，它还有相当大的差距，表现在：①预防的急性病症还不够全面多样。据我们统计，针灸约对近70种急性病症有较明显的效果，用于预防的只占其中较小的比例。值得一提的是，古代一些行之有效的急症预防之法，现在还未得到应有的重视。如狂犬病的预防，《黄帝内经》中早就提到，可在"犬所啮之处灸三壮，即以犬伤法灸之"，后世医著，如《小品方》《外台秘要》《针灸资生经》等，均有记载，但现代报道极少。②急症针灸预防，无论在治疗方法的规范化、治疗效果的确切肯定以及机制的深入探讨等方面，都还需要做大量艰苦细致的工作。

张仁. 急症针灸预防概况[J]. 中国针灸，1988，8(1)：39－41.

急症针灸学的形成与发展

急症，系指突然发生的疾病或意外损伤而言，有时也包括轻的病症骤然转剧或慢性病症的急性发作。它往往是邪毒过强、损伤过重或致病因子长期作用于机体的结果，表现为气血急剧闭阻或衰竭、脏腑功能逆乱、阴阳极度失调等。急症来势凶猛，病情危重，易于逆变，若不迅速救治，常可危及生命。因此，急症防治一直属于医学科学最为重要的课题之一。

针灸治疗急症，在我国已有2 000余年历史。在漫长的临证实践中，历代医家积累了极为丰富的经验。通过现代针灸工作者以及其他学科工作者的共同努力，又有了新的提高和发展。认真地回顾我国急症针灸发展的历史，系统地整理有关文献，总结古人和今人在这方面的成就(也包括教训)，对于提高针灸防治急症的水平，促进针灸学科的发展，都当有所裨益。

一、秦汉时期:肇始奠基

运用针灸治疗急症,我国现存文献中最早见于湖南长沙马王堆出土的帛书两部古灸经(或称脉灸经)。帛书所载的经脉病候,不少为急性病症。其中以痛症为主,包括脏腑痛症(如心痛、肝痛、脘痛等)、体表及五官痛症(如腰痛、胸痛、胁痛、头痛及目痛、齿痛、嗌痛等)。此外,尚有其他各类急症:血证(咳血、衄血)、心悸、狂、痫、瘫、厥、疟等。治疗方法,均为灸所属之经脉。有些病症,甚至可以"久(灸)几(既)息则病已矣"(《五十二病方》)。同时,鉴于当时治疗水平低下,不少急症属灸法所不治,帛书也作了如实的记载,如"热中……有而心烦,死,勿治殹(也)"。

成书于秦汉之际的《黄帝内经》奠定了急症针灸证治的基础。书内载针灸治疗的急性病候,虽只30余种(类),但已概括内、外、五官以及部分儿科的主要证候。以内科为例,包括风痉反折、中风偏枯、各类急性热病、各类急性痛症、喘咳、厥逆、癫、狂、痫、霍乱、呕吐、泄泻、疟疾等。后世对急症病种的丰富和发展正是源于《黄帝内经》。在急症治疗上,有些病开始进行辨治。如急性热病,便是从以下几个方面辨治的:①据发病部位:热始于足胫者,刺足阳明发汗。②据发病时间及脉象:病三日而气口静、人迎躁者,取之诸阳,五十九刺;热病七日八日,脉口动喘而短者,浅刺手大指间。③据严重程度:重者,五十九刺;轻者取一穴或数穴。④据不同兼症:如热病兼风痉反折,取足太阳。此类辨治虽然粗略,却是急症辨证施治的一个开端。刺法上,九针为主,强调针对不同的急性证候采用不同的针具。除毫针刺外,刺血法应用甚广,包括赞刺、络刺、豹文刺等,用以治疗寒热病、癫狂、疟疾、腰痛及五脏急症。火针,《黄帝内经》称"焠针"或"燔针",应用较为局限,主要治疗以肿痛挛急为特征的经筋急症和寒痹,要求"燔针劫刺,以知为数,以痛为输"(《灵枢·经筋》)。在急症灸法上,记述不多,仅用于痈肿、疟疾、狂证等。一般采取直接灸的方式,"狂而新发……灸骨骶二十壮"(《灵枢·癫狂》)。其中痈疽一证,《灵枢·痈疽》提到"痈发四五日,逞焫之",以灸法治疗,对后世影响最大。更为可贵的是,《黄帝内经》首次提出刺灸并用或针药结合救治急症,如"疟脉小实,急灸胫少阴,刺指井"(《素问·刺疟》),另如坠堕所致"恶血留内,腹胀满胀,不得前后,先饮利药",再刺络出血。这方面内容虽不多,但意义深远。另外,《黄帝内经》中已意识到须掌握适当的救治时机,认为"凡治疟先发,如食顷乃可以治,过之则失时也"(《素问·刺疟》)。

张仲景之《伤寒杂病论》,较系统地总结了汉以前诊治急性热病的丰富经验,书内有关针灸的条文虽仅35条,但在急症针灸防治上也做出了一定贡献。其一,创立"三阳宜针、三阴宜灸"的原则,急性热病早期,实热为主,应针泻邪热;及至三阴,多属虚寒,特别是对脉微(甚至无脉)、四肢厥逆等急重证候,灸之尤宜。这一原则,长期为多数医家所遵循。其二,重视及早防治急症。急性外感热病,病势急骤,应在病邪"适中经络,未流传脏腑,即医治之。四肢才觉重滞,即导引、吐纳、针灸……"(《金匮要略》);当发病后,传变甚速,亦可用针刺之法予以截断,如"太阳病……若欲再作经者,针足阳明,使经不传则愈"(《伤寒论》)。其三,在某些病候上补《黄帝内经》所不备。针灸治疗妇科急性病症,《黄帝内经》中缺如,《伤寒杂病论》中则有介绍。如"妇人中风,发热恶寒,经水适来,得之七八日,热除而脉迟,身凉,胸胁下满,如结胸状,谵语者,此为热入血室也。当刺期门,随其实而取之"(《伤寒论》)。另外,亦提倡针药结合,指出:"太阳病,初服桂枝汤,反烦不解者,先刺风池、风府,却与桂枝汤则愈"(《伤寒论》)。

《针灸甲乙经》是我国医学史上第一部具有总结性的针灸学专著。急症治疗也是其主要内容之一,并在《黄帝内经》基础上有较大发展。表现在:①针灸救治的急性病症范围扩大。该书所载200多种病症中,大部分为急症。这些病候,虽多本于《黄帝内经》,但也有其他情况:一种系《黄帝内经》或《伤寒杂病论》所无,尤以妇科和儿科为多,如妇科,即增补了乳痈、崩中、难产等症的针灸治疗。另一种为以前医籍虽已提及但未记载用针灸治疗的,如"刚痉"一症,《金匮要略》仅提到药治,《针灸甲乙经》卷七指出:"刚痉太阳中风感于寒湿者也,其脉往来进退,以沉迟细,异于伤寒热病。其治不宜发汗,针灸为嘉。"②补充大量急症处方。《黄帝内经》的急症取穴组方尚不完善,以经取经,或取一两穴组方的情况颇为多见,《伤寒杂病论》取穴范围更为局限。《针灸甲乙经》除了增补许多有效的急症单方外,还记述了不少多穴组成的复方,如"狂易,鱼际及合谷、腕骨、支正、少海、昆仑主之"(《针灸甲乙经》卷十一)。其中有些还进一步强调选穴的主次与针刺之先后,如"癫疾(相当于癫病发作),上星主之。先取譩譆,后取天牖、风池"(《针灸甲乙经》卷十一)。③重视补泻及气至:关于针刺补泻及讲究气至感觉,《黄帝内经》中只作了一般的论述。《针灸甲乙经》则在具体治疗中加以阐发。如"飧泄,补三阴交,上补阴陵泉,皆久留之,热行乃止"(《针灸甲乙经》卷十一)。急症救治,正确施用补泻手法,激发经气活动,更可提高疗效。如"病在少腹痛,不得大小便……刺腰髁间,刺而多之尽炅,病已"(《针灸甲乙经》卷九)。这方面内容虽不多,但颇有临床价值。

总之,从秦汉直至晋初,是我国针灸防治急症历史上的奠基时期,其总的特征如下。

(1) 应用针灸治疗的急性病症已经遍及内、外、妇、儿及五官各科,但病种还不多,分类亦欠精确。

(2) 治疗方法从纯用灸治逐步发展到毫针刺为主,兼用刺血、灸治、火针等法。张仲景确立的"三阳宜针、三阴宜灸"的原则,在当时有其积极意义,但对后世也产生某些消极的影响,一定程度上限制了灸法于急性热证的应用。

(3) 配穴组方,经历了从经病取经(脉)到循经取穴,从单方到复方的过程。但这一时期的处方,还是以单方为主,复方亦不够严谨,辨证组方尚处于初级阶段。

(4) 针刺手法,除了提出补泻法外,开始注意到激发温热针感循行对疗效的影响。从总体看,补泻手法还较粗略简单,对气至针感的描述及认识仅是初步的。

(5) 开始提出急症针灸应掌握时机、及早防治的思想,在某些地方还体现了针灸并用或针药结合的观点。

二、晋唐时期:偏重灸法

晋唐时期重视灸法的趋势一直延至宋代。当时社会风气重灸,根据《南史·齐本纪》

的记载，有人自北方学来灸法，由于治有效验，一时间都城中大为盛行，甚至“诏禁之不止”，被称之为“圣火”。考其原因，除灸法疗效显著外，可能与其法简方便、易于掌握推广有关。而灸法的兴起，与急症救治是分不开的。

我国灸法先驱之一东晋人葛洪，在其急症专著《肘后备急方》中，载针灸医方109条。其中，灸方竟达94条之多，并指出灸法对于急症“用之有效不减于贵药，已死未灸者，犹可灸”（《肘后备急方》卷二）。隋代巢元方之《诸病源候论》涉及针灸内容虽很少，亦提到灸治中风、各类心痛症等。唐代名医孙思邈，曾提出“若针而不灸，灸而不针，皆非良医”的观点（《备急千金要方》卷三十）。在极少数急症治疗中，根据临床经验的积累，发现灸的疗效不及针刺，如崩中带下，“灸亦佳，但不及针”（《千金翼方》卷二十六）。但是，鉴于当时风尚的影响，《备急千金要方》和《千金翼方》所载的针灸医方，灸方仍占明显优势。孙思邈还特别强调“大凡人有卒暴得风，或中时气，凡百所苦，皆须急灸法，慎勿忍之停滞也”（《备急千金要方》卷二十九）。唐代另一医家王焘更大力提倡灸法，认为“火艾之功，过半于汤药”（《外台秘要》卷三十九）。在其所撰《外台秘要》一书中，广泛收录了唐以前的大量急救灸方，在一定程度上对灸法应用于急症起了推广作用。

至此，一反从《黄帝内经》至《针灸甲乙经》重针轻灸的倾向，灸治成为急症医疗的主要方法，在大量急性病症治疗中取代了针刺的位置。晋唐时期在急症灸治方面主要有以下贡献。

（一）革新施灸方法

先秦两汉，灸法以直接灸为主。直接灸有力大效宏的优点，但因灼伤肌肤而难以为普遍所接受。《肘后备急方》首创隔物灸和灸器灸，包括隔蒜灸、隔盐灸、隔川椒灸、隔面饼灸以及瓦甑灸、烧艾于管中薰灸等。《备急千金要方》和《千金翼方》更补充了隔豆豉饼灸、隔附片灸、隔商陆饼灸等。隔物灸，较之直接灸具有痛苦小、损伤小，患者乐于接受、便于推广等优点。且按不同症情选择各种隔物，还可发挥隔物之辅助治疗作用。

（二）据急症特点施灸

晋唐时期，灸法多用治急症。所以，十分注重急症的临床特点，并采取各种相应措施，主要有下列几条。

1. *灸的壮数和疗程应据病情掌握*・灸痈疽毒肿，壮数宜多：“不觉消，数数灸，唯多为善”（《肘后备急方》卷五）；而治疗“口㖞僻者，衔奏灸口吻口横文间，觉火热便去艾，即愈，勿尽艾”（《肘后备急方》卷三）。同属急重之症，壮数虽有一定范围，也各不相同，如“卒暴百病……灸头面四肢宜多灸，腹背宜少，其多不过五十，其少不减三、五、七、九壮”（《备急千金要方》卷二十九）。《外台秘要》卷三十九还提到“欲灸风者，宜从少以至多也。灸寒者，宜从多以至少也”。至于灸治疗程，急症急治，多可速愈，一般疗程不长；但对某些病症，则要求长期用灸。如狂犬咬伤，“灸疮中十壮，明日以去，日灸一壮，满百乃止”（《肘后备急方》卷七）。

2. *治疗上突出一个“急”字*・首先强调及早灸治，“凡卒患腰肿、附骨肿、痈疽、节肿风、游毒、热肿,此等诸疾。但初觉有异,即急灸之立愈”(《千金翼方》卷二十八)。其次,为了提高急症救治效果,讲究艾绒采集质量,“常预收三月三日艾,拟救急危”(《千金翼方》卷十七)。但遇到急危之际,亦可以他物代艾,如“众蛇螫。灸上三七壮。无艾以火头称疮孔大小爇(焫)之”(《备急千金要方》卷二十五)。另外,对于带有某种迷信色彩的所谓针灸禁忌日,急症救治时也可不必顾及:“若事急卒暴不得已者,则不拘此也”(《千金翼方》卷二十八)。

(三)注意验证疗效

随着急症临床日益增多,晋唐时代的一些医家已注意到对灸治效果的重复验证,这对增强客观性、科学性,提高临床疗效有较大意义。如葛洪提到,霍乱诸急症中“不治者可灸肘椎,已试数百人,皆灸毕即起坐”(《肘后备急方》卷二)。《外台秘要》卷十九收录治脚气方 31 首。亦指出“诸灸法并经用,所试皆验,灸毕应时即愈”。更为可贵的是,有的医家还做了亲身体验。葛洪“尝小腹下患大肿,灸即差,每用之,则可大效也”(《肘后备急方》卷五)。

(四)扩大灸法应用

晋唐时,灸治急性病种大为增加,《肘后备急方》所治的内科急症就达 25 种之多,《备急千金要方》的记载更为丰富。灸法预防急症用于临床实践,《肘后备急方》在“瘴气疫疠温毒诸方”中,特别提出“密以艾灸病人床四角,各一壮”,以预防传染。孙思邈除了提到灸足三里防瘴毒外,还强调灸防急症宜因地制宜,“河洛关中土地多寒,儿喜病痉,其生儿三日,多逆灸以防之……吴蜀地湿,无此疾也。古方既传之,今人不详南北之殊。便按方而用之,是以多害于小儿也”(《备急千金要方》卷五上)。除此之外,《外台秘要》卷四十曾提及“凡狂犬咬人著讫,即令人狂,精神已别。何以得知,但看灸时。一度火下,即觉心神中醒然,方知咬已即狂,是以须深知此”。表明灸法还被用来判别急症病情轻重和预后。

在急症针治方面,晋唐时代进展不大。其中毫针刺法,虽也用治某些急症,且也发现有的疗效胜于灸治,但应用不广,发挥很少。刺血法,基本上承袭《黄帝内经》。另创制了一种刺血敷药法,“凡疗疔肿,曾刺中心至痛,又刺四边拾余下,令血出,去血敷药,药气得入针孔中佳,若不达疮里,疗不得力”(《备急千金要方》卷二十二)。《外台秘要》卷二十四还记载了一种特殊的治法:“疗发背……急用针刺上七八针,取冷水用筒击射肿上,日夜不止,疼歇肿消。”古代由于针具粗糙,刺血不当可造成出血过多的情况,《备急千金要方》卷六上主张“烧铁篦令赤,熨疮数过,以绝血也”。须一提的是火针法,在唐代得到了较大重视。《备急千金要方》中,多处作了介绍。所治病种已扩大至痈毒、疔疮、马黄黄疸、惊痫等急症,有的经医家长期验证,确有效验。如“风眩之病……因急时但度灸穴,便火针针之,无不差者……余业之以来,三十余年,所救活者数十百人,无不差矣”(《备急千金要方》卷十四)。在火针具体操作上,也指出,“以油火烧之,务在猛热,不热即于人有损也”(《备急千金要方》卷二十九)。

其他,《肘后备急方》卷一还提到指针法和挑针法。如治卒中恶死,既可用指针法“令爪其病人人中，取醒”，亦可用挑针法“视其上唇里弦弦者，有白如黍米大，以针决去之”。

按上所述，晋唐时期在急症灸法防治上取得较大进展，无论在病症种类、灸治方法及防治经验等方面都胜过先秦两汉时期。不过，从总体上说，这些进展，主要还是临床上的总结，这显然是由于这个时期以临床医学为主的特点所决定的。

除了火针获得一定发展外，针法未受到应有的重视。晋唐时期，这种偏重灸法的风气，特别是王焘等主灸派贬针褒灸的偏执主张，在一定程度上影响了急症针灸学的进程。

三、宋代：针灸并倡

宋代，是我国针灸史上一个比较兴盛的时期。在针灸临床治疗学、腧穴学以及教育模型的研制等方面都有较大的成就，这在很大程度上也促进了急症针灸的发展。

晋唐以来，盛行灸法，及至宋代这种风气仍绵绵不绝。随着不断地实践，一些有见识的医家开始发现滥用灸法之弊端。宋代针灸名医王执中指出，“艾炷若大，复灸多，其人永无心力”（《针灸资生经》），进而批评了“今人或但知针而不灸，灸而不针”的不良倾向。其次，到南宋，当时推行的直接灸法，由于损伤大、施灸时疼痛明显，也逐渐不受达官贵人的欢迎。恰如《备急灸法》一书所云“富贵骄奢之人，动辄惧痛，闻说火艾，嗔怒叱去”，于是针治急症重新引起人们的重视。

宋代在针灸治疗急症上的成就大致有以下几个方面。

（一）进一步探求急症灸治理法

宋代，灸法仍占主导地位，出现了我国第一部急症灸治专著《备急灸法》。当时的一些医著和针灸著作如窦材之《扁鹊心书》、许叔微的《普济本事方》、王执中的《针灸资生经》等，多记载有灸治急症的内容。在理论和实践上都较晋唐有所发展。

1. *重视理论探讨*·灸治急症，晋唐时偏重临床，缺乏理论上的研究。宋代一些医家开始注意到这方面的工作。窦材提出“灸可扶阳保本”说，他认为“医之治病用灸，如做饭需薪”（《扁鹊心书》卷上），人以阳气为本，“阳气尽必死人”，灸治可资生阳气。所以主张“于无病时，常灸关元、气海、命关、中脘”（《扁鹊心书》卷上），以预防疾病；一旦出现伤寒、疽疮、中风、喉痹、小儿惊风、痘疹黑陷等急重之症，“若能早灸，自然阳气不绝，性命坚牢”。这就从理论上初步说明了灸法防治急症的机制。由于窦材偏重从温补脾肾阳气角度论述灸法防治机制，后世有人称其为温补派的创始人。较其更早的许叔微，也探讨过灸壮肾阳的机制。这些见解，尽管还不够完善，但对灸法在急症中的应用有某种指导意义。

2. *筛选适应病种*·晋唐时期，灸治所涉病症面极广，及至宋代，通过临床反复观察，对适应病症逐步进行筛选，采取了较为科学的态度。如“将已试之方，编述成集”的《备急灸法》一书中，仅收录了 22 种急性病症。《针灸资生经》虽然收载了大量前人或他人的灸治医方，但作者王执中重点突出的是他本人或亲属的治验。从而对灸治的适用范围作出较为恰当的评价。

3. *补充灸治方法*·《针灸资生经》首先记载了天灸法治疗疟疾。许叔微创用隔巴豆、黄连灸法治疗伤寒结胸证，办法是将巴豆、黄连捣细，“用津唾和成膏，填入脐心。以艾灸其上，腹中有声，其病去矣，不拘壮数，病去为度”(《普济本事方》卷九)。针对当时士大夫惧灸畏痛，窦材发明了“睡圣散”：“惟是膏梁之人，不能忍耐痛楚，当服睡圣散，即昏不知痛”(《扁鹊心书》卷上)。此方还适用于不配合施治的急症患者，如“风狂妄语……先服睡圣散，灸巨阙七十壮”(《扁鹊心书》卷上)。关于艾灸的壮数，《针灸资生经》第二明确指出“皆视其病之轻重而用之，不可泥一说，而又不知其有一说也”。艾炷的大小，则应视年龄或部位的不同而异，“凡灸大人，艾炷须如莲子”，“若灸四肢及小儿，艾炷和苍耳子大；灸头面，艾炷如麦粒子大”(《扁鹊心书》卷上)。以上这些，在认识上或实践上都是一大进步。

4. **重视灸感流注**·宋以前典籍，如《备急千金要方》等亦曾提到过灸治时宜激发灸感向病所循行，但记述甚为简略。这一现象引起宋代一些医家的浓厚兴趣。《备急灸法》所载之痈肿治疗一节中，对骑竹马灸法(此法首载于已佚之《卫济宝书》，约撰于12世纪初)的灸感流注现象作了生动细致的描绘：“其艾火即随流注，先至尾闾，其热如蒸，又透两外肾，俱觉蒸热，移时复流足涌泉穴，目下而上，渐渐周遍一身。”还在临床中进一步观察到，这种现象与疗效关系密切：“觉火气游走，周遍一身，蒸蒸而热，再视正疮孤肿，已消灭五六分矣”，认为“奇功异效，盖原于此”(《备急灸法》)。王执中更有切身感受，“它日心疼甚，急灸中管数壮，觉小腹两边有冷气自下而上，至灸处即散，此灸之功也”(《针灸资生经》第四)。通过较深入地体察，进一步证实激发灸感传注是提高急症疗效的一种手段，这不仅有着重要价值，而且对金元时期“气至病所”手法的产生也可能有着直接或间接的影响。

(二) 急症针治有所丰富

用针刺治疗急症，在宋代仍处于从属地位，虽然尚未出现明显的进展，但随着针刺在急症临床上日益广泛使用，已经孕育着突破。

1. **注重针刺技术**·急症救治对针刺操作提出了较高的要求。宋代一些针灸医家已看到这一点。有些穴位操作不当，可造成事故，用治急症须特别注意，如承泣穴“目眦赤痛，禁不宜针，针之令人目乌色”(《铜人腧穴针灸图经》卷三)。所以，在临证时应不断提高针刺技术，以适应救治需要。如鸠尾穴，《备急千金要方》认为不宜灸刺，《铜人腧穴针灸图经》记载该穴可治心风、惊痫、发癫、喉痹等急症，但指出“此穴大难针，大好手方可此穴下针”。说明在针刺技术方面已积累了一定经验。其次，在针刺补泻上也进一步运用一些比较复杂的手法。如针攒竹穴，“针入一分，留三呼，泻三吸，徐徐而出针”(《铜人腧穴针灸图经》卷三)。其中就包括留针、徐疾、呼吸等手法。正是宋代在针刺技术上的实践，才促成了金元时期这方面的突破。

2. **补充火针刺法**·宋代火针应用于急症，在方法上有所增加。主要有两种：一为火针刺血法，即以火针加热后刺络出血，治疗卒足肿等症；一为火针散刺法，用火针在体表较大范围内反复叩刺，对急性腰痛有效。上述两法均见于《针灸资生经》。

总的说来，宋代在急症治疗上，针灸并倡，但灸法仍为主导，并在理论和临床等方面都有发展。针治急症开始再次得到重视，虽进展不大，然而为金元时代的突破起了推波助澜的作用。

四、金元:创新突破

金元时代是中医学史上的一个重要时期,此期群星辉耀、百家争鸣,在针灸学科上也存在诸多学派。主要有两大家:一家以何若愚、窦汉卿为首,重视毫针针法研究;一家为河间、易水学派,倡导刺血及灸法。他们均对提高急症疗效、发展急症针灸作出了杰出的贡献。分述如下。

(一)针法的突破

金元时期著名的针灸家何若愚、窦汉卿等,极力推崇针法治疗急症,强调"暴疾沉疴至危笃,刺之勿误"(《子午流注针经》卷上)。在针法上,何若愚和窦汉卿则各有创新。

1. **何若愚等创时间针法**·按时取穴进行针刺治疗,其理论渊源可追溯到《黄帝内经》。《灵枢·卫气行》篇云:"谨候气之所在而刺之,是谓逢时。"何若愚等认识到依据气血流注规律行针刺治疗有重要临床意义,认为是"刺法之深源","针术之大要"(《子午流注针经》卷上),产生了由何若愚提出、经阎明广发挥的子午流注针法。当经气流注至某一穴位,称为开穴,即所谓"得时谓之开",针刺开穴,可以提高疗效,尤其是急症的效果,"开者针之必除其病",往往"移痛住疼,获效如神"(《子午流注针经》卷上)。此后,子午流注针法由明代徐凤做了更具体的加工完善并广为传之。此外,窦汉卿提出流注八穴,后由王国瑞(元代)发展为灵龟八法,亦属时间针法。窦汉卿以此"起危笃患,随手应者",不可胜数(《针经指南》)。这八个穴位,每穴最少治二十五症,多至三十一种病症,其中多系急症。加公孙主治二十七症,急症竟占二十四种。说明时间针治对急症治疗有显著意义。

2. **窦汉卿等倡补泻手法**·针刺手法虽然早在《黄帝内经》就有记载,但直至宋代亦未见明显突破。窦汉卿在总结前人经验的基础上,首创下针十四法,以及寒热复式补泻法,"气至病所"手法等,使针刺操作、手法运用发展到了新的阶段。这些针法,对调节经气,提高针刺效果有着较大的意义。特别是窦汉卿提出的将"气至病所"手法与寒热补泻熔为一炉的复式补泻法,由针芒、呼吸、捻转、提插等单式手法组成,通过激发气至病所,再据病症虚实而施寒热补泻,可使经气"上下相接,快然失其所苦"(《针经指南》),对于提高急性病症的临床疗效更为重要。与窦汉卿同时代的一些医家也十分重视"气至病所"手法的应用,《针经摘英集》一书,在多种急性病症的治疗项下都特意标明应引出"气至病所"针感,以提高治疗效果。如"治卒心痛不可忍,刺任脉上脘一穴,在蔽骨下三寸……其穴下针,令患者觉针下气行如衮鸡子入腹为度"(《针经摘英集·治病直刺诀》)。

(二)刺血艾灸的新发展

金元时期,雄踞医坛的四大家既运用方药也重视针灸,尤其在刺血法和艾灸法治疗急症上,更是多有建树。但由于受到各自学说的影响,对两法有不同的理解和偏重。

1. **刺血法**·通过不同学派对急症刺血的作用机制的探讨,促进了理论和应用的发展。

(1) 刺血以清热:以刘河间为主。急症病因多火热,他主张刺肘膝以下特定穴出血以泻郁热。如“热无度不可止,刺陷骨穴出血”(《素问病机气宜保命集》卷下)。他还创制了一种八关大刺法,用来治疗急症,如“大烦热,昼夜不息,刺十指间出血,谓之八关大刺”(《素问病机气宜保命集》卷下)。这实际上也属于刺血清热法。关于八关的位置,后世一般认为在手十指间指蹼缘。

(2) 刺血以祛瘀:急症卒暴,往往为气闭血瘀所致。金元一些医家认为,泻血可利气机通瘀阻。罗天益曾治一例风痰内作、气机闭阻的患者,用三棱针在头部“约二十余处刺之,其血紫黑,如露珠之状,少顷,头目便觉清利,诸证悉减”(《卫生宝鉴》卷二十二)。李东垣和朱丹溪都倡导泻血以活血去瘀。如一少年,患久痢用涩药取效却导致痛风号叫,朱丹溪诊为恶血留滞经络作痛,除用四物汤外,“又刺委中出黑血三合而妥”(《古今医案按》)。

(3) 刺血以解表:张从正在急症治疗中喜用刺血一法,有“目疾头风出血最急”之说。他用刺血法治疗目暴赤肿、头风疼痛、喉痹、雷头风、面肿风等证,效果显著。如走马喉痹,“其生死人,反掌之间耳!其最不误人者,无如砭针出血,血出则病已”(《儒门事亲》卷三)。他将刺血作为汗法的一种,指出“《内经》:火郁发之。发,谓发汗……出血者,乃发汗之一端也”(《儒门事亲》卷三)。

2. **艾灸法**·张仲景立三阴宜灸原则后,后世深受其影响。急症灸治多以阴证、寒证、虚证为主。金元时期在这一点上有所突破,提出灸治热证的理法。并进一步完善灸助元益阳之说。

(1) 灸以泻热:灸治实热证,其实早在《黄帝内经》即有记载,如灸骨骶治狂证、灸治痈疽等,历代也一直沿用,并有发挥,但仅限于此,尚未形成理法。刘河间明确主张灸能泻热,可治急性发热病症。并立二法:一为灸以引热下行法,“有热厥心病者,身热足寒,痛甚则烦躁而吐,额自汗出,知为热也,其脉洪大,当灸太溪及昆仑,谓表里俱泻之,是谓热病汗不出,引热下行”(《素问病机气宜保命集》卷中);二为灸以泻督法,督统诸阳,泻督即泻阳热,如泻痢而“渴引饮者,是热在膈上,水多入,则下鬲入胃中,胃经本无热,不胜其水,名曰水恣,故使米谷一时下,此证当灸大椎三五壮立已,乃泻督也”(《素问病机气宜保命集》卷中)。

值得一提的是,罗天益采用针灸结合,发挥针的通经作用和灸的引热作用来治疗中风急症,称为通经引热法:“厥阴之井大敦,刺以通其经;少阳之经绝骨,灸以引其热。此通经引热”(《卫生宝鉴》卷七)。

(2) 灸以助元:对于阴竭阳微的急重之症,金元医家则主张以灸法温补脾土,升发元气,以资助元阴元阳。如罗天益治一例疟痢并作月余不息,脉浮如丝,手足寒逆,呕逆不止的危重患者,采取先灸中脘以补脾,如灸气海以助元之法,获得显著效果。灸法有扶阳助元之功,是灸治急症的重要理论依据之一。但在认识上历代医家略有分歧:宋代许叔微认为灸法主要是温煦肾阳,窦材强调温补脾胃,罗天益等则重益脾资元。其实,三者侧重虽有不同,但却互相联系,互为补充,从而使这一理论更趋完善。

如上所述,金元时期无论在急症针法还是急症灸法上,无论是理论还是实践,都有一定突破。其中,复式补泻手法的出现,促进了明代各种补泻手法的产生。随着针法的深入研究,特别是手法的广泛采用,使得急症疗效日益提高,治病范围不断扩大,针刺开始逐渐地位于其他诸法之上，特别是灸法。

五、明清：日臻成熟

明清两代成就不一，分而述之。

明代是我国针灸史上的一个鼎盛时期，作为针灸学科组成部分的急症针灸也进入日趋完善的阶段。主要表现在下列几个方面。

（一）救治范围空前扩大

明代，应用针灸治疗的急症种类大为增加。《神应经》所载针灸治疗的460余条症候中，急症约占三分之二。明代著名针灸家杨继洲在总结前人与他自已丰富临证经验基础上，立针灸治证89种，其中内科疾患42种，即含中风、中暑、哮喘、咳嗽、肺痈、泄泻、痢疾、癃闭、黄疸、呃逆、狂证、痫证、霍乱、血证、疟疾、心痛、胃脘病、伤寒、头痛、胸胁痛、腰痛、腹痛、发痧等急性病症；外科疾患11种，亦包括丹毒、痄腮、疔疮、痈疽、乳痈、破伤风等急症；妇科疾患11种，内有崩漏、难产、产后血晕、胎衣不下等急症；儿科疾患4种，包括小儿赤游风等；五官科21种，有目赤肿痛、耳聋气闭、乳蛾、舌肿、牙痛、咽喉肿痛等急症。以上这些，基本上已经概括了中医学中针灸治疗的急性病种。

（二）探索总结辨证施治规律

为了扩大病种，提高疗效，明代医家多重视探索和总结急症针灸中的辨证施治规律，杨继洲和高武等医家做出了较大的贡献，他们通过反复的实践，已摸索出以下几条。

1. **辨证须精细**·急症，一般主证多较明显，具体辨治时要求作深入细致地分析。首先，须详析病因病机。如心胸痛："心痛有九种，有虫、食痛者，有心痹冷痛者，有阴阳不升降者，有怒气冲心者，此症非一，推详其症治之"（《针灸大成》卷九）。另如头痛，亦有"风、风热、痰湿、寒、真头痛"等的不同（《针灸聚英》卷二）。其次，要细辨各种证型，如哮喘，有"水哮""气哮""咸哮"之异。另外，还须兼顾其他各种因素，杨继洲曾强调，中暑之预后，与得病发病时间有关，"至八九月方发，乃难治也；六七月受病浅，风疾未盛，气血未竭，体气未衰，此为易治"（《针灸大成》卷九）。

2. **施治应据症**·急症病重多变，对治疗要求较高。关键一条，必须对症。《针灸聚英》卷二提及，同一急性病症其症候表现不同，取穴亦不同，如痢疾一证，"白痢，大肠俞；赤，小肠俞"；刺灸之法也不同，如腹痛，"实痛宜刺泻之……邪客经络，药不能及者，宜灸"；刺灸目的亦不同，如发热，"热病汗不出……（针）以导气；热无度不止……血以泻热"。

3. **操作重针法**·这也是施治关键之一。急症急治，针法的熟练运用甚为重要。杨继洲曾对中风不省人事，针人中等穴不效的情况作了分析，认为是"针力不到，补泻不明，气血错乱，或去针速，故不效也"（《针灸大成》卷九）。

以上这些认识不仅较前人更为深入系统，而且对今天的临床，也有一定指导意义。

（三）急症针法已近完备

1. **补泻手法丰富多彩**·明代为针刺手法研究的全盛时期。《金针赋》是一篇专门总结当时盛行的各类单复式手法的针灸歌赋。急症应用的手法，多为泻法，或以泻法为主兼用补法。如透天凉适用于"风痰壅盛、中风、喉风、癫狂、疟疾、单热等一切热症"，龙虎交腾法能"治损逆赤眼，痈肿初起"等（《针灸大成》卷四）。

"气至病所"手法，得到了明代医家极大的重视。杨继洲反复强调，"有病道远者，必先使气直到病所"（《针灸大成》卷四）。在窦汉卿《针经指南》的基础上，进一步将"气至病所"与补泻融为一体。形成一套较完整的手法。正确运用这种手法，可以提高急症救治疗效，一如《梓岐风谷飞经走气撮要金针赋》所言，"驱运气血，顷刻周流，上下通接，可使寒者暖而热者凉，痛者止而胀者消，若开渠之决水，立时见功，何倾危之不起哉"（《针灸聚英》卷四下）。

2. **时间针法推广应用**·时间针法到明代有很大的发展。贡献最杰出的是徐凤。他在何若愚《子午流注针经》以及其他医家经验的基础上，撰成了《徐氏子午流注逐日按时定穴歌》。这一歌赋，是应用子午流注纳甲法的重要依据，并使之得以在针灸界普遍推广。另一种子午流注针法，即以十二经脉与一日内十二时辰相配的纳子法，虽亦始于宋，为丁德用注释《难经》时首次提出，实际上也是直到明代才由高武加以发挥完善的。运用子午流注针法可以提高急症针灸疗效，这在上文已述。而明代医家在临证过程中，又进一步指出，子午流注针法应用于急症时必须依据病情灵活掌握，切忌呆板。正如李梴所云，"燕避戊己，蝠伏庚申，物性且然，况人身一小天地乎？故缓病必俟开阖，犹瘟疫必依运气；急病不拘开阖，犹杂病舍天时而从人之病也"（《医学入门》卷一针法）。杨继洲则更为具体地指出，"遇有急疾奈何……妻闭则针其夫，夫闭则针其妻；子闭针其母，母闭针其子"（《针灸大成》卷五）。

另有灵龟八法与飞腾八法，均系以人体奇经八脉配合八卦、干支而构成的时间针法。虽源于窦汉卿之流注八穴，且经同时代的王国瑞发挥，但真正开始广泛应用于临床，亦是经徐凤加工、整理并编写成《奇经八脉周身交会歌》等多首歌诀之后。

（四）灸治理法趋于完善

灸法，在明代已不及针法应用之广。急症治疗中亦是如此。但是也有一定进展，且出现如《类经图翼》这样设专篇论灸治的书籍。

1. **灸法机制系统总结**·关于灸治急症的作用机制，在明以前，历代虽各有不同程度认识，但多是零散的，不完整的。首先对灸治机制作较全面概括的是明代医家李梴，他指出："虚者灸之，使火气以助元阳也；实者灸之，使实邪随火气而发散也；寒者灸之，使其气之复温也；热者灸之，引郁热之气外发就燥之义也"（《医学入门》卷二灸法）。而急症灸治机制，张景岳说得更为明确："凡用灸者，所以散寒邪，除阴毒，开郁破滞，助气回阳，火力若到，功非浅鲜"（《类经图翼》卷十一），假如"痈疽为患，无非血气壅滞，留结不行之所致，凡大结大滞者，最不易散，必欲散之，非籍火力不能速也"（《景岳全书·外科钤》）。

2. *灸法作用观察深化*·灸法对急症的防治作用，至明代又有更多认识。晋唐时期记载有艾灸预防瘴毒之类外感邪毒，明代医家则认识到灸亦可预防脏腑内伤所致的急性病症，当出现中风之候时，“便宜急灸足三里、绝骨四处各三壮”(《针灸大成》卷九)，灭其于萌芽。

其次，发现可根据灸后反应来识别病症深浅，如痈毒，灸后“先不痛而后觉痛者，其毒轻浅；先痛而后反不痛者，其毒深重”(《类经图翼》十一卷)。还可据此了解预后好坏，如疔疮一症，“以蒜膏遍涂四周，只露毒顶，用艾着肉灸之，以爆为度，如不爆者难愈”(《类经图翼》卷十一)。

3. *灸疗方法有所革新*·明以前，主要采用着肤灸(直接灸)和隔物灸二法施治。明代出现艾卷灸。艾卷灸使用方便，热力可随时调节，施灸时间亦能任意控制，所以一直沿用至今。明代的艾卷灸多为配入一定药物的药条灸，称为太乙神针、雷火神针等，常用于急症治疗。张景岳还记载了一位称孙道人的所创制的神仙薰照方，痈毒“毒邪炽盛，其势猛急而垂垂危者，则宜用薰照方，更胜于灸也”(《景岳全书·外科钤》)。所谓神仙薰照方，实际上也是一种药条灸。张景岳在书中详细介绍了此方的具体操作：先将药条“以真麻油润透，点灼疮上，须离疮半寸许，自红晕外圈周围徐徐照之，以渐将捻收入疮口上，所谓自外而内也。更须将捻猛向外提，以引毒气，此是手法。此药气从火头上出内透疮中，则毒随气散，自不内侵脏腑”(《景岳全书·外科钤》)。这种灸治手法的应用，有助于疗效进一步提高。在急症灸治的壮数上，张景岳也提出了新看法：“灸者必令火气直达毒处，不可拘定壮数”，如能“前后相催，其效尤速”(《类经图翼》卷十一)。这里，已将“气至病所”和灸治壮数作了有机结合，无疑是“气至病所”法在灸治上的一种创新。

(五) 急症医案较详细完整

针灸急症医案，最早为《史记》所载扁鹊治虢太子尸厥，但属史料。后世的《备急千金要方》《铜人腧穴针灸图经》也有部分记述，然而往往以他人或前人医案为主，多系只字片语的传说。《针灸资生经》记载不少作者本人及其亲属的医案，有一定价值，但亦失之于简略。我国古代针灸医案记录较详涉及面较广者，当推杨继洲医案。杨氏医案载述其行医46年中所治针灸验案共27则，其中急症医案近20则。病种包括痢、嗽血、痫狂、狂证、伤寒、咽喉急症、便血、两腿风，以及当时诊断不明的危异之疾等。医案内容详细，辨证确切，组方严谨，讲究手法，疗效显著。如熊可山一案，病者患痢兼吐血不止，身热咳嗽。绕脐一块痛至死，脉气将危绝。症候复杂，病情险重，众医都认为不治。杨继洲按急则治其标之意，抓住急中之急的腹中气块剧痛一症，“急针气海，更灸至五十壮而苏，其块即散，病即止。后治痢，痢愈；治嗽血，以次调理得痊”(《针灸大成》卷九)。

最后值得一提的是针灸避忌问题。唐代孙思邈最早提出急病不必拘此。至明代，避忌之风愈演愈烈，各种禁忌，诸如“尻神禁忌”“人神禁忌”之类到处盛行，对针灸学的发展起了某种阻碍作用。特别是急症，最重不失时机抢救，矛盾更为突出。当时，一些具有丰富学识和临床实践的针灸医家已对此持怀疑态度。高武认为：“以上诸禁忌，惟四季所忌，似合《素问》，其余不知何时何人所起……卒急何暇选择，此时人神、尻神亦悯病危而不祸乎?"(《针灸聚英》卷三)所以,他尖锐地指出:"夫急难之际,命在须臾,必待吉日后治,已沦于鬼箓。"杨继洲亦曰:"若急病,人尻神亦不必避也。"(《针灸大成》卷四)他还针对《标幽赋》的两句歌赋"望不补而晦不泻,弦不夺而朔不济",特别加以注解:"如暴急之疾,则不拘矣。"(《针灸大成》卷二)尤为难能可贵的是,杨氏医案中还记录了两则不避禁忌的验案。如王会泉亚夫人案:"病人患危异之疾,半月不饮食,目闭不开,六脉似有如无,病情严重。"他认为"此疾非针不苏……但人神所忌,如之何?若待吉日良时,则沦于鬼箓矣",于是"即针内关二穴,目即开,而即能食米饮,徐以乳汁调理而愈"(《针灸大成》卷九)。以上这些体现了明代医家在急症救治实践中尊重科学的精神。

清代,产生了不少针灸著作,包括《神灸经纶》这样的灸治专书,另有一些收集民间治疗方法的书籍,如赵学敏编的《串雅外编》等,都包含相当多的急症针灸方面的内容。但由于多数书籍重在汇集前人文献,加之清朝后期道光帝明令禁止太医院设针灸科,导致整个针灸学科的衰落,使得急症针灸未能取得更多的成就。清代大致有以下两个方面发展。

1. *治疗范围有所扩大*·温病学说到清代已经成熟,一些急性温热病症逐步采用针灸治疗,并获得较好的效果。如瘟疫:"热入血室,发黄,身如烟薰,目如金色,口燥而热结,砭刺曲池出恶血,或用锋针刺肘中曲泽之大络,使邪毒随恶血出,极效。"(《针灸逢源》卷五瘟疫)

一些凶险重症,历代记载多属不治的,至清代,随着治疗方法的改进,逐渐使之成为可治。诸如疔疮走黄一症,"毒气内攻,走黄不住,疮必塌陷,按经寻之,有一芒刺直竖,乃是疔苗,急用针刺出恶血。即在刺处,用艾灸三壮,以宣余毒"(《针灸逢源》卷五)。

2. *刺灸之法有所发挥*·首先在操作方法上有一定增补。急症灸治,在隔物灸方面,清代又增加了黄蜡灸、豆豉饼灸、蛴螬灸等。《串雅外编》还收编了民间的鸡子灸(即用鸡蛋白乘热覆盖于肿毒上,上用艾灸之)、碗灸等法。多用于治疗急性痈毒。另外,救治疯犬咬伤,还主张在咬伤处"急用大嘴砂酒壶一个,内盛干烧酒,烫极热,去酒以酒壶嘴向咬处,如拔火罐样,吸尽恶血为度,击破自落,上用艾炷灸之,永不再发"(《医宗金鉴·刺灸心法要诀》)。急症刺法,《串雅外编》也收集了这方面的民间防治经验。如刺血治急痧将死,方法是"将口撑开,看其舌处有黑筋三股,男左女右,刺出紫血一点即愈。刺血忌用针,须用竹箸嵌碎瓷碗尖为妙"(《串雅外编·起死门》)。另有针挑治闷疹子(指麻疹不能透发)、喉痹等。

关于急症治疗次数与疗程,历代未明确指出。鉴于急症势如奔马闪电,清朝一些医家提出某些急重之候,要求治疗不可间断,甚至日可2次。如痈肿疮毒,须"针无间日,如或针间日则无效矣……或一日再刺,以泻其毒"(《针灸集成》卷二)。现代治疗急症,亦主张连续追截,重者日针2~3次,这对于扭转病势颇有临床意义。

另外,清朝医家强调审证取穴,正如吴亦鼎所云,"灸法亦与针并重,而其要在审穴,审得其穴,立可起死回生"(《神灸经纶》引言)。

综上所述,我国的急症针灸证治,奠基于秦汉,经过晋唐宋大量临床特别是灸治方面实践的丰富充实,金元在理法上的创新突破,至明清终于形成了一套比较系统和完整的理论和技术。与中医学的其他疗法一起,在同急性疾病斗争,保护古代劳动人民健康上,做出了巨大的贡献。

六、现代发展概况

从清末至民国，随着针灸学科本身的凋敝，急症针灸几无进展。就收集到的资料看，20世纪20～30年代，仅有针灸治疗疟疾(1923年)、流行性脑脊髓膜炎(1934年)、婴幼儿破伤风(1935年)等少数病种的零星报道。所以，现代针灸防治急症工作，实际上是新中国成立以后的事。从20世纪50年代初开始，急症针灸的报道日渐增多，但内容尚停留在一般的临床观察上，病例数亦较少。自1950年代末至1970年代中，不断产生的各种针灸变革之法，如电针、水针(穴位注射)、耳针以及头针等逐步应用于急症临床。针灸治疗的急症病种渐渐扩展至各临床学科，不少病症已积累相当数量的病例，有的运用较大样本进行对照观察，少数病种还通过实验研究，进一步探求急症救治机制。1970年代末至今的近30年，针灸防治急症更是进展重大，多方面都获得了前所未有的成果，针灸法正在成为临床各科急症救治工作中的一支不可忽视的重要力量。下面将近年来的进展特点作一简要介绍。

(一) 救治范围向纵深拓展

经统计，适于针灸治疗的现代急症病种已超过百种。为联合国世界卫生组织所确认，并于1980年向世界各国推荐的43种针灸适应证中，急症竟占一半以上。针灸治疗的急症病种遍及内、外、儿、妇、皮肤、眼、口腔及耳鼻喉各科，无论昏迷、休克，还是重症传染病，无论是急腹症，还是严重的心血管疾病，都取得了一定的疗效。在救治范围方面，现代急症针灸的趋势是：从以往不能用针灸治疗的到可用针灸救治；从原来针灸只能作辅助治疗上升到可作为主要疗法；从本来需要配合其他疗法的到单纯用针灸治疗。如急腹症，古代典籍仅记载灸治肠痈1项，1950年代，针刺也主要用于治疗急性阑尾炎。30余年来，通过大量病例的实践，已逐步发展到治疗胆囊炎、胆石症、急性胃及十二指肠溃疡穿孔、肠梗阻、胰腺炎、急性腹膜炎等多种急性病症及其他各种原因引起的急腹痛。其中，再以胆石症为例，西医一般采用手术疗法。新中国成立初期，开始用中药排石；至20世纪70年代，针灸只是中西医结合“总攻”排石的一个辅助措施；从80年代开始，已可单独应用针灸(包括各种变革法)或以针灸为主排石了。与此同时，一些主要用针灸治疗慢性状态时的疾病，现在已被用于急性状态的救治。如高血压病，以往针灸仅仅用于平时降压，现已参与急进性高血压的抢救。近年还不断报道针灸治疗哮喘持续状态等。

值得注意的是，针灸还在一些急危病症中出现了一种新的动向。如流行性出血热，是一种世界范围内流行、死亡率较高的急性传染病，以往均依靠西医药物抢救，近年采用针灸之法与西医支持疗法配合，不仅能有效防止其转变，而且明显缩短疗程，提高了本病的治愈率。莱姆病是一种以蜱为媒介的急性螺旋体感染疾病，1985年我国才首次发现，至90年代即有电针治疗的报道。另外，属于沉渣泛起的急性淋病，发病率有逐年增高之势，针灸的作用也已受到关注。这些都进一步启示，针灸疗法不仅具有难以估量的潜力，而且表明针灸治疗急性病症正在跟随现代疾病谱不断地开拓新的领域。

(二) 针灸预防急症富有成效

预防急症的发生或发展有重要临床意义。新中国成立以后的 50 多年,针灸预防急症已在临床和实验研究上取得较大的成绩。工作做得最多和最早的有两类:一是用针灸预防某些急性传染病。早在 20 世纪 50 年代,有人在流感流行区的人群中,对 818 例健康者针一侧足三里进行预防,结果无一人发病。用针刺预防小儿脊髓灰质炎、流行性脑脊髓膜炎、流行性腮腺炎以及麻疹等都获得了明显效果。二是发明于 1958 年的针刺预防手术痛,即为举世瞩目的针刺麻醉。手术痛虽不是疾病,但可归为急性疼痛。经 200 余万例的严格观察,证明针刺镇痛的效果是确切的,这种作用的产生是有物质基础的。

按照针灸医学自身的特点,在其他各临床科也积极地进行了防病工作的探索。如内科,在继承古代灸防中风经验的基础上,开展关元百日灸预防中风;外科,用耳针预防输血、输液反应,针刺预防外科感染、术后腹胀;妇产科,应用针灸预防人流综合反应、产后出血、先兆流产、先兆早产等;五官科,采用刺血或穴位注射法预防流行性急性结膜炎,效果显著,日本尚有以电针预防复发性扁桃体炎的报道。值得一提的是,近年来,针灸还被用于预防癌症放化疗时所出现的各种毒性反应。

为了客观评价针灸的预防作用,一种是通过长期积累大量病例来证明效果确切,如针刺预防炎症,观察例数达 7 000 余例,发现只要被预防者身体反应尚可,即可达到防病作用。另一种则是设立不同对照组进行观察。一般采取将针灸与其他预防方法进行对照观察。如通过比较,发现针刺预防流感的作用优于阿的平溶液喷鼻组而低于孟德尔氏液涂咽组。另外,对同一种急症,哪种刺激效果更好?有人分别观察了耳针、体针、不针灸对预防产后出血的影响,发现耳针最佳。

针灸防病机制的研究,也引起有关学者的浓厚兴趣,并进行了大量卓有成效的工作。除了众所周知的针刺镇(防)痛取得一系列举世瞩目的成果外,在其他方面也是如此,如应用动物研究,探索针灸预防急症的机制(如休克等)也取得了颇有价值的结论。

(三) 刺灸技术不断发展

刺灸技术的发展主要表现在两个方面。

首先是对传统的刺灸之法通过不断地探索进行改革和创新,以适应现代急症的救治特点,提高急症的治疗效果。包括打破传统的取穴和手法的模式,创建新的方法。急性脑血管疾病的早期针灸参与,对降低死亡率、减少后遗症有着重要的价值。天津的针灸工作者,不囿于“治痿独取阳明”之说,总结出以取阴经穴为主、阳经穴为辅的醒脑开窍法,明显提高了急性中风的救治效果。

其次是针灸变革方法日益增多。鉴于现代科学技术,特别现代医学对针灸学科的渗透和影响,各类变革方法如雨后春笋不断涌现。这些变革方法往往结合了 2 种或 2 种以上疗法的长处,对开拓救治领域,提高救治疗效,都有促进作用。如电针,这种应用最早的针刺变革方法,其镇痛效果已为绝大多数人所公认;水针(穴位注射),综合了机械刺激与化学药物两方面作用，在抗急性感染上有特殊的疗效。有些变革方法还能简化针刺手续，避免针刺意外，减轻患者痛苦。如穴位激光照射，具有无痛、无感染之弊，以及较安全等特点。1970年代开始应用于针灸临床后，对多种急症都有效果，最易为儿童患者接受。目前已证实，穴位激光照射对小儿哮喘、小儿急性扁桃体炎、小儿腹泻等，效果确切。另外，1950年代兴起的耳针疗法，与上述变革法有所不同，据不完全统计，大约对40余种急症有效。

（四）科学验证疗效

进行大样本对照观察，是现代急症针灸确定疗效的主要手段，也是重要特点之一。近些年来特别重视开展对严重危害人体或最为常见的急性病症的疗效验证工作，诸如心脑血管疾病、急腹症、急性细菌性痢疾、急性黄疸性肝炎、流行性出血热等。其中一些病症已进行了数千例乃至上万例的观察。为了解针灸疗法在诸多疗法中所占有的位置，不少病症还做了与中西药物治疗的对照观察。如急性细菌性痢疾，通过与药物组对照，发现针刺组无论在临床症状(如里急后重、腹痛腹泻等)的平均消失时间上，还是在大便7日以内转阴率等方面，均较单纯用药物治疗为优。选择较可靠的客观指标，进行更深入地观察，也是急症针灸治疗中正在广泛开展的一项工作。如采用心功能检测观察冠心病心绞痛患者，中风患者进行针刺前后的脑血流图与血液流变学变化的比较……这样就能更科学地、更严谨地肯定其疗效。

（五）救治方案逐步规范

在大量临床观察和实验研究的基础上，一套独特的、系统又完整的针灸治疗急症的方案正在逐渐形成。这对于总结、推广急症针灸以及稳定疗效都是十分有意义的。就目前看，虽还不够普遍，但在一些较重要的急性病症上已初具雏形了。一套完整的急症针灸方案，一般认为应包括：统一的选择标准和诊断标准(包括辨证标准)，基本固定的配方(含相对稳定的加减法)，刺灸法(包括补泻手法等)，护理及辅助疗法。其中选择标准，以是否为针灸的适应证作为前提，如急性传染性肝炎，就规定以临床上确诊为急性黄疸型肝炎、病程在2周以内者作为病例选择标准。急症取穴上主张有效穴(多经反复验证)与辨证取穴相结合；手法上，宜适当增强刺激量或多留针；针刺次数每日1～2次，危重期内或急性痛症可每日3～4次；护理上亦要求细致观察，重者需坚持守候等。当然，这一方案还只是十分粗略的。可喜的是，近年来急症针灸标准化方案工作正在得到重视，如中风急性期针刺手法的量学研究就是一个突出的例子。著者之《急症针灸》一书，其写作的目的之一，就是希望在总结整理古今医家丰富经验的基础上，对目前针灸治疗有效的急症尝试着作一治疗方案的初步规范，或许有助于这一工作的深入。

（六）深入探讨机制

关于针灸治疗急症的机制，古人虽然作过一些探讨，并提出“调气”“治神”等重要见解，但终究比较笼统。新中国成立后，尤其是近30余年，对此已做了大量研究工作。主要的途径是借助现代技术的手段，通过实验研究，从生理学、生物化学、免疫学、微生物学、生物物理学等各个角度，进行分析、综合、探索。实验研究包括临床试验和动物实验。截至目前，虽未获得最后的突破，但已显露出一些令人振奋的苗头。以针刺抗休克为例，通过实验性休克动物的观察，初步表明针刺的升压和抗休克作用可能主要是经由神经系统实现的。针刺的刺激可能属于一种非特异性的传入刺激，当直接作用于穴位的神经末梢或神经干后，信息由相应的传入神经上达脑干，经整合后再经传出神经到达效应器，从而产生抗休克效应。另外，抗休克作用可能还与体内的体液因素有关。当然，上述只是粗线条推测，离探明确切机制尚有一段距离。类似这样的情况，在机制研究中可以说比较普遍。

虽然，新中国成立 30 多年以来，急症针灸的临床和研究已取得了很大成就，但是还需要进一步发展，仍存在不少薄弱环节。如作为发展急症针灸的突破口之一的机制研究，尚待积蓄力量，进行本身的突破；作为现代急症针灸成熟标志之一的治疗方案规范化，亦有大量艰苦的工作未完成。值得一提的是针灸治疗急症病种的开拓问题，我们认为必须重视发掘和发扬中医学的宝贵遗产。一些古代用之有效记载颇多的以灸法治疗毒、痈肿等，现代报道已属鲜见。特别是狂犬病，早在《黄帝内经》就有“犬所啮之处灸之三壮，即以犬伤病法灸之”的记述。之后，历代医著如《小品方》《外台秘要》《铜人腧穴针灸图经》《针灸资生经》等都有记载和发挥。但现代除《光明日报》在 1982 年有一篇通讯外，很少有相关临床报道。我们深信只要针灸工作者和各学科（特别是临床学科）工作者紧密合作，坚持实践，开阔思路，多寻途径，那么，可以相信，一门独特崭新的医学新学科——现代急症针灸防治学将会在现有的基础上进一步发展成熟，并耸立于世界现代医学之林。

张仁. 急症针灸学的形成与发展[J]. 陕西中医学院学报，1986，9(2)：15－19；9(3)：50－52.

注：本文是我在写作《急症针灸》（人民卫生出版社，1988）一书过程中完成的综述。

灸法的历史与现状

灸法是中医学中最古老的疗法之一。灸法的产生早于方药，就针灸而言，灸法可能更先于针法。关于灸法的起源，虽然还缺少确实可靠的资料来印证，但是目前多数学者认为，这一疗法的出现不会晚于原始社会。根据近代考古学研究证明，我国早在距今约 170 万年的“元谋人”时代，我们的祖先就已懂得用火；距今约 60 万年的北京人则已长期用火。灸，《说文解字》释为“灼也”，即是以火烧灼之意。先人们在用火过程中，可能因偶而不慎灼伤，结果却使身体另外一部分的病痛得到意外的减轻或痊愈，经多次重复体验，于是便主动地以烧灼之法来治疗一些病痛，逐渐产生了灸法。早期只有钻木取火的“木燧”，后来则有照日取火的“金燧”。周代作为日常生活用品，有“左佩金燧”“右佩木燧”的规定，政府还有专门取火的官员，分季节为人民提供新火种。古代不同的取火方法曾给当时灸法选用火源以一定影响。如晋代陈延之《小品方》记载，灸法不宜用八木之火，而宜用“阳燧”从太阳取火。

灸法的文献记载，可追溯到春秋战国时期。1973 年湖南长沙马王堆三号汉墓出土的帛书《足臂十一脉灸经》《阴阳十一脉灸经》，既是已知最早关于经脉的专著，又是首次记载灸法的医学典籍。书内提到的各种经脉病证以及心痛、瘙、癫狂、咳血、耳聋、产马（马刀，即瘰疬）、噎等急难病证，均可采取灸其所属经脉之法进行治疗。并发现，其中一些病证甚至可以“久（灸）几（既）息则病已矣”（《阴阳十一脉灸经》甲本）。与其同时出土的《五十二病方》《脉法》，详细地记载了施灸的部位。如“久（灸）足中指”、“久（灸）左胻”，“阳上于环二寸而益为一久（灸）”等。

在同时代的不少非医学书籍中，也有不少灸法的记述。《左传》中提到公元前 581 年医缓给晋景公诊病时说过的“攻之不可，达之不及”这样一段话，其中“攻”字，一般认为应当作“灸法”。非医药文献中最早提及“灸”字的，则见于《庄子·盗跖》篇“丘所谓无病而自灸也”。《孟子·离娄》篇，还提出了艾灸“今之欲王者，犹七年之病，求三年之艾也”。

从上述可知，灸法不仅在医学著作中已经作为一种主要疗法应用于临床，而且一些非医家在引喻射事时亦多用灸法。这充分表明，在我国春秋战国时期，灸法之法已经相当盛行了。

一、秦汉时期

先秦两汉是我国传统针灸医学的重要形成时期。产生于秦汉之际的医学巨著《黄帝内经》，把灸法作为一个重要的内容进行系统介绍，强调“针所不为，灸之所宜”（《灵枢·官能》）。它首先指出“灸焫者亦从北方来”。因为“北方者……其地高，陵居，风寒冰冽，其民野处而乳食，藏（脏）寒生满病，其治宜灸”（《素问·异法方宜论》），说明灸法的产生与我国北方人居住条件、生活习俗和发病特点有关。灸法的适应证包括外感病、内伤病、脏病、寒热病、痈疽、癫狂等。灸法的作用具有起陷下、补阴阳、逐寒邪、畅通经脉气血等多个方面。《黄帝内经》还提到灸的补泻之法：“以火补者，毋吹其火，须自灭也；以火泻者，疾吹其火，传其艾，须其火灭也。”（《灵枢·背腧》）还指出艾灸之禁忌证为：阴阳俱不足或阴阳俱盛者、阳盛亢热及息积等。《黄帝内经》在一定程度上奠定了灸法的基础。

东汉张仲景所撰《伤寒杂病论》一书，其内容以方药辨治外感热病及内伤杂病为主，尽管针灸条文不多，其中《伤寒论》载灸法 7 条，《金匮要略》2 条，复出 2 条，实为 7 条，但是对灸法的应用和禁忌证也有所发挥。在应用上，仲景指出灸法宜于三阴经病，或于少阴病初起，阳虚阴盛时，灸之以助阳抑阴；少阴下利呕吐，脉微细而涩时，升阳补阴。或厥阴病手足厥冷，脉促之证，灸之以通阳外达；脉微欲绝者回阳救逆。灸法禁忌范围包括太阳表证、阳实热盛、阴虚发热等。这些对后世医家都产生了重要的影响。

二、晋唐宋时期

从两晋至唐宋，是我国针灸医学史上灸法发展的最重要的时期。它主要表现在以下几个方面。

(一) 灸法专著大量出现

我国历史上第一部灸法专著是三国时期曹翕(曹操之子)所撰写的《曹氏灸方》,共有七卷,惜已佚。敦煌卷子本中的残卷《新集备急灸经》,则至迟是在唐代咸通二年(公元861年)依照刊本抄录的,原刻印本初刊于唐代京都长安,不仅证实该书成书年代甚早,也表明我国早期刊本中就有灸治的专书。敦煌类遗书中,尚有我国首部人体穴位灸法图谱《灸法图》和《灸经明堂》,其作者及成书年代虽难以确知,但据文体和内容来看,多为唐代或以前的作品。上述敦煌卷子均被劫往国外,目前分别收藏于法国巴黎国立图书馆和英国伦敦大英博物馆。另有唐代崔知悌之《骨蒸病灸方》一卷,记载专病灸治经验,原书虽已佚,但尚收存于《外台秘要》及《苏沈良方》之中。另有《黄帝明堂灸经》(分一卷本和三卷本两种,内容相同),为唐代佚名氏撰。后由北宋书商改题此名刊行,至元代此书辑入《针灸四书》中。至宋代灸法专著更不断出现,如闻人耆年之《备急灸法》一卷,是我国首部灸治急性病证的专著;而庄绰《灸膏肓俞穴法》一卷,则是防病保健灸法的专门典籍;另有西方子《明堂灸经》八卷等。这些专著在不同时代,从不同角度记载和总结了古代医家灸法经验。

(二) 医籍中灸法占据重要地位

在晋唐至宋代的一些重要医学著作和针灸书籍中,灸法都被作为重要的内容而载入。晋代葛洪之《肘后备急方》,大量收集了当时及前人治之有效而又简便易行的灸方。全书共109条针灸医方,灸方就占94条之多。除继承《黄帝内经》及《针灸甲乙经》的直接灸法外,首创隔物灸法,包括隔盐灸、隔蒜灸、川椒灸等。另外,尚应用蜡灸及以瓦甑代替灸器及烧艾于管中熏灸等。在病证救治上,《肘后备急方》载有卒死、尸厥、卒客忤死、霍乱、中风等28种急症的救治灸方达102首。

晋隋时期医家陈延之,是提倡灸法的先驱之一,所撰《小品方》(现已佚)是我国古代一本重要方书,对灸法也多有论述。他指出,"夫针术须师乃行,其灸则凡人便施。为师解经者,针灸随手而行;非师所解文者,但依图详文可灸;野间无图不解文者,但逐病所在便灸之,皆良法",表明灸法简便有效,易于推广。从散在于其他医籍的近30则陈氏的灸方中可以看出,他主张取穴少而精,强调灸前刺去恶血,用灸壮数多达50～100壮,也有用随年壮。特别是关于灸禁问题,认为《黄帝内经》禁灸十八处并非绝对,并提出直接灸要"避其面目四肢显露处,以疮瘢为害耳"等。其中不少观点,至今仍然可取。

唐代名医孙思邈,在其著作《备急千金要方》和《千金翼方》之中,也载述了大量灸法内容,在灸法上,又增加多种隔物灸法,如隔豆豉饼灸、隔泥饼灸、隔附片灸及隔商陆饼灸等。在灸法范围上有较大的扩展,首先,增加灸法防病的内容,如《备急千金要方》卷二十九指出:"凡人吴蜀地游官,体上常须三两处灸之,勿令疮暂瘥,则瘴疠温疟毒气不能着人也。"其次,灸治的病种较前代有所增加,特别是在热证用灸方面作了有益的探索,如热毒蕴结之痈肿,以灸法使"火气流行"令其溃散;另如对黄疸、淋证等温热病及消渴、失精失血之阴虚内热病证等,均用灸法取效。这显然是对《伤寒论》某些偏颇提法的纠正,也是对灸法的补充和完善。在施灸的方法上也强调操作的正确性,"炷令平正着肉,火势乃至病所也"

(《备急千金要方》卷五)。同时代的王焘,更是重灸轻针,提出灸为"医之大术,宜深体之,要中之要,无过此术"(《外台秘要·中风及诸风方一十四首》),在《外台秘要》一书中,针灸治疗部分,几乎都用灸方。这种弃针重灸的观点,当然属于偏见,但是可证明当时对灸法的重视。

宋代著名针灸家王执中撰《针灸资生经》一书,亦以灸法为主,并记载了灸劳法、灸痔法、灸肠风、灸发背、膏肓俞灸法、小儿胎疝灸等灸治之法。书中还收录不少本人或其亲属的灸法治验,如"予尝患溏利,一夕灸三七壮,则次日不如厕,连数夕灸,则数日不如厕"(《针灸资生经》第三)。另外,王执中对灸感流注也做了较深入的观察:"他日心疼甚,急灸中管(脘)数壮,觉小腹两边有冷气自下而上,至灸处即散"(《针灸资生经》第四)。宋代的《太平圣惠方》《普济本事方》以及《圣济总录》等重要医方书中,亦多收载有灸法内容。如许叔微强调阴毒、阴证、阳微最宜用灸的观点,创隔巴豆、黄连灸法,方法是"用津唾和成膏,填入脐心,以艾灸其上,腹中有声,其病去矣"(《普济本事方》卷九)。由于直接灸法烧灼较为疼痛,使人临医畏灸,南宋窦材在其所撰之《扁鹊心书》中,首载了"睡圣散",服后施灸,"即昏不知痛"(《扁鹊心书》卷上)。

(三)灸法应用的专业化和普及化

在唐宋时期,随着灸法的专门化,出现了以施行灸法为业的灸师。如唐代韩愈的《谴疟鬼》诗云,"灸师施艾炷,酷若猎火围"(《昌黎先生集》卷七),生动地描绘了大炷艾灼的场面。宋代张杲《医说》中,也曾有灸师之称。除灸师专门掌握施灸技术外,鉴于当时盛行灸法,非医者对灸法也加以应用。《南史·齐本记》载,有人自北方学得灸术,因治有效验,迅速推广,一时间都中大为盛行,被称之为圣火,甚至诏禁不止。《备急千金要方》卷二十九也提到"吴蜀多行灸法",表明此法在民间中已颇为普及。另外,宋"太宗病亟,帝(指宋太祖)往视之,亲为灼艾"。宋代苏东坡写有《灼艾帖》,李唐画有《灸艾图》,更证实了灸法在唐宋之际流传之广。

三、金元时期

金元时期,由于针法研究的崛起和针法应用的日益推广,灸法的发展受到一定影响。但以金元四大家为首的不少医家,在灸法的巩固和完善方面,仍做出了应有的贡献。刘河间不囿于仲景热证忌灸之说,明确指出"骨热……灸百会、大椎"等,并总结了引热外出、引热下行及泻督脉等诸种灸法;罗天益则主张用灸法温补中焦,多取气海、中脘、足三里三穴施灸,认为可"升发元气""滋荣百脉"等;朱丹溪也有不少灸治验案的记载,如"一妇人久积怒,病痫,目上视,扬手掷足,筋牵,喉声流涎,定时昏昧,腹胀痛冲心,头至胸大汗,痫与痛间作……乘痛时灸大敦、行间、中脘……又灸太冲、然谷、巨阙及大指甲内间,又灸鬼哭穴,余证调理而妥"(《丹溪心法》)。另如元代名医危亦林,在其所著《世医得效方》载述刺灸治疗的56个病证中,灸法约占十分之八,且多涉及各科急性热病、时令病及惊、厥、损伤等症。并提出"阴毒疾势困重……则灼艾法惟良"(《世医得效方·集论说》),倡阴毒宜灸的观点。在施灸方法方面，不采用晋唐时期动辄百壮的做法，常因病证、因部位而用竹筋大、麦粒大、绿豆大、雀粪大，或灵活地“大小以意斟量”，以定艾炷之大小。且多数用七壮、二七壮、三五壮等。还重视对于灸后的护理，“以温汤浸手帕拭之”，“以柳枝煎汤洗后灸之”，防止感染，确为经验之谈。

四、明清时期

明清时期，是我国传统针灸医学从成熟而又逐步走向衰落的时期。虽然这一时期偏重针法的应用，但灸法也有一定的进展。

（一）灸法论著明显增多

明代是我国针灸史上重要的文献总结时期。据史料记载及现存的医籍统计，明代以前有关灸法的专著相对较少。以明代为界，根据《全国中医图书联合目录》《宋以前医籍考》《中国医籍考》《中国医籍通考》《中国针灸医籍荟粹》等书的考证，明代以前的灸法书籍，史书上有记载但已亡佚了的有《岐伯灸经》（宋史）、《亡名氏灸经》（隋志）、《曹氏灸方》（隋志）、《曹氏灸经》（隋志）、《雷氏灸经》（新唐志）、《崔氏骨蒸病方》（宋志）、《亡名氏新集明堂灸法》、《杨氏灸经》（崇文总目）、《黄帝灸经明堂》（宋志）、《亡名氏灸经背相》（宋志）。目前现存的灸法医籍仅有：战国的帛书《足臂十一脉灸经》和《阴阳十一脉灸经》，敦煌石室医方残卷《新集备急灸经》，唐代《灸法图残卷》《黄帝明堂灸经》，宋代《膏肓腧穴灸法》《实验特效灸法》《备急灸法》《西方子明堂灸经》，元代《痈疽神妙灸经》《痈疽神秘灸经》10 种。明清两代以清代专著较丰，著有《采艾编》、《太乙神针心法》、《采艾编翼》、《太乙神针附方》、《太乙离火感应神针》、《灸法纂要》、《太乙神针》（范毓裔编）、《仙传神针》、《神灸经纶》、《太乙神针集解》、《传悟灵济录》、《卷怀灸镜》、《太乙神针》（松亭居士传）、《灸法秘传》、《灸法心传》、《太乙神针十六部》、《灸法集验》、《太乙神针》（作者不详，叶圭序跋）、《经验灸法独本》、《延寿针治病穴道图》、《灸法纂要》等 21 种。此外，还有大量有关论述灸法的篇章，散在于明清两代有关针灸著作或医籍中。如明代著名医家张景岳，在所著《类经图翼》卷十一中，专门辑录明以前几百个灸法验方，涉及内、外、妇、儿各科几十种病证。另在《景岳全书》9～36 卷所论述各科 70 余类病证中，有 20 类提到针灸法，其中涉及灸方的达 15 类，并详细论述了灸法的治疗作用。因此，可以说是对明以前灸法临床经验的一次总结。明代伟大针灸学家杨继洲，也重视灸法的研究和实践，强调针灸并重。《针灸大成》第 9 卷，论述灸法凡 41 节，内容涉及广泛，有灸法、取膏肓穴法、相天时、发灸法及艾灸补泻等，以及灸治各种急慢疾病 20 余种。

特别是清代，更可以认为是对我国灸法的总结时期。灸法文献中，较有代表性的为清咸丰时医家吴亦鼎所撰的《神灸经纶》一书，他在该书引言中指出，“灸法亦与针并重，而其要在审穴，审得其穴，立可起死回生”，说明灸法之重要。《神灸经纶》全面总结了清以前有关灸法的理论和实践，并参合了不少作者本人的临床经验，是一本集大成式的灸法专著。另如清代廖鸿润的《针灸集成》，也收载了大量灸法的历代文献，予以分类编排，如制艾法一节，就选录了《医学入门》《医方类聚》《局方》等多种前人著作的论述，对“发灸疮法”“疗灸疮法”“调养法”等都作了详细的介绍。

（二）施灸方法的不断革新

首先是对传统灸法的改革创新。明清两代医家在继承前人灸法的基础上，又进行了大胆的改革与创新，产生了艾条灸、雷火神针、太乙神针、桃枝灸、桑枝灸、药锭灸等新的施灸方法。值得一提的是艾条灸法的创用。此法最早记载于明初朱权之《寿域神方》卷三，云：“用纸实卷艾，以纸隔之点穴，于隔纸上用力实按之，待腹内觉热，汗出即差。”这时的艾条灸还是属于实按灸，即艾条隔纸按压于穴位，隔纸仍为减少患者的痛楚，以后又改为悬灸法，即离开皮肤一定距离灸烤，这种方法既弘扬了艾灸之长，又避免了烧灼之苦。同时，凡是艾炷灸的适应证均可以使用艾条灸，它操作简便，疗效颇佳，倍受患者的欢迎，故而一直沿用至今。艾条灸出现后，为提高疗效，医家又在艾绒内加入药物，制成卷状，用以灸疗。至嘉靖十八年（1539 年）在《神农皇帝真传针灸图》一书中，首次提到了掺入药品的艾条灸法，名为火雷针，后又改名为“雷火针”。这是艾条灸的进一步发展。“雷火针”后来又称“雷火神针”，明代的《本草纲目》记载其艾灸的药物组成为：艾绒一两，沉香、乳香、茵陈、羌活、干姜、穿山甲各三钱，麝香少许。这里所谓的针，其实是灸，因它操作之法类似针法——隔几层纸或布，实按在穴位上之故。艾条灸操作方便，痛苦又较小，且可随意调节热力，很快得以推广。故《仙传神针》中形容其“欲求其所以治痛之神与去病之速，莫若针灸。第针砭之法，有用铁针者，有用金石者，有用艾灸灯灼者，种种不一，虽有急救之功，恐伤肌肤，是一痛未除，又增一病，亦非善道，惟有雷火针一法，针即非铁，且不着肉，最为善治”。除此之外，明代还有灯火灸的记载，系指用灯草蘸油点燃直接烧灼穴区肌肤的一种灸法；也有利用铜镜集聚光作为施灸热源的“阳燧灸”等。在施灸的方法上，此时又出现一种叫“太乙神针”的掺药艾条灸法。用法与雷火神针同，但在处方中不用毒性较大的药品，药性平和，适应证也较雷火神针广泛。并有《太乙神针心法》（韩贻丰）、《太乙神针》（范毓裔、周壅和编）等专书出现和流传。清代韩贻丰《太乙神针心法》一书，又在雷火针的基础上，加减了一些药物，称之为“太乙神针”，二者均用于风寒湿痹、寒性腹痛等证。其后，赵学敏又创出了“百发神针”用治偏正头风、漏肩风、鹤膝风、半身不遂、疝气等；“消癖神火针”用治偏食、消瘦、积聚痞块；“阴症散毒针”用治痈疽等病。

其次是创制新的灸疗方法，除了以艾为主的施灸方法之外，明清时期还创出了其他的一些灸法。如桃枝灸，又名“神火灸”，其用法与“雷火神针”相似，用桃枝蘸麻油点燃后吹灭，乘热垫棉纸三五层熨灸患处。《本草纲目》记载，治心腹冷痛、风寒湿痹。桑枝灸，又叫“桑柴火”“桑枝针”，即用桑枝点燃吹熄用火头灸灼患处。又自从隋代的《黄帝虾蟆经》主张“辨灸八木法”以来，医家灸病忌松、柏、枳、椐、榆、桑、枣、竹 8 种木火，认为此 8 种木火“皆伤血脉肌肉骨髓”。《外台秘要》卷十九也明确指出，“凡八木之火，皆不可用也”。而明代医家却独取桑枝用于灸法，以祛风活络、通利关节。《医学入门》用其治发背不起，《本草纲目》用其治阴疮、瘰疬、流注、臁疮、顽疮等，《理瀹骈文续增略言》则用其治风痹。药锭灸则为清代独创的灸法。如清代名医叶天士不仅在温病学上成就显著，而且在针灸方面也颇有建树，"香硫饼灸"即为他所创。另外，还有《医宗金鉴》的"阳遂锭灸"，赵学敏《本草纲目拾遗》的"硫朱灸"。这3种药锭在制法和功用上都很相似，均以硫黄为主，配以麝香、朱砂以及其他药物而制成。与艾灸不同的是：艾火以其辛香走窜通行十二经，调理五脏六脏，偏于治内；而药锭灸重用硫黄，火燃烟熏以治外为主，对于痈疽肿毒、跌仆损伤、风湿痹痛等症又开拓了新的治疗方法。

另外，明清时期开始注重使用灸法器械。使用灸器施灸虽可追溯到晋唐，但或采用代用物而非专用灸器，或结构十分简单就地取材如苇管等。至明清，逐步出现了专门制作的灸器。明代龚信在《古今医鉴》中以铜钱为灸器；清代李宗先在《针灸易学》中使用了泥钱作灸器，高文晋在《外科图说》中又作了进一步改进，使用灸板、灸罩，叶天士先是用面碗作灸器，以后制成了专用灸器"银灸盏"等。现代用的温灸杯、温灸筒、温灸盒等均是在此基础上发展而来的。温灸器的使用与改革，使灸法更为安全、无痛、不易灼伤皮肤，尤其适用于老人、妇女、儿童、体弱者，成为病家所乐于接受的一种治疗方法。

明清时期，随着灸法日益走向民间，也获得不同程度的发展。赵学敏所撰的《串雅外编》一书中，介绍了不少民间灸法，如鸡子灸，其法为"鸡子煮熟，对劈去黄，用半个合毒上，以艾灸"(《串雅外编》卷二)。另如碗灸、麻叶灸、桑木灸等，应视为是对丰富多彩的灸法的一种补充。

（三）隔物灸进一步广泛应用

自晋代出现隔物灸的灸法方法后，历代在隔物的选择上都有所增加。明以前的隔物灸有隔蒜、姜、附子、豆豉饼、盐、黄土、面、蛴螬、葶苈饼、皂角、薤实、商陆饼、桃叶、头垢灸等。

明清以后的隔物灸有了更为显著的发展，又推出了大量的隔衬药物，使艾灸治疗疾病的范围更加扩大。例如：明代刘纯在《玉机微义》中指出，用隔葱灸治疗疝气；龚廷贤在《寿世保元》中用隔巴豆饼灸治心腹诸疾、泄泻、便秘，杨继洲在《针灸大成》中则用此法治疗阴毒结胸；李时珍在《本草纲目》中用隔甘遂灸治二便不通；杨起在《简便单方俗论》中载，用隔白附子灸治偏坠疝气；张介宾在《类经图翼》中用隔蟾灸治瘰疬；楼英在《医学纲目》中用隔苍术灸治耳暴聋；朱棣在《普济方》中用隔桃树皮、隔莨菪根灸、隔蚯蚓泥灸治瘰疬，用隔苦瓠灸治痈疽，用隔纸灸治咳痰喘、咯脓血；龚信在《古今医鉴》中用隔花椒饼灸治心腹胸腰背痛。清代顾世澄在《疡医大全》中用韭菜灸治疮疡；许克昌在《外科证治全书》中用隔香附饼灸治痰核、瘰疬，用隔木香饼灸治仆损闪挫，气滞血瘀；赵学敏在《串雅外编》中用隔土瓜灸治耳聋，隔鸡子灸治痈疽红肿无头，隔碗灸治乳痈；吴尚先在《理瀹骈文》中用隔槟榔灸治暴聋，隔核桃灸治风湿骨痛；窦梦麟在《疮疡经验全书》中用隔姜灸治脱肛；吴亦鼎在《神灸经纶》中用隔矾灸治痔瘘等。此外，还有隔胡椒饼灸治风寒湿痹、麻木不仁，隔蚯蚓灸治疮疡，隔陈皮灸治呕吐呃逆，隔厚朴灸治胸腹疼痛，隔蓖麻仁灸治内脏下垂、脱肛等不胜枚举。由此可见，明清两代的医家应用隔物灸所选择的间隔药物种类繁多，扩大了灸法的适应范围。

（四）将局麻应用于灸法

灸法古称灸焫，焫即点燃、焚烧之意，因施灸的材料多为艾叶，故常称为艾灸。古代灸法一般采用将艾炷直接置于肌肤上点燃施灸，故称直接灸。其又分为“非化脓灸”和“化脓灸”两种，化脓灸又称为“瘢痕灸”。古代医家认为灸疮化脓，方可治病愈疾，提高疗效。如《小品方》云：“灸得脓坏，风寒乃出，不坏则病不除也。”《黄帝明堂灸经》云：“凡着火疗病，历春夏秋冬不效者，灸炷虽然数足，得疮发脓坏所患即差，如不得疮发脓坏，其疾不愈。”直接灸、化脓灸虽具有很好的疗效，备受古人推崇，然而因其直接灼伤皮肉，疼痛剧烈，使患者难以接受。宋代闻人耆年在《备急灸法》中讲：“富贵骄奢之人，动辄惧痛，闻说火艾，嗔怒叱去，是盖自暴自弃之甚者，苟不避人神，能忍一顷之灸，便有再生之理，自当坚壮此心，向前取活，以全肤体，不致枉夭，岂不诚大丈夫欤”。文中批评了因惧怕艾火之苦，而拒绝灸法的作法，鼓励人们要忍受一时之痛苦，敢于使用灸法以愈疾。但是，由于化脓灸用艾绒直接烧灼皮肤，毕竟会给患者带来一定的痛苦。因此，宋代《扁鹊心书》提出：“如颠狂之人不可灸及膏粱之人怕痛者，先服‘睡圣散’，然后灸之，一服止可灸五十壮，醒后再服，再灸。”睡圣散是由八月采收的曼陀罗花和七月采收的火麻花，阴干后等分为末，用时取酒调服三钱即可。书中云，“人难忍艾火灸痛，服此即昏睡，不知痛亦不伤人”，从而达到既治病，又不疼痛的目的。然而，这种在患者完全麻醉状态下的施灸，止痛效果固然可靠，但它需要等患者服药失去知觉时方能灸灼，非常不便，因而未能推广。

明代医家对此进行了进一步地改革，采用了局部麻醉方法。龚信在《古今医鉴》卷十三“挑筋灸癖法”中指出：“用药制过的纸擦之，使皮肉麻木，用艾灸一炷……制纸法：用花椒树上马蜂窝为末，用黄蜡蘸末并香油频擦纸，将此纸擦患处皮上，即麻木不知痛。”用花椒树上的马蜂窝是取两药的止痛作用。花椒辛温、有毒，具有止痛之功。据《中药大辞典》记载，花椒烯醇液有局部麻醉的作用。实验证明，用其进行表面麻醉，效力较地卡因稍弱；用于浸润麻醉效力强于普鲁卡因。马蜂窝，又名露蜂房，苦辛平，有毒，具有止痛作用。据《中药大辞典》记载，蜂房煎水外用可消炎止痛。香油也有一定的止痛作用。诸药同用制成药纸，擦拭皮肤，使局部皮肤麻木，不知疼痛，然后施针挑和艾灸。这种局部麻醉的方法，变内服为外用，较服睡圣散有了很大改进，使麻醉更为简便、实用，且宜为病家所接受。

针灸的发展在清代中后期，由于统治者的偏见受到了限制。清代后期的统治者认为，“针刺火灸究非奉君之所宜”，在清政府太医院等官方机构中废止针灸，导致了整个针灸医学的衰落。但是，由于灸法简便易行，安全效佳，经济实用，深受黎民百姓的欢迎，故在民间仍广泛流行，使得灸法不但得以保存下来，还得到了一定的发展。

五、现代国内概况

自20世纪50年代起，灸法又开始引起医学界的注意，而且被用于治疗脾肿大、骨结核及药物毒性反应等多种病症。20世纪60～70年代，有关灸法的临床报道急剧增加，据统计，这一时期，单纯用灸或以灸为主治疗的病种就达100余种之多，而真正取得重要突破性进展，则是在近20余年。主要表现在以下几个方面。

(一) 防治范围不断扩大

灸法防治范围的扩大，首先是防治病种的迅速增多，截至2000年底，有关文献载述的用灸法防治各类病证超过200种，遍布人体各个系统。其次是防治的病种已突破灸治传统病证和一般常见病，已开始用于不少难治性疾病的灸治。以免疫性疾病为例，桥本甲状腺炎是一种异常的自身免疫反应引起的甲状腺病，目前尚无有效疗法，用隔附子灸法，不仅临床症状、体征明显改善，而且能明显调节机体免疫功能和甲状腺功能。又如硬皮病，属自身免疫性的结缔组织疾患，隔附子饼灸后症状减轻，微循环障碍及免疫功能均得到明显改善。除此之外，灸法尚被用于抗癌、治疗慢性溃疡性结肠炎、类风湿关节炎、精虫减少症等多种现代医学为之束手的疑难病证，也具有不同程度的效果。

(二) 临床观察趋向深入

临床观察的日益科学化、客观化，是近年灸法进展的又一个特点。对一些主要病症，往往采用大样本多指标进行研究，以探求其治疗规律。艾灸休克在20世纪60年代已有应用，但局限于一般证候变化的观察，近10年来则在临床和实验研究上做了大量工作，不仅观察到灸治后患者收缩压、脉压显著增加，指尖温度上升，肛－指温度下降，外周毛细血管灌流改善等；还在动物实验上观察了艾灸关元对失血性休克家犬血流动力学和动脉血氧运输量的影响，从而获得较为全面和深刻的认识。另如，应用麦粒灸与隔附子饼灸治疗慢性乙型病毒性肝炎，通过多指标大样本的反复研究，揭示出艾灸可有效地调整此类患者免疫系统功能，从而抑制HBV复制，减轻或修复肝细胞病理损害，促进病情改善。在辨证施灸治疗原发性高血压预防中风的过程中，通过系统观察，发现灸治3个月后患者血压下降并保持相对稳定，全血黏度改善，纤维蛋白溶解系统恢复平衡，从而预防中风的发生。隔药饼灸治疗慢性溃疡性结肠炎，在肯定临床疗效的基础上，通过动物研究表明，隔药灸可以抑制模型大鼠脾脏、结肠黏膜炎性细胞的基因表达，纠正异常的免疫功能，降低免疫细胞对炎症的反应性，从而有利于炎症的消除，组织的修复。正是经过上述这样大量深入细致的工作，不仅肯定了灸法的确切效果，也在一定程度上总结和发现了灸治的某些临床规律。

(三) 灸治方法日益丰富

在灸法漫长的发展历史过程中，先辈们已创制了各种各样的灸治之法。由于多种原因，其中不少灸法已湮没不彰。近几十年来，在灸治方法的发展上，做了两个方面工作。一方面是继承发掘传统的行之有效的方法。如核桃壳灸和苇管灸，前者载于《理瀹骈文》，后者首见于《备急千金要方》，但古籍中有关记述很少，近人亦未见再有应用。近年来，通过对上述两法的发掘和改进，发现分别对眼部疾病及面神经麻痹等，有较好的效果。除了对古代灸法继承外，还对其他民族的灸法进行验证和推广，如流行于广西壮族民间的药线灸，应用于多种常见或难治病证，收到了很好的效果。另一方面则是结合现代科技创制新的灸法，如光灸、冷冻灸、电热灸、铝灸等。另外，在灸法仪方面10余年来也有较大进展，且大多已应用于临床。如药灸器、中频灸法仪、固定式艾条熏灸器、近红外灸法仪、远红外灸法仪等。

（四）机制研究系统开展

近10年来，在灸法机制研究方面取得了长足进展，并获得了比较系统的结果。在灸法对免疫系统的调节上已证实，艾灸对机体细胞免疫和体液免疫功能均有不同程度的影响，而且这种调节作用是双向的。在血液系统方面，通过动物实验和临床观察发现，灸后可增加白细胞和红细胞的数量。艾灸对微循环功能、血液流变学和血液动力学均有明显的影响，并可缩短血液凝固时间和提高血小板减少症患者的血小板计数。在对代谢作用的影响方面，动物实验发现，艾灸对注入大量氢化可的松所致的核酸和蛋白质代谢混乱有改善作用，艾灸还可抑制脂肪变性的进程及调节微量元素的代谢等。

六、国外概况

下面重点介绍西方和日本的灸法的情况。

（一）西方灸法概况

西方的灸法，至少是现代意义上的灸法，是由中国传入的。灸法，在西方称Moxa或moxibustion，据文献记载，该词是荷兰人旁特（Dane Jacob Bontl）及赖尼（William Ten Rhyne）等人创造，并由他们将灸法于17世纪中叶经由日本介绍至欧洲的。赖尼在其1693年出版的《论关节炎》一书中对艾灸法就有明确的记载："采集艾的头和嫩叶，阴干后在手中揉搓，除去纤维杂质，留下绒状物质备用……将艾炷安放于需要灸的病痛部，和引火物点燃其顶端。燃烧和缓进行，最后在皮肤上引起一个小泡……中国和日本的医师们从简单的图画中就能看出应该施灸的部位。图中画有简单的经络循行路线并用朱笔点明可以施灸的部位。"然而开始时，欧洲人在灸灼材料的使用上十分混乱，很多材料都被用来施灸，如丝、羊毛、火绒、棉布、棉絮、纸条、向日葵的髓质等。其中尤以棉絮灸在法国最为流行，即将棉絮用布裹紧，切成约3 cm长、直径1～3 cm不等的圆柱体，作为灸炷。有的医生在用前先将其在硝酸钾中浸过，以促进其燃烧。德国人甘弗（Engelbert Kampfer）在灸术的特别是艾灸的传播过程中起了重要的作用，他曾任荷兰东印度公司外科医生并在日本工作过，对灸法有过接触。他在《海外珍闻录》一书中明确主张用艾绒施灸，因为"在中国和日本常用作施灸的材料是艾绒"，在书中他画了一幅图，标明了施灸的穴位和灸术的适应证。

灸法传至西方以后并未引起人们广泛的注意，施灸者多为从亚洲返回欧洲的医师。在灸法的推广应用中，较为出色的是法国医师拉兰，拉兰是拿破仑军中的外科主任，在行军作战过程中，他最常用的治疗方法就是灸法。他用艾灸治疗麻痹、破伤风、眼疾、关节病、脊椎损伤等。特别是骨科疾病，他认为，"根据我们所进行大量观察，治疗这种凶恶疾病的一般方法就是重复施行灸法”。由于他的出色工作，使灸法在欧洲得到了较大程度的推广。

早期西方在灸术的应用上有其自身的特色。在选穴上，由于大多数人并不知道中医的理论，故多取病痛处或其附近的部位。在方法上，多先将施灸部位剃毛，在上面放一块湿布，中间开一个小孔作为安放灸炷之用。灸炷固定后施灸者往往采用不同方式促进艾炷燃烧，如用嘴吹火，或用玻璃管吹火，甚至用风箱吹火。具体做法是：一人扶住灸炷，另一人坐在椅子上，右手拉动风箱，左手持吹风管对准灸炷顶端吹。通过吹风管的来回移动以及控制吹风管的风力，使燃烧尽可能缓慢均匀地进行。这一灸法类似于中国的化脓灸，灸后，在形成的水疱或灸斑上敷以铅膏。如果想要短期化脓，只要像包扎普通伤口一样敷上一块油纱布；如果想要长期化脓，可敷以发疱药膏或者在伤口的中央放一粒豌豆以形成人造溃疡。

除上述灸法外，西方早期的施灸者还创制了多种灸治之法。常用的有以下几种。

1. **棉絮温和灸**·即以一条长12～15 mm、直径8～10 mm的圆柱状棉絮施温和灸，多用于头部，灸处仅要求出现一红斑。

2. **铁锤灸**·灸具为一个有木柄的铁锤，锤的两端是直径2～3 cm的圆面，与艾炷底面直径相当。施灸时，先将两个铁锤的金属部分浸入沸水中约一个小时，然后取出，立即置于施灸的部位，经过一定的时间后取掉。如出现明显的红斑，即已达到灸治的目的，如红斑不显，可放置第二个铁锤。

3. **石灰灸**·将一块新鲜的生石灰置于一张硬纸中央的小孔上，放在需施灸的部位，然后在石灰上洒水数滴，这样即可按照要求产生一定深度的皮肤灼伤，达到类似直接灸的效果。

4. **火药灸**·在一块木板上敷一层火药，宽约3 cm，长度与患肢相等。将患肢移近火药，相隔约18 cm许，然后将火药点燃施灸。伤口用白菜叶敷裹。此法多用于麻痹症患者。

5. **棉布灸**·取洗去胶质的棉布一块，浸于碱式醋酸铅的溶液中，浸泡后取出晾干，剪成宽度相等于艾炷高的小条。将其卷起，缝成布袋条状。用阿拉伯树胶粘于施灸处灸治。

6. **灸器灸**·其中以法国拉兰氏研制的执灸器较为有名：为一金属环，环上附有针2枚，可将灸炷作“十”字形固定于环中，环下有3个不易传热的乌木小球作为支持，使环不与皮肤接触，环后有一木柄，供施灸者执持。

我国的灸法传入西方后，曾在18世纪一度风行，但从19世纪中叶起逐步衰退。分析其原因，一方面，是因为近现代西方医学的迅猛发展；另一方面，还可能与传向西方的灸法本身不完善有关。如在选穴配方上，不明白辨证论治，完全按病痛处施灸；在施灸材料上，五花八门，随心所欲；在施灸方法上，一味强调损伤重、痛苦大的着肤灸。

（二）日本灸法概况

在璀璨夺目的祖国医学对外交流中，针灸医学一直充当着排头兵的角色。公元514年，针灸学首先传到朝鲜；公元550年，我国的灸法由朝鲜传入日本，从此它就在东瀛这块土地上扎根、生长、开花、结果。

日本和中国均属于东方文化，而从区域文化圈来说则都更趋向于汉(儒、道)文化圈。所以灸法在日本基本上承袭了中国传统医学的理法，但也有较大的发展，特别是在近现代。主要表现在以下几个方面。

1. *从灸治扩展到防病保健*・在我国，尽管在《备急千金要方》《扁鹊心书》《针灸资生经》《针灸大成》等均提及灸法预防、保健之法，但始终未得到应有的重视。在古代日本民间，应用灸法预防保健、延年益寿一直是作为一年中的一件大事来行使，一般人群中，普遍施行养生灸，并流行"勿与不灸足三里之人行旅""风门之穴人人灸"等谚语。在日本，无论男女，一生中都必须灸治4次：十七八岁时灸风门，据说是预防感冒，古代日本人认为感冒是万病之首；二十四五岁，灸三阴交，意在增强生殖能力；三四十岁，灸足三里，认为可以促进脾胃功能、防止疾病、增加寿命；到了老年，为了防止视力衰退，一般多取足三里兼灸曲池，灸曲池目的在于使眼睛明亮，牙齿坚固。这一习俗一直延续到明治维新前夕。实际上，采用灸法防病保健，在近现代仍然得到重视，如日本从1937年元旦起，掀起所谓全民三里灸健康运动。特别是近年来，灸法在这方面的价值正越来越受到包括我国在内的医家和患者的重视。

2. *重视灸法的实验研究*・这方面的工作日本不仅起步早，而且取得了一系列成果。大约在明治45年(1912年)前后，日本医家开始对灸法进行现代研究，将实验动物学引入针灸学领域。早期主要从艾炷大小、重量、艾的燃烧程度、各种艾炷施灸时在皮下产生的反应等，探讨施灸原料的物理学特性；同时，也观察了灸法对血液、血管、血压、肠蠕动及疲劳曲线的影响。随后灸法研究的领域日益扩大，不仅系统地研究灸法对血液、脉管、消化、呼吸、泌尿、运动等各系统的作用原理，还从不同的角度进行探讨，如从海特氏带与针灸术的关系来探索灸法的治病机制，对施灸后皮肤组织学的改变，从生理、病理、生化等多方面进行综合观察。近10年来，日本在灸法实验研究方面又取得新的进展。与我国重视临床研究不同，它侧重灸法，尤其是直接灸的基础研究，不少工作的研究角度新颖，研究结果具有重要参考价值。如对施灸材料艾的研究发现，把艾放在玻璃板上燃烧，可见褐色焦油样物质附着，称"艾燃烧生成物"，并对其进行深入研究，认为艾燃烧生成物可通过灸热损伤的皮肤处渗透进去，从而起到某种作用。又如对施灸局部的影响的研究表明，灸刺激可诱导局部肌肉产生某种物质，而施灸部位产生的这种物质可作为免疫原而激活免疫系统，从而起到防治疾病的作用。

除上述外，日本医家在施灸材料的改良、施灸方法的革新等方面也做了大量卓有成效的工作。

综上所述，起源于远古、形成于秦汉、发展于晋唐宋、成熟于明代而衰落于清代的灸法，于公元6世纪东渡日本，公元17世纪西传欧洲，历经曲折，在现代获得极大进展，并展示了广阔的前景。但从不少研究工作来看，今后尚有很多问题值得更进一步探讨，如艾绒在不同灸法中的作用，单纯热刺激是否可代替艾灸；隔物灸的隔衬物在施灸过程中，除了预防灸火灼伤外，是否还存在不同程度、不同性质的防治疾病的作用；不同的刺激方式(高温、化学、低温)对疗效的影响如何；灸材、灸量与疗效的科学关系，灸量参数的客观化问题，如此等等，均有待针灸界同仁继续努力。

张仁.灸法的历史与现状[J].中西医结合学报，2004，2(6)：466－473.

注：本文是我在完成《中国民间奇特灸法》(上海科学技术出版社，2004)一书时所撰写的综述。

针刺麻醉的历史与现状

针刺麻醉(以下简称针麻)是我国传统针灸学在现代的一个重要发展。其诞生迄今虽刚刚半个世纪，然而其进展之迅猛，道路之曲折，影响之广泛，是针灸医学其他分科史上从未有过的，在世界医学科学发展史上也是较为罕见的。今年是针麻发现的第50个年头，回顾和总结这段历史对促进包括针灸医学在内的我国传统医学的发展具有十分重要的意义。

一、发展概况

在我国对“麻醉”二字的认识已有2000余年的历史。最早记载的麻醉手术是公元前5世纪战国名医扁鹊，用毒酒进行麻醉，“迷死三日，剖腹探心”(《列子·汤问篇》)。至东汉末年，由于社会动乱、疾病流行，加上战争频仍的军事外科的需要，当时著名医家华佗进一步将麻醉药物和酒剂配合进行麻醉。《汉书·华佗传》载：“乃令先以酒服麻沸散，既醉无所觉，因刳破腹背，抽割积聚。”但除了唐代薛用弱所撰《集异录》所载当时政治家狄仁杰为一小儿用针刺之法取鼻部肿瘤类似今天的针麻外，著者查遍古医籍，未见有任何关于针灸用于手术麻醉的确切记载。这可能和我国中医外科领域中，手术疗法始终没有得到充分发展，以及针灸难以达到“即如熟睡，任人刀割不痛不痒”(《石室秘录》)的止痛境界，从而阻碍了人们深入一步认识等因素有关。

现代首先提出针刺可用于外科手术麻醉的设想的是一个韩国学者，叫宋台锡。他发现针刺某些穴位具有催眠作用，并认为这种作用类似全身麻醉，便以《针刺完骨穴有良好的催眠麻醉作用》为题撰文，发表于1955年第10期《医道の日本》上。当然这仅仅只是一种设想，而所谓的针刺催眠麻醉实际上迄今尚未实现过，它和后来出现的在清醒状态下进行手术的针麻，是截然不同的两回事。

针刺最早被明确作为一种麻醉方法写进手术病历，是在1958年8月30日。上海市第一人民医院尹惠珠医师等首次用它完成扁桃体切除术。接着，西安市第四人民医院应用电针麻醉在多种小型手术中获得成功。至1959年，针麻在全国12个省市相继开展了耳鼻喉科、眼科、妇产科、外科及骨科等60余种中小型手术。

1960年代，上海市第一结核病防治院在柳州初试资料的启示下，和上海市针灸经络研究所共同合作，用针麻进行肺叶切除手术获得成功，并总结出一套可行的基本操作方法。

小小银针叩开胸腔手术大门而得以巩固发展，这是针麻在临床研究上的一个突破，受到了国家科委和卫生部的高度重视。之后，在针麻下颅脑手术，胃、子宫、甲状腺、心脏手术等在上海也相继获得成功。接着，北京、陕西等地也进一步扩大应用研究。1966 年 2 月在上海召开的全国针麻工作会议，将针麻研究工作列为国家重点科研项目。

1971 年 7 月 13 日，我国新华社首次向全世界公布了针麻成功的消息。这篇报道的发布，不仅进一步推动了国内的针刺麻醉热潮，而且对针灸针麻在国外的传播产生了积极影响。这一时期，在全国范围内进行了大量的反复的临床实践，针麻的触角几乎伸向每种手术，包括 1972 年进行的难度颇高的针麻下心内直视体外循环手术。与此同时，全国多数生理学研究机构几乎都投入了针麻原理的研究，做得最多的是神经生理学方面的工作。至 1974 年，虽已完成针麻手术 106 万例，但针麻的临床规律尚未完全掌握，特别是对针麻普遍开展具有重要影响的镇痛不全和个体差异等问题。1974 年底在西安举行了全国针刺麻醉研究专业会议。会上设立 10 个临床和 5 个原理重点课题，组织全国性协作组进行研究。这样，我国针麻研究工作进入了由博返约、由广及深的新局面。

自 1975—1979 年，针麻总例数虽已跃增至 200 万例左右，但手术种类基本上集中在一二十种范围内。对其中主要手术，均进行了全国性的大样本重复，验证疗效，探索其临床规律。在原理研究方面，则主要针对针刺镇痛原理的探索。其中最有成效的是神经体液物质方面的研究，弄清在中枢存在互相对抗的系统，即增强镇痛的系统和削弱镇痛的系统。并初步找到了两类相对抗的中枢神经递质：一类是以 5-羟色胺和乙酰胆碱为主的有加强针刺镇痛作用的递质；另一类则以去甲肾上腺素和多巴胺为代表，可削弱针刺镇痛。特别是内源性阿片样物质即内啡肽的发现，使这一时期对神经系统内存在着抗痛物质的设想和研究更趋活跃。后期的工作进一步证实，针刺镇痛效果的优劣，是这些神经递质在不同核团分别作用和相互影响的一个总结果。其中，5-羟色胺和内源性阿片样物质可能起主导作用。

1970 年代起，针麻手术开始在国外逐渐试用和推广。当时主要用于耳鼻咽喉科手术。日本、奥地利和意大利都报道过针麻下进行扁桃体摘除术。口腔科，以针麻拔牙术最为普遍，并发现具有术中及术后无副作用、患者反应良好、术后出血少等优点。眼科，应用于包括白内障囊内摘除等手术。苏联还于 1977 年开展了针麻下甲状腺手术。针麻用于妇产科手术的报道亦较多，主要用于剖腹产和无痛分娩。如日本从 1973 年起就以针麻为主施行剖腹产手术，在取穴上除体穴外，尚有采用上、下唇电针麻醉的。还有应用针麻作引产、腹式子宫阴道切开术、卵巢囊肿切除术、子宫全切术等。在腹部手术中，国外最早报道急性阑尾炎针麻手术的是日本(1972 年)，不久，美国行针麻下腹股沟手术于 1973 年获得成功。值得一提的是，德国吉森大学于 1973 年应用针刺、笑气、肌肉松弛剂的复合麻醉开展心脏手术。之后，慕尼黑德国心脏中心麻醉学研究所对针刺复合麻醉做了更系统的研究。1979 年，日本开展针麻下颅脑造影手术。自 1973 年第三届世界针灸大会以来，在历届世界针灸大会上都有不少国外学者分享其发表的有关针刺麻醉的文章。1979 年，日本的一些麻醉学专家与著名学者还编辑出版了该国针刺麻醉研究和临床应用的专书。

1979 年 6 月，在我国首都北京召开了首届全国针灸针刺麻醉学术讨论会。除 1 600 余名国内代表，应邀参加的还有来自30多个国家和地区的150多位外国学者。通过对我国针麻工作成果的检阅和与国外学者的广泛交流，证明我国针刺麻醉无论在临床研究或原理探索方向，都处于世界领先地位。

1980年代初，我国针麻界曾掀起重新评价针麻的热潮。通过讨论，使人们更严格地、科学地对待这一新颖的但还不完善的麻醉技术，并将重点集中于提高临床疗效，脚踏实地总结针麻适应证，深入探讨解决镇痛不全和个体差异的方法。这一时期，临床工作最重要的一个方面是由国家卫生部对针麻确有效果并可以推广为常规麻醉的手术进行逐个鉴定。1982年1月，针麻下甲状腺手术首先通过部级鉴定。之后，针麻在前颅窝手术中的研究和应用、针麻下颈椎前路手术、针麻下拔牙术、剖腹产术、腹式输卵管结扎术和肺切除术，以及针麻下腹式全子宫切除术等都陆续通过了鉴定。其中针麻下甲状腺手术、针麻下前颅窝手术分别获得卫生部和全国科学大会科技成果奖，针麻下腹式子宫切除术和腹式输卵管结扎术获得卫生部1987年度重大科技成果乙级奖。

1984年召开的第二届全国针灸针麻学术讨论会及1987年举行的第一届世界针灸学术大会，都将针麻研究作为最主要的学术交流内容之一，进一步促进了国内外在这一领域的交流与合作，有力推动针麻工作的发展。到1980年代，世界上先后曾有30多个国家对针麻进行过追试，针麻曾用于100多种手术，在常见的20～30种手术中比较稳定，并已为世界卫生组织所承认。意大利、日本、苏联、巴基斯坦、荷兰、埃及等国都肯定了针麻的临床效果。特别是一些难度较高的手术，如针麻下心脏体外循环手术在意大利不仅获得成功，而且积累百例病例。

1986年9月，作为中国针灸学会七个分科研究会之一的针刺麻醉研究会在上海正式成立，这样就从组织形式上保证和促进了我国针麻学术的健康发展。为认真总结30余年来针麻临床和原理研究的经验和教训，检阅近年来的研究成果，积蓄力量，以期新的突破，1989年3月在上海召开了全国针刺麻醉和针刺镇痛学术讨论会。

从1989年迄今的近20年，从整体上讲，我国的针麻临床与研究处于逐渐沉寂。但是我国执着于针麻研究的工作者始终没有停止过工作，包括上海、北京、四川、广东、陕西等多地。以上海为例，上海有多所三级综合性医院、专科医院和中医医院一直在开展着包括针刺复合麻醉下的颅脑、心内直视、肾移植、新喉再造等大型高难度手术；国家没有忘记针麻，在我国科技部的“七五”“八五”“九五”攻关计划中，一直将针麻研究列入其中；世界没有忘记针麻，2005年，英国BBC电视台专程来我国拍摄针麻专题片，并再次震动欧洲大陆。

二、研究进展

针麻的临床和原理研究，近年来都取得了一些重要进展，兹分述如下。

（一）针麻临床研究进展

针麻临床研究目前最主要的特点是：在长期积累的大量经验的基础上，进一步探讨规律，寻求突破。主要表现在下列几个方面。

1. **掌握临床规律**·近50年来，共完成手术近300万例。通过反复筛选穴位、变更刺激参数，探索针刺方法，合理应用辅助药物，改进手术技术，制订严格的操作规程和疗效标准等。目前已经基本上掌握了针麻下一些重要手术的临床规律。上面提到的八个通过部级鉴定的针麻手术即是如此。如针麻下甲状腺切除术，全国已完成2万余例，是针麻效果最佳的一个手术类型，据该协作组对13 314例分析，其优良率高达85%以上。现已推广到不少基层医院，简单易行，安全有效，颇受欢迎。

除上述手术，另外一些难度较高的手术的规律也已被逐步掌握。针麻下行全喉切除术，共完成手术430例，优良率达85%以上，在针麻下施行此手术能得到患者配合，呼吸平稳，手术操作较为安全。目前针麻已成为上海医科大学(现复旦大学上海医学院)附属耳鼻咽喉科医院的常规麻醉方法之一。再如，上海第二医科大学(现上海交通大学医学院)附属仁济医院是国内最早应用针麻施行心内直视手术的单位，已完成手术350例，主要为房间隔缺损修补和肺动脉瓣成形术，其优良率达80%左右。国外，上面提到的慕尼黑麻醉学研究所，经2 000例针麻与药麻相结合的心脏手术实践肯定了针麻辅用笑气是做胸部手术较为理想的新方法。他们发现单用药麻术后并发症多，单用针麻虽不能有效地解决镇痛不全，但针麻可增强机体调整能力，从而减少术后并发症。

同时，也发现某些手术的针麻效果并不令人满意。如针麻下阑尾手术，是我国最早应用针刺麻醉的手术之一，1975年又组织全国性的协作组加以重点研究。然而此手术虽小，却三关俱全。经反复验证观察(自1975—1980年，5年中共完成17 502例)表明，对经过选择的病例，通过筛选穴位与刺激方法，在专门组织的手术班子操作下，其针刺麻醉Ⅰ、Ⅱ级率可达到60%左右；如不加选择、不组织班子、不加用局麻药物，则针刺麻醉的Ⅰ、Ⅱ级率可降至30%以下。所以，对这类针刺麻醉手术还需要做更艰巨的探索。

2. **解决镇痛不全**·针刺镇痛不全是影响针麻开展和推广的最主要原因之一。近年来，解决镇痛不全已成为针麻原理和临床工作者最迫切的难题。通过2年多的辛勤工作，原理研究者们对针刺镇痛不全的问题，已经提供了一个比较肯定的答案。这就是，针刺镇痛作用的存在是不容置疑的。它既可以使疼痛患者的症状显著减轻，也可以使正常人对疼痛的敏感性降低，即能增加对痛的耐受能力。并且还证明针刺要达到镇痛效果，需要有较长的诱导期，并可以维持较长时间的后效应。其次，针刺镇痛的原因为在中枢神经系统内存在着一个痛觉调制的结构，体内还有着两种互相对抗的镇痛物质。但是，针刺镇痛作用是有限的。由于针刺是一种生理性的外因调节，它要借助机体本身的力量来发挥调节作用，而不像药物麻醉可以将生理反应完全阻断。正因为如此，针刺既可以激活体内原有的抗痛结构，又可以部分激活对抗镇痛的机制，所以不管在何种情况下，都不允许机体进入无痛状态。当然，通过对病例及有效穴位的选择与组合，对传统手法及其他刺激参数的最优化，可以明显提高镇痛的效果。

多数临床针麻工作者已经认识并接受了这一事实，也就是说，单纯依靠一般的针刺作用难以完全抑制手术引起的疼痛和疼痛反应。于是试图寻求新的解决途径。其中最令人注目的是“针刺复合麻醉”(或称针药复合麻醉)，即以针刺镇痛为主，再辅以小剂量药物

(单依靠这样的药量,无法完成手术),通过两者的共同作用来克服镇痛不全。关于针刺复合麻醉的设想,早在1966年初的上海会议上曾提出过,但一直未予以重视。由于针刺镇痛不全问题始终得不到满意的解决,而现代麻醉学中复合麻醉在临床中日益广泛使用,这一方法才重新得以青睐。从1980年代初起,历届针刺麻醉学术会议上,针刺复合麻醉手术的论文都占据了较大的比重。比较多的人一致看法是,针刺复合麻醉,既可以达到无痛,有助于克服"三关",病员、外科医生、麻醉师都能接受;同时又因麻醉药物量少,对机体免疫功能抑制小,故可减少并发症,有利于病员康复。因此,近年来的一些难度较高的手术,逐步开始应用这种麻醉方法。

然而,通过实践又发现了新的问题:有的药物与针刺结合并没有能够加强镇痛的效果。为了充分发挥针刺和药物两方面的长处,对针麻辅助药物的选择及其最优化剂量的研究越来越引起针刺麻醉科研工作者的注意,并成为目前探索的重点课题之一。上海医科大学(现复旦大学上海医学院,下同)针刺原理研究所、上海中山医院等一些单位,在动物模型上做实验观察,通过与电针合用,分析单个药物或合并用药对针刺镇痛的影响。结果发现药物辅助针刺麻醉时,可出现三种情况:①药物的作用和针刺相拮抗(称为针刺麻醉减效药)。②药物能增加针刺镇痛效果(称为针刺麻醉增效药)。③对针刺镇痛不施加影响。在此基础上,筛选出一些针刺麻醉增效药物,开始在临床中作进一步观察验证。

值得一提的是,尚有不少单位致力于传统中医针灸学理论和经验的研究,以开辟解决镇痛不全的新途径,如上海市第一结核病防治院(现上海市肺部肿瘤医院)和大华医院等,与上海市针灸经络研究所长期合作,坚持研究传统手法对针麻下肺切除术效果的影响。通过20余年反复摸索观察,发现辨证选穴、辨证施针及正确运用针刺手法,使患者进入"针刺麻醉状态",可以比较明显地提高针刺镇痛效果。这表明,针刺复合麻醉并不是提高针刺镇痛的唯一途径。多方面进行临床探索,仍然是十分必要的。

3. *探索个体差异本质,寻求解决途径*·个体差异是影响针刺麻醉临床应用的另一个重要问题。临床经验表明,人体对针刺方法和针刺量的耐受性有着十分明显的个体差异。不克服这一问题,针麻亦难以普及和发展。近几年来,从传统中医学角度出发,并结合现代医学(包括医学心理学)进行了较系统的观察,在一定程度上已有所认识。即个体差异,与中医辨证分型的类型有关。一般而言,阳虚或脾胃虚寒型的针麻效果较好,而阴虚或肝气犯胃型则较差。阳虚,从各种生理指标看,系交感神经处于稳定状态,故针刺对机体的调整作用较好;阴虚者,由于交感神经处于兴奋状态,故针麻效果较差。个体差异亦同患者的神经类型有关,平衡型(性格稳定,善于自控)和抑制型(情绪呆滞,反应迟钝)针麻效果好,而兴奋型(情绪激动,反应敏感)则效果较差。当然,造成个体差异的确切机制,仍有待进一步探索。

术前预测,是了解个体差异、测知针麻效果的主要手段之一。1987年,由北京、上海等17个单位组成的全国针刺麻醉效果术前预测研究协作组,在中国科学院教学研究所等支持下,研制成功用于针刺麻醉效果术前预报的电脑专家系统。该电脑系统准确率高、操作简便、运转速度快,开拓了把电脑技术、现代生理学与外科学和我国传统针灸学结合起来的新途径。在此之前,北京医学院附属第三医院外科与山东滨州师范学院数学系合作,也开展了电子计算机专家系统的术前预测工作。通过建立多指标的163个自变量线性模型进行计算,得出了相对稳定的预测结果。除了术前预测外,为了克服个体差异,近年还注意到使用精神转化和神经转化等方法。

与此同时,国外的一些学者在提出针刺复合麻醉进行各种复杂的手术的同时,还在积极探索具有针麻特点而又更为简便、更易为患者所接受的麻醉方法。如日本学者兵头正义等应用的SSP(用锥形银电极在穴位表面上进行电刺激)的麻醉方法,这不能不说是一种有意义的思路。

(二) 针麻原理研究进展

针麻原理研究,始于1959年。早期研究内容较广泛,后来逐渐集中为一点,即针刺镇痛机制的研究。

从20世纪60~80年代的20多年,是我国针麻原理研究的黄金时期。这一阶段针麻原理研究的总趋势是:在研究机构上,实行了更为广泛的合作,不仅跨单位、跨省市、跨学科,甚至跨国界进行合作。如上海医科大学(现复旦大学上海医学院)、北京医科大学(现北京大学医学院)、中国医学科学院、首都医院以及美国国立精神卫生研究院的学者通力合作,潜心研究,证实电针可促使一种新发现的内啡肽——甲七肽释放,该物质有强镇痛作用。

在研究方法上,重视从形态学、神经生理学、神经化学、生物物理学等各个角度,注意宏观与微观结合,形态与功能、物质结合,对神经系统不同水平、不同核团、不同递质等进行多学科研究。特别是建立与引进了许多具有国际先进水平的实验技术和仪器设备,使我国针刺麻醉原理的研究,在细胞和分子生物学领域中,又大大地推进了一步。

在研究内容上,从针药结合的针刺复合麻醉所涉及的与针刺能产生协同镇痛药物的筛选和机制研究,直到高难度手术和针麻对机体的保护机制的研究等,都取得了相当大的进展。

至1980年代末,对一些主要的痛觉调制结构和重要的参与镇痛的递质已大体弄清。其中某些关键性的结构与物质,则有更为全面系统的了解。如通过神经化学、电生理学和神经形态学等一系列研究,已经肯定中脑导水管周围灰质(PAG)是实现吗啡镇痛的一个极为主要的中枢部位,是针刺镇痛和脑刺激镇痛的重要驿站。目前认为:中枢阿片样物质是引起针刺镇痛的主要物质基础,可分为脑啡肽、强啡肽及内啡肽三类,它们分别作用于不同的阿片受体。如脑啡肽主要作用于delta受体,强啡肽主要作用于脊髓的Kappa受体,从而发挥镇痛作用。并已证实,电针通过脑内释放的β-内啡肽和脑啡肽,脊髓中的强啡肽和脑啡肽而起到镇痛的。改变电针频率,可引起中枢不同种类的阿片肽释放。低频电针主要引起脑啡肽释放,高频电针主要引起强啡肽释放,交替使用低频和高频电针,可以收到最大的镇痛效果。通过长期研究还发现,中枢5-羟色胺是传递针刺镇痛效果的重要神经化学物质之一。脑和脊髓中的儿茶酚胺(包括去甲肾上腺素和多巴胺)作用有所不同,如脊髓中的去甲肾上腺素加强镇痛,脑内的则对抗针刺镇痛。

之后,还对研究较薄弱的大脑皮质在针刺镇痛中的作用有较深入的探索。一些工作显示，大脑皮质的下行调节作用是中枢神经系统参与镇痛的方式之一。生理状态下，它可能通过各有关皮质下的结构的影响，协调这些核团的应激状态，平衡对伤害性信息的应答反应，进而控制疼痛向意识领域传递。

对长期以来的研究工作进行全面总结，力图揭示规律，获得新发现，则是近年原理研究的另一重要特征。上海医科大学针刺原理研究所，回顾自1964年以来研究工作所获得的资料，提出这样一条针刺镇痛途径：针刺穴位的传入冲动沿着痛、温觉传导途径（脊髓腹外侧索），上行到脑，激活了脑镇痛功能系统，引起边缘系统的某些结构以及内啡肽为主的递质系统的积极活动，通过激活下行抑制系统而实现针刺镇痛。北京医科大学生理教研室则根据国内资料的积累和他们所进行的大量实验，提出了"中脑边缘环路"的设想。这条环路是指：脑内的PAG（中脑导水管周围灰质）-伏核-杏仁核-缰核-PAG之间存在一条环形神经通路。这一环路一旦被激活，可以往复进行，继续相当长的时间。如果阻断了其中的一个环节，针刺镇痛的后效应将大大缩短。

进入新世纪以来，我国针麻研究视野已进一步扩大，已从单纯的针刺镇痛机制的研究扩大到针药结合协同镇痛的研究及针麻过程中对机体保护作用的研究。

三、结语

针刺麻醉，起源于古代的针刺镇痛实践，是传统的针灸学嫁接在现代医学科学上的一支奇花异葩。由于它们的结合，同时也促进了这些学科本身的发展。针麻的发展，经历了两个马鞍形的过程：20世纪50年代末的兴起，60年代初的低落，60年代中的崛起，60年代末的停滞，70年代的大起，80年代以来又处于长达20年的新的巩固积累阶段。那么它的前途如何？我们认为"此时无声胜有声"，针麻正孕育着新的突破！

首先，从科学学科的角度考察，针麻是一门发展中的学科，属于准科学阶段，无论临床规律的揭示或镇痛本质的探索都有大量工作要做，其研究领域尚有巨大潜力。因此，在它所揭示的问题尚未得到完全弄清之前，按照学科发展规律，按照针麻自身的历程，低潮之后，必然孕育着另一个高峰。

其次，当今针麻研究的总趋向是：应用技术方面正向着针刺复合麻醉最优化的方向努力，同时也在探索其他新的途径。包括如何提高对机体的保护效应，解决令人棘手的个体差异问题，研制新一代的针麻仪器，使针麻真正成为现代可以广泛在临床使用的麻醉方法之一。值得注意的是，目前正在出现一种新的局面，一方面是多学科研究的会师，一方面是原理研究与临床研究的会师。原理和临床工作者共同合作，对针刺复合麻醉的小剂量药物的最优化研究，就是最为明显的一个例证。

当然要实现突破，还有很多艰巨的工作要做。包括加强中西医结合，即从现代和传统医学的理论和实践中不断寻找结合点，进行挖掘开发；密切临床和原理研究的结合，临床为原理提供课题，原理对临床加以指导，多学科合作，多途径探索等。

值得强调的是我国科技部从2007年将"基于临床的针刺麻醉的机制研究"正式列为我国重大的基础研究计划——"973"计划，通过10年以北京、上海多家研究机构和医院的共同努力,已获得多项成果。

针刺麻醉应该有大展鹏程的一天,我们期待这一天的到来。

王翘楚,张仁.国内外中医药科技进展[M].上海科学技术出版社,1990:42-48.

注:本文是我应《国内外中医药进展》(年刊)编辑部约稿,在为完成"中国针刺麻醉发展史"研究课题所收集的资料的基础上撰写而成,并经当时上海市中医文献馆馆长王翘楚先生审改。在收入本书前,曾作修改补充。关于针刺麻醉史的研究是我早期从事的医史课题之一,读者如有兴趣,可参阅拙著《中国针刺麻醉发展史》(上海科学技术文献出版社,1989)。另外,《临证纪事》一书,具体记述了完成该课题的曲折过程以及有关针刺麻醉后续的一些情况。

针灸意外事故的历史与现状

针灸医学是中国医学中的一枝奇花异卉。它疗效独特,经济简便,应用范围广泛。特别是只要准确运用,它具有安全而无副作用的特点,为其他药物疗法所不及。但是,必须清醒地认识到,尽管针灸疗法本身是相当安全的,如果医者掌握不当,或者由于患者的某些原因,亦可能发生针灸意外事故。轻者可造成患者一时痛苦,重者则可能导致患者终身残废,甚至死亡。也就是说,针灸技术是一门具有一定风险的医疗技术。据不完全统计,我国在近50余年以来关于针刺意外的公开报道的文章达300余篇,约有1 100余人因针刺不当而造成不同程度的损害,其中死亡50人。而未报道的可能数倍于此。国外,应用针灸法的其他国家,毫无例外也都有这方面的教训。尤其是日本和欧美,随着针灸治疗的迅速推广,针刺意外有不断增加的趋势,并已引起针灸界的密切关注。

一、秦汉时期

从现存医学文献看,最早提到针灸不当,导致人体损伤乃至死亡的是《黄帝内经》。《黄帝内经》明确提出若针刺不当,非但不能疗疾,反而会带来危害。如《灵枢·九针十二原》曰:"损不足而益有余,是谓甚病,病益甚取五脉者死,取三脉者恇,夺阴者死,夺阳者狂,针害毕矣。"为了防止这类事故的发生,《黄帝内经》特设针灸禁忌的内容。《黄帝内经》中论及针灸禁忌内容,散见于《素问·刺禁论》《灵枢·五禁》《素问·刺要论》《灵枢·终始》《灵枢·根结》《灵枢·阴阳系日月》等。据粗略统计,有20余篇之多,内容十分丰富。大致可概括为以下几方面。

1. *病症的禁忌*·首先是强调疾病的轻重缓急,而有所禁忌,形、肉、血、气、津液严重亏损的"五夺"病症和病情,以及与脉证不符的"五逆"病症,均属针灸禁忌之列。"五夺"具体指:"形肉已夺,是一夺也;大夺血之后是二夺也;大汗出之后是三夺也;大泄之后,是四夺也;新产及大血之后,是五夺也。此皆不可泻也。"(《灵枢·五禁》)由于正气大损,禁用泻法,但可用补法,属相对禁忌。而五逆则指:"热病脉静,汗已出,脉盛躁,是一逆也;病泄,脉洪大，是二逆也；着痹不移，䐃肉破，身热，脉偏绝，是三逆也；淫而夺形身热，色夭然白，及后下血衃，血衃笃重，是谓四逆也；寒热夺形，脉坚搏，是五逆也。”病症与脉象相逆，证情更为严重。在当时的医疗条件下，单独应用针灸这种手段，更易发生意外。其次是根据疾病的表里虚实而定刺法禁忌，认为病邪留滞于体表宜浅刺，留滞于深部的应当深刺，如深浅失宜，不仅不能治病还可能致病。如《灵枢·官针》指出：“疾浅针深，内伤良肉，皮肤为痈；病深针浅，病气不泻，支为大脓。”

2. **部位的禁忌**·是指容易发生针灸意外事故的部位，应禁忌。由于当时针具粗糙、解剖学不发达，以及救治手段落后等各种原因所致，不仅涉及的禁忌部位多，而且后果往往也十分严重。古人在大量的临床实践中已观察到，刺伤五脏，均可致死。如“刺中心，一日死，其动为噫。刺中肝，五日死，其动为语”（《素问·刺禁论》）。《素问·四时刺逆从论》也指出，“刺伤人五脏必死”。误伤重要的腑或者主要血管，亦可致死，如“刺中胆，一日半死”，“刺跗上中大脉，血出不止死”（《素问·刺禁论》）。刺伤不十分重要的脏器或损伤不重者，则可造成程度不等的不良后果，如“刺少腹中膀胱溺出，令人少腹满”，“刺气冲中脉，血不出，为肿鼠仆”（《素问·刺禁论》）。当时还认识到，针刺误伤脑，情况最为严重，“刺头中脑户，入脑立死”（《素问·刺禁论》）。另外，对气胸所出现的症状也有较为确切的描述，“刺缺盆中内陷，气泄，令人喘咳逆”（《素问·刺禁论》）。为了防止损伤事故的发生，对于上述相应部位应当禁刺。如《素问·刺禁论》又指出：“五脏有害，不可不察。”《素问·诊要经终论》云：“刺避五脏，知逆从也，所谓从者，鬲与脾胃之处，不知者反之。”《灵枢·背腧》说得更为明确：“五脏之腧，出于背者……灸之则可，刺之则不可。”除此之外，尚提到眼球、乳头等部位均不宜针刺或深刺。

3. **心身方面禁忌**·不良的情绪状态和机体状态也可导致针灸意外事故。《黄帝内经》指出大悲大怒等情志活动及暴饮暴食、大饥大渴、过度疲劳等均不宜立即针刺，须待心身恢复正常之后才可施治。它归纳为“凡刺之禁，新内勿刺，新刺勿内；已醉勿刺，已刺勿醉；已饥勿刺，已刺勿饥；已渴勿刺，已刺勿渴。大惊大恐，必定其气，乃刺之”（《灵枢·终始篇》）。《素问·刺禁论》则进一步强调指出：“无刺大醉，令人气乱；无刺大怒，令人气逆；无刺大劳人，无刺新饱人，无刺大饥人，无刺大渴人，无刺大惊人。”《黄帝内经》还强调体质方面的禁忌，如形盛体壮的患者应当深刺、多留针，“年质壮大，血气充盛，肤革坚固，因加以邪，刺此者深而留之”（《灵枢·逆顺肥瘦》）；而对形体瘦弱应当浅刺不留或少留针，“瘦人者，皮薄色少，肉廉廉然，薄唇轻言，其血轻气滑，易脱于气，易损于血，刺此者浅而疾之”（《灵枢·逆顺肥瘦》）。

4. **时间的禁忌**·包括季节禁忌，如指出“天寒勿刺”（《素问·八正神明论》），《素问·四时刺逆从论》指出，“春刺络脉，血气外溢，令人少气”；月份禁忌，《灵枢·阴阳系日月》篇提出，“正月、二月、三月，人气在左，无刺左足之阳；四月、五月、六月，人气在右，无刺右足之阳”；日期禁忌，“甲乙日自乘，无刺头，无发蒙于耳内；丙丁日自乘，无振埃于肩、喉、廉泉”（《灵枢·五禁》）。关于季节、月、日等时间的针刺禁忌，后世有多种专著论述，但从临床运用的实际情况来看，从之者极少。

《黄帝内经》中尽管有关灸法的内容不多，但也论到灸法意外，如提出灸壮过多可致

"恶火",如《灵枢·经水》:"其少长、大小、肥瘦,以心撩之,命曰法天之长,灸之亦然。灸而过此者,得恶火则骨枯脉涩。"

总之,《黄帝内经》已经就针灸意外事故及其预防做了比较全面系统的阐述,对后世产生了较大的影响,其中不少内容至今仍有参考价值。

汉代张仲景之《伤寒杂病论》,虽是一部以药物治疗为主的医学著作,然而其中与针灸直接相关的条文达69条之多。这些条文不少涉及针灸所致的意外即误治。以《伤寒论》一书为例,有关针灸的条文39条,内正治18条,而误治却有21条之多。提及了当时由于一味误用火攻,艾灸温针不当所致的烦躁、惊狂、咽燥、吐血等并发症。大致有以下几种不同情况:一为所治病症不当,如"数微之脉,慎不可灸,因火为邪,则为烦逆,追虚逐实,务散脉中,火气虽微,内攻有力,焦骨伤筋,血难复也"(《伤寒论》)。数微之脉,属阴虚内热之证,用灸法治疗,可重伤其阴,更助其热,加重病情。一为刺灸法用之不当,如"烧针令其汗,针处被寒,核起而赤者,必发奔豚"(《伤寒论》)。值得一提的是,阴虚内热不宜灸说,对后世医家有重大的影响,并发展为阳证、热证禁灸说。如宋朝《圣济总录》指出,"阳症之病,不可灸也","若夫阳症灸之,则为大逆。故曰:不须灸而误与之灸者,令人火邪入腹,干错五脏,重加其烦",认为阳证不宜灸。清代赵濂《医门补要》一书中,则进一步提到热证禁灸:"凡红肿焮痛外症,最忌火针、艾灸,并饮酒浆。不然助火窜毒,更肿痛异常,疔疮尤忌,犯之便走黄延肿,不可治疗。"阳证、热证禁灸说,不仅在古代已有不少医家对此持异议,现代亦为相当多的针灸工作者所否定。但阴虚内热禁灸这一观点,一直至今,虽有争论,但仍在针灸界占主导地位。

这一时期的《黄帝虾蟆经》(又称《黄帝针灸虾蟆经》)是一部记述四时刺灸禁忌的专著,是《黄帝内经》时间刺灸禁忌的发展。全书有十分之七的内容为插图,每图都附有禁刺部位。其中有一幅全身谨避的针灸的人体图,是按六十甲子交替排列的,共列有六十个禁刺穴位。对于四时针灸禁忌的实际临床价值,后世医家有不同的看法,尚有进一步验证的必要。

《三国志·魏书》还记载了一则东汉末年名医华佗所遇到的针刺意外案例:督邮徐毅得病,佗往省之。毅谓佗曰:"昨使医曹吏刘租针胃管(即中脘穴)讫,便苦咳嗽,欲卧不安。"佗曰:"刺不得胃管误中肝也,食当日减,五日不救。"遂如佗言。说明针灸误中内脏致死的情况,在当时已非少见。

二、晋唐时期

晋唐时期是针灸临床医学发展时期,大量的临床实践,加深了对针灸意外事故的认识。

晋代皇甫谧所撰《针灸甲乙经》是我国针灸史上首部集大成式针灸专著。该书除了全面引述《黄帝内经》中针刺禁忌的原文外,最早提出了禁针、禁灸的穴位。这些穴位中,有的可能是医家治疗过程中的一种巧合,如神庭、上关、三阳络、复溜等,有的是因当时针具粗大易伤及穴区深部或周围的血管或神经,引起出血过多或神经损伤,如手五里;有的如人迎穴，因近颈动脉窦，针刺不当，可伤及而导致血压下降等意外。书中特别就刺灸不当造成感染事故作了细致的描述。如"脐中，神阙穴也……禁不可刺，刺之令人恶疡溃矢出者，死不治"(《针灸甲乙经》卷三)。同时，也有因灸治感染而死亡的，"渊腋……不可灸，灸之不幸，生肿蚀、马刀伤内，溃者死"(《针灸甲乙经》卷三)。这是由于古代缺乏消毒概念及条件，加上缺少有效的抗炎措施，容易发生感染并招致严重后果。另外还提到"乳中穴，禁不可灸刺，灸刺之，不幸生蚀疮，疮中有脓血，清汁者可治，疮中有息肉若蚀疮者死"，前者为感染所致，后者则类似恶性肿瘤扩散。

东晋医家陈延之在其所撰的《小品方》中，提到只有恰当掌握火量，才能使火气沿着经络到达病变部位，火量过大，易烧伤机体；火量过小，火气不能抵达病所。所以他主张，灸法时应当根据地域、气候、体质的不同而分别对待。

至唐代，一些著名医家开始从刺灸法的本身来寻找防止针灸意外事故的原因。如孙思邈指出，"所谓针能杀生人，不能起死人，谓愚人妄针必死，不能起生人也"。还提到"针伤筋膜者，令人愕视失魂；伤血脉者，令人烦乱失神；伤皮毛者，令人上气失魄；伤骨髓者，令人呻吟失志；伤肌肉者，令人四肢不收，失智"(《备急千金要方》卷二十九)。晋唐时期，倡用灸法，其中原因之一可能与针刺不好掌握，易出事故有关。

较之晋代，这一时期对针灸意外事故的预防有了更多的实践和更深入的认识。首先，强调脉诊与刺灸法的禁忌的关系，"每针常须看脉，脉好乃下针，脉恶勿乱下针也"(《备急千金要方》卷二十九)，另如"凡数微之脉，慎不可灸，伤血脉焦筋骨"(《备急千金要方》卷二十九)。后者是接受了《伤寒论》的观点。其次，从临床实践中还观察到某些疾病须禁刺灸，如"凡消渴病，经百日以上者，不得灸刺。灸刺则于疮上流脓水不歇，逐致痈疽，羸瘦而死"(《备急千金要方》卷二十九)。同时代的王焘在引述了孙思邈关于早期针灸不当可引起糖尿病并发化脓性感染的正确认识和教训后，更明确指出，"今初得日，岂得令其灸刺，致此误伤之祸。辄将未顺其理，且取百日以上为能，未悟初灸之说，故不录灸刺……灸刺激特不相宜"(《外台秘要》)。最后，此时期，已开始注意到了针刺意外的积极预防和处理。如防止针刺感染，强调"凡针手足，皆三日勿洗也"。特别是"合谷穴，针后慎洗手"(《备急千金要方》卷二十九)。针对因误伤较大血管血出不止的情况，提出急救措施，如"刺舌下两边大脉，血出，勿使刺着舌下中央脉，血出不止杀人"，一旦遇到血流不止，可以"烧铁篦令赤……以绝血也"(《备急千金要方》卷六上)。

唐代《新集备急灸经》是我国最早的雕印之医书，为范子盈等咸通二年(861 年)之抄本，原藏于敦煌石窟，光绪末年被伯希和盗往法国，现存巴黎国立图书馆，有甲、乙两本，书内收载了针灸禁忌，主要为人神禁忌。另有《明堂灸经》一卷，亦是记载一个月 30 日人身禁灸的部位和针灸人神所致的危害。这里所谓的人神，是指人的形体与神气，亦即精神和物质，是古人用以解释在针灸过程中突然发生意外的一种说法。这种说法认为，人体内有一种称之为"人神"的特殊的东西，它按年、季、月、日、时存在于一定部位。如果针灸误中于它，就会发生意外损伤，甚至死亡。这一说法，源于《黄帝内经》，流行于汉晋唐宋，至明代，已受到一些医家的质疑。

最后必须提及的是，在唐代针灸意外事故已经引起政府部门的重视。贞观初年，唐太宗阅明堂孔穴图时，见五脏之系均在背部，认为棰刑(即鞭背)乃五刑之最轻者，岂能因鞭打背部影响脏腑甚至致死？因而于贞观四年十一月下诏："决罪人不得鞭背。"另外，唐永徽四年，长孙无忌奉命注疏唐朝的律法之一《永徽律》，名《唐律疏义》，书内涉及医药卫生的律令不少，也有针灸伤人的法律条文："诸医为人合药及题疏，针刺误不如本方杀人者，徒二年半。其故不如方杀伤人死，以故杀伤论；虽不伤人，杖六十。"

三、宋金元时期

宋金元时期，是针灸医学发展的一个特殊时期，一方面，在文献上对前面朝代的工作进行总结和整理，宋代着重对腧穴的总结，元代的《十四经发挥》则注重对经络的总结。另一方面，在临床上则由注重灸法转向针刺。

宋代医家撰写的一些主要针灸书籍中，在介绍腧穴时，已把有关针灸意外事故的内容作较为详细的记述。如王执中提到"囟会……若八岁以下，不得针，缘囟门未合，刺之，不幸令人夭"(《针灸资生经》第一)，这里把发生意外的年龄、原因及后果都有加以说明。另外，对某些意外的描述更细致客观，如承泣穴，"针之令人目乌色"(《铜人腧穴针灸图经》)，显然是指眼部血肿。云门穴，"刺深使人气逆，故不宜深刺"(《铜人腧穴针灸图经》)，是气胸引起的刺激性咳嗽症状。肩井穴，"此髆井脉，足阳明之会，乃连五脏气，若刺深，则令人闷到，不识人"(《针灸资生经·第一》)，与重症气胸颇为吻合。值得一提的是，《针灸资生经》还对某些穴位的部位、取法、针刺深度、刺灸禁忌等作了考证，如对睛明穴的针刺深度，承泣、心俞穴的禁针禁灸说等，进行了考证。

其次，大量的临床实践使当时的医家认识到，针灸的操作技术的精深与否对防止针灸意外事故的发生有着至关重要的意义。如宋代医家许叔微在提到治疗妇人热入血室时，强调"刺期门穴斯可矣，予不能针，请善针者治之"(《普济本事方》)。因期门穴位于胸部，针刺不当，易发生气胸，所以要求"善针者"。《铜人腧穴针灸图经》亦指出"鸠尾……大妙手方针，不然针取气多，令人夭"，告诫人们应谨慎取穴，掌握准确的操作方法，以预防死亡事故发生。

到宋代，由于灸法的广泛应用，而且以直接灸为主，灸法事故已多有发生。当时的一些非医学典籍也有记载，如曾载：宋绍熙癸丑年四月，一于姓带兵将领患背痈暴起，当中肿起如胡桃。急呼疡医，犹话谈自若，医至，已如扇，大惊曰：疾势之来，不啻风雨，此非砭石所及，唯着艾乃可耳。即命捣蒜艾，铺四傍，几于满背，追火尽，肿定。而医者，军中武士，习技粗猛，所灸处太阔，火疮遂大作，不可收敛，不三日竟亡(《夷志坚》卷三十七)。由于火灸过度，患者竟一命呜呼。正因为如此，加之直接灸造成患者痛苦较大，所以这一方法逐渐不受到人们，特别是达官贵人的欢迎。正如闻人耆年所说，"富贵骄奢之人，动辄惧痛，闻说火灸，嗔怒叱去"(《备急灸法》)。金元时期针法的兴起和明清艾条灸的诞生与此不无关系。

针灸不当造成死亡的事故，已经引起宋代官方的极大关注，并被列为法医验尸立罪的一项内容。如当时著名的法医宋慈，在其所著的《洗冤集录》中指出："针灸死，须勾医人验针灸处是不是穴道，虽无意致杀，亦须说显是针灸杀，亦可以科医不应为罪。”这一方面显示了宋代处理针灸事故的严慎态度及对患者的负责精神，同时也说明那时严重的针灸事故并不少见。

金元时期针刺法在经历了从晋至唐的沉寂之后重新获得长足进展，大量的针灸临床实践，使得对针灸意外事故的认识逐步深化。这一时期在针灸意外事故的防治上有两个明显的特点：首先是探究发生意外的原因。如对针灸最为常见的晕针意外，《济生拔萃》中总结了两个原因：“一则不知刺禁”，“二则不明脉候”。金代窦汉卿明确指出，“空心恐怯，直立侧而多晕”（《针经标幽赋》），也就是说晕针与饥饿、恐惧及针灸姿势不当有关。何若愚的《流注指微针赋》还提到“慎妄呼吸，防他针昏而闭血”，要求医生不要乱施呼吸法，认为也是晕针的原因之一。另外，晕针还与患者的体质有关，阎明广强调，“或匆忙之际，畏刺之人，多感此伤，壮者气行自已，怯者当速救疗”（《流注指微针赋注》）。又如，折针意外，“先令针耀，而虑针损”（《针经标幽赋》），说明和针的质量密切相关。其次是重点寻求针灸意外事故预防与处理之法。当时医家已认识到，关键是要根据病症和患者的具体情况而施针或灸，如《针经标幽赋》云：“大患危疾，色脉不顺而莫针；寒热风阴，饥饱醉劳而切忌。”《流注指微针赋》也强调：“勿刺大劳，使人气乱而神隳。”

针对针灸消毒不严引起的感染事故，元代医家危亦林的《世医得效方》特地介绍了一种治疗方剂：“治针灸伤经络，脓血不止：黄芪八两，当归三两，肉桂、木香、乳香（别研）、沉香各一两，为末，用绿豆粉四两，堇汁糊丸，梧桐子大，每服五十丸，不拘时候热水下。”当然，其实际效果如何，有待进一步验证。另外，古代针具质量较差，易发生断针事故，罗天益等专门介绍取断针用的“涌针膏”“万圣神应丹”及“神应膏”等，“取铁针误入皮肤”（《卫生宝鉴》卷十三），可供临床参考。

四、明清时期

明清是我国传统针灸医学成熟时期，针灸意外事故的防治引起针灸界的广泛重视。主要表现在以下几个方面。

1. **对针灸意外事故的认识更趋深入**·早期的文献中，只提及胸肩部的某些穴位可刺伤肺，《普济方·针灸门》中则明确指出“胸前诸穴不可伤，伤即令人闷到”。对易于造成眼部血肿的眼区穴位同样如此，“睑池上下四穴，针只可深一半许，过深则令人血灌黑睛，视物不见，不可治也”（《普济方·针灸门》）。一些著名的针灸家已开始总结某些避免意外的针刺操作规律。如杨继洲指出，“前面深似井，后面薄似饼。用针宜前面深，后面宜浅”，前面指腹部，后面指的是背部。并说明，“凡针腹上穴，令患人仰卧，使五脏垂背，以免刺患”（《针灸大成》）。

值得一提的是，有的学者对某些针灸意外事故还作了较大样本的深入观察。如清代医家李守先在《针灸易学》一书中指出：“论晕针，神气虚也。古云色脉不顺而莫针，并异风雨雪阴天及醉劳房事惊饥居丧之人。先，治三千余人，男晕针者十六人，女晕针者一人。初以指甲掐病人鼻下正中肉上，醒而方去，较前更捷。然晕针者必获大效，以气血交泰之故。”不仅总结了晕针的发生率，而且还发现晕针对疾病的转归有一定的影响。

2. **强调医生技术精益求精** · 高武特别主张一些难度较高的针灸治疗应该由专业针灸师来施行，他在引述许叔微因自己不是专业针灸师而不针期门一穴的事例后，指出“针、灸、药，皆医家分内事。后世分门专科之医出，而各有所长矣”（《针灸聚英》）。汪机在《针灸问对》一书中也提到，对膻中、鸠尾、中庭三个易发生意外的穴位，“必须自揣已才，果有如伊周之能，可经扶危持颠，方能保心于无危也”。

3. **重视对针灸意外事故的处理** · 这一时期医家特别重视对一些常见的针灸意外事故的救治处理。如晕针是针灸临床中发生率最高的一种意外，对导致的原因和处理措施都作了较全面的探讨。而具体处理上，《金针赋》云：“其或晕针者，神气虚也，以针补之，口鼻气回，热汤与之，略停少顷，依前再施。”清代吴亦鼎还提到晕灸的治法：“或着火有昡晕者，神气虚也，乃以冷物压灸处，其晕自甦，再停良久，以稀粥或姜汤与之，以壮其神。”（《神灸经纶》卷一）需要提及的是，古代由于铁针的广泛使用，折针事故，每有发生。元明医家已开始寻求摘取断针的方法。早期以药物外敷为主，如前面提及的涌针膏等各种膏药。至明清，方法更多，《针灸大成》卷四曾以专节论述，如“治折针法，一用磁石（即吸铁石）引其肉中针即出。一用象牙屑，碾细，水和涂上即出”等。清代李学川的《针灸逢源》还采用“将原针穴边复下一针，补之，针即出”的方法取断针。上述方法，目前虽已废用，但古代医家这种探索精神则是可贵的，其中的一些方药，也有值得进一步研究的必要。

从上述总的情况看，古代医家在大量的临床实践中，对针灸意外事故已经有了比较深入和全面的认识，并把重点放在预防上，这无疑是准确的。正因为如此，避免了大量可能造成严重后果的针灸意外事故，从这个意义上说，它对针灸学术的不断发展和广泛流传起了某种保证作用。当然，限于历史条件和医学水平，除晕针等少量意外外，对多种针灸意外事故的原因和症状表现，认识还比较肤浅；对针灸意外事故的预防，还仅停留在消极的禁忌方式上；对于事故处理，特别是重大事故的处理，有效的经验积累也不够多。

五、现代国内概况

从20世纪50年代起，针灸医学在经历了清末至民国的衰微之后又获得了新的发展机遇。逝去的50年是针灸史上临床实践最为广泛的50年，是针灸成果最多的50年。

对针灸意外事故来说，这一时期，处于这样一种情况：一方面，针具不断改进，日趋精巧，针灸人员素质逐步提高，消毒观念和解剖学知识日益普及，特别是有关针灸经穴解剖学专著的出版，都有效地阻止了针灸意外事故的发生。医疗水平的提高也使针灸意外事故造成的后果的严重程度得以控制和减轻。另一方面，由于临床范围的迅速扩大，与古代相比，针刺意外发生的概率相应增加；而各种新的穴位刺激法的陆续问世，带来了一些新的针灸意外事故。另外，人为因素也有一定影响。如20世纪60～70年代，受政治因素的干扰，如“文化大革命”中提倡的所谓“一根针，一把草”运动，片面推广以深刺所谓“禁区”（其实是易发生意外的穴位）为主的新针疗法等，个别医务人员责任心不强以及江湖术士滥施针灸等，也造成不良后果和严重的事故。国内现代有关针灸意外事故的发生情况，主要见诸各类公开出版之医学报刊。据不完全统计，自20世纪50年代迄今的50余年间，公开发表的针刺意外的文章达300多篇，所致的各类损伤就达1 186例之多，其中死亡超过50例(参见表2-1-1)。更重要的是，还有大量的意外事故未作公开报道。这些应该引起我们足够的警惕和重视。

现代我国所报道的针灸意外事故，大致有以下三个特点。

1. *涉及脏器增多* · 据我们统计，因针灸意外事故导致的损伤几乎遍及全身各个系统的主要器官，包括头面五官、颈项、胸背、腰腹及四肢各个部位。造成后果较为严重的是中枢神经系统和重要内脏的损伤。中枢神经损伤有间接的，如因针刺而诱发脑溢血；也有直接的，如针刺过深伤及脑干或血管，其中以针刺造成蛛网膜下腔出血的报道最多。针刺不当导致内脏损伤，心、肺、肝、胆、脾、胃、肾及肠道等几乎所有的脏器都有所报道。其中，以刺伤胸膜及肺而引起气胸的发生率最高，其次为肠壁穿孔和胆囊穿孔。

因针刺损伤而造成的最严重后果是死亡。大致有三个方面原因：首先，为刺伤重要脏器，如心脏、脑干，据已有的报道，凡是针刺伤及这两个部位的，几乎全部死亡。另外，刺破重要的血管或可导致死亡，如曾报告因针期门穴不当，刺破主动脉弓根部，引起体内大出血，导致循环衰竭而死亡；或者由于脏器本身处于病理状态，一旦刺伤后，缺乏代偿能力而死亡。某些气胸患者的死亡，就是因为患有肺气肿或其他病变无法代偿而致。刺伤重要脏器引起并发症而死亡的也不在少数，如一例因针刺腹部穴致肠穿孔，并发腹膜炎，死于术后毒血症。

其次，是因为误诊或耽搁救治时间。由于针灸意外事故有时可延迟发生，如针刺刺破脾脏有时往往要到1周之后才出现症状，不仅易造成误诊，也可因耽搁救治时间而导致死亡。如一例重症气胸患者，起初表现为头晕、胸闷等症，医者误以为晕针，令患者平卧，打开窗子通风等，结果症状加重才考虑到气胸可能，终于不治。

最后，是由于一些间接原因所致。如一例有中风史的患者，针刺头部穴位而诱发脑溢血死亡。还有一例重症肺结核患者，因病针刺后，于返家路上暴死。经尸检，虽与针灸无直接关系，但被认为是诱发因素之一。

2. *意外的种类增加* · 首先是应用传统的针灸法，出现了大量为古医籍未见记载的针灸意外事故，包括迷走神经反应、骨折、过敏、气性坏疽、神经肌肉损伤、经络不良反应等。不少意外的症情还颇为严重。其中值得一提的是，如针刺所引起的经络不良反应，始见于20世纪70年代，后来陆续出现不同地区多篇同类报道，证明不是偶然的。又如，艾灸引起的过敏反应和对环境污染等问题，近40年来也日益引起人们的关注。

其次，新的穴位刺激方法带来新的意外。从20世纪50年代以来，针灸的变革疗法——新的穴位刺激法层出不穷，使针灸法又增添了不少新的意外。如电针，特别是早期的直流电针仪，常导致针具电解、电蚀而发生折针事故。此外，电针刺激强度过大也可发生各种意外。如一例精神病患者就因电针刺激过强，造成肌肉强烈收缩而引起骨折。另如穴位注射(水针疗法)的应用，使得近二三十年来针刺所致的化学性损伤大为增加。损伤涉及血管(以导致血栓性脉管炎多见)、肌肉(特别是手部肌肉)、神经(多造成周围性神经损伤)等，其损伤的病例数，属包括传统针灸在内的各种穴位刺激法之冠，仅1979、1980

年发表的两篇文章累计，因穴位注射不当招致手部畸形的患者竟达277例之多。还有被认为是无菌无痛无损伤、十分安全的穴位激光照射疗法，近些年来也陆续发现一些患者在用本法治疗过程中，出现各种不良反应。这种反应可表现在局部，也可以反映于全身，并已经引起医务工作者的注意。作为早期变革疗法之一的耳针疗法，如消毒不严，会发生严重的耳软骨膜炎或耳软骨炎，最终导致耳郭萎缩畸形。

3. *重视防治规律探索*·早在20世纪50年代初，就有人撰文提出针刺消毒问题。50年来，针对不断发生的各种针灸意外事故，对它的预防和处理不仅引起针灸工作者的重视，还得到不少其他基础和临床学科，特别是解剖和外科工作者的关注，迄今已做了大量的工作。其中，穴位解剖学方面研究的成就最为突出，做得较早的有沈阳、山东及浙江的研究工作者。而做得最为系统全面的则是上海中医药大学，他们从经穴断面解剖学、经穴层次解剖学、经穴CT扫描图像解剖学、穴位的显微结构及穴位立体构筑等，对全身400多个经穴、经外穴进行了研究，其重点是易发生针灸意外事故的穴位，包括针刺深度、易损伤的脏器等。为预防针灸意外事故提供了可靠的解剖学依据。

与此同时，50年来共发表了300多篇有关针灸意外事故的临床资料，这些文章不仅从不同侧面报道了临床实践中所发生的各种针灸意外事故，而且对其原因、症候表现、预防及处理方法进行了归纳，在一定程度上揭示了某种规律。气胸的预防和处理就是明显的例子。目前已从解剖学角度对成人和小儿胸背部肌肉的厚度进行测定，以确定进针深度，阐述针刺引起气胸的病理学基础，以及依据临床治疗学提出包括重度或轻度气胸、血气胸、水气胸的内外科治疗方案。另外，针刺项部穴位常可误伤中枢而后果严重，为了预防这类事故的发生，医学工作者通过对活体和尸体的反复研究和观察，提出了风池、风府、哑门等穴的针刺准确方向和深度。对于因穴位注射不当造成手部肌肉挛缩和耳针感染所致的严重耳软骨膜炎，外科医生为了使手部功能充分恢复及尽量避免耳郭畸形不断改进手术方案。感染是针灸意外事故中的重要部分，已有针灸工作者对消毒方法作了对比研究，初步提出了一些简便而有效的方法。近年来还出版了多本有关针灸意外事故方面的专著，对已有的工作进行了较为全面的总结。

一次性针灸针（包括一次性皮肤针等）的出现和逐步推广应用，基本上从针具方面杜绝了感染的可能性。必须提及的是，我国制作的针具享誉世界，正因为它品质优良，临床上报道的折针事故较之日本等国要少得多。无烟（微烟）灸具的研制成功，也为减少灸烟污染和消除艾灸过敏提供了基础。还有人在针前应用心理治疗来预防针刺反应性损伤，显示出了可喜的苗头。

表2-1-1　针灸意外事故情况表(1950—2002)

损伤类别	文章篇数(篇)	发生例数(例)	死亡例数(例)
气管损伤	3	3	2
气胸	55	172	16
心脏损伤	6	6	5

（续表）

损伤类别	文章篇数(篇)	发生例数(例)	死亡例数(例)
胃部损伤	4	8	
肝脏损伤	4	1	3
胆囊损伤	8	10	
脾脏损伤	3	3	
肾脏损伤	2	3	
肠道损伤	7	15	2
膀胱损伤	2	2	
脑出血	4	3	3
延髓损伤	5	15	6
小脑损伤	1	1	1
蛛网膜下腔出血	18	40	2
脊髓损伤	4	4	1
神经系统其他损伤	6	9	
周围神经损伤	22	85	
迷走神经损伤	6	9	
闭塞性脉管炎	5	7	
大量出血	11	12	4
眼部出血及其他损伤	7	8	
其他血管损伤	3	3	
针刺感染	15	45	4
耳郭感染	3	11	
软组织损伤	12	412	
折针	8	9	
晕针(罐)	32	183	
光针反应	10	8	
过敏反应	19	28	
经络不良反应	17	62	
其他不良(间接)反应	10	10	2
骨折	1	1	
总计	312	1 182	51

综上所述，在针刺意外的预防与处理上我们已经做了大量工作，但是随着针灸技术的不断更新，还会出现新的意外，平时如何加强防范、未雨绸缪，以及发生意外后如何积极妥善处理，逐步掌握其防治规律，仍然是放在我们面前的极为艰巨的任务。

六、国外概况

我国的针灸学在公元4～5世纪传入朝鲜和日本，在17世纪传入欧洲。在日本和朝鲜，这门学科获得了稳步发展，而在欧洲，针灸学曾几度兴衰，到20世纪中叶近乎淘汰。造成这种情况的根本原因当然主要与不同的文化背景有关，但由于针灸不当导致意外损伤而引起的负面效应，也不能不说是一个重要因素。早在1864年出版的法国医学科学百科全书中，已提到曾经风行一时的针刺术，由于不加区别地滥用，不久就产生了强烈的反作用，以至迅速被人遗忘。早期西方报道的针灸意外事故，较多的为晕针、感染、刺伤内脏或血管及断针等。有的晕针反应还特别严重，如当时法国的裴格拉特医生曾报告一例用针刺治疗小腿部强烈疼痛的患者，结果这个患者首先发生晕厥，然后是狂暴性的谵妄，神经的应激性减弱。整整一天患者处于迟钝状态中，以后症状才逐渐消失，后来在针刺部位出现一个脓肿。另外，折针也有发生，如英国人包尔在1903年出版的《Tings Chinese》一书中提到"有时针断在患者体内，只好留在那儿等待西医技术取出"。其次，我国的灸法传入西方后，曾在18世纪一度风行，但从19世纪中叶起逐步衰退。分析其原因，一方面是因为文化背景不同和近现代西方医学的迅猛发展；另一方面还可能与传向西方的灸法本身不完善有关。包括在选穴配方上，不明白辨证论治，完全按病痛处施灸；在施灸材料上，五花八门，随心所欲；在施灸方法上，一味强调损伤重、痛苦大的着肤灸。因此，易出现各种意外而为患者和医生所放弃。正如19世纪末，有个英国医生洛克哈特于1892年撰文说："烧灼法（指着肤灸），常给患者造成小的肿疡，有些患者因肿疡范围扩大，甚至伤及重要器官，而医生则以患者的痛苦为乐，反而告诉患者可以治愈。"这里既有灸法掌握不当的问题，也有因不同的文化背景而产生对灸法的误解。

现代，从20世纪70年代开始，针灸逐渐"成为世界通行的一门新的医学学科"（中岛宏语），随着针灸在当今世界120多个国家内开展，针灸意外事故在国外已日渐增多，美国、英国、瑞士、法国、意大利及澳大利亚等西方国家，朝鲜、日本等东方国家以及苏联等，都有所报道。尤其是日本，由于它开展针灸治疗的年代久远，针灸流派纷呈，治疗人数众多，造成的意外也就特别多。日本针灸界对此也十分重视，医道の日本社曾将该刊发表过的有关因针灸不当而导致气胸、肌内折针和发生突然死亡的文章汇集成册，并于1978年出版，题名为《针灸失误——气胸、折针、猝死》。

西方国家是在1972年尼克松访问中国大陆掀起"针灸热"后，针灸意外事故的报道才陆续增多。但由于学科及文化背景不同等原因，相当多的西方医师对针灸存在怀疑、歧视乃至否定的态度。因此，西方的针灸师对针刺意外非常敏感，特别重视。这也促使他们不断提高医疗技术和服务质量，尽量避免针灸意外事故的发生。从已有的资料显示，多数针灸意外事故发生于20世纪70年代初至80年代初的10年间。这与不熟悉这门学科和针灸师缺乏相应的知识与经验有关。最能说明问题的是1973年5月澳大利亚医学杂志的报道：某针灸师在一次新年晚会上表演针刺技艺，他在一名47岁的志愿者的前胸壁（左侧乳头下）下针，患者当即感到剧烈胸痛，呼吸困难。急诊入院确诊为左侧气胸。据统计，在此期间，欧美国家共报道因针刺意外引起的气胸17例，其中死亡2例。仅北美就有7例，死亡1例。

现代国外所发生的针灸意外事故种类大致上和我国类似，但尚有自己的特点。

1. **继发感染出现率高**·针灸后继发感染多因消毒不严所致，国外最为常见的是针刺治疗过程中传播病毒性乙型肝炎。最严重的一次为1977年，在美国伯明翰地区，曾因针灸医生对针具消毒不严，导致了一场暴发性的乙型肝炎小流行。在接受过当地同一针灸师治疗的患者中，被确诊为病毒性肝炎者竟达36例之多。血清学鉴定结果也证实该次暴发性流行确系来自同一传染源。调查结果表明，该针灸师并未接受过正式的中医针灸的训练，也没有受过正规的西医教育，而关键在于将不作任何消毒的针具放在一个盒内反复使用。结果，该诊所成为传播的场所，针具则成了传播的媒介。在瑞士、英国、意大利、日本等国都有类似情况。1980年，瑞士医学杂志曾发表过一篇有关病毒性肝炎的流行病学的研究论文，作者曾对医源性肝炎的发病规律进行调查，指出污染的针具和输血及注射一样，都可以成为感染乙型肝炎的原因。最近，日本的学者通过实验发现，针刺过乙型肝炎病毒（HBV）携带者，针体确附有HBV；而流行病学调查结果也提示，有针刺经历的人丙型肝炎抗体阳性率较高。我国迄今此类报道不多（据著者所及，仅4例），这当然有多方面的原因，但也应引起我们的充分注意。

除病毒性肝炎外，因针灸引起继发感染的意外事故还包括骨髓炎、败血症、耳软骨膜炎及软骨炎和炎性肉芽肿等。其中，骨髓炎以韩国和朝鲜报道较多，值得注意的是，迄今为止，我国和其他国家尚未见到同类报告。骨髓炎的感染途径主要与血源性和开放性骨折有关，是否确与针具感染直接有关，似难作结论。另外3种继发性感染国内也有类似报道。

2. **折针发生率高**·如上所述，我国现代关于折针的报道不多，而在日本，发生率却相当之高。这可能与下列原因有关：一是针具。日本针灸家使用的一种表面镀水银的毫针（目的使针体光滑），容易折损。另外在电针治疗时，针体易受电流电蚀损伤而出现折针。二是日本有些针灸派别（包括朝鲜）习用埋针法，即将针刺入穴位后剪断针尾，人为折针。折针后，由于针体在体内移动，可导致各种不良后果的出现，其中最为严重的是断针刺伤心脏。据统计，自1930—1979年，仅日本就发生因折针后断针刺伤心脏的患者达38例之多。除心脏外，折针引起的另一重要脏器损伤是脊髓损伤。1979年，日本报道因在项、枕部埋存折针而造成颈部脊髓损伤就有2例。尽管最后均由神经外科医生以手术的方式成功取出断针，但这2例患者术后神经功能的恢复均不甚满意。

3. **重视实验研究**·这方面工作，始于欧洲，早在19世纪中叶，法国的医务工作者就已经通过动物实验来观察用毫针深刺犬的大脑、小脑、心、肺及胃等对机体的影响，并发现如用较粗的针可以引起心脏出血。另一实验进一步发现，刺入动脉或心脏周围可以引起血液凝固，血块的转移将会发生不良的后果。对针折断并遗落在组织中是否会产生不良的后果，例如对针刺引起的感染也作了一些观察，当然，限于当时的科技水平，难以得出科学的结论。现代，主要是日本，做得最多的是有关折针的实验研究，包括电针过程中针的电解、电蚀实验，以及人工折针的动物实验。除上述外，近年来，另外一些国家也开始注意对针刺意外的研究，这些工作为针刺意外的预防和处理提供了科学的依据。国外同行的工作，值得我们借鉴。特别是针刺意外的流行病学调查和实验研究，我国还显得十分薄弱，不能仅仅停留在解剖学的研究上，尽管这也十分重要，但应该有更大的作为。

张仁. 针灸意外事故的历史与现状[J]. 中西医结合学报，2004，2(4)：306－313.

注：由于亲身经历的多次教训(《临证纪事》及本书中的一些文章都有记述)，针灸意外事故的防治一直为我所重视。对此，我曾写过两本书——《针灸意外预防与处理》(上海科学技术文献出版社，1988)和《针灸意外事故防治》(上海科学技术出版社，2004)，以后者更为详尽，读者可参考。

子午流注研究进展

子午流注是我国古代关于取穴方法的一种学说，此种方法即称子午流注针法，具有按时取穴的特征，对提高针灸临床疗效有较明显的影响。随着现代时间医学的崛起，这一学说日益受到国内外有关人士的密切关注，近年来更取得较大进展。现就笔者所及，综述如下。

一、源流探讨

一般认为，子午流注理论萌芽于《黄帝内经》。子午两字，首见于《灵枢·卫气行》篇，“子午为经，卯酉为纬”；流注两字，最早出现在《灵枢·九针十二原》篇，“所流为荥、所注为俞”。而按时选穴刺灸思想，《黄帝内经》中有不少篇幅加以论述，其中，“谨候其气之所在而刺之，是谓逢时”(《灵枢·卫气行》)，意为须按经气到达时刻而施刺灸，后世子午流注纳甲法即导源于此。《灵枢·九针十二原》云“气来盛实时不可逢(补)，气去虚衰时不可追(泻)”，系指应依十二经气盛衰时刻之不同而分别运用补泻之法，实开后世子午流注纳支法之先河。子午流注针法究系何时何人提出？自《读书后志》载题云扁鹊撰之《子午经》后，一直将此书列为子午流注的最早专著。其实，用干支纪年始自东汉(25—220 年)之初，而十二地支支配十二时辰之说，最早也是在西汉(公元前 206 年—公元 25 年)太初改朔时开始出现，显然与扁鹊所处的战国时代不符。所以，目前大多数学者认为，子午流注纳甲法的首创者应是金代何若愚，后世对本法之阐发悉源于其所撰之《子午流注针经》。刊载于《针灸大全》的“徐氏子午流注逐日按时定穴歌”则为运用子午流注纳甲法的重要依据。曾有不少人提出，徐氏系指南北朝名医徐文伯，考徐文伯虽擅长于针术但无针灸著作流传，因此，徐氏实指明代徐凤而言。以十二经脉与一日之中十二时辰相配之子午流注纳支

(或“子”)法,可能先由宋代丁德用在注解《难经》时提出,后由明代高武在《针灸聚英》中发挥完善而成。

另外还有人指出,目前通用的子午流注纳甲法的开穴方法带有一定的理论和使用上的缺陷。主要是在癸日有连续10个时辰的闭穴,形成流注环上的缺口。此开穴法系由徐凤提出,而早期的“流注经络井荥图”载于何若愚的《子午流注针经》中(此图实为阎广明所作),其内容与徐凤之“流注图”基本相同,但无此缺陷,考虑是徐凤将原为十二幅的“流注经络井荥图”缩减成十幅“流注图”所致。

二、临床应用

研究子午流注,首要任务是应用于临床。鉴于子午流注针法,特别是纳甲法,推算时穴,十分繁复,不易推广,所以不少人曾提出各种简化方法。大致可分两类:一类是制作图表,诸如子午流注环周图、子午流注推算盘、子午流注飞腾图、子午流注与灵龟八法应用盘、子午流注计算尺等。另一类是推算法,如子午流注三推二算法、子午流注解析法等,在一定程度上方便学习和运用。大致方法是将包括子午流注取穴法在内的《针灸万年历》输入电子计算机进行推算。吉林省计算技术研究所等单位,以刘冠军所著《子午流注易通》一书为依据,编制“子午流注取穴新法计算机程序”,该程序选取特征函数f(C、D、E、F)作为数学模型,采用BASIC语言在Z-80A机上实现了“子午流注取穴新法”。其验证的准确性为100%,速度则为对照组的9.54～42倍。吉林大学计算机学系成功地研制出“电子五门八法取穴仪”,它吸取了子午流注针法(或称五门)和灵龟八法(或称八法)的优点,制成事先计算好的纯数学卡,只须将数据卡放入携带存储的袖珍电子计算机中,即可立得出该穴位,用之临床,甚为方便。当然从整体上看,这些工作尚属起步。

在具体应用上,有人针对子午流注纳甲法本身存在的缺陷,提出了一些改进方法。如《子午流注逐日按时定穴歌》(下简称《定穴歌》)中,每十个干月就有十二个时辰“闭穴”,即无穴可开,有人发现了六甲、六乙、六丙、六丁、六戊、六己、六庚、六辛、六壬、六癸与“井、经、荥、合、输”穴的配合规律(简称“一四二五三”规律)使得“闭穴”变为开穴。另有人指出,《定穴歌》除了上述不足外,尚存在十二经流注互相跨越,不能与当日日干相符的问题,而建议用其祖传之“移光定位”法,认为此法之脏气周期与干支周期首尾一贯,无中断跨越之弊。有的作者也针对《定穴歌》中,不能把每日所应开的穴在一日中表达出来及无法按照本日开穴的次序表明时间的缺憾,作了改进。上述工作虽有待进一步验证,无疑对完善子午流注临床应用有一定意义。

值得一提的是,子午流注计时方法的时间,应以当地时间为准,与现代计时方法的时间不同。因此,我们通用的北京时间,不是我国所有地方按子午流注计时方法的时间。有单位提出,须根据不同地区的地理位置,与北京时间进行校正,以此作为该地区的子午流注方法计时的时间。在配穴上,亦有人提出子午流注针法并非某时只开某穴的机械方法,时穴是最佳选穴但绝非万能,还应据病情需要选穴(病穴),只有时穴与病穴辨证组方,才能取得理想疗效。

有关运用子午流注针法取得卓效的现代报道较多。早在抗战时期，重庆感传疟疾患者甚多，重庆国医馆针灸师按子午流注针法治的疗效显著。承淡安等在其所著《子午流注针法》一书中，分别报道了13例用纳甲法、9例用纳子法治疗包括淋巴腺炎等10余种急慢性疾病的病例，最多仅针3次，余均在1～2次内获愈或取效。类似的病案报道很多。近年来，还报道了一些以子午流注针法治愈的急重病例，诸如严重的呃逆、休克、晕厥以及某些急腹症等。

为了进一步观察子午流注针法是否确较非按时开穴的临床疗效更为明显，这几年已开始进行一定样本的对照观察。有以子午流注纳甲法取穴、电子计算机辨证取穴法及传统经验取穴方法等分别治疗周围性面神经麻痹。结果：子午流注组痊愈20例（占90.9%）；电子计算机组痊愈18例（占81.8%）；传统经验组痊愈11例（占50%），说明子午流注针法疗效较高。另有单位治疗腰疼病30例，其中15例按子午流注针法定时治疗，结果痊愈6例；另15例取穴与之相同但不按时治疗，无一例痊愈。说明即使取穴一致，掌握时间节律特性则可提高针刺效果。最近一些大样本资料经统计学处理，亦获类似结果。有人应用子午流注纳甲法治疗急慢性疾病20种共222例，并设一般针刺法的对照组，用同样的针刺手法，结果流注组总有效率为97.7%，治愈率20.7%；对照组总有效率90%，治愈率为10.8%。两组在有效率和治愈率上均显示极显著的统计学差异（p均<0.01）。为了增加可比性，使结果更客观、更科学，有人按比例将患者分成观察组与对照组，采取下述方式：凡同类病例中，须数量相近，平均病程相近，平均年龄与性别相近，就诊时间相近，疗程相近。在治疗时，同类病例的基本处方一致、行针手法一致、疗效判定标准一致。唯一的区别是：观察组病例采用按时开穴配穴法；对照组病例采用标准配穴法。在限定疗程的情况下，结果发现两组在总疗效上有极显著差异（$p<0.01$），以观察组为高。如不限定疗程，观察组痊愈率达46%，平均治疗次数为37次。总之，临床实践证实，运用子午流注针法确是提高针灸疗效的有效途径之一。

三、实验验证

恩格斯曾经指出：现代科学和古希腊时代科学“只有这样一个本质的差别，在希腊人那里是天才的直觉的东西，在我们这里是严格科学的以实验为依据的研究的结果”。寻求有价值的客观指标，运用现代检验手段对先贤在大量治疗实践中直观和演绎所创制的子午流注学说及针法进行验证，显然是极为迫切的和必要的，目前已取得一定进展。

1. **临床实验**·开展得较早的是经络电位值测定。在20世纪50年代末，有人根据子午流注各个时辰气血流注于各经的程序，在24小时内，测定两名健康学生各经所有输穴的电量数值，发现十二经脉电位值变化与子午流注相符。有以经络测定仪对46名健康学生按子午流注时辰测定十二经原穴电位值，也得出相同的结果，并测知脾经的数值不论在任何时辰均较其余经为高，与脾为生化之源有关。其他作者，也报道十二经脉的电位值有昼夜同步调周期变化和特点，以及获得类似的结果。

运用光子数量测定仪对经络气血24小时运行状态进行研究，初步观察到当气血运行至肺经寅时,左右手肺经光子发射数量测定值是对称的,而在其他时辰则不对称。其余经络测定结果亦与此类似,并呈周期性反应。

以纳支法针刺十二经原穴,通过对 24 例健康人针刺前后心电描记,发现对正常人的心动电流的影响主要表现在心率、心律、P－R 间期、Q－T 间期、S－T 段及诸波振幅上,但均未超出正常范围。而对 12 例冠心病患者进行开穴和闭穴对照观察心电变化,表明针刺开穴与闭穴的心电图改善率有显著的统计学差异。

以肌电为指标,观察子午流注针法对 27 例腰腿痛患者之肌电图针刺"得气"效应电信号,结果针刺开穴和闭穴的电信号出现率有显著的统计学意义。

以血流图为指标。有人将 53 例被检者分为子午流注按时开穴组(第一组),闭穴不同时组(第二组),随机组(第三组),分别作针刺前后血流图描记。结果发现第一组针刺前后舒张时间变化显著,有明显统计学差异,第二、第三组则均未显示此类差异。

2. *动物实验*・这一项工作起步较晚,资料不多。铜蓝蛋白是血中一种含铜的 α_2 糖蛋白,其含量在许多疾病中都可发生改变。有人以此为指标,观察不同时辰电针"涌泉"穴对大鼠血中铜蓝蛋白含量的影响,并设对照组加以比较。结果发现,大鼠血中铜蓝蛋白量以卯时(7:00)最低(平均含 53.0±2,5 mg/100 ml),酉时(19:00)最高(平均含 67.8±5.8 mg/100 ml),二者有显著差异($p < 0.05$)。于卯时电针"涌泉",可使含量升高至 71.9±72 mg/100 ml,与对照组相比,有显著差异($p < 0.05$),于其他时辰针刺该穴,虽使数值略有上升(如午时、子时)或下降(如酉时),但与对照组相比不存在统计学意义。说明生物体存在昼夜节律性及按时针刺对调节生物体的重要意义。当然,根据人体气血流注情况,涌泉属肾经,应在酉时(18:00～20:00)肾经经气才旺盛,但上述结果却是卯时显著。作者认为这可能是大鼠属昼伏夜行动物,其气血运行规律与人恰好相反之故。另有类似的实验也观察到电针大鼠"涌泉"穴后痛阈以卯时上升最高,子时下降最大,有明显的昼夜节律($p < 0.01$)。而脑内的 5－HT 和 NE 含量亦以卯时变化最显著,和前面的结果相同,这是否支持"子午流注纳甲法"的原理,有必要进行深入一步的研究。

四、机制阐释

关于子午流注的机制探讨,目前主要从时间生物学角度进行阐释。已经证实,节律性是生命活动的基本特征之一,在生物体内存在着一种独特的似昼夜节律。并且发现,这种生理节律一旦发生改变,往往成为疾病发作的先兆或危险信号,而及时矫正节律则可以防治疾患。这些提法,显然和子午流注理论颇为吻合。另有人认为,具有节律特点的自然界阴阳消长规律与经络气血运行有一定关系,机体处于病理状态时,其病理信息不断输出,它与太空电磁波信息相对应,而发生周而复始的有规律的共振现象,造成不少疾病发作时间与属经间有一定相关,如老慢支多发于寅时,属肺经,肾阴虚发热多在下午酉时,属肾经。有人还指出,子午流注不限于反映人体气血循环的变化,也反映人体生理病理状态与病理定位律关系密切。定位律认为,遗传基因使人们继承了祖先的某些特征,在每个特征上还携带时间信息,说明各人出生时已携带具有病理定位信息的空间时间信息,这一信息对后天影响巨大。近来的一些资料表明，通过科学家们的努力，已了解到机体细胞增殖的次数总是严格保持在50～60次，显示细胞内可能存在一个专门计时(细胞生命)的生物钟，而核内的各类核酸，则是构成生物钟的软件。关于生物节律的产生有两种不同学说，一为外源说，它强调生物节律是对来自宇宙信号作用的反应，光周期、温度、大气波动等均可对节律进行推动和调整，生物钟须像日晷仪一样，不断接受外界信号方能运转；另一为内源论，认为在进化过程中，不断受到地球物理周期信号的作用，经自然选择而形成并得以发展。即凡与自然节律合拍的生物便可生存下来，故是先天的，这些论述，都有助于我们对子午流注学说的理解。鉴于时间生物学本身尚是一门新兴学科，因此要最后揭开子午流注的机制，尚有一段相当长的距离，还需做大量艰巨的工作，而这恰恰又是目前最为薄弱的环节。

最后顺便一提的是，这几年已接连出版了四五种有关子午流注针法的书籍，对子午流注的普及有一定作用，但就内容来看，大同小异，仅停留在一般的方法介绍。我们期望能有一批观点材料新颖，科学性强，与现代时间学密切结合的著作问世，将有助于推动子午流注的研究。

张仁.子午流注研究进展[J].云南中医杂志，1985，(3)：45－48，51.

注：本文系为进行"子午流注"研究课题时完成的综述。

关于"气至病所"与疗效

"气至病所"一语，意指针灸之得气感应到达病痛之所，它是古人在大量针灸实践中反复观察到的一种现象。"气至病所"即可明显提高疗效，甚至"气至病已"(元代罗天益《卫生宝鉴》)。这一理论长期以来指导针灸临床，一如明代杨继洲所说，"有病道远者，必先使气直到病所"(《针灸大成》)。作为针灸学科的一个重要学术概念，对其进行全面整理，加以科学验证，无论在提高针灸疗效、探究治疗机制乃至揭示经络实质等方面均当有所裨益。本文将根据著者所及之古籍及现代有关文献资斜，作一综述，以供参考。

一、古籍有关记载

关于"气至病所"与疗效关系的论述可追溯到《黄帝内经》。经文着重于理论上阐释。如《素问·疏五过》云："治病之道，气内为宝。"而"用针之类，在于调气"(《灵枢·刺节真邪》)，调气法重点在"导"，"气有余于上者，导而下之；气不足于上者，推而休之"(《灵枢·阴阳二十五人》)。"气虚宜掣引之"(《素问·阴阳应象大论》)，马莳注为"谓导引其气"。故要求针刺时，"疏取之，上气和乃止"(《灵枢·终始》)。陈壁硫等释为远道取穴，导气至病所，调和虚实而止针。从而"移气于不足，神气乃得复"(《素问·调经论》)，产生疗效。

经文亦具体提到“熨寒痹所刺之处”,“令热入至于病所”,“可使病已”(《灵枢·寿夭刚柔》)。尚须说明的是,《黄帝内经》中曾多处提到“气至而有效”一语,经著者核对,此“气至”二字当指“气至针下”而言,似不应与“气至病所”混淆。

从汉至宋历代医家,多从临床观察,进行描述概括。华佗指出,“若当针,亦不过一两处下针,若至语人,病者言已到,当便拔针,病亦瘥”(晋代陈寿《三国志·华佗传》)。晋代皇甫谧认为“热病刺然谷,足先寒,寒上至膝乃出针”(《针灸甲乙经》),显系指用凉泻法而获气至病退之功。唐代孙思邈不仅提到“经络所行往来处,引气远入抽病”,且对灸后“气至病所”特征和产生即效情况作了生动描述,“灸两胛中各一处至六百壮,多至千壮,当觉气砻砻然,如流水状,亦当有所下出,若无停痰宿疾,则无所下也”(《千金备急要方》)。唐代王焘亦体会到,“经脉出入往来之处,故灸能引火气……不中经穴,火气不行,亦不除病也”(《外台秘要》),从反面作了论证。宋代闻人耆年在《备急灸法》一书中,有较为详细的记载:“其艾火即随流注,先至尾闾”,“渐渐周遍一身,蒸蒸而热,奇功异效,盖原于此”。

我国古代针灸史上,对“气至病所”现象及其与疗效关系加以较为深入探讨,进行全面总结的,当数元明两代。“气至病所”“气至病已”等概念,即在此时明确提出。窦汉卿在《针经指南》中谈到“觉气至病”,能使患热病的脏腑“自觉清凉”,使寒病“病人觉热”。杨继洲还特别强调“使(气)力至病所……可治疼痛之病”(《针灸大成》)。在元明其他一些针灸专著如《针灸聚英》等,均有这方面的记述。其中,最值一提的是《金针赋》,对“气至病所”影响疗效的范围和特点,作了颇为确切的概括:“可使寒者暖而热者凉,痛者止而胀者消,若开渠之决水,立时见功。”除从理论上阐述和实践上总结外,古籍中尚保留少量病案。宋代窦材曾治一例头风病,“为针风府穴……病人觉头内麻热”,配合药物内服而“永不发”(《扁鹊心书》)。宋代王执中在《针灸资生经》中记录了他的亲身体验,“予旧患心痹……它日心疼甚,急灸中管(中脘)数壮,觉小腹两边有冷气自下而上,至灸处即散”。记述颇详的是张子和治梁宜人手麻症一案,梁宜人患手麻症,经张子和用药后“惟小指次指尚麻”,“一日晴和往针之,用《灵枢》中鸡足法向上引针三进三引讫,复卓针起向下卧针,送入指间皆然,手热如火,其麻全去”(《儒门事亲》)。上述诸案,说明“气至病所”即刻疗效卓著。明代汪机则记载一例感传受阻滞而未能取效的病例,“昔有病跛者……一医为针临泣,将欲接气过其病所,才至灸瘢,止而不行,始知灸火之坏人经络也”(《针灸问对》)。如上所述,古人对“气至病所”与疗效关系的探索,经历了漫长的岁月和大量的医疗实践,较为一致的看法是“气至病所”可获即刻疗效,其获效的范围,虽也提及对个别客观体征如痈肿的影响,但主要表现在寒、热、痛、痒、胀等主观症状的消退或缓解。因为历史条件的限制,其疗效的全部判断标准只可能凭借医者的直接观察和患者的自我感觉。同时,作为这一理论产生的依据及用以检验其正确性的病案,数量既少,又多不完整,故确有重新认识和进一步验证的必要。

二、国内现代概况

鉴于从清王朝至民国,随着针灸学科本身的凋敝,当然谈不到对这一专题的研讨。因此,现代国内有关报道,实际上是从新中国成立后开始的。就著者所及,自20世纪50年代初至60年代中,“气至病所”与疗效关系的临床资料共29篇。其中,个案报道22篇(共42例),集中观察资料7篇,所涉及病症包括内、外、儿、妇、五官各科。“气至病所”后,疗效亦多产生于即刻,且以症状或功能性障碍改善为主,或使各类疼痛诸如咽痛、胸胁闷痛、头痛、腹痛、颈项强痛顿时减轻,或使瘫痪肢体功能明显恢复,或视力听力瞬即改善,或麻木之感骤然消退,降体温、降血压作用迅速,对尿闭、遗精、阳痿、无精虫症、痔血等效果亦佳。其中,个案报道,观察较细,叙述颇详。一例胎动小腹痛患者,针足三里气至腹部而无效,针阴陵泉气达病所,痛即缓解乃至消失,说明“气至病所”获取疗效,亦需遵循“经脉所通、主治所及”的法则,给人以启发。而集中观察,多限于一般体会,值得一提的是金舒白等治疗突眼症及甲状腺肿的文章,对比观察“气至病所”与否对疗效的影响,并认为疗效的高低与针刺感应是否到达病变部位有一定关系。虽因例数较少(分别为6例、9例),且未作统计学处理,结果尚难肯定,但毕竟为科学验证这一理论做出良好开端。综观20世纪50～60年代情况,特点是资料不多,个案为主,著者暂称为零星报道期。

20世纪70年代,随着循经感传现象大规模普查,人们注意到,在循感过程中具有趋病灶的特点,与古人所谓“气至病所”的概念相吻合。同时,还观察到一些疑难杂症,在“气至病所”时产生殊效。如视野黑点顷刻消失,脑震荡后遗之头闷痛霍然而除,喉肌无力改善,胃扭转回复以及耳聋患者纯音听力即时提高等。特别是一些原准备手术的患者(颞颌关节纤维性强直或功能紊乱),在针麻过程中,当针感到达病所(患侧面部)时,竟收意外之功,改手术为针刺,结果痊愈出院。于是,对“气至病所”与疗效关系的探讨,引起了人们浓厚的兴趣。接着,有的单位用经络注射疗法治疗一些疾病,发现感传愈显著,疗效愈好。有人根据41例溃疡患者针刺疗效分析,认为针感向病所传导者优于针感在局部或朝相反方向放射者。当时,全国正推广针刺麻醉,为了进一步加以验证,研究者们以较大的样本,集中比较观察“气至病所”对针麻效果和镇痛疗效的影响。著者汇集1973年15个单位各类疼痛性疾病针刺镇痛疗效的临床资料(含1980年、1981年各一份),其中“气至病所”者449例,其中完全止痛303例,显效118例,有效26例,无效2例。一致认为“气至病所”的镇痛效果较气不至病所者为优。在针麻效果评价上,20世纪60年代有人就以针刺“气至术区”代替药品麻醉插管做支气管造影,结果30例全部成功。绝大部分单位指出,气至术区可大大提高优良率。但亦有持异议者,认为气至与否,对针麻效果的影响并无显著的统计意义。这一阶段,主要是对“气至病所”现象及其与疗效的关系作了重新的认识。

自1979年全国针灸针麻学术讨论会前后起,这一课题的研究进入了一个新的阶段:初步验证时期。这一时期有两个显著的特点:一是重视临床观察资料的质量,增多病种,扩大样本,设立对照组,不少还进行了统计学处理。较引人注目的是“气至病所”与儿童支气管哮喘、面肌痉挛、视神经萎缩及甲状腺病等病症疗效关系的文章。有人还集中对胆囊炎、胃下垂等5种疾病共184例(其中,“气至病所”28例)做了疗效分析,发现“气至病所”者明显优于气不至病所者($p < 0.001$);有人还系统细致地观察了艾灸感传达病所时对症状的种种影响。其他还有一些资料,但较一般。虽然,这方面的报道还不太多,但较之个案报道有更大说服力,且以较多病种进行验证,比之单一观察镇痛疗效更进了一步。

第二个特点是开展了实验研究，主要是临床研究。临床治疗观察，由于影响因素较多，不易深入，故进一步建立较为可靠的客观指标，控制在严格的条件下，用实验手段加以验证，实属重要。这方面工作，早在20世纪70年代中期就有人以肌电为指标，观察到一例面瘫患者“气至病所”(面部)后，患侧面部肌电发放增强，并感原有不适症状减轻。后来不少人进行了重复，如一例输尿管结石患者，当针感传至腰部时，肌电发放增强，手术最后证实结石下移10 cm。除个案外，有人以心电图为指标观察针刺郄门穴气至病所对16例心脏疾患所致期前收缩的影响，有人还建议以心音拾音器记录肠鸣音，作为观察“气至病所”的客观指标。但是，由于他们所指的“气至病所”，实际上只是短程或中程感传，所以得出的结论还不能令人信服。有的单位以哮喘患者的哮鸣音和胸廓曲线变化为指标，并用入静诱导、鍉针压穴诱发“气至病所”进行研究，得出“气至病所”即刻疗效优于气不至病所者($p<0.001$)。但是由于对照组未加以诱发，而气功对哮喘有一定治疗作用，故很难判入静诱发患者疗效的提高只是“气至病所”的结果。近来，有人以穴位温度变化为指标，发现“气至病所”后，病所穴位温度与对照组(不针刺组)相比，有极显著差异($p<0.001$)。我们最近以心电图和血脂变化为客观指标，尽量控制在实验条件下，对112例以冠心病高血压为主的患者，集中比较观察针刺内关一侧穴“气至病所”对临床症状、异常心电图(CST-T)和心律失常及高血脂疗效的影响。初步结果表明，“气至病所”者症状即刻有效率和近期(疗程)显效率优于气不至病所者($p<0.05\sim0.001$)，但是，在症状近期有效率以及心电图疗效和降脂效果上，二者则不存在统计学上的差异($p>0.5\sim0.05$)。另外，有人通过阻滞感传线，使针刺感应不能达病所，即可使原有的效应消失。

还有人开始注意到“气至病所”而有效的机制探讨，一种为较多人接受的推想是：在患者的皮层体感区可能存在一个病灶兴奋点，当刺激某个穴位导致感传时，则可在皮层体感区出现另一穴位兴奋点，并产生皮层内一点扩散，扩散易受病灶所吸引，从而形成所谓“两点定向接通传导”，亦即患者主观体验之“气至病所”。在强烈的扩散过程中，可使相应的皮表和内脏痛阈提高。感传所到，通过大脑皮层与别的部位接通，产生疗效，正是高级部位调整的结果。

总之，这一阶段，临床观察有一定进展，实验研究还不很完善，并开始了机制的探讨。

三、国外有关报道

国外无“气至病所”一词，一般描述为针刺感觉传导(日本多称“针响”)到达病变部位，从概念上看，大致相同。研究较早、报道较多的首推日本，柳谷灵素早在1948年出版的《针灸医术入门》一书中已有记载。最早进行系统观察研究的，为长滨善夫等，他们在1949年给一位视神经萎缩患者针刺十二经原穴及奇经八脉一些穴位时，针感均可循十二正经和大部分奇经入眼或到眼周围，使视力获明显改善，另外4例其他眼病患者，亦因感传达病所而速效。赤羽幸兵卫于1953年和1960年共报道了7例，这些由各种原因引起的腹痛患者，一旦感传入腹，疼痛即行缓解，其中5例感传是通过艾灸引发的。铃木武德等，用皮内针引致循感而治愈一例肩痛。亦有人是以特制温热器或打诊法激发的。

除上述个案外,岗部素道在1961年集中报道135例,涉及胃炎、齿槽脓疡、胰腺炎、妇科疾患等病症。不仅观察到感传达病所有痛止肿消之功,而且发现针感可不一定循经络而直抵患部。然而,也有人指出,感传到达病痛所在处时,能产生局部知觉过敏。

上面是20世纪50～60年代的情况,70年代,盐幸吉针刺腕神经丛治肩周炎,曾将7例针感向病所放射者,同3例局部针感的患者作了对比,结果以前者疗效为佳。铃木裕视等就60例感传至头部的患者作了分析,认为针效良好,其中1例因车祸致严重头痛及其他部位疼痛的患者,针刺任何一处都可发生头部感传。最近,高岗松雄报告236例产后阵痛和月经痛患者,皮内针刺激三阴交等穴后,腹部即现温暖感或麻木感,且疼痛立止,这显然是一种跨越式感传。

值得注意的是国外一些研究者对"气至病所"客观线路的描述:法国有人早在19世纪50年代就见到1例肝脾肾失调患者,针刺三阴交后,出现三条向病变脏腑放射的白线,使久治无效的病症消失。法国人J. Leissen也报道1例急性鼻炎患者,针风门后,循膀胱经浮现红线一条,症状顿挫。特别是法国人J. Clbarras等采用1片状液晶贴敷经线,再以红外摄影仪拍摄的体温描记法,观察到因病症或针刺刺激量的不同而循经显示"冷带"或"热带",此带一旦伸入病灶区,疼痛等症即能缓解。美国人R. Tiberiu等对11例患者的膀胱经某些穴位注入同位素示踪剂,发现3例向病痛的肢端循经移动,其中1例移行达16 cm,直抵肾经涌泉穴(足心)。似乎证实经络中存在一种"气"的物质,它的力量可以推动放射性物质运动。Willeem等则以水针刺激位于经络线上瘢痕,治各类痛症均获奇效,以Voll氏电针测定,循经有生物电改变,他们将此作为经气运行的标志。

纵观国内外现代资料,"气至病所"对疗效的影响虽然形形色色,涉及多种疾病,比较一致的看法同样也是以提高即刻疗效为主,虽然也涉及某些器质性疾病的观察,主要还是在于改善患者的自觉症状或功能障碍。著者认为,从中医学的整体恒动观出发,在临床上,以更大的样本,对更多种的疾病特别是器质性疾病进行对照观察;在实验研究上,结合多学科,寻求更为可靠的多种的客观指标进行验证探讨,以期对这一古老的概念作出科学的评价,可能是放在我们针灸临床工作者和研究工作者面前的一项十分艰巨而又迫切的任务。

张仁. 关于"气至病所"与疗效[J]. 杏苑中医文献杂志,1987(1):35-40.

注:本文原名《"气至病所"与疗效关系的研究概况》,是我硕士学位论文文献研究部分的主要内容。

循经感传现象客观指标研究概况

随着循经感传现象大规模普查并得到确认,人们越来越重视寻求一些较为可靠的指标以期客观地反映和说明这种现象。这方面工作的早期,多从建立间接指标着手,观察循经感传过程中对某些脏器的影响,并以一定仪器进行测定,如心电、脑电、局部肌电发放、肠鸣音及血管容积脉搏波的变化等。同时,也开始注意到一些能直接显现感传线特异性改变的客观指标,诸如循经皮电、皮温、肌电的变化,电泳漆显示等,还有用辐射场摄影方法观察。但总体说,这些指标因特异性差、重复性差,均欠稳定。对此,陕西中医学院曾作过较为全面的综述和评价。自1979年全国针灸针麻学术讨论会以来,对客观指标的探索有了新的进展,且出现了可喜的苗头。著者就手头所及资料,整理如下。

一、生物物理指标

1. **电学指标**·有人认为这是迄今为止最能说明经络系统客观存在的生物物理指标。本工作虽始于20世纪50年代,但直到70年代初还主要限于穴位的低电阻特性和穴位电位特性的测定。近年来,才逐步应用到经脉循行线上的电学特异性研究,特别是观察感传过程中整条感传线的电活动。有的单位曾经发现,当感传经过某些穴位时,该穴点可出现相应的电位波动。有单位以自制试验仪器,通过整体观测分析,发现在手六经中,除心包经外,其余五经脉的体表电位与旁开的体表电位之间有着明显差异,有人对大肠经隐性感传线的皮肤导电性进行测定,也观察到隐性感传线全程的皮肤均有较两侧皮肤电导为高的特性。有人先采用张人骐设计的四电极低阻测定法测出同体低阻线,继以低频电脉冲刺激井穴引发循经感传,结果发现这两条线路走向较为接近,并符合古典经络图。国外,Reichman也报道心经线的任何两点间的阻抗,低于邻近非经线两点间的阻抗。有人还观察到当两侧循经感传显著者手指井穴以一导体连接时,可发生感传"接通"现象,它与感传循行时的电流有关,并可用光点电流计(灵敏度为1.5×10^{-9}安)测出此种微弱电流。有人记录到针刺得气后循经感传的电信号,这类信号有别于非经区对照点信号。循经感传现象可以影响耳穴的动态电阻。另外,有人指出,气功入静前皮电反射潜伏期长者,入静后易出现循经感传;短者则不易出现。

此外,对循经肌电变化也引起重视。有人描记了循经感传出现瞬间的沿经两个穴位的肌电图,发现肌电出现时间与感传经过这两个穴位的时间基本一致。有人记录到循经感传线上特异肌电发放,且感传越明显,肌电越显著。

应用辐射场照相,近来有人观察到,在感传到达前后,指端电晕有明显差异。国外也有报道在高频高压电场下,显示了排列成线的皮肤导电点的放电现象。

2. **光学指标**·循经感传过程中所显现的光学特异性变化正在日益引起国内外学者的高度关注。在不可见光方面,主要应用红外热像仪记录经线及其在循经感传过程中的红外辐射的特征。最近,有人以针刺及注射当归液,引起循经感传后,用红外热像仪客观记录到,沿感传线有强大的红外线辐射,并由串珠样亮带逐渐融合成一光带,循行路线与传统经脉走向基本一致。有人进一步指出,当被检者自觉循经出现热感传导时,见到的热图像是一条辉度增加的亮带,循经出现凉感时,则为一条辉度较低的暗带。有人观察到一例受检者,当左上肢出现三焦经感传后,在红外荧光屏上呈现奇异信息,如朵朵白云,亦如连续不断水波由指端向心传异,持续10余分钟,并能重复引出,认为这可能是中医所说的"气"的一种真实写照。国外,西条等报道以热图像方法发现胸腹部区域有较周围皮温高

0.5～1.0 ℃的高温线，此线与传统经线吻合。Darras 等以液晶片贴敷体表皮肤，再以红外摄影机拍摄红外照片的体温描记法，记录到针刺所致的"冷带"或"热带"，此带亦与红线相符。

在可见光方面，主要以冷光信息为客观指标。有人通过对健康人和患者体表所放射的冷光(一种极微弱的兰光，为生命物质活动的形式之一)1万余次测试，发现循经感传的性质、距离、速度与本经手指尖发光强度的变化有相应的定量关系。不久前，该作者以高灵敏度的光电倍增管作探测器，进行重复测试，结果证明了以前的工作。

3. *声学指标*·以声发射信息作为循经感传的客观指标，也是近年的事。方法是使用压电加速度计(即探头)和声频频谱仪，在循经感传过程中，可接收到相继发出的各自不同的声发射信息，有脉冲、集团、蠕动等类型，而且与本人主观感觉相一致。作者指出，各种类型的声发射信息，可能反映循经感传的过程。之后，有人以声电换能器(探头)和八导程生理记录仪做了重复测检，进一步从客观上证实了循经感传速度的缓慢性和双向性。

4. *示踪元素测验*·将同位素示踪剂注入穴位，借以了解循经感传的物质基础——"气"是否具有客观性，也是值得注意的一种设想。有人以^{128}I同位素示踪剂在针刺得气后注入内关，并在心包经沿线穴位及穴位近旁5 mm的对照点各置射线接收探头，观察到示踪与得气、感传关系密切，并测得同位素沿心包经传播速度为0.28～6 cm/s。同位素浓聚穴位点为对照点的1.1～14倍，有人以^{32}P示踪剂注入被测经原穴发现其在经脉中循行的方向都是向心性的，速度为0.3～0.5 cm/s。国外，R. Tiberiu 等对11例患者的膀胱经某些穴位注入同位素示踪剂，发现3例可循经移动，其中1例离心循行达16 cm，并向足底中间(涌泉)移行，说明膀胱经气可流注至肾经。上述结果虽不一致，但似乎证实经络中存在一种"气"的物质，它的力量可以推动放射性物质运动。

5. *其他*·有人对健康人和患者经穴的体表低频机械波进行测试，结果正经正穴的频率、振幅、经络指数、调幅纺锤数等，都远高于非经非穴区。且阳经与阴经恰好相反，所以认为经络活动的本能便是这种综合性机械波。

二、生理学指标

1. *痛阈和感觉阈*·有人报道，大肠经等四条经在针刺引起循经感传后，以弹簧压力法测痛，观察到其痛阈提高区域有循经分布的特点，并具有一定宽度，以中心部位提高最著。有人用毫针做刺痛检查，并个别以钾离子测痛法复核，也发现针刺引起循经感传后，可测试出一条分布与感传路线一致、边缘规则的痛觉减退带状区。有人以轻微的叩击法检查，结果表明，循经感传线上对触觉刺激表现过敏状态。近来，有人报道1例经络敏感者，当电脉冲仪刺激合谷时，左右上肢外侧、头部、上胸部、背部及下肢前外侧痛觉消失，触觉及冷热觉亦同时消退，经40～48小时才逐渐恢复痛觉(触觉和冷热觉在12小时内恢复)。饶有兴味的是，有人给循经感传显著者的三阴交穴注入一些有味药物，当感传循脾经到达舌下时，即有药味出现。对1例受试者的味觉敏感性试验结果发现，其味觉阈值较常人为低，而当循经感传到达后，则进一步大幅度降低。这些结果提示，循经感传现象不仅与皮肤的各种感觉阈值特别是痛阈密切有关，且同某些感觉器官的基础阈值也有一定关系，从这方面寻求客观指标显然也是途径之一。最近有人发现一例特异功能的儿童，循经感传后引起视觉功能变化，眼底视网膜颞侧反光增强、红绿色周边视野缩小，以及对色盲图的辨认能力降低等，也从另一角度证实此点。

2. **血流图**·亦为近年来引起注意的一个客观指标。有人曾指出，感传经线与旁开线的局部血流图有极显著差异（$p < 0.001$），有人证实胃经线上血流图变化随感传的动态过程发生相应改变，而对照组（无感传者）未见类似改变。近来，有人应用血流图仪加心电图机对311例不同疾病患者进行描记观察，当出现感传时，血流图波型改变：上升时缩短，上升角扩大，重搏波好转，主峰角变锐，波幅增高，心动周期延长等，反映了“行气血，通阴阳”的过程。

3. **甲皱微循环**·这方面报道较少。有人通过临床动态观察，认为甲皱微循环的变化与气血盛衰关系密切，故亦有人将其选作循经感传的客观指标，发现针刺后，循经感传到指端时，可使甲皱微循环呈节律性的血管舒缩改变，感传愈强烈，改变愈明显。

4. **皮温**·这一指标早期观察资料虽较多，但观察结果多不一致。近来，有人以多导测温仪测试，使用补法，可使循经皮温发生显著变化且和泻法有明显区别。还有人通过临床试验观察到，针刺足三里使之“气至病所（面部）”，并测定同侧（即患侧）之迎香穴皮肤温度，发现与对照组（不针刺组）有极显著差异（$p < 0.001$）。

5. **其他**·除以肠鸣音作客观指标外，有人采取入静诱发、锟针压穴等法建立循经感传，通过心音换能器连续记录患者的哮鸣音和胸廓运动曲线，结果显示循经感传至胸部者即时疗效显著高于无感传者。还有人以尿量和尿环磷酸腺苷（cAMP）为客观指标，指出在刺激肾经和膀胱经后，二者的变化具特异性，且随感传动态过程而发生相应改变。

综上所述，近年来对循经感传现象客观指标的探求，可以概括为下列三个特点：一是偏重于直接指标的选择，即能反映循经感传过程中经线动态变化特点的指标大大增多。直接指标的特异性较强，有助于对循经感传现象规律的认识。其次，重视客观指标的可重复性，不仅用增大样本的方法在数量上进行重复，有的还采用不同的手段或仪器对同一指标加以验证。这样，使所选用的客观指标较为可靠。第三，以直接显示经线动态改变为主的生物物理指标迅速增加。生物物理学是近年来兴起的一门边缘学科。目前，生物学正处在一个新阶段，而生物学与物理学的渗透具有特殊重要的意义。恰如恩格斯所说，“在分子科学和原子科学的接触点上，双方都宣称与己无关，但是恰恰就在这一点上，可望取得最大的成果”。科学家们曾预言，今后20年将是生物物理稳步发展的新阶段。可以认为，生物物理学对循经感传现象及其本质的揭示乃至生命现象奥秘的最终阐明都将做出不可估量的贡献。

张仁. 循经感传现象客观指标研究概况[J]. 云南中医学院学报，1984，(4)：23－27.

注：本文资料收集于20世纪80年代初，是我在做硕士学位论文研究时所准备的材料。

内关对冠心病及心律失常的治疗作用

刺激内关穴可使患者心率减慢、左心功能改善、心肌收缩力加强等,对心脏疾患有一定疗效。有人曾用以治疗风湿性心脏病,缓解酒石酸锑钾引起的心脏反应,解除高山反应所致心功能紊乱等。给晚期癌症患者针刺内关穴,有明显的强心作用。推拿内关穴,不仅使锑剂中毒患者的症状减轻,中毒性心电图亦相应改善。但各类报道中,较多的则是内关穴对冠心病及心律失常的治疗作用,近年来更引起了研究工作者的浓厚兴趣。

内关为手厥阴心包经之络穴,又通于阴维脉。心包经与心脏关系密切,而"阴维为病,苦心痛"(《难经》),故《针灸甲乙经》云:"实则暴心痛,内关主之。"千百年来,内关一直被历代医家推崇为治疗心痛症之要穴。

一、临床疗效观察

内关对冠心病心绞痛有较好的疗效,早有人观察到,强刺激内关半小时,可使之缓解。以外关和膻中两穴治疗7例心绞痛患者,留针20~30分钟,均感胸部豁然快适,有的在进针后1~2分钟即可缓解。著者收集了六组以内关作为主穴之一的针治冠心病资料,共1 323例,其中心绞痛者1 137例,总有效率为81.1%~98.02%;心电图有改变者786例(一组未计入),有效率为37.26%~61.54%。有的单位曾对39例治之有效的患者作为期3~9年的随访,31例疗效巩固,占79.49%。推拿内关、心俞等穴,也可使冠心病心电图即刻改善。国外也有独用内关或以内关为主穴治疗心绞痛并获良效的报告。

对急性心肌梗死,内关穴有明显效果。曾报道一例仅针左内关即缓解急性产后心肌梗死,而用右内关或右内关加针合谷、曲池等都无法制止。最近,有人针刺双侧内关穴治疗14例急性心肌梗死患者,镇痛缓解率达100%,其中胸痛完全消失7例,6例转为轻度(针前有胸痛共13例)。血浆cAMP含量(一般认为与患者心肌梗死范围的大小、心肌缺氧缺血的严重程度、并发症的发生率和死亡率等预后之间,有正相关关系)针刺后减少者达80%;ST_1针刺后缩短者(反映左心功能好转)占71.4%;心电图ΣST在针刺后成低者(反映心肌缺血缺氧有所改善)达83.3%。上述四项指标,针刺前后对比,有显著的统计学差异($p<0.01\sim0.05$)。

内关穴对心律失常作用显著。特别是中止阵发性心动过速,早有报道。亦有以内关配合其他体穴或耳穴治疗阵发性室上性心动过速的。有人针刺双侧内关,治疗1例房早二联律,15分钟即收效。内关可使冠心病患者的心率显著减慢,使心律失常恢复。有人通过治疗39例冠心患者观察到,冲动起源异常的心律不齐,总有效率为58%。亦有材料指出为69%,并发现不同病因引起的心律失常病例,以冠心病导致者疗效最为显著。另外,无论以内关为主穴还是作配穴,都获得同样的结果:冲动起源异常的心律不齐的疗效优于冲动传导障碍引起者。在冲动传导障碍中,解除Ⅰ度或Ⅱ度房室传导阻滞较常见,而解除Ⅲ度传导阻滞则颇少见。除针刺外,用电针或穴位注射内关(维生素加普鲁卡因),对心律失常的有效率也在71.1%～89%之间。虽主张窦性心动过速和阵发性室上性心动过速应取内关为主穴,但心动愈速持续发作时间愈久者,收效愈慢。还有人对心律失常患者作了针刺内关和其他穴的对照,发现心律不齐者,内关疗效高于列缺;而窦性心动过缓(简称窦缓)者,其有效率则为素髎＞列缺＞天泉＞内关。

针刺内关穴,"气至病所"可以提高有效率。有人观察到内关穴感传线路有线状感传,散乱感传及放射状感传三种,亦可产生整个前臂有重压感上达腋部。但一般认为,主要沿心包经传导,可入心脏。当感到到达胸部时,可产生即时作用,使心率加快或减慢,感传一过又恢复原来水平。特别是当感传深行于胸腔进入心脏时,可使冠心病心绞痛即刻缓解,痛或立已,闷或立解。而针感如向肢端传导,效果往往较差。采用捻转、提插、刮弹等法可提高内关穴的"气至病所"率,用阻滞法则可阻断感传而取消效应。但有人认为,注射普鲁卡因并不能阻滞针刺内关对心律失常患者的治疗作用。有人通过实验发现,针刺内关,不论出现全程感传(气至病所)、短程感传或无感传者,只要在内关以上的心包经经线上施加压阻滞,即可使针刺对心电图T波的效应随之减弱或消失。

上述所介绍的,其中不少部分均是内关配合他穴治疗冠心病心绞痛及心律失常的,故还不足以令人信服:内关对这类病症到底是否具有相对的特异性作用。有的单位以足三里等穴治疗冠心病及心律失常,同样取得很好的疗效。故须以实验研究的方法,进一步加以确定。

二、实验研究

实验研究大致分两类,一种以患者或健康人作研究对象,另一种则是以动物为对象。为便于区别,我们称前者为临床试验,后者为动物实验。

1. **临床试验**·以心电图为指标,有人证实内关对早期冠心病患者的ST段改善确有明显的特异性。在一组可疑冠心病者和一组健康人的对照实验中,发现前者在针刺内关前后心电图的$TV_{5\sim6}$有显著意义的改善,而健康组则无明显差异。同是冠心病患者,分别针刺内关穴和温溜穴,也显示内关在对冠心病患者心电图的$TV_{5\sim6}$的改善有相对特异性。通过对代表左心功能状态的几项指标的观察,也证明针刺内关穴使心绞痛患者的心肌收缩力增强,心输出量增加,前负荷降低,提示可缓解心绞痛,但对健康人心脏无显著影响。但是,也有人提出不同看法,针刺内关穴对运动试验阳性心电图几无影响,对于休息时呈缺血性改变的心电图,也仅看到心功能有好转趋势,统计学意义并不显著。

对心律影响方面,有人曾对18名健康男性针内关穴加以观察,显示可使针前心率慢者(51次/分以下)增快,快者(75次/分以上)减慢,中度者(51～75次/分)不变。还有人根据临床治疗中得出内关能减慢冠心病患者心率的结论,采用Kubick氏测定人体心输出量法,观察到针刺内关对减慢心率确有非常显著的意义($p<0.01$),但对心输出量影响不大。这个提法得到一些单位的赞同,并认为冠心病患者临床症状及心电图的改善可能是

由于心率减慢，从而促使冠脉流量增加，心肌营养供应得以恢复，而同心输出量的改变与否的关系不大。

2. 动物实验

(1) 对实验性心肌缺血性损伤的影响：针刺大白鼠的“内关”，可减轻心肌缺血、损伤和坏死的程度及范围，降低交感神经兴奋性，增加冠脉流量等。在犬的实验中，也观察到“内关”穴有加速心肌恢复，保护心肌，提高心肌抗御缺血性损伤的能力。组织形态学方面的实验证明，动物实验性心肌梗死面积的百分比、心肌梗死区重量占全身重量的百分比、心肌梗死区重量占左心重量的百分比，针刺组与对照组有非常显著的差异($p < 0.01$～0.001)，但对心肌梗死病变程度的影响，两组差别不大。从血液动力学角度研究发现，针刺内关穴可预防实验性急性心肌梗死时心肌收缩部心泵功能的下降，及其生理病理演变过程，并能减慢心率，增加组织灌流量，改善末梢循环。另一实验进一步观察到，正常犬在结扎冠脉分支(造成急性梗死)后 15 分钟内，血流动力学的各项参数，针刺组与对照组无统计学差异。而随着结扎时间的延长，各项参数均开始出现明显差异($p < 0.05$)。结果表明，针刺内关具有纠正和调整急性心肌缺血过程中低心输出量和高外周阻力的心脏血流动力学的紊乱状态的作用。在家兔急性心肌缺血实验中，有人分别针刺内关和足三里作了对照。结果证明，在扩张冠脉、改善冠脉流量、恢复心功能及缺血性心电图等方面，内关优于足三里。

(2) 对实验性心律失常的影响：电针“内关”可抑制大白鼠室性异位节律点，消除早搏。给家兔注入苯肾上腺素造成实验性窦缓，电针“内关”可降低窦缓的出现率，并促进窦缓的恢复，将非电针期和电针期的窦缓动物占实验动物数进行比较，存在非常显著的差异($p < 0.01$)。内关减慢心律有相对的特异性，实验证明，“内关”使得实验性减慢的心率迅速恢复至正常，而“光明”穴和其他的一些非穴点，多不显示此效应，差异非常显著。但有人认为，“内关”和“列缺”对此似无明显差别，而与下肢非穴点则差异显著。但是这种特异性只有在针前一定的心律水平，并刺中穴位神经结构的基础上，才能表现出来。

内关穴对冠心病心绞痛、心肌梗死及心律失常的特异作用，虽有人试图以调整中枢功能及交感神经功能等方面来加以阐释，但总的看来，尚停留在经络学说解释阶段，还不能用现代医学知识来作出完满解释，故尚需我们进一步探索。

张仁. 内关对冠心病及心律失常的治疗作用[J]. 云南中医杂志，1983，(8)：39－41.

注：本文系我硕士学位论文临床研究部分的综述内容的一部分。

针刺机制研究进展(摘译)

现代针刺机制的研究，尤以针麻为重点。影响较大的有四种理论。第一是神经学说，它基于 Melzack 氏提出的痛觉机制闸门控制论。其次为中枢偏引论(central bias theory)，与闸门控制论相仿，但涉及的方面不同。第三种乃是研究生化分析与针刺关系的体液学说。最后，则系一种非经典式的理论，旨在探求生物电能与机体的关系。

一、穴位

Gunn 和他的同事对针刺刺激点与解剖结构的感受部位间的关系加以研究。通过对 70 个穴位的观察，发现其中 67% 与肌肉运动点相吻合。运动点是指“某些皮区内受神经支配的肌肉，可在最低强度的经皮电刺激下，出现最强烈的反应”。他们指出，这与 Melzack 等人指出的触发点类似。触发点的含义是，“一个小的敏感区，神经冲动可由此传入中枢，并引起疼痛”。

Melzack、Stillwell 和 Fox 的工作，已从原始的闸门控制论得出结论：触发点与肌腱、内脏痛相关联，常位于痛点或距痛点有一定距离的区域。也就是说，强烈刺激这类触发点常可产生类似针刺的、解除持续性疼痛的作用。据统计，与这些触发点相关的穴位约占 71%。

Gunn 还注意到另一种类型的穴位，它们位于肌肉与腱交接的 Ib 类神经纤维处。

更多的发现则是穴位与周围的点相比，有明显的低电阻特性。用电压夹技术证实低电阻的存在，并显示与电压变化无关。通过对人体交感神经作切除术和对人体用利多卡因阻滞的研究，证明穴位与汗腺活动无关。有人指出，穴位低电阻亦非皮下脂肪或年龄影响所致。另有人假设，穴位是局限性的阳性直流电电位点。上述证据说明，在皮肤和组织深层可能存在一些尚未被发现的特殊结构。

当受刺激时，接受针刺的穴位显示出特异的血液反应。诸如，红细胞生成速度降低；颈动脉压下降；白蛋白、血细胞比容、白细胞数、血红蛋白量及心血管系统的外周阻抗力亦均下降；而游离脂肪酸的水平、α 和 β 球蛋白量，以及白细胞吞噬指数、血糖水平则有所提高；并促进血清素释放及提高哈格曼因子含量（它能刺激激肽的释放），促进组织胺和激肽的合成。另外，还导致生物电的改变。

二、经络

深入探讨机制，应寻求针刺穴位而能作用于远隔部位的原因。由于血液成分在针刺时改变明显，它成了首先探查的对象。但不断有资料表明，阻断刺激点与作用部位的血管联系，并不能消除针刺治疗效果。这显示两者之间的通道并非一种。

Bonghan 用电镜发现了某些管道，其组织结构与人们已知的不同。据他描述，管道内自由移动着由细胞组成的液体，白色透明，并含有大量的 DNA 和 RNA。他还用 ^{82}P 进行示踪，并指出这种由心脏推动的液体，单一地沿经络线流动。但这一研究，仅属开头，尚未得到科学界的高度重视。Hamero 提出经络是一种由极细管道构成的网状结构。他对微管的结构发生和功能进行研讨，并认为可能与经络的网状构造有关。但总的看，还缺乏实验依据。

针刺传导通络的另一种解剖结构解释，一般认为是神经。北京的一个针麻研究组提出神经即经络。研究者使用特殊的神经阻滞药物，可看到针刺效果的消除。然而，用同样药物的另一些实验，却发现针刺的作用只是受到抑制而已。这就意味着神经并非经络网状系统的全部。

一个研究组在研究某些治愈机制的控制因素时发现，机体控制系统是与神经系统分开的，不过，在功能上存在联系。他们认为，在外周对传递治疗信息起作用的是施万细胞；在中枢则为神经胶质细胞和星状细胞。Becker 通过粉碎老鼠腓骨及切断它的神经并使之愈合的实验，证实此点。并得出结论，重新愈合的控制因素为施万细胞。另外，尸体的研究也指出髓磷脂鞘群环绕针刺穴位，当刺激时可改变腹部表面的电阻。这一证据有助于说明经络与施万细胞有关。

另一研究指出，牵涉痛和针刺作用由同一通路传导，一端为内脏器官，一端则为皮肤及深部组织。发现内脏病变产生牵涉痛和腹肌紧张时，只要针刺紧张的部位，即可缓解牵涉痛，而内脏障碍也很快减轻。本体感受的传导路，其中有些可能也和经络线路相通。

最后，经络同穴位本身一样也有导电特性，这种特性与周围类似的解剖组织结构的导电性明显不同。有人测量电信息的传导，发现 50%阻抗增高，而共振频率和信息速率则近 40%，低于两对照点之间。用 Bode 的分析技术进一步测量了经络线和对照线的阻抗(对照线在经络线各旁开 1.5 cm 处)，发现经络线的阻抗明显增高。

三、体液理论

阐释针刺机制的体液理论有坚实的临床基础和可靠的实验数据。

已经观察到针刺过程中有 20 分钟的诱导期。另外，某些疗效如针麻，在中止治疗后，还可持续 1 小时以上(一项研究报道，在治疗后，痛阈提高持续达 70 小时)。诱导和中止治疗后的疗效时间因素是体液理论的基石。

一些可靠的研究进一步支持此种理论：建立两只动物的血液交叉循环，针刺作用可以从一只传递给另一只。另一组实验涉及脑脊液传导，从一只接受过针刺的动物身上抽取一定量的脑脊液，注入另一只未经针刺动物的脑室，证实针刺提高痛阈的作用能通过抽注脑脊液加以传导。还有人对抽注血液和脑脊液对传导作用的程度加以比较，在上述两项研究中，交叉循环实验可提高痛阈达 135%，脑脊液为 85%。在另一次实验中，为处死前进行针刺的兔身上抽取 20 ml 血液和全部脑脊液的三分之一，注给正常兔，结果证明血清较脑抽取物的作用更有效。

Pomeranz 和他的同事对老鼠研究观察到，行垂体切除术可取消针刺效果。据此得出结论：垂体腺和针刺效应是通过内啡肽的释放或产生而获得联系的。

四、神经理论

涉及针刺机制的有两个基本的神经学说。疼痛的闸门控制论，是 Melzak 和 Wall 约在 10 年前提出的。近来，Melzak 根据流体生理学的发现，对其早期理论作了验证和补充。

已证实同一内脏传入纤维直接或间接投射到第五层细胞，此层细胞接受由躯体和内脏传入纤维的聚合辐射纤维。Melzak 解释痛觉向邻近部位扩散的现象："位于背角的传导细胞可以抑制接收部位的正常活动，同时，每一个传导细胞又受到传入神经的电信息的作用。"他指出，这种传导输入在正常状态下被抑制，但在所用的刺激(如针刺)达到足够强度时，即可触发传导细胞兴奋。

对机体远隔部位的疼痛，Melzack 认为也可用此理论解释。因为任何水平的胶质细胞可同时接受机体两个部位的传入冲动。另外，脊髓的胶质细胞从功能上说是三联系统的延续。这样就能解释某些部位的疼痛或被触压，可导致另一些毫不相关部位出现或减轻疼痛。通过猫体内放置微电极的实验，证明了这一理论的可靠性。

第二种神经学说是中枢偏引论。它不如前者有一明确的定义。其论点是，针刺引起的痛觉抑制部位在高位脑中枢。更精确地说，中枢偏引论认为，"脑网状结构，具有明显的抑制任何水平躯体感觉投射系统的传导作用……一个强烈的感觉刺激可以在外周部分递减或取消"。已经证实，脑区电刺激可以诱发某些特异部位的麻醉作用。针刺作为一种刺激，经由神经传导路同样能发挥麻醉效应。特别是，当某一部位被针刺抑制后，可在丘脑复现。针刺麻醉作用的接替可能涉及尾状核、红核和延髓网状结构中间的肥大细胞。

H. J. Geiger 有效地结合上述两种学说。他指出，针麻的完成是由于两级或两级以上的中枢系统特殊抑制的结果。抑制多半发生在脊髓后角的联络神经元和丘脑的两个不同核团，同时也可能在大脑皮层。因为当针刺减轻痛觉时，大脑皮层亦出现变化。

除了以上几种理论，还有一些缺乏实验基础的假说，虽与上面的学说有分歧，但也支持针刺参与神经信息处理过程的观点。

五、生物电理论

关于针刺机制的最后一个理论，是生物电现象。这是机体内的一种潜在电位，治疗过程中，它会出现变化。此学说的立论是可靠的。

早在 1922 年，Georg Crile 指出，病理状态随着个体组织细胞的电传导的变化而变化。1973 年，Barr 和他的同事认为，所有的生命物质都存在电场，这些电场可用灵敏的伏特计测出。

近来，西医将它作为一种诊断方式，通过各种仪器测定机体特异潜在电位的改变，如脑电、心电改变等。针刺腧穴，同样能使 EEG、EKG、EMG、GSR 和 GSP 等产生具明显意义的改变，并引起呼吸交替速率及体温的变化。

EEG 的改变引起不少研究者的兴趣。在针刺时可以预测到它的变化，这种改变不在于唤醒，而是使机体过渡到松弛阶段。患者的快速 β 波(表示觉醒和对刺激的反应)不是向慢 P 波转化(一种相当松弛的觉醒的波)，就是完全成为 α 波(一种处于非常松弛阶段的波)。从这个资料看出，具有麻醉功效的针刺，不只是抑制疼痛，还可降低痛感觉。换言之，针刺能改变患者的痛觉。为进一步证明此点，曾对一位牙痛患者作试验，发现患者降低了对三种不同刺激的识别能力，并降低了识别最强烈疼痛刺激的能力。

有人指出,生物体内存在着生物电场,尽管这些电场各不相同,但它在一定程度上表明了体表各部分电场的聚合情况,而这类聚合的电场与经络电势恰好重合。

基于对潜在电位的认识,Schuldc 探究另一些研究结论的可靠程度。他坚持认为,有关神经性阻滞药物和另一些药物因子的研究结论常常是不足为凭的。因为这些化学药物引入体内,可以影响一定组织的潜在电而引起电位变化的是针刺的干涉,并非药物的首发作用。他指出,依据上述理由,还涉及某些手术研究,如垂体切除术,同样值得进一步探讨。它可能是一种取消了针刺使生物电位改变的作用。手术则仅是次要的原因。

利用机体潜在电位的形式,已开展了一项特殊技术即 Voll 氏电针(EAV),并在心脏病学、血液病学等十四门医学学科的领域内取得满意的效果。

六、5-羟色胺在针刺中的作用

5-羟色胺是一种神经激素,主要分布在血小板和神经组织中。它本身是否是一种递质,或者是一种对递质起调制作用的物质尚未肯定。但是,5-羟色胺对某些神经的传导有抑制作用。利血平能引起5-羟色胺在细胞内的释放,并抑制其进一步被吸收。有证据显示,在针刺诱导时,利血平能提高痛阈,此痛阈相当于不使用利血平而注射5-羟色胺等的水平。这就证实,针刺可以引起一种抑制性神经递质,或具有抑制作用的神经递质的产生。在一项研究中,针刺一些穴位使5-羟色胺的转换率明显增加。针麻时,丘脑和延髓部位的5-羟色胺含量增加。

七、结论

针刺疗法不是对症,而是相当于对病因的治疗。神经学说和激素理论未能简明地阐释其机制。但是,生物电理论却如同东方古代哲学一样,能对它加以说明:一旦能量保持平衡,也就是阴平阳秘或者 EAV 的电阻维持均衡,那么机体也就处于平衡状态。因此,针刺治疗可以获得远期疗效。不过,某些探讨机制的方法或结论尚有不足之处。尽管诱导时间和交叉循环实验提出了体液成分问题,但并未找到任何结果。虽然闸门控制学说具有生物学研究基础,然而其中不少是假设。中枢偏引说虽为5-羟色胺的发现所验证,也有一定道理,可是不少问题在高级接收中枢仍未得出结论。另外,用它说明针麻机制,更缺乏说服力。

生物电理论产生于反复研究的基础之上,对针刺效果似乎又能从本质上加以阐述,这一理论还和东方哲学息息相关,著者认为用它来解释针刺机制是最有前途的。

张仁译,芦明喜校. 针刺机理研究进展[J]. 陕西中医学院学报,1982,5(1):42-44,56.

注:本文是我读研究生期间完成的译作,摘译自 D. Levine. Am. J. Acupuncture 1980. March, 8(1): 5。当时,为了扩大本学科的国际视野,曾翻译了多篇国外英文和日文针灸文献。此是其中之一。

应世界卫生组织要求对国际统一经络穴位的研讨
——日本经穴专门委员会的几项决定

根据世界卫生组织的要求,为了实行经络、穴位的国际标准化,从事研究制订日本方案的日本经穴专门委员会(委员长藤回六郎,委员略)于6月20日(1980年,译者注)在日本针灸会馆举行会议。这次会议就"躯干部基本线的名称、位置"以及"无解剖学标志的经穴表示法"这两个问题作了探讨,决议如下。

一、基本线的名称

为了确定经穴的部位和取穴的简便,在去年的日中会议上商定,已将胸部、腹部和背部的基本线作为研究项目。这次会议,按照日本方案对基本线的名称作了以下决定,同1967年日本委员会所定的基本线名称有所变更。

(1) 胸部基本线名称:任脉线、胸部肾经线、胸部胃经线、胸部脾经线(包括肺经的云门、中府)。

(2) 腹部基本线名称:腹部肾经线、腹部胃经线、腹部脾经线。

(3) 背腰部基本线名称:督脉线、背部第2行线、背部第3行线。

二、基本线的位置

(一) 胸部基本线

基本线的名称虽已决定,但这一基本线在躯干上的位置则是非常重要的。例如,胃经到底是通过乳中线还是从乳头内侧通过,它影响着经络和经线的不同位置。

因此,委员会对各基本线的穴位位置,检阅了有关文献记载,并据此进行了研讨。

结果是:俞府(肾经)在璇玑(任脉)旁开各2寸;气户(胃经)在俞府(肾经)旁开各2寸;云门(肺经)在气户(胃经)旁开各2寸。所以,云门就成了任脉旁开6寸了。

这里有一个问题,即这些文献中记载的2寸,到底以什么为标准的?前腕部与胸部的1寸,长度上并不相同。因此必须明白地规定出身体各部分1寸的标准。换言之,为了测量身体各部分经线的长度,有必要制定出一种基准的尺度。故决定称作"标准尺度"。

对胸部的标准尺度作了探讨,主要存在两乳间距9.5寸和8寸两种分歧的意见。采取不同的意见,1寸的长度也就不相同。例如胃经,在任脉外方4寸,如按9.5寸说,应在乳头内侧,如按8寸说,则在乳中线上。现代中国的经穴书上,采用8寸说,《针灸大成》和《类经图翼》也持8寸说。经过我们激烈地辩论之后，以18票赞成，2票反对，4票持保留意见，通过采用9.5寸说的决议。其依据如下。

(1) 参考《灵枢·骨度》篇。

(2) 胃经的流注系“从缺盆下乳内廉，下挟脐”(《灵枢·经脉》篇)。

(3) 云门的位置在锁骨下窝(依所谓8寸说，云门、中府应在肱骨上端下)。

另外，乳中、乳根的位置也是一个问题。据文献中关于乳中位置的记载，推测应在乳头中心取穴。因此，委员会根据胃经的流注过“乳内廉下”以及文献的记载“当乳中是”，而决定分别为乳中、乳根位置。

由于基本线与经穴的位置必须正确，同时要求方法(取穴法)简便，决定如下。

(1) 胸部肾经线：任脉线旁开2寸。即在任脉线两旁，距离任脉为两乳间距的2/9.5处寻得一点，由此点引一垂直线(即和任脉线平行，下同，译者注)。简便法：任脉和胃经线的中点引一垂线。

(2) 胸部胃经线：任脉线旁开4寸。即在任脉线两旁，距离任脉线为两乳间距的2/9.5处寻得一点，从此点引一垂直线。简便法：在乳中线内侧的1/6处引一垂线，为任脉线与乳中线间距。正确地说，胃经线应在任脉线与乳中线间距1/6.3处。按1/6，如两乳间距作20 cm，计误差为0.8 mm。

(3) 胸部脾经线：任脉线旁开6寸。在任脉线两旁，距离任脉线为两乳间距的6/9.5处寻得一点，由此引一垂直线。简便法：在胃经线外侧，距离相当于胃经线与肾经线的间距处，引一垂直线。

(二) 腹部的基本线

对有关腹部基本线的文献作了摘录，并把各家看法汇总如下。

1. **腹部的肾经线** · A方案：上下腹部均为任脉旁开0.5寸。文献：《针灸甲乙经》《备急千金要方》《千金翼方》《外台秘要》《医心方》《铜人腧穴针灸图经》《圣济总录》《针灸资生经》《十四经发挥》《针灸经穴概要》等。

B方案：上腹部为0.5寸，下腹部为1.5寸。文献：《针灸聚英》《古今图书集成》《灵枢注证发微》。

C方案：上腹部1.5寸、下腹部为1寸。文献：《针灸大成》。

D方案：上下腹部均为1.5寸。文献：《医学入门》。

2. **腹部胃经线** · A方案：上下腹部均为任脉旁开2寸。文献：《备急千金要方》《千金翼方》《外台秘要》《医心方》《铜人腧穴针灸图经》《圣济总录》《针灸资生经》《十四经发挥》《类经图翼》《针灸经穴概要》等。

B方案：上腹部为3寸、下腹部为2寸。文献：《针灸指南》《针灸大成》《灵枢注证发微》。

C方案：上下腹部均为3寸。文献：《医学入门》。

3. **腹部脾经线** · A方案：任脉旁开8.5寸。文献：《备急千金要方》《千金翼方》《外台秘要》《医心方》《铜人腧穴针灸图经》《圣济总录》《针灸资生经》《类经图翼》。

B 方案：任脉旁 4.5 寸。文献：《针灸聚英》《古今图书集成》《针灸大成》《灵枢注证发微》等。

C 方案：任脉旁开 4 寸。文献：《针灸经穴概要》。

根据日中双方商定："经穴的部位基本上应以《素问》《灵枢》《针灸甲乙经》的记载为准，这些古籍中未加记载的经穴或者部位不明确的经穴，应按古文献的顺序加以采用。"

故决定以 A 案为准。

4. 腹部的标准尺度 · 通过对以下各方案的研究，腹部的标准尺度决定取左方案、两乳间距 9.5 寸一说。

A 方案：两乳间距 9.5 寸（文献：《灵枢 · 骨度》篇）。

B 方案：两乳间距 8 寸（文献：《针灸大成》《类经图翼》《针灸经穴概要》）。

C 方案：两乳间距 7 寸（文献：《备急千金要方》《千金翼方》《外台秘要》《医心方》《铜人腧穴针灸图经》《圣济总录》《针灸资生经》《类经图翼》等）。

D 方案：两乳间距 9 寸（文献：《针灸聚英》《古今图书集成》《医学入门》《针灸大成》《灵枢注证发微》等）。

E 方案：左右耻骨结节 6.5 寸（《灵枢 · 骨度》篇"横骨六寸半"）。

F 方案：左右不容间 4 寸（《备急千金要方》《千金翼方》《外台秘要》《铜人腧穴针灸图经》《圣济总录》《类经图翼》等）。

腹部基本线的位置与临床位置的简便法的决定：

(1) 腹部肾经线：任脉线旁开 5 分。任脉线两旁，距任脉线为两乳间距 0.5/9.5 处求得一点，引垂直线。简便法：任脉线外侧，距离为任脉与腹部胃经线间距的 1/4 处引一垂直线。

(2) 腹部胃经线：任脉线旁开 2 寸。任脉线两旁，距任脉线为两乳间距 2/9.5 处求得一点，引垂直线。简便法：胸部胃经线的延长。

(3) 腹部脾经线：任脉线旁开 3.5 寸。任脉线两旁，距任脉线为两乳间距 3.5/9.5 处求得一点，引垂直线。简便法：乳头内侧，乳中线与任脉线距离的 1/4 处向腹部引一垂直延长线。

（三）背、腰部的基本线

文献记载，背部第 2 行经线为督脉旁开各 1.5 寸，背部第 3 行经线为督脉旁开各 3 寸。对于这一尺度的标准，今后将集中实测一些例子再作研讨，此次尚未定论。另外，背部（译者注：可能为腰部之误）基本线的位置表示法也予以保留。

三、经穴部位的表示法

(1) 能用体表解剖学标志表示的经穴，均用体表解剖学标志表示。

(2) 无法用体表解剖标志和经穴部位的表示法：对此，中国采取"几寸几分"的表示法，以往委员会也有采用“几分之几”的表示法。这次仍决定采用“几分之几”的表示法。

但是,规定相当于标准尺度的分母不能约分。例如,巨阙为胸骨下端至脐中心的上2/8处,就不能将其约分成1/4。按照此法:分母的数字表示标准尺度,分子的数字表示经穴位置。亦即胸骨下端至脐8寸,巨阙为胸骨下端2寸。古典中的记载均可依此类推。

(出席者:本下晴都等27人)

张仁译,芦明喜校.应世界卫生组织要求对国际统一经络穴位的研讨[J].陕西中医学院学报,1983,6(1):60-63.

注:经中国、日本、韩国三国专家的多年努力,《世界卫生组织标准针灸经穴定位》(西太平洋地区)于2008年5月由西太平洋地区事务处(WHO/WPRO)颁布,2009年出版修订版。本文是日本针灸学者关于这方面工作的早期资料,引起了当时正在攻读研究生的我的关注,特地作了翻译,原文发表在《医道の日本》,1982,41(8):126。重读本文,深感日本针灸学者严谨的学术素养,故特收入本书。

中医方法论研究概况

随着世界第三次技术革命浪潮的猛烈冲击,包括老一辈在内的中医药工作者都已深深感到中医改革和现代化的迫切性。所以,近年来中医方法论的研究日益引起人们的极大关注,并取得一定成效。现加以综述,提供读者参考。

一、保持中医特色是前提

所谓特色应具备特异性和先进性。就中医而言,辨证论治即是其特异性所在;先进性乃指它所包含的精华,如脏腑经络理论、阴阳五行学说等。亦有认为中医最大特色系整体恒动观和辨证论治体系。此外,尚应包括有相当优势的方药及独特的诊疗手段。

保持和发扬中医特色有重要的方法论意义。首先,中医理论提供一幅从总体上正确反映人类生命运动本质的蓝图,从而为创立新的人类生命科学提供了方法论武器。其次,结合中医药特点研究,能扩大视野。譬如,单纯做植物药研究,不结合中医的传统理论与方法,就会丢掉不少有用信息。同时,传统中医理论对某些现代医学课题的研究也有一定指导意义。鉴于任何学科都需要经历“累积规范”(继承)与“变革规范”(突变即创新)的交叉过程,继承并非“复制”和“循环”,发展也绝不是另起炉灶。所以,如果抛开中医特色,也就谈不上中医方法论,更不必说中医现代化了。

二、中医方法论的特点

一般将医学方法论的演变分为三个阶段:古典医学的原始整体论,特点是直觉的综合-演绎;近代医学的还原-分析法,特点是以实验代替直观,分析-归纳代替综合-演绎;现代医学的机体系统论,即在更高的层次上回复到综合-演绎的思辨方法。中医学的方法,总地说,尚停于第一阶段,然而由于它经历了长期历史发展过程和积累了大量的临床实践,其方法论又带有鲜明的特色。有人将中医方法归纳为整体方法、系统方法和辨证方法三类:整体方法打开了从宏观角度认识人体与疾病的大门;系统方法类于现代普通系统论的方法,它探究内在系统关联,创造出相应的反馈手段;辨证方法蕴含现代控制论、信息论方法特点,从众多方面与层次来揭示人体。如将中西医学作比较,更可发现二者方法论上的区别。西医重"实证分析法";中医则采用"模式综合法",它通过辨证思维,建立效法自然的抽象生理、病理模型,这种模型追求本质特征的"神似",而略于"形似"。通过未知物与已知物的相似性,即可从本质上简要描述出未知物的特征。总之,要实现中医现代化,必须扬长避短,发挥中医方法之长。

三、多学科研究是方向

坚持中医特色,并非要中医"独立发展"。相反,从方法论上说必须最大限度吸收和运用现代医学的最新成果和手段。《黄帝内经》本身就是这方面最辉煌的例子,正由于它吸收了当时最先进的科学成就,融会贯通而成不朽医学巨著。近年来,医学科学总的动向是:在高度分化的同时,愈益重视整体综合研究,导致由不同学科互相渗透而建立的新的边缘学科不断涌现。中医学迄今仍局限于对人体生命及疾病过程的种种现象,以及它们之间的相互关系和作用所进行的整体性描述。虽已涉及某些本质,但不足以改变其直观性。中医的基础理论部分尚未分化,临床学科有待进一步分化。在这种情况下,中医科研方法论从总体上说,应该依靠大量移植各门边缘科学和充分渗透形形色色的横断科学,主要包括生物物理学、分子生物学、遗传工程学、系统科学、心理学、仿生学、医学气象学等现代最尖端科学,以及应用现代最先进的科学仪器和技术手段。

开展多学科研究,须从多途径探讨,它包括中医学的多领域研究,诸如文献整理系统化、规范化、现代语化,临床观察和验证,实验研究等;多指标研究,以反映中医强调的多因素病原学说,多病机学说及辨证的多样性,且应在多学科条件下,选用活体的、联系的、整体的、动态的、宏观微观相结合的指标与方法。

新中国成立以来,应用多学科研究中医药学已取得可喜的进展。如应激理论阐释阴阳学说,使用分子生物学等方法研究中(草)药的单味药与复方的药理,从不同学科的不同角度研究气实质、脏象学说、病因学说及证的本质等。充分证明,多学科研究是中医现代化必由之路。

四、目前应用的中医科研方法

近年来,随着四诊客观化的研究、证型逐步规范化、现代医学技术的应用等,中医在观察的深度、广度及精细化、客观化等方面有很大进步。而最引人注目的是,不少现代科学中的一些崭新的研究方法已开始在中医领域大显身手。

1. **数学方法**·一门学科从定性描述到比较成熟的定量分析,与数学方法密切相关。中医学中除药量外缺乏定量描述,介入数学法尤为迫切。目前的关键是如何依据中医学本身特点引进最新的数学成果。由于中医学中各种信息症状的离散性与模糊性,辨证论治的逻辑演绎性与模糊性,使得概率论、离散数学、模糊数学及其他更新的数学分支可直接或间接地应用于中医学。如以动态二值逻辑描述阴阳,集合论研究五行,离散数学应用于辨证论治中的某些问题。还有,鉴于中医所获病态信息都是唯象的,对信息识别是模糊的,超出了通常所谓的"精确"的二值逻辑思维范围,更适于连续逻辑的模糊数学来处理数学方法的应用。不仅对中医学的严谨化、数量化做出贡献,而且也对数学本身提出了新的要求。

2. **控制论方法**·现代控制论从信息角度揭示不同系统的共同规律,沟通了不同学科的研究领域,使不同领域的成果互为应用。这本身就为中医学多学科研究提供了一条极为重要的途径。从方法学上看,中医学在创立自己的理论体系时,所应用的正是控制论中的"黑箱"和同构理论等原理,因此完全有可能用现代控制论方法从中医理论体系中整理出人体复杂系统的某些整体规律。在近年产生的中医控制工程学中,有人就试将辨证体系的不同内容分别与功能模拟法、系统法、信息法、反馈法等控制论方法进行有机联系和结合应用。

3. **模型方法**·系当今中医研究较普遍采用的一种方法,大致可分以下几类。

(1) 动物模型:属物理模型之一。近 20 年来,已制作的中医证型的动物模型大约有"阳虚""阴虚""脾虚""温病"等 11 种。按中医理论复制的动物模型不仅为相应的理论提供物质基础,有利于获得在人体上不易观察到的一些资料,使临床经验上升到实验科学的高度。且由于辨证辨病结合,对疾病进行纵横剖示,在一定程度上为最终揭示中医学理论体系的奥秘提供科学的阐释。

(2) 数学模型:这方面近年也取得了一些成果。如中医辨证的模糊数学模型、网格式模型等的设计,以及运用现代数学主要的基础理论之一的集合论,编制《伤寒论》辨证论治体系的信息处理的数学模型等。

(3) 理想模型:理想模型对中医学的形成与发展有着十分重要的作用,脏腑经络、六经分证、卫气营血等体系,无不属理想模型。可惜此法迄今未引起足够重视。仅个别人做过探讨,亦欠深入。如有人对《伤寒论》加以分析,指出六经分证理论实质,就是外感热病六个理想模型。有用托姆(R. Thom)尖顶突变理论给出辨证论治的一个总模型,结论是"扶正为宗,祛邪旨在扶正"。

4. **电子计算机方法**·中医电脑诞生于 1978 年。使用得较早较广的是模拟老中医诊治疾病方法的专家诊疗系统,目前已对数十位专家作了总结。其次是用于辅助诊断,以提高诊断质量,缩短诊断时间,这类电子计算机已大量应用于中医内、外、妇、儿、骨、眼、皮肤、针灸等科的临床。电子计算机还被应用于典籍整理,如陕西中医药研究院研制的《素问》电子书,江苏省中医研究所以资料汇编形式将《金匮要略》等四书纳入电子计算机等。鉴于电子计算机具有运转快、储藏信息量大的特点,对数学方法的革新,促进控制论方法(特别是功能模拟法)的应用,有着重要作用。故从方法论上讲,电子计算机方法不仅有利于全面总结继承中医的理论和经验,促进中医诊疗规范化,对实现中医现代化,也有着无可估量的影响。

张仁. 中医方法论研究概况[J]. 陕西中医,1986,7(11):522-524.

注:本文资料系为编撰我和王翘楚先生主编的《中医药科研方法》(重庆出版社,1993)一书所备。

中医治疗红斑性狼疮概况

红斑性狼疮是一种自体免疫性疾病。由于本病确切病因未明,症状表现复杂,目前西医多使用免疫抑制剂或对症疗法等,尚未寻求到高效而副作用较小的治疗方法。从20世纪60年代初起,中医中药开始逐步应用于本病的治疗。20余年的临床实践充分证明,通过辨证施治,可以有效地控制病情,不少患者还能获得痊愈。正因为这样,所以上海第一医学院(现复旦大学上海医学院)《实用内科学》编辑委员会所编的《实用内科学》一书(1981年版)已将中医疗法作为系统性红斑狼疮的主要疗法之一。为了使读者了解中医治疗本病的概貌和近况,现将手头所及有关文献综述介绍如下。

一、病因病机

鉴于本病症状表现的复杂,因此对病因病机的认识至今尚未统一。曾有人提出据不同症状而分别辨证求因。如以关节症状为主者归属痹证,水肿症状为主者归属水肿,出现胸水者归属悬饮,脏腑受损则归属心悸、黄疸、胁痛之类。但大多数倾向于作为一个疾病单元来看待。主要有以下几种观点。

1. 肾虚·在临床上有人分为阴虚、阴阳两虚或虚实挟杂等证型。并认为不论何种证型,均可见肾虚之象。其病理变化过程为:肾阴先虚,阴损及阳,阴阳两虚,虚实挟杂而见热毒等症状。亦有认为,这是一种先天禀赋不足,肝肾亏损,以虚损为主的病证。

2. 热毒·有人根据"诸痛痒疮,皆属于心"的理论,结合本病痛痒多生于头面、平时怕晒日光等,认为证属热毒。亦有人认为本病之皮肤红斑与丹毒类似,系血中热毒所致,或属阳毒发斑,火毒内困。因火毒太甚,缠绵日久,致气阴两伤。有人则认为按照西医的分类,系统性红斑性狼疮多为热毒炽盛或阴虚火旺,而盘状红斑性狼疮则以肝肾亏损为主。

3. 血瘀·有人据本病患者多显示舌质紫黯、疼痛部位固定、有病理性肿块、泛发性毛细血管扩张、发绀、内出血等征象,认为本病主要是血瘀所致。

4. 痹证·有人认为本病相当于《黄帝内经》中的痹证,风寒湿三气杂至,先侵犯肌表及肢体筋骨,引发酸麻疼痛"红斑显现"继而深入脏腑,造成损伤,故临床上将其分为风痹损肌肤与络脉、风痹损心、风痹损肝、风痹损脾、风痹损肾、风痹损肺等类型。

除上述看法外,也有人从多因素角度来说明,指出本病是禀赋不足,或七情内伤,或劳累过度，以致阴阳失衡、气血失和与经络受阻，加之外受热毒而发病，表现为上实下虚、上热下寒、水火不济、阴阳失调等复杂征象，实际上概括了前面的某些观点。

二、证治方药

根据对病因病机的不同认识，治疗方法也各有所长，归纳起来主要有下列几种。

1. *滋阴法*·根据本病以肾虚为基础、以阴虚为偏多的发病原理，按其传变规律，分阴虚内热、阴虚火旺、气阴两虚和阴阳两虚四型论治。分别采用养阴清热的知柏地黄丸、滋阴降火的犀角地黄汤及石膏生地煎、养阴补气的补中益气汤和六味地黄丸、滋阴壮阳的二仙汤及右归丸加减。

2. *活血法*·可分为二类。一类依据本病有血瘀见症而提倡活血化瘀，一类认为乃血毒搏结而主张活血解毒。前者以活血化瘀为主，随证变化，兼清热解毒用大黄注射液、红藤注射液等，兼养心安神用丹参注射液，兼消炎退肿用昆明山海棠片、雷公藤片，兼调补阴阳用红斑方加减，兼芳香化浊用化毒丸，兼养阴清热用膈下逐瘀汤等。后者以犀角(广角，可用水牛角代)、穿山甲、土茯苓、牡丹皮、生地、白鲜皮为基本方，阴亏火旺者加滋水济火药，气血两虚者加健脾胃、益气血药，皮肤湿毒者加托里排毒化湿药，风湿骨痛者加养血祛风湿药。还有主张用凉血、活血、滋阴之法相结合的，其基本方为鱼腥草、益母草、土茯苓、紫草、丹参、红花、青蒿、黄精、金银花。

3. *温阳祛风法*·此乃从痹论治之法。基本方为桂枝、制川草乌、伸筋草、淫羊藿、玄参、甘草。损及肌肤脉络者加通络活血药，损肾者加益肾培元药，损心者加养心开窍药，损肝者加柔肝理气药，损脾者加健脾助运药，损肺者加开肺药等。亦有温损肺者加开肺药等，以温养心阳佐益肾蠲痹法者。

另有用清热解毒、凉血燥湿法者，采用大剂苦寒为主，也取得较好效果。其基本方为虎杖、野菊花、穿心莲、生地、秦艽、南天竹、十大功劳、苦参、知母、山栀、牡丹皮、紫草。应用于早期，奏效较快。

有主张按西医类型分别给予不同方药者：系统性红斑性狼疮用生黄芪、鸡血藤、玄参、生地、板蓝根、紫草、桑寄生、淫羊藿、丹参、生蒲黄、威灵仙、蜈蚣、全蝎、䗪虫、乌梢蛇、琥珀、甘草、鸡内金等；盘状红斑性狼疮用潞党参、鸡血藤、紫草、大青叶、蒲公英、甘草、桑寄生、佩兰、白鲜皮、丹参、蜈蚣、乌梢蛇、生蒲黄、鸡内金等。60 剂为 1 个疗程，缓解后每剂服 2 日。更有提出按不同阶段使用不同方药者：先服方Ⅰ(金银花、连翘、白鲜皮、生地、大黄、麦冬)20 剂，继服方Ⅱ(金银花、连翘、白鲜皮、防风)30 剂，再服方Ⅲ(金银花、连翘、白鲜皮、桃仁、红花，制成胶囊)，坚持服 2～3 年。此法治疗 119 例，总有效率达到 82.3%。

有按损害内脏之不同情况辨治者：肝损害者多为阴虚气滞，治以养阴清热、疏肝理气；以肺部炎症为主者多为气虚肺热，治以益气润肺清热；以肾损害为主者多为阳虚水泛，治以健脾益肾、壮阳利水。

除了辨证遣方用药外，还有人报道了一些验方。如四衣汤(露蜂房、蝉衣、凤凰衣、蛇蜕)加减，以及菝土紫梅汤(菝葜、土茯苓、紫草、乌梅)，治疗盘状红斑性狼疮，有一定疗效。

特别值得一提的是,近些年来一些单味中草药制剂的临床应用,已显示出可喜的苗头。如昆明山海棠片(每次2～4片,日3次)观察54例,有效率为62.9%;将青蒿分别制成青蒿蜜丸(每丸9 g,每日4～6丸)和青蒿素(每日口服0.3 g),观察50例,总有效率为90%左右;雷公藤糖浆或片剂(日服相当于30～60 g生药量)观察21例,总有效率为92.3%。

4. **针刺法**·针刺对本病也有较好的效果。有人即据本病热毒的特点,取迎香、曲泽以清血热,合谷、曲池以疗风毒,四白退肿消炎,灵台治阴疮等进行治疗。还有采用26号毫针,自皮损边缘向中央点刺至微出血,再在中心针刺,使酸胀感向四周放射,亦能获效。近来,有报告应用耳针治疗盘状红斑性狼疮。据病变部位(如面颊区、外鼻等)、中医理论(如肺、肾等)、病理机制(月经不调或内分泌紊乱取内分泌穴等)、阳性反应点(敏感点等)及症状表现(眠差取神门等),选取耳穴,每次3～4穴,以0.5～1.0寸毫针,快速捻转进针,留针30分钟以上,每日或隔日1次。治疗15例,痊愈及显效13例。

三、疗效情况

上面论述中个别已涉及疗效评价。那么就总体看,究竟中医治疗本病的疗效如何?

首先是关于疗效标准,虽然各地尚未统一,但大体上已趋向一致,差别并不悬殊。痊愈(或基本痊愈):症状及皮损消失,多次查找狼疮细胞阴性,血、尿常规及血沉检查正常,观察3年(有的报道定为5年和20年)无复发。显效:观察2年无复发,余项同上。有效:症状及皮损基本消失,复查狼疮细胞阴性,血、尿检查及血沉接近正常,观察1年未复发,尚须间断用药者。无效:无改善、加重或死亡(有的另立一项)。总有效率,根据本文所引的集中观察例数较多(15例以上)的14篇报道统计,共709例,有效率达78.8%,其中痊愈(或基本痊愈)率为22.3%。

少数资料提到了单纯用中药和中西结合治疗,在疗效上似无多大差别,但多数资料主张以中医药为主,结合西医药物,包括应用输液、给予维生素等支持疗法,如要停用激素(原用激素的),也须逐步减量。为了观察中医中药治疗本病的远期疗效,不少人还作了较长时间的随访。有人曾对有效病例追踪观察3年,发现远期疗效明显,免疫指标均有不同程度地增加。还有人对分别用中药和中药加激素治疗的2组患者共52例,进行为期半年至5年的随访,除3例不明外,结果单纯中药组存活率76.48%,中药加激素组存活率为78.12%。表明两者远期疗效无明显区别。

四、机制探讨

中医治疗本病的机制,迄今基本上仍停留在中医理论的阐释上,从现代医学角度探讨不多,进展亦不大。在20世纪60年代中期,有人曾观察了中医治疗前后尿17-羟类固醇等项目的变化,发现治疗后可促使尿17-羟类固醇的值上升,阴虚型13例,由原6.3 mg(平均值,下同)增至7.5 mg;阴阳两虚型7例,由原4.6 mg增至6.8 mg。认为"肾虚"与肾上腺皮质功能试验结果有密切关系，通过补肾治疗，使肾气得充，病情好转，指标随之上升。近来，还有人在应用青蒿制剂治疗本病的过程中，对9例患者做了自然花结形成试验(E-RFT)，发现治疗后免疫活性T淋巴细胞较治前有明显升高($p < 0.001$)，表明患者细胞免疫功能有明显改善。而14例播散性红斑狼疮治疗前血清C3补体均有低下趋势，治疗后其平均值即有所升高(由原54.6±3.54 ml%上升至77.0±16.67 ml%)。

中医学已经为攻克红斑性狼疮这一疑难病症展示了令人鼓舞的前景。著者以为目前最为迫切的任务是，进一步统一对本病的认识，筛选出高效、低副作用的方药，改革剂型，深入探索治疗机制，掌握治疗规律，形成一整套行之有效的理法方药。

张仁．中医治疗红斑性狼疮概况[J]．浙江中医杂志，1987，22(4)：187-189．

东南亚营养性疾病概况

因营养物质摄取不足、过多或比例失调所致的疾病称为营养性疾病。现将东南亚地区本病发生情况简介如下。

一、东南亚各国社会经济特点

合理的食物供应是维持良好健康状态的重要保证，营养病的发生与社会经济情况关系尤为密切。在东南亚的10个发展中国家中，绝大多数(约占85%)居民生活在农村或城市贫民窟里。他们收入低微、文化水准不高、卫生设施简陋、食物匮乏，加之传染病猖獗、多子女等，生活贫困，营养病十分普遍。特别是东南亚地区3亿5 000万人中，人口年轻化：5岁以下占16%，15岁以下占44%～45%，这些人特别需要营养供应。而且仅仅30年左右的时间，该地区人口就增加了2倍，使得食品生产更难以保证迅速增长的人口需要。另外，农业技术的落后、水源不足、社会制度以及旧的习俗等社会经济因素，都加剧了营养病的发生。

不过，东南亚各国的社会经济状况很不一致。以寿命为例，感染和营养不良导致的婴幼儿死亡率增高，是影响寿命的一个重要因素。这个地区的平均寿命不高，而印度尼西亚和菲律宾的男人和女人的寿命又低于马来西亚和泰国。印度尼西亚的经济问题较为棘手，一些研究资料表明，早在18世纪就存在的严重问题，至今仍未克服。而新加坡则从食品缺乏，儿童营养不良的时代进入了另一个时代，即以出现发达国家的营养性疾病，诸如肥胖病、动脉硬化病和缺血性心脏病为主的时代。这一改变发生在15～20年内，是经济收入增加、营养食品丰富、健康教育普及以及计划生育实施的结果。但是，寿命的延长，使得新加坡老年人口迅速增加，老年人的营养病问题将会变得更突出。韩国经过25年以上的努力，目前社会经济状况得到相当改善。第二次世界大战和朝鲜战争时期所出现的严重问题,已经缓和。根据国家营养调查报告(1969—1982),韩国人在营养摄入方面,已具有足够的热量和蛋白质,但高质量的蛋白质、维生素A、维生素B_2及钙等仍较低,铁和维生素C也往往不足。而韩国那些生活优裕的富翁(占4 000万人口中的20%)也出现了类似新加坡营养过剩的问题,超重或肥胖的人逐年增加,严重的代谢性疾病,如糖尿病、高血压病、心血管病、肝肾障碍等日益引起医务界的关注。

即使在同一国家内,社会经济状况亦不平衡,因而营养病的发生率也不一致。以马来西亚为例,和第三世界很多国家相比,它的政局较为稳定,在这一有利条件下,加上出口赚钱,近10年来这个国家已取得较大发展,为消除贫困和缩小贫富差距,作了某些努力。其国民经济总产值以每年7%的幅度递增,目前人均产值已超过1 500美元,预计至1990年,马来西亚可望步入发达国家的行列。但是,过分强调国民经济增长和平均产值的提高,往往就会对那些繁荣虚象掩盖下的贫困、落后和营养不良状况视而不见。这一点在马来西亚不同种族间暴露得更为明显。马来西亚有三大种族,其中马来人占53. 2%,华人占35. 6%,印度人占10. 6%,他们的生活方式、经济状况和饮食习惯有很大差别。传统的马来人,尽管近年来由于良好的教育和受到雇佣,有向城市转移趋势,但主要还是生活在农村;华人则分居于城市与农村;大多数印度人从事橡胶种植业,住在农村。总的经济情况,以华人最好,印度人最差。营养病(主要指营养不良性病症)的发病率也以印度人最高。通过1973—1978年的调查表明,全国新生儿的低出生体重率,印度人中占17. 5%,马来人中占10. 8%,华人中占7. 9%。在科伦坡,印度人中占14. 5%,马来人中占7. 6%,华人中占5. 6%。影响低出生体重的因素很多,最为重要的原因是母亲怀孕期内营养不足。马来人和华人这一百分比和英美的6%左右低出生体重率相仿。另外,学龄儿童调查显示,无论在城市农村,与其他种族相比,印度人学校的学生,其急性营养不良性消瘦率(为5%~12. 5%)和严重的慢性营养不良发生率(为5. 5%~8. 5%)以及低体重者(占5. 6%~13. 8%),均属最高。造成印度人中营养不足状态的原因是多样的,包括因高失业率和低工资所致的家庭低收入,基本卫生设施的缺乏,以及大家族、住房拥挤、酗酒、落后的习俗等。

二、东南亚地区营养病发病情况

东南亚营养病主要有下列几种。

(一) 蛋白质-能量营养不良

本症在东南亚地区是最为主要的营养病,系热量和蛋白质摄入不足所致,常因感染而加重。蛋白质-能量营养不良是一个广谱综合征,包括从致死性的恶性营养不良至中度营养不良(表现为生长迟缓、表情淡漠以及学习能力受损等)。一般有三种主要形式,即蛋白质营养不良综合征(Kwaskior - kor症,亦称恶性营养不良)、消瘦症(marasmus症)和消瘦-蛋白质营养不良综合征(marasmic Kwashior - kor症)。Bemgoa曾报告,在亚洲严重的蛋白质-能量营养不良症发病率为3. 2%,本症中度的发病率为31. 2%。东南亚发病情况大至与此类似，根据人口调查资料统计，1～4 岁儿童中患严重的蛋白质营养不良症约有 120 万，中度者约 1 170 万，故估计大约 1 300 万的东南亚儿童患有蛋白质-能量营养不良症。

（二）缺铁性贫血

在亚洲，约有 10%的男子、30%非妊娠妇女、40%孕妇以及 92% 2 岁以下的儿童患此症。缺铁性贫血在很多发展中国家的幼儿和孕妇中均有较高的发病率，它可以影响抵御感染和劳动的能力。在这些地区，血中铁的匮乏常可因钩虫或疟疾侵袭所致，由于饮食中缺少机体可利用的铁或动物蛋白等。有人报道对泰国两个农村的调查结果，发现 70%学龄前儿童的血红蛋白低于 10 g/100 ml(分别为 9.3 g/100 ml 和 8.9 g/100 ml)。其中 10%～29%患有钩虫病。同样，在菲律宾缺铁性贫血也被认为是学龄前儿童和孕妇常见病症。上述情况，代表了东南亚地区本症发病特点。缺铁性贫血在印度尼西亚十分严重，据估计，40%学龄前儿童，30%学龄儿童以及 70%孕妇患有此症。有些儿童因变得严重而发展成恶性营养不良。在新加坡，缺铁性贫血以及叶酸不足所致的巨幼红细胞性贫血 10 年前儿童中发病率较高，目前已相当少见。在韩国，因缺铁、钾、高质量的蛋白质和某些维生素(如维生素 A、维生素 B_2、维生素 C)以及叶酸等所致的营养性贫血，发生在 10%～25%的儿童中，亦可见于成人。此症还具季节性特点，秋天发病率高而春天较低。另外，30%～50%的带孩子的妇女也患此症。导致本症的原因可能是动物蛋白摄入量仅占总蛋白摄入量的 25%～30%之故，且四分之三的动物蛋白获自鱼类和贝类，人体所需的大部分铁则仅来于蔬菜。

（三）维生素缺乏症

在印度尼西亚因维生素 A 不足所致的干眼症颇为常见(占 16.4%)，泗水(苏腊巴亚) 675 例失明儿童中，一半是由干眼症引起的。维生素 A 缺乏症通常伴有严重的营养不良，印度尼西亚所见到的大多数严重的蛋白质-能量营养不良症都兼有此症。近年来，马来西亚的营养调查也显示，干眼病多发生在农村儿童中。经对农村人口抽样测定，证实 32%学龄前儿童和 16%学龄儿童的血清维生素含量低于正常水平，而成人则基本正常。虽然维生素 A 缺乏的干眼病是东南亚幼儿失明的主要原因，但在新加坡，儿童失明多为遗传性疾患所致，而不是干眼病。干眼病在乌干达和西印度群岛很少见到，其原因可能是这些地方孩子的主食中含有丰富的β胡萝卜素。与此相反，作为东南亚地区主食的谷物中缺乏维生素 A，而富含胡萝卜素的绿色蔬菜又不加入幼儿食品之中。基于这一理由，植物遗传学家一直在寻求发展一种含有胡萝卜素的稻米。

1. 维生素 B_1 缺乏症·近年来，整个东南亚地区小型碾米机正在迅速代替手工舂米，机器碾米与手工舂米不同，它会将稻米中含有维生素 B_1 的外膜碾去。在泰国，由于习俗，耗损维生素 B_1 的做法更为严重。农村中先用大量的水煮米，然后又将溶有多种维生素的饭汁抛弃，使得不少哺乳妇女患有周围性神经疾患。她们的乳汁中往往缺少维生素 B_1，导致婴儿生脚气病。在马来西亚，有 21%～30%的健康人缺乏维生素 B_1。农村中，由农村健康中心照料的哺乳妇女不发生本症，推测是由于补充供应的结果。

2. **维生素 B_2 缺乏症**·本症主要临床表现为口唇干裂和口角炎等，这些临床症状和饮食调查结果相符。在韩国，由于乳类及乳制品摄入较少，特别在农村和经济落后地区更是如此，故韩国农村儿童中，维生素 B_2 缺乏症的发病率达 5%，从而成为韩国的常见问题之一。

除上述三类维生素缺乏症外，在印度尼西亚叶酸和（或）维生素 B_{12} 的缺乏亦相当普遍。

（四）缺钙症

在韩国，缺钙症较为常见。这是因为韩国标准食物主要为稻米、谷类（小麦、大麦）、蔬菜以及少量的乳类和乳制品，每日钙摄入量较低（平均 0.3～0.4 g），且多从蔬菜中获得。同时，韩国居民盐摄入量则十分高，平时典型的高淀粉饮食中往往佐以极咸的菜肴。虽然这种饮食习惯正在逐步改变，但是每人每日的盐平均摄入量仍保持 20～25 g，高盐饮食可造成严重的医学问题，且因此加重尿中的钙排泄量，使本来钙补充不足的问题更加突出。当然，在人群中发现典型的钙缺乏症颇为困难，但是钙的缺乏可引起发育迟缓，故身高往往低于发达国家的同龄人。患者慢性腹泻可能与钙缺乏有关。另外，老年人中的龋齿、骨质疏松症以及易于发生骨折等一系列临床表现也已被注意到，其中有些可能是因为缺钙。在新加坡，因营养不足，维生素 D 缺乏的佝偻病已不多见，但是由于新生儿护理技术的提高，使得一些婴儿存活下来，其中因缺钙而致出生体重很轻的并非少见。

（五）地方性甲状腺肿

在印度尼西亚，地方性甲状腺肿和克汀病相当普遍，尤其在边缘山区更为多见。在泰国北面和最北面的 10 个山区省份中，30%～90%的居民有甲状腺肿。马来西亚 1970 年的一份调查报告指出，在农村的不同种族中到处都可见到甲状腺肿的患者。从洼地到山区，并一直蔓延至内地。这是因为这些地方海鱼较少，盐中含碘量低及某些地区的饮水、作物中缺碘的缘故。

（六）饮食缺乏营养不良症

发育迟缓是营养不良的最常见症状。在印度尼西亚，14%的新生儿的出生体重低于 2 500 g。调查表明，不少婴幼儿和儿童体重增长迟缓（30% 3 岁以下的印度尼西亚儿童体重低于 11.5 kg），这种情况在 6 月龄后最为明显，因为此时奶汁往往不能满足婴儿需要，加上辅助食物经常补充不足。这类生长迟缓反映了热量、蛋白质的不足，维生素、矿物质的缺乏以及间发疾病等。在马来西亚，生活在内陆边远地区的儿童这种情况最为严重，本症中度患者多见于沿海农村或较富裕的农村，以城市中学龄前儿童和刚入学的儿童最轻微。一般而言，东南亚地区农村儿童体重明显低于营养良好的北美儿童，特别是从断奶后至学龄期这段时间。另外，韩国还有一种边缘性营养不良症（marginal malnutrition）。它多在经济收入较低阶层的学龄前儿童中发生，尤以萧条的大城市和山区常见。主要是由于哺乳时间过长，哺乳时间通常长至 9～15 个月，断奶后食品补充不足，以及传统食物和某些全脂牛奶等原因所造成的营养问题。

（七）营养过剩

在东南亚的少数国家（如新加坡和韩国），营养过剩正在逐年上升，由此而引起的肥胖病、动脉硬化症和缺血性心脏病等，已日益受到医学界的重视。但总的说来，在东南亚地区，营养过度远不如解决养不良所致营养病的重要和迫切。

关于如何解决营养病问题，不少学者认为不能仅仅借助于医学科学，事实上需要通过多途径的努力，这涉及控制人口、配给足够的食物、加强卫生设施、提高教育程度以及改革陈规陋习等。其中，控制人口是最为紧迫的任务。这些问题的最后解决，主要依靠东南亚各国政府和人民的努力。由于营养病对儿童的身心健康影响最大，近些年来，印度尼西亚政府已经制订了国家农村营养计划以改善农村的营养状况，特别是孕妇、哺乳妇女、婴幼儿和学龄前儿童的营养状况。

张仁，梁行. 东南亚营养性疾病概况[J]. 国外医学社会医学分册，1985，2(1)：23－26.

注：本文是著者于 1985 年在阅读多篇相关的英文文献后所作的综述。虽然并不属于中医针灸的范畴，但可使读者了解一下 35 年前东南亚地区社会经济与疾病的关系。我国在当时亦处于类似情况，今天读来恍有隔世之感。因有一定参考价值，故收入本书。

第二章
古籍研究

经气概念浅见

“经气”一词，虽源于《黄帝内经》，但关于其确切概念，却各有理解，莫衷一是。如上海中医学院编的《针灸学》归结为：经气包括营气、卫气、宗气和原气等。南京中医学院主编的高校教材《针灸学》认为，经气即营卫二气。这两种看法尽管不同，但都承认了经气的物质性。与此相反，《中医学基础》（高校教材，北京中医学院主编）的定义是“经络的功能活动，称为经气”，强调经气仅是一种能量。

由于经气是经络系统的核心。从某种意义上讲，对经气实质的研究，实际上就是对经络实质的探索。加之上述所引的观点，或出于高校教材，或来之重要的针灸参考书，影响较广，有必要予以廓清，从而有利于深入研究。著者参照《黄帝内经》原意，略抒己见，以就正于同道。

一、经气属于原气

《黄帝内经》中对经气的解释是：“真气者，经气也。”（《素问・离合真邪论》）说明经气即真气。那么真气的涵义又是什么？《黄帝内经》未用一条经文加以概括，而从不同角度进行描述。据著者查阅，约有十几处提及真气。兹分以下几个方面论述。

首先认为，真气是先天之气。《灵枢・刺节真邪》篇说：“真气者，所受于天，与谷气并而充身也。”对此条历来见解不同，但按原意拟译为：真气，是禀受于先天的一种气，与水谷精微一起充养机体。

其次，真气又是机体的总防御力量。《素问・上古天真论》指出：“真气从之，精神内守，病安从来。”《灵枢・邪客》篇也说：“如是者，邪气得去，真气坚固。”如果机体受到病邪侵袭，防御功能不足，就会造成“真气稽留，邪气居之”（《灵枢・根结》篇）这样一种病理状态。

另外，真气也是脏腑进行正常生理功能活动的物质基础。如“真气上逆，故口苦、舌干”(《素问·评热病论》)。张志聪对此注释为:“真气者,脏真之心气也。”脏真之气,实际上就是内脏的功能性物质。

真气虽来自先天,但还需要后天水谷之气即营卫二气的滋养,才能保持经久不衰。反之,它的功能也随之消失。所以,又有“营卫稍衰,则真气去”(《灵枢·刺节真邪》)和“荣卫散乱,真气已失”(《素问·离合真邪论》)等观点。

从以上列举的条文可以看出:真气具有来自先天,又靠后天护养的特点,对外是机体的总防御力量,对内又是脏腑生理活动的基础。这实际上相当于原气的概念,所以真气亦即原气。

这还可在后世医家的论述中得到印证。张仲景将真气、原气视为一物:“原真通畅,人即安和。”(《金匮要略》)李东垣说得更清楚:“真气又名元气,乃先身生之精气也,非胃气不能滋之。”(《脾胃论》)张景岳亦加阐发:“此所谓元阴元阳,亦曰真精真气。”包括上面提到的高校教材《中医学基础》也持此观点:“元气又称‘原气’‘真气’。”

既然经气属于真气,真气即原气,所以经气也就是原气。正如《难经·六十六难》指出:“所谓生气之原,十二经之根本也。”但是经气属于原气,并不等于原气,它仅是原气的一部分。因此,它既有原气的共性,来自先天又靠后天护养,参加维持生命的生理活动等;又具有自己的个性,主要表现为特殊的活动规律和独特的功能表现两个方面。

二、经气的活动规律

原气的活动范围很大,能“经历乎五脏六腑”,它的主要通道是三焦:“三焦者,原气之别使也。”(《难经·六十六难》)而经气则只是三焦中游行之原气的上焦部分,经文详细地描述了经气的整个活动过程:“上焦(之气)出于胃口上,并咽以上,贯膈而布胸中,走腋,循太阴之分而行,还至阳明,上至舌,下足阳明,常与营(气)俱行于阳二十五度,行于阴亦二十五度,一周也,故五十度而复大于会手太阴矣。”(《灵枢·营卫生会》)这里的上焦之气,正是原气派生出的经气,其活动规律和营气一样(实际上是它对营气作用的结果),按十二经脉“如环无端”的往复流注,“行于经隧,常行无已,终而复始”。

其次,经气也可“贯五脏、络六腑”,以及“阳注于阴,阴满之外”(《素问·调经论》)化为络气,深入肌表腠理。但这只局限于经脉所管辖、属络的范围之内,十分有限。

所以与原气比较,经气活动范围小并具独特的循行规律。

三、经气的功能特点

在生理功能上,经气也有特殊性。把经气完全归结为经络功能活动不能不说是失之偏狭。因为它具有物质性,如前所述。然而,它最主要的表现确实也是功能活动。

原气的功能之一是“主通行三气”。经气在这点上,实际是原气的代表。特别是运行营卫之气,使之在经脉中周流不息,从而最大限度地发挥了营气的濡养和卫气的温煦、护卫作用。

值得指出的是，经气对原气具有资助作用。“经气不为使，真脏（指原气）坏决”（《素问·示从容》）。说明没有经气这个“使者”的引导和推动，营卫之气就无法补充，原气也就可能枯竭，突出经气既为原气所派生，又能反作用于原气的特殊关系。

其次，经气还具有调节功能。表现在生理状态下，经气对营卫气血可以按昼夜变化调节，如卫气的“日中而阳陇”“夜半而阴陇”。也可根据不同的季节“因天时而调血气”，如“春者……人气在脉，夏者经满气溢……长夏经络皆盛……冬者，盖藏血气在中”“至其变化，不可为度，然必从其经气”（《素问·四时刺逆从论》）。

经气的调节功能，主要表现在机体病理状态时，特别是原气平衡失调，脏腑气机紊乱时最为明显。此时由于原气的影响，经气也可不足，所以调节功能的产生，往往要借助针灸等法才能激发。针刺时经气活动得到加强，“或……气先针行，或气与针相逢，或针已出，气独行”（《灵枢·行针》）。有时患者尚可有“若行若按”“如留如环”（《灵枢·九针十二原》）的经气走行的主观感觉，接着就能使“神动”而达到调气，亦如张景岳所说的“导气归元”。一旦原气恢复平衡，就能“住痛移疼”，使卫气和而“分肉解利，皮肤调柔，腠理致密”，“营复阴阳”而“筋骨劲强，关节清利”，最终消除机体的病理状态。

由于原气和经气从属相通，关系密切。所以当元气失衡，机体内部病变时，可通过经气的活动反应于体表；同样，外邪的侵袭也可由它传入体内而影响原气和内脏。这就是所谓反映病候，传导病邪现象。

综上所述，著者以为关于经气的完整概念应该是：经气，属于原气在经络系统内的部分，循环流注于十二经脉，对营卫之气有推动和引导作用，对整个机体有明显的调节作用以及传导病邪、反映病变等作用。

张仁．经气概念浅见[J]．陕西中医，1981（针灸增刊）：29－30.

注：本文是我攻读研究生学位期间发表的首篇文章。当年，恩师郭诚杰教授悉心指导、严格要求历历在目。

略论急症针灸预防

急症，病急势猛，常能造成机体严重戕害，部分尚可残留不易康复之后遗症状，甚则能危及生命。随着医学模式的转移，特别是现代预防医学的迅速发展，急症的预防已经引起人们的高度重视，成为迫切需要解决的课题之一。

针灸预防急症，在我国有悠久的历史。成书于秦汉时的《黄帝内经》中就有多处记述，如《素问·刺热》提道：五脏急性热病，其先兆往往是面部显露赤色，此时“病虽未发，见赤色刺之，名曰治未病”，即可起到预防作用。后世医家，无论在预防的病症种类或具体方法上，都有较大发展。总结整理古人在这方面的经验，不仅能丰富现代针灸学的内容，而且对急症预防的发展有重要作用。现略述如下。

一、预防时机

针灸预防急症，掌握适当的时机颇为重要。大致可以分为下列四种情况。

1. **平时预防**·一般亦称之为保健针灸。系指健康人平常用于强身防病的针灸，一般多用灸法。如宋代窦材指出，“于无病时常灸关元、气海、命关、中脘”等穴，可以预防病症。原因是人以“阳气为本”，“阳气尽必死人”（《扁鹊心书》卷上），灸之可壮阳助元。宋代张杲在《医说》中主张“若要安，三里常不干”，也是这个意思。现代针灸研究，亦已证实，针灸确实具有增加细胞免疫和体液免疫（特异性或非特异性免疫）的功能，从而增强人体抗病能力，即“正气存内，邪不可干”之谓也。

2. **针对性预防**·当健康人受到传染或感染威胁时，亦可用针灸加以预防。一种是针对所处的传染环境，如《千金方》所述：“凡人吴蜀地游官，体上常须三两处灸之，勿令疮暂差，则瘴疠温疟毒气不能著人也。”另一种则是针对传染或感染之源，用针灸之法消除隐患，杜绝急性病症的发生。如被疯犬咬伤，可在“犬所啮之处灸之三壮，即以犬伤病法灸之”（《素问·骨空论》），以防止狂犬病。

3. **早期预防**·即在急性病症早期，当显露某种先兆时，就用针灸预防，以防微杜渐，灭病变于萌芽期。古籍中这方面内容颇多，前引《黄帝内经》经文即是。张仲景也对急性热病的预防曾作精辟论述：“若人能养慎，不令邪风干忤经络；适中经络，未流传脏腑即医治之，四肢才觉重滞，即导引、吐纳、针灸、按摩，勿令九窍闭塞。”（《金匮要略》）《千金翼方》亦提到，“凡卒患腰肿、附骨肿、痈疽、节肿风、游毒、热肿，此等诸疾，但初觉有异，即急灸之愈”，表明不论急性热病或杂病，内科或外科急症均可用针灸作早期预防。

4. **间歇期预防**·有些急性病症，具有时作时止的特点。在发作间歇期行针灸治疗，亦有明显预防效果，如疟疾一症，可“先其发时如食顷而刺之，一刺则衰”（《素问·刺疟论》）。这方面工作，现代有较大进展，如支气管炎、哮喘等症，采用冬病夏治之法，在三伏天行着肤灸，通过大量病例的长期观察，确有预防急性发作之效。

二、预防之法

针灸预防急症，在具体操作上有所不同，大致有两种：一种是在人体周围燃点艾绒，以驱除外邪的入侵。如《肘后备急方》卷二云，“密以艾灸病人床四角，各一壮”，可防瘴气疠疫。此法后世记载不多，类似现代空气消毒，预防传染。有一种是在人体腧穴上刺灸，这方面记述占绝大部分。急症预防取穴，多用腧穴，如“预防中风：风池、百会、曲池、合谷、肩髃、风市、足三里、绝骨、环跳”（《神灸经纶》卷三）。亦有迳取病所，预防狂犬病，“即灸咬处疮上”（《神应经·疮毒门》）。

急症预防的疗程，应据不同预防的对象而有所区别，一般而言，要求较长的时间。以狂犬病的预防为例，“犬所啮之处灸之三壮，即以犬伤病法灸之”（《素问·骨空论》），以防止狂犬病。

现代，也有人观察到艾灸关元，从每年立冬日起，每日熏灸15分钟，共灸100日，对中风有明显的预防作用。

三、急症预防要求

鉴于急症来势急骤，一旦症状显现，既可如闪电奔马，顿成燎原之势，故预防急症应集中力量，重在截断。唐代孙思邈强调刺灸药三者并用，在急症预防中有重要意义。然而具体运用，则宜灵活掌握，试以中风为例说明之。《千金方》中首先提出中风的针灸预防，并认为一般可用毫针刺配合刺血之法："惟风（指中风）宜防耳，针耳前动脉及风府，神良。"而当出现不易被察觉的轻微症状时，则宜药物与艾灸合用："夫诸急卒病多是风，初得轻微，人所不悟，宜速与续命汤，依输穴灸之。"（《千金方》卷八）至明代杨继洲进一步提到中风先兆症候较明显时的预防："一论中风，但未中风时，一两月前或三四个月前，不时足胫上发酸重麻，良久方解，此将中风之候，便宜急灸三里、绝骨四处各三壮，后用生葱、薄荷、桃叶四味煎汤淋洗。"（《针灸大成·治症总要》）这说明，在预防急症时，要充分掌握适当时机，灵活地配合应用刺、灸、药三法。

值得一提的是，现代有人对绝骨和足三里穴进行验证，证明瘢痕灸此两穴确有良好的降压防中风暴发的作用。经过长达17年的对照追踪观察，结果应用上法预防组54例中，只有5例在此期间暴发中风，而未用该法的12例对照组，却有4例发生了中风。进而通过灸治前后血液黏度及脑血流图的检测，显示瘢痕灸上穴可以降低血液黏度，并使人体大小血管扩张，从而预防中风的发生。近来，还有人观察到，灸足三里后可以使患者体内与血液凝聚有关的纤维蛋白原和纤维蛋白降解产物（FDP）的含量恢复至正常，这可以起到防止脑血栓形成而致再次发生的作用。

急症预防，尚需因地制宜，根据不同地理条件，施以针灸药之法。"河洛关中，土地多寒，儿喜病痉，其生儿三日，多逆灸以防之。……吴蜀地温，无此疾也。古方既传之，今人不详南北之殊，便按方而用之，是以多害于小儿也。"（《千金方》卷五）充分说明，盲目应用，是收不到预期效果的。同时，急症预防，还需考虑时间因素，《针灸大成》明确指出，中风的灸法预防在季节交替之时进行，可以收到较好的效果，"如春交夏时，夏交秋时，俱宜灸"。

最后一个要求，急症预防还需重视养生，这样才能使针灸事半功倍，否则"饮食不节，酒色过度"，也可导致"卒忽中风"（《针灸大成·治症总要》）。

上述观点，著者以为即使是今天，同样不失借鉴意义。

张仁. 略论急症针灸预防[J]. 中医杂志，1987，28(6)：57－58.

略论“气至病所”手法

“气至病所”可明显地提高针灸临床疗效，已为古今医家所公认。但在实际针刺治疗中，“气至病所”的出现率较低。故设法增加“气至病所”率，应是获得更高治疗效果的有效途径之一。曾有人分别用循经加热、锃针压穴刺激、入静诱导或注入某些药物等手段，激发或诱发“气至病所”。这些方法虽有一定作用，但要大量应用于临床，尚有困难。著者认为，继承传统针刺手法，对促使“气至病所”有着积极的意义。兹结合古籍学习心得和临床经验，略抒管见。

“气至病所”的手法，从时间程序上可分为针前准备和针后激发两个阶段；在内容上每个阶段又包含各种不同的手法。

一、针前准备

目的是为“气至病所”创造一个易于激发的条件。

1. *必先治神*·进针前，要求医者聚精会神，专心致志，注意力集中在患者和毫针上，应“神在秋毫，属意病者”(《灵枢·九针十二原》)，“必一其神，令志在针”(《灵枢·终始》)；患者则需心神宁静，情绪稳定。总之，“必使患者精神已朝，而后方可入针”(《针灸大成》)，强调治神的原因在于“神行则气行，神气之相随也”(《古今图书集成》)。同时，由于患者情志安定，使得全身肌肉松弛，而“缓节柔筋而心调和者，可使导引行气”(《灵枢·官能》)。目前有用入静诱导法，诱发“气至病所”，即与此有关。

著者体会，除医者精神专一，患者配合默契外，在临床上诊疗环境的安静，被针者体位的舒适，亦至关重要。著者最近在一项针刺临床试验中观察到，不少在坐位不能“气至病所”的受检者，一旦改换了卧位后针刺，即可引发。

2. *循切弹按*·入针之前，如对所选穴位，施以适当的循切弹按手法，亦可促使“气至病所”。《素问·离合真邪》要求：“必先扪而循之，切而散之，推而按之，弹而努之，抓而下之。”《难经·七十八》更具体地指出：“当刺之时，先以左手厌按所针荥俞之处，弹而努之，爪而下之，其气之来，如动脉之状，顺针而刺之。”

著者于临证中多仅用循切两法。循法，系指在选取穴位的所属经脉上“上下循之，故令气血舒缓，易得往来也”(《针灸大成》)。切法，它和爪法大同小异，前者“是用大指爪甲，左右于穴切之”，后者则“是用左手指爪连甲，按定针穴”(《针灸大成》)。所以二者可视为一法。著者操作的具体步骤是：先循经用拇指指腹适当按揉1～2遍，再以左手拇指指甲对需针之穴位切压，直至出现酸、麻、胀等感觉沿经向所应气至部位传导，再行进针。

二、针后激发

1. **针芒法**·针刺达到一定深度，稍加捻转提插，获得气感后，将针尖朝向病所，即如《针灸问对》所云，“得气，便卧到针，候气前行，催运到于病所”。这里所说的得气感主要指医者手下之紧涩感而言，如“待气沉紧，倒针朝病”（《金针赋》）和“待针沉紧气至，转针头向病所”（《针灸大成》）。著者认为，手感沉紧固不失为判断得气的重要指标，但患者的酸麻胀重的主观体验，则应是主要依据。临床体会，要促使“气至病所”，得气感不能过强，手下感如过于紧涩，反而不易“气至病所”。一般在针下感略显沉紧，患者主诉有轻度或中度酸麻抽胀感时，最易引发。另外，著者在实际操作时，常不是待得气后才转动针向，而在进针过程中即将针芒直指病所，然后再行手法得气。这样不仅简化手法，也易于保持所激发的“气至”。

针芒法，多用于向心或向上气至时，对控制针感传导方向及促进“气至病所”有较好作用。

2. **提插捻转法**·此法以针芒法为基础，是激发“气至病所”的主要手法。其中，提插法，可催气运行，恰如汪机所说，“将针提按，或进或退，使气随针到于病所”（《针灸问对》）。捻转法，则可控制气至方向，导气入病所，“内捻针，使气下行至病所”；“外捻者，令气向上而治病”（《针灸大成》）。笔者体会，两者的作用不能截然分开，故运用时将此二法熔于一炉，结合而成提插和小幅度捻转之法，验之于临床，颇有效果。具体操作是，以右手拇指指腹将针柄压于右手示指指腹上，示指不动，拇指指腹沿示指指腹将针柄来回进退转动。进退，实际上是提插过程；搓动，亦即捻转过程。提插捻转的幅度和频率与进退搓动的距离、速度直接相关。一般说，提插捻转的幅度宜小，维持中等量以下的刺激，而频率宜快。这样，不仅易于激发经气至病所，也可以保持气至之经气不失。

3. **热补凉泻法**·“气至病所”之后，则需根据病情虚实不同，进一步运用手法，使所至之气，或凉或热，以达到补虚泻实、温寒清热的目的。其法可概括为以下两类。

（1）提插法：即在上述提插捻转法基础上，突出进退手法，并对提插之幅度、速度、方向及力量，按不同病情进一步加以调整。补法，慢插紧提；泻法，紧插慢提。以热补为例：“带补以大指努力，针嘴朝向病处，或上或下，或左或右，执住，直待病人觉热方停”（《针灸大成》），这是热补凉泻法最常用的手法。

（2）呼吸法：即在用上法时结合运气法，令患者口鼻按一定方式呼气或吸气，更可促进热气或凉气达于病所。以凉泻为例：“当泻之时，候气至病，更用生成之息数，令病人鼻中出气，口中吸气，按所病脏腑之数，自觉清凉矣”（《针灸聚英》）。另外，在治疗痛症时，也同样“令病人吸气五口，使针力至病所，此乃运气之法，可治疼痛之病”（《针灸大成》）。呼吸法，由于针刺手法结合气功运气，具有一定临床意义。近来，经著者运用初步体会对一些长期治疗的慢性患者颇为适用，而运气过程中的呼吸方式和次数宜灵活掌握，不必死扣条文。

4. **辅助手法**·如用上述手法仍不能使“气至病所”或气至感觉不满意时，则可加用辅助手法。这些手法均是后世医家根据《黄帝内经》《难经》所记载的针前手法如循、推、弹、按进一步发展衍化而来。在名称上虽和上述的针前手法相一致,但其具体操作方法和时间则并不相同。本法主要用于针入之后。

(1) 弹努法:这里专指以指甲弹针,促使"气至病所"而言。"弹而努之者,是用指甲弹针,令脉气膜满,而得疾行至于病所也"(《针灸大成》),此法实际效果较差,目前很少采用。

(2) 循扪法:针刺后,"以手循经络扪循至病所"(《卫生宝鉴》)。具体地说,"扪者,摩也……循者,用手于所针部分,随经络上下循按之,使气往来,推之则行,引之则至是也"(《针灸大成》),此法至今仍为针灸家所推崇。

(3) 通经接气法:本法用于传导之气为关节所阻滞而不得前进时。《金针赋》谓:"若关节阻涩,气不过者,以龙虎龟凤,通经接气,大段之法,驱而运之,仍以循摄爪切,无不应矣。"按其所说,较为繁复。著者体会,气为关节所阻虽颇常见,只要加强提插捻转手法,再予"循摄爪切",多可通经接气。

(4) 按压堵截法:本法用以控制针感传导的方向,能使气集中并沿所需的方向运行。其法是在针刺穴位附近该穴所属的经线上,按压与病所方向相反的部位,促使所得之气向一个目标即病所传导。恰如《金针赋》所说:"按之在前,使气在后;按之在后,使气在前,运气走至疼痛之所。"此法颇为针灸家所重视。

以上除第一种弹努法外,后三法均属常用。既可同时运用,亦可单独操作,宜灵活掌握。

综上所述,"气至病所"手法虽分两个阶段,但在实际操作中,应视为一个整体,不同手法仅是不同的步骤或环节而已。除了熟练掌握手法促使"气至"外,还应强调辨证论治,正确组方配穴,才能达到预期治疗目的。

张仁.略论"气至病所"手法[J].中医杂志,1982,21(10):51-52.

注:本文系我的硕士学位研究论文之部分内容。

略论急症灸法

灸治急症,首见于长沙马王堆出土之二部古灸经(或称帛书《经脉》篇),书内所述之心痛、心肠(惕)、瘗、癫狂、咳血等多种急症,均可灸所属经脉加以治疗,有的甚至"久(灸)几(既)息则病已矣。"因灸法效速力宏,法便方简,颇为后世医家所推崇。晋代葛洪《肘后备急方》所载救治急症的针灸医方109条中,灸方竟达94条之多,而宋代闻人耆年所编《备急灸法》一书,更是灸治急症的专著。一如清代吴亦鼎所言,"风寒卒中,危在须臾,用药有所不及,灸得其要,立可回生"(《神灸经纶》)。目前,针灸疗法正在向各临床学科急症救治中迅速渗透,全面地继承整理古代医家这方面丰富的理论和经验,显然是十分必要的。本文试就灸法在急症中的运用,作一初步探讨。

一、急症灸治部位

1. 病所·即直灸患处。一般多用于治疗疔疮痈疽,犬蛇咬伤之类。如"疔疮一证……甚则以蒜膏遍涂四围,只露毒顶,用艾著肉灸之"(《类经图翼·十一卷·针灸要览》)。《针灸大成》亦记述:"狂犬咬伤人:即灸咬处疮上""蛇咬伤人:灸伤处三壮"。著者于1967年曾治1例青年,患颈痈外敷消肿药膏及注射青霉素等均未见明显效验,即予灸痈之顶部,至第5壮自觉疼痛明显减轻而止灸,4日后痊愈。此外,直接熏灸疼痛显露之处,也多获效。

2. 奇穴·急症灸治,多用奇穴。此类奇穴,均系古代医家长期针灸实践之结晶,如《肘后备急方》记载华佗用以治疗患霍乱已死的肘椎穴,"已试数百人,皆灸毕即起坐",说明该疗法进行过反复临床验证。奇穴特点,治病专一而疗效特殊,如《备急灸法》载述之骑竹马灸穴,各种发背痈疽,"并用此法灸之,无不安愈",至今仍有人灸此穴而获效。奇穴之效虽较专,但也并非均局限于一病一症,特别在近代奇穴的治疗范围似有扩展之势。如中泉穴,一般认为可主治胸闷、胃痛、吐血,目前有人用此穴救治银环蛇、眼镜蛇咬伤后2小时内的患者,多能痊愈。方法是艾炷灸3~8壮,由痛灸至不痛,继续灸至灼痛。说明奇穴在急症灸治中的作用尚大有潜力可挖。

3. 经穴·经穴灸治急症,最为普遍,且早已应用。如"狂而新发……灸骶骨(长强穴)二十壮"(《灵枢·癫狂》)。一般用作灸治的经穴,大多可治疗急症。《黄帝明堂灸经》所载成人灸穴169穴,近160穴主治项下列有急性症候。古代医家在实际临证应用发现这类经穴中拟有以下特点。

(1) 肘膝以下五输穴,多用于卒闭实热之急候:井穴,乃阴阳交接之处,常用以灸治因阴阳气机一时逆乱之猝死。"一切急魇暴绝,灸足两大指内,去甲如韭叶"(《医学入门》)。"荥主身热"(《难经》),《针灸资生经》载有妒乳"急灸鱼际二七壮"。原穴,为脏腑元气经过留止之处,"五脏六腑之有病者,皆取其原"(《难经》)。经穴,"主喘咳寒热"(《难经》)。有些医家喜合用而治疗更为复杂之病候,如"热厥心痛者,身热足寒,痛甚则烦躁而吐,额自汗出,知为热也,其脉洪大,当灸太溪及昆仑"(《素问病机气宜保命集》)。合穴,"主逆气而泄"(《难经》)。故对逆气奔豚,骤然积聚作痛之急候有效,"肺积,名息奔在右胁下。尺泽、章门、足三里"(《神灸经纶》)。

(2) 阴盛阳微厥逆暴脱之重症,常取胸腹腧穴,多用募穴:因胸腹之穴,特别是募穴,或为元气聚集之处,如膻中,《肘后备急方》中以"灸膻中穴二十八壮"救治卒死尸厥症。或为元气化生之源,如中脘、气海。张景岳云,"便血,中脘、气海,上二穴灸脱血色白,脉濡细,手足冷……其效如神"(《类经图翼·十一卷·针灸要览》)。或为元阳所根,如关元。据《针灸聚英》记载,"阴病盛,则微阳消于上,故沉重四肢逆冷,脐腹筑痛,厥逆或冷,六脉沉细。阴毒,灸关元、气海"。

当然,上述界限并非绝对。如神阙(脐中)穴,多以此灸治元阳暴脱,"凡卒中风者,此穴最佳"(《神灸经纶》)。还有人灸之泻热通闭,如《外台秘要》引《古今录验》之"疗热结小便不通利方”，即是“取盐填满脐中，大作艾炷灸令热为度，良”。另外，著者曾于1969年治1例患者，原有胃痛，经常发作，此次感寒，腹部突然剧痛不止，服用西药及针刺，无效。后予隔盐灸脐中50壮，至20壮时痛已消失，此后未见复发。说明艾灸脐中，消寒止痛之功效亦显著。

二、急症灸治操作

古籍记载之操作法，常者如下。

1. **直接灸**·此法应用于急症，最早也最为广泛。《备急灸法》所列22类急性病证中，有21类系用直接灸法，即证明急症灸治中直接灸之重要。但直接灸有疼痛及遗留瘢痕之弊病，所以从南宋开始就不大受士大夫贵族的欢迎，“富贵骄奢之人，动辄惧痛，闻说火艾，嗔怒叱去”（《备急灸法》）。然而，直接灸火力足取效快，在急重患者的抢救中，是否可适当采用此法，著者以为颇有考虑的必要。近年来，有人以直接灸防治哮喘发作取得良效，便是例证。

2. **隔物灸**·此法首载于《肘后备急方》，历代都有发展，至清代已达37种之多。主要用于外科急症，如隔蒜灸、隔椒面灸、隔豆豉饼灸等治疗发背痈疽、犬咬蛇伤之类及“一切毒肿疼痛不可忍者”（《肘后备急方》）。但也有用以治疗内科急症的，以隔盐灸脐中最多，如“凡霍乱将死者，用盐填脐中，灸七壮立愈”（《类经图翼·十一卷·针灸要览》）。另如前述之中风脱症，热郁膀胱之淋闭等。亦有以治阴毒结胸，用“巴豆十粒研烂，入面一钱，捣作饼子，实搽脐中心，上用艾炷如豆许，灸七壮”（《针灸大成》）。

3. **天灸**·此法为《针灸资生经》所首载，治疗疟疾发作，具体操作为：“用旱莲草椎碎置在手掌上一夫，当两筋中，以古文钱压之，系之以故帛。未久即起小泡，谓之天灸。”天灸法，后代无论在贴敷的药物及治疗急症的病种上都有发展。目前临床上用蒜泥加其他药物敷涌泉治咯血及白芥子等治哮喘发作等，均有较好的疗效。

4. **艾卷灸**·艾卷灸起于明代，在操作方法和名称上都和现代有所区别。最早，用治阴症：“以纸实卷艾，以纸隔之点火，于隔纸上用力实按之，待腹内觉热，汗出即瘥。”（《寿域神方》卷三）实际上近似于熨法。后来的雷火针法、太乙针法大致与之相似，只是在艾叶中再添加药物，以增强功效。其中雷火针法可治跌打损伤的伤科急症，如“治闪挫诸骨间痛”（《针灸大成》）。目前，由于艾卷熏灸易掌握火力强弱、灸治时间长短、灸治面积大小，以及施用简便等，已经成为灸治急症的主要方法了。

三、急症灸治机制

灸治急症的作用机制，依据古代文献大致可概括为以下四个方面。

1. **泻热开闭**·这是灸治实热急症，以热引热之根本所在。《医学入门》谓“热者灸之，引郁热之气外发，火就燥之义也”，恰中肯綮。《卫生宝鉴》所载“中风论”中（摘自《洁古家珍》）对风中腑者设“通经引热法”“厥阴之井大敦，刺以通其经；少阳之经绝骨，灸以引其热”，即是据此。近代虽有人强调过灸治热证，惜至今在临床上仍来能引起足够重视。著者感到，在这方面深入验证和进一步应用，无疑是甚有必要的。

2. 温经活血·此可作两方面理解。一为温经散寒，“血见热则行”(《丹溪心法》)，从而可灸治寒凝血滞所致的各类急痛之症。一为温经行气，“气行则血行”(《直指方》)，乃是灸能消散痈肿积聚的主要机制。“痈疽为患，无非血气壅滞，留结不行之所致，凡大结大滞者，最不易散，必欲散之，非藉火力不能速也，所以极宜用灸”(《景岳全书·外科钤》)。

3. 散风拔毒·此亦可作两方面理解。大而言之，可祛邪风时毒，“大凡人有卒暴得风或中时气，凡百所苦，皆须急灸疗”(《备急千金要方》)。小而言之，可解蛇虫毒伤，“凡蛇蝎蜈蚣咬伤，痛极势危者，急用艾火于伤处灸之，拔散毒气即安”(《类经图翼·十一卷·针灸要览》)。

4. 回阳助气·张仲景首立三阴病宜灸说，即以此机制，《伤寒论》中凡热性病过程中阳气虚脱之危重患者，多主张灸治。罗天益认为艾灸可生发元气、资助胃气，从而挽救垂危之元阳。正如张景岳指出：“凡用灸法，必其元阳暴脱及营卫气血不调，欲收速效，惟艾火为良。”(《景岳全书·杂证谟》)

四、急症灸治要求

1. 须令火气至病所·“气至病所”不单指针治而言，灸治亦应强调，即“火势乃至病所”(《备急千金要方》)。在急症灸治中，更要求灸感到达病痛之所，以提高灸治疗效。否则，“火气不行，不能除病也”(《外台秘要》)，这是古人长期实践所得。王执中曾生动地描述过亲身感受：“他日心疼甚，急灸中管(脘)数壮，觉小腹两边有冷气，自下而上至灸处即散，此灸之功也。”(《针灸资生经》)《备急灸法》记述更为详尽：“觉火气游走，周遍一身，蒸蒸而热，再视正疮孤肿，已消减五六分矣。”并认为灸治之“奇功异效，盖源于此”。如何才能促使灸感至病所？除了操作正确，壮数足够而外，选穴准确也是关键之一，所以《黄帝明堂灸经》曰：“灸穴不中，即火气不能远达。”关于灸感至病所及其与疗效的关系，最近已有人作了较为细致的观察，证实了古人的观点的正确性。

2. 关于壮数·灸治急症，究竟以多少壮数为宜，古人看法略有不同。一种意见认为，应据病情而定，危急程度愈重，壮数相应愈多，“大病宜灸脐下五百壮……小疾不过三五七壮而已”(《扁鹊心书》)。一种认为宜按身体不同部位而定，“若卒暴百病……灸头面四肢宜多灸，腹背宜少，其多不过五十，其少不减三、五、七、九壮”(《备急千金要方》)。还有一种意见是，不必机械规定壮数，以去病为度，“故灸者必令火气直达毒处，不可拘定壮数”(《类经图翼·卷十一·针灸要览》)。著者认为这些意见均有参考价值。

张仁. 略论急症灸法[J]. 中医杂志，1984，25(11)：46－48.

略论急症刺血与火针

急症刺法，在《黄帝内经》中有毫针刺法、络刺（刺血）法、焠刺（火针刺）法，并已应用于30余类（种）急性病候。其中，急症毫针刺法，强调补泻及“气至病所”手法，内容十分丰富。著者只就古籍中有关刺血和火针法在急证中的运用，作一初步探讨。

一、刺血法

本法应用范围颇广，各种急暴之证多可以刺血法治之。

（一）治疗部位

1. *肘膝以下特定穴，以五输穴为主*·急性病证，来势猝暴，严重损及脏腑经脉，导致整体功能失调。特定穴，特别是五输穴与脏腑经络关系极为密切，故取此类穴位常能收到捷效。但在具体主治上，又有所不同：井穴多用于救治脏之急证，《灵枢·顺气一日分为四时》云，“病在脏者，取之井”，如“凡初中风跌倒，卒暴昏沉，痰涎壅滞，不省人事，牙关紧闭，药水不下，急以三棱针，刺手十指十二井穴，当去恶血”（《针灸大成》引《乾坤生意》）；而“荥输治外经，合治内府”（《灵枢·邪气脏腑病形》），故外邪袭经，引起经气痹阻之急候，或跌仆损伤，气血瘀滞之证，均可刺络此类穴位。如“邪客于足少阴之络，令人卒心痛，暴胀……刺然谷之前出血，如食顷而已”（《素问·缪刺论》）。当然，上述分法，仅是相对而言，具体治疗时，特定穴多配合应用。如治火热喉痹，即须“点刺少商、合谷、丰隆、关冲等穴”（《针灸聚英》）。

2. *奇穴*·不少奇穴可用于刺血治急证。早在唐代《千金方》中即有“刺舌下两边大脉，血出”治舌卒肿的记载。临床证实，奇穴刺血效果确切。如十宣，“治乳蛾，用三棱针出血，大效”（《针灸大成》）。并以歌赋形式广为流传：“眼痛忽然血贯睛……须得太阳针血出”（《玉龙歌》）。特别是金代刘河间，专创奇穴八关大刺，治火热所致的急重病症，“大烦热，昼夜不息，刺十指间出血，谓之八关大刺”（《素问病机气宜保命集》）。

3. *其他部位*

（1）血脉瘀阻处：系指郁血明显的部位，以祛瘀滞之血。对此，《黄帝内经》早有记载：“厥头痛，头脉痛……视头动脉反盛者，刺尽去血。”（《灵枢·厥病》）除头面外，舌下、腘、肘窝之静脉血管均常用。

（2）病理反应点：脏腑病变在皮表所呈的反应点，古人亦用以刺血治急症。如《针灸聚英》指出：“偷针眼，视其背上有细红点如疮，以针刺破即差，实解太阳之郁热也。”

（3）病灶点：一般指局限性急痛或毒肿之处。如“疔疔肿，皆刺中心至痛，又刺四边十余下，令血出”（《千金方》）。另外，还包括病灶波及处刺血，“凡疔疮必有红丝路，急用针于红丝所至之处出血”(《外科准绳》)。

(二) 操作方法

1. **点刺** · 本法以三棱针迅速点刺。如为血络,血尽而止;指尖、印堂等部宜加挤压。

2. **散刺** · 适用于面积较大之局限性急性肿痛。一般以三棱针在病灶及其周围多点刺络,罗天益曾以此法治一例“风寒气闭案”获殊效。具体操作是以三棱针刺头部泄之二十余处,尽泄黑血,累累如珠。另如《疮疡全书》载述治疗丹毒,即“用温水洗患处,三棱针刺毒上二三十针”。现代已用梅花针叩刺代替。

3. **丛刺** · 适用于面积较小的局限性急性肿痛。持三棱针急速点刺十数下,点与点之间距离较密集。此法古人多用于治疗疔疮痈毒。现代有用于治疗急性扭挫伤等患者。

4. **挑刺** · 用针挑或刀割之法切断治疗部位的皮下组织(特别是纤维组织)。此法较早见于《肘后备急方》,用以救治猝死,“视其上唇里弦弦者,有白如黍米大,以针决去之”。

(三) 刺血之作用

古人对刺血的作用多有阐述,大概可概括为下述几个方面。

1. **清火泻热** · 此为刺血法主要作用,因急症多实热,刘河间即主张刺血“以泻瘀热”。张景岳亦指出:“三棱针出血,以泻诸阳热气。”(《类经图翼》)

2. **活血化瘀** · 多用于治疗气滞血瘀证。李东垣云:“先以缪刺,泻其经络之壅者,为血凝而不流,故先去之,而后治他病。”朱丹溪曾治一恶血留滞经络之患者,服四物汤等,“又刺委中出黑血三合而妥”(《古今医案按》)。刺血亦可以治急证之气虚血瘀,如《灵枢·癫狂》篇云:“短气,息短不属……去血络也。”现代对后者运用不多,值得深入探讨。

3. **开窍通闭** · 刺血法对痰蒙清窍,气机猝闭等证,有良好作用,前面提到的中风跌倒、卒暴昏沉、痰涎壅滞之证,即是例子。

4. **拔祛毒邪** · 刺血法,既可拔蛇蝎叮咬之毒,“若为蜂蛇等众毒虫所螫,以针刺螫上,血出,著药如小豆许于疮中令湿,差”(《备急千金要方》);亦可消散内伤外感之毒,如《玉龙歌》云:“心血火上两眼红,迎香穴内刺为通,若将毒血搐出后,目内清凉始见功。”

另外,金代张子和还提出刺血作用与发汗同,“出血之与发汗,名虽异而实同”(《儒门事亲》)。但就所治具体证候诸如目赤暴肿、头风疼痛、喉痹、雷头风、面肿风等来看,实际上已概括在上述作用中了。

二、火针刺法

火针刺,《黄帝内经》称为焠刺或燔针,在急症治疗上,则仅用于痹证。后世在治疗范围、操作方法等方面均有一定发展。

(一) 治疗范围

除寒痹外,主要运用于疔毒,“当头以火针,针入四分即瘥”(《备急千金要方》)。其他亦有一些急性病证可用火针治疗，如《备急千金要方》记载的风眩之病、走马黄疸，《针灸资生经》所述之心脾疼、脚卒肿、腰痛不得俯仰等。其中不少还是作者自己的经验，如《针灸资生经》所载火针治疗的病症，均为作者亲身体验或给其亲属治疗的病案，真实可靠。特别是孙思邈治疗“风眩之病”，“因急时，但度灸穴，便火针针之……余业之以来三十余年，所救活者数十百人，无不差矣”（《备急千金要方》）。

（二）治疗部位

1. **经穴**·经穴用于火针，每次不宜多取，应选主穴，且须在四肢、躯干部肌肉丰厚处选穴。如《针灸资生经》治足卒肿，仅用三里一穴，腰痛不得俯仰，只取肾俞。

2. **病所**·一般是以火针直刺病所，“痈疽始发，或小或大……宜当头以火针针入四分”（《圣济总录》）。亦可散刺病痛周围之处，“心脾疼……令儿女各以火针微刺之，不拘心腹，须臾痛定”（《针灸资生经》）。

（三）操作方法

具体操作，以《针灸聚英》最详：“以麻油满盏，灯草令多如大指许，丛其灯火烧针，频以麻油蘸其针，烧令通红，用方有功。”且宜“先令他人烧针，医者临时用之”。运用火针，要求“以油火烧之，务在猛热，不热即于人有损也”（《备急千金要方》）。

1. **深刺法**·即以火针深刺入穴，迅即出针，按压针孔，“凡行火针，一针之后，疾速便去，不可久留，寻即以左手速按针孔上”（《针灸聚英》）。

2. **散刺法**·以火针频频点刺，不计次数，使症状减轻或消失。既包括不拘部位的较大面积浅刺，亦可反复叩刺某一穴位，如王执中治疗腰痛，“火针微微频刺肾俞，则行履如故”（《针灸资生经》）。此法已鲜报道。

3. **刺血法**·此法在古籍中记载很少。《针灸资生经》中提到，王执中治其母突发脚肿之症，“以针置火中令热，于三里穴，刺之微见血，凡数次，其肿如失”。火针刺血法，结合了火针刺和刺血二法，著者以为，如能进一步加以探讨，可能对治疗某些急症有一定临床价值。

张仁. 略论急证刺血与火针[J]. 中医杂志，1985，26(8)：55－56.

第三章
医家经验

孙思邈对针灸急症的贡献

唐代伟大医家孙思邈，是我国医学史上对急症救治作出过杰出贡献的人物。在《备急千金要方》和《千金翼方》中，孙氏除了阐述急症的药物处理方法之外，对于针灸治疗急症，亦有较详细的论述。近年来，急症针灸日益受到人们的关注。因此，整理他的这方面成就无疑是很有必要的。著者不揣浅陋，意在抛砖引玉，兹列述如下。

一、重视预防

急症，因其邪正交争激烈，导致阴阳气血极度失调，故对机体伤害严重。因此，预防急症的发生发展，极为重要。孙思邈对此十分重视，强调首先当未雨绸缪，即以针灸之法增强机体抵御致病因子的能力，“凡入吴蜀地游宦，体上常须三两处灸之，忽令疮暂瘥，则瘴厉温虐之气不能著人也”(《备急千金要方》，以下简称《要方》)。针灸预防急症，确有重要的临床意义，现代有用以预防急性脊髓灰质炎、流感等都取得了很好的效果。孙思邈还特别指出，预防急症须因地制宜。“河洛关中地多寒，儿喜病痉，其生儿三日，多逆灸以防之……吴蜀地温，无此疾也。古方既传之，今人不详南北之殊，便按方而用之，是以多害于小儿也”(《要方》)。这种看法，至今仍不失积极的现实意义。

其次是防微杜渐，即在发病之后，急重症候显露之前，以针灸之法截断病势，灭之于萌芽。如“痈疽初发如微，人多不以为急，此实奇患，惟宜速治之，治之不速，病成难救”(《千金翼方》以下简称《翼方》)。在具体操作上，既可用针刺，亦可以用药物与艾灸。就中风而言，《要方》既云：“惟风宜防耳，针耳前动脉及风府神良。”又云：“夫诸急卒病多是风，初得轻微，人所不悟，宜速与续命汤，依输穴灸之。”

二、强调辨证

辨证施治是针灸救治急症关键所在。孙思邈对下列三点颇为强调。

1. **辨证审候**·急症病急势猛,诸症蜂起。唯有急速辨明病候,查清病位,方能阻遏病势,变急为缓,以求速效。故孙思邈曰:“痫有五脏之痫,六畜之痫,或在四肢,或在腹内,审其候,随病所在灸之,虽少必瘥,若失其要,则为害也。”(《要方》)

2. **辨证审脉**·急症病情反复多变,脉象中常可得以反映。“察色观脉,大小不同,一时之间,变无经常,尺寸参差,或短或长,上下乖错,或存或亡,病辄改易,进退低昂”(《翼方》)。因此,针灸治疗急症必须精审细辨脉象,以对症下针,冀获良效。“每诊常须看脉。脉好乃下针,脉恶勿乱下针也”(《要方》)。

3. **辨证审穴**·急症救治,最重高效速效,针灸治疗,选穴正确与否对疗效影响极大。孙思邈指出:“凡孔穴在身,皆是脏腑荣卫血脉流通,表里往来,各有所主。临时救难必在审详。”(《要方》)除了按证选穴外,他还提到,有些穴位因所施刺灸之法不同,其救治急症的作用各异,如“神庭一穴,在于额上,刺之主发狂,灸之则愈癫疾”(《翼方》)。

三、倡导针灸药的结合

急症势猛病重,多涉及数个脏腑,常常寒热夹杂,虚实并见。因此,孙思邈认为针灸治疗须依据病情,综合发挥针灸药物的协同作用,“若针而不灸,灸而不针,皆非良医也;针灸不药,药不针灸,尤非良医也”(《要方》)。在具体应用上,则多灵活配合,或针灸结合,如“偏风半身不遂,脚重热风,疼不得履地,针入四分,留三呼,得气即泻,疾出针于针痕上灸之良”(《要方》);或灸药同用,如“凡脚气病,得脚弱使速灸之,并服竹沥汤,灸讫,可吸入风散,无不差者,惟急速治之”(《翼方》);甚可针灸药三者合用,如痈肿一症,“审实之,是即灸……内须服解毒冷药,令毒气出外”,而“肉厚生者,用火针”(《翼方》)。

当然,强调针、灸、药结合,也应根据病情的需要,发挥各自所长。孙思邈依据长期临床经验总结出:“若治诸沉结寒冷病,莫若灸宜热;若治诸阴阳风者,身热脉大者,以锋针刺之,间日一报之;若诸邪风鬼注,痛处少气,以毫针去之,随病轻重用之。”所以,《要方》和《翼方》中,不少急症的治疗,或只针不灸,或只灸不针,有的虽两法同用,亦分主次优劣,如角弓反张,于“鼻交频中一穴,针入六分……亦宜灸,然不如针”(《翼方》)。但是,无论结合运用,或单独治疗,均应建立在全面考虑的基础上,否则将影响疗效。如孙思邈所言,“救疾多不全济,何哉? 或有偏功针刺,或有偏解灸方,或有惟行药饵,或有专于禁咒”(《要方》)。这些论述,对今天针灸急症临床仍有指导作用。

四、发挥刺灸之法

1. **灸法**·孙思邈认为,“大凡人有卒暴得风,或中时气,凡百所苦,皆须急灸疗,慎勿忍之停滞也”(《要方》)。

隔物灸首见于葛洪之《肘后备急方》,在此基础上,《要方》中孙氏增加了好几类,如隔泥饼灸、隔附片灸治疗痈肿等。他还使用一种特殊的熏灸之法治疗卒中风口㖞,“以苇筒长五寸,以一头刺耳孔中,四畔以面密塞之,勿令泄气,一头内大豆一粒,并艾烧之令燃,灸七壮即瘥,患左灸右,患右灸左”(《要方》)。

关于急症灸治的具体操作,孙氏也提供了不少宝贵的经验。要求“艾使熟,炷令平正著肉,火热乃至病所”(《要方》)。壮数的多少,则“须准病轻重以行之,不可胶柱守株”(《要方》)。同时参照灸治部位,“若卒暴百病……灸头面四肢宜多灸,腹背宜少,其多不过五十,其少不减三、五、七、九”(《要方》)。

2. **火针**·在《黄帝内经》中,火针仅用治痹证。孙思邈已广泛应用于多种急症。有的经长期临床验证,确有良效,如风眩之病,他“业医之三十余年,所救治者数十百人,无不差矣”(《要方》)。在火针的使用上,孙思邈主张,“以油火烧之,务在猛热,不热即于人有损也”(《要方》)。在取穴上,应据证选用,除经穴外,尚用奇穴,如以侠人中穴治疗“马黄黄疸疫,通身并黄,语言已不转”者,或直取病所,如痈肿,“当头以火针针入四分,即瘥”(《要方》)。这些,对后世都有较大影响。

3. **刺血**·孙思邈发现刺血法在急症治疗中有较好的效果,如“卒心疝,暴痛汗出,刺大敦左取右,右取左……刺之出血立已”(《翼方》)。所以,有关刺血治疗的病种在两部书中记载很多。他还创用一种散刺敷药法,用于痈肿治疗有佳效,具体操作法为:“凡疗疔肿,皆刺中心至痛,又刺四边拾余下,令血出,去血专药,药气得入针孔中佳,若不达疮里,则不得力。”(《要方》)另外,他提出一种因刺血不当而造成出血过多的救治之法:“舌卒肿……刺舌下两边,大脉出血,勿使刺著舌下中央脉,血出不止杀人,不愈,血出数升,则烧铁篦令赤,熨疮数过以绝血也。”(《要方》)在当时条件下提出这种火烙止血的方法,显然是难能可贵的。

五、不拘针灸禁忌

《要方》和《翼方》收载了大量有关针灸禁忌的内容。所谓针灸禁忌包括行年宜忌,人神禁忌之类内容,带有浓厚的封建迷信色彩。孙思邈通过自己大量的实践,已经发现其中不少是无稽之谈,指出,“诸忌之法以施俗士,通达士岂拘于此”(《要方》)。他收集的目的在于,“此等法并在诸部,不可寻究,故集之一处,造次易知”(《要方》)。尤其在救治急症时,孙思邈反复告诫不须顾及此类禁忌。《要方》云:“其法如此,卒急者不可用此例。”《翼方》亦曰:“若事急卒暴不得已者,则不拘此也。”这一观点,对后世产生深刻影响,明代著名针灸家高武曾明确指出:“大急难之际,命在须臾,必待吉日后治,已沦于鬼录,此所以不可拘忌也。”(《针灸聚英》)

张仁. 孙思邈对针灸急证的贡献[J]. 新疆中医药,1985,5(3):30-32.

杨继洲在针灸急症证治上的贡献

明代是我国针灸史上的鼎盛时期，针灸治疗急症获得较大进展，其中尤以杨继洲为最。杨氏不仅家学渊源，博览群书，对历代及家传有关急症针灸之理论与经验作了较全面的总结；而且在其40余年的行医生涯中，从临床方面极大地丰富了急症针灸的内容。近年来，急症针灸已经日益引起国内外学者的关注，著者以为总结和整理这方面的宝贵遗产，具有十分重要的现实意义。

一、捷效莫如针灸

急症，来势急骤，变化于瞬息之间，救治之法，要求争分夺秒，迅速可行。杨氏认为，首先应择针灸之法。一如他所云："夫治病之法，有针灸，有药饵。然药饵或出于幽远之方，有时缺少，而又有新陈之不等，真伪之不同，其何以奏肤功，起沉疴也？惟精于针，可以随身带用。"针灸简、便易行，随时随地均可应急，确为其他疗法所不及。

针灸不但能急病急治，且常常有立竿见影的作用。杨氏指出："劫病之功，莫捷于针灸也。"它"除疼痛迅若手捻，破郁结涣如冰释"。他在《针灸大成》中曾记述多例此类医案。如李夫人案，患产后血厥，两足忽肿大如股，不知人事，脉芤而歇止，情况甚为危急。杨氏予针足三阴经经穴，结果针行饭顷而苏，肿痛立消。

正因为针灸治疗急症具有迅速、简便、有效的特点，所以杨继洲极力推崇此法："盖一针中穴，病者应手而起，诚医家之所先也。"

二、辨证强调精细

1. **详审证情，辨是否适宜针灸** · 由于急症往往病情严重，杨氏认为，针灸之前必先辨明该证是否宜于针或灸，他指出："危笃之疾，必观其形色，更察其脉，若相反者，莫与用针，恐劳而无功，反获罪也。"这是一个十分重要的观点。针灸治病，主要在于调节和激发机体自身功能，而急重病证损伤机体多较严重。故对于一些损伤程度已超越出机体自身调节能力者，针灸治疗往往不能奏效，或需配合或需改用其他疗法。

除了病情外，杨氏还强调应区分体质不同，以确定宜针或不宜针。如对急性水肿一症，他指出："粗人体实者针之，若高人则禁针。"

2. **重视时间因素，是急症辨治一大要点** · 急症早期，往往略有先兆而无急象，不易为人注意。杨氏要求见微知著，细致辨别，及时防治，从而有效地中止或延缓急症发作。如中风一证，他说："但未中风时，一两月前或三四个月前，不时足胫上发酸重麻，良久方解，此将中风之候也。便宜急灸三里、绝骨四处……灸令祛逐风气自疮口出也。”

此外，杨氏还认为急症治疗难易与预后好坏，与发病时间关系密切。如中暑不省人事：八九月发作，较为难治，而“六七月受病浅，风疾未盛，气血未竭，体气未衰，此为易治”。这种辨明急症发作时间的观点，值得深入一步探讨。

3. *审证求因，是急症辨治之关键*·其一，详审病因病机。杨氏认为，急症辨治首应判明此点。如胁肋疼痛，有因怒气伤肝，血不归元所致；有因伤寒后胁痛，亦有闪挫而痛者，“不可一例治也，宜推详治之”。

其二，细析证候，分辨证型。急症病急势猛，主症多较明显，辨治时当予特别注意，自不必说。杨氏认为，急症辨治的重点之一是分清不同证型，以求有的放矢，获取速效高效。如哮喘一证，须分水哮、气哮、咸哮等不同证型；心痛，则有九种，包括虫痛、食痛、心痹冷痛等，要求“医者用意推详”。

三、施治突出“急”字

急症救治，杨氏强调突出“急”字，急病急治。大致可概括为下列三点。

1. *全力以赴救急*·急症救治，医者必须全力以赴，决不可掉以轻心，以免延误宝贵的抢救时机，如他指出，“真心痛，旦发夕死，夕发旦死，医者当用心救治，如不然，则难治”。值得指出的是，针对当时以咒法驱病的迷信现象，杨氏则反其意而用之：“咒法非《素问》意，但针士念咒，则一心在针。”在急症救治过程中，通过念咒的方法，使医者集中精力，全神贯注，在当时的条件下，不失为之一招。

2. *急救不拘禁忌*·首先，杨氏指出救急不拘用穴，一些平时的禁穴，遇急症时则用之无妨，如“中冲禁灸，惊风灸之”。在运用子午流注针法过程中，遇急症亦不必拘于“时穴”。曾设问：“遇有急疾奈何？答曰：妻闭则针其夫，夫闭则针其妻，子闭针其母，母闭针其子，必穴与病相宜，乃可针也。”其次，他还主张，急救不必拘于人神忌日之类。在《针灸大成》中，他记录两例急症患者于禁忌之日针灸获致佳效的医案。如治王会泉亚夫人一案，夫人患“危异之疾，半月不饮食，目闭不开久，……六脉似有如无”，情况十分危重，但是恰逢人神所忌，杨氏认为，“若待吉日良时，则沦于鬼箓矣”。他即针内关二穴，结果“目即开，而即能食米饮，徐以乳汁调理而愈”。杨继洲在收录历代有关针灸避忌的内容之后，指出：“以上避忌，俱不合《素问》，乃后世术家之说。惟四季避忌与《素问》相同，惟避此及尻神，逐日人神，可耳。若急病，人尻神亦不可避也。”

3. *应求其急中之急*·急症发作，常非孤立之症状，往往诸症蜂起。在诸症之中，必须正确分析和首先解决其最关键、最突出的症候。试以医案中之熊可山案为例。其人患痢兼吐血不止，又有身热咳嗽，另外，绕脐尚有拳大一气块，疼痛剧烈。患者脉气亦将危绝。粗粗一看，均属急症。杨氏经过分析，认为脐中气块，系急中之急，便“急针气海，更灸至五十壮”，结果，“其块消散”。气块消散后“则气得以疏通，而痛止脉复”，接着，“治痢，痢愈，治嗽血，以次调理得痊”。

四、操作注重手法

针灸治疗急症与操作手法关系甚为密切。杨氏《针灸大成·治症总要》中反复指出，急症疗效不佳，多与“针力不到，补泻不明……或去针速”等诸因素有关，所以强调：“时可以针而针，时可以灸而灸，时可以补而补，时可以泻而泻，或针灸可以并举则并举之，或补泻可并行则并行之。”其具体操作手法，用于救治急症时，有下列两个特点。

1. 须令“气至病所”·杨氏治病，重视“气至病所”。尝谓：“有病道远者，必先使气直到病所”，“以使气血往来，远近相通，而后病可取也”。急性痛症，更需运用“气至病所”手法，提高疗效，“使针力至病所……可治疼痛之病”。

2. 急症多用泻法·由于急证以实证或本虚标实之证多见，所以手法运用宜以泻法为主。《针灸大成》中有“用针浑是泻而无补”一语，此虽系杨氏引自《古今医统大全》，但在一定程度上反映了他的观点。如对惊风一证，他明确指出：“急症泻，慢惊补。”又如在具体应用补泻的适应证上，透天凉手法用“治风痰壅盛、中风、喉风、癫狂、疟疾、单热，一切热症”，多为急重之证；烧山火手法“治久患瘫痪，顽麻冷痹，遍身走痛及癞风寒疟”等，多属慢性痼疾。

当然，以泻为主并不是急症一律用泻，还应据证而施，可补可泻，泻中寓补或补中有泻，切忌呆板。另外，“气至病所”手法和补泻手法也应结合运用。补泻手法实际上是建立在“气至病所”的基础上的，“哮吼气来为补泻，气不至时莫急施”。两者只有融成一体，才能更有效地提高救治急症的疗效。杨氏曾提到痹厥一证的治疗，强调“必须接气通经，更以迎随之法，使血气贯通，经络接续”，便是这个意思。

张仁. 杨继洲在针灸急症证治上的贡献[J]. 江苏中医杂志，1985，6(9)：32-33.

杨继洲针灸医案试析

针灸古籍中，医案保留最多最详的，首推杨继洲的《针灸大成》。杨继洲不仅理论造诣甚高，而且临床经验丰富。整理分析其针灸医案，无论对了解他的学术思想或作为临床借鉴，均当有所裨益。

一、倡针灸结合，穴少而精

《针灸大成》共存继洲验案38则，除单纯以药物治疗的4则外，针灸医案实为29则，包括针治9则，针灸配合18则，针药结合3则，针灸药结合2例，灸治1则，灸药结合1则。

针治与灸治结合并配合药物治疗，这一思想源于《黄帝内经》。至唐代孙思邈在《千金备急要方》中明确提出“针灸须药”观点后，更为后世医家所重视。杨继洲是主张针、灸、药三者结合的，但比较起来，似乎偏重于针、灸结合或单纯针刺治疗。这可能与其诊治的疾病性质有关。一般说，急重之症多用针治，慢性疾病则针、灸结合或配以药物。

杨继洲针灸医案涉及的病症，包括内、外、儿、妇各科，共20余种，仅用腧穴28穴。其中背俞穴3穴（肺俞、肾俞、心俞），募穴3穴（中脘、膻中、章门），五输穴6穴（曲池、足三里、合谷、列缺、中冲、照海），络穴3穴（内关、长强、鸠尾），其他8穴（气海、环跳、膏肓、食仓、印堂、巨髎、俞府、肩髃）。说明杨氏用穴，多为常用穴特别是特定穴。在不同病例中重复选用4次者有中脘和足三里等穴；3次者有肺俞、膻中、气海、章门等穴；2次者有曲池、内关、合谷、环跳、食仓等穴。

杨氏组方选穴少而精，一方取四穴的仅1例，取三穴的5例，取二穴的12例，取一穴的8例。取穴虽少，但组方严谨，颇具匠心。如王疏翁案，病者患手臂难伸之症，继洲诊为湿痰流注经络之中，灸肺俞，宣理肺气而化湿痰；针肩髃，疏通阳明之经脉而去痹阻。仅用二穴，针灸结合，标本同治，竟奏捷效。

二、辨证审因，定标与本

继洲针灸医案的又一重要特点是，重视审因测机、辨证定穴，或着眼于治标，或偏重于治本，或标本皆治，从而使一些危急疼痛之症顿消，不少久治无效之病获效。

治标者多为胀痛急重之实证，此类医案较少。如熊可山案，患下痢兼吐血不止，且有身热咳嗽。突发绕脐一块剧痛，高起如拳大。诊其脉气将绝而胸中尚暖。继洲首取其标，急针气海，疏条气机，更灸五十壮，温通郁滞，使聚块消散，疼痛立止；然后再求其本，使痢血停止。

治本者多系久治不愈之慢性病症，此类医案颇多。如杨后山乃郎案，此儿患疳疾，药日服而人日瘦。杨氏细作诊断后，指出此子形羸，虽是疳证，但附于脾胃旁之积块，实为病根所在。徒治其疳，而不治其块，是不求其本。于是，针块中，灸章门，运肝脾之气，散消积块。结果积化而形体渐盛，疳疾之症痊愈。

上述两案，虽均以针腹内积块为主，但一是标一是本，一是聚一是积，病因病机皆不相同。由此可见，杨氏选穴遣方是建立在详审因机，反复权衡，辨证施治的基础之上的。医案中记载最多的为标本兼治病例，此类患者往往标症本症兼备，且多属顽固的慢性病症，也正是这类医案最能显示杨氏杰出的诊疗技术。如张少泉夫人案，患痌症二十载。曾经医数十，俱未获验。每逢发作，手足牵引，眼目黑瞀，神昏搐叫。此为患者脾胃虚弱，运化失司，致痰浊阻滞，气机逆乱。病入经络，而手足抽搐，蒙蔽心窍，则搐叫瞀乱。杨氏取中脘、鸠尾，快其脾胃，祛痰化浊，此为治本；针肩髃、曲池，疏其经气，以制抽搦，此属治标。标本兼顾，果获良效。

另如滕柯山母亲案，患手臂不举，背恶寒而体倦困。杨氏诊其脉沉滑，断为痰在经络。取肺俞、曲池、足三里三穴。察其用意，取肺俞宣肺化痰，针足三里助运化，绝生痰之源，显系治本；针曲池以疏阳明经气，功在治标。虽为手臂不举一症，其斟酌选穴，用心亦可谓良苦。

三、强调手法,补泻有别

关于补泻手法,杨氏在《针灸大成》中对明以前的资料进行了较为全面地辑录。他本人的观点亦于该书《经络迎随设为问答》一文中作了充分地阐发。其针灸医案中虽只六例明确谈到手法的运用,但应看作是示人以例之意。

6 例中,运用泻法的有 2 例,一是患结核在臂,不红不痛,如柿大,针曲池行六阴之数,更灸二七壮;一是痰结肺经所致胸前突起,针俞府、膻中,亦行六阴之数,更灸五壮。此两例均以外露有形肿物为特征,性质属阴,病机或是烁液成痰,凝阻经络,或是肺不布津、痰火凝聚。继洲以泻法消其痰核,以灸法益助其功。显然是"实者泻之"的意思。说明泻法并不限于凉泻,专用于实热之证,而适用于一切实证,不论阳盛阴盛均可。

运用补法的有 1 例。患者脾胃虚弱,取中脘、食仓,每穴各灸九壮,更针行九阳之数。以法测证,病属虚寒,故先温灸以散其寒,针补以益其虚。

运用补泻结合法有 1 例,为噎膈重症。形热羸瘦,六脉沉涩,取膻中,调和其膈,用泻法,行六阴之数;取气海,保养其源,用补法,行九阳之数。噎膈多为瘀热胶痰阻于食道所致,进而水饮纳谷渐少,气血生化匮源,终成元气不支,上下格柜的危候。本例患者,虚中夹实,故泻实而祛淤开膈,补虚而益真养元,补泻结合,果获佳效。

另 2 例未指明补法或泻法。其中一例为心痫症,取照海、列缺主客配穴,针待气至,而用生成之数。就方证而论,心痫属浊痰内阻心窍,应属泻法。

综上所述,杨继洲的针灸医案,强调针灸治疗须重视审因测机,辨证组方,穴不宜多而在精,针、灸、药三者结合,补与泻分别运用。这些看法,至今仍不失积极的临床意义。

…………

张仁. 杨继洲针灸医案试析[J]. 河南中医,1984,9(1):12-13.

张桐卿老中医得气手法治疗颈椎病疗效观察

颈椎病是指颈椎间盘变性,颈椎骨质增生以及由此引起的一系列临床症状的总称,属中医痹证范畴。长期以来,张桐卿老中医运用得气手法治疗本病,获得满意效果,现将张老最近治疗的验案 20 例小结如下。

一、一般资料

20 例均为门诊患者。男 9 例,女 11 例;年龄最小 41 岁,最大 75 岁,平均 57.7 岁;病程最短半个月,最长 12 年。

诊断标准:①X 片证实颈椎骨质增生;②颈部触痛,臂肩疼痛麻木可放射至指,颈项部活动受限;③臂丛牵拉试验或压顶试验阳性。凡观察对象必具备①项及兼有②或③项的全部体征和症状。

二、针刺方法

1. 选穴·主穴:大椎。配穴:肩臂疼痛麻木明显,加肩髃或曲池;手指麻木,加外关或合谷。

2. 操作·大椎穴快速进针,缓慢送针至1.5寸深(视胖瘦而定)以得气为度。进针时针尖略朝上,一俟得气针尖即向下,然后以拇、示两指挟持针柄快速小幅度提插,使患者感有酸麻感循督脉下行,继而改为自上向下有节奏捻转,患者自觉如拨动琴键似的针感向尾骶部放射。运针约半分钟,即退针至皮下,复将针尖指向患侧(如两侧症状均明显,则先指向较重一侧后指向另一侧),用同法提插捻转1分钟,使酸麻感达肩臂,即取针。然后依据症候所在及经气放射程度,继针辅穴,以做接力之用,增强经气感应。一般每周2次,10次为一个疗程。如观察3个疗程,证候改变不明显者,即做无效病例计。

三、治疗结果

共治疗20例,结果:基本痊愈5例,体征及症状全部消失,或偶有轻度指麻感;有效14例,体征及症状明显减轻;无效1例,无改变或略有减轻。总有效率为95%。治疗次数最少为5次,最多为30次。

四、典型病例

隋某,男,53岁。因颈项板掣疼痛伴左上肢麻痛及指已半年,于1984年5月3日就诊。患者于半年前无明显原因自觉颈项疼痛,强直不利,之后症状逐渐加重,麻痛范围日益扩大。曾服多种中西医活血祛风、镇痛、抗风湿等药,未见显效。查颈部向健侧倾斜,纵轴压顶试验阳性,臂丛神经牵拉试验阳性,颈部活动受限,侧倾与旋转分别为右30°,左50°(正常均为60°),屈颈下颌不能触及胸骨,抬头眼不能望天花板。脉弦缓,舌质红苔薄。X线摄片显示颈椎3、4、5骨质增生。

治疗:先取大椎穴,以上述得气法,患者针感异常强烈,下至尾骶,侧抵肩肘部,复加曲池,酸麻直达手指。取针后,当即轻松。经2个疗程后,肩臂疼痛已除,唯左手示指有麻感。再行一个疗程巩固,除左手示指偶有轻微麻木外,全部体征、症状均消除,基本痊愈。

五、体会

颈椎病多发于中老年。据国内外报道,发病率为3.8%~10%。国外的一些学者曾指出,颈椎病的临床意义胜于病理意义,且其主诉的严重程度和X线所见严重程度并不一致，所以倾向于将颈椎病作为一种功能性疾病。因此消除其症状有着重要的临床意义，针刺治疗对本病有较好的效果，国内外均有报道。

张老治疗本病有两个特点：一是取穴精。一般仅以大椎为主穴，辅穴每次亦不过1～2穴。大椎为督脉与手足三阳之会，功专解表通阳，最善祛六淫之外感，通诸阳之经气；配曲池、肩髃、外关等以祛风利湿，疏表解肌，通调经气，疏和营血可加强大椎之功。张老主张，穴不在多而在于精，并采取固定和灵活使用相结合。主穴每次必用，相对固定，辅穴随证而取，经常轮换。二是强调通经接气。张老认为颈椎病系风寒湿侵袭经络，导致气血痹阻，脉络不和，故手法重在资助经气，促其运行，痹阻得通外邪得祛。张老善用通经接气之法。颈椎病多为中老年所患，风寒湿已深入筋骨，结滞日久，故手法宜重，快速反复提插捻转，先疏通督脉，因督脉为诸阳之会，督脉一通，诸脉即易通。然后再导向患侧，通经接气。本证气血胶结已重，针感不易直抵指尖，故酌配辅穴，使之接力，贯通全经。一旦经气已通，即应令其自行，不必留针。通经接气之法，为张老家传手技，从医数十年，用治各类病症，常屡试屡效。本文所统计20例，多经各种治疗其效不显，而用上法治疗针后即轻。

张仁．张桐卿老中医得气手法治疗颈椎病疗效观察[J]．辽宁中医杂志，1985，(8)：28－29．

注：张桐卿老中医，为上海针灸医家，其父张再良先生系无锡名医。张老精于子午流注，强调针刺得气，以精取穴、针感强烈不留针为临床特色。曾在《上海中医杂志》等刊物发表过多篇有关针刺得气的多篇论著。

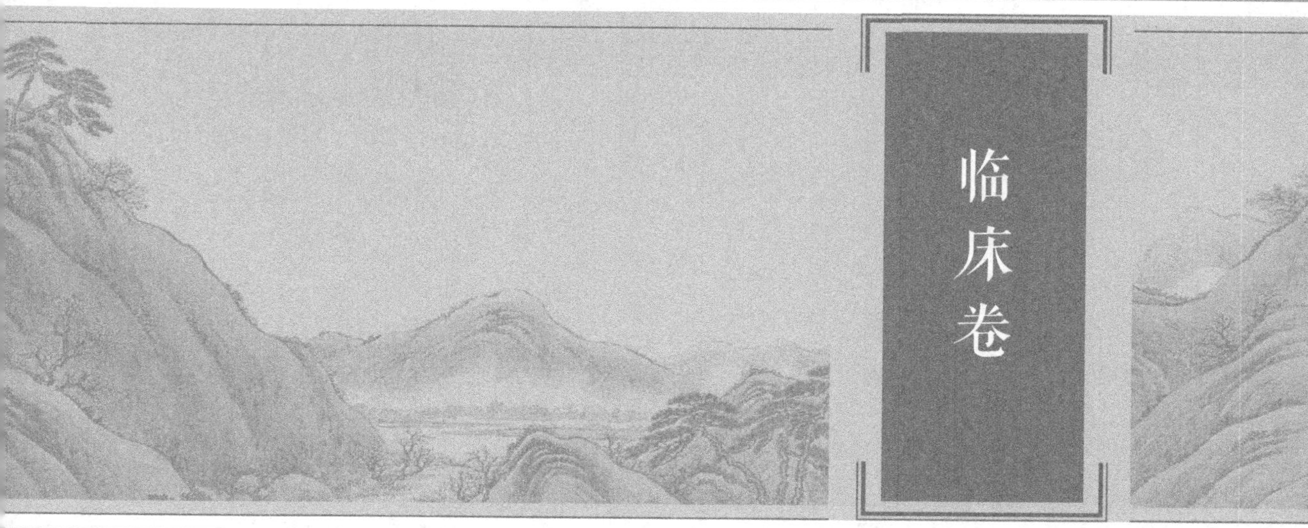

临床卷

卷首解读

本篇是我针灸临床实践的部分记录，包括我所发表的首篇文章（发表于1978年），至今已整整42年了。本卷分两章。第一章为实践经验，内容以医案和一般体验为主。我在医刊上公开发表的医案不多，但实际积累的并不少，后来全部辑为一部书出版，书名为《针灸秘验——50年针灸临证实录》（科学出版社，2018），共收录90余个病症，160余个医案。第二章是关于我早期的一些临床探索，除了第一篇是我在新疆生产建设兵团工作时期写的以外，后面的几篇都是我于二十世纪八九十年代发表的。这些文章基本上围绕三个课题：一是关于针刺气至病所对疗效的影响，二是对子午流注纳甲法的临床价值评价，三是耳穴压丸法对胆石症的实际作用。由于文章的结论并不是一律唱赞歌的，有阳性结果也有阴性结果，引起了当时针灸界一些同道的注意。所以，我把这类意见也附在后面，供读者参考。

第一章 实践经验

有关经络感传现象及国外讲学期间应诊的案例

一、2例经络感传现象

我们在开展针刺疗法过程中发现2例经络感传现象，报道如下。

案1 姜某，女，56岁，加工厂工人。

患者因慢性腰腿痛急性发作，于1975年4月23日来我室治疗。当时，予0.5%普鲁卡因注射液5 ml加维生素B_{12} 1 ml(100 μg)混合后，水针环跳穴(因患者曾用过普鲁卡因注射液，故未作皮试)。在药物推注过程中，患者自觉一股酸胀感自注射部位沿大腿外侧缓慢传导至足背外侧。取针后上述感觉更见强烈，休息20分钟后，酸胀感聚集于足外踝前下。半小时后，于此部位(相当于丘墟穴)出现一拇指大肿物。第2日，患者来就诊时，已肿至半个乒乓球大小，颜色青紫，压之疼痛。患者否认扭伤。并诉腿外侧(相当于胆经循行线路)仍酸胀难禁。我们以三棱针刺络拔罐，拔出恶血15 ml左右。顿感局部轻松。6日后，复于腓骨小头下相当于阳陵泉穴处出现一圆形青紫瘀血斑，直径约为7 cm。患者自觉小腿以下，胀感已消，膝以上尚存，并伴功能障碍。复以上法刺络拔罐并敷以治伤散。3日后，于风市穴附近又出现上述之瘀血斑，面积略小，酸胀感亦移至风市穴以上。自此，或3日，或5日反复逐步由下至上出现同类瘀血斑，异常感觉亦逐渐上移。其线路基本同胆经走行方向。共出现6个瘀血斑。于5月20日，患者自觉环跳穴处酸胀强烈，但局部未见异常。仍以刺络拔罐，拔去恶血7 ml左右。顿觉十分轻松，功能障碍消失，行走自如。慢性腰腿痛自此痊愈后，至今未发。

案2 申某，男，43岁，十一连农工。

因癫痫8年，近来发作频繁，于1977年11月18日来我室接受针灸治疗。

先以30号毫针针刺右侧通里穴，患者自觉有一股酸胀之“气”自手臂内侧直传导至腋窝。完全按照心经之循行线路。予捻转小提插之热补手法，患者诉有一股股气体循经直上。循行线路约示指宽。随即又刺内关与太渊,均出现感觉异常,并基本上沿心包经及肺经上传至前胸与锁骨上窝。在针刺三阴交时,更出现了少见的现象,患者先感酸胀之“气”向下传导至足大踇趾内侧隐白穴附近,经用热补手法10余秒后,猛感此“气”自小腿外侧,相当于丰隆穴处窜出,并大致上沿胃经上传至髀关。再刺激左侧三阴交,亦出现上述现象。

讨论:

(1) 案1,循经反复出现瘀血斑,我们体会是,因患者系慢性腰腿痛,为风寒湿邪侵袭肌肤,造成经络痹阻。水针穴位,因邪盛药轻,未能驱邪外出,故现酸胀于经脉,留瘀血于腧穴(丘墟穴)。属气滞血瘀之候。经刺络拔罐并敷治伤散,活血化瘀后,逐渐好转。根据中医学理论,头身为标,四肢为本,又,足阳经为由头走足,所以瘀斑逐步上移,可以看作是由本及标,由里及外,驱邪外出。这种现象,我们初步认为是经络现象的一种表现。

(2) 案2,因患者系初次接受针灸,不懂针灸知识,在试扎过程中亦未予以任何暗示,加上所测12条经络,均有循经感传现象(其中足部两条阴经,即肾经、肝经,虽不太附合经行线路,但感传现象存在)。说明经络感传现象是存在的。而足太阴脾经上的三阴交穴经针刺加手法后,出现通过胃经络穴丰隆向足阳明胃经(系脾经之表经)感传,则更进一步说明络穴是具有一定临床意义的。

张仁. 二例经络感传现象[M]. 石医资料,1978,(2):81-82.

注:本文是我见著刊物的首篇医学文章。第一则病例,其详细治疗经过可参阅拙作《临证纪事》一书中“腰腿痛治疗事件”。

二、针灸医案四则

案1(功能性失明) Edenbung,男,58岁。1993年2月23日初诊。

主诉:双眼失明8年。病史:患者于1985年,因患脑部感染性疾病后,视力骤然下降。近视时,视力已近于0,远视亦只能见物体之模糊影子。曾在荷兰多家大医院经眼科及神经科专家检查,均未查出病因,用各种方法(包括心理治疗)医治后亦无效果,要求试用针灸治疗。检查:神志清楚,精神正常,外眼及眼底均未见异常。在距双眼1.10 m内视力为0,1.10 m之外,可读出指数。舌淡略胖,苔白微腻,脉弦略细。诊断:功能性失明、青盲。取穴:新明1,光明,枕上旁线(头皮针穴)。操作:上穴均取双侧。新明穴,斜向上刺入0.8～1寸,以提插加小捻转法,使针感往太阳穴或眼区放散,提插幅度1～2 mm,捻转频率120次/分。每侧运针1分钟。光明穴,针尖向上,以气至病所手法,使针感向上放射可达目。枕上旁线按常规刺法。针毕均接通G6805电针仪,连续波,频率3 Hz,电流强度以患者可耐受为度,通电30分钟。

首次针后,即予检查视力,发现在距眼1.0 m之处,已能见指数。视远物亦感清晰。每周针治2次。每次治疗后,视力都有提高,至第7次,可戴镜阅读报纸上较大字体。至第15次,已能看清报上最小号字体。又治疗5次以巩固疗效。著者回国后,患者曾来信一封,告知一切良好。

按：此例患者考虑到其脉弦，而肝又主目，故取胆经之光明，因肝胆互为表里，又寓上病下取之意。新明1穴为治眼病之效穴。枕上旁线，是治疗中枢病变引起视力障碍，该患者有脑病史，所以取之。3穴配合，竟取良效。

案2(重度子宫下垂) V. Manon，女，35岁。1993年4月8日初诊。

主诉：子宫脱垂3年半。病史：患者于第一次分娩后，即有轻度子宫下垂，在生下第2胎后症状加重，自觉有物脱出于阴道，并伴有尿失禁。经妇科检查，诊断为子宫Ⅰ度下垂、膀胱下垂。近来身体日渐消瘦，困乏无力，畏寒，大便尚正常。妇检：子宫Ⅱ度脱垂。形体瘦削，舌淡胖边有齿痕，苔白，脉沉缓。今诊断为子宫脱垂（Ⅱ度）、阴挺。取穴：子宫，秩边，关元，气海，三阴交。操作：先针秩边，以80°角向内向下进针，缓缓送针至3～4寸，当患者觉下腹部或会阴有针感后，术者拇指向前、示指向后，缓慢而有力地捻转3～5次，此时患者多有子宫上提之感。然后出针。令患者取仰卧位，再针子宫穴，用2.5～3寸28号针，向曲骨方向作30°角斜刺，进针2.2～2.8寸，亦用上法施捻转法，使患者有子宫上提感。继刺余穴，得气后施补法1分钟。通以电针，断续波，频率1 Hz，以见腹部肌肉收缩为度，电针20分钟。每周针治2次。

针刺2次后，患者自觉症状消失，妇科检查子宫已明显回缩。患者即外出度假半个月，结果症状复发。嘱其坚持治疗10次，并注意休息。10次后，经妇科检查已完全恢复，又巩固针治5次。

按：子宫脱垂多因气虚下陷，收摄无权；或冲任不固，无力系胞所致。故取三阴交、气海以健脾益气；关元为足三阴与任脉之会，且系冲脉之源，更能调补气血，固益冲任。本病症标本兼治，而在早期，治标更为重要。秩边是本人治疗中度以上子宫脱垂常用之穴，配合子宫穴，可收脱垂宫体即时上升之效。如同时加用电针，有助于提高和巩固效果。

案3(顽固性荨麻疹) Pet Lee，男，39岁。1993年3月18日初诊。

主诉：全身风团反复发作12年。病史：患者于12年前，无特殊原因，皮肤表面出现红色大小不等之风团疹块。先自双腿开始，继而泛发全身，此起彼落，无一天休止，瘙痒剧烈，寝食不宁。遇风、劳累或进食海腥之品则可加重。曾在荷兰多所医院及中国香港等地用中西药物及针灸治疗，除面部症情减轻外，余未见效果。因痛苦不堪，请著者以针灸试治。检查：体态较胖，自胸背腰腹及上下肢，均见大小不等之红白相间风团疹块，大如杯口，小若黄豆，凸出皮表，尤以双下肢为密集。全身遍布褐色抓痕。舌淡，苔略黄腻，脉缓。诊断：慢性荨麻疹、瘾疹。取穴：血海，曲池，神阙，三阴交，风池。操作：神阙穴用拔罐法，留罐10分钟。余穴用泻法。每周针治2次。

以上法治疗7次后，风团疹块明显减少，瘙痒亦轻。但于第8次来诊，自述因前2日工作过忙，病症又复发如旧，乃加用下穴：膈俞，大椎透身柱，至阳透神道，委中。膈俞穴针后加罐，委中穴用三棱针点刺后拔罐。本组穴和第一组交替使用，仍为每周治疗2次。共经24次治疗，除大腿根部偶有黄豆大丘疹发作外，其他部位已不再出现。

按：荨麻疹一般认为多因血分有热，复受风邪之侵袭所致。故首取风池以疏风，曲池、血海以清血中之热，三阴交调三阴之虚实。神阙拔罐，近年多有报道。但虽获效果，但难巩固。原因在于本病患者已有12年病史，病久入络，久病必瘀，故加用血会膈俞、血郄委中以活血化瘀;又督主一身之阳,以大椎透身柱、至阳透神道两对透穴,意在清诸阳之瘀热,所以能够获效。

案4(遗传性共济失调) Van Rniterkamp,男,28岁。1993年4月7日初诊。

主诉:全身颤抖多年,加重3年。病史:患者自幼年起即有不自主颤抖之症,以双手为主,头部及舌也发生震颤,严重时双腿亦发作。自主动作,特别在书写及做精细动作时深感困难,疲劳及情绪激动时症状加重。近3年来日趋严重,以致不能工作,失业在家。其父及长兄亦有类似症状,但较其为轻。经多方治疗无效,而寻求针灸。检查:颈部及伸舌时有震颤,双手向前平伸,震颤明显,且以右侧为重。舌红苔薄,脉弦有力。诊断:遗传性共济失调、颤证。取穴:舞蹈震颤区,风池,大椎,外关,合谷,太冲。操作:平补平泻后,通以电针,连续波,频率15 Hz,强度以可耐受为宜,留针30分钟。每周针治2次。

首次治疗后,颤抖症状即基本消失。第2次治疗时,症情虽有复发,但已明显减轻;针8次后,患者自觉已恢复正常,做精细动作亦无困难。此后,又针2次,以巩固之。

按:颤证,多归于肝肾不足,虚风内动,或气血亏虚,筋脉失养。但该患者属先天遗传,年轻力壮,似均难归入上述病机。斟酌再三,取舞蹈震颤区,系针对病因而设,大椎、外关是著者用来治手震颤之效穴;因手部颤抖最为明显,取局部穴合谷。脉弦有力及震颤之症,病位应归之于肝,故加肝经原穴太冲。著者认为,治疗现代难症时,灵活配穴组方,才能获得较好效果。

张仁. 针灸医案四则[J]. 中医杂志. 1994,35(3):154-155.

注:"针灸医案四则"系我于1989年首次赴荷兰讲学期间应诊的病例。在拙作《临证纪事》和另一书《针灸秘验——50年针灸临证实录》(科学出版社,2018年)中,我还记录多例,读者可参考。

针刺为主综合中心性视网膜炎23例小结

近两年来,我们采用以针刺新明穴为主,配合明目地黄汤、四物汤加减,维生素B族、血管扩张剂等药物及维生素B_{12}和肌苷球后穴注治疗中心性视网膜炎,疗效明显。

本组23例,43只眼,大多数曾用药物治疗而疗效不显。视力0.1者18只眼,0.2~0.5者15只眼,0.6~0.9者10只眼。病程自1个月至19年。眼底大多系陈旧性视网膜炎,少数为急性视网膜炎。疗程自10日至106日,平均35日。

疗效:16只眼视力达1.0以上,水肿消退,渗出基本吸收,16只眼视力提高五行以上,水肿消退,陈旧性渗出大部吸收;另15只眼也都有一定改进。

体会:急性型单用针治即可收效,慢性瘢痕萎缩型则需加用活血化瘀、软坚散结中药。

张仁. 针刺为主综合中心性视网膜炎23例小结[J]. 石河子医学院学报,1979,(1):69.

注:本文是我发表的首篇以针灸治疗眼病的文章的摘录。原文约2000字,发表时作了大幅度删改。

气至病所的临床体会

“气至病所”一词，虽出于《针经指南》(金代窦汉卿)，其实在《黄帝内经》中早有详述。以明代杨继洲氏的解释较为简明，“有病道远者，必先使气直到病所”(《针灸大成》)。著者在针灸临床实践中，对此多加验证观察，颇有所获。现整理如下。

一、“气至病所”之不同形式

有人曾为“气至病所”下一现代定义：“气是指针下的得气感应，这种感应通过一定手法，使它达到病变部位。”有人则进一步将这种感应理解为循经感传，认为“气至病所是循经感传的延续”。对后一种提法，著者不敢完全苟同。

据临床所见，在针刺得气后，气至病变部位的方式主要有下列三种。

1. **循经感传**·特点为患者自觉一线状针感(多为抽麻、虫行样、水流样等)，从所刺激之穴位直达病灶，轨迹清晰且大致符合古典经络线。

2. **得气感传**·患者在得气之后，出现一种较模糊的位于组织深部的放射感，也指向病区，但波及范围较前者广，以酸重困胀或麻电感为主，颇似得气感应，故冠此名。亦可再将其细分作三小类。

(1) 沿神经放射：一般在刺中外周神经之根、干或分枝时产生，多为麻感或触电感，且依该神经分布区域放散。如深刺四白，有麻电感循三叉神经上颌支放射，而可止三叉神经痛；针环跳，则见沿坐骨神经在下肢分布区放散，可治坐骨神经痛。著者曾治40余例各类手麻症，以四号注射针头刺大陵穴，当局部得气后，推入药液(维生素 B_{12} 1 ml，含量100 μg/ml，加维生素 B_1 0.1 ml，含量50 mg/ml)，凡出现麻胀感波及整个手掌及5个手指者(基本上沿正中神经分布区)，疗效满意。

(2) 跨越式感传：其特点是，所针的腧穴和病灶区均出现酸胀得气感应，而两者之间无任何主观或客观的循行线路接通。此类感传多有报道，著者亦遇不少。

(3) 扇形感传：一般见于头部。如针刺风池、安眠、翳明等穴，只要深度与角度选择得当，均可引出。针感呈扇形放散，导致半个头部重胀异常，治疗头痛头晕、失眠等症，每获良效。其产生机制，认为与刺中枕大神经有关。

3. **隐性气至**·这和通常所说的隐性循经感传概念不同。其特点为针灸腧穴后，无主观可感或客观可见线路，但在病灶处则产生相应的反应。此反应并不是跨越式感传的得气感应，而表现为症状的即刻缓解或消失。如针刺足三里，脘腹痛顿解；针刺合谷，牙痛立止等。据著者经验，行耳针或手针时，更为多见。我曾治疗83例腰部急性扭伤患者，凡棘上韧带或棘间韧带损伤者(病位在督脉)，均刺人中；两侧腰软组织损伤者，则用手针腰背穴。往往在患部得气的同时，腰痛明显减轻，功能障碍得以改善。有效率达96.3%。

二、气至病所与疗效

《灵枢·九针十二原》云："刺之要，气至而有效。"气至病所一直被认为是获取疗效的重要手段。据著者临床观察，其最明显的作用，乃是即刻疗效的产生。窦汉卿在《标幽赋》中写道："气速至而速效，气迟至而不治。"所说虽有些绝对，但在临床上，气至病减、气至病除的例子是屡见不鲜的。现举两例为证。余曾治一呃逆不止 20 余年之成年女患者，幼充童养媳，饱受煎熬，郁闷不乐，遂罹此症。呃逆不止，多则日达数百次，坐卧加重，行走活动时减轻。历经中西药治疗而罔效。故来余处针灸治疗。初予针刺肝俞、膈俞等穴以疏肝理气，宽胸利膈。经 12 次治疗，胸闷呃逆虽有改善，但疗效不显著。乃改针双侧内关穴，运针后，患者感一带状酸胀感上传过肩入胸前，顿觉胸中发热，异常舒畅，呃逆骤然消失，留针半小时，仅打呃 1 次。经 1 次治疗，大见功效。后继续治疗 2 次，多年顽疾，竟告治愈。余又曾治疗一例西医诊为"窦性心动过速"，自觉心悸气短 3 年余之成年女患者，虽经各种治疗，效果不显，病休 1 年余。其面色㿠白，神疲倦怠，心界不大，心尖搏动位置正常，心率 137 次/分，律齐。舌质淡，苔薄白，脉细数。初取心俞、厥阴俞治疗 1 个疗程，未获效果（当时针刺仅有得气感）。改取郄门（双侧），运用手法，患者觉左侧有一线状针感（抽麻感），过肘入肩从缺盆进胸中，即感气急胸闷明显缓解。过 15 分钟出针后，测听心率已减至 87 次/分。第 2 日，仍回复到 100 次/分，针后，复引出感传至肩，又减为 87 次/分。经 2 个疗程治疗后，心率固定于 85～95 次/分，坚持参加劳动，未再复发。

三、气至病所与补泻手法

在临证中，著者体会到仅仅气至病所不足以获得最佳疗效，还须根据病症虚实，运用热补凉泻之法，使所"至"之"气"具有或温或凉的不同性质。一如《素问·针解》篇所云："刺实须其虚者，留针阴气隆至，乃去针也"，"刺虚须其实者，阳气隆至，针下热……"著者对此深有感受。1972 年间曾治一例周姓女性，患急性荨麻疹 3 日未退要求针灸治疗。检查发现躯干部遍布大小不等之团块状丘疹，色红而瘙痒剧烈。便取曲池、血海清泻血热。得气并引出感传至胸腹部。当时认为，证属实热宜泻，用强刺激即泻法。在运用手法过程中，患者自觉有麻热之感，循经窜动扩散。第 2 日复诊，症状非但未减反而益甚。团块丘疹波及至四肢与颈项。方悟：热补凉泻并不等同强弱刺激之法。乃改用透天凉手法，3 日后痊愈。

在长期针治中，著者以传统的烧山火、透天凉手法为基础，结合解放军 371 医院眼科介绍的手法，总结出一种较简便而又用之有效的热补凉泻手法。其基本手法是：针刺入穴，产生局部得气后，使针尖朝向病所，用拇指将针柄压于示指之上，然后以拇指腹搓针向前，使毫针边旋转边插向穴位深处，直至拇、示指并齐，再以拇指腹压针柄往回搓动，使针具边转动边提至原位。来回各 1 遍，作为运针 1 次，反复运针，并向各个方向试探，则多可引出气至。在气至基础上，再继续行热补或凉泻法。热补时，三进一退，慢推紧收（向前慢慢捻转提插 3 次，1 次快速捻转退提回原处）；凉泻时，一进三退，紧推慢收（快速深插加捻转1次,3次缓慢提插捻转退回原位)。提插幅度依穴而定,在肌层浅或得气范围小者,幅度小;在肌层深或得气范围大者,幅度大。

综上所述,气至病所的方式尽管不同,但均以直达病所为特征。气至病所与疗效关系密切,特别是即时疗效,而要提高疗效,还须结合热补凉泻手法。

张仁.气至病所的临床体会[J].新中医,1982,13(10):28-29.

注:本文撰自我为准备硕士研究生学位论文所收集的文献资料和个人临床经验。

针刺治疗眼底病85例疗效观察

自1994年2月至1995年3月,我们应用针刺方法对三类临床上常见而又缺乏理想疗法的眼底病进行了治疗观察。这三类病症分别是:中心性视网膜病变、视神经萎缩和视网膜色素变性。现将结果报道如下。

一、一般资料

共观察85例计168只眼,均为门诊患者。年龄最小8岁,最大62岁。平均年龄37.4岁;病程最短1个月,最长21年,平均2.4年。其中。中心性视网膜病变33例共64只眼,视神经萎缩22例共44只眼,视网膜色素变性30例共60只眼。上述病例均经确诊。

二、治疗方法

所有病例采用以下同一种治法。

1. 取穴

主穴:新明1、球后。

配穴:翳明、新明2。

2. 操作・主穴均取,配穴酌取1~2穴。新明1快速破皮后,缓缓向外眼角方向进针。在进针过程中宜反复探寻,以求得针感向眼角或眼内放散。此穴个体差异较大,应用轻巧的手法仔细寻找,有的只须进针5分,有的则要刺入1.5寸才能寻获满意针感。针感以患眼或患侧太阳局部热胀为主,亦有眼肌出现抽搐的,然后以提插加小幅捻转手法,运针1分钟,提插幅度1~2 mm,捻转频率160~180次/分。球后穴用30~32号2寸针,垂直缓慢进针1.5~1.8寸,以眼球出现明显的胀感为度。翳明穴向外眼角方向进针,使针感向前额或眼区放射,得气后略加捻转后留针。新明2垂直进针0.5~0.8寸。手法同新明1穴。然后,将新明1和翳明穴为一对接通电针仪。开启后应在眼睑部出现跳动为宜。频率200次/分,强度以患者可耐受为宜。通电15分钟。去针时,新明1和新明2按上述手法再操作一次。每周2次,10次为一个疗程,疗程一般不作间隔。

三、疗效分析

(一) 疗效标准

1. **中心性视网膜病变** · 痊愈:视力恢复至发病前水平,中心暗影消失及黄斑水肿消退,中心反光恢复。显效:视力提高4行,但未到达病前水平,中心暗影变淡、变小,黄斑水肿明显减轻,渗出大部分被吸收,中心反光出现。有效:视力提高1～3行,中心暗影变淡,黄斑水肿好转,渗出部分被吸收,中心反光未见。无效:视力及眼底情况未见改善。

2. **视神经萎缩和视网膜色素变性** · 显效:原视力由黑蒙提高到0.05以上或由0.05提高到0.1以上;原视力在0.1以上者,须提高4行或4行以上。有效:视力提高1～3行。无效:视力未见改善。

(二) 疗效情况

1. **中心性视网膜病变** · 共33例64只眼,经1个疗程或以上治疗后,痊愈12例24眼,显效7例13眼,有效10例20眼,无效4例7眼。总有效率为89.1%。

2. **视神经萎缩** · 共22例44眼,经2个疗程或以上治疗,显效7例14眼,有效9例18眼,无效6例12眼。总有效率为72.7%。

3. **视网膜色素变性** · 共30例60只眼,经2个疗程或以上治疗,显效4例8眼,有效17例34眼,无效9例18眼。总有效率70.0%。

四、讨论

(1) 本文所讨论的三种眼底病,尤其是视神经萎缩和视网膜色素变性,均为目前中西医颇感棘手的现代难治病,寻求有效的治疗方法是当务之急。从我们的工作以及已经报道过的有关文献看,针灸治疗本类病症较有前途。

(2) 就上述结果看,应用统一的处方和操作手法,对三种眼底病均有不同程度的效果。以中心性视网膜炎效果较好,其他两类大致相似,这可能与后两者难治程度较高、病程普遍较长有关。

(3) 著者以往应用新明穴,均按常规的施手法后不留针之法。但在临床实践中发现,对一些久治而效不显的顽固病例,如再加用留针电刺激之后,往往可获得明显的效果。故在本工作中采用手法刺激和电刺激相结合的方法。

(4) 针刺治疗眼底病的确切机制,有待进一步探索。

总之,本工作还只是初步的,今后将进一步深入。

张仁,吴九伟.针刺治疗眼底病85例疗效观察[J].中医文献杂志,1997(增刊):45-46.

第二章
临床研究

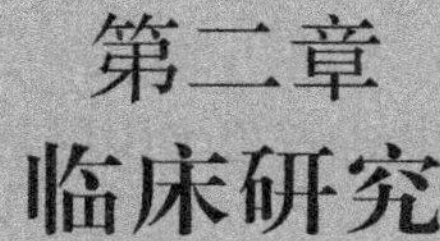

非化脓性肋软骨炎58例调查报告

1973 年 9 至 11 月份,我团不断发现胸痛患者,经诊断,多为肋软骨炎,共 58 例。其中有一个连队多达 37 人。非化脓性肋软骨炎(蒂策病,Tietze disease)多有报道,但在短期内在一个地区有这么多人发病,尚属少见。现将我们调查情况及防治经过摘要报道如下。

一、临床资料

1. *一般情况*·58 例中,男性患者 5 例,女性 53 例,就诊年龄自 18～48 岁,其中 20～30 岁患者计 41 例。58 例中农工占 50 例,干部、教师等 8 例。

既往史中有关节疼痛及风湿病者 17 例,有结核病史者 6 例。

2. *临床表观*·胸痛涉及背部,多数伴有心慌气短,胸闷不适感,负重及感冒后疼痛加剧。患部可触及隆起大小不等的肿物,伴压痛,压痛点多在肋软骨与肋骨交接处。皮肤外观无异常。以上常见于单侧第 2 肋软骨,亦可见于双侧及数肋。胸透 43 例,有肺野纹理增强者 20 例,胸膜炎者 1 例,肺结核者 2 例。血沉检查 41 例,均属正常。抗"O"检查 16 例,在 500 单位以下者有 6 例,余 10 例均在 625～1 250 单位之间。

二、治疗方法

根据各地经验,我们采用综合疗法。

(1) 醋酸氢化可的松 25 mg 加 0.5%普鲁卡因 2 ml,局封肿物,5 日 1 次。

(2) 0.5%普鲁卡因 2 ml,局封肿物,2 日 1 次。

(3) 梅花针轻度叩击患部、背部及患侧支沟穴,以皮肤潮红为度。

(4) 内服四环素族药物和乳酸钙。

三、疗效观察

分作两组：甲组用醋酸氢化可的松加普鲁卡因局封；乙组仅用普鲁卡因局封。两组均加用梅花针疗法及内服药物。

系统观察29例患者：甲组21例中，痊愈18例，显效、有效及无效者各1例。乙组8例中，痊愈7例，有效1例。两组疗程均在15日之内。两组痊愈率无显著性差异。

疗效标准：痊愈：肿物平复，症状消失。显效：症状基本消失，肿物存在。有效：症状减轻，肿物存在。无效：症状同前或加重。

四、随访

4年零3个月后随诊，23名痊愈患者，无一例复发。

五、讨论

(1) 非化脓性肋软骨炎的病因至今尚不明。据我们的调查和观察，考虑在长期受寒受湿的基础上局部组织的过劳可能是病因之一。近年来，由于各级领导重视职工劳动防护，特别是妇女四期保护及劳逸结合、体育锻炼等，肋软骨炎仅有零星发生。因此，我们认为基层单位应加强对预防此病的宣传教育。

(2) 对此病治疗一般主张以醋酸氢化可的松（或醋酸泼尼松松龙）局部封闭。但在本组中与单纯普鲁卡因局封疗效并无明区别。施用梅花针弹刺后，患者反映顿觉胸背部轻松舒适。

张仁，苗仲山．非化脓性肋软骨炎58例调查报告[J]．石河子医学院学报，1979，(1)：46.

注：文中的“我团”指著者当时工作的新疆生产建设兵团一三三团。关于本文的具体背景，读者可参阅《临证纪事》中“发表论文”一节。

针刺内关穴气至病所对异常心电图的影响

“气至病所”可明显提高疗效，这是长期以来指导针灸临床的一个重要理论，对其进行全面整理，加以科学验证，无论从提高针灸疗效，探讨治疗机制乃至揭示经络实质，都当有所裨益。但就目前发表的资料看，偏重于临床治疗观察，实验研究报道较少。我们从1981年10～12月至1982年3～5月，在两个数千人的大厂内，采取普查和重点检查相结合的方法，以冠心病、高血压患者等为主要对象，尽可能控制试验条件，集中比较观察独针“内关”

一穴,气至病所与气不至病所对临床症状与心电图 ST－T 改变、心律失常等客观指标的影响。现将我们的工作报道如下。

一、对象

绝大部分为纺织及印染工人,均属门诊治疗。

选择条件:①一般要求年龄男在 40 岁以上,女在 45 岁以上;②休息时有心电图改变(原发性 ST－T 改变或心律失常)。

随机观察 93 例,根据针刺感传情况,分为气至病所及气不至病所两组(其判断标准详后)。气至病所组 28 例,男 18 例,女 10 例(1.8∶1),平均年龄 50.5 岁,气不至所病组 65 例,男 37 例,女 28 例(1.32∶1),平均年龄 50.8 岁。按不同观察指标,每组又分为两个观察小组:心电图 ST－T 改变组(简称 ST－T 改变组)和心电图心律失常组(简称心律失常组)。

ST－T 改变组:共 49 例(其中 3 例兼有心律失常),气至病所 14 例,平均病程 4.3 年,气不至病所 35 例,平均病程 4.7 年。病因:因冠心病引起的 15 例,可疑冠心病 17 例,高血压性心脏病(以下简称高心病)13 例,肺源性心脏病(以下简称肺心病)1 例,心包炎 1 例,病因不明 2 例。

心律失常组:46 例,气至病所 14 例(其中 2 例有两种心律失常),平均病程 5 年;气不至病所 32 例(其中 2 例有两种心律失常),平均病程 4.8 年。病因:因冠心病引起的 3 例,可疑冠心病 10 例,风湿性心脏病(以下简称风心病)2 例,先天性心脏病(以下简称先心病)1 例,原因不明 30 例。类型:冲动起源异常 29 例,包括窦性心动过缓 9 例,心房纤颤 6 例,室性早搏 5 例,阵发性室上性心动过速 4 例,房性早搏 3 例,房性心动过速 1 例,窦性心动过速 1 例;冲动传导性障碍 21 例,包括完全性右束支阻滞 10 例,房室传导阻滞 5 例,左前分支阻滞 4 例,完全性左束支传导阻滞 2 例。

二、方法

1. 针刺方法

(1) 取穴:双内关穴,每次只取一侧,自腕横纹,用分规量取 2 个同身寸并作标记。

(2) 针具:选用同一工厂出品之 2 寸长 30 号规格不锈钢毫针。

(3) 针法:固定专人操作。针刺深度 0.5～1.2 寸(视腕径不同),以得气为宜。针尖一律朝近心端,先以提插探寻(苍龟探穴法),激发针刺感应并使之上传,达病所(胸部)后,改用提插加小捻转手法,提插幅度在 1～2 mm 之内,捻转频率 100 次/分左右,强度以患者自觉舒适而又保持针感上传为度,运针 2 分钟(不含“气至病所”前之运针时间)。之后,在 10 分钟和 15 分钟时,各施提插捻转手法 1 次,亦运针 2 分钟。如用提插探寻法 3 分钟内仍不能激发气至病所者,则改用提插小捻转法,列为气不至病所,其以后的操作程序和方法均和气至病所者保持一致,均留针 20 分钟。

(4) 疗程:左右穴位交替,一般每日 1 次,10 次为 1 个疗程,疗程间隔 3～5 日。多做完

2个疗程,部分仅观察即刻疗效。

2. **观察方法**·全部病例除作心电图和血脂检查外,均进行体检及有关各项检查(如X光透视、眼底检查等),并逐个登记。

(1) 在尽可能避免暗示的条件下,记录得气感应的性质、感传的距离及特征。

(2) 具有临床症状患者,首次针刺前后及疗程结束后记录其主要症状变化情况。

(3) 异常心电图患者:固定专机(沪产:XDH-3型心电图机)描记。首次针刺前描记9~12个导联心电图(Ⅰ、Ⅱ、Ⅲ、aVR、aVL、aVF、V1、V3、V5或加V2、V4、V6),选择其中异常改变明显者,每导联各描10个波,在针后5、10、15、20、30分钟,将所选导联各描记一次,亦为各10个波,以观察针刺的即刻疗效。以后,在针刺5次、10次及20次后,用同法描记一次,观察针刺的近期疗效。对发作性心律失常者,于每次发作时增加即刻描记,方法同首次针刺时,并用心电示波仪(齐齐哈尔产:XB-ZB型)进行连续观察。

三、判断标准

1. **气至病所判断标准**

(1) 针刺后,不经任何暗示,患者主观感觉有线状或带状针感循经或不一定循经传导入侧胸或心前区者。

(2) 针感仅在局部或短距离传导,而同时在心前区侧胸部(同侧)有异常感觉(如酸、麻、紧沉、心悸感或去重压感等)和(或)异常征象(肌肉颤动、局部出汗等)。

有两者之一,即属气至病所。首次针刺时出现,作为即刻气至病所;疗程治疗中,气至病所次数占针刺次数一半以上者,计入疗程气至病所。

2. **临床症状疗效判断标准**·显效:症状明显减轻或消失。有效:症状减轻。无效:症状无改变。

3. **心电图疗效判断标准**·按1979年全国中西医结合防治冠心病心绞痛、心律失常研究座谈会修订《冠心病心绞痛疗效评定标准》及《常见心律失常病因、严重程度及疗效参考标准》判定。

四、结果

1. **气至病所现象**·一般特征:93例中,气至病所28例,占总观察数30.31%。针感性质:单一针感四人,以敏感居多,余均为复合针感,各人叙述不一,以抽沉多见,各占5例。线路特征:23例以线状上传,宽度1 cm左右,均循心包经。1例带状传导,宽度波及整个上肢内侧。4例呈跨越式感传。

2. **临床症状疗效比较**·首次接受治疗并具有各种症状(主要为心悸胸痛、胸闷、气促等)的患者59例,针刺后,即刻显效5例(8.47%),有效36例(61.02%),无效18例(30.51%),有效率为69.49%。其中,气至病所27例,气不至病所32例,两组的即刻疗效有显著差异($p<0.05$)。气至病所组优于气不至病所组。见表3-2-1。

表 3-2-1 "气至病所"与否的即刻疗效比较

	气至病所组	气不至病所组
显效	4	1
有效	19	17
无效	4	14
	27	32
	$\chi^2 = 4.590$	$0.01 < p < 0.05$

近期(疗程)疗效共观察 61 例,其中显效 23 例(37.7%),有效 34 例(55.74%),无效 4 例(6.56%),总有效率 93.44%。气至病所 26 例,气不至病所 35 例,两组有效率比较无统计学差异($p > 0.5$),但显效率则气至病所组显著优于气不至病所组($p < 0.001$)。见表 3-2-2。

表 3-2-2 "气至病所"与否的近期疗效比较

	气至病所组	气不至病所组
显效	17	6
有效	7	27
无效	2	2
	26	35
	有效率 $\chi^2 = 0.046$	显效率 $\chi^2 = 12.798$
	$p > 0.5$	$p < 0.001$

3. 心电图疗效比较

(1) 即刻疗效比较:ST-T 改变之 49 例中,观察 46 例(3 例未作对照),针刺左内关后,即刻显效 11 例(23.91%),有效 8 例(17.39%),无效 27 例(58.70%),总有效率为 41.30%。

其中,气至病所 13 例,显效 1 例,有效 1 例,无效 11 例,有效率为 15.38%;气不至病所 33 例,显效 10 例,有效 7 例,无效 16 例,有效率为 51.52%。

心律失常之 46 例中,即刻观察 44 例(2 例未作即刻描记对照),显效 6 例(13.64%),有效 2 例(4.54%),无效 36 例(81.82%),有效率为 18.18%。

其中,气至病所 13 例,显效 2 例,有效 1 例,无效 10 例,有效率 23.08%,气不至病所 31 例,显效 3 例,有效 1 例,无效 27 例,有效率为 12.90%。

将心电图有 ST-T 改变和心律失常者合并作统计学处理,发现气至病所与气不至病所对异常心电图的即刻疗效影响无明显差异($p > 0.25$)。见表 3-2-3。

表 3-2-3 "气至病所"与否对异常心电图的即刻影响比较

	气至病所组	气不至病所组
显效	3	13
有效	2	8
无效	21	43
	26	64
	有效率 $\chi^2 = 1.0649$	$p > 0.25$

(2) 近期疗效比较

1) ST－T 改变:做完第 1 疗程(10 次)者共 41 例,其中显效 12 例(29.27%),有效 8 例(19.51%),无效 21 例(51.22%),有效率为 48.78%。

41 例中,气至病所 14 例,气不至病所 27 例,两者之间有效率无明显差异($p > 0.5$)。见表 3-2-4。

表 3-2-4 "气至病所"与否对 ST－T 改变心电图的近期影响(治疗 10 次)比较

	气至病所组	气不至病所组
显效	4	8
有效	2	6
无效	8	13
	14	27
	有效率 $\chi^2 = 0.0470$	$p > 0.5$

系统观察 2 个疗程(20 次)者 33 例,其中显效 10 例(30.30%),有效 7 例(21.21%),无效 16 例(48.49%),有效率 51.51%。

气至病所 11 例,气不至病所 22 例,两组在有效率上无显著统计学意义($p > 0.5$)。见表 3-2-5。

表 3-2-5 "气至病所"与否对 ST－T 改变心电图的近期影响(治疗 20 次)比较

	气至病所组	气不至病所组
显效	4	6
有效	1	6
无效	6	10
	11	22
	有效率 $\chi^2 = 0.015$	$p > 0.5$

2）心律失常：本组病例大部分做完 2 个疗程，故并作一组分析，共 28 例，显效 6 例(21.43%)，有效 5 例(17.86%)，无效 17 例(60.71%)，有效率为 39.29%。

其中气至病所 10 例，气不至病所 18 例，经统计学处理，两组在有效率上亦无明显差异($p > 0.5$)。见表 3-2-6。

表 3-2-6 "气至病所"与否对心律失常心电图的近期影响(治疗 20 次)比较

	气至病所组	气不至病所组
显效	8	3
有效	2	3
无效	5	12
	10	18
	有效率 $\chi^2 = 0.2129$	$p > 0.5$

五、讨论

1. *关于气至病所的概念*・对此目前有多种说法，我们大体上同意《简明中医辞典》的意见："气至病所"系指针下得气感应，经用一定手法达到病变部位的现象。尚需补充的是：

(1) 国内外文献资料中，除针刺外，还记载灸、电脉冲、水针、火柴头压穴、叩诊、皮内针等，均可激发气至病所，似不能独指针刺。

(2) 得气的感应传导线路，根据我们以往经验及本工作的观察，结合有关报道，应分三种情况：一为循经感传达病所，其感觉多为抽麻、抽胀、跳动、冷热等，部位较浅，呈线状，基本上按古经络图传导。一为深部感传达病所，性质多属困胀酸重，路径模糊，波及面较宽，且深在肌层，与经络线不一致。还有一种为跨越式针感，有人称之为中断式针感，仅在局部及病所处产生类似针感。本组资料包含上述三种现象。

(3) "病所"这一概念，属中医术语，不应片面将其理解为现代医学中的病变脏器。中医学的脏腑，虽有某种粗略定位，但主要还是生理现象的归类，病变即病理现象归类，也就是直观可辨之各种症候群。病所当指主症表现之处。正如《灵枢・官针》篇云，"随病所按之"，即为病痛所在之意。所以我们对病所的理解是：结合中医脏腑定位，主症所在之处。本文病例将病所定于胸前即基于此。

综上所述，我们认为"气至病所"的定义是：针刺(灸或其他有效刺激)的得气感应，循经或不循经(包括跨越式)达到主症所在之处的一种现象。

2. *关于"气至病所"与疗效的关系*・我们的工作结果表明，针刺内关穴对以冠心病为主的各种心脏病患者临床症状的改善有较好的效果，疗程疗效优于即刻疗效($p < 0.005$)。气至病所组在症状即刻有效率上显著优于气不至病所组($p < 0.05$)；症状近期

有效率虽无显著差异($p>0.05$),但在显效率上则有极显著差异($p<0.001$)。说明激发"气至病所",可提高症状疗效,特别是即刻效果。这证实了古人"痛者止而胀者消,若开渠之决水,立时见功"(《金针赋》)之说。亦和现代不少报道指出的"气至病所"对即刻症状的缓解或功能障碍的改善有明显效果相吻合。

从观察的客观指标看,独针内关穴对心电图 ST-T 改变有一定疗效,心律失常效果稍差,两者疗程有效率与目前一些报道用多穴治疗的效果相似或略低。说明单例内关穴与多穴的治疗作用差异不大,故建议在临床上进一步验证和运用。

但是,气至病所组与气不至病所组对异常心电图的影响,无论是即刻疗效还是疗程疗效,均无明显差异($p>0.25\sim0.5$),且气至病所组的 ST-T 改变的心电图即刻疗效还低于气不至病所(因例数少未作统计学处理)。心电图 ST-T 改变多反映心肌缺血、损伤,心肌组织代谢紊乱,以及心肌组织结构的病理改变。心律失常心电图则表明心脏传导系统发生障碍,其中,冲动起源性失常多与功能减退有关,而冲动传导性障碍则多由器质性改变引起,如退行性变等。本组资料观察结果似乎提示,针刺内关对心脏组织结构的病理变化和代谢紊乱的改善有一定疗效,但气至病所与气不至病所之间并无显著区别。另外,本文观察心律失常病例中,属冲动传导障碍的 21 例,除气不至病所组 1 例Ⅱ度房室传导阻滞显效外,其余病例不论气至与否,均告无效,也支持上面这一说法。

关于气至病所而有效的机制,有人曾提出"气至病所"是皮层体感区穴位兴奋点向病灶兴奋点扩散而产生的"定向接通传导"现象。我们的工作结果则提示,可能在兴奋扩散过程中抑制了病灶点的异常的神经细胞活动,从而使某些自觉症状迅速消退。同时,由于气至病所与否对异常心电图的改善无明显差异,进一步说明,针刺疗效的获得可能通过多种途径,气至病所提高症状疗效只是其中之一,故有必要从更多方面来探索针刺治疗机制。

我们的工作只是初步的,观察的样本和指标也有局限性,加之尚有少量资料报道气至病所对一些器质性疾病有明显的效果,如古文献中的痈肿和近来报道的视神经萎缩等,尚须以更多的指标、更大的样本加以验证。

六、小结

通过 93 例患者治疗表明,独针内关穴"气至病所"者,对有异常心电图患者的症状即刻疗效及症状近期显效率均较气不至病所者要好,具有显著的统计学意义($p<0.05$, $p<0.001$);但对异常心电图(ST-T 改变和心律失常)疗效的影响,两者未见明显差异($p>0.25\sim0.5$)。故推想"气至病所"对疗效的提高,可能主要表现在自觉症状的缓解或功能障碍的改善。

本文就"气至病所"的概念与疗效的关系,以及气至病所而有效的机制谈了自己的初步看法。

张仁,赵和熙. 针刺内关穴气至病所对异常心电图的影响[J]. 新疆中医药,1986,6(3):35-39.

注:这是我硕士研究生学位论文中临床研究的部分内容。细心的读者可能会发现,文中结果部分出现临床主观症状疗效与客观指标心电图效果不同步的情况,也就是气至病所组与不气至病所组,在改善冠心病患者的各种症状上有明显差异;但对异常心电图的疗效上并无显著差异。正因此,论文答辩时颇有争议。读者可参阅拙作《临证纪事》之第二章"论文"一节。

针刺内关穴对高血脂的影响——附 72 例临床分析

为了观察针刺对高血脂的确切影响,我们于 1981—1982 年间,选用内关穴,并以胆固醇、甘油三酯及β脂蛋白为指标,共观察 72 例,现总结报道如下。

一、临床资料

1. 诊断标准

(1) 高血脂:参照《实用内科学》和《诊断学基础》,以及我们的化验方法。规定:胆固醇≥230 mg%为增高,200～229 mg%为偏高;甘油三酯≥130 mg%为增高,110～129 mg%为偏高;β脂蛋白≥530 mg%为增高。本文将增高及偏高均统计在内。

(2) 冠心病及心律失常:诊断与疗效评定标准,按 1979 年中西医结合防治冠心病心绞痛、心律失常研究座谈会修订的标准判定。

(3) 72 例中 19 例高血压按一般内科诊断标准确定。

2. 一般资料·本组 72 例职业均为工人。其中,男 40 人,女 32 人。年龄 30～39 岁者 3 人,40～49 岁者 26 人,50～59 岁者 38 人,60～69 岁者 5 人。胆固醇增高者 53 人,甘油三酯增高者 65 人,β脂蛋白增高者 68 人。确诊为冠心病者 9 人,可疑冠心病者 21 人,高血压及高血压性心脏病患者 19 人,心律失常但原因未查清者 5 人,单纯血脂增高者 18 人。

3. 观察方法·针刺前详细询问病史,做体格检查、胸透、眼底检查及心电图,并进行血脂测定。诊断确定后,采用单侧内关穴针刺,隔日 1 次,左右交替,快速进针,施提插加小捻转手法,得气后留针,每 5 分钟以同样手法行针一次,每次 2 分钟,20 分钟后起针。10 次为 1 个疗程。休息 3～5 日后进行第 2 个疗程。一般在两个疗程结束后复查血脂,与针刺前进行比较。其中 8 例只做了 1 个疗程;2 例每日针刺 1 次,分别治疗 3～4 个疗程。针刺治疗及血脂测定均固定专人负责。针刺期间不改变患者饮食习惯,不增加体力活动,不并用对血脂有影响的药物,以排除这些因素引起的误差。针刺时间限定在 10～12 月(1981 年)及 3～5 月(1982 年),以除外季节对血脂的影响。

二、观察结果

1. 针刺前后疗效比较

(1) 53 例胆固醇增高患者中,≥230 mg%者 23 例(最高达 384 mg%),其余 30 例在

200～229 mg%之间。针刺后 40 例(75. 48%)有不同程度的胆固醇降低,降低最多者达 168 mg%,最少者为 15. 7 mg%,平均降低 28. 91 mg%。

(2) 甘油三酯增高之 65 例中,≥130 mg%32 例(最高达 328. 2 mg%),其余 33 例在 110～129 mg%之间。针刺后 50 例(76. 92%)有不同程度的甘油三酯降低,降低最多者为 128. 2 mg%,最少者为 11 mg%,平均降低 14. 25 mg%。

(3) β 脂蛋白增高之 68 例中,最高为 1 740 mg%。针刺后 β 脂蛋白降低者 48 人(70. 59%),最多降低 740 mg%,最少降低 35 mg%,平均降低 132. 24 mg%。以上经统计学处理均有非常显著性差异,见表 3－2－7。

2. 不同疗程降脂疗效比较

(1) 53 例胆固醇增高患者中,7 例患者仅针刺 1 个疗程,平均降低 37 mg%;44 例针刺 2 个疗程,平均降低 27. 03 mg%;2 例分别针刺 3 及 4 个疗程,平均降低 40 mg%。

(2) 65 例甘油三酯增高的患者中,8 例患者针刺 1 个疗程,平均降低 5. 44 mg%;55 例患者针刺 2 个疗程,平均降低 14. 86 mg%;2 例患者分别针刺 3 个及 4 个疗程,平均下降 5. 5 mg%。

(3) 68 例 β 脂蛋白增高患者中,7 例患者针刺 1 个疗程,平均降低 165 mg%;59 例患者针刺 2 个疗程,平均下降 127. 44 mg%;2 例患者分别针刺 3 及 4 个疗程,平均下降 218 mg%。治疗 1 个疗程和 2 个疗程降脂效果比较,均无显著差异,见表 3－2－8。针刺 3 个及 4 个疗程者因例数太少,故未作比较。

表 3－2－7　针刺前后血脂变化比较(M±SD)

项目	胆固醇(mg%)	甘油三酯(mg%)	β 脂蛋白(mg%)
针前	232. 64±28. 63	135. 95±29. 81	791. 22±196. 68
针后	204. 22±28. 29	121. 72±29. 08	658. 99±183. 00
p 值	＜0. 001	＜0. 001	＜0. 001

表 3－2－8　不同疗程降脂效果比较(M±SD)

项目	胆固醇(mg%)	甘油三酯(mg%)	β 脂蛋白(mg%)
1 个疗程	37. 00±31. 13	5. 44±39. 51	165. 00±158. 00
2 个疗程	27. 03±46. 83	14. 86±30. 62	127. 14±181. 44
p 值	＞0. 5	＞0. 2	＞0. 3

三、随访结果

我们于 1982 年 12 月及 1983 年 5 月,分两批做治疗 1 年后的随访。共复查血脂 61

例,其中随访记录完整,且确定在此期间未服用降脂药物,未改变饮食及生活规律者 34 例。其中原胆固醇增高者 34 例,有 13 例(38.24%)胆固醇值仍较针前为低,余 21 例(61.76%)均高于针前;原甘油三酯增高者 33 例,有 15 例(45.45%)低于针前,1 例(3.03%)同针前值,余 17 例(51.52%)则较针前高;原 β 脂蛋白增高者 33 例,其中 23 例(69.70%)仍低于针前值,1 例(3.03%)同针前,余 9 例(27.27%)较针治前高。进一步将患者的随访结果与针刺治疗前的血脂水平作统计学比较,结果见表 3-2-9。表明治疗 1 年后的 β 脂蛋白值仍明显低于针刺治疗前。

表 3-2-9 针前与针后 1 年血脂变化比较(M±SD)

项目	胆固醇(mg%)	甘油三酯(mg%)	β 脂蛋白(mg%)
针前	214.09±37.28	128.59±40.20	755.27±145.83
针后	226.05±41.44	139.31±42.88	671.71±129.88
p 值	>0.1	>0.05	<0.01

四、讨论

(1) 针刺治疗高血脂的报道中,一般选用穴位较多(3 个以上,国外有单用曲泉穴者)。本文旨在观察针刺一个穴位是否能起治疗作用。在选穴方面,由于治疗对象多有心血管系统疾患或症状,中医学认为,"阴维有病苦心痛","实则心暴痛,虚则烦心……内关主之","胸中之病内关担"。内关又系阴维脉之交会穴,最善宁心理血,历代医家均宗为治心胸病症之要穴。现代医学亦证实内关穴对心血管系统的影响较大,故选内关穴。本文观察结果表明,单刺内关穴,亦可同样取得显著疗效。

文献报道除内关外,其他穴位如合谷、太冲、阳陵泉、曲泉、公孙、三阴交、太白、足三里、丰隆、肺俞、厥阴俞、心俞、中脘、膻中及曲池等,也都有降血脂作用。至于这些穴位是否单独能起降脂作用,或者经过某种配合可以进一步提高疗效,以及它们对高血脂的影响有无差异等,尚待深入研究。

(2) 关于针刺对高血脂的治疗效果,目前结论尚不一致。有的报道对甘油三酯及磷脂均有降低作用,尤其是针前血清中浓度较高者更为明显,对胆固醇则仅降低 10%~20%;有的报道在胆固醇增高的 21 例中,针刺后有 17 例(81%)降至正常,与针刺前相比有非常显著差异;有的却认为对胆固醇无明显作用,而 β 脂蛋白针刺前后有非常显著差异。本文结果表明,针刺内关穴后,血清胆固醇、甘油三酯及 β 脂蛋白均明显降低,有非常显著的治疗效果。进而对三者之间的有效率加以比较,发现无显著差异($p>0.05$)。

针刺治疗高血脂,究竟以多少疗程为宜,目前尚无定论,一般主张 2 个疗程(约 45 日)。本文观察结果表明 1 个疗程与 2 个疗程之间并无明显差异,说明针刺 1 个疗程可以获得同等降脂效果。不过,由于我们观察的 1 个疗程例数较少,尚待进一步证实。

34 例 1 年后随访结果表明，单独针刺内关穴对胆固醇和甘油三酯增高的远期疗效不明显，而对β脂蛋白增高则具有显著的远期效果。原因何在，值得今后探讨。

关于内关穴降血脂的确切原理，目前尚不清楚，可能是由于内关穴位于正中神经所在部位，属心包经，针刺感应可由体表通过神经体液等途径传入相应的脏器而产生治疗作用。

(3) 本文报道之病例中，胆固醇有 13 例(24.52%)针后较针前增高，增高最多为 81.10 mg%，最少为 4.20 mg%，平均增高 24.32 mg%。甘油三酯中，有 14 例(21.55%)针后较针前增高，增高最多为 87.00 mg%，最少为 3.70 mg%，平均增高为 25.85 mg%；1 例维持原量不变。β脂蛋白中有 8 例(11.76%)针后较针前增高，增高最多为 220 mg%，最少为 35 mg%，平均增高 158.75 mg%；12 例(17.65%)维持原量不变。针刺在这部分患者身上未能取得效果，是否与个体差异有关，尚待进一步探讨。

赵和熙，张仁，李焕斌，等. 针刺内关穴对高血脂的影响——附 72 例临床分析[J]. 中西医结合杂志，1984，4(11)：666－668.

注：本文为我硕士研究生学位论文中临床研究内容的一部分。

EFFECT OF AQSD RESULTED FROM NEIGUAN NEEDLING IN CARDIOVASCULAR DISEASE ANALYSIS OF 112 CASES

The term Qi Zhi Bing Suo(气至病所) which means arrival of Qi at the site of disease (AQSD) was first posed by the physician of ancient times, Dou Hanqing(窦汉卿 1196-1280 A. D.). It was presumed by early practitioners that the needling effect would be enhanced or even the diseased be cured, when Qi reached the affected area Wei Sheng Bao Jian(卫生宝鉴) by Luo Tianyi(罗天益) of the Yuan Dynasty(1271-1368 A. D.). This noteworthy acupuncture hypothesis deserves verification by modern scientific methods. Though no few papers have pointed out the marked effect accompanying the phenomenon of AQSD, the matter is still a topic of controversy.

To gain additional objective and subjective evidence to determine the relationship between the phenomenon of AQSD and acupuncture effect, 112 patients with cardiovascular disease most with coronary heart disease, were observed for clinical symptoms, ECG and hyperlipemia(the objective indices) from October to December 1981 and from March to May 1982. The results are presented as follows.

GENERAL DATA

All 112 cases were out-patients selected according to the following criteria: 1)Males over 40 years of age and females over 45; 2) history of cardiovascular disease; 3) abnormal ECG (changes of ST - T waves and or arrhythmia); 4) hyperlipemia.

The 112 patients were 63 males and 49 females; 53 ranged in age between 38 and 49, 42 were between 50 and 59, and 17 were older than 60. Average age was 50. 5 years. The average course of disease was 4. 8 years, with 18 patients afflicted from three months to 1 year, 69 from one to 5 years, 16 from 6 to 10 years, and 9 from 11 to 16 years.

Palpitation, fullness in the chest, precordial pain and dyspnea were symptomatic in 98 cases, 95 patients had abnormal ECG, including changes of ST - T in 49 cases and arrhythmia in 46. Of these conduction defect was responsible 21 case/times and aberrant pacemaker 29 case/times. Hyperlipemia affected 47 of the patients, including 38 with high cholesterol levels(≥200 mg%), 31 with high triglyceride(≥110 mg%) and 44 with high β-lipoprotein(≥530 mg%).

Clinical diagnosis was coronary disease in 27 cases, suspected coronary disease in 55 cases, arrhythmia of unknown cause in 13 cases, hypertension in 13 cases, and other cardiovascular diseases (rheumatic cardiopathy, pericarditis etc.) in 4 cases.

TREATMENT AND OBSERVATION

Method of Acupuncture Treatment

Neiguan(P6) was the only acupoint selected and this point on one side was used alternately with that of the other side, once daily. The needle was inserted perpendicularly and allowed to penetrate until needling sensation was felt. The tip of the needle was then directed toward the shoulder joint and the acupuncture manipulation Cang Gui Tan Xue(苍龟探穴) was applied to conduct Qi to the affected area(chest). The lift-and-thrust method combined with twisting and rotating was done for two minutes with moderate intensity and a rotation frequency of 100 times/min. This procedure was repeated at the 10th and 15th min. respectively, the needle being retained for a total of 20 mins. Patients who did not demonstrate AQSD during Cang Gui Tan Xue manipulation for three mins were designated non-AQSD and as controls, though the method of acupuncture described above was also adopted. One treatment course was 10 such sessions, and each patient received 2 courses of treatment with an interval of 3-5 days.

Method of Observation

In addition to ECG and blood lipid, examinations (X-ray, ophthalmoscopy etc.) were done for every patient. The following items were observed:

1. Type of needling and propagated sensations.

2. Comparison of clinical symptoms before and after first session and at the end of second course.

3. For patients with abnormal ECG, all ECG leads (UI, III, aVR, aVL, aVF, V1, V3, V5, or plus V2, V4, V6) were recorded before treatment with XDH - 3 type ECG apparatus made in Shanghai. Particularly abnormal leads were selected and each was recorded for 10 cycles before acupuncture. At 5′, 10′ and 15′ after inserting the needle, immediately upon needle withdrawal, and 10′ afterwards, then at the end of each treatment course the tracing was repeated. During acute paroxysmal episode of arrhythmia, constant observations were made with the XB-2B type cathode-ray oscillograph apparatus made in Qiqihar, Heilongjiang province.

4. The blood lipid content of patients with hyperlipemia was examined before treatment and after two courses of acupuncture. Any drugs affecting hyperlipemia were discontinued during the therapy, and the patients were asked to follow their usual life style.

CRITERIA OF ASSESSMENT

Assessment of AQSD

1. The patient voluntarily expresses a feeling of propagated sensation reaching to the precordial area or the chest. This may or may not be along the channels.

2. Feeling of heaviness, palpitation, relief from pressure, muscular tremor or sweating in the thoracic or precordial area on the side of the needling. This phenomenon occurring at the first session of acupuncture was labeled immediate AQSD; if the phenomenon occurred in half or more of the sessions of a course, the course was labeled an AQSD course.

Criteria for Clinical Results

1. Excellent — four symptoms (palpitation, fullness in the chest, precordial pain, dyspnea) markedly improved or disappeared.

2. Good — the four symptoms were improved to some degree.

3. Poor — the four symptoms did not improve.

Criteria for Effect on ECG

The effect of the needling on ECG was evaluated according to the criteria set in 1979 at the national symposium on prevention and treatment of coronary disease and arrhythmia by combined TCM and Western medicine.

RESULT

Comparison of Clinical Symptomatic Effects

1. Comparison of immediate effects: Among the 67 cases observed, 31 exhibited the phenomenon of AQSD. Statistical analysis showed a marked difference in effective rate between patients with and without AQSD ($P < 0.05$, Table 1).

2. Comparison of short-term effects: In the 80 cases observed, 31 exhibited the phenomenon of AQSD. There was no significant difference in total effective rate between the two groups ($P > 0.05$), but their excellent effective rates were significantly different ($P < 0.001$, Table 1).

Table 1 Comparison of the therapeutic effect between patients with and without AQSD

Result	Immediate effect		Short-term effect	
	No. of patients with AQSD	No. of patients without AQSD	No. of patients with AQSD	No. of patients without AQSD
Excellent	6(19.4%)	1(2.8%)	22(71.0%)	11(22.4%)
Good	20(64.5%)	20(55.6%)	7(22.6%)	36(73.5%)
Poor	5(16.1%)	15(41.5%)	2(6.4%)	2(4.1%)
Total	31	36	31	49
	* $P < 0.05$		* $P > 0.05$	** $P < 0.001$

* Comparison of the effective rate between the two groups.

** Comparison of the excellent effective rate between the two groups.

Comparison of Effect on ECG

1. Comparison of immediate effects: Observation was made of 90 cases with changes in ST－T waves or with arrhythmia, of which 26 exhibited the phenomenon of AQSD. There was no significant difference between patients with and without AQSD in immediate effectiveness on ECG ($P > 0.25$, Table 2).

Table 2 Comparison of immediate effect on ECG

Result	No. of patients with AQSD	No. of patients without AQSD
Excellent	3(10.2%)	13(20.5%)
Good	2(7.3%)	8(12.5%)

(续表)

Result	No. of patients with AQSD	No. of patients without AQSD
Poor	21(82.5%)	43(67.0%)
Total	26	64

$P > 0.25$

2. Comparison of short-term effects:

A. Of the 41 cases with changes in ST - T observed for two courses, 14 exhibited the phenomenon of AQSD. There was no marked difference in short-term effective rate between patients with and without AQSD ($P > 0.5$, Table 3).

Table 3 Comparison of short-term effect on ECG

Result	Changes in ST - T waves		Arrhythmia	
	No. of patients with AQSD	No. of patients without AQSD	No. of patients with AQSD	No. of patients without AQSD
Excellent	5(35.7%)	9(33.3%)	3(30.0%)	3(16.7%)
Good	1(7.1%)	6(22.2%)	2(20.0%)	3(16.7%)
Poor	8(57.2%)	12(44.5%)	5(50.0%)	12(66.6%)
Total	14	27	10	18
	$P > 0.5$		$P > 0.5$	

B. Among 28 cases of arrhythmia observed short-term, 10 exhibited the phenomenon of AQSD. Statistically, there was no significant difference in effective rate between the groups with and without AQSD ($P > 0.5$, Table 3).

3. Comparison of effects on hyperlipemia: 47 cases of hyperlipemia were observed, including 38 with high cholesterol, 31 with high triglyceride and 44 with high β - lipoprotein. After two courses of treatment by needling Neiguan, values of all three indices decreased. Comparing the same cases before and after acupuncture, we noted significant differences in reduction of both cholesterol and β - lipoprotein (both $P < 0.01$). But there was no statistical significance in triglyceride content ($P > 0.05$). Fifteen patients exhibited the phenomenon of AQSD, 11 of whom showed high cholesterol, 10 high triglyceride and 12 high β-lipoprotein. Comparison of the acupuncture effect on the three above indices showed no significant difference ($P > 0.05$) between patients with and without the phenomenon of AQSD (Table 4).

Table 4 Comparison of blood lipid-lowering effect between the two groups

	Mean ± SD	t	P
Cholesterol			
Group with AQSD	21.173 ± 12.574	0.826	>0.05
Group without AQSD	32.763 ± 7.325		
Triglyceride			
Group with AQSD	12.560 ± 15.918	0.581	>0.05
Group without AQSD	4.567 ± 5.855		
β-lipoprotein			
Group with AQSD	16.754 ± 54.207	1.977	>0.05
Group without AQSD	24.594 ± 26.219		

DISCUSSION

1. Relationship between the phenomenon of AQSD and acupuncture effect:

It is stressed repeatedly in *Yellow Emperor's Internal Classics*(黄帝内经) that Qi arriving at the site of needling is the key to therapeutic effect. Is the phenomenon of AQSD more important than that of Qi arriving at the site of needling? Acupuncturists continue discussing this question. The present study showed remarkable difference in both immediate effective rate and short-term excellent effective rate of symptomatic improvement between patients with Qi arriving at the site of disease and patients with Qi arriving at the site of needling ($P < 0.05$ and $P < 0.01$ respectively). The study supports the view that the therapeutic effect would be enhanced when the propagated sensation reaches the affected area: 1. However, neither immediate and short-term effects on abnormal ECG nor short-term effect on hyperlipemia showed marked difference between patients with and without AQSD ($P > 0.25$ and $P > 0.5$, respectively). This finding suggests that AQSD does not affect improvement of pathological changes and metabolic disturbance of the myocardium or metabolic disorder of body lipid.

The therapeutic effect of acupuncture thus appears to be enhanced in various ways. Directing Qi to the affected area is one of the methods in doing this, mainly in alleviating clinical symptoms.

2. Exploration of the mechanism:

According to TCM theory, Qi in the conduits can be reinforced by directing propagated needling sensation to the affected area, not only in regulating the circulation of body Qi and blood. The method also conducts genuine Qi to the affected area and eliminates the pathogen, allowing Yin and Yang to return to a new dynamic equilibrium.

The exact mechanism of AQSD remains as yet unknown. One noteworthy hypothesis is that an "excitation focus" arises in the central nervous system when a certain acupoint is punctured. If this causes a propagated sensation, diffusion of excitation in the CNS. may result. During intense diffusion the subnormal activity of the nerve cells may be inhibited, with pain and clinical symptoms relieved. Our present study supports this hypothesis.

Zhang Ren(张仁), Zhao Hexi(赵和熙). Effect of AQSD Result from Neiguan Needling in Cardiovascular Disease Analysis of 112 Cases [J]. Journal of Traditional Chinese Medicine, 1984,4(4):269-272.

注:本文是我的硕士学位论文中临床研究部分的英文版,发表于《中医杂志》(英文版)。

子午流注纳甲法对得气的影响

得气,一直被认为是获得针灸疗效的前提。《灵枢·九针十二原》云:"气至而有效。"后世医家更反复强调"气速效速,气迟效迟"(《针灸大成》)。故古今针灸工作者或创各种手法,或用多样手段(如电刺激、药物刺激等)以激发感应(得气)。张桐卿副主任医师经多年临床实践,认为按子午流注纳甲法,针所开之时穴,其得气感应常较平时强烈。特别是一些不易出现理想针感的穴位,亦可产生满意效果。为了科学地验证这一学术经验,1984年7~9月间,在不采取暗示的条件下,由张老一人用相同的手法,对大陵和然谷两穴,进行了141例共219次的得气情况对照观察。现介绍如下。

一、选择对象

随机观察141例,均为门诊患者。病种不限,包括中风后遗症、颈椎病、肩周炎、类风湿关节炎、胆石症等。年龄最大72岁,最小29岁,男82例,女59例。将上述患者,按针刺穴位不同分成大陵组和然谷组。每一穴位组又按流注状况各分为开穴组和闭穴组,进行对照观察。

二、针刺方法

大陵穴或然谷穴,每一穴位组均仅取其中一穴。定位方法按南京中医学院主编《针灸学》(人民卫生出版社,1979年版)所载。所有病例均在上午9~11时(巳时)针刺。开穴组,选择大陵或然谷在开穴之日巳时针刺,闭穴组则在其余日巳时针刺。

三、观察方法

针具为苏州产华佗牌不锈钢毫针，大陵穴用 1 寸针，然谷穴用 1.5 寸针。由张老一人操作，具体过程是：快速进针，先行小幅度提插 10 余次，继以中等幅度捻转半分钟左右，出针。在不加暗示的条件下，依据患者主诉，由专人如实记录针感。针感分四类：①感传：指针感循经或不循经传导。②局部：指针感（酸、麻、重、胀）仅在局部。③痛感：针感仅表现为疼痛感。④不显：针感轻微或无针感。

四、结果

大陵穴组共观察 74 例 123 次，其中开穴组 54 例次，闭穴组 69 例次。两组在四类得气感上比较，存在着极显著的统计学差异（$p < 0.005$，见表 3-2-10），开穴组优于闭穴组。

然谷组共观察 67 例 96 次，其中开穴组 54 例次，闭穴组 42 例次。两组比较，开穴组得气情况亦十分明显胜过闭穴组（$p < 0.005$，见表 3-2-11）。

表 3-2-10　大陵穴开穴与闭穴得气情况比较

分类	开穴	闭穴
感传	22	12
局部	17	32
痛感	14	21
不显	1	4
总计	54	69

表 3-2-11　然谷穴开穴与闭穴得气情况比较

分类	开穴	闭穴
感传	14	2
局部	26	15
痛感	14	25
不显	0	0
总计	54	42

五、体会

根据我们平时体会，大陵和然谷穴不易产生酸胀等得气感，且多现痛感。本观察结果显示,在该穴流注时辰针刺之,得气不明显及疼痛例次减少,感传及局部针感显著增高,与非流注时辰相比有显著差异。此次观察证实了张桐卿老中医关于开穴得气的观点,说明在考虑时间因素的基础上再运用手法,可提高气至率。

近年来,已有不少临床对比观察表明,运用子午流注针法确可显著提高治疗效果。我们观察的结果进一步显示,开穴时得气明显,气至迅速,故可认为子午流注针法是影响疗效的重要原因之一。

为什么在开穴时易于得气?这是一个颇值探讨的课题。中医学认为,这与气血流注集中于该穴有关,气血汇聚,故最能激发。最近有人运用子午流注针法进行针刺,发现对人体血流图的影响有特异性。此工作尚有待今后进一步探索。

张仁,王立新.子午流注纳甲法对得气的影响[J].上海针灸杂志,1985,4(4):27-28.

注:本文是"子午流注研究"课题研究过程中发表的第一篇论文。关于本课题研究的具体背景和实施情况,读者可参阅《临证纪事》第四章之"研究子午流注"一文。

子午流注纳甲法的临床应用——对56例患者胆囊收缩功能的观察

随着现代时间医学的崛起,子午流注的研究已日益引起国内外有关学者的重视,对此,我们曾作过综述。但从总的情况看,临床研究资料还不多,对子午流注纳甲法的观察则更少。子午流注是古代医学家长期临床经验和推衍演绎的综合产物,为了更进一步加以科学验证,从1985年6月～1986年4月,我们对56例胆石症患者(其中11例系同体对照),针刺右侧阳陵泉穴,分别于开穴和闭穴时应用B型超声仪检测其胆囊收缩变化的情况。现将我们的工作小结如下。

一、一般资料

均系门诊胆石症患者,选择其中胆囊收缩功能较好且在B超下胆囊透影清晰者进行观察。共56例,分开穴和闭穴两组。开穴组30例,男12例,女18例,平均年龄51.8岁,平均病程2.4年;闭穴组26例,男8人,女18人,平均年龄50.8岁,平均病程2.2年。

二、观察方法

1. *仪器*·采用日产Aloka SSD 256-B型超声实时成象仪,探头频率3.5 MHz。

2. *取穴*·右阳陵泉(按南京中医学院主编《针灸学》1979年版取穴)。

3. *方法*·分两组观察。开穴组(观察组),依据子午流注纳甲法推算出胆经阳陵泉开穴之具体日期,并于该日辰时(上午7～9时)针刺观察。闭穴组(对照组),则在非开穴日之辰时或开穴日的其他时辰进行针刺观察。

固定专人专机进行针刺操作和B超观察。每例患者均嘱空腹待查。针刺前，先行B超探查，待声像清晰，部位确定后，即固定探头位置，以电子尺测出胆囊声像之长径和宽径，并显示双声像，一像作动态观察，一像作对照，摄片一张。接着，以1.5寸毫针刺入右侧阳陵泉穴，待得气后，持续运针2分钟，手法为捻转加小幅度提插，捻转频率120次/分钟，提插幅度为2～3 mm，中等强度刺激。留针20分钟，分别于留针5分钟和10分钟时，各运针1次，运针的手法与时间与上述同。并于留针5分钟和出针后即刻测量胆囊声像之长径和宽径，均摄片记录。闭穴组，除取穴时间不同外，无论操作方法、程序、器械及人员等都与开穴组一致。

三、结果

通过56例对照观察，显示：针刺右侧阳陵泉穴，无论是开穴组还是闭穴组，针刺后5分钟与针前比较，胆囊声像面积未见明显的缩小($p<0.05$)，闭穴组针后20分钟与针前相比，胆囊声像面积亦无显著差异($p<0.05$)。但是，开穴组在留针20分钟后，胆囊则呈现一定程度收缩，与针前比较，有明显的统计学意义($p<0.005$，表3-2-12)。

表3-2-12　两组针刺前后胆囊声像面积(mm^2)变化

组别	针后5分钟	针后20分钟
观察组	1 480.6～1 450.7	1 480.6～1 371.7
	−30.38±31.370(30)	−128.76±45.55(30)
对照组	1 486.9～1 440.1	1 486.9～1 419.9
	−46.77±28.20(26)	−66.96±50.17(26)

注：表中数据上行为针前均值～针后均值，下行为均差值±标准误(例数)

进而将开穴组与闭穴组在留针20分钟时加以比较，发现开穴组胆囊收缩程度极明显胜过闭穴组($t>2.56$)，表明时间因素对针刺的效果存在一定影响(表3-2-13)。

表3-2-13　留针20分钟两组胆囊声像面积变化较

组别	均差±标准误	t值
观察组	−128.76±45.55	2.888
对照组	−66.96±50.17	

四、讨论

(1) 子午流注纳甲法是一种逐日按时、日配经、时配穴的取穴方法，与强调一日之间气血变化的纳子法有所区别,较之更具有推衍性,加之推算复杂,因此对这一针法的实际临床价值进行验证殊属必要。国内已有一些单位做了这方面的工作,我们也曾做过观察,但是建立较可靠的客观指标进行临床研究者较少。本工作尽可能控制在实验条件下,以能进行直观动态连续观察并可测量记录的B超作指标,通过56例观察,结果发现针刺右侧阳陵泉穴20分钟后,在胆囊声像面积缩小上,开穴组极显著胜于闭穴组($t > 2.56$),表明逐日按时取穴法对针刺的效果可能具有一定的影响。

(2) 早有人指出,针刺阳陵泉可引起胆囊收缩,并认为针刺该穴对胆囊功能有着肯定的作用。为了进一步证实处于病理状态而又具有一定功能的胆囊是否也存在类似作用,我们选择了胆石症患者中B超下胆囊透声较好者进行观察,初步表明,闭穴组针刺前后及开穴组针后5分钟,胆囊都未见明显变化,唯独开穴组于针后20分钟出现较显著的缩小。似乎显示针刺对生理状态和病理状态胆囊的效应有所不同,同时也说明时间因素对针刺效果有某些作用。这可以从两方面理解:即要获得较好的针效,一须在一定时间内针刺;二应针刺达到一定的时间。著者据此认为,时间因素是获取针效的不容忽视的一个重要参数。当然,这一看法还有待于更多的实践证明,我们拟进一步扩大样本量,并用多指标观察。

(3) 作为一个指标,B超具有直观、连续、动态、可检测、可记录等特点,对胆囊的观察尤为适宜,但是它也可因探头位置的变动、患者呼吸变化和体位的移动而影响结果的可靠性。为了尽可能保持观察结果的客观性,除了于观察20分钟内始终固定探头位置外,并要求患者在此期内保持同一节律、深度和平稳呼吸和同一姿势的体位,且仅测查胆囊声像之长径和宽径(因再测前后径,须移动探头而可能影响结果)。

张仁,王立新.子午流注纳甲法的临床应用——对56例患者胆囊收缩功能的观察[J].上海针灸杂志,5(4):6-7.

注:本文是"子午流注研究"课题研究过程中发表的第2篇论文。上述两篇文章曾合为一篇,译为英文出版,题为《CLINICAL STUDY ON HEAVELY STEMS METHOD OF ZI WU LIO ZHU》,发表于*JOURNAL OF TRADITIONAL CHINESE MEDICINE*(《中医杂志(英文版)》)1988,8(3):183-186.

子午流注纳甲法对37例患者心血管功能影响的观察

以往我们曾报道了子午流注纳甲法对得气和胆囊收缩功能的影响,但均系单一指标的观察。为进一步验证子午流注纳甲法对同步多指标及心血管系统功能的影响,从1986年9月至1987年3月,在实验条件下,我们对37例心血管疾病患者(其中14例属同体对照)进行了对照观察,结果如下。

一、一般资料

37例中,多数为冠心病或可疑冠心病患者,尚有心律失常、高血压心脏病及风湿性心脏病患者,近半数伴高血压,均属门诊患者。分为两组:观察组(开穴组)20 例,其中男 13 例,女 7 例,男女之比为 1.86∶1,年龄最小 38 岁,最大 79 岁,平均 59.3 岁,平均病程 5.7 年。对照组(闭穴组)17 例(其中 14 例属同体对照),男 10 例,女 7 例,男女之比 1.43∶1,年龄最小 38 岁,最大 79 岁,平均年龄 59.1 岁,平均病程 5.5 年。

二、观察方法

1. **主要仪器**·沪产 SL-42 多道生理记录仪。固定使用直立式血压机一台。针具均采用苏州产华佗牌 30 号 1.5 寸毫针。

2. **取穴**·仅取左侧间使穴,以分规量取患者左中指同身寸,再从腕横纹中向上量 3 寸,用龙胆紫定点。

3. **方法**·两组于不同时间观察。开穴组,依据子午流注纳甲法推算出间使开穴的日期,并于该穴开穴的时辰卯时(上午 5～7 时)针刺观察。针刺前,先令患者平卧休息 5 分钟,测血压并作记录。然后开启多道生理仪,同步描记心尖搏动图、心电图、颈动脉搏动图及心音图。接着,快速将毫针刺入左间使穴,针芒略向肩部方向,缓缓送针,得气后以"气至病所"手法(详见《中医杂志》1982 年 10 期拙作)激发针感上传。再用提插加小捻转手法持续运针 2 分钟,提插幅度 2～3 mm,捻转频率 120 次/分左右,施以中等强度刺激,留针 20 分钟。分别于留针 10 分钟及 15 分钟时运针一次,手法同上,亦持续 2 分钟。并在针后 5 分钟和 20 分钟(去针后即刻),分别测血压及同步描记一次。上述操作,均固定专人负责。

闭穴组则在非开穴日的上午门诊时间(8～11 时)观察。其针刺及测检内容、方法及程序等,均与开穴组完全相同。

三、结果

1. **血压变化**·开穴组,针刺前血压过高(收缩压≥160 mmHg 或(和)舒张压≥90 mmHg)者共 8 例,在针后 5 分钟及 20 分钟,都呈现明显下降,与针前比较,有显著差异($p<0.05$、$p<0.001$)。但 12 例血压正常的患者,均未出现显著变化(p 均>0.05)。

闭穴组 17 例中,针前血压过高 6 例,针后 5 分钟,与针前相比显著下降($p<0.05$),但针后 20 分钟则反不明显($p>0.05$)。正常者亦未见显著的差异($p>0.5$)。

开穴组与闭穴组比较,无论血压过高或正常者,无论在针后 5 分钟还是 20 分钟,均无统计学上的差异($t=0.202\sim1.39$, <1.98)。

2. **对心功能影响**·通过对针刺前后各项数据测检计算,发现开穴组中,在针后 20 分钟,其总电机械收缩时间(QS2)和左心室喷血时间(LVET)与针前有明显的统计学差异(p 分别<0.005 和<0.001),LVET 较针前明显延长。闭穴组则显示,针后 5 分钟和 20 分钟,QS2 较针前延长(p 分别<0.05),而于针后 20 分钟时,LVET 亦较针前显著延长($p<0.05$)。在其他观察时间及其他指标,针刺前后均未出现显著的差异($p>0.2\sim0.6$)。

但是,开穴组与闭穴组比较,所有指标均显示无统计学差异(t =0.296~1.92, <1.98)。

四、讨论

(1) 本工作表明,针刺间使一侧穴,对高血压患者,在子午流注时辰有明显的降压作用,在非开穴时刻,针后5分钟也出现显著的降压作用;而对正常血压者,则无明显改变。这证明针刺间使有较好的良性调节血压作用。通过对左心功能检测进一步发现,针刺间使穴可影响总电机械收缩期(QS2)和左心室射血时间(LVET)。其中,LVET是测定左心功能的主要指标之一,在间使穴针后20分钟时,LVET明显出现延长,说明该穴具有调节左室射血时间的作用。不过,本工作也显示,间使对其他反映左心室功能的主要指标,特别是敏感性强且与EF呈线性相关的PEP/LVET这一指标,并未产生明显的影响。这一方面表明间使有着多方面的调节效应,另一方面又证实,这种调节效应是有一定范围的。

(2) 我们以前的工作证明,子午流注纳甲法对得气和胆囊收缩功能均有一定影响。但本文的结果则得出一个截然不同的后果:无论对血压还是左心功能,子午流注纳甲法并不产生特殊的作用。开穴组和闭穴组在所有指标上都无显著差异 (t <1.98)。如何来解释这一矛盾现象?

我们初步推测,其一可能与所选择的指标有关。一种情况是,随着指标的客观化、多样化、同步化,使得所产生的结果,越来越严格,越来越接近客观实际。当然也存在另一种情况,那就是所观察的指标是否能全面反映子午流注的实际影响。我们早期选用的得气指标,是一项具有中医特色的主观指标;之后以B超观察胆囊收缩情况,虽属客观指标,但它具有直观、动态和整体(整个胆囊)的特点,较接近中医观察方式。本文所用血压和心功能测检指标,尽管具有同步、动态、多指标优点,然而可能较为间接,有某种局限。数年前,我们曾观察过气至病所针法对针刺疗效的影响,结果也发现,在作为主观指标的临床症状改善上,气至病所优于气不至病所,而在对客观指标心电图的影响上两者并无明显差别,当时也考虑可能与选择的指标有关。

其二,子午流注纳甲法对不同病症的影响或许有所区别。近来,亦有人对60例冠心病患者分逢时开穴和逢时开穴加内关两组进行观察,结果也发现单纯逢时开穴不能改善心功能,对STL产生影响的主要是内关穴,而不是子午流注针法,似和我们的结果有一致之处。

当然,上述仅是推测而已。目前,我们正在进行下一步工作,相信会对子午流注的实际价值得出一个令人信服的结论的。

潘来娣,张仁,赵天侠,等.子午流注纳甲法对37例患者心血管功能影响的观察[J].上海针灸杂志,1987,6(4):6-7,12.

注:本文是“子午流注研究”课题研究过程中发表的第3篇论文。

子午流注纳甲法对68例中风偏瘫患者甲皱微循环的影响

在以往工作的基础上为了进一步验证子午流注纳甲法的实际临床价值,自1987年7月至1991年2月,我们采用以同体对照为主的方法,按纳甲法取穴,分别观察了开穴与闭穴时,针刺对甲皱微循环的影响。现报告如下。

一、临床资料

共68例,均系上海市中医门诊部及上海市中医文献馆门诊部针灸科中风偏瘫患者。除1例为脑出血后遗症,1例为蛛网膜下腔出血引起半身不遂,余均为脑梗死所致偏瘫。分为两组:开穴组34例,男19例,女16例;年龄最小53岁,最大79岁,平均年龄66.4岁,平均病程3年4个月。闭穴组34例(其中同体对照32例),年龄最大73岁,最小53岁,平均年龄65.8岁,平均病程3年1个月。

二、观察方法

观察在18~28℃室温下进行。所有患者均针刺合谷穴。先按子午流注纳甲法推算出合谷穴开穴的日期及时辰。开穴组在开穴日申时(下午3~5时)观察;闭穴组则在非开穴日申时观察,如遇夏日制,观察时间均顺延1小时。

先令患者静坐半小时左右,以乙醇擦净患侧环指,取坐位将患肢前臂放于枕垫上与心脏水平同高,在显微镜下观察甲皱情况,作记录,并摄片一张。然后以28号1.5寸长之不锈钢毫针刺入合谷内,于得气后行小幅度提插加快速捻转2分钟,提插幅度在1~2 mm,捻转频率约120次/分。留针20分钟,于留针5分钟及10分钟时,分别用上述相同手法运针1次。取针后即刻再次观察甲皱变化,作记录及摄片1张,以作对照。开穴组与非开穴组除观察时间不同外,无论人员、仪器、针刺手法、观察内容及顺序,均保持一致。

三、观察结果

通过对观察记录的分析及微血管活体显微摄影底片的测检,其结果如下。

1. *形状和血流状态*·管袢清晰度和管袢形状针刺前后开穴组和闭穴组均未见明显改善。血色经统计处理,开穴组和闭穴组针刺前后均无显著差异,χ^2 分别为2.209和2.761,p 均 >0.05。血流状态开穴组和闭穴组,针刺前后相比,亦显示无明显的差异,χ^2 分别为2.850和1.819,p 均 >0.05,但血流状态较针前有所改善。

2. *血流速度*·针刺前后,开穴组与闭穴组均显示出非常明显差异,χ^2 分别为7.663

和 6.719, p 均 < 0.01,表明针刺合谷穴后,可显著增快微血管内血液流速(表 3-2-14)。

表 3-2-14 针刺前后两组血流速度比较

		例数(%)		
		正常	稍慢	慢
开穴组	针前	6(17.7)	1(2.9)	27(79.4)
	针后	16(47.1)	0	18(52.9)
闭穴组	针前	7(20.6)	1(2.9)	26(78.5)
	针后	18(52.9)	0	16(47.1)

表 3-2-15 针刺前后两组 4 项测量指标比较 $\overline{X} \pm SD$

	输入支径(mm)	输出支径(mm)	袢长(mm)	袢顶宽(mm)
开穴组	12.73～11.51	16.89～14.06	0.148 8～0.163 0	0.038 26～0.036 62
	1.22 ± 0.874	2.83 ± 0.965	0.014 2 ± 0.004 8	0.001 64 ± 0.000 453
闭穴组	12.33～10.52	16.57～14.17	0.152 9～0.160 0	0.038 09～0.037 02
	1.81 ± 1.360	2.40 ± 1.31	0.007 1 ± 0.003 4	0.001 07 ± 0.000 227

3. 4 项测量指标

(1) 表 3-2-15 显示,输入支径无论开穴组或闭穴组在针刺前后均未见显著变化(t 分别为 1.396 和 1.338, p 均 > 0.05)。

(2) 输出支径,针刺前后开穴组和闭穴组都有非常显著和显著差异(t 分别为 2.932 和 1.827, $p < 0.01$ 和 < 0.05)。但进一步作两组间比较,则未见差异($t = 1.091 < 1.96$)。

(3) 袢长和袢顶宽度,开穴组和闭穴组在针刺前后,亦均显示存在十分显著的差异($p < 0.025$～0.01)。但是,开穴组和闭穴组之间,则均无明显的差异(t 分别为 0.651 8 和 $1.92 < 1.96$)。

四、讨论

(1) 本工作是在以往三部分工作的基础上进行的,是我们子午流注纳甲法临床研究中的最后一部分。我们总体构思是,试图结合中医学特点,从气(纳甲法对得气的影响)、血(对甲皱微循环的影响)、脏(对心功能的影响)、腑(对胆囊收缩功能的影响)等不同方面,来验证子午流注纳甲法的实际临床价值。

(2) 我们选择甲皱微循环作为观察指标,除了基于上述考虑外,还因为它是在活体上做动态观察,并具有同步多指标(包括计数和计量指标),更符合中医学科学研究的要求。

选择中风患者作为观察对象，这是因为近年来大量工作表明，中风患者特别是脑梗死患者在甲皱微循环的多项指标上均和正常人有显著差异。

我们的结果显示，针刺中风偏瘫患者患侧合谷穴后，对血流速度及输出支径、管袢长度及袢顶宽度等项指标有显著的改善作用（$p < 0.05 \sim 0.01$）；对血色、血流状态、管袢形状、管袢清晰度及输出支管径等，虽然针刺前后的变化无统计学上的意义，但也有程度不等的改善。表明针刺合谷穴确实具有一定的活血化瘀作用。

但是，所有的指标显示，用子午流注纳甲法取穴，开穴组和闭穴组之间均无统计学的差异。表明纳甲法对针刺中风患者合谷穴所引起的甲皱微循环改变，并不产生明显影响。

(3) 总结我们6年余的全部工作，发现了这样一种情况，在子午流注纳甲法的临床研究过程中，当应用主观指标或单一客观指标时，开穴组和闭穴组显示出了明显的差异，随着指标的客观化、多样化、同步化，这种差异便开始消失。据此，似乎可得出以下看法：带有很大推衍性的子午流注纳甲法，通过我们多方面、多指标、多病种的反复观察，表明它并无明显的临床价值。最近的一些研究资料也证实我们的观点。同时，子午流注纳甲法推算十分繁复，对治疗时间的规定近于苛求。因此，推广这一针法，无论可能性和必要性都不大。

当然，应该强调的是，这里指的是纳甲法而不是整个子午流注针法。相反，子午流注纳子法，由于其与现代生物钟学说相吻合，取穴也较灵活，并得到一些实验研究的证实，我们认为还是值得进一步验证和应用的。

张仁，潘来娣，夏以琳，等. 子午流注纳甲法对68例中风偏瘫患者甲皱微循环的影响[J]. 上海针灸杂志，1992，11(1)：10－11.

注：本文是“子午流注研究”课题研究过程中发表的第4篇论文。

A COMPREHENSIVE REPORT ON THE CLINICAL STUDIES OF DAY-PRESCRIPTION OF ACUPOINTS ACCORDING TO ZIWULIUZHU

In recent years, with the rapid development of ‘time’ medical science, Ziwuhuzhu needling method, which budded, so to speak, in Qin and Han Dynasties, but formed in the Jin and Yuan Dynasties, has aroused a great deal of interest among the acupuncture practitioners and other related scholars of traditional Chinese medicine (TCM) both at home or on abroad. In its narrow sense, Ziwuhuzhu (midnight-noon ebb-flow) needling includes day-prescription of acupoints and dark-prescription of acupoints, and it is on the former prescription that one lays emphasis in exploration. At botton, the theory of Ziwuliuzhu (midnight-noon ebb-flow) and the invention and formation of acupunct result from long-term accumulation of ancient medical clinical experience as well as from constant derivation or deduction. As compared with dark-prescription of acupoints, the degree of derivation in the day-prescription of acupoints, the degree of derivation in the day-prescription of acupoints is not only much greater, but its calculation is likewise very complicated and in clinical application, it is strictly limited by time. so obviously it is quite important to test and prove objectively the actual clinical value of day-prescription of acupoints. We have made a comprehensive report on clinical application and experimental researches regarding day-prescription of acupoints in our country before 1985, and we have found two tendencies: (1) more effort has been devoted to simplifying the method of calculation in the day prescription of acupoints while test and proof of its actual effect are rather little. (2) there is rather little observation on analysis of contrast and its actual effect. there are more observation of general treatment while information on contrast and analysis, which is strictly designed, is rather little. Considering this condition as well as the fact that midnight-noon ebb-flow is one of the important theories in Chinese acupuncture and that day-prescription of acupoints has been recommended for a long time, we have spent six years and eight months, namely, from July 1984 to February 1991, to select, from different angles, the patients with different diseases, and apply different indices to conduct a series of observations and apply different indices to conduct a series of observations by contrast, in order that we may try to make a relatively objective estimation of its actual value in application. Our task is divided into four parts, namely, (1) the effect of the day prescription of acupoints according to midnight-noon ebb-flow on getting needling sensation. (2) the influence of the above mentioned prescription on the function of gall-bladder contraction. (3) the effect of the above mentioned prescription on the cardiac vascular function, and (4) the influence of the above mentioned prescription on nall fold microcirculation. Our purpose is to observe the effect of this prescription on Qi (getting needling sensation), blood (nail fold micro-circulation) and function of internal organs (heart and gall bladder) as to obtain a comprehensive know ledge relatively conformable with the requirements of the traditional Chinese medicine. Now we make a comprehensive report our whole work as follows.

MATERIALS AND METHOD

1. All the cases are our patients coming from the acupuncture section of the Shanghai Policlinic of Traditional Chinese Medicine and the outpatient department of the Shanghai Literature Institute of Traditional Chinese Medicine. We have selected at discretion altogether 302 cases, 163 males 139 females. The youngest was 29 years old, the eldest 79. The shortest course the disease is only one year, while the longest

seventeen years. The main diseases are cholelithiasis, coronary heart disease, and apoplectic palsy. They also include cervical spondylosis, periarthritis of shoulder, rheumatic heart disease, hypertension arrhythmias, rheumatic arthritis etc. Above cases were divided into the groups of getting needling sensation, B-type ultrasonic examination, cardiac function and nail fold microcirculation. Then we have observed these groups by contrast respectively.

2. Method

(1) Selection of indices: In order to conform with characteristics of TCM as possible we have followed the principle of variety and synchronism in selecting. We have not only selected objective indices, but also considered some subjective ones, For instance, we have taken the patients' chief complaints as the main basis for the indices of getting needling sensation. We have selected the intuitive and dynamic indices as possible. For instance, we have used B-type ultrasonic wave to observe the sudden change in the gallbladder sound. Microscope have been employed to observe the blood color and form of blood flow in the nail fold capillaries. We have also used indirect indices: For instance, We have employed polygraph to describe the change in the cardiac function in the curve form. We have not only used single index as the index of getting Qi and B-type ultrasonic examination and also used synchronous multiple indices. For instance, synchronous scan of apex cardiogram, electro cardiogram, carotid arteriogram and cardiophonogram as well as numerous measurements and count indices of synchronous survey of nail fold microcirculation.

(2) The method of observation: In the above mentioned four groups for observation, each group may be subdivided into open point section and close point section. In the open point, we have selected points conformably to 'The song of Fixing Points at the Regular Hour Every Day According to Midnight-Noon Ebb-Flow'. This song is published in Xu Feng's 'Great Compendium of Acupuncture and Moxibustion'. The concrete condition is as follows: In the group of getting Qi, needling the acupoints Daling (PC7) or Rangu (KI2) at Zi hour (from 9 to 11 o'clock in the morning) on the day of opening the point. In the group of cardiac function, needling the left side of the Jianshi (PC5) point at the Mao hour (from 5 to 7 o'clock in the morning) on the day of opening that point. In the group of nail fold microcirculation, piercing the affected side of the Hegu (LI4) at shen hour (form 3 to 5 o'clock in the afternoon) on the day of opening that point. In the close-point group, the same points are selected as those in the open point group. The time of needling is selected at the hour of not opening the point of the day of opening that point, or on the day of not opening the point but at the same hour of opening that point. The same type of needling appliances and instrument for observation should be employed in both groups of opening and closing the points. The manipulation

of needling, the methods of observation, the procedure and the personnel, all should be fixed. In the observation of nail fold microcirculation, attention should be paid to deeping the room temperature mainly constant and stable.

Instrument: We have used the filiform needle, the Hua Tuo brand, made of stainless steel No. 28 to 30 and about 1 to 1.5 cun. The instrument of observation varies with different items. In the group of type-B ultrasonic examination, we have used the Japanese real time ultrasonographic instrument of Aloka SSD type-B256 probe, frequency is 3.5 megahertz. In the group of cardiac function, polygraph SL-42 made in Shanghai has been used. In the nail fold microcirculation group, we have used metal-lographical photo microscope type ZA, medical Olympus microscope, and ECQ cold light sources.

RESUITS

The results of observation on the four items are as follows:

1. The groups of getting needling sensation: through observation of 141 cases with different diseases for two hundred and eight times. We have discovered that, whether Daling point or Rangu point is needled, in the four items, the needling sensation is immediately obtained (propagated sensation, typically getting needling sensation, pain sensation, or not pronounced). There is marked variation in both open-point group and close-point group ($P < 0.005$). It seems that to chose the points according to day-prescription, at the time of opening the point, the acupuncture may get more satisfactory needling sensation than at the time of closing the points.

2. The ultrasonic type-B group: We have observed 56 cases of gallstone (including 26 cases of control with B-type ultrasonic examination), and found that five minutes before and after right Yanglingquan (GB 34) point was needled, in the open-and the close-point group, the area of the acoustic image of the gall-bladder, has not contracted markedly ($P > 0.05$), and also without any marked variation in the area of acoustic image of the gall-bladder twenty minutes before and after acupuncture ($P > 0.05$), but in the open-point group, the gall-bladder has some what contracted after retaining the needle for twenty minutes. This has marked statistical significance ($P < 0.05$) if we compare it with the condition before acupuncture. Comparing the open-point group with the close-point group after retaining the needle for twenty minutes, we have found that in the former group the contraction of the gall-bladder is more pronounced than that in the latter group ($T > 2.56$). This result is some different from that in the above case. It seems that with prolongation of the time retaining the needle, the variation in therapeutic effects in both groups can be revealed.

3. Cardiac function group: the patients with cardiac vascular diseases, especially

with coronary heart diseases have been served. There are altogether thirty seven cases, twenty cases in the open-group, seventeen in the close-point group. Through test and calculation of various data before and after acupuncture, it is found that in the open-point group, as the needle is retained for twenty minutes, as compare with the data before needling, there is marked statistical variation ($P<0.05$ and $P<0.001$ respectively) in the total electric mechanical contraction time (QS2) and time for the left ventricle to emit blood (LVET). The time is both markedly longer then before acupuncture. In the close-point group, it is also shown that five minutes and twenty minutes after needling the total electric mechanical contraction time longer than before acupuncture ($P<0.05$) while twenty minutes after needling, LVET is also markedly longer than that before needling ($P<0.05$). At the other observation times and in other indices, there is no marked variation before and after needling ($P<0.2\sim0.5$). Comparing the open-point group with the close-point group, we have found that all the indices do not show any variation of statistical significance ($T=0.296\sim1.92$). This result is widely different from above two items. Day-prescription of acupoints according to midnight-noon ebb-flow does not produce any particular effect. How do we account for this contradictory phenomenon? It is merely a casual phenomenon? So we proceed to the next item for observation.

4. The microcirculation of nail fold group: The objects for observation are sixty eight cases thirty four cases for open-point and close -point group with apoplectic palsy of one side except one side due to subarachnoid hemorrhage. All the others are affected with sequelae of cerebral embolism. We have needled the Hegu point of affected side and observed the change in the nail fold microcirculation. The important items for observation morphology of capillaries, clarity of capillary loops, length of capillary loops and blood color, blood fluidity, as well as the speed of blood flow. When the needle was retained for twenty minutes, there was no marked improvement($P>0.05$) before or after needling, in color and fluidity of blood, capillary morphology, clarity of capillary loops and their entrance into bronchi calibres, and this was so either in the open-or in the close-point group. On the other hand, in both groups, there was marked improvement ($P<0.050\sim0.001$) in the speed of blood flow, length of capillary loops, width of the loops apex, and outflow from the bronchi calibres. However, as in the cardiac function group, this items does not show any marked variation ($T<1.96$) between the open-point and close-point group.

DISCUSSION

1. The purpose of this work is trying to conform to the characteristics of TCM as

possible, from different angles of Qi, blood and internal organs, with bigger specimens, various indices and different diseases, to test rather comprehensively and systematically the clinical effect of day prescription of acupoints according to midnight-noon ebb-flow. The results show that as a single index, especially the subjective index, is adopted in selecting point, if the day prescription of acupoints is applied, the variation of the effect is more pronounced in opening the point that in closing it. However, as the indices become objective multiform and synchronous, by adopting day-prescription of acupoints selecting has gradually lost its significance in observing the effect on cardiovascular function and nail fold microcirculation, even no indices showed any variation in these two items.

2. The observation in these two items show that day prescription of acupoints has a certain influence. Another two items show that it makes no difference whether the point is open or not. How shall we account for this contradictory phenomenon? We think that variation in getting needling sensation is, in a large measure, related to subjective selection and to lack of strictness in making designs. In this research, we adopted the single blind method, that is to say, at the time of needling, only the physician knows whether the point is open or not. Although we adopted uniformity in manipulation and stimulation yet, owing to the influence of the traditional idea over a long period, we may unconsciously increase or decrease the strength of stimulation, or unconsciously give the patient some hint. Thus there might appear some errors in the result.

As regard to the second item for observation, since the area of acoustic image under ultrasonic type-B examination is easily affected by the patient's rhythm of breathing, the motion of his body's place as well as the probe held by the physician consequently, in the course of examination although we have repeatedly emphasized these three points yet as the time for needle retaining is as long as twenty minutes, still error cannot be avoided. This might probably the reason why different results may appear after the needle is retained for twenty minutes.

3. Our work over six years and eight months proved such a fact, namely, that there does not exist any marked clinical value in the day prescription of acupoint according to midnight-noon ebb-flow. Recently, people have applied this prescription to treat chronic superficial gastritis and have likewise found that whether in point of the clinical therapeutic effect or in the change of the content of gastric secretion before or after needling, no marked variation can be observed in the open-point and close point groups. This also has confirmed our work. Consequently, we think that as day prescription of acupoints according to midnight-noon ebb-flow is very complicated in calculation, the manipulation is not easily grasped by ordinary acupuncture practitioners. Moreover, the requirements for the time of treatment are also nearly exacting. So it is difficult to

popularize the therapy in modern clinical practice. If it is devoid of any real clinical value, it is not advisable to devote a great deal of energy and time to popularize this therapy. Of course, it should be emphasized that this only refers to day-prescription of acupoints and not to the whole midnight-noon ebb-flow acupuncture. Just on the contrary, dark prescription of acupoints according to midnight-noon ebb-flow is some what coincident with the current prevailing theory of 'biological clock'. Points may be selected more flexibly, and the therapeutic effect has some what been confirmed by clinical and experimental researches.

4. From the study of this subject, we may conceive more ideas, namely, how to handle correctly the problem of the traditional theory and experience. Undoubtedly, theory and experience of the traditional Chinese medicine have grown out of accumulating and distilling large amount of information over a long period, and it is necessary to dig out and inherit these information. However, at the same time, In the course of their formation, these theories and experiences have been influenced by different factors, including the historical conditions of low productive forces, the characteristics of traditional racial psychology in the East, the traditional Chinese medicine itself etc. So it is very necessary to text scientifically and conscientiously their important contents and to discard the dross and inherit the essential. Only thus, the development of this branch of of science could be promoted.

Zhang Ren(张仁), Pan Laidi(潘来娣), Ma shaozhen(马绍珍), et al. A Comprehensive Report on the Clinical Studies of Day-Prescription of Acupoints According to Ziwuliuzhu [J]. World Journal of Acupuncture Moxibstion, 1992, 2(3): 19-25.

注:本文是在以上 4 篇关于子午流注临床研究的文章基础上,我将其综合整理成为一篇,题名为《子午流注纳子法临床研究》,英译后刊于《世界针灸杂志》(英文版)。

附 1

对"子午流注纳甲法对 68 例中风偏瘫患者甲皱微循环的影响"一文的疑问

北京现代中医临床免疫研究所　张　锷

近日有幸拜读了张仁等同志在《上海针灸杂志》1992 年第 1 期上录载的《子午流注纳甲法对 68 例中风偏瘫患者甲皱微循环的影响》一文,张仁等同志的精神是值得敬佩的。但他们的实验中却存在着一些明显的疑问,在此我想提出来,与张仁等同志商榷。

(1) 张文中的实验是针刺中风偏瘫患者的合谷穴,观察他们的无名指的甲皱微循环变化,不知道这样做的理论依据是什么?"子午流注"的理论是古人根据"天人相应"观点,体会到人之气血如白昼、黑夜的交替,潮汐的涨落一样,周而复始,有规律地运行着,研究出一日之中气血周流盛衰的时间，以十二经的六十六穴为主，规定了每一日时和经穴的开阖及针治最为适当的时机。经穴开时，气血正盛，如潮汐之涨，阖时气血衰退，如潮汐之退。以此提之，合谷穴开穴之时，合谷穴及其所属手阳明大肠经气血正盛，非合谷穴开穴之时，合谷穴及其所属手阳明大肠经相对气血稍衰。所以实验时似乎应以观察手阳明大肠经通过的食指的甲皱微循环为好，而观察无名指的甲皱微循环，似乎理由并不充分。

(2) 进行科学实验时，要求较高的精确性，应尽量避免人为的或客观的干扰因素。张仁等同志所做的实验操作取穴为申时开合谷穴，经"子午流注纳甲法"推算，这个"申时"应为"庚日申时"。但是，庚日申时按其时干应开足少阳胆经输穴足临泣，同时按其日干而"返本还原"，加开手阳明大肠经原穴合谷穴。由此可见，足临泣的开合与时干关系密切，合谷穴的开合与日干关系较密切。故实验中也应同时针刺足临泣穴，方完全附合"子午流注纳甲法"的本意，否则是否会影响到实验的精确性呢？

(3) 从文章中可看出，张仁等同志在实验中采取的是平补平泻手法（快速捻转及提插），而文中并未提及运用补泻手法，这似乎与"子午流注针法"不相符。"子午流注针法"就是根据各经穴气血旺盛与衰退变化，适时补其虚而泻其实，即《黄帝内经》中"迎而夺之，随而济之"之意，以达到调整阴阳、气血、脏腑功能而扶正祛邪的目的，而平补平泻手法似乎就难以达到以上目的。

从上面几个问题可以得出这样的结论：张仁等同志提出的"子午流注纳甲法并无明显的临床价值"的结论似乎太早，而否认"子午流注纳甲法"推广的必要性的论据也不充分。

以上只是我个人的一点看法，希张仁等同志及各位同行予以指正。

附 2

如何进一步开展子午流注的研究
——兼答张锷同志

上海市中医文献馆　张　仁

我们的《子午流注纳甲法——对 68 例中风偏瘫患者甲皱微循环的影响》一文发表之后，接到不少读者的来信，提出了各种不同的意见。我们觉得，争鸣有利于活跃学术空气，促进本课题研究的深入。在诸多信件文稿之中，张锷同志的文章是具有代表性的，我们想在作答之后再谈一点看法。

张锷同志主要提了三个问题：一是针刺合谷穴为何观察环指的甲皱微循环？二是为何不取该时辰应开之临泣而独取"返本还原"之大肠经原穴合谷？三为何以统一手法而不分别因症情而施补泻？

这是基于下述考虑：

(1) 按甲皱微循环测检要求，必须观察环指，而针刺某经某穴应该是对全身气血的调节，不应局限于所在之经。故对环指的气血活动，也应该产生影响。

(2) 取合谷，是从"治痿独取阳明"这一原则出发的。其次，实验研究要求因素单纯化，加足临泣不利于结果的分析。

(3) 因为主要是研究时间因素对疗效的影响，故采用同一种手法，否则也要使结果的分析复杂化。

但是，张锷同志的文章又同时给了我们以下三个方面的启示：

(1) 在选穴时可否在与环指有关的经线上（三焦经）选取，并和合谷对照，观察时间因素对二者是否存在差别？

(2) 足临泣、合谷（包括类似情况的开穴），二者对甲皱微循环（或其他指标）在开穴时针刺，其影响有无差别？

(3) 单纯考虑时间因素、时间因素加手法因素及手法加时间因素三者之间是否有所差异？

这些，我们打算在今后的工作中，进一步加以研究验证。

希望能取得以下共识：

(1) 我们已经做过的有关子午流注纳甲法研究，获得了一些结果，但还不是最后的结论。目的是抛砖引玉，以期引起国内外同道对此课题的重视。

(2) 针灸学中，对历代所形成的重要学说、概念进行科学的验证，尚是目前乃至今后相当长时间内的一个十分重要而艰巨的工作。对前人的东西，既不能盲目迷信，又不可轻易否定。盲目迷信，以为古人总不会错，且越古越对，无助于学科的发展，只能使中医文物化。轻易否定，实际上是民族虚无主义的一种，使其特色消除，中医将不复存在。因此必须采取慎重的科学态度。如何才能真正做到能合乎中医特点的科学验证，其本身就是一个新的课题，愿共同探索之。

附 3

《子午流注纳甲法对68例中风偏瘫患者甲皱微循环的影响》读后感

南京中医学院　符仲华

感谢作者和《上海针灸杂志》的编辑，给我们送来了一篇好文章。《子午流注纳甲法对68例中风偏瘫患者甲皱微循环的影响》（以下称《子》文）发表在该刊的1992年第1期上。此文见解独到，论说中肯，敢说敢言，不尚空谈，不落窠臼，给了我们有益的启示。

《子》文通过对68例中风偏瘫患者甲皱微循环的观察，用翔实的数据，严密的设计，简明的文笔，否定了子午流注纳甲法的临床价值。“总结我们六年余的全部工作……似乎可得出以下看法：带有很大推衍性的子午流注纳甲法，通过我们多方面、多指标、多病种的反复观察，表现它并无明显的临床价值……同时，子午流注纳甲法推算十分繁复，对治疗时间的规定近于苛求，因此，推广这一针法，无论可能性和必要性都不大”。作者说得好！这才是科学的态度。

古代的医家，以其详密的观察、丰富的想象创立了足以使炎黄子孙骄傲的针灸学说。

然而，我们应该清醒地认识到，古今针灸存在很大差异，我们不能完全照搬古人的经验学说，这些差异主要表现在：

1. **人体的差异**·古人多日出而作，日落而息，男耕女织，小农经济使人们生物节律基本一致，人体自身免疫力也较好。而当今人们，由于社会分工的深入，各自从事相差悬殊的职业，各有不同的生活方式，生物节律千差万别。环境的舒适，药物的滥用，使人们越来越脱离自然，人体自身免疫力已明显下降。

2. **工具的差异**·落后的工业使古代针具比现代针具粗了数倍，锐利度也很差。直到20世纪30年代前后才开始使用不锈钢毫针。很难想象，用《黄帝内经》中的毫针针刺今天的患者会产生什么样的效果。

3. **条件的差异**·无论是仪器设备、消毒条件抑或是思维方法古人都与今人相距甚远。这一点，从我国近10年来的变化就可推知。

陈汉平教授说："要客观地对针灸学术某些观点进行重新理解，如针灸不当可造成'虚虚实实'，阴虚阳盛禁施灸治……显然是值得商榷的。"陈教授道出了许多人想说而又不敢说的话。我们针灸工作者的任务不外乎继承和发展。没有继承就没有发展，没有发展，我们也就会成为辜负前人的"阿斗"，愧对后人的"古董"。

科学理论的产生、发展，一般说来都不是从原有知识体系中顺理成章地演绎出来的，而是要突破原来理论的框框进行创新。要使中国针灸永远居于世界前列，要想针灸跟得上高速发展的现代医学和现代科技，出路就在：求实、创新。

注：由于发表了"子午流注"临床研究系列结果之后，引起了针灸界同道的广泛注意，纷纷来信或来稿编辑部，提出不同意见和建议，这里所附的是一些主要观点。近年来，对子午流注针法或学说，在针灸学术界也多有争论。通过文献梳理，兴起于金元时期的子午流注，其实是在宋代儒医群体形成后，医儒理论在一定程度上融合的背景下，针灸医家运用了儒家象数理论所设计的一种针刺学说。它与《黄帝内经》所倡导的针刺因时制宜的理念并不一致。尽管在元明医书中被反复传抄，非但罕见被实际运用于临床，还不断遭到当时一些医家的质疑。著者认为，必须持"传承精华，守正创新"精神，勇于扬弃，才能促进中医针灸的发展。

耳穴压丸对胆系排石及舒缩功能的影响——附57例临床分析

耳穴压丸治疗胆石症是近年来较普遍采用的一种疗法。据一些单位报道，应用本法排石率可达到95%～97.5%(其中显效率为60%～90%)。为了更客观地评价这一疗法及进一步探索其作用机制，自1984年6月至1985年4月，我们对57例门诊胆石症患者进行治疗观察，并对其中排石有效或临床症状显著改善的30例患者，应用B型超声仪观察耳穴压丸对胆囊舒缩功能的影响。

一、一般资料

本组病例均为门诊部针灸科门诊患者，共57例。其中男24例，女33例；年龄最小27

岁,最大 79 岁,平均年龄 54 岁;病程最短 3 个月,最长 17 年,平均病程 2 年。除少数患者无明显自觉症状外,余均有食欲不振、胆区隐痛或胆绞痛发作史,部分患者尚有黄疸、发热、呕吐史。所有患者均经 B 型超声仪查明存在胆囊或胆管结石,部分患者还经 X 线胆囊造影或平片摄影证实。

二、治疗方法及观察结果

(一) 治疗方法

1. *取穴*·耳部主穴为肝、胰胆、十二指肠。耳部配穴为耳迷根、胃、三焦、脾、食道、大肠、肩、眼。

2. *操作*·将王不留行籽 1 粒,置于 0.5 cm 见方的胶布上,分贴上述穴位。主穴必贴,配穴则随症加减选用。每次只贴一侧耳,左右交替轮换,嘱患者每日自行按压 3～4 次,每次 10～20 分钟,以能耐受为度。1 周贴穴 2～3 次,20 次为一个疗程,间隔半月继续治疗。其中 7 例患者还配合体针治疗,均针右侧章门、阳陵泉(或足三里)、丘墟穴。以得气手法,激发强烈针感,迅即拔去,不予留针,针刺次数同耳压法。

(二) 治疗结果

1. *症状疗效*·经用上法治疗 1～3 个疗程后,57 例中症状消失或明显减轻评为显效者 21 例(36.8%),症状减轻或症状虽已消失但仍有轻度复发评为有效者 27 例(47.4%),症状无改善或原无症状又未排石者 9 例(15.8%)。症状总有效率为 84.2%。

2. *排石效果*·57 例中排石者 21 例(36.8%)。从排出结石看,均系长径小于 1 cm(最大者长径为 0.8 cm)的小型结石,且以泥沙样结石居多。其中 2 例多发性胆囊结石患者(1 例 B 型超声示胆囊内有大小不等强光团数枚,伴声影,最大长径 8 mm;另 1 例 B 型超声示胆囊颈部见多个强光团,伴声影,最大长径为 6 mm),经 B 型超声仪复查 2 次(中间间隔 2～3 个月),证实原有胆囊结石已全部排净。

(三) 耳穴压丸对胆囊舒缩功能影响的观察

在上述治疗基础上,我们随机选择具有排石效果或症状改善显著,且 B 型超声胆囊图像清晰者共 30 例,应用 B 型超声仪观察耳穴压丸对胆囊舒缩功能的影响,并对其中 7 例作不同耳穴的同体对照观察。

1. *观察方法*

(1) 仪器:采用日产 Aloka SSD－256 超声 B 型实时成像仪,探头频率 3.5 MHz。

(2) 取穴:观察组取肝、胰胆、十二指肠;对照组取心、上肺、下肺。

2. *操作方法*·由专人专机操作。观察时间定于上午 8 时～9 时 30 分。嘱患者空腹,卧床休息片刻即行探查。胆囊声像显现后,须将探头反复移动比较,力求充分显示胆囊外形且声像清晰,然后固定探头,并令患者严格保持体位不变,调匀呼吸。待声像稳定后,用

表 3-2-16　两组压丸前后胆囊声像面积(mm^2)变化

组别	压丸 5 分钟	压丸 10 分钟	压丸 30 分钟
观察组	1 568～1 416	1 553～1 339	1 622～1 602
	−152±30.8(30)	−214±43.5(28)	−20±75.5(6)
对照组	1 288～1 266	1 288～1 327	
	−21.6±65.0(7)	39.6±71.2(7)	

注:表中数据上行为压丸前均值～压丸后均值;下行为均差值±标准误(例数)

电子尺测出胆囊长径(前后径)和宽径(上下径),记录数据,摄片一张。然后在所选耳穴上压丸,由专人以指腹行有节奏的按压(该三穴部位接近,故可同时按压),按压频率 200 次/分,强度以患者耐受为宜。共按压 10 分钟。在按压至 5 分钟及 10 分钟,部分病例于压后 30 分钟,各按上法测量长径、宽径,摄片 1 张,记录有关数据。

隔周再作对照组穴位观察,观察方法及操作程序和上面完全一致。

3. 观察结果·附表示,观察组压丸 5 分钟与压丸前比较,胆囊声像面积有显著性减小($p < 0.001$),压丸 10 分钟胆囊声像面积又有进一步减小($p < 0.001$),压丸 30 分钟胆囊声像面积已接近压丸前水平。对照组压丸 5 分钟胆囊声像面积较压丸前略有减小($p > 0.8$),压丸 10 分钟反而略有增大($p > 0.7$)。结果表明,耳穴具有相对特异性,压肝、胰胆、十二指肠三穴 5～10 分钟胆囊出现明显收缩,而压心、上肺、下肺穴 5～10 分钟胆囊无明显变化。

三、讨论

1. 关于耳穴压丸排石的效果

鉴于目前一些城市中较普遍推广这一疗法,我们认为应对其实际效果及适应证作尽可能客观的评价,以免重蹈以往大起大落的教训。为使所得的结果比较科学,在疗效观察上我们采取下列三项措施。

(1) 不提倡目前某些单位采用的鼓励患者在治疗期间多食熟猪蹄肉的方法。我们在临床中发现,患者常易连同猪蹄小骨头一起吞食,造成骨头与结石混淆,不易辨认,影响疗效的可靠性。我们改为鼓励患者适当多食动物性高蛋白质食物,如蛋、精肉等,同样可以起到促进胆汁分泌的作用,从而有利胆石排出。

(2) 排石效果的观察,采取患者自行粪便掏石与 B 型超声定期检查相结合。这是因为,仅用 B 型超声作依据,泥沙型结石的排出不易观察;仅靠患者自行淘洗,较为麻烦而往往不能坚持,亦可造成遗漏。

(3) 对排出胆石进行分析鉴定。我们认为对患者送来的胆石标本尚须做具体分析鉴定,以判别真伪。我们先将 7 例不同颜色或形状的胆石请本市某科研所做光谱分析鉴定,然后以确认过的为样本进行对照,以提高科学性。需强调的是,对 B 型超声诊断为排净胆石的病例，尚需在隔一段时间后复查，以排除误诊。我们遇到一例女性患者，耳压2个疗程后B型超声检查未见胆石，但患者症状并未完全消失，1个月后复查，发现尚存2枚胆石留在胆囊中。

经我们观察，耳穴压丸对改善胆石病患者的临床症状确有较好的疗效。患者普遍反映治疗后绞痛发作次数显著减少或消失，特别在发作时按压耳穴更有一定的即时止痛效果。还能增加食欲，精神转佳。本法也具有一定排石作用，但我们观察的结果(排石率36.8%)较以往发表的一些资料要低得多，而且所排结石都是长径小于1 cm的小型结石，并以泥沙石为主。亦有2例胆囊结石(均为多发性小型结石)被排尽。

本方法简便易行，患者乐于接受，经长期治疗尚未发现副作用，对症状明显的胆结石患者尤其是泥沙型胆石症患者来说，不失为一种较好的疗法，对于手术后残余结石也可考虑选用。

2. **关于耳穴压丸对胆囊收缩功能的影响**·针刺对胆囊舒缩功能影响的文章较多，结果尚不一致，且多系在正常人(或动物)身上观察。我们选用B型超声作为检测指标，并将具有排石效果或症状疗效显著的患者作为观察对象，似更有利于探讨排石机制。结果表明，30例患者，经对具有治疗作用的肝、胰胆、十二指肠三穴压丸刺激后，胆囊声像面积明显缩小，反映胆囊体积的收缩。这种收缩在刺激5分钟时即表现出来，这和有人报道针刺胆总管“T”形管引流患者的足三里穴，5分钟后即见胆压显著变化的结果相吻合。而且，压丸5～10分钟，这种变化无差异，说明其作用较为稳定。但就我们对其中6例患者作半小时观察看，胆囊体积似乎有复原的趋势，提示耳压穴后作用维持时间不长。因观察例数较少，加之B型超声的某些影响因素可能造成的误差(如长时间观察所造成探头位置或患者体位的轻微变动等)，须进一步探讨。

按压与胆囊功能无直接关系的心、上肺、下肺三穴的对照观察，其结果表明它们对胆囊活动可能并不存在显著的影响，且就数据看，似有促使胆囊体积扩大的倾向。由此证实，耳穴对胆囊收缩功能的影响具有相对特异性。

3. **使用B型超声的注意事项**·B型超声是胆囊动态观察的一个较为理想的检测指标。但据我们体会，要保持这一指标的稳定性，整个观察期间，医生的探头位置和患者的体位应严格保持原位，患者尽量采用平静的同一节律呼吸，观察时间不宜过长。因为稍微变动都可能造成较大的误差。鉴于此，我们在观察胆囊收缩变化时，为了防止探头移动所致的误差，仅测量长径和宽径2个数据。

张仁，马绍珍，张桐卿. 耳穴压丸对胆系排石及舒缩功能的影响——附57例临床分析[J]. 中医杂志，1986，27(3)：24－26.

注：关于本文的研究背景及具体过程读者可参阅《临证纪事》第四章之“胆结石与猪脚爪”。本文曾译为英文出版，题为“The Effect of Auricular-Plastar Therapy on Gallstone Expulsion and on Expansion-Contaction Function of the Biliary System”，发表于*Journal of Traditional Chinese Medicine*(《中医杂志》英文版)1986，6(4)：263－266.

耳穴压丸溶解胆石作用的初步研究

我们曾经报道:耳穴压丸对胆系结石患者有一定排石作用,但长径在1 cm以上的胆囊结石一般难以排出。自1985年起,进一步应用耳穴压丸法行溶石治疗,并和耳压法结合溶石药物治疗加以对照观察。现小结如下。

一、一般资料

共31例,均为胆石症专科门诊患者。随机分为两组:耳压组和耳压加药组。其中,耳压组17例,男6例,女11例,男女之比为1∶1.83;年龄最大为70岁,最小36岁,平均57.4岁,平均病程4.1年;共检测出结石22块,最小10 mm×6 mm(系指B超声像面积,下同),最大19 mm×12 mm。耳压加药组共14例,男5例,女9例,男女之比为1∶1.80;年龄最大为76岁,最小37岁,平均57.5岁,平均病程4.3年;共检测出结石17粒,最小11 mm×9 mm,最大34 mm×10 mm。

二、观察方法

均在门诊治疗观察。治疗前,每一患者先行B超检测。使用仪器为日本产Aloka SSD-256超声B型实时成像仪,探头频率3.5 MHz。待声像显现后,反复移动探头,直至所显示的结石长径为最大时,以电子尺精确测量其长径和宽径,并作记录。部分病例还加以摄片观察,然后分组治疗。

1. **耳压组**·取穴为胰、胆、肝、内分泌、脑干、交感、肩。操作:每次取一侧耳穴,左右交替。将王不留行籽1粒,置于0.7 cm×0.7 cm大之方块胶布上,贴于上穴。嘱患者于每顿饭后20分钟,自行按压,每穴持续按压5~10分钟。每周换贴2次,3~6个月为1个疗程。每疗程结束,B超按上法复查1次。

2. **耳压加药组**·取穴及操作同上,另加服国产熊去氧胆酸片。服法为每日3次,每次50 mg。疗程时间及复查方法和耳压组完全相同。

上述观察,均固定专人专机进行。

三、结果

耳压组17人计22块结石,于治疗后3个月复查者共10人计12块结石,其中结石声像面积缩小者4块(33.33%),增大者6块(50.00%),不变者2块(16.67%)。统计学处理,耳压前后胆石声像面积无显著差异($p<0.5$)。于治疗6~9个月复查者共14人计18

块结石，结石声像面积缩小者7块(38.99%)，增大者10块(55.66%)，不变者1块，治疗前后亦未见改变($p>0.5$)；治疗12个月后复查，共7人计8块结石，声像面积缩小者4块(50.00%)，增大者4块(50.00%)，但和治疗前相比，亦无统计学上的意义($p>0.05$)。

耳压加药组共14人计17块结石，经3个月治疗复查者12人计14块，结石声像面积缩小者9块(64.29%)，增大者3块(21.43%)，不变者2块(14.28%)，治疗前后差异极显著($p<0.005$)；治疗6～9个月复查者共8人计10块结石，结石声像面积缩小者7块(70.00%)，增大者2块(20.00%)，不变者1块(10.00%)，有非常明显的统计学意义($p<0.01$)，治疗12个月后复查者5人计7块结石，结石声像面积缩小者5块(71.43%)，增大者2块(28.57%)，与治疗前相比，有显著差异($p<0.05$，以上见表3-2-17)。将耳压组和耳压加药组作组间比较，发现治疗3个月和6～9个月后，耳压加药组胆石声影面积明显较耳压组缩小(t均>1.96)，但是，治疗12个月后比较，两组则无统计学意义的差别($t=1.51<1.96$)。

表3-2-17　两组治疗前后胆石声像面积(mm^2)变化

分组	疗程		
	3个月	6～9个月	12个月
耳压组	140.08～138.83	127.83～131.38	155.25～141.00
	1.25±16.89(12)	3.55±17.73(18)	14.25±9.70(8)
耳压加药组	176.36～120.57	171.99±144.20	163.00±110.43
	55.79±17.22(14)	57.70±19.11(10)	52.57±23.54(7)

注：表中数据，上行为治疗前均值～治疗后均值；下行为均差值±标准误(结石数)

四、讨论

(1) 目前国内外对胆囊结石患者，除手术疗法外，多采取药物溶解胆石的方法。但该法用药量大，价格昂贵、疗程长，且有程度不同的副作用。因此，寻求安全有效、经济简便的胆囊结石的非手术疗法，日益成为医务工作者面临的重要课题之一。

(2) 我们的工作表明，单纯应用耳穴压丸法，未表现出明显的溶石效果(p分别>0.5和0.05)，但采用耳压加小剂量熊去氧胆酸(该药正常溶石剂量每日需服450～600 mg)，治疗3个月后即出现明显的溶石作用($p<0.005$)，而且其溶石率和国外大剂量鹅去氧胆酸的有效率60%相似。此法则较之更简便、经济、安全。值得注意的是，耳压组在治疗12个月后，其效果与耳压加药组相比已不显示统计学上的差异，似乎提示单纯耳穴压丸如能长期坚持，有可能产生明显的溶石效果。

张仁，姚建宏，马绍珍．耳穴压丸溶解胆石作用的初步研究[J]．陕西中医，1988，9(6)：278-279，297.

如何提高耳穴压丸治疗胆石症的效果

江苏省人民医院针灸科　陈巩荪

用王不留行籽耳穴压丸治疗胆石症首见于 1977 年江苏省中医研究所关于耳压治疗胆囊炎、胆石症 114 例的报道。1984 年以来国内广泛开展了耳压丸治疗胆石症的临床观察和实验研究，到目前为止，用耳压治疗胆石症见诸报道的已逾万例。

一、耳穴压丸治疗胆石症的疗效和适应证

实践证明，耳压能使多数胆石症患者胁腹疼痛及与其相关的肩、背部放射痛减轻，发作次数减少，恶心、呕吐、厌油等症状改善，纳食增加。据文献报道，对上述症状的近期有效率为 69%～96%。许多患者反映，疼痛发作时按压耳穴，症状可立刻减轻或消失；有些患者在耳压期间厌油症状消失而敢于和常人一样进食油腻食物；有些病例行耳压后，虽经多次 B 超复查未见胆石减少，但因症状减轻或消失，仍要求继续治疗。一般认为，耳压对本病的排石率高者可达 60%～100%，低者仅有 27%或更少。不同研究的结石排净率相差悬殊，多数观察结果相差 10%以内。

笔者认为，压耳法治疗胆石症的适应证如下：①在缓解症状方面，不论胆石的部位、形状、数量、大小如何，以及是否为多部位结石，也不论病史的长短和中医辨证属何种证型，本法均有一定的疗效。但对不同情况下出现的不同症状，疗效各不相同。如对剧烈的胆绞痛，耳压不如耳针或电耳针的疗效快，针刺支沟、阳陵泉、丘墟、日月、期门等体穴见效常比耳穴疗效更快而持久。对中医辨证属气滞型者的症状缓解和疗效的持续时间均优于湿热型者，后者宜采用针药兼施、中西医并举，以利迅速控制病情的发展。②在排石方面，对下述情况的患者，耳压法均有一定的排石作用：直径小于 10 mm 的胆囊结石，且胆囊收缩功能正常者；肝内胆管、肝管及胆总管的结石，结石直径小于或略大于肝、胆管（胆总管结石可更大些）且胆管下段无器质性狭窄者；多部位的结石，特别是泥沙样胆道结石；单个、较小的结石，尤其是胆总管结石排净率更高些。

二、对耳压治疗胆石症的几点建议

（一）要认真研究耳穴的特异性，积极推广"耳穴标准化方案"

目前各地用于治疗胆石症的耳穴几乎都离不开肝、胆、十二指肠、脾、胃、三焦、神门、交感、耳迷根等。但若统计一下，先后使用过的耳穴则已达 50 个以上。多数主张每次用 6 个穴左右，但也有人对本病的治疗分"基本穴"和"辅助穴"，两者相加每次至少贴压 30 穴左右，部分医师认为多穴的疗效比少穴好。虽然多数医生只按固定的处方取穴耳压，但也有不少医务工作者在每次治疗前通过压痛点或良导法探找相关或敏感穴区，并以此进行耳压治疗，我认为这样做疗效会更好一些。许多医务人员曾主张每次同时刺激双耳耳穴，

为了防止耳穴压丸出现“疲劳”现象，同时，临床观察到耳压两侧或一侧耳穴对胆囊收缩功能无显著差异，故目前应采取左右耳交替治疗。

有实验表明，在B超下动态观察耳压对胆囊收缩影响耳压的作用有快反应（反应较强，5分钟内可达高峰）和慢反应（刺激后30分钟左右出现的效应，强度较弱但较持久）之分；不同耳穴处方的作用强度曲线形式不同，同一耳穴处方对男女实验对象的结果也不同。提示不同耳穴处方对同一患者的胆囊收缩效应有拮抗作用，临床医师取穴原则应少而精，并采取不同的刺激方法。

另外，据目前报道治胆石症的部分耳穴名称混乱，使广大读者难于定位和仿效。故建议同道们在研究用耳穴压丸治疗中，积极使用推广“耳穴标准化方案”，便于总结经验和验证研究。

（二）既要充分发挥耳压的作用，又不拘泥于耳压

医务工作者的目的是要提高疗效，作为针灸医生仍需花大力气，根据不同结石的部位、不同的症状和对耳压的敏感程度等筛选组合耳穴，准确地选择适应证，科学地决定按压刺激的方法和时间，以提高耳压法对本病的疗效。但耳压法毕竟不是万能的，我们不能苛求单用耳压治愈胆石症，还应考虑配合体穴、鼻穴、眼穴、腕踝穴等，考虑埋针、毫针、不同波形、频率和强度的电针、艾灸、按摩、拔罐、经皮电刺激法（Tens）、锥形银电极等。除针灸以外，可根据中医辨证加用疏肝理气或（和）清热利湿排石的中药；可根据病情辅以抗生素、输液、纠正酸碱平衡、解痉药、利胆药、通下药等；还可进食猪蹄、油煎鸡蛋等脂餐；可辅导患者经常采取适当的体位（如嘱胆囊结石者多取仰卧或左侧卧位促使结石易于移行至胆囊颈部），鼓励患者增加活动如跳跃跑步、打太极拳、做排石操等。总之，逐步研究人体内外环境对胆石的影响，设法调动一切有利因素采取综合疗法来提高疗效。

张仁（上海市中医文献馆）

耳穴压丸对胆石症者到底有无效果？有多大效果？本人认为，所谓效果应包括临床症状改善和排石两个方面。我们通过近两年的观察，证明耳穴压丸对胆石症患者的各种临床症状改善有明显效果，特别是能够有效地控制胆石症发作，包括急性症状如胆绞痛、发热、呕吐，也包括胁肋隐痛、腹胀及嗳气、纳差、口苦等慢性症状。其症状改善的有效率为82%。但是，经用B超反复检测及对所排出结石进行严格的理化鉴定，发现排石率仅为30%左右。而且所排出的结石均未超过长径1 cm。至于排空率则更低。近几年，不管我们如何调整穴位和改进刺激方法，虽然在一定程度上提高了症状有效率，但难以提高排石率以及排石范围。据此，笔者认为单纯的耳穴压丸，有改善胆石症急慢性症状、控制发作的作用，对长径在1 cm之内的胆囊或胆管结石有一定排石效果。

随着现代饮食结构的改善，在我们诊治的多数城市胆石症患者中，其胆囊结石的长径往往超过1 cm。对此类患者进行非手术排石治疗显然有一定困难。受到国内外采用药物溶石的启示，我们进一步开展了耳穴压丸溶胆石的临床研究。目前临床使用的溶石药物以熊去氧胆酸比较普遍，但用量大，价格较为昂贵，需长期服用，且有一定的副作用。我们观察到，对单纯采用耳穴压丸未见明显效果者，改用耳穴压丸加用小剂量溶石药物（熊去氧胆酸），都有较显著的溶解胆石的作用，有效率达到71.43%，与国内外文献报道的用大剂量鹅去氧胆酸溶石作用类似。但须进一步优化穴位,探索最佳刺激量和药物剂量。

关于以何种压物(或贴敷物)为好,我们也做了对照观察。早期,主要以王不留行籽为压物,优点是来源易及价格低。但要求患者按时自行接压,每周须换贴2～3次,比较麻烦,部分患者往往怕痛便不按压而影响治疗效果。另外,如果按压不当,则可引起耳郭表皮损伤,引起感染。近年来,我们逐步改用磁珠作为压物。磁珠本身对穴位有一定刺激作用,因此不需自行按压(在急性发作时,令患者按压),而且可每周只贴敷一次,因此较王不留行籽更方便安全。经2年对比观察,磁珠和王不留行籽相比,在症状疗效上前者较后者更为明显,但排石及溶石效果相近。近来市售的100～280高斯磁性强度磁珠,经我们试用,效果均不甚佳,磁珠的磁性强度以380高斯为佳。磁珠价格虽较王不留行籽昂贵得多,但高强度磁珠可反复使用。据我们观察,一粒380高斯的磁珠,可反复贴敷压丸半年左右。笔者认为,在用耳穴压丸进行较长时间的排石,特别是溶石治疗时,以选用高强度的磁珠作压物为宜。

耳穴压丸的选穴问题,文献报道各不相同。我们曾在B超观察下发现,不同耳穴压丸对胆囊收缩功能有明显的差异。如将上下肺、心三穴和肝、胰胆、十二指肠穴分成二组,进行相同手法的耳穴压丸刺激,前组对胆囊收缩功能未见影响,后组在刺激5分钟后即可引起胆囊显著收缩,表明耳穴有一定特异性。在5年实践的基础上,我们总结了以下耳穴配方供参考。

①消除症状为主的穴位:胰胆、肝、脾、神门、十二指肠、肩。便秘加大肠,口苦加口。②排石:以上穴加迷根、交感。③溶石:以上穴去神门,加脑点、内分泌。在贴敷时,一般采取内外对贴。应用磁珠时,应使南北极相对。

程红锋(中国中医研究院针灸研究所)

我在临床把耳穴压丸与经络电冲击疗法结合起来治疗胆石症,常可获得较满意的疗效。所谓经络电冲击疗法即选用山西平遥生产的中国经络诊疗器,首先作为耳郭穴位的探诊工具,在治疗前协助诊断,找到敏感点后运用适当的脉冲波型进行治疗,再予王不留行籽压丸治疗。患者第2次来治疗时仍然要检测寻找敏感点。实践证明疾病所对应的耳部敏感点不是固定不变的,我们发现每个敏感点通过治疗后,其穴位电阻有的升高,有的下降,随季节气候的影响,穴位电阻也会经常改变。如在耳穴标准化方案所划的同一个区域内,每次治疗前探测敏感点都不在同一位置上,这也就提示我们,要提高疾病的治疗效果,每次都要认真地探测耳穴,找到要选用和治疗的敏感点。

我们把以上两种疗法综合运用到临床实践中,特别是对消除患者症状方面要比其他疗法优越得多,而且没有任何痛苦。一般经1～2次治疗,胆结石引起的疼痛就能缓解或消失。例如,某女性患者,69岁,患胆结石已37年。1987年2月住某医院治疗,出院后若饮食不注意则上腹部疼痛并牵掣背部疼痛。又在某医院治疗2个月,B超检查示,胆囊内充满结石。患者一到夜间就疼痛难忍不能平卧,坐着睡觉已4年,本人又不愿手术治疗。经用山西平遥产的302型中国经络诊疗器行耳穴电冲击治疗,后再贴王不留行籽,令其自行按压,第2日就能平躺睡觉,目前上腹部和背部疼痛消失,饮食恢复正常,睡眠亦好。所以,本方法对年老体弱的人来讲,还是比较理想的。

对于在治疗过程中配合进高脂餐的问题，本人主张对有条件的人来讲是可以采用的，我不主张忌食，这也不吃，那也不吃，身体抵抗力就会降低，胆囊的正常功能就会受到影响，反而会影响结石的排出。患者进餐后自觉舒服即可。

要想提高胆石症的排石疗效，从中医角度看，还是要认真辨证，要注意结合四诊八纲，脉证合参，再结合耳穴探诊来决定所要选用的穴位。用电冲击疗法，脉冲电量要适中，不要太大而引起副作用。对女患者在月经期前或月经期中要认真察看交感穴的电位高低，予适当治疗，否则会引起月经紊乱或月经过多。

总之，耳穴压丸和耳穴电冲击疗法是比较理想的一种治疗胆石症的方法，如运用得当，疗效还是满意的。

盛灿若(南京中医学院附属医院)

1. **关于适应证问题**·目前虽无统一的标准，但从我们的临床实践来看，应归纳为：①无严重感染的胆管及胆总管内结石，结石大小在1.5 cm以下；若为胆囊内结石，数量不多，大小在1.0 cm以下，且胆囊收缩功能良好者。②肝内多发性小结石，不适宜手术治疗者。③手术后的胆管残余结石或结石复发，目前又无再次手术指征者。④胆系多发性结石或泥沙样结石，发作不频繁，对身体健康无明显影响者。

除了以上四点外，还与病程的长短，年龄的大小，胆道炎症的轻重，全身情况以及并发症的有无均有密切的关系。因为这些因素与患者胆道收缩功能的好差，对排石与否有着决定性的作用。

我个人认为，在胆道收缩功能好的情况下，对泥沙样结石，无论在胆囊还是胆管，一般在治疗后的第二三日，大便中即有结石排出。排石是容易，但排净(空)率很低，不但如此，有的患者通过治疗，大便中虽有结石排出，但事后复查，与治疗之初相比，胆囊内结石依旧如此，未见明显减少。这里不禁要问，那么排出的是否是结石呢？通过实验室检查，确系胆固醇和胆红素所形成的结石。而小块状结石，通过较长时间的治疗确有排净者，不过例数不多。通常是急性发作期排石率高，从治疗期间的分型来看湿热型者较气滞型者排石率又要高一些。

2. **关于疗效判断问题**·据我所知，在有些文章的报道上，疗效有过高和过好的现象，除了其中掺入一些水分外，更重要的是缺乏科学的依据。有的只通过B超检查，就作为唯一的依据。当然B超检查准确性是很高的，但也不可否定，B超存在不足的一面，如有人认为3 mm以下的结石B超是难以发现的。另外，由于肠道积气的影响，总胆管下端结石B超就不易查出。在判断疗效时必须注意这些因素。本人认为，本病的疗效标准是：治疗后临床症状全部消除，如胆囊区和上腹部无任何不适感，进食油腻饮食后无疼痛与不适感，而大便中确已见到结石排出。治疗后复查B超与X线静脉或口服胆囊造影剂(泛影葡胺)，原结石阴影消失，证实结石确已排净者。那些仅从症状的有无和大便中排出的结石多少来判断疗效，显然是不够全面的。在目前的情况下，耳穴压丸可以排石，但排净率很低，治疗方法有待改进与提高。

3. **关于疗法问题**·耳穴压丸治疗胆石症各地取穴不一致，但不外乎是肝、胆、胆管、十二指肠、胃、直肠下段、肛门、三焦、脾、神门、肾上腺等，有的取穴多，有的取穴少。问题不在于取穴多少，而是各种取穴方法的疗效却基本相同，结石都可以排一点出来。由于结石减少了在胆道内的数量，因此局部炎症的程度和临床症状也相应地得到减轻、好转，患者可以保持较长时间的稳定，症状很轻或没有症状。有的患者发作时间短，每次发作的间隔时间延长，这是赢得患者信任的主要原因，但这不是治疗的最终目的。如果只停留在现阶段的水平上，不继续提高疗效，我看总有一天耳穴压丸治疗胆石症将会无声无息地消失。

当然也不能对耳穴压丸治疗胆石症提出过高的要求，因为胆石症毕竟是当代医学上还没有完全解决的一个疾病。我认为要提高疗效必须从以下几个方面着手。

(1) 有关部门牵头，成立研究中心或协作组。

(2) 临床治疗必须与实验研究相结合，临床认为有效的方法与穴位，通过实验研究其排石的机制、作用的大小强弱，这样再指导临床实践。

(3) 单纯靠耳穴压丸来提高疗效看来难度较大，能否采取以耳穴压丸为主的综合治疗。例如，能否再寻找一两个敏感点；现有的莱籽、王不留行籽，能否改用磁丸；耳压能否改耳针；耳压能否与体针、电针(耳针)等相结合，通过综合治疗以期提高疗效。

陈巩荪，张仁，程红峰，等. 如何提高耳穴压丸治疗胆石症的效果[J]. 中医杂志，1989，30(10)：47－49.

注：20世纪80年代后期，采用耳穴压丸方式治疗胆石症曾风靡一时。当时我们采用临床观察的方式，对它的实际疗效进行了较为客观的评价，并发表了题为《耳穴压丸对胆系排石及舒缩功能的影响——附57例临床分析》论文，获得耳针界专家的关注。本文是《中医杂志》编辑部组织有关专家关于耳穴压丸治疗胆石症的一次研讨纪录。

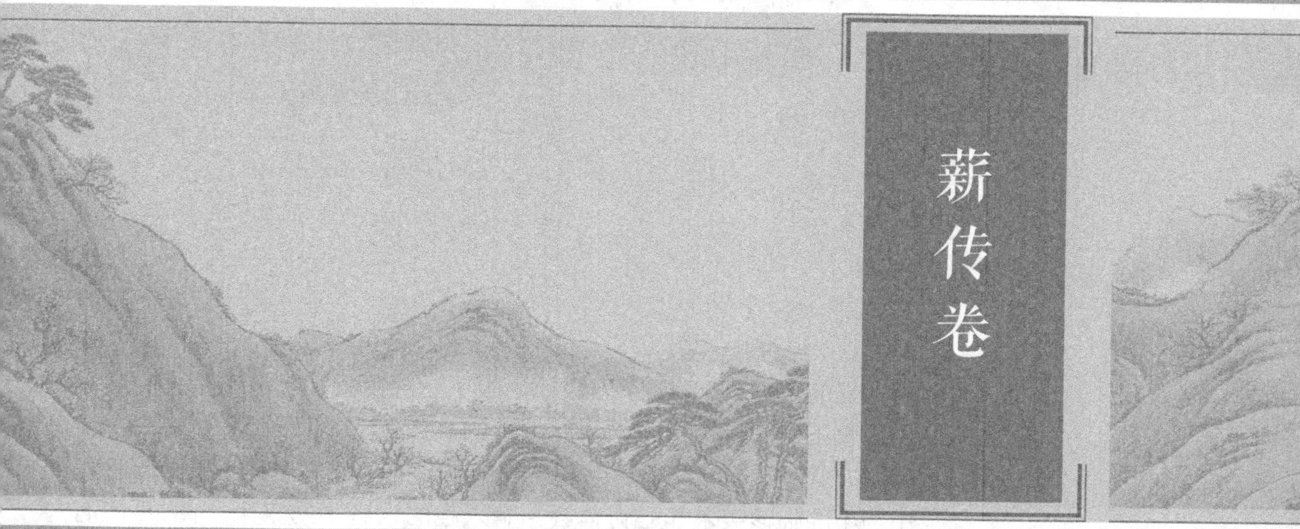

薪传卷

卷首解读

此卷是本书的重头戏之一，表现在三个方面。一是内容丰富，文字约占全书的五分之三，涉及学术总结、经验传承多方面成果。二是均由长期跟随我学习的学生所撰写，其中跟随学习的时间最长达 20 多年，少的也有 2 年以上。他们当中，有国家级和省级项目传承人，也有在读研究生；工作单位以三甲中医、中西医医院为主，也有二级医院和基层的社区卫生服务中心。三是，本卷着重展现我近 20 年以眼病针灸为主的工作积累。这段时间正是我处于由博返约针灸临床的成熟期，在时间上刚好和前三卷(以 20 世纪 70～90 年代文章为主)相衔接。

本卷分为六章。第一章是对我的学术思想和临床经验的全面总结，突出眼病针灸的学术特色。第二章包括对一些学术问题的思考和上海针灸临床及中医人才培养的调研分析，我是指导者也是参与者。第三章是以眼病针灸为主的文献研究方面的文章，形式多样。第四章是临床经验的总结，重点是对针刺治疗不同眼病的经验总结。第五章，我称之为临床研究验证，意在表示这是高一层次的经验传承，即通过一定样本的对照观察，以此为证据来确定疗效的可靠性。最后一章，是在我的指导下，我的学生马瑞玲(博士后)完成一项有关眼病针灸机制的动物实验研究后发表的三篇文章，这也是我的学生中唯一的有关眼病针灸机制探索的论文。

本卷的主要作者为徐红、刘坚、宗蕾、梁永瑛、马瑞玲、张进、王顺、朱博畅、胡艳美、杨伟杰、黄馨云、崔若琳、谢玟璋、郑佳、勾明会等。值得一提的是，2017 年科学出版社出版了一部由我和上海市中医文献馆副馆长王海丽及徐红博士共同编著的名曰《小郎中跟师笔记——针灸理法方穴术》的科普类著作，该书收载了我的多位学生在长期跟师过程中写下的临诊实录和心得体会。有兴趣的读者不妨拿来一阅，可能有助于对本卷文章的理解。

在此，我表示深深的感谢，感谢他们始终如一潜心努力，使得我的一些经验得以深化和传承。同时，我更希望他们在此基础上进一步发展和创新。只有"后浪"超过"前浪"，针灸学术才有可能真正成为扎根华夏大地而开花结果于五洲四海的参天大树，针灸医学才有可能成为世界的主流医学。

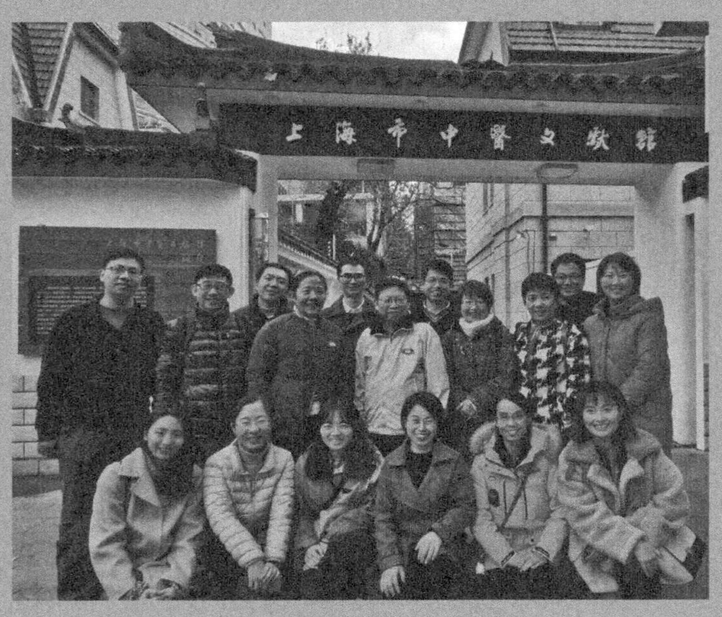

张仁工作室成员合影

第一章
学术经验

学术经验简介

张仁教授从事针灸医学的文献与临床的研究已30年。其学术建树有三:一是努力探索中医针灸的传承发展之路;二是开创性地从临床应用角度较为全面系统研究总结古今针灸文献;三是积极寻求针灸治疗现代难病特别是难治性眼病的方技。兹分述如下。

一、发展中医,寻求突破

张师时刻关心着中医学的前途和命运,思考着中医的发展之路。自20世纪80年代以来已在《医学与哲学》等刊物发表的多篇论文和由其主编的《中医科研方法》一书中阐述了他的观点。总结起来,有3个方面,一是中医学目前的发育阶段。他认为根据学科发展的规律,中医学目前正处于传统科学层次的后科学阶段和现代科学层次的准科学阶段。这既是一个充满希望的阶段,也是危机四伏的时期,是中医学发展的关键时刻。二是中医学的突破口。为使古老的中医学真正适应现代社会层次的需要,迈向新世纪、走向全世界,目前中医学重要的是寻求自身的突破与发展。鉴于传统医学的精粹在于它的实践性,所以他认为首先从临床上寻找发展中医的突破口。主要有两个,一个是以现代难病作为它治疗上的突破口。现代难病是现代医学所棘手的难治性疾病,由于其病因复杂隐匿,疾病的发生和变化受到多种因素的影响和牵制,涉及脏器广泛,因此主要以病因治疗或手术为主的西医疗法,往往难以奏效。而以整体恒动观和辨证论治体系为主的古老中医学,恰恰弥补了西医学之短。其中医理论和中草药物以及非药物防治疗法,在现代难病的诊治中体现了其独特的优势。另一个突破口是保健。由于现代社会物质水平的提高,人类对生命质量的要求越来越高,健康已被摆在首要位置。中医学对养生保健的研究与实践,其历史悠久,并积累了宝贵经验,无论运动保健,还是药膳食疗、美容养生等方面,都远远超过刚刚起步的西医,是其他医学所无可比拟的。三是抓住机遇,他认为迎面而来的21世纪将会为中医学的发展带来重要的也是最后一次机遇。“回归自然”“走向融合”,将是21世纪的两个主题。“回归自然”的潮流，将可能使以自然疗法为主体，以调节机体功能为主要手段的中医学进入世界主流医学；而“走向融合”，将会促使中医学融入全球医学发展的大循环中，打破长期孤立封闭的小圈子，在与现代科学，特别是现代医学的相互渗透、相互促进中获得新生。

二、研究文献，开创先例

张师自20世纪80年代初以来通过反复实践，终于从原来以传统的沉闷文献研究方法中开辟了一条新的现代文献研究途径。他从针灸临床着手，先对准针灸当前的主攻目标——急症和现代难病，结合自己数十年的临床实践，全面收集古今有关针灸文献(以现代国内文献为主)，对其进行系统整理、分析研究、筛选优化、归纳组合，达到揭示规律，逐步规范的目的。他将针灸文献研究，汇聚研制成针灸光盘，为推动实现针灸史上的又一次大总结做出了贡献。

对此他并未满足，又将研究延伸到中医药临床，带领同仁历尽艰辛，对近50年应用中医药治疗现代难治病的临床经验进行全面系统的文献总结。对90种现代难治病收集的25 000余篇相关文献，应用他所总结的一套现代文献研究方法进行了文献研究，首次揭示了现代医家在病因病机、辨证分型上的总体认识，在辨证治疗、专方治疗及用药上的临床规律和特色。出版了《中医治疗现代难病集成》近百万字的著作。

三、临床研究，着眼难病

探索用针灸之法治疗某些难病，是张师这些年临床研究的主攻目标之一。对现代难病的针灸治疗，他坚持遵循以下3个方面。

1. *精确辨证为前提*・辨证是认识和治疗疾病的基础，是中医学的特点和精华，是中医临床的核心。只有通过准确的辨证结果，精确的诊断，才能针对性地组方配穴以施治，获得一定疗效。

患者，男，52岁。主诉吞咽困难1年。患者于1年前，出现食入难咽，餐后易见食物反流，不能快咽、多食或食后平卧，偶见喷射样呕吐，痛苦不堪，形体日渐消瘦。曾在沪上多家医院专家会诊，各项检查排除了咽、食管、贲门部的病变，经用中、西药物及多种治疗未见效果。某院建议手术治疗，患者畏惧故前来请求针治。检查：形体消瘦，舌质偏红，苔薄腻，脉弦细。取膈俞、脾俞、胃俞，均予补法。再针膻中、天突、内关、足三里、三阴交，除三阴交用补法外，余穴均用泻法，膻中穴针感使之传向脐中，以引气下行，每周针治2次。治疗以后，吞咽梗阻明显缓解，能慢慢进食，食后未见反流。第8次来诊时，诉说体重已较针前增加2 kg。张师解析，本例病因不明，病位当于食管、胃脘部，为痰气交阻，日久伤阴的虚实夹杂症候。治疗宜在行气散结同时，再行养血滋阴。故取气会膻中配天突以行气降逆，散结利咽；针内关理气宽贲门，降痰浊；血会膈俞意在利膈养血活血；脾俞、胃俞可图调补气血，扶正祛邪；足三里则达补益调理气血之目的；三阴交除益气行气外，还起养阴生津功效。诸穴合用，故而奏效。

2. **综合方术为基础** · 现代难病，由于病情复杂，病邪深痼，病变广泛涉及脏器，依靠单纯的一两种治法，往往难以奏效。实践证明只有在精确辨证的前提下，将多种临床上证明确有良效的针灸方术，予以有机组合综合应用发挥其各自特色和技巧，才能收到满意效果。

患者，女，42 岁。主诉面部黄褐色斑 15 年。病始于妊娠期，两颧、颊部出现淡褐色斑点，产后一直未见消退，并逐渐增多且颜色加深。曾以中西药物及外擦祛斑药治疗，疗效不显。伴有月经不调，周期不定，平素性情急躁易怒。检查见其两侧面颊全呈深褐色蝶翼状斑片，边缘清楚易辨，表面光滑无皮屑。舌质淡红，苔薄，脉弦。据症此为情志不遂，郁怒伤肝，肝气郁结，疏泄失常，脾不健运，升降无序，气机逆乱，气血悖逆，不能上荣于面所致。且因病程日久，病久入络，久病必瘀，虽未见瘀象之舌，仍应考虑有瘀。面部气血运行受阻，正因瘀久才化为斑片。本病久治不愈，属于难病。遵循中医学整体观及辨证论治的原则，以整体与局部相结合的治疗方法，采取耳针与体针配合运用。耳穴取经验穴热穴、疖肿穴和耳尖交替针刺放血，以活血通络，祛瘀除斑；再针耳穴内分泌、皮质下、肝、脾，达到调节肝脾功能和调整内分泌失调的目的。体针是于面颊部色素沉着处浅刺，多为正中直刺 1 针，四周斜向中心横刺 4 针，直接疏通面部气血。鉴于病程日久有气滞血瘀，故再加取血海、三阴交、太冲，以增强行气活血化瘀之效。治疗后色斑变浅，范围逐渐缩小，月经亦见正常。针治 20 多次后，色斑仅显于颧上一小部分，而且颜色明显变浅。此案就是张师在精确辨证前提下，综合应用了耳穴、体穴、经验穴等，同时采用了刺络放血、围刺等刺灸法，因此收效。

3. **气至病所是关键** · 张师认为气至病所可明显提高针灸临床疗效，更是获效的关键所在。

患者，男，63 岁。双眼上睑下垂，自行上提乏力 2 年，诱因不明。一日不同时辰症状无明显差异，而于视物时长后自觉加重，视力未见减退。肌注新斯的明无效。某医院眼科查眼底、眼肌等各项检查以及神经科检查均无异常，西医无特殊治疗方法。因不能长时间用眼，影响工作、学习、生活而到处求医。外院西药、针灸治疗均无明显疗效，因此慕名前来求治。刻下上额胀痛，双眼上睑垂缓难睁。苔薄腻，脉弦。经辨证此为上胞下垂。取穴：新明 1、风池、攒竹透睛明、阳白、鱼尾透鱼腰。本病的治疗，关键是在针刺手法，其操作要求是：耳后的新明 1 快速破皮后，缓缓向外眼角方向进针 0.8～1 寸，在进针过程中应用轻巧的手法反复仔细探寻，以求得针感向上眼睑或眼角放射。风池穴针时针尖朝向同侧眼球，使针感向眼区或前额放散。其余近取的穴位，针后使局部产生热胀，或见眼肌出现抽搐。总之，针感均要达到“气至病所”的效应。针后新明 1、鱼尾(或阳白交替使用)穴上接通 G6805 电针仪，用连续波，频率 200 次/分，上眼睑有跳动。强度以患者可耐受为宜，通电 30 分钟。去针时各穴再按上述手法操作一次。最后用七星针叩刺正光 1、正光 2 穴。第一次针后，患者上睑就能自行抬举，睁开双眼，因此信心充足，坚持每周 2 次的针灸治疗，5 次针后自觉症状改善，能延长用眼时间，操作电脑连续上网 2 小时而不疲倦。后继续巩固治疗，获愈。

近10年来,张师在针治数百例视神经萎缩、陈旧性中心性视网膜病变及视网膜色素变性等多种眼底难治病中,在辨证论治的基础上,综合方术,择优选用,始终坚持针远道穴使针感向眼区传导,达到"气至病所"的目的。每次针后,患者都会有视物清晰感,通过一段时间治疗,多数患者视力及视野均有不同程度提高,获得相当满意的疗效。

刘坚.张仁教授学术经验简介[J].上海针灸杂志,2000,19(4):1-3.

学术思想初探

张仁教授从事针灸医学的临床和研究近40年,做出许多贡献。由于担任过上海市卫生局中医处、上海市中医文献馆及上海市针灸学会的领导和管理工作,所以张师始终对中医针灸学的前途和命运进行宏观思考;作为一个针灸文献研究工作者,他独辟蹊径,将研究工作的重点放到现代中医文献上来;而作为一个针灸临床医家,他则积极寻求针灸治疗现代急症难病的方技。张师的学术思想,主要体现在以下这三个方面。

一、发展中医,寻求突破

包括针灸医学在内的中医药学进入近代之后,一方面,面临前所未有的严峻挑战,百年中医,四度兴废,就是一个最好的例子;另一方面,又充满了前所未有的机遇,最能说明问题的是,世界开始重视中医,现代多学科开始介入中医。基于对中医学发展命运的思考,对中医学如何由它的策源地中国来发扬光大的希望,张师从20世纪80年代中后期开始,在《医学与哲学》《上海针灸杂志》等刊物发表的多篇论文,并主编《中医科研方法》一书,阐述了一系列学术思想。

1. **中医学目前的发育阶段**·根据学科发展的规律,认为从学科的特点看,中医学目前正处于传统科学层次的后科学阶段和现代科学层次的准科学阶段。这既是一个充满希望的阶段,也是危机四伏的时期,是中医学发展的关键时刻。

2. **中医学的突破口**·为使古老的中医学真正适应现代疾病谱的防治特点,满足现代社会不同人群的需求,进入当前世界的主流医学,目前对中医药学的发展来说最为关键的一点是寻准自身的突破口。鉴于传统医学的精粹在于它的实践性,首先应从临床上寻找发展中医的突破口,从临床的突破来带动中医理论的突破。由此他认为,当前主要有两个:一个是以现代难病作为它治疗上的突破口。现代难病是现代医学所棘手的难治性疾病,由于其病因复杂隐匿,疾病的发生和变化受到多种因素的影响和牵制,涉及脏器广,因此主要强调病因治疗和手术治疗即以对抗为主的西医疗法,往往难以奏效。而以辨证审因等中医理论和应用天然药物和非药物防治为主且重视全身调节的东方中医学,在现代难病的诊治中恰恰最能体现其独特的优势。另一个突破口是保健。由于现代社会物质水平的提高,人类对生命质量的要求愈来愈高,健康已被摆在首要位置。同时,现代社会的生活方式和生活环境又催生了大规模的亚健康人群。中医药学对养生保健的研究与实践,其历史悠久,并积累了极为丰富的经验。它的优势同样是在这方面刚刚起步的西医所无可比拟的。

3. *中医药学发展的瓶颈问题*·张师认为,中医医药学目前发展面临三大瓶颈。一是观念问题,一方面,神秘化,过度拔高。过分强调铁杆中医,中医只姓"中"等,把中医又搞成封闭系统;另一方面,低俗化、恶俗化。所谓低俗化,是指不恰当的提"简、便、廉"口号,重蹈"文化大革命"时"一根针,一把草"的覆辙,贱卖贱买,只要肯花钱,3 个月甚至 1 个月就能将毫无医学背景的人培养成针灸师。所谓恶俗化,是指一些不学无术的江湖骗子,败坏中医之名。二是中医人才问题,它是中医生存与发展的最为关键的一着。由于存在着传统与现代的交叉,继承与创新的矛盾,培养的模式一直处于探索之中,是以学校教育还是师承教育为主?二者如何结合?张师在实践和研究中发现,先学校后师承,并开展多形式、多层次、多途径的师承教育,有利于培养高质量的人才。三是中医科研。科研是促进学科快速及持续发展的动力。但目前中医科研现状堪忧,表现在心态浮躁,急功近利,为科研而科研,甚则学术腐败,导致缺乏创新、缺少重大成果,投入与产出严重失调。

4. *必须抓住机遇*·21 世纪将会为中医学的发展带来重要的、也是最后一次的机遇。"回归自然""走向融合",将是 21 世纪的两个主题。"回归自然"的潮流,将可能使以自然疗法为主体,以调节机体功能为主要手段的中医学进入世界主流医学;而"走向融合",将会促使中医学融入全球医学发展的大循环中,打破长期孤立封闭的小圈子,在与现代科学,特别是现代医学的相互渗透、相互促进中获得新生。

二、研究文献,着眼现代

我国古代针灸医学文献的研究源远流长。从先秦至两晋对前人知识经验的综合时期,经宋代对文献的分类总结时期,到明代进入针灸医学的又一个文献综合时期。从文献研究的方法看,古代医家主要采取两种:一种是以保存目的为主,即采用校勘、辑佚、训诂等法,强调还医籍以原貌;另一种是以注释、类编等法为主,目的在利于临床应用。自 20 世纪 50 年代以来尤其是近 20 年,随着针灸医学的迅速发展和广泛传播,针灸文献尤其是临床文献如雨后春笋急骤增加,以公开发表的论文统计,仅 20 世纪 80 年代的针灸文献量就超过了以前 80 年的总和。针灸学正处于继往开来的历史性转折时期,表明又一次历史性大总结已经到来。

鉴于这一时代特点,张师认为针灸文献研究应进行重点转移。虽然包括针灸文献在内的中医药文献研究,长期以来所注重的保存性研究和初级应用研究仍然十分重要,但是如何抓住这一历史机遇,如何应用文献研究的方法为促使针灸医学尽快从传统层次进入现代层次已经成为极为重要的课题。作为排头兵的针灸文献首先应当将重点转移到高层次的应用性研究和开发性研究上来。

为了实践上述想法，即从原来以传统的沉闷文献研究方法中探索出一条新的现代文献研究途径。20多年来张师做了以下工作。

1. *通过文献研究来提供临床规范化方案*·从针灸临床着手，先对准针灸当前的主攻目标——急症和现代难病，更多的是放在他实践最多的领域——难治性眼病。结合张师数十年的临床实践，全面收集古今有关针灸文献（以现代国内文献为主），对其进行系统整理、分析研究、筛选优化、归纳组合，达到揭示规律，实现规范化的目的。并完成了《急症针灸》《难病针灸》《眼病针灸》三部书。

在此基础上，又将研究扩展到针灸临床的其他领域：从针灸的预防、保健到治疗，从针刺手法、各种传统刺灸法到现代各种穴位刺激法，以及针灸意外、针刺麻醉、子午流注和经外穴等。完成"实用中国针灸临床系列丛书"（共18册），并在中国台湾出版。由此又将其所有的针灸文献研究，汇聚制成针灸光盘，把文献研究范围扩展到整个针灸学，为推动实现针灸史上的又一次历史性大总结做了大量的工作。

他又将此研究方法延伸到中医药临床，带领同仁以数年时间，完成了对古今，主要是近50年应用中医药治疗现代难治病的临床经验作了较全面系统的文献总结。对所收集的25 000余篇现代文献和数百本古医书，应用他总结的一套现代文献研究方法进行整理，并对90种现代难治病进行了文献研究，完成了近百万字的《中医治疗现代难病集成》一书。该书揭示了现代医家对每一病种在病因病机、辨证分型上的总体认识，在辨证治疗、专方治疗及用药上的临床规律和特色。由于包含信息量丰富、较科学地反映了当代诊治水平，临床实用价值较高，已故著名中医学家姜春华、谢海洲教授特作序推荐。读者反映十分强烈，认为是一部具有学术和应用双重价值的著作。

2. *应用文献研究揭示发展规律*·在20世纪80年代中期，张师从事针刺麻醉发展史的文献研究中，通过两年时间，在大量收集古代、现代各种文献，包括古今书籍、刊物、内部资料、访谈记录及影像资料等的基础上，通过反复考证、对照筛选，进行去粗取精、去伪存真一系列过程，比较好地揭示出其马鞍型发展规律和总结了科研思路的特点。完成了《中国针刺麻醉发展史》一书，该项成果获得了多个奖项。并在此基础上，进一步较全面系统地总结了穴位、针灸处方、针法、灸法、针灸保健、预防、治疗及针灸意外的历史与现状，在大量古今文献的基础上，一定程度上揭示了它的应用特点和发展规律。

三、临床实践，主攻难病

现代文明，在给人类带来福音的同时，也使人类面临日益严重的报复。外环境的恶化和生活方式的改变，一群被称为现代难病的疾病，已经成为笼罩在人类头上的一片阴云，成为当代医学科学的主攻方向。所谓现代难病是指迄今为止病因不明，或病因虽明（包括部分清楚），但现代西医学尚无特效疗法的一类病症。面临现代难病的严峻挑战，张师认为针灸在治疗常见病的同时，应当将它的临床重心逐渐转为对现代难治疾病的治疗。他通过其实践证明，针灸在治疗相当多的现代难治病中不仅有独特的疗效，并且有明显的优势。下面是张师的几个主要学术特色。

1. 不断由博返约

(1) 博采众长：有三个方面内容。首先，是张师具有深厚的中国传统文化造诣，他博览群书，充分吸收中国传统文化中至今仍不失其价值的养分；其次，是涉猎中医针灸的古今文献，特别是现代文献，吸取古人和他人的经验；最后，是向名家学习。张师曾跟随过多位名家学习，获益良多。郭诚杰教授治疗乳腺增生病以中取和近取为主的组方特点、方幼安教授治疗中风后遗症善用效穴的选穴思路、李聘卿主任独到的运用手法等，都对张师临证治疗及学术思想的形成有重要影响。

张师指出，"博采众长"应注意以下几点：一是，要有针对性，并非越博越好，而应当根据学科特点和自身情况，有选择地吸取。在文化上要重视传承、调节、平衡、转化、共存等传统文化内容，也应关注近代海派文化对中医针灸学的影响，这有利于开阔思路。二是，要有选择性，即在吸收时，要进行去粗取精、去伪存真，即筛选的工作。在研读古今文献，特别是现代针灸文献总是戴着"有色眼镜"，以自己的实践来尽可能挤干水分。三是，要能不断进行综合和提取，即优化工作。特别是在师承多位名家时，这一点十分重要。不可依样画葫芦，也不能照单全收，而要融会贯通。这实际上就是由博返约。

(2) 确定主攻：当前针灸用于治疗的现代难病，约有100多种。应根据自己的特点和面临的群体逐步确定主攻病种。早期涉及面可广一些，病种可多选一些，通过大量实践的积累，逐步选择一到两类作为自己的主攻病种。主攻方向的选择十分重要，因为难治病症本来治疗就有难度，针灸治疗更是新的课题，需要下大力气探索和总结，而任何一名针灸医生，其学识、时间、精力总是有限的，不可能包治百病。张师通过近40年的探索，最后集中定位在难治性眼病上。

(3) 形成风格：即个人的临床特色，是在博采众长和自己长期临床摸索积累的基础上逐渐形成的。这一风格，渗透于从诊断到治疗的整个过程，包含思维特点和操作特色。他认为只有在博采各家之长的基础上，重视体会领悟，继承并且有创新，才能在消化吸收之后，成为自己的东西，形成自己的风格。

2. 重在掌握证治规律·针灸治疗病症，一定要重视掌握证治规律，以提高疗效，对于难病尤其重要。最为必要的是处理好以下三个方面关系。

(1) 个体化与规范化的关系：针灸是一种非药物的整体调节，临床中发现，针灸治疗中个体差异较之药物治疗更为明显，即使是同一个穴位用同样的手法，不同的人的针感往往很不相同；同一病症，即使病程等因素相似，用完全相同的针灸处方和技法，不同的人，其疗效差别有时也很大。所以，个体差异至今仍是针灸推广的拦路虎之一。张师认为，个体化只是一个现象，只要长期积累观察，肯定能发现其内在规律，完全可能总结出规范化方案的。个体化与规范化，是标与本的关系。首先要抓住本，总结出适合该病症的理、穴、方、术，才可能重复，可推广；其次，也要根据不同的患者、病程及兼症等，从处方的加减、手法的变化及针刺时间长短等进行微调，以提高疗效。

(2) 速效与缓效的关系：在针灸的治疗中，往往会出现这样的几种情况：第一种是针刺后就出现效果显著，而且随着次数的增加，效果更为明显。第二种是针灸后，可能出现较好的即时效果，但维持一定时间后，就会逐步消失；继续治疗，又会出现同样的情况，而长期治疗后效果变得明显。第三种是治疗后没有即时效果,但长期治疗后,可维持原状而不出现恶化。第四种是针后既无显著的即时效果,而且针灸也难以阻止其不断恶化。一般而言,针灸治疗难治病,最为常见的是中间两种。张师认为,急性病中,针灸多可速效,而难治病,多为缓效,期望值不可过高。其在治疗眼底病时,发现取效的快慢、程度的好坏与难治程度关系很大。其治疗的视网膜色素变性有长达 10 年以上。所以在治疗难治病时,一定要处理好速效与缓效的关系,既要尽量优选穴方和做好每一次的操作技法,争取即时效果,同时,又要嘱咐患者长期治疗,打持久战。为了使患者能坚持长期治疗,一般在病情稳定后,采取每周甚至 2 周治疗 1 次,即相当于药物的维持量,这样无论从时间和经济上患者都可以承受,往往也能巩固疗效。他的多数眼病患者之所以能坚持几年,甚至 10 年以上,和这样的做法不无关系。

(3) 经验与教训的关系:张师重视针灸的教训,善于将教训转化成经验。针灸的教训可分为两种,一种是思路与方法的问题,理法混乱,处方组穴不对路,没有治到点子上,疗效差,延误了病情,即中医所说的误治。这种情况对病情复杂的难病更易发生,由于针灸不同于药物,只要及时改正,多无大的问题。另一种则是针灸所独有的,是技术操作问题,即针灸不当所致的意外事故。后者与前者相比,后果往往更为严重。面对前者,他从中不断提高诊疗水平;面对后者,他更是始终铭记在心,并使之成为经验的一部分。他曾将他和其他人在这方面的教训写成《针灸意外与事故的防治》一书。

刘坚,宗蕾.杏林秋实发春华[M].上海:上海科学技术出版社,2010:463-467.

诊治经验分析

一、诊断上:辨证辨病灵活结合

张师认为,针灸学是中医学的重要分支,辨证是其诊疗的基础;同时,针灸学又是受现代医学渗透很强的一门学科,辨病亦是其有效防治的前提,辨证与辨病相辅相成、密切配合,对认清病情、提高疗效有重要的临床意义,故两者不可或缺。

以针灸治疗急症而言,发病之初,病势凶猛,常牵涉全身,为争取时机,进行及时有效的治疗,必须迅速把握疾病的整体特征及抓住关键性症候,此时最宜四诊合参,综合分析,细审病机,辨明证型,权衡缓急,分型治疗。病情稍缓,主症略减,在条件和患者情况许可下,特别是辨证不太满意者,应即行现代医学各项检查,尽快确定病种,迅速确诊,调整治法,使之针对性更强。治疗过程中,因急症瞬息多变,又须依据其在不同阶段的不同症候表现,灵活地进行辨证,治疗方能有效。

针灸治疗现代难病,辨证与辨病结合起来更为重要。首先,从诊断上说,现代难病多病因复杂难明,可依据中医逆向思维的特点,从疾病所呈现的症候,去探求发病原因及病变机制。这种从机体的反应状态中来认识疾病的方法,正是中医辨证的方法之一:审证求因。它对难病的诊治有着不可忽视的作用。如有一患者,男,52岁。主诉吞咽困难1年。患者于1年前,出现食入难咽,餐后易见食物返流,不能快咽、多食或食后平卧,偶见喷射样呕吐。因此痛苦不堪,形体日渐消瘦。曾请沪上多家医院专家会诊,各项检查排除了咽、食管、贲门部的病变,经用中西药物及多种治疗未见效果。检查形体消瘦,舌质偏红,苔薄腻,脉弦细。张师依据其症状,认为其病位当于食管、胃脘部,且为痰气交阻,日久伤阴的虚实夹杂症候。治疗宜在行气散结同时,再行养血滋阴。故取气会膻中配天突以行气降逆、散结利咽,针内关理气宽胸、降痰浊,血会膈俞意在利膈养血活血,脾俞、胃俞可调补气血,扶正祛邪,足三里则达补益调理气血之目的,三阴交除益气行气外还起养阴生津功效。除三阴交用补法外,余穴均用泻法,膻中穴针感宜传向脐中,以引气下行,每周针治2次。首次针灸后,吞咽梗阻明显缓解,即能慢慢进食,食后未见反流。至第8次来诊时,诉说体重已较针前增加2 kg。当然一般情况下,如能最大限度结合西医学的辨病之法,尽力弄清确切的病原、病位及病理改变,更有助于针灸治疗。其次,现代难病,症候复杂,多涉及整个机体,且病程长而变化多端,具有明显的个体医学的特征,用辨证与辨病相结合进行施治时,更可做到具体问题具体解决。即既能作整体的宏观把握,又能作局部的细致分析;既能在不同的病程阶段作动态处理,又能抓住病变的本质,进行有效治疗。

总之,张师认为,辨证辨病,既各有特点,又紧密配合,不可分割。一般地说,辨证有助于迅速地从整体上认清疾病的主要特征,在阶段上掌握其变化规律;辨病则可从本质上深入了解病症,把握其内在矛盾运动。辨证与辨病,如能灵活运用有机结合,就能从外到内,自始至终获得对病症的正确诊断和有效治疗。

二、治则上:强调异病同治

"异病同治"是后人根据"同病异治"的精神和临床治病的实际情况,提出的相对语句,其含义是指不论病种是否相同、症状是否一致,只要其病因、病机、病位等相同,就可采用同一治法进行治疗,所以"异病同治"实际上是辨证论治的必然结果。张师重视"异病同治",认为其应用于针灸临床,至少有异病同穴、异病同方、异病同法这几种情况。

1. *异病同穴*·异病同穴,是指不同的病症,常可用同一主穴。异病同穴除了用于一般针灸书籍所载的属同一主治范围而不同的病症外,还可用于以下两种情况。一为属于相同或相近部位上的不同病症。如新明1穴,是针灸工作者在自身实践中发现的新穴,可用于治疗相同部位不同的眼底疾病,其针感强烈,具有益气化瘀明目作用。张师发现,该穴还对其他的面部病症如难治性面神经麻痹、面肌痉挛、三叉神经痛有很好的作用。另一种是,处于同一经脉或相邻经脉的不同病症。如天柱穴,由于其属足太阳经,内邻督脉之风府,外近足少阳之风池,挟持三阳之经气,而阳经均汇集于头部,"其精阳气上走于目而为睛",所以天柱与眼球关系密切,具有通窍明目,清瘀散结之功能,是治疗眼底病要穴。同时,天柱穴位在颈项属阳经,可起调理颈、肩、背经络气血运行的作用,而能治疗颈椎病。

又,天柱穴虽位于项后,但与甲状腺前后相对,有近治作用,是治疗甲亢的验穴。对甲亢引起的突眼症,也多取治该穴。所以在临症时,常取天柱穴治疗眼底病、颈椎病及甲亢等多种病症。

2. **异病同方**·所谓异病同方,指不同的病症应用同一基本方。多用于病位及病机均较一致者。如眼底出血、视网膜色素变性、年龄相关性黄斑变性、青少年黄斑变性等是不同的眼底病,虽然这些眼底病表现为异样的眼底表现,体现不同的临床症状,但其病位相同,均在眼底,病机均为眼络脉道气血不和,瘀滞失畅,精微不能上输入目,目窍失于濡养。故治疗都可选用调整目系气血,疏通眼底脉络的方法,达到血脉通利,濡养神珠目的。张师对这些难治性的眼底病总结出一个基本方,即新明1穴、风池、上睛明、球后。此基本方,以中取和近取相互配合运用,能起到通畅气血、濡养神珠的作用,使目明而充沛,视物清彻明亮。甚至对一些外眼病,也可采用这一基本方。

又如顽固性荨麻疹、慢性湿疹和扁平疣,三者病位均在皮肤,其病机有一共同点,即热(血热、风热)和瘀。据此,他还总结了一个基本方:大椎透至阳、膈俞、肺俞、血海、曲池。用以通阳泻热、活血化瘀,取得了相当明显的效果。

3. **异病同法**·异病同法,这里系指不同的病症采用同一种独特的针法或刺法。张师临床较常用以下两法。

(1) 透穴法:本法常用于同一病位的不同病症。如难治性眼肌痉挛、眼外展肌麻痹、眼型重症肌无力症和视疲劳是表现不同症状的外眼病症,张师常以攒竹透上睛明、阳白透鱼腰、丝竹空透鱼腰为主。因透穴刺法具有协调阴阳、疏通经络,可直接沟通表里阴阳经气,加强经络与经络、腧穴与腧穴、经穴与脏腑之间的联系,能促使阴阳经气通接,从而提高针刺疗效。临床实践也证明,透刺法取穴少而精,既免伤卫气,又增强针感,可加强其治疗作用,达到"集中优势兵力"克敌制胜的目的。

(2) 刺络拔罐法:本法多用于病机相同的不同病症。如子宫内膜异位症、难治性面神经麻痹、偏头痛,其受病的部位迥然不同,临床症状、体征亦截然异样,但在其发展的某个阶段,都可因气血瘀滞造成,故治疗上均能采用刺络拔罐方法,以活血化瘀、疏经通络、软坚散结,达到治愈这些难治病的目的。如久治不愈的子宫内膜异位症,加用腰骶部近盆腔脏器的穴位刺络拔罐后,原来难以缓解的渐进性痛经,得到控制;对于难治性面神经麻痹,由于病程日久,采用局部刺络拔罐针刺法,有助于瘫痪侧神经和肌肉的恢复;同样,顽固的瘀血性偏头痛,应用刺络拔罐法,亦能获得良效。

4. **同中有变**·异病同治法实际上是建立在辨证论治的基础上的,其中证是决定治疗的关键因素,也就是证同治亦同的意思。异病虽可以同证,但由于所处病种不同,其证候的临床表现并非完全相同,即构成同一证型的诸要素如主症、次症、兼症及舌脉等,在不同的病种其主次地位是不一致的。异病同证之同,是在异病的基础上,是不同疾病发展过程中至某一阶段所具有的共同的临床表现或具有的共同病理过程,但其本质仍是有所差异的。虽然其证同治亦同,但结合具体疾病,其理法方穴仍应同中有变。张师认为对于异病同治,在具体应用于临床时,须掌握以下三种情况。

(1) 异病同穴,是对所选的主穴而言,即使是同用一穴,也有操作方法上的不同。例如新明1穴，虽然同时治疗眼底病、面肌痉挛、三叉神经痛等，但其针刺方向和手法操作上有所差异。对于眼底病，针尖向外眼角，运用平补平泻手法；对于面肌痉挛，则针向鼻旁，采用补法；对于三叉神经痛，针尖宜向疼痛支方向，选用泻法。此外，这三种不同疾病的配穴也不相同，眼底病配穴取上明、翳明、天柱、承泣、太阳等；面肌痉挛配穴取牵正、四白、夹承浆、地仓；三叉神经痛配穴取下关、听会、扳机点等。

(2) 异病同方，是对基本方而言。眼底病，虽强调用上述固定的处方，但毕竟是不同的眼病，不仅症状不同，而且其本质也有所差异，所以在此固定组方的基础上增加不同配穴。如视神经萎缩加新明2、上明；视网膜色素变性加翳明；眼底黄斑变性加天柱、承泣(与球后交替使用)；眼底出血加太阳；等等。

(3) 异病同法，是从大的方法而言。具体操作时基本法相同，又因症情不同而有所变化。同样是透刺法，有透刺距离和针数的区别；同样是刺络拔罐，有刺络强度、面积及吸拔力度和时间等的差别。如难治性面神经麻痹，一般要求叩刺面积大一点，用轻叩法，吸拔力度小一点、时间短一点等；而瘀血性偏头痛则恰与此相反。

总之，针灸法和中医的所有疗法一样，只有充分把握疾病的发生和发展规律及其病机所在，准确选择穴位、处方、治法，才能切中要害，取得疗效。

三、治疗上：重视综合方术

张师在实践中体会到，针灸治疗疾病，特别是现代难病，由于病情复杂，病邪深痼，病变广泛，涉及脏器，依靠单纯的一两种治法，确实难以奏效。进行有效的综合，是目前临床值得探讨的一个问题。其实，早在唐代，孙思邈就提出过针、灸、药三者结合的观点。

张师认为所谓综合方术，应当包括两大类，一是指不同的刺灸法的结合，如体针、艾灸、耳针、拔罐等中的两种或两种以上的结合；二是指针灸和其他疗法如中西医药物、心理疗法、物理疗法等中的一种或多种的结合。如中风恢复期，用焦顺发氏头针法结合石学敏氏的醒脑开窍体针法效果就较明显；眼肌痉挛，以透刺法配合疏密波电脉冲刺激，较之单用透刺法或透刺法加连续波为佳。在选择不同的方术时，他认为首先要考虑是否能取长补短，发挥协同作用。如对每次针刺间隔时间较长，如1周针1次或2次者，多配合耳穴贴压，以维持疗效。对眼底病变者，多以穴位注射神经营养药物或活血化瘀药物与体(电)针相结合。膝骨关节病变者则常采用温针与拔罐结合，以发挥温通与活血协同效应。其次要精，能用2种方法结合解决问题的，就不要用3种，要避免滥用。在临床上，他虽主张用综合之法，但一般情况下不超过4种不同的穴位刺激法。

需要指出的是，这是多种方法的有机综合而不是将各种方法一股脑儿都用上的堆砌，一加一不一定等于二。针刺镇痛研究发现，针刺镇痛的西药结合运用，并不都是能增加针刺麻醉效果的，有的药物不起协同作用，有部分药物反而起拮抗作用，抵消了针刺的效果。另外，有报道针刺和某些戒毒中药合用于戒毒时也出现拮抗的情况。

实践证明只有在精确辨证的前提下，将多种临床上证明确有良效的针灸方术，予以有机组合、综合应用，发挥其各自特色和技巧，才能收到满意效果。

四、处方时:讲究定中有变

所谓定中有变,是指既要遵循针灸取穴组方的大法,但又不能墨守成规。张师在这方面经验可归纳为以下两条。

1. **选穴时,推崇奇穴新穴**·奇穴、新穴,统称经外穴。奇穴一般指1911年之前,古医籍中记载的不属于十四经脉上的穴位,而新穴则是近当代医家在实践中总结出来的一些穴位。如治疗眼病而言,由于受到当时科技水平的限制,古代对眼病,特别是眼底病的认识还不像今天这样深入,加之眼区部位的解剖特点,针具制作也较粗糙,易伤及眼等原因,古籍中所载眼部穴仅睛明、承泣二穴,还分别被列为禁灸、禁针之穴。事实上眼底病不仅繁多,而且往往复杂难治,这些穴位很难满足客观需要。随着针灸实践的不断积累和针具的日趋更新完善,近半个世纪来,医学同行在临床实践中,摸索出不少行之有效的经外奇穴、新穴,包括一些眼区穴如球后、上明、上睛明等,以及非眼区穴如20世纪50年代发现的翳明穴和70年代李聘卿医师所发现的新明穴。张师应用后,发现这些穴位不仅疗效独特,如球后、上睛明、翳明和上明穴治疗视神经萎缩和眼底黄斑病变,鱼尾、印堂为主治疗眼肌痉挛和眼型重症肌无力,正光1、正光2治疗近视、弱视等;而且这些眼区穴位,相对于睛明穴等,也不易出现眼部血肿等针刺意外。除眼病外,他也常选用其他经外穴治疗疾病,如上天柱(天柱上5分)治疗甲状腺功能亢进,印堂配百会治疗失眠、配迎香治疗过敏性鼻炎,胰俞降血糖,胆囊穴治疗胆囊炎、胆石症等。

他在实践中发现,如能选择性地用好经外穴,确有助于疗效的提高。当然,多用奇穴、新穴并不等于排斥经穴,这里所说的推崇经外穴是建立在应用经穴的基础上,从整体上来说,经穴还是主力军。以眼病而言,承泣、风池、攒竹、天柱等亦为常用效穴。

2. **组方时,中取为主,结合近取,配合远取**·所谓中取,是指离病位较近的部位取穴;近取,是指局部取穴;远取,即远道取穴这一组方方法。相当于以中取效穴为君穴、近取效穴为臣穴,远取效穴为佐使穴。特别是在一些急难病的治疗中,此配穴法如能运用得好,中取往往最为有效。这一经验是张师从眼底病的治疗中获得的。张师认为,耳后的经验穴新明1、足少阳胆经之风池穴对眼底病的治疗,不仅较单独用眼区穴治疗效果显著,而且也更安全。后来又进一步结合眼区的球后、上睛明穴等,配合远部光明穴的穴位注射,通过相互配合运用,能通畅气血,濡养神珠,更能使目明而充沛,视物清彻。后来他又推广到对多种病症的治疗,发现这种配穴方法确实值得深入观察。如三叉神经痛,中取新明1、听会为主穴,扳机点为臣穴,合谷等远道穴为佐使穴;又如颈椎病,中取大椎、天柱、风池,结合局部病灶处(相应颈椎夹脊),配合曲池等穴;浸润性突眼,中取上天柱,结合近取眼区穴,配以远取四肢穴等。

五、针法上:重视灵活应用

通过多年来的实践,对急难病症特别是现代难病的针灸治疗中,张师在针法的运用上积累了深厚的经验。

1. 善用不同刺法

(1) 深透刺法:即指深刺或透刺,或深刺加透刺。张师认为此法运用得当,可明显提高疗效。

眼部穴:诸如球后、承泣、上睛明、上明等穴一般要求针深1.2～1.5寸,至眼球有明显的酸胀感。深刺多用以治疗眼底病症。眼周的穴位则强调透刺,如攒竹透鱼腰或透向上睛明、阳白透鱼腰、鱼尾透攒竹等。透刺多用于治疗外眼难治病症。如眼睑痉挛症和眼型重症肌无力症,除仍以新明1、风池为主外,加配鱼尾透攒竹、阳白透鱼腰也是治愈本病的关键。也有以深刺配合透刺刺激的,如外展神经麻痹,除鱼尾穴宜透刺外,针治时还强调丝竹空、瞳子髎穴的深刺、强刺激手法,一般垂直进针0.8～1.0寸,反复提插捻转直至局部出现明显酸胀感,并有针感向眼眶内或外眼角放射。临床上须灵活运用。

耳部穴:治疗耳鸣耳聋时,完骨穴,以2.5寸毫针向同侧目外眦方向深刺,进针2～2.2寸;听会或听宫,直刺进针1.4寸左右;下关穴,一般针尖向听宫方向透刺,直至针感传入耳内。

督脉穴:如大椎透身柱,身柱透至阳。用28号3寸长的针,进针后缓缓沿脊椎中线向下深透2.5～2.8寸,患者感到有一股酸胀之气循经下行。本法多用于治疗顽固性皮肤病。

背腧穴:以2～2.5寸毫针,在距相应的背俞穴外侧约2 cm处进针,向夹脊穴方向深透1.8～2.2寸,使局部产生强烈针感或向胸腹部放散。

透刺法是指毫针从一穴按一定方向透达另一穴(或几个穴)或另一部位的一种刺法。它可以精简用穴而又能扩大针刺的作用,如能加强表里经及邻近经脉的沟通等。不过临床上一般多用浅透法,张师主张对一些深痼之疾,用深透刺法更能增强刺激量,针感容易扩散、传导,起到分别刺两穴(或数穴)所不能起的作用。但并非所有穴位、所有病症都可使用,而应据部位和病症而施,以避免意外事故的发生。如头部组织浅薄难以深刺。

(2) 多针刺:即指同一穴位或部位,每次针2根或以上毫针的刺法。既包括古代的傍针刺法、扬刺法、齐刺法,也含现代的丛刺法、排刺法及围刺法等。常用的有:①齐刺法:即在所选的穴位,先直刺一针,再在两旁各刺一针,此法可加速得气,并能增强局部的刺激。张师多用于痛点或压痛点较为局限的病症。如急性腰扭伤、梨状肌损伤等。②丛刺法:亦称五瓣梅花刺法。是以多针集中刺某一穴点或特定部位治疗病症的方法。在正中先刺一针,上下左右各刺一针,五针浅刺。治疗面积大而浅的寒痹。如运用丛刺法治疗三叉神经痛和面肌痉挛可以收到很好的疗效。三叉神经痛,多在扳机点丛刺,治疗面肌痉挛时则采用牵正穴丛刺。具体针数和刺法,也可灵活应用。如三叉神经痛,多用数针集中平行刺法;面肌痉挛则在正中深刺一针,周围浅刺数针。③排刺法:是用3根以上毫针按一定距离排成线状进行针刺的刺法。本法张师多用于减肥、难治性周围性面肌麻痹及其他周围性病变。难治性周围性面肌麻痹以口轮匝肌及额肌最难恢复,在此肌群排刺,多有效。另,张师曾治一例左侧下肢麻痛患者,其下肢外侧出现条线状麻痛数月,经用多种方法检测未发现异常，服药未见效果。根据其麻痛系沿胆经线路走向足底，就采用排刺法，每次在麻痛区间隔1寸左右进行排刺，再加阳陵泉等穴。治疗2次后，症状即明显减轻。

(3) 掌握针刺方向：张师认为在进针过程中，把握好针刺方向，有助于提高疗效。可以分为以下两类：一种是在不同的穴位，或因病症虚实，以迎随补泻之法，决定针刺方向；另一种是按病位所在，决定针刺方向，如腕踝针刺法。他强调：同一个穴位，通过采用不同的针刺方向，促进、激发针感的传导，并控制这种针感向疾病方向传导，可以用来治疗不同的病症。现选择数穴介绍如下。①新明1穴：位于耳垂后皮肤皱纹之中点，翳风穴前上5分，具有益气化瘀明目作用，是用于治疗眼底疾病的新穴。此穴不仅对各种眼病有显著疗效，而且对面肌痉挛、三叉神经痛亦有满意疗效。关键在于掌握好针刺的方向：在治疗眼底病时，其针刺方向往目外眦，使针感向目外眦方向传导。治疗面肌痉挛或面面神经麻痹时，其针刺方向须朝向鼻尖，进针后，如为面肌痉挛，可施以中等强度的提插为主、捻转为辅的平补平泻之法；对病程长的难治性面肌瘫痪，则宜采用反复小幅度快速的提插捻转补法，均促使针感向面部传导。治疗三叉神经痛时，针尖宜朝向疼痛的神经支，进针后，宜通过反复大幅度提插之泻法，使针感向病所放散，往往能较好地控制剧痛。②大椎穴：属督脉与六阳经之会，有升阳、益气、泻热、补虚等多方面的功效。要充分发挥这些功效，与针刺方向关系颇为密切。如防治感冒、退热，直刺，针尖微向上；治疗颈椎病，针尖略向下斜刺，二者均可刺1～1.2寸。针感，前者以局部胀感为主，后者宜向下或一侧上肢放散。如治疗顽固性皮肤病，则如前所说，针尖贴皮下，向下平刺。③风池穴：其属足少阳经，是足少阳和阳维之会。如治疗眼底病时，针刺方向为朝向同侧眼内眦，针感放射至头额部或眼部；治疗偏头痛时，针刺方向为朝向目外眦，使针感放散至同侧颞部；治疗甲亢时，针刺方向朝向下颌部或口鼻部，使酸胀感充满整个颈部；治疗颈椎病时，针刺方向为朝向对侧风池，针感放射至颈枕部。④秩边穴：可以健腰腿，利下焦。治疗坐骨神经痛时，针刺方向为垂直向下直刺，通过提插捻转的手法，使针感向下肢部传导；治疗梨状肌损伤时，针刺方向略向四周散刺，即进针后在肌层内向不同的方向反复进针退针，使针感传向整个臀部；治疗前列腺肥大和遗尿时，针刺方向须斜向内侧深刺(4～4.5寸)，通过提插捻转的手法，使针感向下传至会阴部。

2. *注重气至病所手法*·早在《黄帝内经》中就提出"气至而有效"，表明了气与效的关系。张师认为应用气至病所手法，对相当多难治病，特别是难治性眼底病，有着相当重要的价值。他根据古今医家的经验和个人的临床实践总结了一套"气至病所"的手法：从时间程序上可分为针前准备和针后激发两个阶段；在内容上每个阶段又包含各种不同的手法。

(1) 针前准备：目的是为"气至病所"创造一个易于激发的条件。

必先治神：进针前，要求医者聚精会神，专心致志，注意力集中在患者和毫针上。

循切弹按：入针之前，如对所选穴位，施以适当的循切弹按手法，亦可促使"气至病所"。具体操作步骤是：先循经用拇指指腹适当按揉1～2遍，再以左手拇指指甲对需针之穴位切压，直至出现酸、麻、胀等感觉沿经向所应气至部位传导，再行进针。

(2) 针后激发

针芒法：针刺达到一定深度，稍加捻转提插，医者手下获得气感后，将针尖朝向病所。

提插捻转法：此法以针芒法为基础，是激发“气至病所”的主要手法。提插法，可催气运行；捻转法，则可控制气至方向，导气入病所。

热补凉泻法：“气至病所”之后，需根据病情虚实不同，进一步运用手法，使所至之气，或凉或热，以达到补虚泻实、温寒清热的目的。其法多为提插法、呼吸法两类。

辅助手法：如用上述手法仍不能使“气至病所”或气至感觉不满意时，则可加用辅助手法。如弹努法、循扪法、通经接气法、按压堵截法。

以上手法既可同时运用，亦可单独操作，宜灵活掌握。“气至病所”手法虽分两个阶段，但在实际操作中，应视为一个整体，各种手法，仅是不同的步骤或环节而已。

六、强调治神守气

治神守气是针灸治病的基本原则。其意义在于：一是在针灸施治前后注重调治患者的精神状态；二是在针灸操作过程中，医者专一其神，意守神气；患者神情安定，意守感传。张师进一步认为，治神与守气是充分调动医者、患者两方面积极性的关键措施，能提高疗效，同时还能有效防止针灸异常现象和意外事故的发生。

1. *治神*

(1) 医患相得：在提供精湛、优质的技术服务的同时，具有高尚的医学道德十分重要。这就是医生对患者要有热情、同情心和耐心，加强医患沟通，促进相互了解和信任。一方面，医生要学会认真地倾听患者诉说，这为医生治疗疾病提供了完整的信息；另一方面，要详细地解释，使患者了解自己的疾病，知道自己将要接受的治疗过程，以及在治疗过程中可能出现的疗效情况，和如何对待出现的意外情况。医者要不厌其烦地倾听和解释，与患者建立很好的互信关系。

(2) 心理疏导：也是治神的一个组成部分。在运用心理疏导时要注意两点：一是要自始至终从关心患者的角度出发，要建立在充分信任的基础上；二是要根据不同的患者和病症，采用不同的方法。常用的一个办法是推心置腹，尽量用通俗的语言说明病情，告诉他(或她)自我心理调节的必要性和具体要求，特别是请一些这方面做得有成效的患者做现身说法，往往有事半功倍的效果。

2. 守气·所谓守气，张师认为，要具备三个条件：一是要求医生在操作上对技术精益求精，做到取穴正确，进针无痛，得气迅速且能恰到好处，全神贯注，谨慎操作，守气不失，使针感维持适当长的时间。如眼部穴区解剖结构复杂精细，一些新穴正确得气不易，操作要求较高，技术含金量颇高。当然，要使得气长时间持续也是较困难的，一般是采取间隔一段时间运针1次。在临床上强调采用电针守气，根据患者、病症的不同，调节频率、强度和波形。对不少病症往往能取得比徒手操作更好的效果。二是要求患者平心静气，仔细体验，使得气的感觉不仅能加以保持，而且还可以使针感向病所方向诱导。要达到这一点，离不开医者的心理暗示。有医家称此为养气。三是要求诊室宽敞，环境安静，空气新鲜。否则，也会严重影响守气的。

治神和守气虽分为两个方面，实际上是合而为一，密不可分的。

七、避免意外事故

针灸特别是针刺，是传统中医学中风险最高的疗法之一。预防和处理针灸意外事故对每一个针灸医生都十分重要。张师在数十年的临床实践中积累了丰富的经验，他早在1987年，就根据自己临床上发生的多次意外事故的教训，又全面汇集国内外有关资料撰写并出版《针灸意外预防及处理》一书，发行25 000册。2004年，又再作修订以《针灸意外事故防治》一名出版，更好评如潮。张师指出，针灸意外事故所造成的损伤可分四类，即反应性损伤、物理性损伤、化学性损伤和生物性损伤，涉及皮肤、肌肉、内脏、血管、神经几乎人体各个脏器，轻则给患者带来不必要的痛苦，重则可危及生命。他一再告诫我们，针灸时，除了全神贯注，精心治疗外，还必须充分熟悉穴位解剖、了解脏器病理及注射药物的知识。同时，还要掌握及时应急处理的知识。他对最容易发生的眼区血肿，如何进行预防和处理作了详细说明。

他指出，眼区穴位针刺不当常易导致眼部血肿，由于消退要较长时间，给患者造成精神和肉体的双重痛苦。为了避免意外，更须遵循治神守气之原则，首先患者在接受治疗时要心平气和，其次要尽可能选用不易出血的穴区，一般不取睛明穴。针刺眼区穴时宜选用较细的针具，一般用直径0.25 mm以下的毫针；同时必须熟悉眼区穴的解剖结构，正确掌握针刺方法，主张采用顺势进针与顺势拔针法。进针时，医者应全神贯注于针尖，患者亦须凝神于眼部，医者先用指甲按切表皮，迅速点刺进针破皮，然后缓慢送针。眼球周围组织较为疏松，进针比较容易，如觉针尖遇到阻力(即使是很小的阻力)或患者呼痛时，应略略退出，稍转换方向后，再行顺势刺入。直到出现满意的得气感为止。如得气感不明显，也不可提插捻转，而宜留针候气。眼穴得气感为扩散至整个眼球的酸胀感。在留针期间，一般不运针，如因治疗需要，为加强针感，只可作轻微捻转，但不能提插。拔针时，应缓慢顺势退出。一般以分段退针为好，即退一段后略作停顿，再继续外退。同时左手应持消毒干棉球按压，既能较及时地压迫止血，也不容易引起牵拉。出针后，先验看一下针孔有否出血，然后用消毒的干棉球按压半分钟。如针孔有血，应该延长按压时间。经验表明，延长按压时间可减轻眼部出血的程度。

针刺若刺破浅层血管或较细小的动静脉分支，仅在穴区周围显现青紫色的瘀斑，瘀斑小如黄豆，大如蚕豆，多于1周内消退；若损伤深层血管或较重要的眼部动静脉时，则见出血侧眼睑迅速肿胀闭合，无法睁开。青紫色瘀斑据出血量多少，可波及整个眼睑，或全部眼周围区域，15～20余日始可全部消退，一般不影响眼区的功能和视觉。

眼部血肿一旦发生，在出血期，以纱布蘸蒸馏水或冷开水冷敷局部15～20分钟，有利于止血。次日血止后，即嘱患者用热毛巾热敷眼区，每次20分钟，每日2～3次。严重者平时可戴上消毒眼罩，眼睑肿胀消退后去除眼罩，改为每日热敷1次，直到瘀斑完全消失。

刘坚，宗蕾.杏林秋实发春华[M].上海：上海科学技术出版社，2010：467－474.

针灸治疗难治性眼病的经验

张仁教授从事针灸临床30多年,在长期的医疗实践中,不断探索现代难病的针灸治疗方技,尤其对难治性眼病的针灸治疗,形成了一套独特而完整的经验。现将跟师所得,总结如下。

1. **取穴多崇奇穴新穴**·由于眼区部位重要,易被伤及,加之当时针具制作粗糙等原因,古籍所载眼部穴仅睛明、承泣二穴,眼部承泣、睛明穴还分别被列为禁针、禁灸之穴。眼周经穴只四穴。眼病不仅繁多,且往往复杂难治,这些穴位很难满足客观需要。随着针灸实践的不断积累和针具的日趋更新完善,古今针灸医家特别是现代医家,摸索出不少治疗眼病的经外奇穴和新穴。张师通过不断地探索总结,在继承前人和他人经验的基础上,有所发挥。他尤其倡用奇穴、新穴治疗各种难治性眼病。其中以新明1、新明2的应用颇为独到。新明1、新明2二穴,为20世纪70年代李聘卿医师所发现,分别位于耳后和颞部,对不少眼底病有良好的作用,以中心性视网膜病变和视网膜色素变性效果最为显著。治疗前者往往仅用其中一穴即可。

如患者吴某,男,38岁,公司职员。2000年6月12日初诊。因工作繁忙,2周前发现右眼视物模糊、变小,视物变形渐渐加重,继而感到眼前如有纱遮住。经用多种西药治疗未效,故前来求治。检查:裸视力,右眼0.4,左眼1.5。外眼(-)。右眼眼底黄斑区中等度水肿,有少量渗出,中心凹反光消失,左眼底正常。舌质淡红,苔薄白,脉弦细。诊断:右眼中心性视网膜脉络膜炎。取右侧新明1,以疏通脉络,祛瘀化滞,使精、气、血、津液上达于目。第1次针刺起针后,患者即感右眼较前舒服,视物稍微清楚;经2次治疗后,右眼裸视力升至0.7,左眼1.5。后加用新明2穴,经10次治疗后,右眼视力提高到1.2,右眼底黄斑水肿明显消退,反光出现。按上法继续针治5次后,视力增至1.5,右眼底黄斑水肿消失,视物清晰。1年后随访,双眼视力仍为1.5。

另外,他还擅用上睛明、翳明和上明穴治疗视神经萎缩和眼底黄斑病变;鱼尾、印堂为主治疗眼肌痉挛和眼型重症肌无力;上睛明、球后、太阳为主治疗眼底出血,多能获良效。当然,多用奇穴、新穴并不等于排斥经穴,以眼病而言,承泣、风池、攒竹、天柱等亦为常用效穴。

2. **组方强调定中有变**·目前,眼病治疗在组方上多强调局部取穴与远道取穴相结合。张师通过大量临床实践发现,对难治性的眼病以中取为主结合近取为佳,并总结出一个基本方,在此基础上增减配穴。其基本方为:新明1穴、风池、上睛明、球后。其中,前两穴属中取,后两穴为近取,相互配合运用,能通畅气血,濡养神珠,使目明而充沛,视物清彻。同时由于选用的主穴不多且较为固定规范,易于临床推广应用。

张师还根据多种眼病的不同症状特点,组成相对固定的配穴组方。如视神经萎缩加新明2、上明;视网膜色素变性加翳明、瞳子髎;眼底黄斑变性加天柱、承泣(与球后交替使用);眼底出血加太阳、攒竹;弱视加丝竹空、正光1、正光2;青光眼配以目窗、还睛等;眼睑痉挛配攒竹、鱼尾、阳白穴;外展神经麻痹加选丝竹空、瞳子髎;眼型重症肌无力配合取阳白、鱼尾透鱼腰、攒竹穴。

如仁真某,藏族,男,36岁,某寺住持。2004年3月9日初诊。去年8月中,因做法事劳累,患者右眼视力猝然下降,视物困难,当地医院检查确诊:右眼玻璃体积血,视网膜静脉周围炎。虽经住院积极对症止血消炎等治疗,病情控制,但右眼视力未见丝毫好转,多处治疗无效,延今半年,故来沪求治。眼科检查无异议,裸视力,右眼眼前10 cm指数,左眼1.5。舌苔薄白腻,脉细弦。诊断:右眼视网膜静脉周围炎,玻璃体积血。除选新明1、上睛明、风池、球后常用穴外,再配以太阳、攒竹穴。每周治疗3次,经过5次的治疗,右眼视力开始逐渐恢复,3个疗程后,视力恢复到0.9。

3. **针法讲究深刺透刺**·张师认为,对眼病顽疾的治疗,宜采用深刺透刺的针法为主。其中,深刺多用于眼区穴和颈部穴。眼区穴位诸如球后、承泣、上睛明、上明等穴一般要求针深1.2～1.5寸,至眼球有明显的针感。颈部穴如风池、天柱、翳明等穴,或直刺或斜刺,但都须深刺,引发强烈感。深刺多用以治疗眼底病症。眼周的穴位则强调透刺,如攒竹透鱼腰或透向上睛明、阳白透鱼腰、鱼尾透攒竹等。透刺多用于治疗外眼难治病症,如眼睑痉挛症和眼型重症肌无力症,除仍针以新明1、风池为主外,加配鱼尾透至攒竹、阳白透鱼腰是治愈本病的关键。

也有以深刺配合透刺刺激的,临床上须灵活运用。如外展神经麻痹,除鱼尾穴宜透刺外,针治时还强调丝竹空、瞳子髎穴的深刺、强刺激手法,一般垂直进针0.8～1.0寸,反复提插捻转直至局部出现明显酸胀感,并有针感向眼眶内或外眼角放射。以此法治疗4例均获痊愈。

如黄某,女,教师。2003年3月10日初诊。2周来,因复视,视一为二,右眼球不能外展、目珠向内偏斜,而前往本市各大医院就诊,诊断为右眼外展神经麻痹。曾在他院经内服中西药等综合治疗,未见明显好转,遂前来求治。检查:眼科眼底检查正常,右侧眼球向内、向上、向下运动尚能自如,但外展明显受限,右眼球内斜,舌淡红苔薄白,脉弦细。诊断:右眼外展神经麻痹。取新明1、上明、风池、丝竹空、瞳子髎、鱼尾穴。按以上方法针治7次后,患者右眼球向内偏斜明显减轻,右眼球稍能外展,但仍有复视,继予上法又针8次,患者右眼球已能外展,向内偏斜已不明显,复视基本消失,随访3个月,未见复发。

4. **手法要求气至病所**·《灵枢·九针十二原》篇曰:"刺之要,气至而有效。"注重针刺手法,是获得疗效的关键。张师认为,针治难治性眼病应强调手法的运用,以促进、激发针感的传导,并控制这种针感向眼区方向传导,最终达到"气至病所"。如中取的新明1、风池、翳明穴虽不是眼部穴,但针刺时必须要求"气至病所"。即在进针过程中应用轻巧的手法反复仔细探寻,以求得针感向眼眶内或眼周围放射。在此基础上,立即施以小幅快速提插捻转手法,使患者感到眼周有强烈的酸胀感,或眼肌出现抽搐。对于眼周穴,刺入后亦予手法操作,应有扩散至整个眼球的酸胀感为止。眼区穴如得气感不明显,不宜提插捻转,而应停针待气。

如翁某,女,28岁。1997年7月14日初诊。产后发现夜盲,延今2年,近来有所加重,入暮视物模糊，白昼视物尚可，前往某院眼科就诊，经查确诊为双眼视网膜色素变性。西医无特效疗法，而前来求治。检查：双眼裸视力右眼 1.0，左眼 1.2，外眼(－)，晶状体及玻璃体亦无异常。眼底：视神经乳头颜色略淡，黄斑中心反光尚可，视网膜血管狭窄，少量散在的骨细胞样色素沉着。视野正常。视网膜电图(ERG)示 a、b 波降低呈小波。舌淡，苔薄白，脉细弱。诊断：双眼视网膜色素变性。取穴：①新明 1、新明 2、风池、球后、上睛明；②新明 1、新明 2、翳明、上明、承泣。两组穴位交替使用，照上述手法操作，每次针后患者均感到眼周有强烈的酸胀感。每周治疗 1 次，至今已 7 年，经治患者裸眼视力一直保持在右眼 1.2、左眼 1.5，夜间视力有所提高，暗适应亦有所改善。视野依然正常，ERG 仍示 a、b 波呈小波。

5. **谨守针刺时机**·难治性眼病是现代医学颇感棘手的难治性疾病，由于其病因复杂隐匿，疾病的发生和变化受到多种因素的影响和牵制，涉及面广，且大都病程长，变化多端，给治疗带来种种不便。在数十年的针灸临证实践中，张师发现疑难眼病的针灸治疗，疗效以发病早期初发为最佳；发病后期及多次反复发病的，虽有疗效，但不如前者。所以他认为针治必须争取时间，强调尽早治疗。早期发现、早期诊断、早期治疗是治疗的首要环节。对眼底病来说，基础视力的高低对疗效的影响十分明显。如一张姓患儿，6 岁，确诊为视网膜色素变性，来诊时右眼视力光感，左眼为 0.7，经针灸治疗后，左眼已恢复至 1.5，夜盲及视野均基本正常；右眼未见改善。

难治性眼病的针灸时间应据症情、疗程长短而设。其时间间隔，早期可每周 3 次，待症情稳定后，依症逐步减至并保持每周 1 次的治疗。每次治疗留针时间 20～60 分钟。按照不同病情，在留针期间，可相应给予脉冲电刺激，随患者的适应度而调节强度。初期积极治疗，获得疗效，以后坚持治疗，巩固疗效。

一般而言，难治性眼病尤其眼底病(主要指视网膜色素变性、视神经萎缩、眼底黄斑变性等)，病程漫长，一般宜坚持做长达数月乃至数年的连续系统的针灸治疗。临床实践表明按疗程要求治疗的效果多能维持和提高，反之则很难期望保持良好的疗效，甚至可能出现反复。如有一视网膜色素变性患者，江某，自 1997 年起接受此病的针灸治疗，视力有所提高，视野、暗适应损害程度也得到控制，病情稳定。4 年后因种种原因，间断了治疗，过了 2 年，当再次来诊时，视力明显下降，视野缺损、缩小程度和夜盲亦见加重。

6. **积极防治意外**·眼区穴位针刺不当常易导致眼部血肿，为了避免意外，张师建议首先要尽可能避免选用易出血的穴区，一般不取睛明穴。针刺眼区穴时宜选用较细的针具，一般用直径 0.25 mm 以下的毫针；同时必须熟悉眼区穴的解剖结构，掌握正确的针刺方法，主张采用顺势进针与顺势拔针法。

进针时，宜先用指甲按切表皮，迅速点刺进针破皮。如欲刺深，应缓慢送针。眼球周围组织较为疏松，进针比较容易，如觉针尖遇到阻力(即使是很小的阻力)或患者呼痛时，应略略退出，稍转换方向后，再行顺势刺入。直到出现满意的得气感为止。如得气感不明显，也不可提插捻转，而宜停针待气。眼穴得气感为扩散至整个眼球的酸胀感。在留针期间，一般不运针，如因治疗需要，为加强针感，只可作轻微的捻转，但不能提插。

拔针时，应缓慢顺势退出。一般以分段退针为好，即退一段后略作停顿，再继续外退。

同时左手应持消毒干棉球按压，既能较及时地压迫止血，也不容易引起牵拉。出针后，先验看一下针孔有否出血，然后用消毒的干棉球按压半分钟。如针孔有血，应该延长按压时间。经验表明，延长按压时间可减轻眼部出血的程度。

针刺若刺破浅层血管或较细小的动静脉分支，仅在穴区周围显现青紫色的瘀斑。瘀斑小如黄豆，大如蚕豆，多于1周内消退；若损伤深层血管或较重要的眼部动静脉时，则见出血侧眼睑迅速肿胀闭合，无法睁开。青紫色瘀斑据出血量多少，可波及整个眼睑，或全部眼周围区域，15～20日始可全部消退。一般均不影响眼区的功能和视觉。

眼部血肿一旦发生，在出血期，以纱布蘸蒸馏水或冷开水冷敷局部15～20分钟，有利于止血。次日血止后，即嘱患者用热毛巾热敷眼区，每次20分钟，每日2～3次。严重者平时可戴上消毒眼罩，眼睑肿胀消退后去除眼罩，改为每日热敷1次，直到瘀斑完全消失。

7. 附录

新明1穴位置：耳垂后皮肤皱褶中点，相当于翳风穴前上5分处。

新明2穴位置：眉梢上1寸外开5分处。

上睛明穴位置：睛明穴上2分许。

翳明穴位置：在翳风穴后1寸。

上明穴位置：眶上缘下方，以眉弓中点划一垂直线，与眶上缘之交点的下方。

球后穴位置：在眶下缘外1/4与内3/4交界处。

正光1穴位置：眶上缘外3/4与内1/4交界处。

正光2穴位置：眶上缘外1/4与内3/4交界处。

还睛穴位置：上臂三角肌下端前沿，臂臑穴前5分处。

鱼尾穴位置：在眼外眦外方约1分处。

鱼腰穴位置：在眉中点。

刘坚.张仁针灸治疗难治性眼病的经验[J].中医杂志，2005，46(5)：345-346.

注：本文还被译为英文，发表于 *Journal of Traditional Chinese Medicine*(《中医杂志》英文版)，2006，26(1)：42-46.

眼病针灸临床特色

一、学术思想

（一）辨病辨证，有机融合

张师认为辨证辨病，既各有特点，又紧密配合，不可或缺。针灸学是中医学的重要分支，辨证是其诊疗的基础；同时，针灸学又是受现代医学渗透很强的一门学科，辨病亦是其有效防治的前提，辨证与辨病相辅相成、密切配合，对认清病情、提高疗效有重要的临床意义。一般来说，辨证有助于迅速地从整体上认清疾病主要特征，在阶段上掌握其变化规律；辨病则可从本质上深入了解病症，把握其内在矛盾运动。辨证与辨病，如能灵活运用有机结合，就能从外到内，自始至终获得对病症的正确诊断和有效治疗，从针灸治疗的实践看，两者不可分割。

张师主攻的眼病针灸治疗，有其自身特点。尽管古代针灸学家在眼病诊治上已积累了相当丰富的临床经验，但由于当时科学技术水平的限制，在总体认识上以直观为主，对病症的描述较为笼统抽象。与内科病症相比，眼科疾病多以局部症状为主，全身证候多不显著，这对辨证也带来一定困难。所以，张师在临床治疗时一律采用辨病之法，且以现代医学所定的病症名为主，少数参用中医病症名。这不仅体现与时俱进，使治疗针对性更强，也能与其他治疗方法特别是西医的方法进行参照，更好地反映针灸的特点与优势。

张师强调，眼病针灸决不能离开辨证。首先，相当多的眼病特别是现代难治性眼病，大多迄今为止病因不明，或病因虽明但目前医学尚无特效疗法。张师根据"审证求因"之法，即从机体所表现的症候来认识疾病，探寻其发病原因及病变机制。其次，依据它所在的病位和症情，通过经络辨证，进行选穴组方，这也是张师在眼病取穴上多用胆经、膀胱经等的原因。再者，通过对病程、体质及脉、舌等的综合考察，以决定包括针刺的补泻手法在内的各种治疗方法的应用。就眼病而言，一方面，辨证辨病，各有特点，要互相配合，不可分割；另一方面，则要突出辨病，结合现代医学各项检查结果，抓主要矛盾，确定治疗方案。

（二）眼病针灸，和而不同

在张师近半个世纪的针灸探索实践中，经历了三次变化，在20世纪60～70年代，以针灸治疗急性病常见病为主，总结出版《急症针灸》一书；80～90年代初在国外工作期间，逐步转为将现代难治病作为主攻方向，并总结出版《难病针灸》一书；从90年代中期至今，张师在博采众家之长基础上，根据自身的特点和面临的群体逐步，最后将研究重点聚焦于难治性眼病上，并在上海市科技专著出版基金的资助下出版了40余万字的《眼病针灸》一书。张师指出，随着科学技术和信息交流的不断发展，视频终端的普及应用，90%左右的外界信息经由视觉通道获得，现代社会期望寿命延长和生存质量明显提高，人们对良好视觉质量的要求也必然日益增高。世界卫生组织资料提出，眼科疾病已成为继肿瘤、心血管疾病之后的第三位危害及影响人们生存质量的疾病。针灸学将在当代医学药物、手术、激光治疗的"三把刀"的基础上，提供第四把刀。

对于眼病之针灸，张师提出"和而不同"的观点，强调的是共性和个性的辨证关系，"和"是指疾病的共性，"不同"指疾病的个性，也就是突出共性，重视个性。

病治异同是中医学辨证论治的一大特色，包括"同病异治"和"异病同治"两个方面。中医治病法则，不是着眼于病的异同，而是着眼于病机的区别。中医学对疾病诊疗的着眼点主要放在"证"上，其对疾病的治疗原则可以认为是"病机中心说"，既不同于辨病治疗，又不同于对症治疗，临证之时，求因、定位、审性、度势，都是求得"病机所属"。辨证论治是中医的精髓，是指导临床诊治疾病的基本法则，“异病同治”就是在此原则指导下产生的。“异病同治”是后人根据“同病异治”的精神和临床治病的实际情况，提出的相对语句，其含义是指不论病种是否相同、症状是否一致，只要其病因、病机、病位等相同，就可采用同一治法进行治疗。所以“异病同治”实际上与“同病异治”一样是辨证论治的必然结果，是中医学辨证论治的一大特色。张师的“和而不同”，既强调中医辨证施治前提下的不同治法，又顺应疾病之证主张异病同治，从而更有效地总结积累经验。

张师“和而不同”的学术思想在眼病针灸中主要体现为“异病同治、同中有异”。应用于针灸临床有以下几个方面。

1. **异病同穴**·关于“异病同穴”，是指不同的病症，常可用同一主穴。张师临床体会，异病同穴除了用于针灸书籍中所载的属同一主治范围而不同的病症外，还可用于以下两种情况。

（1）属于相同或相近部位上的不同病症。新明穴，是20世纪70年代针灸工作者在自身实践中发现的新穴，其中新明1穴，位于耳垂后皮肤皱褶之中点，翳风穴前上5分，可用于治疗相同部位不同的眼底疾病，其针感强烈，具有益气化瘀明目作用。实践中张师发现，该穴还对其他的面部病症如难治性面瘫、面肌痉挛、三叉神经痛有很好的作用。

（2）处于同一经脉或相邻经脉的不同病症。如天柱穴，由于其属足太阳经，内邻督脉之风府，外近足少阳之风池，挟持三阳之经气，而阳经均汇集于头部，“其精阳气上走于目而为睛”，所以天柱与眼球关系密切，具有通窍明目，清瘀散结之功能，是治疗眼底病要穴。同时，天柱穴位在颈项属阳经，可起调理颈、肩、背经络气血运行的作用，而能治疗颈椎病。又天柱穴虽位于项后，但与甲状腺前后相对，有近治作用，是治疗甲亢的验穴。对甲亢引起的突眼症，也多取治该穴。所以张师在临证时，常选天柱穴治疗眼底病、颈椎病及甲亢等多种病症。

2. **异病同方**·“异病同方”，指不同的病症应用同一基本方。多用于病位及病机均较一致者。如视网膜血管阻塞、视网膜色素变性、年龄相关性黄斑变性、青少年黄斑变性等是不同的眼底病，虽然这些眼底病的表现不尽一致，体现出不同的临床症状，但其病位相同，均在眼底，病机多为眼络脉道气血不和，瘀滞失畅，精微不能上输入目，目窍失于濡养。故治疗都可选用调整目系气血，疏通眼底脉络的方法，达到血脉通利，濡养神珠的目的。对这些难治性的眼底病，张师总结了一个基本方，即新明1穴、风池、上睛明、球后、丝竹空、攒竹。此基本方以中取和近取相互配合运用，通畅气血，濡养神珠，使目明而充沛，视物清彻明亮。甚至一些外眼病，也可采用这一基本方。

（1）异病同法：异病同法系指不同的病症采用同一种独特的针法或刺法进行治疗。张师临床较常用的方法如下。

1）透穴法：本法常用于同一病位的不同病症。如难治性眼肌痉挛、眼外展肌麻痹、眼型重症肌无力症和视疲劳是表现不同症状的外眼病症。张师常以攒竹透上睛明、阳白透鱼腰、丝竹空透鱼腰的三透为主，提高针刺疗效。因透穴刺法可协调阴阳、疏通经络，直接沟通表里阴阳经气，加强经络与经络、腧穴与腧穴、经穴与脏腑之间的联系，能促使阴阳经气通接。且透刺法具有“接气通经”之功，使经气流通、上下相接，从而提高针刺疗效。临床实践也证明，透刺法取穴少而精，既免伤卫气，又增强针感，可加强其治疗作用，达到“集中优势兵力”克敌制胜的目的。

2）气至病所法：早在《黄帝内经》中就提出“气至而有效”，表明了气与效的关系。这一条文也可理解为得气的意思。但气至病所应看作是得气进一步向病变处延伸。“气至病所”一词首见于《针经指南》。历代医家十分重视运用“气至病所”的手法，如明代针灸家杨继洲指出：“有病道远者，必先使其气至病所。”在长期实践中，张师深切体会到应用气至病所手法，对相当多难治病的治疗，有着重要价值。

治疗眼病，尤其是难治性眼病，张师十分强调采用气至病所手法。即运用手法，促使针感往眼区或附近放散。此法主要用于耳后的新明、翳明，颈部的天柱、上天柱、风池等穴。其中体会最深的是新明穴，这一穴位应用得法，对于一些病程较短的眼病患者，具有意想不到的作用。据张师长期实践经验表明，气至病所手法的运用，对促进眼病特别是眼底病疗效的提高，有着相当重要的临床价值。

（2）同中有异：异病同治法实际上是建立在辨证论治的基础上，其中证是决定治疗的关键因素，也就是证同治亦同。异病虽可以同证，但由于所处病种不同，其证候的临床表现并非完全相同，即构成同一证型的诸要素如主症、次症、兼症及舌脉等，在不同的病种其主次地位是不一致的。异病同证之同，是在异病的基础上，是不同疾病发展过程中至某一阶段所具有的共同的临床表现或具有的共同病理过程，但其本质仍是有所差异的。虽然其证同治亦同，但结合具体疾病，其理法方穴仍应同中有异。即使同为一法，因证不同，其基本配穴处方可有变化；同样，同为一方，其配穴则以辨证变化而有所区别；更有同为一穴，还有针法上的异同。因此，所谓异病同治，在具体应用于临床时，须掌握以下三种情况。

1）异病同穴，是对所选主穴而言，即使是同用一穴还有操作方法上的不同。例如新明1穴，虽然同时治疗眼底病、面肌痉挛、三叉神经痛等，但其针刺方向和手法操作上有所不同的差异。对于眼底病，针尖朝向外眼角，运用平补平泻手法；对于面肌痉挛，针朝向鼻旁，采用补法；对于三叉神经痛，针尖宜朝向疼痛支方向，选用泻法。此外，这三种不同疾病的配穴也不相同，眼底病配穴取上明、翳明、天柱、承泣、球后、攒竹等；面肌痉挛配穴取牵正、四白、夹承浆、地仓；三叉神经痛配穴取下关、听会、扳机点等。

2）异病同方，是对基本方而言。眼底病，虽强调用上述固定处方，但毕竟是不同的眼病，不仅症状不同，而且其本质也有所差异，所以张师在此固定组方的基础上增加不同配穴。如视神经萎缩加上睛明、上明；视网膜色素变性加翳明；黄斑变性加上天柱、承泣（与球后交替使用）；视网膜血管阻塞加太阳、新明2；等等。

3）异病同法，是从大的方法而言。具体操作时基本法相同，又因症情不同而有所差异。同样是透刺法，有透刺距离和针数的区别；同样是气至病所手法，不同穴位，如新明、风池、上天柱等的手法各不相同；甚至施加电针仪的穴位可有所不同，选择的波型也有连续波和疏密波之异。

总之，针灸法和中医的所有疗法一样，只有充分把握疾病的发生和发展规律及其病机所在，准确选择穴位、处方、治法，才能切中要害，取得疗效。

二、临床经验

（一）综合针术法治疗年龄相关性黄斑变性

年龄相关性黄斑变性，又称老年性黄斑变性，亦称为增龄性黄斑变性。根据临床表现和病理改变的不同分为两型：萎缩型黄斑变性（又称干性型黄斑变性）和渗出型黄斑变性（或称为湿性型黄斑变性）。本病的防治已成为当今眼科学研究的重点课题之一。

● **【治疗思路】**

中医学中将本病称为“视瞻昏渺”，重者则归属“青盲”或“暴盲”。视瞻昏渺病名始见于《证治准绳》：“若人年五十以外而昏者，虽治不复光明，盖时犹月之过望，天真日衰，自然目渐光谢。”认为多因机体老化，肝肾虚亏，精血不足，不能上荣于目；或虚火上炎，灼伤眼络，致渗液出血；或脾失健运，聚湿生痰；或脾气虚弱，气虚血瘀或脾不统血，血溢络外。治疗以调补肝肾、滋阴补血、健脾利湿、化瘀止血为原则，以调补肝肾为大法。

● **【验方推荐】**

1. 基本方

（1）取穴：主穴：新明1（位于耳垂后皮肤皱褶之中点，相当于翳风穴前上5分）、上健明（在睛明穴上约5分）、上天柱（天柱穴上5分）、球后。配穴：新明2（眉梢上1寸旁开5分）、风池、承泣、丝竹空、瞳子髎。

（2）操作：主穴每次必取，配穴轮用。取（0.25～0.3）mm×（25～40）mm之毫针。风池穴针尖向鼻尖方向快速进针，运用导气法，以针感达眼部为佳。左侧新明1要求术者以右手进针，右侧新明1要求术者以左手进针，针体与皮肤成65°角，向前上方快速进针，针尖达耳屏切迹后，将耳垂略向前外方牵引，针体与身体纵轴成45°角向前上方徐徐刺入。当针体达下颌骨髁状突浅面深度25～35 mm时，反复提插探寻，耐心寻找满意针感，针感以热胀酸为主。如针感不明显时，可再向前上方刺入3～5 mm，或改变方向反复探寻，使针感传至颞部及眼区。用捻转加小提插，提插幅度1 mm左右，一般运针时间为1分钟，捻转速度与刺激量灵活掌握。新明2：找准穴区后针尖与额部成垂直刺入，缓慢进针12～20 mm，找到酸麻沉胀感后用快速捻转结合提插手法，使针感进入颞部或眼区，针感性质同新明1。运针手法及时间亦同新明1。上健明穴：直刺25～30 mm，得气为度，略作小幅度捻转后留针。球后：针尖略向上进针25 mm左右，要求针感至眼球有胀感。上天柱穴：向正视瞳孔方向刺入，用徐入徐出导气法，使针感向前额或眼区放散。G6805电针仪一般接在新明1、瞳子髎2上，用连续波，频率2 Hz，强度以患者能忍受为度，也可用疏密波，通电30分钟。一般每周治疗2～3次，维持治疗时每周治疗1次。

2. 穴位注射方

（1）取穴：球后、太阳、肾俞、肝俞、光明。

（2）操作：药物选甲钴胺注射液0.5 mg（0.5 mg/ml），丹参注射液或复方樟柳碱注射液2 ml。每次取2穴，药物取1种。甲钴胺注射液与丹参注射液或复方樟柳碱注射液交替使用。甲钴胺注射液多用于球后穴，每穴注射 0.5 ml(双眼发病)或 1 ml(单眼发病)。丹参注射液可用于光明、肾俞和肝俞；复方樟柳碱注射液多用于太阳、球后穴。每侧穴注入 1 ml。1 ml 一次性注射器抽取药液，进针后刺至有针感(但不必强求)后，将药物缓慢注入。

3. 耳穴贴压方

(1) 取穴：支点、肝、肾、眼、神门。

(2) 操作：耳穴均取。用磁珠或王不留行籽贴压，令患者每日按压 3 次，每穴按压 1 分钟，力度以有疼痛感而不弄破皮肤为佳。每次一耳，两耳交替，每周换贴 2～3 次。

4. 皮肤针方

(1) 取穴：正光 1(眶上缘外 3/4 与内 1/4 交界处)、正光 2(眶上缘外 1/4 与内 3/4 交界处)。

(2) 操作：用皮肤针在穴区 3～5 mm 范围内作均匀轻度叩打，每穴点叩刺 50～100 下，以局部红润微出血为度。每周治疗 2～3 次。

每次治疗，基本方必用，余方据症情可全部或选 1～3 方综合运用。

● **【病案举例】**

张某，女，42 岁。2009 年 11 月 6 日初诊。

主诉：右眼视物扭曲变形伴视力下降 2 月余。

现病史：患者 2006 年曾患中心性浆液性视网膜脉络膜炎。2009 年 9 月 17 日，因精神紧张突然出现右眼视物变形，视力下降。在上海市某三甲医院查见：右眼前节(－)，眼底见乳头边清，黄斑区渗出。裸视：右 0.8，左 0.3。诊断为右眼黄斑变性。用七叶洋地黄双苷滴眼液等西药及中药治疗，症状未见好转，视力进一步下降。2009 年 10 月 30 日复查，右眼视力 0.4，左眼视力 0.5。黄斑部水肿，伴出血。视野：右眼旁中心视敏度下降，上方视敏度下降。左眼周边视敏度下降。OCT 示：右眼黄斑区见多个玻璃膜疣，中心凹下方 RPE 层隆起，其下呈中等强度反光区。黄斑厚度 545 μm。患者前来就诊时诉视物视物模糊，扭曲变形，眼部胀痛难忍。乏力身重背冷，时有胃脘部不适及胸闷，夜眠多梦，便秘与泄泻交作，小便频数，夜尿多。

检查：患者面色晦暗，情绪低落。视力左 0.4，右 0.5。非接触式眼压计(NCT)：左 10.5，右 10。双眼结膜充血(＋)，角膜明，前房清，晶体玻璃体(－)，右眼黄斑边缘细小出血。舌质暗有瘀斑，苔薄白，脉细弱。

诊断：年龄相关性黄斑变性(渗出型)。中医辨证：脾肾阳虚。

治疗：按照患者具体情况，对上述验方略加化裁，具体处方如下。

主穴：新明 1、翳明、上健明、攒竹。配穴：①新明 2、脾俞、关元俞、心俞；②球后、肾俞、气海俞、胃俞。操作：主穴均取，配穴每次取 1 组，2 组轮用。主穴用针刺，新明 1、翳明取 0.30 mm×40 mm 之毫针，用前述之手法，使针感向眼区或其附近放散，攒竹、上健明分别用 0.25 mm×(25～40)mm 之毫针，攒竹穴斜透至上健明，上健明直刺至眼球有酸胀感，留针 30 分钟。新明 1 与攒竹为一对，接通电针仪，连续波，3 Hz，强度以患者感适宜为度，要求眼睑出现明显的节律性的跳动。配穴用穴位注射法，新明 2、心俞、胃俞用丹参注射液，球后穴用甲钴胺注射液或维生素 B_{12} 注射液，脾俞、肾俞、关元俞、气海俞穴用黄芪注射液，每穴 0.5～1 ml。每周 2～3 次。

经针灸治疗后，患者眼部胀痛明显减轻。治疗半年后，视物变形症状消失。2011 年 4 月 20 日复查：OCT 示右眼黄斑中心凹下方可见高反射隆起，厚度 290 μm；视网膜纤维层(RNFL)厚度分析示双眼 RNFL 正常范围；P－VEP 检查示 ODP 波偏低，OSP 正常；ERG 示 b 波正常。双眼视力均达到 1.0，全身症状亦明显改善。患者目前继续针灸巩固治疗中。

按：本例患者，结合全身症状看，与肾元衰疲、太阴脾土虚损有关，故取背俞穴脾俞、肾俞、关元俞、气海俞以益肾健脾。本方标本兼顾，重在眼区。操作上也是强调体针与穴位注射相结合，针药并用。

该患者右眼黄斑变性，左眼为弱视，在右眼视力减退时左眼视力曾一度有所提高，但随着右眼视力的恢复，左眼视力有开始下降趋势，张师采取双眼同时治疗，左眼视力也提高至 1.0。患者述："现在的视力比发病前还要好，双眼视物平衡。"这值得进一步观察研究。

● 【应用体会】

(1) 本验方主要治疗年龄相关性黄斑变性，包括渗出型和萎缩型。经张师验证，还可用于治疗多种黄斑病变，如近视性黄斑变性、黄斑囊样水肿、黄斑前膜等。这也是张师在难治性眼病治疗的治则上强调异病同治中的异病同方，是对于病位病机均较一致的眼底病总结出的一个基本方。异病同方是建立在辨证论治基础上，处方治疗也须同中有变，具体操作时要根据不同病症而有所加减以提高疗效。这种变，一要因人而异，即强调个体性，如考虑年龄、病程、体质和中医的辨证等；其次则要据不同的病症的特点，如渗出型年龄相关性黄斑变性，多从化瘀祛湿着手，萎缩型强调益气滋阴，近视性黄斑变性则二者皆重，囊性水肿，应祛痰利水，而黄斑前膜则需活血化瘀。在治法上要有机配合。

(2) 黄斑病变属于难治性眼底病，在针灸治疗时，张师强调要重视综合方术，讲究综合协调。所谓综合，就是采用多种针法如电针、穴位注射、耳穴贴压、皮肤针法等；同时综合多种独特手法如捻转提插法、导气法、气至病所法等，目的是集中优势兵力进行攻坚。所谓协调，就是有机配合，如电针与水针是针药结合，电针与皮肤针是点面治疗结合，再加用耳针以巩固和加强疗效。

(3) 组方提倡中取为主，结合近取，配合远取。所谓中取，是指离病位较近的部位取穴，如本方中的新明 1、上天柱、风池穴；近取，是指局部取穴，如上健明、承泣、球后、丝竹空、瞳子髎等；远取，即远道取穴，如肾俞、肝俞、光明等。这一组方方法是相当于以中取效穴为君穴、近取效穴为臣穴，远取效穴为佐使穴。张师在临床中发现，此配穴法若能运用得好，有利于疾病的治疗，特别是在一些急难病的治疗中，中取往往最为有效。耳后的经验穴新明 1、足少阳胆经之风池穴对眼底病的治疗，不仅较单独用眼区穴治疗效果显著，而且也更安全。他又进一步结合眼区的球后、上睛明穴等，配合远部的光明等穴，通过相互配合运用，通畅气血，濡养神珠，更能使目明而充沛，视物清彻。后来张师将此组方特色又推广到其他多种病症的治疗。

(4) 治疗黄斑病变,必须让患者明白针灸治疗的目的,第一步是控制病情的发展,第二步才是改善症状,一定要打持久战。因针灸治疗这类病症有一个相当长的过程,在治疗之初应当向患者说明,要求其能坚持有规律的针灸治疗,一般以 3 个月为一个疗程,多需半年至一年以上治疗时间。为了让患者能坚持长期治疗,张师根据多年临床经验,提出了一个维持量的概念,即随着病情的好转,可逐步延长针刺治疗的间隔时间,从最初的每周 3 次,逐步减至每周 1 次。

(5) 上述验方,不仅对渗出型黄斑变性有效,对萎缩型同样有效。一位方姓女患者,因被诊断为年龄相关性黄斑变性(萎缩型),于 1997 年起在张师处接受针刺治疗,开始效果显著,病情稳定。数年后因感觉视物日渐模糊,对针刺的效果产生怀疑。后经检查发现原来是并发白内障,手术摘除后,视力明显提高。在检查眼底时,眼科医生发现其黄斑部病变严重,与视力之好不相对应,方才想到可能与针灸有关。所以手术痊愈后,即又继续针刺,每周 1 次,坚持至今,视力一直保持良好。

(6) 本病的针灸治疗主要是提高视力,阻止病症发展,对黄斑区病变的改善尚不明显。在治疗过程中,往往会出现客观体征与患者主观感受不一致的情况。如有的视物情况明显改善,但眼底检查变化不明显。也有少数眼底变化明显而视物进步不大的。在针灸治疗其他眼病时也有这种情况。可能与针灸重在调节脏器功能有关,值得进一步研究。

(7) 近年来,黄斑变性的门诊人数日益增多,但针灸治疗的相关资料并不多。我们临床观察发现,对于年龄较轻、病程较短、心态较好的患者,无论是干性的还是湿性的,针灸治疗往往有意想不到的效果。

(二) 濡润神珠法治疗干眼症

干眼症是目前最为常见的眼表疾病之一,又称角结膜干燥症,指任何原因引起的泪液质和量异常或动力学异常,致泪膜稳定性下降,并伴有眼部不适,引起眼表病变等特征的多种病症的总称。

● **【治疗思路】**

西医对该病最常用方法是人工泪液局部湿润眼球,缓解局部症状,口服促进泪液分泌药物,抗炎与免疫抑制药物治疗,重症患者可考虑封闭泪小点,减少泪液排出,或采用手术治疗等。然而天然泪液是人工泪液所无法模拟的,而且人工泪液含防腐剂、稳定剂和其他添加剂,即使是含量很低,长期使用仍可以导致医源性眼表疾病加重。其他的有关保存泪液、促进泪液分泌、抑制炎性反应、局部自体血清、性激素及手术治疗等方法,对干眼症有一定疗效,但这些方法均不能改善患者自身泪液的质和量,因而不能从根本上治疗本病。人们一直想寻求一种既无创伤又能促进泪腺主动分泌泪液的干眼症治疗方法。

干眼症归属中医"白涩症"的范畴。病名首见于《审视瑶函》,描述"不肿不赤,爽快不得,沙涩昏蒙,名曰白涩"。又名"干涩昏花"(《证治准绳》)等。提出目涩与泪液不足相关。干眼症的发病与五脏六腑有着密切的关系,多因气血津液亏虚、阴精耗伤,引起目失濡润而出现的一系列干眼症状。隋代巢元方《诸病源候论》专设"目涩候",分析了其致病原因,"目,肝之外候也……上液之道……其液竭者,则目涩"。采用益气补血、滋阴增液为主进行治疗,有一定效果。针灸治疗本病,早在《灵枢·口问》就记录了“泣不止则液竭,液竭则津不灌,津不灌则目无所见矣……”可采用“补天柱经侠颈”的针刺治疗方法。

张师认为本病多因伏案工作日久,或熬夜,或失眠等损伤肝肾之阴,虚火上炎,津亏泪少,目失润泽所致;也可因久经阳光刺激、风沙尘埃侵袭,或近火烟熏,致肺卫气郁不宣,化燥伤津,肺阴不足不能上荣于目;或饮食不节,脾胃蕴结湿热,清气不升;或邪热留恋,隐伏脾肺之络,阻碍津液之敷布而致。所以其总的治疗原则,当以补益肝阴,濡润神珠为大法。张师总结出一套以新穴为主,采用能获强烈气至病所针感的针刺手法结合脉冲电刺激,激发经气至眼,促进眼底和眼球周围的气血运行,疏通眼底脉络,濡养神珠,来治疗本病的方法——“濡润神珠”法。

●【验方推荐】

(1) 取穴:主穴:新明1、上睛明(在睛明穴上约2分)、下睛明(在睛明穴下约2分)、瞳子髎、攒竹、风池。配穴:正光1、正光2。

(2) 操作:每次主配穴均取。选用0.25 mm×(25～40)mm的针具。新明1穴,操作时一手拇、示二指夹住耳垂下端向前上方退拉45°角,另一手持针,针体与皮肤呈65°角向前上方45°角快速进针破皮后,缓缓斜向外眼角方向进针约30 mm,先行导气法,徐入徐出,并用轻巧的手法反复仔细探寻,以求得针感向眼眶内或太阳穴部位放射,以该区域出现热胀舒适感为度。然后提插加小幅度捻转手法运针1分钟,捻转频率120次/分,提插幅度1～2 mm。上睛明和下睛明均浅刺5 mm左右,垂直缓慢进针至局部得气为度,不捻转,握住针柄守气1分钟。瞳子髎穴,先直刺20 mm,略作捻转提插,至有明显酸胀感后,运针半分钟,再向耳尖方向平刺入18～20 mm,找到针感后留针。攒竹穴,向上睛明穴透刺,针深20 mm左右。风池穴,针尖向同侧目内眦方向进针,经反复提插捻转至有针感向前额或眼区放射。

上述主穴均取,针法要求针感明显,刺激宜中等强度,力求达到气至病所。两侧瞳子髎、攒竹,分别接通G6805型治疗仪,用疏密波,频率60～200次/分,强度以患者可耐受为度。所有穴位留针30分钟,去针时再行针一次。

配穴用皮肤针在穴区直径为0.5 cm范围内作均匀轻度叩打,每穴点叩刺50～100下,以局部红润微出血为度。

每周治疗2～3次。3个月为一个疗程。

●【病案举例】

徐某,女,28岁。2012年4月20日初诊。

主诉:双眼干涩已半年余,出现烧灼感近1个月。

现病史:患者左眼有弱视史(视力0.5)。半年来,因写作硕士论文,用电脑时间较长,自觉双眼干涩不适。点眼药水后,可缓解。3个月前,经导师介绍,在一知名财务公司实习。因须同时观看三台电脑,双眼干涩症状加重,且有烧灼感,症状日渐加重。去学校医院诊治,未见效果。因难以继续学习和工作,经父母同意回国求治,并来张师处求助于针灸治疗。

检查:双眼球结膜潮红。经泪液分泌试验:左眼为2 mm/5 min,右眼3 mm/5 min,泪膜破裂时间各为4秒。

诊断：双侧干眼症。

治疗：用上述验方治疗，因考虑左眼有弱视史，加用承泣穴，深刺30 mm，使眼球有明显酸胀感觉。首次针入后，患者即感双眼有泪液分泌，感觉异常。每周3次。治疗6次后，泪液分泌试验：左眼为5 mm/5 min，右眼为6 mm/5 min。通过2个月治疗后，症状完全消失，经检测泪液分泌试验及泪膜破裂时间均告正常。患者害怕复发，又坚持巩固治疗1个月。2013年10月，患者回沪探亲，告知，一年多来该病再未复发。

● 【应用体会】

1. 本病治疗方法的特点

(1) 以经外穴为主，穴位处方中有新明1、上睛明、下睛明、正光1和正光2。这些经外穴对于疏通眼部脉络，濡养神珠有非常好的效果。

奇穴、新穴，统称经外穴。奇穴一般指1911年之前古医籍中记载的不属于十四经脉上的穴位，新穴则是近当代医家在实践中总结出来的一些穴位。就治疗眼病而言，由于受到当时科技水平的限制，古代对眼病，特别是眼底病的认识还不像今天这样深入，加之眼区部位解剖特点，针具制作也较粗糙，易伤及眼部等，古籍中所载眼部穴仅睛明、承泣二穴，还分别被列为禁针、禁灸之穴。事实上眼底病不仅繁多，而且往往复杂难治，这些穴位很难满足客观需要。随着针灸实践的不断积累和针具的日趋更新完善，近半个世纪来，医学同行在临床实践中，摸索出不少行之有效的经外奇穴、新穴，包括一些眼区穴如球后、上明、上睛明等，以及非眼区穴如20世纪50年代发现的翳明穴和70年代李聘卿医师所发现的新明穴。张师应用后，发现这些穴位不仅疗效独特，如球后、上健明、翳明和上明穴治疗视神经萎缩和眼底黄斑病变，鱼尾、印堂为主治疗眼肌痉挛和眼型重症肌无力，正光1、正光2治疗近视、弱视等；而且这些眼区穴位，相对于睛明穴等，也不易出现眼部血肿等针刺意外。

张师在实践中发现，如能选择性地用好经外穴，确实有助于疗效的提高。但多用奇穴、新穴并不等于排斥经穴，它是建立在应用经穴的基础上，从整体上来说，经穴还是主力军。以眼病而言，承泣、风池、攒竹、天柱等都是主要的常用效穴。本案所用的风池、攒竹、瞳子髎亦为行之有效的主穴。

(2) 采用能获得强烈针感的针刺手法，使气至病所。这在前面验方中已详细介绍了新明1、风池、瞳子髎等穴的具体操作手法、应达到的要求。

(3) 结合脉冲电刺激、皮肤针等综合治疗手段。由于该病也是临床的难治病，故张师提倡结合电针治疗，以激发经气至眼，促进眼底和眼球周围的气血运行，疏通眼部脉络，濡养神珠。

2. 治疗干眼症心得

(1) 干眼病病因复杂，针灸对一般功能异常所致的干眼病疗效明显，而对因性激素降低或自身免疫性疾病所致者，疗效较差。但对后者也有一定效果。张师曾治疗过一名进入绝经期的患者，采用植入泪小点栓子等多种方法治疗，均未见明显疗效，经针刺治疗(配合三阴交、地机等穴)，虽未获愈，但症状显著改善。

(2) 要求患者坚持治疗，一般需3个月左右。开始可每周3次，取效后改为每周2次。在治疗期间要求患者少用电脑。即使临床获愈后，也要注意用眼卫生。总体来说，针灸对本病有较好的远期效果，如果复发，再治仍可取效。

(3) 上述为基本方，在临床上宜根据症情进行加减。如上述患者，就配合使用了调经的穴位。另如一例女性青年患者，表现为以上眼睑异物感明显的干眼症并伴情绪忧郁等，用基本方治疗效果不明显，加用上明、印堂、百会后，症状迅速改善。

有学者通过对针灸治疗干眼症的系统评价证实，相对于人工泪液，针灸或针灸结合人工泪液治疗干眼在改善临床症状、增加泪液分泌量及泪膜稳定性方面有一定优势。总之，干眼症将成为一个有潜力的新的针灸适应疾病。

(三) 活血通络法治疗视神经挫伤

视神经挫伤亦称外伤性视神经病变，损伤可发生在视神经的球后段到颅内段的任何部位，分为直接损伤和间接损伤两种，交通事故、坠落和拳击伤为最常见原因。直接损伤源自视神经本身的撕裂或由骨折碎片或其他异物引起的撕裂伤，或出血压迫；间接损伤是最常见的形式，可发生于头颅外伤，前额部外伤最常见，尤其是眉弓外侧挫伤，造成视神经或视神经管内滋养血管附着点的损害。

● **【治疗思路】**

视神经挫伤临床典型表现为视力即刻丧失，或仅有低视力，24%～86%的患者就诊时无光感。外伤侧瞳孔可散大，相对传入性瞳孔障碍，直接对光反应迟钝或消失。眼底则因损伤部位或程度不同而有所区别，包括视乳头水肿、视网膜出血等，通常在发病时视盘正常，4～8周内会出现视神经萎缩，晚期视乳头多呈苍白萎缩。

本病相当中医的"物损真睛""外物伤目"。"物损真睛"之病名首见于《证治准绳》，后者见于《圣济总录》。因撞伤部位的不同尚有"振胞瘀痛""惊震外障""触伤其气"等病名。认为外物损眼，伤气伤血，伤气则升降失常，功能障碍；伤血则溢血瘀滞，目窍闭阻。是一种外伤重症。

张师多以外伤后出现的症状、病理改变和特点作为辨证的依据。视神经挫伤患者来针灸科就诊时，一般均已过了最早的急性期，此时总的病机特点多为组织受损，气血受伤，导致气血瘀滞而目力障碍，治疗以行气活血化瘀为主；当眼底出现异常时，根据"外伤多有瘀滞"，瞳神为水轮，内应于肾，肝肾同源辨证，治疗则以滋养肝肾，益气活血化瘀。故针灸治疗当以"活血通络"为总则。

● **【验方推荐】**

(1) 取穴：主穴：新明1、丝竹空、上健明、承泣、上天柱。配穴：太阳、球后、肾俞、肝俞。

(2) 操作：主穴每次均取，用毫针刺法。新明1，进针时针体与皮肤成65°角，向前上方快速进针，针尖达耳屏切迹后，将耳垂略向前外方牵引，针体与身体纵轴成45°角向前上方徐徐刺入。当针体达下颌骨髁状突浅面深度为25～35 mm时，耐心寻找满意针感，针感以热胀酸为主。如针感不明显时，可再向前上方刺入3～5 mm，或改变方向反复探寻，针感可传至颞部及眼区。用捻转加小提插，提插幅度1 mm左右，一般运针时间为1分钟，捻转速度与刺激量灵活掌握。丝竹空,针尖向鱼腰方向与额部成水平刺入,缓慢沿皮进针 12～20 mm。然后接通 G6805 电针仪,连续波(也可用疏密波),频率 3 Hz,强度以患者能忍受为度,通电 30 分钟。上健明穴,直刺 25～30 mm,得气为度,略作小幅度捻转后留针。承泣,针尖略向上进针 25～35 mm,要求针感至眼球有胀感。上天柱穴,向正视瞳孔方向刺入,用徐入徐出导气法,使针感向前额或眼区放散。

配穴用穴位注射法,药物用甲钴胺注射液 0.5 mg、复方樟柳碱注射液 2 ml、丹参注射液 2 ml、注射用鼠神经生长因子(苏肽生)30 μg(以 2 ml 氯化钠注射液混合)。其中,除丹参注射液不可作球后穴注射外,其余药物均可交替轮用于各穴。每次取 1～2 对穴位,用 1～2 种药物,按上述剂量,平均分成 2 份,注射 1 个穴位。一般而言,甲钴胺注射液多用于球后穴,每穴注射 0.5 ml(双眼发病)或 1 ml(单眼发病)。复方樟柳碱注射液和苏肽生可用于太阳或球后穴,每穴 1 ml。丹参注射液多用于肾俞、肝俞,每穴 1 ml。

另可配合耳穴贴压,耳穴取支点、肝、肾、眼、神门。用磁珠或王不留行籽贴压,令患者每日按压 3 次,每穴按压 1 min。也可配合皮肤针叩刺,取正光 1、正光 2。用皮肤针在穴区 3～5 mm 范围内作均匀轻度叩打,每穴叩 50～100 下,以局部红润微出血为度。

按上述方法,每周治疗 2～4 次。

●【病案举例】

周某,男,48 岁。2009 年 7 月 11 日初诊。

主诉:左眼视物模糊异物感,左眼眶周酸胀感,睁眼困难半年。

现病史:患者于 2009 年 3 月 30 日被人击伤左鼻眼及面部,疼痛剧烈,视物模糊异物感,急至医院就诊。查右眼视力 0.8,左眼 0.15;左颧及面部皮肤水肿,下睑皮肤水肿及色青,左眼结膜下片状出血,高度充血,眼球各项运动可,角膜颞侧见片状上皮脱落,前房 Tyn(+++),少量血细胞沉积在角膜下方内皮处,瞳孔 4 mm,光反射迟钝,眼底视盘界清,后极部网膜色淡,眼底乳头界清,网膜平,黄斑色灰,下方网膜青灰。非接触式眼压计(NCT)示右 16 mmHg,左 29 mmHg。CT 示鼻骨骨折,左眼球及面部软组织挫伤。5 月 5 日曾出现外伤性青光眼,左眼眼压高达 44 mmHg,行左眼小梁切除术。患者一直感左侧鼻塞,并伴左侧鼻眼部胀痛不适,曾行鼻骨复位术,症状未见缓解。5 月 17 日上海某三级综合医院眼科检查示:视诱发电位(F-VEP)示左眼 VEP 延迟。P-VEP 示左眼 P100 波形潜伏期较右眼略微延迟(延迟幅度小于 10%),左眼振幅较右眼下降约 50%。自觉左眼视物模糊异物感,左鼻、眼眶周酸胀不适,睁眼困难,畏光,感左眼视力下降,已不能从事开车工作,病休在家。慕名就诊张师处。检查外观,左侧眼及鼻部暗红略肿胀,左眼张开度明显小于右眼。视力右 1.0,左 0.15。诊断为视神经挫伤合并瘀血。

治疗:左侧以上方为主,加攒竹。右侧取新明 1、丝竹空。丹参注射液和甲钴胺注射液在太阳穴、丝竹空及球后穴交替注射。因考虑患者以左眼眉头部、鼻背部酸胀明显,且该局部皮肤色暗红,纹理增粗,故加用梅花针局部叩刺,中等强度刺激,血即涌出,顺面颊流下,再吸拔小号抽吸罐 3 分钟,去罐后顿觉酸胀缓解。以后每次就诊都要求增加刺络拔罐治疗。2 个月治疗后,睁眼困难症状消失,左眼视物模糊、异物感及左眼眶周酸胀感均明显减轻,3 个月后复查 VEP 基本正常,左眼视力 0.8。此后患者主要觉左眼内眦部异物感,眼眶下部稍感酸胀不适，加针下睛明及睛明穴，并叩刺四白穴处，中等强度刺激，经治症减。不久患者重返工作岗位，开上了世博会专用出租车。

●【应用体会】

(1) 视神经挫伤系因外伤致病，致目伤络损，气滞血瘀，眼窍闭阻，神光不升。在取穴上多用确有效验的经外穴，方中主穴，新明1为现代新发现的治眼底病之验穴，重在疏通气血；承泣为多气多血之足阳明之起始穴，与经外穴上健明同位于眼区，均有益气活血，涵养神珠之功；上天柱为上海已故针灸名家金舒白教授所创，原用于治疗内分泌突眼，现取其活血化瘀之效。五穴相配，补泻结合，偏重于泻，在益气基础上活血通络。配方取经外穴太阳、球后重在活血，肝俞、肾俞重在益气。所用药物，或有营养神经或促进神经生长作用，或有活血或扩张血管作用，针药结合，相得益彰，选择耳穴用于加强整体调节。皮肤针穴，原用于近视眼治疗，经过实践发现用轻叩之法，其活血化瘀作用也相当明显。特别对于眼区局部瘀血明显者，可在阿是穴(病灶区)采用中度叩刺，令其出血，往往能收到明显效果。数穴数法综合施用，共奏补气祛瘀、通络明目之效。

(2) 治法上，重视综合治疗，以毫针手法、脉冲电刺激、耳穴、梅花针加穴位注射相结合，充分运用现代医学的成果，中西医相结合，用综合之力，一举获效。但在具体应用时，应依据视神经挫伤出现的不同并发症及不同患者，适当做些变化。针灸虽然是一种非药物的整体调节，针灸治疗中个体差异较之药物更为明显，但个体化只是一个现象，可以发现其内在规律，总结出规范化方案，个体化和规范化是标与本的关系。因此，张师在治疗此病的过程中，针对不同的兼症，从处方加减、手法的变化和针刺时间的长短进行微调，以提高疗效。

(3) 在治疗本病时，一是要早期介入，长期坚持(一般3个月为1个疗程)，二是要处理好速效与缓效的关系。从临床观察看来，病程越短，疗效越好。早期针灸干预，再加上患者的积极配合，多可在较短时间内视力迅速提高，眼部症状也明显改善。但经过一段时间治疗后，患者会有康复进程减慢甚至停止不前的感觉。张师认为对于这种病的治疗要处理好速效与缓效的关系。短期可能会出现较明显的效果，随着治疗次数的增加，这种较好的效果会逐步消失，继续治疗又会出现同样的情况，长期治疗后效果又会变得明显。

(4) 值得指出的是，上方治疗本病，对提高视力、缩小瞳孔及改善视野均有效，对促进视力恢复最为明显。但从已治疗的患者看，尚未发现恢复至完全与发病前相同者。这可能与针灸调节作用有一定限度或范围有关，须进一步在临床中加以观察。由于本病因损伤的原因、程度和部位的不同，其临床表现和预后也不相同，针灸对本病的适应范围的厘定，针灸的确切疗效的评价及其临床作用机制的探讨，均有待进一步研究。

(四) 涵木祛风治疗眼肌痉挛

眼肌痉挛，又称睑痉挛，是一种原因不明的面神经支配区肌肉出现不能自主的痉挛性病症。两眼多同时发生，也有单眼发病的。通常呈隐匿性，在精神紧张、情绪不佳时病情加重。患者早期表现为眨眼次数增多，眼睑发沉，常会在注视人、物时出现阵发性双眼睁开困难。虽有眼睛刺激感、发干、畏光等眼部症状，但经眼科检查并没有眼科异常的表现。

晚期出现持续性的眼睑闭合，使患者不能直视对话者，不能阅读或看电视，不能单独上街或过马路，甚至出现功能性视觉盲。随着我国社会的逐渐老龄化，该病的发病率有逐年上升的趋势。由于发病机制不清，其治疗一直是一个棘手的问题。目前西医采用 A 型肉毒杆菌毒素局部注射治疗，虽有效果，但有一定副作用，且易于复发，一般只能维持 2～4 个月，需要重复使用。

●【治疗思路】

中医学中，本病称胞睑振跳，又名目睛瞤动、脾轮振跳（均见《证治准绳》）和胞轮振跳《眼科菁华录》。张师认为本病的病因病机为：肝脾气血亏虚，血虚生风，风性动摇，牵拽胞睑而振跳；以及久视或熬夜伤阴，或素体阴血不足，水不涵木，虚风上扰胞睑而致胞睑牵拽跳动。其主要病机为血虚生风或阴虚动风，故针灸治疗应以补益气血、息风通络为主。

●【验方推荐】

(1) 取穴：主穴：阳白、印堂、丝竹空、攒竹。配穴：风池、(头)临泣、肝俞、脾俞。

(2) 操作：主穴均取，早期治疗，加配穴风池、临泣，待症情有好转，仅取主穴；如效不显，加用配穴(头)临泣。均取直径为 0.25 mm 的一次性针灸针进行操作。阳白穴，用 25 mm 长的毫针，针尖向鱼腰穴方向平刺，行捻转手法，使局部产生热胀；丝竹空，以 40 mm 长的毫针透攒竹；攒竹，用十字刺法，以 25 mm 长的毫针透上睛明，分别由穴区上、内侧各 12 mm 处，即由上向上睛明、由内向鱼腰各平刺透入 20～25 mm，捻转得气后留针；风池穴，向目外眦进针，用徐入徐出之导气法，促使针感向额部或眼区放射，然后留针；(头)临泣，以 25 mm 长的毫针，平透向目窗穴。三间，直刺 30 mm，较大幅度提插至明显得气。丝竹空与阳白(或攒竹)为一对，接通电针仪，疏密波，强度以眼肌明显收缩且患者可耐受为度。留针 30～40 分钟。每周 2 次。

对病程长者，再加取肝俞、脾俞，以黄芪注射液行穴位注射，每穴注入 2 ml。每周 2 次。

●【病案举例】

吴某，男，61 岁，退休职工。2010 年 4 月 19 日初诊。

主诉：双眼难睁 2 年 6 个月。

现病史：患者于 2007 年 10 月初，出现左眼自发性跳动，未加重视，半月后，未见好转，且转为双眼间歇性抽动。即去某地段医院就诊，医生开了一些眼药水(药名不详)，点后无效。1 个月后，症状加重，时而因抽搐加重不能睁眼。至本市某三级专科医院诊治，诊断为睑痉挛症，先行药物治疗无效，后行肉毒杆菌注射。注射后，症情好转。但 3 个月后复发，症状更为严重。患者曾用多种中西方法和药物治疗，均未见效。近几个月，改用针灸治疗亦无明显效果。目前已无法单独出门，连吃饭时，需一手拨开眼睑，一手方能夹到菜。日前来中医科就诊时，因眼看不清下台阶时摔了一跤，经护士介绍，来张师处尝试治疗。检查：体形瘦高，双目紧闭，眼睑抽动不止。上下眼睑需用手指用力掰开方可睁眼。双眼结膜及角膜均无异常，双侧视力分别为 1.5 和 1.2。眼底正常。舌质淡尖红，苔白略腻，脉略数弦。诊断：眼睑痉挛。用上述验方治疗，首次治疗后，自觉睁眼时间有所延长，患者信心大增。但又以同法治疗 6 次，症情未见进一步改善。患者想打退堂鼓。张师鼓励其再坚持治疗一段时间，根据其思虑过重，改风池穴为安眠穴（穴在风池与翳风穴之中点），针法同风池，加百会。从第8次起，症情明显好转，针至12次时，可不用其夫人陪同，单独来门诊诊治。至第15次，眼睑痉挛基本消失，偶有发作，时间亦短。之后，嘱每周治疗1～2次，又巩固8次。前后共治疗3个月，2年痼疾，即告痊愈。3年后因腰痛前来求治，诉眼疾至今未复发。

按：本例患者是张师所治眼睑痉挛患者中症状最重，获效最为显著的一例。提示我们，一是要求患者坚持治疗，不能浅尝辄止。从前后实践均表明，本病的治疗一般需3个月左右，令患者有一定思想准备。二是在治疗效果不明显时，要针对患者情况，适时调整穴位。本患者因长期患病且治之无效，家庭经济情况又较差，压力较重，而本病作为一种功能性疾病，与精神因素相关性亦大，所以张师加百会配印堂（原验方穴）、改风池为相邻之安眠，以加强镇静之效。结果收到意想不到的疗效。

● **【应用体会】**

（1）眼睑痉挛症，因多与肝血不足，致胞睑筋脉失养，血虚日久生风，风性动摇，牵拽胞睑而发生振跳抽搐不已。在取穴时，一是着重局部取穴，近取攒竹、丝竹空，益气补血，以促进睑胞滋养；二是中取阳白、风池、（头）临泣，均为胆经穴，肝胆互为表里，以抑制内动之肝风；三是远取加用背俞肝俞、脾俞，以黄芪注射液作穴位注射，以健脾益气涵木，属治本之举。诸穴合用从而调节各脏腑经络气血，达到补益气血、疏通经络的目的。

（2）张师通过多年的实践总结，提出对本病的治疗应强调手法的运用，其要素有二：一是气至病所，使针感到达眼及眼眶四周；二是得气感，针刺到一定部位，立即施较强的提插捻转手法，使患者前额或眼区局部保持有较强烈的酸胀热针感。如风池、上天柱进针约35 mm时，施以慢入慢出导气手法反复施行，幅度相对较大，促使得气感向前额或眼眶放散。所选之主穴多采用透穴刺法，也是重视针刺手法的延续，意在“接气通经”，起到一经带多经、一穴带多穴的整合作用，达到增强针感，提高其治疗作用；还能够加强表里经及邻近经脉的沟通，协调阴阳、疏通经络，使经气流通、上下相接，促进经络气血的运行。

（3）透刺与电针同用。电针法采用疏密波更有助于提高本病症的针刺疗效。不少患者反映，电针之后眼睑自觉非常舒适。对一些病程长者，也可结合皮肤针叩刺。方法是：沿眉毛下方，轻度手法往复叩刺20～50遍，以局部潮红为度。

（4）本病一般针刺治疗后，症状大多基本消失，但往往只能维持数天不等，痉挛又复发作。鉴于本病的易复发性，所以建议患者要坚持一段时间的治疗，一般要求半年以上。就疗效而言，眼肌痉挛多可痊愈，且远期疗效亦稳定。

（五）疏肝利水法治疗开角性青光眼

青光眼根据临床表现可分为原发性青光眼、继发性青光眼、混合性青光眼及先天性青光眼等，而结合前房角镜所见，又可分为开角型和闭角型2种类型。张师以治疗开角性青光眼为主。

● **【治疗思路】**

青光眼是以眼内压增高为主征的眼病，相当于中医学的“五风内障”，并根据不同阶段的病情表现，又有“青风”“绿风”“黄风”“乌风”“黑风”“雷头风内障”等病名。“青风内障”类似西医学之原发性开角性青光眼，“绿风内障”颇类似西医学之急性闭角型青光眼。

本病诱因多与七情有关。七情所犯，最易伤肝，导致肝气郁结，气郁不得疏泄，郁而化火，火动，阳失潜藏，阳亢则风自内生，风火相煽，上冲巅顶，因而发生本病的种种症状。肝阳上亢也可因其他脏腑之间的生化关系失调而引起，如(肾)水不涵木，(心)血不濡肝，肺虚不能制约，以及土壅侮木等；其中也有因肝阳不足，浊阴上逆而致。眼为肝窍，肝脉与目系相连而通于瞳神，所以肝经阴阳失调是为主要机制。同时，七情所犯，最易伤气，由于气机不利，可影响脏腑、器官、组织以及气血、水液等方面的功能活动，表现在眼部可导致眼内气血瘀滞，脉道阻塞；并由于肝病犯脾，脾失健运，使眼内水液排泄困难，因而导致眼压升高。

依据其病因病机和青光眼所呈现的症状，张师提出，本病主要由于眼部气血壅滞，针刺治疗应以疏通气血、宣泄壅滞、清利目窍为目的。鉴于青光眼多由肝气郁滞，故以疏肝利水为总则。

● **【验方推荐】**

(1) 取穴：主穴：①新明1、新明2、上健明、目窗、天柱；②翳明、太阳、球后、四白、临泣、风池。配穴：行间、还睛。

(2) 操作：主穴每次取一组，交替轮用。配穴在效不显时加用。新明1、新明2针法：取(0.25～0.30)mm×(25～40)mm之毫针，新明1穴和新明2穴针法参见前述。二穴均用中等强度刺激，每分钟捻转80次左右。余穴均用0.25 mm×(25～40)mm之毫针，上健明、球后进针25～30 mm，得气即可，刺激宜轻，不宜做提插捻转，防止出血；太阳穴直刺进针；目窗、临泣穴，沿皮向后平刺至帽状腱膜中，以触及骨膜感觉疼痛为好；风池穴、翳明穴及天柱穴，向正视瞳孔方向刺入，用徐入徐出的导气手法，使针感向前额或眼区放散。还睛穴，直刺至出现酸胀感为度；行间穴进针后，针芒略向踝部，然后采用提插加小幅度捻转法，使针感明显，刺激宜重，运针半分钟。双侧新明1、目窗(或临泣)穴各为一对，分别连接电针仪，连续波，频率4 Hz，强度以患者可耐受为宜，通电30分钟。每周2次。

● **【病案举例】**

沙某，男，62岁。2007年3月31日初诊。

主诉：双眼视物模糊，视野缩窄伴头部胀痛6年。

现病史：6年前，因头痛、目胀、视物昏花，经某专科医院确诊为慢性开角型青光眼。用美开朗等多种药物治疗，难以控制症状，眼压始终保持在23～28 mmHg之间，视野进行性损害明显。因其夫人在张师处治疗，经介绍前来试治。检查：双眼眼压分别为25 mmHg(左)和27 mmHg(右)，视野：双鼻侧视野缩小，且向心性缩窄。C/D比为0.8。诊断：慢性开角性青光眼。

治疗：用上方主穴，两组交替轮用。每周针灸治疗2次，治疗不久该患者头痛目胀有所缓解，鼓励他坚持继续治疗，2个疗程后视物模糊也有好转。根据张师要求，除了经常测眼压外，每3个月做视野检查1次。1年后，临床症状消失，眼压一直维持在16～19 mmHg之间，视野不断改善。患者信心十足，考虑停用西药，张师建议将所用药物由2

种逐步减为1种，眼压依旧稳定，针治3.5年后完全停用药物。针刺治疗从第3年起也改为每周治疗1次，为维持疗效，加用耳穴：眼、目1、目2、肝、肾、神门、耳中。用王不留行籽贴压，每次取一侧耳，两侧交替。嘱其自行按压，每日3次，每次每穴按压1分钟。至今已有10年，眼压稳定于正常水平，视野明显扩大，C/D比由原0.8缩至0.5。

按：本例为张师开角性青光眼患者中，观察时间最长的一例。至少表明以下几点：一是针灸不仅对眼压的改善有效，而且对其他相关指标的改善也有效；二是在各种症状、体征改善之后，停用药物而单以针灸治疗也是有可能的，当然，必须慎重，宜不断检测各项指标，而且仅适用于长期坚持的患者；三是，对本病患者，针灸治疗要求能长期坚持，为了使之能坚持，延长针刺的间隔时间，并采用耳穴贴压等法来维持疗效应该是一种行之有效的方法。

●【应用体会】

(1) 张师在长期临床实践中发现，针刺法主要适用于原发性开角型青光眼，以对正常眼压(低眼压性)的青光眼疗效最佳。对这类青光眼，现代医学治疗手段较少，预后也较差，针刺可作为首选之法。其次，针刺对青睫综合征疗效也佳。青睫综合征即青光眼睫状体炎综合征，其确切病因不明，可反复发作。实践中发现针刺对降低眼压、控制睫状体炎症有着较明显的效果。据张师体会，对于慢性闭角型青光眼和其他类型的继发青光眼，针刺可以作为一种辅助治疗方法，用以改善症候。余曾经治疗一位日本大学教师，系网脱术后引起的继发性青光眼，以眼压增高、眼球疼痛、阅读和使用电脑稍久即引发视物模糊不能坚持等症状为主，经日本多家眼科医院治疗未能得到有效控制，经介绍专程从日本京都来沪就治。经用针刺治疗2周(每周3次)，眼压控制在正常范围(配合用原来的降眼压药物)，疼痛症状消失，阅读及应用电脑时间延长。之后，每逢假期，均坚持来沪治疗2周至1个月，至今已近10年。症情稳定，能胜任教学工作，在日本例行的眼科检查提示视野损害逐渐有所好转，这一点让日本眼科医生们称奇。

(2) 处方中，除选用治疗眼疾的效穴新明1、新明2外，风池、目窗、临泣为足少阳胆经之穴，具有清火明目功效；针足厥阴肝经之荥火行间穴，可使上逆之肝气下行，以利降低眼压；天柱，属足太阳经，足太阳之脉"入项连目系"，疏通眼部经气；局部取上健明、四白穴，疏调目系，行气活血降压；经外穴还睛穴，和经穴行间均是明目、降低眼压的验穴。特别是行间穴，有关降眼压的文献资料颇多。在实际应用时，为操作方便，在降眼压穴上，张师多以头眼部穴为主，以风池、目窗、太阳、临泣为重点。但张师验证发现，行间对闭角性青光眼有较为明显的效果。

(3) 传统的针刺方法治疗青光眼，其相关机制值得进一步研究探讨。但是要获得较满意疗效，应该注意以下几点。

早期治疗：本病争取早期针灸治疗十分重要，往往能取得事半功倍的效果。一般来说，病程越短，疗效越好。早期进行针灸干预，再加上患者的积极配合，多可在较短时间内控制眼压，眼部症状也会明显改善。

针药结合：青光眼属于症情较复杂的难治性眼病。一般情况下，针灸治疗应当配合药物治疗，以提高疗效。在治疗过程中，不可骤然停用药物，也不可在取效后停用针灸治疗。

当然,恢复针药结合后,仍可提高疗效。

坚持治疗:青光眼的针灸治疗要取得长期稳定的效果,十分关键的一点是坚持治疗。症状控制后,仍需要长期持续治疗,这对病情的稳定至关重要。相当一部分患者,通过长期不间断的坚持治疗,不仅疗效稳定,而且所用药物可逐步减量,有少数患者最后还能做到停用所有的药物,仅用针灸维持疗效。同时针灸次数也可从原来每周2～3次,减为每周1次。

心理调摄:原发性青光眼是眼科重要的身心疾病,患者多数有焦虑、抑郁等不良情绪。目为肝窍,肝主疏泄,具有调畅人体情志和气机的功能,《灵枢·脉度》说:"肝气通于目,肝和则目能辨五色矣。"从经络上看,"足厥阴肝经之脉……连目系,上出额;其支者,从目系,下颊里……"肝脉与目系相连而通于瞳神。故对于青光眼的患者,树立信心,保持乐观精神,积极配合治疗也是极为重要的。1990年张师曾治疗过一名患者,经针刺后,眼压已恢复至正常,恰好日本发生阪神大地震,其留学的女儿3日无音信,她一急,眼压立即增至30 mmHg,后来得知女儿安然无恙,经针刺后,眼压又恢复至正常。

刘坚,徐红.上海市名中医学术经验集(第三集)[M].北京:人民卫生出版社,2018:185-200.

异病同治的针灸经验

上海市针灸学会理事长张仁主任医师,从医近40载,学验俱丰,擅长针治疑难杂症。在长期的医疗实践中,提倡以中医辨证论治为基础,探索现代难病的针灸治疗方技。笔者有幸跟师学习,兹将张师采用异病同治之法治疗难病的经验整理如下。

1. *异病同穴* · 新明穴是20世纪70年代针灸工作者在自身实践中发现的新穴,用于治疗眼底疾病,其针感强烈,具有益气化瘀明目作用。其中新明1穴,位于耳垂后皮肤皱褶之中点,翳风穴前上5分。实践中张师发现,此穴不仅对各种眼病有显著疗效,而且对难治性面瘫、面肌痉挛、三叉神经痛亦有满意疗效。曾有一个50多岁的女性患者,因左侧面部肌肉不自主地无痛性、阵发性抽搐前来就诊。该患者于2年前开始出现左下眼睑不时跳动,时作时止,以后日渐频繁,并且由眼睑向下逐渐延伸至口角,面部抽搐的程度逐渐加重,抽搐的时间逐步延长,而其间隔时间渐渐缩短,且每当情绪激动时加重。经检查诊断后,予针刺左侧新明1穴,当进针到此穴出现酸、麻、沉、胀等针感反应时,即应用手法,并使针感达到面颊,出现局部热胀舒适感。随即原来还在抽搐的面部肌肉停止异样跳动,留针期间未再抽动。经多次针治,频繁的面部抽搐,变成偶尔发作,通过一段时间的巩固治疗而获临床痊愈。

又如天柱穴,张师认为,由于其属足太阳经,内邻督脉之风府,外近足少阳之风池,挟持三阳之经气,而阳经均汇集于头部,"其精阳气上走于目而为睛",天柱前对眼球,足太阳又源出眼区,所以天柱与眼球关系密切,具有通窍明目,清瘀散结之功能,从而疏导眼部气血之凝聚，是治疗眼底病要穴。同时，天柱穴位在颈项属阳经，针刺此穴位，可起到振奋阳气，祛寒活血，调理颈、肩、背经络气血运行的作用，而能治疗颈椎病。早在《针灸甲乙经》中就提出"项直不可顾，暴挛足不任身，痛欲折，天柱主之"，又天柱穴虽位于项后，但与甲状腺前后相对，有近治作用，是治疗甲亢的验穴。对甲亢引起的突眼症，也多取治该穴。所以张师在临症时，常取天柱穴治疗眼底病、颈椎病及甲状腺功能亢进等多种病症。

2. *异病同方*·眼底出血、视网膜色素变性、青少年黄斑变性等是不同的眼底病，虽然这些眼底病的表现不尽一致，体现出不同的临床症状，但其病位相同，均在眼底，病机均为眼络脉道气血不和，瘀滞失畅，精微不能上输入目，目窍失于濡养。故治疗都可选用调整目系气血，疏通眼底脉络的方法，达到血脉通利，濡养神珠的目的。张师通过大量临床实践，对这些难治性的眼底病总结出一个基本方，即新明1穴、风池、上睛明、球后。此基本方，以中取和近取相互配合运用，能起到通畅气血，濡养神珠的作用，使目明而充沛，视物清彻明亮。甚至一些外眼病，也可采用这一基本方。当然由于是不同的眼病，不仅症状不同，而且其本质仍有所差异，所以张师在此固定组方的基础上增加不同配穴。如视神经萎缩加新明2、上明；视网膜色素变性加翳明；眼底黄斑变性加天柱、承泣(与球后交替使用)；眼底出血加太阳；等等。

张师曾遇一中年僧人，因做法事劳累，导致右眼视网膜静脉周围炎，玻璃体积血。视力猝然下降至只有眼前10 cm指数的程度。虽经当地医院积极对症止血消炎等治疗，病情得以控制，但视力始终未见好转，多处治疗无效。半年后，经张师针刺新明1、上睛明、风池、球后常用穴，再配以太阳、攒竹穴。每周针治3次，通过5次的治疗，右眼视力开始逐渐恢复，3个疗程后，视力恢复到0.9。

又如李某，男，13岁，因患先天性黄斑变性视力显著下降，双眼裸视力0.07，平日看书学习都依赖于放大镜。经采用上述配穴组方治疗后，经3个疗程，视力提高到0.2(左)，0.3(右)，从此阅读时再也不用借助放大镜了。

3. *异病同法*

(1) 透穴法：难治性眼肌痉挛、眼外展神经麻痹、眼型重症肌无力症和视疲劳是表现不同症状的外眼病症。实践中张师发现，采用透穴刺法对提高疗效很重要。如采用攒竹透上睛明、阳白透鱼腰、丝竹空透鱼腰的三透为主，是治疗的关键。鱼尾穴向攒竹穴的深透刺，对于眼外展神经麻痹来说也是治有效验的针刺方法。透穴刺法具有协调阴阳、疏通经络作用，可直接沟通表里阴阳经气，加强经络与经络、腧穴与腧穴、经穴与脏腑之间的联系，能促使阴阳经气通接。而且透刺法具有"接气通经"之功，使经气流通、上下相接，从而提高针刺疗效。临床实践也证明，透刺法取穴少而精，既免伤卫气，又增强针感，可加强其治疗作用。

例如，刘某，女，48岁。因长期使用电脑，持续近距离注视视频，而致眼过劳出现两眼作胀疼痛，酸楚泪溢怕光，沉重而怕睁眼，视物模糊，阅读困难，兼见头晕头痛，泛泛欲呕。因此无法正常工作，痛苦不堪。在近1年多的时间里到处求医就诊检查，结果排除眼部器质性病变，确诊为视疲劳。由于西医缺乏有效方法，故慕名前来接受针灸疗法。经选用上述透穴疗法为主，结合针刺新明1穴、风池、球后等穴，第一次治疗结束起针后，视疲劳症状当即消失，但此景保持时间不长，次日症状重现。又经过几个月的针灸治疗，病情逐渐好转，并得到控制。目前患者能注视视频、操作电脑的时间已完全恢复到病前的状况。

又如，高某，男，52岁。因发作性头痛10日，继而视觉模糊7日，且左眼复视，视一为二，而入住本市某大医院。经各项检查，最后诊断为左眼外展神经麻痹。住院28日，接受了中西药物等综合治疗，未见好转，遂前来求治针灸疗法。检查：眼科眼底检查正常，左侧眼球向内、向上、向下运动尚能自如，但外展明显受限，左眼球内斜，舌淡红苔薄白，脉弦细。诊断：左眼外展神经麻痹。治疗首选患侧鱼尾穴透攒竹，配合针刺新明1、风池、上明、丝竹空、瞳子髎。留针30分钟，每周2次。按上方针治8次后，患者复视基本消失，左眼球向内偏斜明显减轻，继予上法又针7次，左眼球已能外展，向内偏斜已不明显，复视消失。治疗20次后，视觉、眼球活动正常。

（2）刺络拔罐法：子宫内膜异位症、难治性面瘫、偏头痛，其受病的部位迥然不同，临床症状、体征亦截然异样，但在其发展的某个阶段，都可因气血瘀滞造成，故治疗均能采用刺络拔罐方法，以活血化瘀、疏经通络、软坚散结。如对于经常规体穴针刺而久治不愈的子宫内膜异位症，加用腰骶部近盆腔脏器的穴位刺络拔罐后，原来难以缓解的渐进性痛经，得到控制。对于难治性面瘫，采用局部刺络拔罐针刺法，对瘫痪侧神经和肌肉的恢复有很大的帮助。对于顽固的偏头痛，应用刺络拔罐法亦能获良效。

例如，有一20岁张姓男青年，剧烈的偏头痛反复发作已有2年，每月发作1次，诱因不明，往往突然出现一侧剧烈头痛，呈刺痛或跳痛，疼痛可持续数小时甚至几天，每次发病时还伴昏厥，不省人事，多次急诊、住院治疗。经CT、核磁共振、脑电图等系列检查，排除癫痫等脑部病变，拟为偏头痛。西医疗效不显，求助针灸疗法。经体针配合大椎、太阳、阳白等穴刺络拔罐治疗后，发作次数逐渐减少，程度亦见明显缓解，针治期间头痛发作时不再伴随昏厥。

4. 同中有变 · 异病同治法则是建立在辨证论治的基础上的，其根本就是证同治亦同。证是决定治疗的关键。异病虽可以同证，但由于所处病种不同，其证候的临床表现并非完全相同，即构成同一证型的诸要素如主症、次症、兼症及舌脉等，在不同的病种其主次地位是不一致的。异病同证之同，是在异病的基础上，不同疾病发展至某一阶段所具有的共同的临床表现或具有的共同病理过程，但其本质仍是有所差异的。虽然其证同治亦同，但结合具体疾病，其理法方穴仍应同中有变，如基本配穴处方、针法可作变化。例如新明1穴，虽然同时可治疗眼底病、面肌痉挛、三叉神经痛等，但在施用新明1穴时，还应注意其针刺方向、手法操作的差异。对于眼底病，针尖朝向外眼角，运用平补平泻手法；对于面肌痉挛，则针朝向鼻旁，采用补法；对于三叉神经痛，针尖宜朝向疼痛支方向，选用泻法。同时这三种不同疾病的配穴也不尽相同，眼底病配穴有上述的新明2、上明、翳明、天柱、承泣、太阳等，三叉神经痛配穴有下关、迎香、禾髎、夹承浆、地仓等。

总之，针灸疗法和中医的所有疗法一样，只有充分把握疾病的发生和发展规律及其病机所在，准确选择穴位、处方、治法，才能切中要害，效若桴鼓。

刘坚．张仁异病同治的针灸经验［J］．中医杂志，2006，47（10）：743－744．

第二章
新的思考

思考经络研究

经络是以十四经为主体的对人体功能进行联络、调节和反应的复杂调控体系，作为中医基础理论的核心，其实质研究的重要性不言而喻。但历时40余年，涉及许多学科和领域的研究结果，形成的却仅是有待完善和证实的假说。这些假说的共存恰恰说明了现阶段经络研究的多面性和研究本身的复杂性，同时也显现出经络研究中存在的一些问题，所以我们有必要重新思考以往研究的思路和方法。以下是笔者的一些粗浅看法，以求教于同仁。

一、古人对经络的认识

古人对经络核心内容的论述多出自《黄帝内经》，如《灵枢·经水》“外可度量切循而得之，其死可解剖而视之”，认为经络的结构是可以观察、触摸和丈量的物质实体。《灵枢·本藏》“行气血而营阴阳”“决死生，处百病，调虚实”，是对经络功能的高度概括；《灵枢·海论》“内属于府藏，外络于肢节”以及《灵枢·九针十二原》“五藏有疾也，应出十二原……凡此十二原者，主治五藏六府之有疾者也”，这种对经络脏腑相关的最早记录，则是对经络联络脏腑、沟通内外作用的高度概括。从这些论述可以看出，经络学说贯穿于中医的生理、病理、诊断和治疗等方面，是古人对针灸治病规律的阐释和总结，并明确指出经络具有功能和结构的双重含义。

经脉系统的形成经历了一个不断发展和完善的过程，从马王堆帛书的《十一脉灸经》到《黄帝内经》经络系统的初步形成，从《难经》的奇经八脉到《十四经发挥》，在经络、穴位经历了不断完善、增补的过程中，不仅使得穴位和经络的定位与循行路线更加明确，而且在穴位归经的过程中，出现了两条相辅相成的经络线：一条是连接全身361个经穴的体表示意经线图；一条是内属外络的立体经络系统。古籍中的这种记载，使得现代人在研究经络时往往会产生认识上的障碍。尽管在今天的各类经穴图上所标示的几乎都是体表经线示意图，但具有纵贯全身的经络运行气血、营养组织器官和协调阴阳的功能的立体经络系统，始终贯穿于历代经络著作的主流。因此我们在探讨经络的任何问题时都不能偏废这个系统，因为前者毕竟只是一个平面示意图。

二、经络实质的现代研究

现代研究认为经络是一个既与有形的神经、血管、淋巴、内分泌等系统相联系而又有区别的独立功能调节体系，现代科学技术在这些研究方面起到了重要的作用。经络实质的研究对生命科学有着极大的影响和拓展，目前对其实质研究较多的是关于经络线显示和循经感传以及经络-脏腑相关性等几个方面。经络线显示和循经感传的研究是对经络现象及其物理特性的检测，这些研究的结果肯定了经络存在的客观性和普遍性，但无法对经络实质或物质基础作出实质性的统一解释。尽管目前已提出了大量与经络传导有关的“通道”，如循经低电阻通道、光通道、声通道、化学“梯度/分子”通道、中枢通道等，但均无法建立完整的吻合经典经络的“传导通道”。因为显示这些通道的参数与经络之间没有特异的对应关系，因此这种只停留在表象研究中所显示的循行轨迹并不能说明经络的功能和物质基础。循经感传是经络的基本特征，虽然不等同于经络，但这种主观感觉现象的发现无疑是经络概念形成的前提和依据之一，现代研究认为其感传的形成必然要涉及神经系统从外周到中枢的各个环节。从这些研究结果可以看出，经络的表现形式多种多样，经络现象是生命物质之间相互作用的复杂活动的综合反映，不是某种物质结构的单一功能所能解释的。而上述研究的一个更大的误区在于仅仅着眼于前面提到的体表经线示意图的研究，给人有舍本求末的感觉。

经络-脏腑相关性研究主要是在经络、脏腑之间的相对特异性及其联系途径的研究上。在经络-脏腑相关性的探讨上，目前的研究着眼于通过刺激一个或几个穴位应用一些指标来观察对内部脏器的功能和物质的调整作用，通过穴位功能的相对特异性对脏腑功能的影响来证明经络的实质。较之前者，的确是进了一步，但也存在一个问题，从经络和穴位的形成前后来看，依据已有的考古学资料和现存的古代文献，经络的出现早于穴位的发现，而穴位的发现也不是在已知经络图上按图索骥的结果，相反是发现后才对其进行逐步归经。所以，穴属于经，却不等于经，这种研究只能说明局部和整体的联系，并不能完全代表整体。

循经感传和经脉-脏腑相关的联系规律及其联系途径的研究，如果用现代医学原理来对取穴规律及其疗效加以解释，目前已达成两点共识：①穴位对局部脏腑的治疗作用与同神经节段支配有相关性；②穴位对远距离脏腑或体表的治疗作用可用超神经节段支配关系加以解释。用这种观点就可以解释有时针灸临床选穴并不完全受传统经络理论的限制，即经络理论与针灸的有效性之间的脱节具有现代医学的科学依据，同时我们也可以把这种不完全按照古典经络循行线取穴的方法解释为是拓宽了古典经络理论的内容。

虽然现代研究对经络的生理效应与物理属性的认识有所突破，但也是仅限于一些可见现象的探索上。由于对经络的内涵缺乏统一的理解，从研究的结果中归结的假说，不但没有推动经络实质研究的发展和有效指导针灸临床，有些反而混淆了概念。因此，澄清经络研究的思路，探索新的研究方法已经成为当前迫切的任务。

三、思路与方法

综合对经络认识及研究的现状，笔者认为应该注重以下几个环节。

1. *从中医文化学背景认识经络*·作为中国传统文化的有机组成部分，必须看到古代经络理论体系的形成包含着“天人相应”文化观念的渗透，融合着粗浅的客观观察和深刻的主观推理，体现的是一种生命的整体效应。因此，如果我们孤立地只研究经络的循行轨迹，本身就干扰了经络体系整体的动态调节过程，忽视了原有经络腧穴理论的系统性和各部分之间的互补，以及对临床的指导意义，得出的结论只是片面的。

虽然经络理论体系的形成受当时认识背景的限制，然而在这种粗浅的观察中就已经包含了现代医学的具体解剖部位。如经络循行路线与目、脑发生的联系，足太阳膀胱经“其直者入络脑”，督脉“上额交巅上，入络脑”，肝经“连目系”等，这些连脑的经络，显然都是神经结构。有的经筋走行也近似神经，如手太阳小肠经，其走行、功能与尺神经一致。冲脉为血之海，其在胸腹到足的循行是沿着腹主动脉、股动脉、胫后动脉、足底动脉和足背动脉的走向。这些朴素的观察认识形成了经络的最早雏形，但是以观察而不是以实验数据为依据形成的理论，使得在推导中产生的一系列经脉学说可能与早期对血液循环、神经的朴素认识所反映出的本质出现一定的偏差，这种推理只能反映古人肤浅的解剖知识与主观的臆测的结果，因此其所代表的经络理论的内容就不全是纯粹的自然科学内容。如果在研究中过分地强调使用客观的实验数据来寻找古典经络的实质，其结果会有悖于经络系统的真实含义。所以我们只有从中医文化学的角度来分析古人对经络的论述，才能正确认识经络精髓之所在。

2. *全面总结已有研究成果*·从40余年经络的研究我们可以欣喜地看到，资助的项目多、涉及的面广，同时我们也必须看到过去太过于注重研究过程，很少系统地对这些研究结果进行总结，使得在不同领域里进行着不同的重复性研究，严重地影响了经络实质研究进展。因此，现阶段应当梳理以前的工作、总结研究结果、归纳共性、整合各领域对经络实质的不同诠释，找出下一步研究的重点和突破口，对一些不能用共性来解释的传导现象进行深入研究。比如针刺关元穴向会阴部的传导不能很好地用同神经节段来解释，那么在这段传导途径中会有哪些中间环节存在？对这些现象的深入揭示或许又能丰富经络概念的现代内涵。所以经络软课题的研究迫在眉睫。

3. *建立客观统一的评判标准*·经络实质研究已涉及多学科领域，但专业背景不同的研究人员都是从各自的角度来认识实验结果，在结果的判断上很大程度也是由研究者采用的判断标准和研究方法所决定的，中间缺乏必要的沟通。因此在应用现代科研方法来研究传统经络概念时，应充分考虑不同研究方法所引起的差别，追求“非此即彼”是不正确的。为了避免研究中出现过多的分歧，应该将评判的标准尽可能地统一。

研究结果的统一首先要正确理解研究对象真正的内涵及外延，“经络实质的研究”提法容易让人误解是为要寻找与古代文献记载的经脉循行线相应的某种未知的物质结构，此命题是否具有重大科学价值值得商榷。正是因为经络实质研究一直没有搞清楚“经络学说说什么”这一关键命题，于是在同一时期对同一科学问题提出了一个又一个的假说，而且有不少假说还是相互矛盾的。因为对研究对象的外延和内涵不是很明确，所以提出的假说不能直接接受实践的检验，而只能根据各自的理解和假说来评价。由于缺乏客观、统一的实验检验标准，新的假说便没有足够的理由取代旧假说，因此假说越来越多。所以评判标准的客观和统一性是获得研究结果具有统一性的前提。

4. *着眼指导针灸临床*·长期以来，我国在经络研究工作上有一种只为研究而研究的倾向。以经络系统为基础产生的经络理论，一直指导着传统针灸临床实践，因此经络实质研究的结果必须回到临床才能得到检验，并只在临床中才能获得新的生机。今天我们弄清经络实质的最终目的，不仅仅在于对人体有一个新的发现，而应更有效地指导和促进针灸医学的发展，为 21 世纪人类的健康做贡献。然而，从几十年来的经络研究结果看，投入了如此之多的人力、物力及财力，但令人遗憾的是迄今为止还没有见到一项能真正指导针灸临床实践的成果。这种为经络研究而研究的现象，笔者认为是必须彻底改变的。

四、小结

经络具有平衡和联络的作用，其精髓在于所揭示的人体上下内外联系的规律。经脉在体表的循行线只是古人对于这些规律的一种直观推测的示意图。因此当今的经络研究，重要的是要探讨古代经络学说中所揭示的人体上下内外的联系规律的科学价值及其与现代生命科学之间的关系，而不能完全只对经络学说中的说理部分进行验证，更不能“按图索骥”地在经络示意图中寻找、发掘现代生命科学的具体结构。古人给予我们的只是经络存在的“事实”，并用经络学说给出了相关的“解释”。同时我们也不能妄自菲薄，认为研究经络和当年西方人研究“燃素”一样没有希望，因为确实还有不少未知等待我们去探索。因此我们必须总结成果、统一标准，对经络研究进行重新认识，使其焕发出新的生命。

马瑞玲，张仁. 思考经络研究[J]. 中国针灸，2007，27(1)：69－71.

关于针灸文献研究的思考

近年来，人们纷纷在讨论中医针灸学的特色问题。如果从科学研究方法的角度考察，中医针灸文献研究倒不失为其特色之一。所谓特色，应兼特异性和先进性。把文献研究作为一门学科的最主要研究方法之一，不仅在医学科学中，甚至在整个自然科学领域中，可以说是十分罕见的，这就是它的特异性。同时，中医针灸文献研究，不仅具有一般的分析综合功能，而且因为其方法融古今之长，又面对积淀数千年之中医针灸宝库，更具有开发新知的功能，这当然是它的先进性。可惜的是，长期以来，包括中医针灸界在内的相当一部分人士，对中医针灸文献研究有一种偏见甚或说是误解。即把中医针灸文献研究局限于经学方法，认为对古医籍主要是医经的校正、考据、汇粹、类编、发微、问难、解惑、钩玄等为其方法的主体。由于经学强调注不破经，疏不破注，恪守师法，形成了信而好古，厚古薄今的价值取向，更窒息了研究空气。其实中医文献研究的领域是很开阔的。本文重点讨论针灸文献研究。针灸文献研究的对象，包含面十分之广。以载体划分，可分为竹木简、金石、帛书、纸质乃至电子文献；以时间划分，可分为记载针灸内容的古代医学或非医学典籍（书籍及一切其他载体）、近代针灸文献、现代针灸文献；从区域划分，可分为国内针灸学文献和国外针灸学文献；从内容划分，又有理论、临床、实验文献之分。如再细分，从治疗方法上，针灸文献还可分为针法、灸法及其他穴位刺激法文献。从临床文献，又有不同分科的文献，如内科针灸、外科针灸、妇儿针灸等之别。值得一提的，按照古人的意见，“文，典籍也；献，贤也”（朱熹《四书章句集注》），广义文献研究的范畴，除去上面所述的“文”的研究外，还应该包含十分重要的“献”的研究，也就是被称为活的文献研究，即著名针灸家的学术经验研究等。因此，在开展针灸文献研究时，应充分注意到这一点。

一、针灸文献研究的目的

1. *传承针灸学术* · 文献研究不仅可以揭示针灸源流、辨章针灸学术，更能对针灸医学的发展起到承前启后的传承作用。因为文献是记录针灸学术的重要形式，也是传承针灸学术的载体。其中《灵枢》《针灸甲乙经》《针灸大成》是三部集大成式的最重要的针灸文献研究典范。以《针灸大成》为例，既有最大程度保存从先秦至明代传统针灸医学的“学”（理论）和“术”（应用），即“文”的部分，也有总结整理其家族实践经验的《卫生针灸玄机秘要》，也就是“献”的部分。

2. *发展针灸学术* · 针灸文献研究，和临床研究、实验研究一样，其总体目的都是为了促进针灸学术的提高和发展。而临床的提高又推动着理论的发展，这两者是相辅相成的。纵观历史上的名医大家，大多是集文献学习和临床实践于一身者。除了上面提到的杨继洲，还有唐代名医孙思邈、宋代名医王执中。有“药王”“医神”之美誉的孙思邈不仅具有精深的医学造诣，也有精湛的医疗技术，更是新理论的创立者。孙思邈在《备急千金要方·论大医习业》中云，“凡欲为大医，必须谙《素问》、《甲乙》、《黄帝针经》、《明堂》流注、十二经脉、三部九候、五脏六腑、表里孔穴、本草药对、张仲景、王叔和、阮河南、范东阳、张苗、靳邵等诸部经方”，强调了文献学习对于医生的重要性。医学巨献《千金方》不仅总结了唐代以前的医学成就，更结合孙思邈自己的临床经验注入了许多新的学术内容。如在针灸方面，创绘彩色《明堂三人图》，创立“阿是穴”，扩大奇穴，选编针灸验方，提出“针灸合用，针药兼用”及预防保健灸法等。对宋代针灸学发展做出重要贡献的《针灸资生经》是由名医王执中在参照考量《针灸甲乙经》《铜人腧穴针灸图经》《明堂上下经》《千金方》《外台秘要》《素问》《难经》等诸多文献古籍的基础上，结合自己长期临证经验编著而成的。由于现代大量针灸理论、临床及实验的成果均是以文献的形式公诸于世的，因此，通过对这些海量文献的研究，不仅能为广大针灸临床、科研和教学工作者提供相关学科的水平和动向，更能在一定程度上揭示其发展脉络和内在规律。同时，医家通过理论文献的学习，可以指导临床实践并加以验证，从而推动临床的发展进步；而大量的临床实践又促进新理论的形成和发展。大量理论研究和临床实践为文献研究不断提供了科学资料，从而形成了文献与理论、文献与临床的相互促进、共同发展。针灸学术正是在这样的不断循环中提高和完善。

3. *传播针灸学术*·针灸文献的研究，一个十分重要的目的是促进针灸学术的传播。这种传播不只是局限于国内，更关键的是走向世界。由于文献本身就是传播的基本形式，通过进一步的研究（主要是应用性和开发性研究），更能促进针灸学科的交流和融合，加快传播速度与范围。在这方面，我们是有历史教训的。十六七世纪，我国的针灸技术曾从印度尼西亚传入欧洲大陆，由于只重视术的传播，而没有很好地通过文献研究的方法将针灸的文化传入，结果在热闹了一阵子后很快偃旗息鼓了。针灸学也有自己完整的理论体系，需要在中医及针灸经络理论的指导下辨证组穴施针。整个针灸治疗过程是一个有机整体，脱离了辨证论治而仅仅把最后术（即施针）的一部分拿出来进行传播学习是片面的，这样的治疗仅仅是对症治疗，当面对不同证型的患者或患者情况稍有变化时就会捉襟见肘。由此可见，离开了包含学术文化积淀的针灸文献研究，针灸技术就是无根之木、无源之水，注定不能得到长期有效的传播。值得一提的是针灸歌赋，它将繁复的针灸学理论和丰厚的临床实践积淀编撰成简单、易懂、便于记忆的方式。如针灸歌赋中的名篇《标幽赋》，正是在汇集前人文献的基础上，以赋的形式将针灸学术中的关键内容经络、候气、论针、取穴、标本论治、特定穴位、子午流注、刺灸法、补泻、禁忌等均一一论及，成为千古绝唱。

二、针灸文献研究的方法

1. *保存性研究*·即通过发掘、收集、整理等手段，及校勘、训诂、释义、辑佚，使埋在地下的重见天日，错乱的得以校正，散失的得以完整。总之，目的是为了使文献恢复原来面目，并能够予以妥善保存。近几十年来，这方面已做了大量工作，如马王堆汉墓医学帛书、武威汉墓医简、张家山汉简的发掘整理，特别是从20世纪80年代初期起，由国家出面对我国重要古医籍进行全面校勘整理等。名中医经验的保存性或传承性研究，是保存性研究的一种特殊形式，从1990年开始已纳入了国家重点项目，收到了较好的效果。例如此前开展的国家重点建设项目“中医药古籍保护与利用能力建设项目”，国家做了较大的投入，上海参与了60种古医籍的整理，其中就包括了大量针灸的内容。

2. *应用性研究*·即通过文献研究，使针灸文献能有效地应用于临床实践。这有高级与初级之分。

初级应用性研究　所谓初级应用性研究，实际上是指对文献的一种初级加工，包括注释、分类、汇聚、语释。我国古代就开始做初级应用性研究，如王冰对《素问》进行注释，书内有很多针灸条文，张景岳把《黄帝内经》中包括针灸在内的有关相同内容分门别类，撰成《类经图翼》等。《类经图翼》是以针灸为主在分类的基础上广泛引证大量资料。这类初级

应用性研究工作，在现代更是得以重视，由国家政府出面，组织专家对重要的针灸经典进行全面校勘注释。如20世纪70年代山东学者的《针灸甲乙经校释》和80年代黑龙江学者的《针灸大成校释》，就是两大重要针灸文献整理的成果。在此基础上，有些学者进一步把深奥的经文进行重新编排整理并翻译成通俗的白话文，如《内经针灸类方语释》一书，就是将《黄帝内经》中有关针灸治疗的400余条条文进行归类、编排、校注、翻译，并加按语。这样，使古人丰富的经验迅速被现代人理解和应用。显然这项工作是十分重要的，然而仅仅停留在初级阶段则是不够的。

高级应用性研究　高级的应用性研究，是通过对有关专题文献全面系统汇集、分析归纳、去粗取精、去伪存真，力求揭示其规律性东西，用以指导临床。近年来，随着高科技的迅猛进展，针灸文献研究的方法也得到了前所未有的进展，除了将现代医学的文献研究方法引进中医文献研究外，其中电子计算机和互联网的应用，正在将中医文献研究的方法推向新的境界。这方面的工作可分为三类：一是从不同角度对古今医籍中的针灸文献，进行全面系统的整理研究，意在了解全貌。如上海通过建立“针灸古籍中腧穴主治的计算机检索系统”和“中医针灸信息库”，对135种古文献和1949年至2006年的74种杂志的现代针灸文献，进行了全面梳理。二是从20世纪主要是80年代以来推行一系列针灸标准化、规范化研究，包括经穴的标准化和针灸技术的规范化，取得很大成效。三是近年来应用循证医学的方法，对针灸临床适应病症和治疗效果进行界定和验证。天津的《现代针灸病谱》，便是这方面的成果。

3. 开发性研究・即通过对古今中外中医药文献中的精华进行开发，使之升华，在原有基础上实现理论和实践的突破。开发性研究，既建立于保存性和应用性研究之上，又须与临床研究、实验研究紧密结合。我们所获得的一些重大的中医药成果，多与中医文献的开发性研究有关，如青蒿素的开发研究等。青蒿素的研究发端于20世纪60年代越南战争，当时疟疾爆发，而疟原虫已经对当时的特效药氯奎产生了抗药性。中国中医研究院屠呦呦带领的团队将研究重点放在了中药青蒿上，然而发现高温环境下提取无效。屠呦呦重新把古代文献搬了出来，一本一本地细细翻查。最后，东晋葛洪《肘后备急方》中“青蒿一握，水一升渍，绞取汁服，可治久疟”几句话给了她启发，想到很有可能是高温破坏了青蒿的有效成分，于是改进提取方法，用沸点较低的乙醚进行实验，终于成功地合成了青蒿素，从而诞生了一种全新的抗疟药。

针灸学也如此，如基于针灸止痛的针麻研究，目前仍扑朔迷离的经络实质的研究，腧穴本质研究等，都与针灸文献开发性研究分不开。其中，最值得一提的是针麻研究。1958年8月30日，上海市第一人民医院耳鼻喉科尹惠珠医生正是从“面口合谷收”这一经典文献论述中得到启示，第一次以针刺代替药物麻醉，在患者两手的合谷穴各扎一针，没有使用任何麻醉药物，在患者毫无疼痛感觉的情况下，成功进行了世界上第一例针麻手术，引发了针灸学再次走向欧美大陆和至今仍热度不减的全球性针灸热。文献的开发研究应该是文献研究的最高境界，而数千年巨大的、独一无二的针灸文献积淀，是个真正的金饭碗，可惜我们对此重视不够。当然，这也有个方法学的问题。

三、建议

针灸文献浩瀚如海，内容丰富，如何整理并从中提炼出有效的信息为我所用，为针灸学术及临床发展所用是摆在我们面前一个重要的问题。我们应该以科学的思路和方法进行针灸文献研究，其关键是要扬弃和创新。一定要在继承的基础上，冲破单一的局面，即目的单一、内容单一、方法单一的局面。特别是随着针灸学的日益国际化，文献和情报的数量急剧上升，如何有效地进行针灸文献研究，如何实现传统方法与现代方法一体化研究，包括互相补充利用、互相转化等，都是放在针灸文献研究工作者面前十分艰巨而又重要的任务。如果不改变观念，拓宽视野，更新知识，将是难以胜任的。

张进，张仁. 关于针灸文献研究的思考[J]. 中医文献杂志，2013，32(6)：30－31.

针灸临床现状分析

本文的主要内容，是对1980—2012年关于针灸临床调研的文献进行综述，分析针灸临床存在的问题，探讨其解决的方法和途径。并对针灸教学与科研进行简要探讨，说明两者对针灸临床的贡献。

一、针灸临床现状

1. **针灸临床调研文献分析**・针灸作为中医学的重要组成部分，正在引领中医迈向世界，针灸学科的发展正在面临前所未有的机遇和挑战，然而目前针灸临床仍存在诸多问题。国内许多研究者曾从全国或局部地区的层面，从针灸从业者或患者等角度对针灸临床进行了不同方面的调查研究。对全国针灸的调研显示，我国针灸科门诊量与收入水平呈明显增加趋势，但是针灸科的发展仍不容乐观。医院对针灸科的重视程度低、投入较少，针灸收费偏低，经济效益整体低下，针灸科硬件设施差，人力规模较小，人才流失严重，年龄趋于老化，后备力量不足，针灸科医生工作强度较大而收入水平偏低，针灸技法传统方法运用率低，针灸病种范围萎缩。现阶段针灸门诊适宜病症368种，涉及疾病系统16个，主要以神经系统疾病、肌肉骨骼和结缔组织疾病两个系统的病症为主。而通过循证医学方法归纳出国内外针灸临床证据支持的针灸适宜病症为532种，说明目前针灸临床的适宜病症还有很大的拓展空间。在地域上各行政区病症种类数量分布不均衡，针灸优势病症聚集度高。针灸科首诊率受到名医效应和针灸特色疗法的影响，40%的针灸科室需要依靠其他科转诊患者维持生存。对局部地区的调研结果显示：某地区针灸科专业人员缺乏自我防护、消毒隔离及医院感染控制等知识，存在针灸针处理不正确，针灸诊疗室消毒设施不健全等问题。某市基层针灸技术开展率低，针灸从业人员存在闲置情况，选择针灸疗法的患者过少。另外，传统针刺手法在临床的使用情况在萎缩，使用种类在减少，使用率在降低，使用时间在缩短。临床医师大部分采用单手进针法，多在进针后即刻行针，补泻手法以提插捻转为主，较少使用行针手法。多数医师以电针代替行针手法，电针在临床使用广泛。对居民及患者的调查显示：患者对针灸适宜病种及针灸诊疗信息缺乏了解，对针灸临床现状满意度低，存在认知偏差、了解途径少、就诊率低、就诊病种局限等问题。惧怕针刺疼痛及感染传染病、担心疗程较长及高费用、挂号难、上班时间与针灸治疗时间冲突是就诊障碍；对针灸缺乏了解和对其疗效的怀疑是患者拒绝针灸疗法的主要原因。居民对针灸的认知受到地域文化、传统、医疗氛围、习惯、经济收入、个人感觉等内外因素的影响。针灸就诊患者存在性别、年龄、职业差异：女性多于男性；中老年群体多于低龄群体；公司职员和专业技术人员明显高于其他职业人群。也有调研显示：农村地区针灸的应用面远大于城市，就诊人群以中低收入者为主，低龄患者就诊针灸比较多，学龄期儿童则很少选择针灸治疗。可见，针灸临床存在针灸科效益低下、硬件设施不健全、针灸队伍人才流失、针灸疗法缺少科普宣传、社会公众对针灸疗法缺乏了解、针灸技法和针灸病谱萎缩等诸多问题。

2. *针灸的辨证论治*·目前针灸教学中辨证论治多采用中医内科学的辨证论治方法，而忽略了针灸独特的辨证体系特点。针灸临床除了运用四诊、八纲、脏腑、气血、病因等辨证方法外，还需重视经络辨证。针灸临床论治重在突出经络理论的重要性(阴阳经、表里经、脏腑属络、经络走向、分布特点、连接规律、气血流注等的整体性及联络性)及应用方法(穴位组合、配伍强调局部、邻近、对症、循经远道、辨证选穴；强调腧穴的主治功效及补泻手法的操作运用等)，这些特点与中药疗法强调四气五味，配伍着重君、臣、佐、使则是截然不同的思维概念。简单借用中医内科的辨证论治方法，必然忽略针灸的循经取穴，导致取穴杂乱无章，不分主次，临床上只能成为一个技师，没有合理利用针灸理论，难以取得满意的临床疗效。

3. *针灸疗效评价体系*·针灸虽然已打开国际的大门，但仍遭受着诸多的质疑与非议，关键在于针灸评价体系的不完善，目前还存在以经验为主的评价、套用西医评价指标、评价本身质量不高等问题。针灸临床治疗方案、操作、手法不规范，针灸临床疗效标准不统一，导致其可信度降低。针灸疗效评价是制约针灸发展的瓶颈。要想使针灸充分得到国内外的认可并得到推广，必须完善其评价体系。中医学与现代医学分属于两个不同的理论体系，用西医的评价方法来评价中医，显然不合理。针灸临床评价研究要借鉴临床流行病学、循证医学、临床研究规范、临床研究网络等国际上的成功经验，积极建立符合针灸自身规律的临床评价体系。近年已开始引入临床流行病学、循证医学等现代方法对针灸临床疗效进行评价，主要包括以系统评价方法为主的针对临床报道进行回顾性系统评价和以随机对照试验(RCT)方法为主的前瞻性的临床疗效评价。除了对现代医学评价方法的吸取借鉴，必须根据针灸自身的特色，建立符合针灸临床特点的临床研究设计方法、衡量指标体系和评价方法。针灸疗效评价体系的完善将需要不懈的探索与努力。

二、针灸教学、科研与临床

1. **针灸教学必须重视针灸的实践性、经验性和疗效性** · 针灸教学与临床随着社会的飞速发展和高等院校的扩招，为满足国家对中医人才的需求，国家对中医人才的培养模式，由以前以师承模式为主的培养转变为高校的大规模生产。高等院校的教育可以使教学课程与内容更加系统、合理，理论知识更加系统，针灸学也得到了更广泛的发展与传播。然而这种大规模的集体教学却缺乏针对性，这种以教师为主导取向的灌输接受式教学和以书本知识为主体的陈述性知识教学，制约了学生创造性和主动性的发挥。课程设置相互隔离，学习与实践衔接欠佳，学生主动学习意识与能力不够。系统学习之后往往是对针灸学理论泛泛的了解，而非深入的领悟，更甚者，很多同学只是为了应付考试而不求甚解，懒于思考，最终针灸学基础理论并不扎实，知识面过窄。在实践教学方面，一方面由于学生太多而导致学生很少有机会参与实践操作，另外医患关系的紧张也不得不使学生的临床实习变为"见习"，最终导致教学体系与临床需求脱节，很多针灸专业毕业生的临床技能水平低下。因此，强化针灸专业学生的临床技能训练，应提倡早临床、多临床、反复临床，这是实现培养高素质临床人才的最佳途径。

为了改进教学模式，转变教学理念，针灸教学必须重视针灸的实践性、经验性和疗效性，针灸课堂教学应从以教师讲授为主逐步向开放式、主动式教学过渡，改进课程设置，加强学生动手操作能力的培养等。近年来PBL教学的兴起在很大程度上调动了学生的积极性，不仅使同学们的理论知识更加牢固、开阔，思维得到了锻炼，医疗场景与病案的模拟也使实践与理论在一定程度上得到了结合。

2. **针灸科研与临床相辅相成、不可分割** · 针灸科研应把重心转向临床研究，以提高疗效为目的，针灸科研最终必须反馈到临床，指导针灸临床实践，才有实际价值，才能推动针灸研究的进展，促进针灸医学的发展，使其立于不败之地。

用现代医学和科学研究方法进行针灸基础研究，是针灸学术发展所必需的一个过程。如何把中医理论研究与现代科学多种方法相结合，提高针灸作用机制的现代科学认识去指导临床，目前仍然存在与临床应用脱节的问题，很多仅仅是为了科研而科研，或是研究人员没有临床经验，这样脱离临床的针灸研究无疑于闭门造车、纸上谈兵，难免有失偏颇。对针灸临床没有指导意义的科研将失去其科研价值，难有突破。当前针灸临床和研究面临着巨大的挑战。但只要我们以新的视点认识、适应这种挑战，谋求自我发展，既使固有的学术传统在新的实践中求得发展，开发传统治疗技术新的应用，又能创造出新的学术概念、学说，创立新的学术体系。应该以针灸临床为基础，以针灸科研为跳板，在实践中有突破，在学术上有所创新。一方面，要充分吸收和运用现代科学知识和方法，实行多学科交叉，在研究中不断提出新理论、新方法，引领科学发展的潮流；另一方面，要结合针灸自身的理论特色和基础，将科研成果向针灸临床转化，保持针灸发展的原动力。对于目前国内针灸临床研究中存在的问题，可通过方法学的探索和完善、临床研究的规范以及国内外学术界的交流合作得以解决。只有针灸临床与科研共同进步，才能充分发挥针灸学科的特色和优势,促进针灸的传承与发展,为人类健康做出更大的贡献,使针灸更好地走向世界。

卫洪濂,葛林宝,张仁.针灸临床现状分析[J].长春中医药大学学报,2013,29(5):938-940.

注:本文是我和葛林宝研究员主持的一项临床调研课题的成果总结之一。

上海市努力构筑21世纪高层次中医临床人才

根据国家"科教兴国"的战略方针,上海市卫生局在充分调研的基础上,在"九五"期间,制订了"杏林工程",针对上海中医人才现状,加大了对人才培养的投入。美国学者伦朱利认为人才应具备三个要素:第一是高度的智力,第二是创造性的见解,第三是掌握某种工作的能力。为此,我们在制定了一系列人才培养规范性文件及配套措施的基础上,进行贯彻实施。

一、上海市中医临床人才现状

上海的多数中医院特别是三级中医院普遍出现占位效应,表现为:进不去、出不来。

1. *人多才少*·门诊型人才多,复合型人才少;一般人才多,有特色专长的人才少;传统型人才多,创新型人才少。

2. *断层与短缺并存*·据调查,上海市各领先中医、中西医结合的医疗协作中心的带头人及知名度较高中医师中,只有个别人年龄未超过60岁,多数正在退出医疗第一线,年龄在50岁左右的年富力强、学验俱丰的学科带头人日益匮乏。由于中医学科知识积累的特殊性,年方35岁左右的高学历的青年人才已逐渐成为医院的主力,但由于尚缺乏实践的锻炼、经验的积累,学识和视野也有待进一步提高和扩展,难以胜任学科带头人的重任。

二、人才培养模式探索

基于以上现状结合上海对人才素质的整体要求,我们确立了培养高层次复合型人才为主攻方向,兼顾多种类型、不同层次人才的培养,构思了一个塔式的立体人才结构模式。

1. *"希望之星的培养"*·年轻人思维活跃,颇具创造力,这是成才具备的内在素质,但其缺乏实践的积累。于是我局于1996年底率先启动了优秀青年中医临床人才——"希望之星"的选拔培养。选拔面向年龄在35岁以下,学历在本科以上的中医临床医师。

(1) 选拔程序严格:"希望之星"的选拔,要经过二次筛选。首先,组织专家对申报者的书面材料进行评审,根据其医、教、研等方面综合实力打分,分值较高者进入第二轮的面试,由专家对其学术水平和答辩情况进行打分。最后从143名申报者中录取了66位。

(2) 培养计划周密:"希望之星"的培养周期为3年,采取理论与实践相结合,导师带教与自学相结合、统一领导与分级管理相结合、在职学习与外地进修相结合的培养原则。跟师学习贯穿整个培养周期。第一年以全面坚实基础、提高理论和实践水平为主，采取跟师（本院或外院）和集中上课为主。上课内容包括上海市名中医的经验讲座和各科中西医结合的研究进展，使得培养对象不仅学到所跟导师本人的学术和经验，而且扩大视野，达到点面结合。第二年以外地进修为主要内容。上海虽然名医汇聚，但中医学博大精深，地域辽阔，流派纷多，博采众长是学术发展不可缺少的途径之一。为此，我们要求"希望之星"在培养的第二年必须选择与自己专业和工作方向一致或相关的外省市有特色的医疗专科进修。第三年要求培养对象能够初步开展科研工作，撰写开题报告。为此我们安排了科研思路和方法的集中培训，邀请在中医和中西医结合科研领域中颇有建树的中医和中西医结合专家授课，如沈自尹院士等。

（3）制订严格的登记考核制度：为加强管理，确保培养措施得以落实，我们专门印制了"上海市优秀青年中医临床医师（希望之星）培养对象学习考核登记手册"，要求每位培养对象将其跟师和集中上课、外地进修、阶段小结等均记录在册，并制订了一系列的考核方案，实行淘汰制。

2. **区县专业技术骨干的培养**·由于66位"希望之星"培养对象中，有45名分布在市级医院，占总数的68.18%，有12名分布在区中医医院，9名分布在区综合性医院，而县级医院中无一人入选。而我市有一半以上的中医从业人员分布在区县级医院，为提高区县级医院中医医师的医疗水平，我们又选拔了10名区县专业技术骨干加以培养，采取集中授课与市内优势专科进修跟师学习相结合。

3. **高层次传统师承人才的培养**·我们从1980—1986年曾进行了五届约130人的中层次传统师承人才的培养，培养对象均为高年资住院医师，培养时间为一年，采取集中上课和分散带教相结合。自1990年起，我们又进一步开展三届高层次传统师承人才的培养，其中两届为国家中医药管理局部署，一届为上海市地方部署。我们在严格遵照国家中医药管理局的有关文件的基础上，又结合上海的实际情况，实施了"统一管理，分散带教，集中上课，定期考核"的十六字教学方针，并努力提高学术继承人的自身素质和水平，和上海地方的职改政策要求相一致，努力造就一支立足于继承、面向发扬的传统型的中医临床队伍。

4. **高层次中医临床人才的培养**·如上所述，上海市中医各医疗领先学科的带头人出现人才断层形象。因此，尽快培养学科带头人的接班人，十分迫切。我们制订了高层次中医临床人才培养计划，集中在上海的中医医疗协作中心和示范中医科中选拔45岁以下、有局级以上课题和副高以上专业技术职务的临床专业人才加以培养，经过笔试和擂台赛，从43位申报者中，选出10位培养对象。根据培养目标，我们加大了投资力度，建立了深度与广度相结合、门诊与病房相结合、本市与外地相结合、继承和创新相结合、学与教相结合的培养思想。实行多导师制，进行加深中医理念、拓展知识面的培训，并定期到外地同行领先基地进行短期考察，培训周期为3年。期望通过强化专业、扩大视野，培养下世纪具有创新思维的中医临床专家。其理论的培训涉及中医、西医、现代生命科学、人文科学等多学科领域；在其提高自我的同时，要求其在培养周期的后期要主动输出知识，参与全市的继续教育的授课工作。总之,立足中医,着眼临床,通过跨学科学习,激发创新能力,推动中医整体学术水平的提高和发展,进而促进生命科学的发展。

5. *高层次中西医结合临床科研人才的培养*·回顾上海的中西医结合工作,一批优秀的生命科学、西医学的专家和著名中医专家的合作曾创造了辉煌的成就。针刺麻醉揭开了现代中医学国际交流的新篇章,肾本质的研究、内分泌轴系的研究等均是上海的中西医结合工作的典范。为努力使上海的中西医结合工作登上新的台阶,以适应医学的迅速发展,我们拟选拔优秀的西医医生学习研究中医,再次扩大发展中医的队伍。培养的目标是中西医结合临床科研型人才,选拔的范围是 40 岁下、具有本科学历、中级专业技术职务以上的从事科研和临床工作的西医工作者。采取集中上课和分散带教相结合的教学方式,实行双导师制,一位是临床疗效卓著的中医专家,另一位是著名的中西医结合专家。终期的考核指标主要是中西医结合科研项目的开展情况。

我们从 18 家医院 48 位申报者,经过书面审查和面试,共录取 20 名培养对象,其中博士后 1 名,具有博士学位的 6 名,具有硕士学位的 4 名,其余均为本科。其中具有副高以上职称的 10 名,其余为中级职称。有的所在科室在全国西医同行中处于学科领先地位,大部分分布在上海市的著名三级甲等医院。我们希望通过 3 年的培养,他们能够利用自己所在的学科优势结合所学的中医知识,激发创新思维,早出科研成果,推动中西医结合学术的发展。

6. *外语人才的培养*·学科要发展,必须是一个开放的体系,不能关闭自守,所以中医药必须走向世界。语言的交流是中医药交流的重要载体,中医特有的专业术语及其内涵,非公共外语所能及,因此学术的交流和提高离不开一支既懂专业又懂外语的队伍。而上海作为国际型大都市,具有对外交流的氛围,又具有较高水平的科技基础。我们选拔了 40 岁以下,具有中级专业技术职务的中医临床业务骨干,通过考试录取了 23 名英语基础较好的,加以英语的强化培养,实行全脱产一年的培训方式。培训内容分为两部分:第一部分为公共英语的学习,委托上海外国语大学组织专门的师资进行教学;第二部分为专业英语的学习,请上海中医药大学资深的从事对外教育的老师授课。经过一年的培训,学员一致反应收获大于以往任何一个阶段的英语学习。结业时,要求学员回到单位能够在实践中加以运用并带教下级医师。

三、体会

在临床人才的培养模式上,注重传统与现代相结合、本地与外地相结合、继承与创新相结合;在选拔方式上,采取书面评估与面试相结合;在奖励方式上,采取择优选择其科研项目优先列为局级课题。我们在临床人才培养的规划中强调医疗、教学、科研能力的同步增长,但又各有侧重。如希望之星的培养测重医疗特长的增长且需培养其掌握基本的科研方法;高层次中医临床人才的培养则在侧重临床诊疗技术创新的基础上,强调其要以成果的方式加以体现,并把其开展继续教育工作的成绩作为培养指标之一;高层次中西医结合人才的培养在侧重中西医结合科研能力提高的基础上,要求其掌握中西医结合的临床思维方式，逐步培养中西医结合的带教能力。

在以上各种的临床人才的管理模式上都借鉴了传统师承的教育方式，如跟师临诊学习、整理导师医案等，这样有利于中医临床优势的继承和发扬；把继续教育的概念纳入各种人才培养管理的过程中，如集中上课采取学分制，将其纳入上海市的整个继续医学教育的大系统中。这样既和继续教育的管理制度相吻合，又有利于其在学习提高的同时，专业技术职务的正常晋升所要求的继续教育学分可以同步获得。在待遇上，我们要求培养单位在培养期间不得减少培养对象的收入，我们则加大投入资金并要求培养单位予以匹配，在科研立项上予以优先考虑等，增强其在同行中的竞争力，而不再在职称上予以额外的考虑。通过以上各层次、各种类型的人才培养，形成立体塔形的人才框架，构筑上海市合理的人才梯队，并不断从塔底向塔尖发展，相互促进、竞争，最终达到学术发展和创新的顶点。

韩亚男，张仁. 上海市努力构筑二十一世纪高层次中医临床人才[J]. 中医药管理杂志，2001，11(5)：26－28.

注：本文是我在上海市卫生局主持中医处工作时，有关中医临床人才培养实践和探索的总结。

第三章
文献研究新篇

眼病针灸简史

眼病针灸，既是中医眼科学的一个要组成部分，也是现代针灸医学正在形成之中的一个分支学科。眼病针灸作为中医学的一部分，经历了数千年的发展，为中华民族的健康做出了重要贡献。本文在搜集整理大量文献的基础上，对眼病针灸的发展作一简要概述。

一、秦汉两晋时期

我国古代对眼病的认识可追溯到上古时期，如早在河南安阳殷墟出土的商期武丁时代的甲骨文中所记载的20余种疾病，其中就有“疾目”一项。这是目前所知关于眼病的最早文字记载。至春秋时期，《诗经》和《书经》等又有目盲的记载，并根据其症状不同，分别采用“瞽”“蒙”“瞍”等词加以区分。

在我国现存最早的、距今约2 300年的针灸医学文献《足臂十一脉灸经》和《阴阳十一脉灸经》中，开始有关于眼与经脉的关系和灸所属经脉治疗多种眼病的记载。在这两部脉灸经中，涉及眼的经脉有足泰（太）阳脉、足少阳脉、臂泰（太）阳脉等，如，“足少阳小（脉）：……出目外渍（眦）”。所治眼病包括目痛、目外渍（眦）痛、目黄等，且多可灸所属经脉进行治疗，如目外渍（眦）痛，可“久（灸）少阳（脉）”。

（一）《黄帝内经》奠定了眼病针灸理论基础

主要表现在以下两个方面。

其一，强调眼的解剖生理与经络相关。首先指出，“十二经脉，三百六十五络，其血气皆上于面而走空窍，其精阳气上走于目而为之精”。在与十二经脉的联系上，《灵枢·经脉》指出“心手少阴之脉……其支者，系目系”，“小肠手太阳之脉……其支者……至目锐眦……其支者，至目内眦”，“膀胱足太阳之脉，起于目内眦”，“三焦手少阳之脉，其支者……至目锐眦”，“胆足少阳之脉，起于目锐眦。其支者……至目锐眦后”，“肝足厥阴之脉……连目系”。《素问·骨空论》中描述了眼与任、督二脉的联系，“督脉者……其少腹直上者……上系两目之下中央”，“任脉者……上颐循面入目”。在眼和十二经别的联系中，《灵枢·经别》说，“足少阳之正……系目系，合少阳于外眦也”，“足阳明之正……还系目系……”，“手太阳之正，……合目内眦”。在眼与十二经筋的联系中，《灵枢·经筋》载“足太阳之筋……其支者，为目上纲”，“足少阳之筋……支者，结于目眦为外维”，“足阳明之筋……阳明为目下纲”，“手太阳之筋……上属目外眦”。其次，在提到眼与脏腑的关系时，也强调了经络的充养和维系作用，如《灵枢·大惑论》说，“五脏六腑之精气，皆上注于目而为之精……裹撷筋骨血气之精而与脉并为系，上属于脑”。

其二，开针刺治疗眼病之先河。《黄帝内经》中虽然涉及眼病治疗的内容不多，但用的方法均为针刺，如《灵枢·热病》说，“目中赤痛，从内眦始，取之阴跷”。有的还强调了具体的部位和针刺方法，《素问·缪刺论》说，“邪客于足阳跷之脉，令人目痛从内眦始。刺外踝之下半寸所各二痏，左刺右，右刺左，如行十里顷而已”。并开始注意到针刺手法的应用，“目眩头倾，补足外踝下，留之”(《灵枢·口问》)。另外，《黄帝内经》中已注意到眼病针刺的禁忌，“刺面，中溜脉，不幸为盲”(《素问·刺禁论篇》)。这里所提的“溜脉”，一般指与眼相关的经脉。

(二)《针灸甲乙经》奠定了眼病针灸的临床基础

《针灸甲乙经》是我国医学史上第一部总结性的针灸学专著，是晋代皇甫谧汇集《素问》《针经》及《明堂孔穴针灸治要》三书编撰而成的。眼病针灸也是其内容之一，专设“足太阳阳明手少阳脉动发目病”一节，在继承《黄帝内经》理论基础的前提下特别在临床上较上有大发展。表现在以下几个方面。

增加眼病针灸治疗病症：《黄帝内经》所载眼部病名有目赤、目痛、目眦疡、目下肿、目不明、目盲、视歧等多种，但用针灸治疗的病种只有目赤、目痛、目眩三种。而《针灸甲乙经》则又增加了青盲、泪出、目中白翳、白膜覆珠、睊目(斜视)、䀮目(视物不清)、目瞑、夜盲、目瞤动、远视不明等10余种病症的针灸治疗，这些病症在很大程度上囊括了后世针灸治疗的传统眼病病种。

提出眼病取穴组方：《黄帝内经》中眼病针灸的取穴均无穴名，具体部位也多不明确。《针灸甲乙经》中均有明确的主治穴名，以头面部为主，也用肢体穴，如偏历、解溪等。在组方上，多为单穴方，也有多穴方。如“目中痛不能视，上星主之，先取譩譆，后取天牖、风池”(《针灸甲乙经》卷之十二)。在治疗上，以一方治一病为主，也有一方治多病，如“目不明，恶风，目泪出，憎寒，目痛、目眩、内眦赤痛，目无所见，眦痒痛，淫肤白翳。睛明主之”(《针灸甲乙经》卷之十二)。

总结眼病刺灸技法：一是须因病制宜选用针灸之法。《针灸甲乙经》中强调，因眼病症候各异，在应用刺灸时要分清病症或穴位而施。有的仅用针法，如“承泣……刺入三分，不可灸”。有的则只用灸法，如“目䀮，目𥆨𥆨，少气，灸手五里，左取右，右取左”。有的则须针灸并用，“睛明……刺入六分，留六呼，灸三壮”。二是在针刺时开始强调针刺的深度、留针时间，灸法时强调施灸壮数等。除上面提到的外，还有如“丝竹空……刺入三分，留三呼”等。

记载眼病用穴禁忌：在《黄帝内经》提及的针刺与眼相关经脉不当致盲的基础上。《针灸甲乙经》进一步提出专门针对眼病针灸的禁忌穴位。或禁针，如“神庭……禁不可刺，令人癫疾，目失精，灸三壮”。或禁灸，如“丝竹空……不宜灸，灸之不幸令人目小及盲”。另外还有承光、承泣等。当然在现代这些穴位早已解禁了。但值得一提的是，眼部由于其解剖部位的特殊性，谨慎操作至今仍然是对每个临床针灸工作者的基本要求。

在这一时期，一些非医学文献中也有针灸治疗眼病的记载。如《梁书·鄱阳王恢传》载：“后又有目疾，久废视瞻，有北渡道人慧龙下针，豁然开朗。”值得一提的是，当时还记载了运用金针拨障术治疗白内障。如《晋书·景帝·纪》载：“当眼中央珠子乃有其障……宜用金蓖决，一针之后，豁若开云而见白日。”虽和针刺有别，但也属中医眼科外治的手段，这一技术曾对后世产生重大的影响。

从先秦直至两晋，是我国针灸眼病治疗历史上的起步时期，其总的特征是：①对眼的解剖生理特别是与经络的关系作了详细的描述；②对眼病针灸主治病症、用穴组方（主要为单穴方）、刺灸之法及部分穴位的刺灸宜忌都作了初步总结，为后世眼病针灸的发展奠定了重要基础。

二、隋唐两宋时期

自隋唐至两宋，我国社会经济和科学文化都有了较大的发展。这一时期是我国传统中医针灸学发展的重要时期，也是眼病针灸治疗实践与文献的积累时期。隋代《诸病源候论》除收载了眼病三十八候外，尚描述了眼病和全身性疾病的关系及一些眼病的病源。虽未涉及针灸，但有助于针灸医家对眼病的认识。唐代重要医籍《备急千金要方》《千金翼方》及《外台秘要》等，不仅有对眼病病因病机及药物治疗的大量记载，还有专门章节讨论眼病的针灸治疗。宋代的著名大型方书《太平圣惠方》《圣济总录》等皆有专论眼科的篇章，其中均包括针灸治疗。

此期眼病针灸的主要贡献如下。

（一）针灸治疗眼病病种明显增加

唐代名医孙思邈所著的《备急千金要方》中七窍病一卷首列目病，明确地提出了生食五辛、夜读细书等容易引起眼病的19种因素，以及预防眼病的若干注意事项，还首次记述了老人目昏。据统计，在同部书中记载用针灸治疗的眼部各类病症的条文达30余条，另一部《千金翼方》也有10多条，虽然两书内容有部分重复，但较之《针灸甲乙经》增加了不少眼病种类，如雀目、目系急、目上插、目涩暴变、目眦伤等。至宋代更出现小儿眼病灸疗验方，尤以《太平圣惠方》为最。如《太平圣惠方·黄帝明堂灸经》载有“小儿目涩怕明，状如青盲，灸中渚二穴各一壮，在手小指次指本节后陷者中，炷如小麦大”。另有小儿斑疮入眼、小儿奶目不明等。至南宋的《针灸资生经》进一步将针灸治疗的眼病分为目痛（目瞑）、目上视（眼目瞤动）、目泪出、目眩、目不明、目翳膜（白翳、睊目、䁖目）、目赤、青盲等8个大类，每一类下面又各列多种症状，选用不同的穴位治疗。如目泪出类就包括目泣出、目泪出多眵、泣出目痒、多泪、目泪眵汁内眦赤痒痛、目泪出欠气多、气眼冷泪、风泪出、目冷泪生翳、目眈眈泪出、恶风目泪出、目痛泣出等十余种症状。又如青盲，还包括小儿青盲、小儿雀目等。全面总结了宋及以前针灸治疗的眼病病种。除了治疗外，还提到了用针灸防治眼病，如“凡人年三十以上，若不灸三里，令人气上眼暗”(《外台秘要》卷三十九)。

(二) 取穴组方由简向繁

在取穴上，唐宋时期有 3 个特点：一是取穴范围明显扩大。以《针灸资生经》为例，仅目痛一项，就涉及经穴近 40 个之多，既有头面部穴，如阳白、目窗，亦重视肢体远端穴和背部穴，如太冲、三间、风门、心俞等。另外，尚取督脉穴，如上星、龈交等。二是对腧穴的眼病刺灸认识加深。通过大量的临床实践，此时期的医家对穴位在眼病中的应用已积累了相当多的经验，除说明了定位、经脉所属、经脉交会，特别对针灸的要求和禁忌有较深刻的体会。如《圣济总录·奇经八脉》载：“上星一穴，在鼻直上入发际一寸陷中，督脉气所发，治……目眩……目睛痛不能远视，以细三棱针刺之，即宣泄诸阳热气，无令上冲头目。可灸七壮，不宜多灸，若频灸即拔气上，令人目不明。”三是开始应用经外穴。由于眼部疾病有一定的难治性，已有经穴往往不敷使用，在这一时期，出现了主要用于眼病的经外奇穴，可分为两类，一类有穴名，一类则无穴名，但均有明确定位。眼病经外奇穴，首见于《备急千金要方》卷六，记载了当容、当阳两个经外奇穴。“肝劳邪气眼赤，灸当容百壮，两边各尔。穴在眼小眦近后，当耳前，三阳三阴之会处，以两手按之，有上下横脉，则是与耳门相对是也”。“眼急痛不可远视，灸当瞳子上入发际一寸，随年壮，穴名当阳”。另外，《太平圣惠方·针经》载有前关，“前关，在目外眦后半寸，治目赤头痛”。前关即太阳穴，迄今仍为主治眼病的要穴之一。《针灸资生经》卷第一百内载有拳尖，“小儿热毒风盛，眼睛痛，灸手中指本节头三壮，名拳尖也”。另一种为有位无名的治眼奇穴，最早见于《千金翼方》卷第二十七，“治目卒生翳，灸大指节横纹三壮”。在《针灸资生经》中，小儿眼病多用此类奇穴。

在组方上，《针灸甲乙经》中，多为单穴组方，而从唐代开始，多穴方逐渐成为主流。如在《备急千金要方》中，眼病多穴方占眼病针灸方的一半以上，最多的一方用穴达 21 个之多。当然，这并不是表明选穴越多越好，而是表明了古人不断探索的过程。至《针灸资生经》，更在同一类眼病中突出了据症选穴组方。以目上视为例，“申脉，主目反上视若赤痛从内眦始；阳白、上星、本神、大都、曲泉、侠溪、三间、前谷、攒竹、玉枕，主目系急、目上插；丝竹空、前顶，主目上插、憎风寒……”(《针灸资生经》第六)

一般认为，针灸处方须具备四大要素：腧穴、疗法、操作、时间。在唐代的一些医学著作中，就已开始出现这样的眼病针灸处方。如，“攒竹，主目视不明，眈眈目中热痛及瞤，针入一分，留三呼，泻三吸，徐徐出之，忌灸，宜出血涂盐”(《千金翼方》卷二十六)。虽然，这类处方不多，且多为单穴方，但对后世有较大影响。

（三）针灸并用偏重灸法

唐宋时期，虽然一些著名医家，如孙思邈等倡导针灸并用，但由于当时灸法盛行，灸疗专著大量涌现，医籍中灸法内容占据着重要的地位，并出现了专门掌握施灸技术，以施行灸疗为业的灸师。这不可避免地影响到眼病治疗上。如南宋医家窦材在《扁鹊心书》卷上中认为，眼内生障是"脾肾两虚，阳光不振"所致，"保命之法，灼艾第一"，在治疗方法上十分推崇灸法，故认为"两眼昏黑，欲成内障，乃脾肾气虚所致，灸关元三百壮"。

当时眼病灸法有以下特点：①灸材。多用艾炷，施直接灸。且以小艾炷为主，炷如小麦大或雀矢大。②灸量。施灸部位不同，灸量有差异。头、面、目部及腕踝关节以下穴位壮数少。如"目卒生翳，灸大指节横纹三壮，在左灸右，在右灸左，良"（《备急千金要方》卷六上）。胸背腹部施灸壮数多。上述《扁鹊心书》卷上所载"灸关元三百壮"就是一例，另如《千金翼方》卷第二十七载有"眼暗灸大椎下第十节，正当脊中二百壮，唯多佳，可以明目，神良，灸满千壮，不假汤药"。疾病的性质不同，灸量也不同。一般而言，实证眼病灸量宜少，"风痒赤痛，灸人中近鼻柱二壮"（《备急千金要方》卷六上），又如《医心方》卷第五治眼卒掣痛方："灸当瞳子上行入发际一寸，七壮，痛即止。两眼痛，灸两眼处，甚良。"虚证眼病灸量宜多，如《针灸资生经》卷六载有"肝虚目不明，灸肝俞二百壮"。大人小儿年龄不同，灸量有别，即使同一病同一穴，也有所不同，"肝俞主目不明灸二百壮，小儿寸数斟酌，灸可一二七壮"（《千金翼方》二十七卷）。③灸位。眼病艾灸穴位的选取，既有同侧取穴，如《医心方》卷第五治"芒草沙石入目方"中"灸足中指节上，随目左右"。也有对侧取穴，如《备急千金要方》卷六上"目卒生翳，灸大指节横纹三壮，在左灸右，在右灸左，良"。有局部取穴，如《医心方》卷第五提到"治眼生淫肤覆瞳子上方：随眼痛左右，灸眉当中瞳子七壮，便愈"。而更常见的则是如上所述的在手、足远端选穴的远道取穴。值得一提的是，除了选躯体的经穴、经外奇穴外，也有关于耳穴的灸治记载，如《医心方》卷五"治目卒赤痛方……灸耳轮上七壮"。

眼病针法有以下特点：①眼区穴位强调浅刺。由于眼区结构精细、血管丰富，加上古代针具粗糙，易于引起损伤，所以在唐宋的医学文献中均要求浅刺。如睛明穴，多强调"入一分半"。值得一提的是承泣穴，在唐代，虽也要求浅刺，但也是针刺治眼病的主穴之一。如《千金翼方》卷二十七载："……眼赤痛，目𥆧𥆧，冷热泪，目睑赤，皆针承泣。在目下七分匡（眶）骨中，当瞳子直下陷中，入二分半，得气即泻，忌灸。"至宋代《铜人腧穴针灸图经》卷中则成禁针之穴："承泣……治目视𥆧𥆧，冷泪，眼眦赤痛，禁不宜针，针之令人目乌色。"表明即使浅刺也可造成损伤。②注重补泻手法。眼病部位重要但病症难治，所以从唐代开始注重补泻手法以提高治疗效果。其中以《千金翼方》卷第二十七记载为多，包括留针与呼吸补泻相结合。如针刺治疗"肤翳白膜覆瞳仁"等眼病，"留三呼，泻五吸"。而"雀目者，可久留十吸"。徐疾补泻，如"攒竹主目视不明……徐徐出之"。而睛明穴治疗雀目时，宜久留针，"然后速出"。雀目者，可久留十吸，然后速出。复合补泻，在治疗一些症情较重的眼病时更为强调，运用手法还须据症的寒热虚实而变，如"冷者先补后泻，复补之"。当然这方面的内容还不多。

在眼病治疗中还重视针、灸、药结合，包括针灸结合、灸药结合等。其中记载针灸结合的较多，如"目暗不明，针中渚，入二分，留三呼，泻五吸。灸七壮，炷如雀矢大，在手小指次指本节后间"《(千金翼方》卷二十七)。灸药结合，可以是施灸与内服药结合，如《备急千金要方》卷第六上提到"肝中有风热，令人眼昏暗者，当灸肝俞，及服除风汤丸散数十剂，当愈"。也可以是施灸与外用药结合，如治目卒赤痛，《医心方》卷第五载有"捣荠菜根，以汁洗之。又方：当灸耳轮上七壮"。

三、金元时期

金元时期是我国医学史上一个重要时期，由于南北对峙，战争频仍，反而造就了群星闪耀、流派纷呈、学术不断创新的医学新局面。眼科专著《秘传眼科龙木论》《银海精微》等也成书于这一时期。眼病的针灸治疗有了新的开拓，具体表现如下。

(一) 眼病用穴的开拓

首先是注重特定穴的运用。《针经指南》提倡八脉交会穴运用于眼病，如临泣穴主治赤眼并冷泪、眼目肿痛，外关穴主治眉棱中痛、迎风泪出、赤目疼痛、眼肿、目翳或隐涩，后溪主治眼赤肿、冲风泪下，申脉主治目赤肿痛、眉棱痛等。《子午流注针经》中则介绍五输穴在眼病中的应用，如足少阳胆经之荥前谷、原穴丘墟治疗目生翳膜。其次是经外奇穴的不断发现。继唐宋时期发现的有穴名的用于眼病的当容、当阳、前关(太阳)、拳尖四个经外奇穴之后，金元时期又有增加，如鱼尾、大骨空、小骨空等穴。更重要的是经外奇穴开始在临床广泛应用，如《扁鹊神应针灸玉龙经 · 一百二十穴玉龙歌》记载："眼睛红肿痛难熬，怕日羞明心目焦；但刺睛明鱼尾穴，太阳出血病全消……鱼尾，即瞳子髎，在目上眉外尖。针一分，沿皮向内透鱼腰，泻"；"风眩烂眼可怜人，泪出汪汪实苦辛，大小骨空真妙穴，灸之七壮病除根。大骨空：在手大拇指第二节尖上。灸七壮。小骨空：在手小指第二节尖上。灸七壮，禁针"。正是这些具体生动的描述，对经外奇穴在眼病中的应用起到了进一步的推动作用。

(二) 眼病针法的开拓

在唐宋时期，灸法治疗成为主流，到金元时期，煤炼铁技术的普及促进了针具的革新，针刺之法得以受到重视。表现在眼病治疗上，最为突出的是放血疗法的广泛应用。金元四大家之一的张从正力主攻下，眼疾多以火热立论，其在《儒门事亲 · 目疾头风出血最急说》中指出："岂知目不因火则不病。何以言之？气轮变赤，火乘肺也；肉轮赤肿，火乘脾也；黑水神光被翳，火乘肝与肾也；赤脉贯目，火自甚也。能治火者，一句可了。"所以倡用刺血泻热之法，如"人年四十、五十，不问男女，目暴赤肿，隐涩难开者，以三棱针刺前顶百会穴，出血大妙"。但在刺络泻具体操作上则须遵照以下各点：①据十二经脉气血多少而定。血多之经刺之，能祛邪而不伤血；血少之经刺之，则使血受损而正不足，有助长邪气之虞。"夫目之内眦，太阳经之所起，血多气少；目之锐眦，少阳经也，血少气多；目之上纲，太阳经也，亦血多气少；目之下纲，阳明经也，血气俱多。然阳明经起于目两傍，交鼻頞之中，与太阳、少阳俱会于目，惟足厥阴肝经连于目系而已。故血太过者，太阳阳明之实也；血不及者，厥阴之虚也。故血出者宜太阳、阳明，盖此二经血多故也。少阳一经不宜出血，血少故也。刺太阳、阳明出血，则目愈明；刺少阳出血，则目愈昏。要知无使太过不及，以血养目而已”（《儒门事亲·目疾头风出血最急说》）。②据病情虚实而定：《儒门事亲》根据《黄帝内经》“血实者宜决之”“虚者补之，实者泻之”的原则，有的不宜出血。“如雀目不能夜视及内障，暴怒大忧之所致也。皆肝主目，血少，禁出血，止宜补肝养肾”（《儒门事亲·目疾头风出血最急说》）。有的则要求泻血部位多，出血量大。如张氏自己曾患“目赤肿翳”，医者在其“上星至百会，速以针刺四五十刺；攒竹穴、丝竹空穴上兼眉际一十刺；反鼻两孔内，以草茎弹之出血。三处出血如泉，约二升许”（《儒门事亲》卷一）。③刺血工具据部位而不同。当时应用最多的泻血工具为三棱针，用于全身经穴或经外奇穴，也包括某些病灶区。“治目眶岁久赤烂，俗呼为赤瞎是也，当以三棱针刺目眶外，以泻湿热”（《兰室秘藏》卷上）。其二是草本植物，如秆草、芦叶和竹叶等，或截段，或作卷刺之。多用于鼻腔内黏膜等皮肤菲薄的部位。如“凡两目暴赤痛者，肿不止，睛胀胬肉，结成翳膜，速宜用秆草，左右鼻窍内弹之，出血立愈”（《儒门事亲》卷十一）。其三是某些有一定刺激性的药物。如“夫目暴赤肿痛，不能开者，以清金散鼻内搐之，鼻内出血更捷”（《儒门事亲》卷四）。除刺血法外，火针法也开始用于治疗眼病。见于《秘传眼科龙木论》卷之五，主要用于外障病。如“眼痛如针刺外障”病，“……宜服泻心汤，后服补肝散，兼镰洗出血，火针太阳穴立效”。又如“眼痒极难忍外障”病，“……切宜镰洗出瘀血。火针针阳白太阳二穴。后服乌蛇汤、还睛散、马兜铃丸即瘥”。

四、明清时期

明清两代，是中医眼科兴盛时期。在基础理论与临床治疗方面都有很大发展，眼科文献的数量与质量大大超过以前各代。影响较大的如《原机启微》《本草纲目》《普济方》《证治准绳》《审视瑶函》《目经大成》等。眼镜在我国使用较早，早期称为“空空格”，在明初由艺衡《留青日札摘抄》及屠隆的《文房器具笺》都有记载，主要用于老人“目力昏倦，不辨细书”。朱棣等所编《普济方》，是医方中集大成之作。眼目门 16 卷，收方 2 300 多首，集病名 300 余种，内容极其丰富。王肯堂编撰《证治准绳》，在七窍门中，记载眼部病证 170 多种，病因、症状记述详尽，对临床诊断很有帮助。

明清也是传统针灸学发展的鼎盛时期。正是在这样的情况下，针灸治疗眼病的理论和实践在传统层面上也日趋成熟。

（一）眼病针灸讲究辨证

随着对针灸治疗眼病经验的积累，辨证之法不断完善。包括以下两类：①经络辨证。用经络辨证来指导眼病治疗分两个方面。一是依据病症推导所属经络：对于白内障“今详通黑睛之脉者，目系也。目系属足厥阴、足太阳、手少阴三经……故治法以针言之，则当取三经之腧穴，如天柱、风府、太冲、通天等穴是也”（《审视瑶函》卷之五）。二是依据经络进行选穴组方：如“目赤肿足寒者，必用时时温洗其足，并详赤脉处属何经，灸三里、临泣、昆仑等穴，立愈”（《医学纲目》卷之十三）。②脏腑辨证。眼与五脏六腑关系密切，脏腑辨证为明清针灸医家所重视。《古今图书集成·医部全录·卷一百五十》介绍了内障眼病如何辨五脏取穴治疗的方法：“心者，五脏六腑之主也。目者，宗脉之所聚也，上液之道也……液者，所以灌精濡空窍者也。故上液之道开则泣，泣不止则液竭，液竭则精不灌，精不灌则目无所见矣，故命曰夺精。补天柱，经侠颈。针灸内障有四法，此篇是其一也。其二取肝。经曰：肝虚则目无所见，善恐，取其经厥阴与少阴，取血者是也。其三取肾。《经》云：肾足少阴之脉，是动则病目䀮䀮无所见，视寒热虚实取之也。其四取阳跷。《经》云：邪之所在，皆为不足，上气不足，目为之瞑，补足外踝下，留之是也。”

（二）临床观察更趋客观

表现在对眼病的病因病机、针灸疗效及预后的描述等方面。如目生翳膜，“翳自热生，如碎米者易散，梅花瓣者难消……此症受病已深，未可一时针愈，须如法三四次刺之”（《针灸逢源》卷五）。另如目生内障，《针灸大成》卷十一认为，系因“怒气伤肝，血不就舍，肾水枯竭，气血耗散，临患之时，不能节约，恣意房事，用心过多，故得此症。亦难治疗”。并提出了 2 个针灸处方。以上均表明对一些难治眼病针灸疗效的认识较为客观。

（三）取穴配方日臻完善

在穴位上，明清时期已总结出大量的眼病有效用穴，且一直沿用至今。这些穴位，不仅有经穴，还有眼病治疗的经外奇穴。《奇效良方》《针灸易学》《针灸大成》《类经图翼》等书专列奇穴篇，记载穴位的定位、主治、操作手法和疗效。其中不少奇穴用于眼病。值得一提的是，对这些经外奇穴的具体适应证及操作法书中都作详细介绍。如《奇效良方·卷之五十五·奇穴》载：“内迎香二穴，在鼻孔中。治目热暴痛，用芦管子搐出恶血，效。”“耳尖二穴，在耳尖上，卷耳取之，尖上是穴。治眼生翳膜，宜灸七壮，不宜灸多。”“鱼腰二穴，在眉中间是穴，治眼生垂帘翳膜，针入一分，沿皮向两傍是也。”分别介绍了刺血、艾灸、针刺之法。另有睛中一穴，在眼黑珠正中，用于治疗白内障，《针灸大成》卷九记载了它的操作方法是“先用布搭目外，以冷水淋一刻，方将三棱针于目外角，离黑珠一分许，刺入半分之微，然后入金针，约数分深，旁入自上层转拨向瞳人（仁）轻轻而下，斜插定目角，即能见物”，并强调“凡学针人眼者，先试针内障羊眼，能针羊眼复明，方针人眼，不可造次”。另外，还记载了穴位的一种特殊形式：皮肤反应点。在明清多部著作中，提到偷针眼，往往在背上可见到细红的反应点，刺破即可治愈。如《针灸易学》卷上认为它的病因是“脾经风热而成”，对其治疗是“视背上有红点，刺破出血皆治”。

在配方上，明清时期有两个显著特点。一是在组方上，多为远近取穴组方，在《针灸大成》卷九介绍杨氏经验的“治症总要”所列的 9 种眼病中，其第一处方全部按此配方。如目生内障：瞳子髎、合谷、临泣、睛明。胬肉侵睛：风池、睛明、合谷、太阳。二是考虑到眼病的难治性，当时不少医家对同一眼病提出了前后两套处方。如《审视瑶函》卷六在治疗“眼生翳膜"时指出:"此症受病既深,未可一时便能针愈。先刺睛明、合谷。不效,须是三次针之方可。如发,再刺太阳、光明。"《针灸大成》卷九更在前述的9种眼病中,均列出治疗无效时的进一步治疗方案,如"目患外障:小骨空、太阳、睛明、合谷……刺前不效,复刺后穴二三次方愈:临泣、攒竹、三里、内眦尖",至今仍不失其参考价值。

(四)刺灸技术趋向多样

明清时期不似唐宋时期重艾灸,金元时期好刺血,而是根据病情在以针刺为主要治疗技术的前提下,继承前人的灸疗、刺血等法并有发展外,还增加了敷贴等多种治疗。

针刺法:明清时期,针刺之法已占针灸技术中的主导地位,眼病针灸也不例外。明清时期特别注重针刺手法的运用,不仅对其研究非常深入,而且应用也十分广泛。在眼病治疗方面充分运用手法的当属《针灸神书》。《针灸神书》原题《琼瑶神书》,作者托名宋代琼瑶真人,内容实为明人作品。书内集多种单式针刺手法,如气上、气下、升阴、升阳、针滞、伸提、出血、搓摩、搓、提、刮、弹、弹按、提刮、透刺等,并被巧妙地用于各种眼病的治疗。如"眼目红肿取血出,再取出血要搓摩,太阳出血真奇妙,三里升阳气下和,再取骨空多提泻,合宜即下要取搓,攒竹多提补三次,诸穴上下病安多"(《针灸神书》卷二),涉及所选各个穴位的手法操作。《针灸神书》卷三还提倡特定穴上的手法运用,如用于治疗目昏眩、赤目时,"临泣二穴(热,脉洪,提刮五次,泻五次,循摄战三次、五次,升阴、气下三五次,不灸。寒,脉微,补三五次,按三次,搓三五次,升阳、气上三五次,三壮)","后溪二穴(热,脉洪,提五次,刮战五次,循摄三次,搜摄战提七次,升阴、气下。寒,脉微,按三次,搓三次,捻三次,推刮战三次,升阳、气上,停呼)"。其次是透穴法的运用,考虑到眼区穴位刺之不当容易出现皮下血肿等意外事故,应用本法,有助于增强刺激,提高疗效。在杨继洲《针灸大成》中就载有"鱼尾透鱼腰""印堂透攒竹"等。

艾灸法:在明清的著作中,艾灸法治眼病仍占有相当重要的地位。包括一些灸治专著如《类经图翼》《神灸经纶》中,均列有眼病治疗。但对艾灸法的选择,其认识较前人更为客观深入。如《审视瑶函》卷二强调在使用时,"皆视其病之轻重而用之,不可泥一说","针灸亦会加重眼疾,故不可不慎用之","治翳亦不可用火灸,翳膜生自肝火,又以火攻之,是以火济火,岂是良法",均有一定借鉴意义。

刺血法:在继承前代的基础上,这一时期重视刺血与其他穴位刺激法结合,以提高治疗效果。包括:①刺血与艾灸结合。如《古今医统大全》卷之六十一载:"睛明、风池、太阳刺出血,期门灸四穴,治胬肉攀睛。"《古今图书集成·医部全录·卷一百五十》也提及"烂弦风,取大骨空,灸九壮,以口吹火灭;小骨空灸七壮,亦吹火灭。又以三棱针刺眶外,出血即愈"。②刺血与针刺相结合。《古今图书集成·医部全录·卷一百五十》载:"目赤肿翳,羞明隐涩,取上星、百会、攒竹、丝竹空、睛明、瞳子髎、太阳、合谷;又以草茎刺鼻孔,出血数升即愈。"

药物穴位敷贴:用药物敷贴治疗眼病,虽首见于宋代的《千金宝要》卷之一,曰:"小儿赤热肿目,川大黄、白矾、朴硝,等分为末,冷水调作掩子,贴目上。"但它是将药物直接敷贴于患眼,还不能算是真正意义上的穴位敷贴。至明清,穴位敷贴不仅广泛应用于多种急性眼病，而且在敷贴物的制作、选穴等方面都积累了丰富的经验。敷贴药物多为清热凉血或祛风解表之品，所取穴位以目周穴，特别是太阳穴为多。敷贴物有单方，如《古今医统大全》卷六十一载："敷眼方，治赤肿闭合，净土末，烂石膏，为细末，入蜜和，新汲水调如膏，敷眼四围及太阳。"《古今图书集成·医部全录·卷一百四十九》亦有"赤眼痛：黄丹，蜂蜜调，贴太阳穴，立止"。

也有复方，如"敷火眼痛、眼风、热眼，南星、赤小豆，以生姜自然汁调，贴太阳穴即止。又方，桑叶、大黄、荆芥穗、朴硝，为末蜜调，贴太阳穴"(《古今医通大全》卷六十一)。其中石膏、赤小豆、大黄、朴硝、白矾可清热泻火；南星、桑叶、荆芥穗可祛风解表。《医宗金鉴》卷七"又用南星末，同生地黄捣膏，贴太阳穴"治疗针眼。

敷贴物者，除临用时调制外，也有直接用成药的，如《奇效良方》卷之五十四载"神仙太乙膏"治"一切风赤眼，用膏捏作小饼，贴太阳穴"。《古今医统大全》卷之九十三载"麒麟竭膏"治"赤眼，贴鱼尾"。

在选穴上，除上述局部取穴外，也有远道取穴，多用涌泉穴。如《古今医统大全》卷六十一曰："摩风散，专治赤目肿痛，白姜为水，调贴脚掌心。"

(五) 眼病针灸医案大量出现

中医针灸医案是中医针灸文献的重要组成部分，是历代医家宝贵的临床经验，是医家临证思维和处理疾病方法的具体体现。近代先哲章太炎先生指出："中医之成就，医案最著。欲求前人之经验心得，医案最有线索可寻，循此钻研，事半功倍。"

眼病针灸医案，在历代文献中并不多见，针刺治疗眼病较早的医案见于唐代，据刘肃《大唐新语》卷九载：唐高宗李治晚年患风眩头重，目不能视，侍医秦鸣鹤诊为风毒上攻，针刺百会及脑户出血，刺毕眼明。在金元时期医著《儒门事亲》卷下载有张从正中年时曾患目赤肿翳一案：羞明隐涩，作止无时，百余日而不愈。经眼科医生姜仲安针刺上星、百会、攒竹、丝竹空等穴，并以草茎弹刺鼻孔内，出血两升而愈。至明清，眼病针灸医案也成中医医案专著中的一个组成部分。如魏之琇撰写，王孟英等人增补、重订的《续名医类案》，是时间跨度最长、内容最丰富的中国古代医案著作。其中就记载了暴盲、目赤、目赤肿、睛翳、目痛、目暴不明、眼初生小泡等名家医案。杨继洲在《针灸大成》中，也提及一例有目涩症状的医案。

另外，张璐《张氏医通·七窍门》载金针拨障术医案 10 例，记录详细，内容涉及病程、诊断、手术适应证、禁忌证、并发症、术后处理等。同时期的黄庭镜《目经大成》亦载针拨术医案，包括老人、先天性、外伤性、糖尿病性等四类白内障，强调针拨术一定要在有经验的医师指导下方可进行，以免造成严重后果。虽然针拨术和传统的针灸疗法有别，但均属我国传统的治疗眼病的外治之法。

五、现代进展

从清末至民国，随着针灸学科本身的凋敝，眼病针灸几无进展。在民国时代的一些针灸著作，如《针灸秘授全书》《针灸治疗实验集》等，及某些刊物如《山西医学杂志》等中，虽也有关于针灸治疗多种眼病和有关医案的记载，但无论是眼病病种与病名，还是取穴及针刺之法，均未超越前人。所以眼病针灸取得现代意义上的重大进展，实际上始于新中国成立以后。在20世纪50年代，针灸不仅被用于电光性眼炎、麦粒肿、急慢性结膜炎等外眼病的治疗，也用于青光眼、白内障、夜盲症、球后视神经炎、视神经萎缩、视网膜出血、眼重症肌无力、近视、斜视乃至麻风性眼病的治疗。不仅有个案，更多的是多病例的观察，甚至有高达90多例的大样本报道。同时，还发现了迄今仍作为治疗眼病的重要经外穴：翳明和球后。不过，当时还停留在一般的临床观察上，方法也以单一的针刺为主。自1960年代至1980年代末，一方面是不断产生的各种针灸变革之法，如电针、水针（穴位注射）、耳针、皮肤针、头针等，以及传统的挑治、拔罐逐步应用于眼病临床；另一方面是一些行之有效的新穴不断发现，使得针灸治疗的眼病的病种迅速扩展，有些病症已积累相当数量的病例。为了验证疗效，对不少病症进行了对照研究，有的病种还通过动物实验以进一步探求治疗机制。从1990年代开始，有关针灸治疗眼和附属器官疾病的文章开始增加，据不完全统计，1996年至今的近20年间，有关文献每年虽增减不一，但一般保持在每年40～50篇，且呈增长之势。如2012年就达到79篇之多。这一时期，针灸治疗的对象，逐步由常见的眼病转向难治性眼病。在临床观察上，不仅普遍采用各种现代观察指标，而且设计较为严谨，往往采用对照观察的方法，有的还进行了多中心、大样本的验证，使所得结果更为可靠。对多种难治性眼病针灸治疗机制也作了较为深入的探讨。在此基础上，一些眼病还形成了针灸治疗的规范化方案。下面将近年来针灸治疗眼病的进展特点作一简要介绍。

（一）扩大疾病谱

由于科学技术的限制，缺乏先进的诊断手段，古代医籍所载眼部疾病都是依据外在症状命名，有目痛、目上视、目泪出、目眩、目不明、目翳、内障、目赤、青盲、雀目、目眦痛、目盲、视歧等。在治疗上，由于刺灸方法单一，针具制作粗糙等原因，以急性的外眼疾病为主。据不完全统计，在含有针灸治疗眼病的古医籍中，目赤肿痛的文献条文达188条，而雀目的文献23条，不能远视的文献21条，青盲的文献仅15条。以上比较客观地表明古人针灸治疗眼病的范围不够广泛，对难治性眼病的治疗还有一定困难。

现代中医眼科由于吸收了西医眼科学的诊断手段，眼病的诊断水平大大提高。与此同时，针灸治疗眼病的疾病谱较古代大大扩展，救治范围向纵深拓展。据不完全统计，从1978年至2012年，针灸治疗眼和附属器疾病的报道，有麻痹性斜视200篇、近视（青少年）188篇、眼睑炎91篇、视神经萎缩85篇、眼睑下垂56篇、弱视55篇、干眼症51篇、结膜炎48篇、青光眼36篇、睑腺炎27篇、视网膜色素变性26篇、白内障25篇、复视22篇、视疲劳和皮质盲各18篇、脉络膜炎17篇、视网膜炎和角膜炎各13篇、色觉障碍（色盲、色弱）12篇、视神经炎7篇、年龄相关性黄斑变性7篇、玻璃体混浊6篇、视网膜血管闭塞和角膜溃疡各5篇、眼炎（急性电光性）、翼状胬肉和巩膜炎各4篇、慢性泪囊炎3篇、视网膜静脉周围炎及眼睑闭合不全各2篇、Stargardt病（青少年黄斑变性）1篇、虹膜睫状体炎1篇。从上面所述可以发现这样两种情况：一是按照现代西医眼科学对眼病划分，一般包括眼睑病、眼表病、泪器病、结膜病、角膜病、巩膜病、晶状体病、玻璃体病、青光眼、葡萄膜疾病、视网膜疾病、眼肌疾病、眼外伤以及眼神经、眼光学疾病等方面，现代针灸治疗的30余种眼病病症，已几乎涉及眼科各类病症。二是现代针灸治疗的眼病病种已实现从常见的眼病向难治性眼病的转移，从眼表病的治疗向内眼病特别是眼底病进发。同时跟随现代的眼科手术的步伐，用针刺辅助治疗眼科手术后疼痛和某些后遗症或并发症，也卓有成效。

（二）拓展用穴

由于眼区血管丰富、结构复杂，传统经穴在眼区只有两个，而且其中承泣穴自宋代起就被列入禁针穴，睛明穴虽只作为禁灸穴，但在古人的记载中，多为浅刺。对深刺睛明、承泣穴可能出现的后果，古代医书有"伤睛致瞎""令人目陷""血灌黑睛"(《圣济总录》)、"令人目乌色"(《铜人腧穴针灸图经》)的记载。为了弥补眼病经穴的不足，古人不断增加经外穴。而经外穴中，古籍虽记载了内迎香、大骨空、小骨空、当阳、当容、胁堂、拳尖、中泉等多穴，但无一穴是关于眼区穴，至今在临床上还广泛使用的耳尖、鱼腰、太阳、鱼尾等穴，仍着重于治外眼病且是以急性者为主。穴位的局限，在一定程度上限制了眼病针灸治疗疾病谱的扩大和疗效提高。现代在这方面做了大量工作，包括以下两个方面。

不断发现新穴：近60多年来，我国的眼科工作者和针灸工作者已致力于眼病新穴的探索。其中较为重要的成果如下：1950年代中期发现的翳明穴和球后穴，这2个穴位已被世界卫生组织西太平洋区确定归入48个标准经外穴之列；1960年代中期报道的眼周穴正光穴(由正光1和正光2组成)，主要用于梅花针叩刺，大量临床实践证明对单纯性近视(包括部分病理性近视)有确切作用，对其他多种眼病也有一定疗效；1970年代初应用于临床的新明穴(包括新明1和新明2)，经数以千计病例的观察，发现对中心性视网膜病变、原发性视神经萎缩等眼底病有明显的作用；1980年代总结出的上天柱，对内分泌突眼症有较好的疗效；另外还有上睛明、下睛明、上明等由于长期验证有效而被保留下来的眼区穴，成为一些难治性眼病特别是眼底病的效穴。

上述穴位，一部分位于眼区，有一部分虽不在眼区，但通过一定手法可使针感到达眼区或附近。另外，针刺"蝶腭神经节"原是用于治疗鼻病的新发现的穴位之一，最近也发现利用其治疗干眼症有较好效果。这些发现都大大丰富了眼病治疗的穴位，提高了治疗效果，扩大了治疗的病种。

扩大穴位效用：上面提到眼部具有特殊的解剖结构，因此针刺不当往往易发生意外事故。解剖提示，眼眶内血管丰富，且填充于眼眶与眼球之间的眶脂体组织较为疏松，故容易出血而又不易于排出，引起局部明显血肿或球后出血。因此，历代医家对针刺眶区穴多持谨慎态度，多用眼周穴和躯体穴。为充分发挥眼区穴的效用，又能最大程度保证患者的安全，从20世纪70年代起，我国针灸工作者和解剖工作者合作，充分利用西医解剖学的成果，对包括经穴在内的眶内穴位的解剖结构不断进行深入研究，厘定安全的针刺方向和进针深度。以古代禁针穴承泣穴为例，尸体及活体MRI研究提示，承泣穴若向外上深刺，深度超过30 mm时可刺及睫状后动脉，亦不宜紧贴眶下壁行针，超过12 mm即可刺及眶下血管导致针刺意外。如果承泣穴直刺进针达12 mm时针尖应稍斜向后上方，同时在深度不超过 25 mm 时，是安全的。且承泣穴针刺深度男女有一定差异。临床观察进一步提示，针刺眼区穴在治疗视神经萎缩、视网膜色素变性等多种眼底疾病时，浅刺眶区内穴位，针感较弱，且只能达眼球表面，深刺则针感较强，并能扩散到整个眼球，具有较好的治疗效果。这些工作不仅为临床眶内穴位的针刺操作提供了依据，减少了针后眶区血肿出现的概率、增加了安全性，更为重要的是提高了针灸疗效并扩大了治疗病种。

除此之外，在大量临床中，还发现了一些古人没有记载，而现代发现的某些经穴新的治疗眼病的效用。如行间穴和臂臑穴，前者有明显的降低急性青光眼患者眼压的作用，后者在 1950 年代就发现对多种眼病有较好的治疗效果。

（三）丰富治法

传统眼病针灸以针刺、艾灸和放血疗法为主。鉴于现代科学技术，特别现代医学对针灸学科的渗透和影响，各类变革方法如雨后春笋般不断涌现。最突出的就是电针的运用。早在 19 世纪，国外有人试用电针治疗黑蒙症(amaurosis)时对眼球外肌麻痹却获得意外治疗效果。1956 年上海《新闻日报》报道了"'电针灸'可治愈一种失明症"。1960 年代起，电针在眼病治疗中得到了越来越广泛的运用，目前已成为常规的针法之一。有人还专门观察了电针与单纯针刺在视网膜色素变性治疗上是否存在差异性，结果提示电针组疗效优于单纯针刺组。

穴位注射综合了机械刺激与药物两方面作用，在起到针刺和药物双重治疗作用的同时，还延长了穴位作用的时间。我国于 1958 年将穴位注射用于眼病治疗。初期用以治疗外眼病为主，之后已用于多种眼病的治疗。与其他治疗方法相比，穴位注射治疗眼病更有它的独特优势，由于眼球存在血眼屏障，通过穴位给药，特别是在眼区穴位直接给药，对透过部分血眼屏障，提高眼内药物浓度，发挥药物作用有一定意义。目前，西医应用注射的方法进行眼内给药，其目的也在于减小血眼屏障对药物吸收的影响。

耳针疗法虽兴起于法国，但源于我国，且早用于眼病治疗。元代危亦林的《世医得效方》就载有"目赤，挑耳后红筋"。现代已广泛用于各种眼病的治疗，且包括耳穴针刺、耳穴刺血、耳穴压丸、耳穴结扎等多种治疗方法。其中以方法简便、安全，且能长时间保存于穴区的耳穴压丸为常用。该法可单独应用，如治疗青少年近视，也可以和其他方法同用，以较长时间维持其疗效。

皮肤针法，又称梅花针法，脱胎于明代的箸针。应用于眼病治疗是现代的一个新发展。从 20 世纪 60 年代起首先用于近视的治疗，目前已用于弱视、眼疲劳、干眼症、眼肌麻痹等多种眼病的治疗。

值得一提的是，近年来还发掘整理并应用了一些在民间应用或失传已久的眼病针灸之法。如鬃针法，来自民间，从 1980 年代就有文章发表于中医刊物，用于近视、白内障、玻璃体混浊等病，收到一定的效果。隔核桃壳灸，较早载于清代顾世澄之《疡医大全》，用于外科疮疡。现代针灸工作者不仅在方法上作了较大改进，而且应用范围也和古代不同，主要用于眼病治疗，包括近视、白内障和结膜炎等，且均有较大数量的样本观察。

（四）客观验证

眼病针灸的实际治疗效果的评价，在古代主要依据前代文献记载和医家个体经验。进入到现代之后，为了验证针灸对各类眼病的确切效果，大概经过以下三个阶段。

早期，主要是从20世纪50年代开始，采用扩大样本的方式来证实治疗效果。其中有的为验证病症的疗效，如针刺治疗视网膜出血1次报道达91例。也有的用于观察穴位适用范围，如对当时新发现的经外穴球后进行了122例（201眼）不同眼病患者的治疗效果观察。这种情况持续至20世纪70年代，其间对不少眼病如近视、中心性视网膜病变进行了千例以上的观察，并获得了一些带有某种规律的结论。

中期，自1980年代起，随着针灸医学现代化和国际化步伐的加速，选择先进的相关指标，通过设计严谨的对照比较，进行更深入和客观的临床研究，逐渐成为针灸界的共识，也是针灸治疗眼病广泛开展的一项工作。如对干眼症患者，以泪液流量、泪膜破裂时间及角膜荧光素染色、泪液黏蛋白5AC的表达量、雌二醇和睾酮等作为检测指标，比较了针刺与电针之间的疗效差异。又如对青光眼患者，分别观察了针刺即时效应、治疗40分钟前后眼压及血压的变化、对24小时眼压昼夜波动的影响。另外，诸如通过多焦图形视网膜电图观察针刺对视网膜神经节细胞功能的影响；用视力、视野、暗适应、视网膜电流图和甲皱微循环等指标观察针刺对视网膜色素变性的治疗作用；比较针刺前、中、后视觉诱发电位的变化，探讨针刺治疗视神经萎缩的机制等，都能客观地、严格地肯定其疗效。

近期，从本世纪开始，循证医学的研究方法引入针灸临床研究。它强调大样本、多中心、随机和盲法等原则，是目前较为公认的获取科学证据的可靠方法。目前，在针灸临床研究中已逐步推广，在眼病针灸中同样得以重视。经对2006—2012年间的针灸治疗近视和眼肌麻痹2种病症的文献分析发现：在共59篇针灸治近视的临床研究文献中，采用临床随机对照试验（RCT）的为6篇，占10.17%；在共87篇针灸治疗眼肌麻痹的临床研究文献中，采用随机对照试验（RCT）的为8篇，占9.20%。虽然，高质量的研究文章的占有率还不够高，但已经有了可喜的开端。在此基础上，还开始对一些已有的随机对照试验证据的病症进行系统评价，为临床合理有效治疗该病提供循证医学的依据。如对针灸治疗干眼的文献进行系统评价，目的是评价针灸治疗干眼的临床疗效及安全性。纳入研究的RCT文献共8篇，低质量7篇，中等质量1篇。Meta分析结果显示，针灸或针灸结合人工泪液与人工泪液组比较，对泪液基础分泌量和泪膜破裂时间影响的疗效差异有统计学意义，针灸或针灸结合人工泪液优于人工泪液治疗。表明相对于人工泪液，针灸或针灸结合人工泪液治疗干眼在改善临床症状、增加泪液分泌量及泪膜稳定性方面有一定优势；但仍需高质量的随机对照试验来进一步确定针灸治疗干眼的疗效。只是这类工作尚属于起步阶段。

（五）探索机制

由于现代科学技术的发展，针灸医学得到大量高新科技成果的支撑，借助新科技手段，从生理学、生物化学、免疫学、生物物理学等各个角度，通过实验研究对机理进行分析、综合、探索。到目前为止，在眼病针灸研究中取得了一些成就。以青光眼为例，通过动物实验观察到：针刺对急性闭角型青光眼的“临床前期”眼房水流量（F值）的影响显著；在高眼压状态下针刺治疗可以降低眼压，同时使血浆中β-内啡肽浓度升高，针刺降眼压的机制可能和血浆β-内啡肽浓度升高有关；针刺能保护高眼压损害的视神经，机制主要表现为减轻视网膜结构损伤，减少视网膜神经节细胞的凋亡；针刺能改善视网膜微循环，减轻视网膜超微结构损伤，并促进轴浆传输神经营养因子阻滞的恢复，从而使濒临变性、死亡的轴突得到最大限度的恢复，增加视网膜节细胞数和视神经纤维面积、视神经纤维占视神经的百分比，起到保护视神经的作用，阻止视功能在眼压控制后继续受损；针刺能明显促进高眼压状态后视网膜谷氨酸的清除，降低兴奋性谷氨酸诱发的细胞内钙离子过载，以保护视网膜神经节细胞；针刺在降低视网膜谷氨酸含量的同时，使细胞内NO的合成减少，从而减轻NO作为自由基对邻近细胞的直接毒性作用，保护神经节细胞；针刺能上调青光眼模型兔视网膜抗凋亡基因和神经营养因子的表达，从而阻止神经的逆行性或顺行性溃变，降低细胞凋亡率，保护神经元免于死亡。

我们的一项针刺对MNU诱导的实验性大鼠视网膜变性的感光细胞形态学变化影响的观察实验也发现，针刺能够部分抑制MNU对感光细胞引起的损伤，但是并不能完全阻止感光细胞以及相连的下一级神经元的变化，而针刺保护感光细胞损伤的机制之一可能与针刺抑制感光细胞凋亡有关。

六、小结

眼病针灸是中医眼科及针灸学的重要组成部分，其发展经历了秦汉二晋的起步时期、隋唐二宋的积累时期、金元的开拓时期、明清的鼎盛时期及现代的全面科学发展五个时期，已形成了一套比较系统完整的理论体系和诊治操作技术，对眼病的治疗做出了重要贡献。尤其是新中国成立60多年来，针灸治疗眼及附属器病症的临床和研究在很多方面取得了较大进展，但是与针灸治疗其他系统病症相比，还是比较薄弱。首先，是所治眼病的病种有待扩大，特别是一些难治性眼病，如Stargardt病（青少年黄斑变性）和一些发病率正在升高的眼病如眼石病（结膜结石病）等，或只有个案报告，或未见报道，但著者临床观察到针灸确有疗效。其次，作为现代针灸成熟标志之一的眼病治疗规范化方案，亦有大量艰苦的工作要做；在临床方面还缺乏大样本量的多中心随机对照观察，特别是高质量的临床试验文章罕见；作为发展眼病针灸的突破口之一的机制研究所见不多，尚待积蓄力量，进行本身的突破。我们深信只要针灸工作者和各学科（特别是临床学科）工作者紧密合作，坚持实践，开阔思路，多寻途径，那么，针灸一定能成为继药物、手术、激光之后治疗眼病的第四柄利剑，为丰富眼科临床医学和发展现代针灸学做出贡献。

徐红，张进，王海丽，等．眼病针灸简史[J]．中医文献杂志，2016，34(1)：56－60，34(2)：59－65．

留针时间初探

留针,从西汉年间就有记载,其历史源远流长。历代医家对此皆有论述,然而各医家对留针的认识均因所处历史阶段而异。古代,尤在宋代以前医家主张的留针时间均较短,然目前临床上留针时间以15～30分钟多见,其中的衍变过程待以梳理明确。如何科学地制定因人因病制宜的最佳留针时间一直以来受到学界的思考和关注,然而影响留针时间的要素甚多,目前仍缺乏对针刺时效关系的高质量系统性研究。本文通过梳理归纳先秦至今涉及留针的文献,从其历史沿革出发并结合目前留针时间的现状具体分析探讨留针时间的衍变过程,以期理清脉络为广大学界同仁在临床判断留针与否、如何合理选择留针时间提供一定的参考。

一、古籍中对留针时间的记述

(一)先秦两汉时期

秦汉时期是中医学发展的重要时期,《黄帝内经》的成书标志着整个中医学基础理论的初步奠定。与此同时,随着社会生产力的不断进步,针具从最初较为粗大的砭石、竹针、青铜砭针进而发展为较为成熟尖细的金属针具,这就使留针成为了可能。

(1)《黄帝内经》确立了拟定留针时间的原则:《灵枢》原文中提及"留针"的论述就有30余次,《素问》中也有不少记载,对留针时间进行了首次系统性的论述,并确定了拟定留针时间的基本原则。如《灵枢·九针十二原》"刺之而气不至,无问其数。刺之而气至,乃去之,勿复针",并进一步指出"气至而有效,效之信,若风之吹云,明乎若见苍天,刺之道毕矣"。该篇还提出用毫针治疗痛痹寒证时应"静以徐往,微以久留之而养"。而在《素问·离合真邪论》论及如何补虚时,亦有"静以久留,以气至为故"的论述。《灵枢·阴阳清浊》则提出"故刺阴者,深而留之;刺阳者,浅而疾之;清浊相干者,以数调之也";《灵枢·根结》载"气滑即出疾,其气涩则出迟";《灵枢·官针》述"脉之所居深不见者刺之,微内针而久留之";《灵枢·四时气》有"冬取井荥,必深以留之"等。综合来看,《黄帝内经》认为,不留针或留针时间较短的情况有,婴幼儿(及老人)、身体瘦弱者、性格外向者、生活优越者、脑力劳动者、病位浅、病程短、病情轻、热证、实证、得气快、感传好、治疗中涉及刺手之阴阳经脉者;留针时间较长的情况有,青壮年、肥胖者、身体强健且性格内向者、体力劳动者、病位深、病程长、病情重、寒证、虚证、使用毫针治疗者、得气慢或不得气无感传者、治疗中涉及刺足阳经者或春冬季行针刺者。因此,留针与否、留针时间的长短因临床病症、患者情况、治疗方案的不同以及得气与否均有所变化。然而,在《黄帝内经》的论述中,各留针依据之间亦存有一定的矛盾,如《灵枢·经脉》认为"热者疾之,寒者留之";但在寒热病篇却有"热厥取足太阴、少阳，皆留之；寒厥取足阳明、少阴于足，皆留之”之说。又如刺阴经不应留针，而治疗飧泄时，选用阴经之阴陵泉穴却久留针。但深入来看，这恰恰提示我们，应在临床上结合具体情况灵活运用留针原则以拟定具体的留针时间。

(2)《武威汉代医简》首次记录了留针时间：《武威汉代医简》是迄今为止所发现的记录西汉时期较为完整而丰富的医学著作及原始文献。其中，简十九至简二十一对治脘腹胀满病的留针时间进行了具体描述：“寒气在胃，莞腹懣肠……留箴，病者呼四五十乃出箴”，“膝下五寸分间荣，深三分，留箴如炊一升米顷，出箴，名曰三里”，“深四分，留箴百廿息，乃出箴，名曰肺输”(医简中此处肺输穴与《针灸甲乙经》位于“第三椎下两傍各一寸五分”肺腧穴的定位不同，而上文云：“十一椎侠椎两旁”，为《针灸甲乙经》中脾腧之处，脾腧穴亦恰好主治胃肠疾病)。从简文中可以看出，留针在西汉时期已成为针刺治疗的一个组成部分，但针刺不同穴位的留针时间长短均不相同，足三里穴留针时间最长，“留针如炊一升米顷”(30～60 分钟)；肺俞穴其次，“留针百廿息”(约 6 分钟)，治疗寒气在胃的先刺之穴最短，留针“呼四五十”(约 2 分钟)。在一定程度上真实地反映了西汉时期医家对于针灸的客观运用及认识。

(二) 三国两晋南北朝时期

在三国两晋南北朝 300 余年期间，我国战事连绵，政局动荡，虽针灸著述颇丰，但大量医学书籍亡佚，且此间盛行灸法，各家论述针灸时尚灸而轻针。针刺技术多用于放血、放脓等操作，除《针灸甲乙经》外，在各类针灸著作、史籍中对留针时间均无系统论述，仅可从相关医案中窥得一二。

《针灸甲乙经》进一步明确了各腧穴具体的留针时间：《针灸甲乙经》成书于西晋年间，载《明堂孔穴针灸治要》共 348 穴，并对其中 147 个(尺泽穴、胆俞穴的留针时间均为《素问·气穴论》所注，故不纳入计数范畴)常用腧穴的留针时间做了明确规定，占 42.2%，以呼吸次数作为留针时间的参照。留针时间以七呼最为多见，共计 65 穴，占留针穴位的 44.2%，如肺俞、关元、三阴交。其次为留针三呼，共计 29 穴，占 19.7%，如鱼际、中渚、涌泉。留针时间最长者为二十呼(约 1 分钟)，分别为公孙、内庭、环跳。井穴一般留针时间较少，通常为一至三呼，如厉兑、关冲。总体来看，需要留针的穴位以留针六至七呼居多，共计 86 穴，占留针穴位的 58.5%。

单穴处方是《针灸甲乙经》的处方特点之一，即 1 张处方只有 1 个腧穴，占所有针刺处方的 83.5%(873/1 045)；选穴最多至 6 穴，共 3 张处方，仅占 0.3%。《针灸甲乙经》单张处方选穴少可间接说明当时一次针刺的留针时间相对较短，应不超过 2～3 分钟。

《针灸甲乙经》引录合并了《素问》《灵枢》及《黄帝明堂经》三书的内容，保留了《黄帝内经》对如何确立留针时间的原则，在《黄帝内经》指出各经脉留针时间的基础上，同时又具体化了各腧穴的留针时间，但将某一穴固定为留几呼的做法，却不能体现因时因地因人制宜的灵活性。此外，各腧穴具体的留针时间与书中“十二经水第七”及《黄帝内经》中所提及的各经脉留针时间的总体原则有所出入，如“手之阴阳……留皆无过一呼”，然有手阳明经阳溪、曲池者皆留七呼，手厥阴劳宫留六呼，手少阳支沟、天井者留七呼，手少阴神门留七呼等。即使是同一经脉各穴留针时间也各不相同，如同为手阳明大肠经，二间留六呼、三间留三呼，而合谷留六呼。其他古籍论述及医案记载西晋《三国志·魏书·方技传》记载了华佗对留针时间的看法："若当针，亦不过一两处，下针言'当引某许，若至，语人'。病者言已到，应便拔针，病亦行差。"强调了留针时间与针感之间的关系，符合《黄帝内经》"得气者即可去针"的原则。《南史·列传第二十二》则记录了南北朝北齐医家徐文伯同"宋后废帝出乐游苑门，逢一妇人有娠"用针刺下胎之案："便泻足太阴，补手阳明，胎便应针而落。"之后王惟一在《铜人腧穴针灸图经》中将此案的"泻足太阴，补手阳明"归为"泻足三阴交，补手阳明合谷，应针而落"。从上述记载中可以看出，在此期间医家选用的针刺穴位精而少，且往往针入后便有即效，留针时间极短或未留针。然此类记载较为简略，又有渲染医者医术高明之用意，故难以凭此断定此间众医家的针刺留针习惯。葛洪所著的《肘后备急方》亦有类似针刺后即效的记录，如治疗突然狂言鬼语的验法："针其足大拇趾爪甲下入少许，即止。"但值得注意的是，《治卒得惊邪恍惚方第十八》和《治卒风喑不得语方第二十》两篇中却对具体的针刺操作过程进行了详细描述："欲因杖针刺鼻下人中近孔内侧，空停针，两耳根前宛宛动中停针……乃具诘问，怜怜醒悟，则乃止矣。""针大椎旁一寸五分，又刺其下，停针之。"此处"停"，即"留"。三则互为对比，可从侧面说明古代针灸师施针时"留针"往往是以某种目的为导向，并对于留针与否的判断是较为严谨的。

（三）隋唐时期

隋唐期间，随着经济文化的繁荣，各类医书大量涌现，广集大成。隋唐时期，医家们全面整理了既往的医学成就，推动了中医学新的发展。虽然隋唐仍重灸而轻针，但一些有关针刺的实践经验也得到了保留。

(1) 孙思邈对留针的论述及记载：孙思邈所著《备急千金要方》《千金翼方》等书，系统地总结并发扬了唐代以前针灸学术内容。例如，《千金翼方》中保留了《针灸甲乙经》中对某穴针几分留几呼的描述，更进一步提出了"得气即泻"的留针原则。该书先后 10 次于妇科病、奔豚、中风等不同疾病的治疗中提及了"得气即泻""中极穴……若未有，更针入八分，留十呼，得气即泻""心中烦热奔豚，胃气胀满不能食，针上管入八分，得气即泻""偏风半身不遂……针入四分，留三呼，得气即泻，疾出针"等。对此，杨继洲在《针灸大成·席弘赋》有言"下针麻重即须泻，得气之时不用留"，若病气已至，可引病气徐徐而出，无需留针。后世《针灸资生经》与《针经摘英集》等书中均有类似记述。孙氏在《备急千金要方》中论及病重时可长留针，如治疗猝死无脉时可"针间使各百余息"，留针时间相对较长。而孙氏在该书中所记载的唐代针灸大家甄权的 3 则针刺医案均未留针，"大理赵卿患风，腰脚不随，不能跪起，行上髎一穴，环跳一穴，阳陵泉一穴，巨虚下廉一穴，即得跪""仁寿宫备身患脚，奉敕针环跳、阳陵泉、巨虚下廉、阳辅，即起行""隋鲁州刺史库狄嵚苦风患，手不得引弓，诸医莫能疗，权谓曰：'但将弓箭向垛，一针可以射矣。'针其肩髃一穴，应时即射"，说明留针与否及时间长短因病而异。

(2) 其他古籍论述及医案记载：巢元方《诸病源候论》中论述治疗血痹时有云"可针引阳气，令脉和紧去则愈"。唐代《集异记》虽非正史，但却记录了名相狄仁杰用针法在顷刻间医治富商之子的医案一则："有富室儿……鼻端生赘……公因令扶起，即于脑后下针寸许，仍询病者曰：'针气已达病处乎？'病人颔之。公遽抽针，而疣赘应手而落，双目登亦如初，曾无病痛。"前者强调了留针时间与脉象之间的关系，后者强调了留针时间与得气之间的关系。

此两者均以疗效为导向来决定留针时间的长短，遵从了《黄帝内经》所提的留针原则，临床实践性较强。

（四）宋金元时期

宋金元时期的医案及论著仍是重灸而少针，且多未提及留针时间。然而随着宋代理学兴起，在"格物致知"的思想指导的大背景下，各种医案及医学论著的内容逐渐丰满，临诊施治的细节更为完善，其真实性和理论实践性则较前更高，为追溯留针时间留下了珍贵的考据。

（1）《扁鹊心书》首次在医案中记录了具体的留针时间：宋人窦材在《扁鹊心书》中记载了两则针刺医案："一人头风，发则眩晕呕吐，数日不食。余为针风府穴，向左耳入三寸，去来留十三呼，病人头内觉麻热，方令吸气出针，服附子半夏汤，永不发。""一人患脑衄，日夜有数升，诸药不效。余为针关元穴，入二寸，留二十呼。问病人曰：针下觉热否？曰：热矣。乃令吸气出针，其血立止。"两则医案对主症、伴随症状、选穴、针刺深度及方向、留针时间、针感及预后的记录十分详尽，这在以往的针刺医案中不曾见到。窦氏在这两则医案中明确提及留针时间给予了我们两个提示：一者，宋代之时留针时间仍较短，仅约1分钟；二者，同期所记录的其他医案对留针时间仍未有详述，可推断古代医家对留针与否的把握较为精确，并非每案留针，临证时可灵活选择。然而值得注意的是，至清代《续名医类案》对窦氏治血衄案的记载却为"窦为针关元穴，入二寸，留二刻"。笔者推断，古书在传抄中难免有误，但可从侧面看出，由宋至清，留针时间逐渐延长。

（2）《卫生宝鉴》细述了留针与补泻之间的关系：元人罗天益在《卫生宝鉴·针法门》中则细述了留针与补泻手法密切相关："泻法……针至六分。觉针沉涩，复退至三四分。再觉沉涩，更退针一豆许。仰手转针头向病所，以手循经络，循扪至病所。气至病已，合手回针，引气过针三寸，随呼徐徐出针。""补法……内针至八分。觉针沉紧，复退一分许。如更觉沉紧，仰手转针头向病所。根据前循扪至病所，气至病已，随吸而疾出。"皆强调了"得气"的重要性，留针即手法操作的过程，只要"气至"便可出针。该篇更进一步论述了留针与呼吸补泻的关系："若病人患热者……令病人口中吸气，鼻中出气……觉针下阴气隆至，根据前法出针。若病人患寒者……觉针下阳气隆至，根据前法出针。"《灵枢·终始》云留针有"刺热厥者，留针反为寒；刺寒厥者，留针反为热"之效。后至《证治准绳》在论及治疗"热入血室"时，亦有"若脉迟身凉，当刺期门穴，下针病人五吸停针，良久，徐徐出针"的记载，可说明留针是发挥针刺效应的一个重要环节，确有泻热祛寒之效。

（五）明清时期

明清时期针灸医学蓬勃发展，集历代前贤针灸之大成，其中不乏对留针时间的探讨。

然清中期以后随着太医院针灸科被废，使得针灸学本身的发展受到极大阻碍。

(1)《针灸大成》留针有息，《针灸问对》提出“不拘留呼”：《针灸大成》中在论及针刺过程时，对针刺操作进行了一定规范，对于留针的时间也做了规定：“右手持针而刺之，春夏二十四息，秋冬三十六息，徐出徐入，气来如动脉之状，针下微紧，留待气至后，宜用补泻之法若前也。”陆瘦燕先生认为这个留针标准过于呆板，有失《黄帝内经》经旨，临床很少采用。

明代汪机所著的《针灸问对》亦对留针时间进行了探讨：“或曰：诸家针书，载某穴针几分，留几呼，灸几壮，出于《经》欤否欤？”汪氏引经据典，认为古人治法，唯视病之浮沉，而为刺之浅深，留针亦循此理，更明确指出气血流注本不为留呼而准定，所谓的“某穴宜留几呼”悖理尤甚。告诫人们应牢记“刺之而气不至，无问其数。刺之而气至，乃去之，勿复针”的留针原则，以“气至为期”，而勿以“呼之多少为候”。

(2) 其他古籍论述及医案记载：明清时期随着针具的精进，复式针刺手法得以实施及推广，留针时间亦较前相对延长。以琼瑶真人的《针灸神书》为例，书中所载的治病手法六十三法、八法流注六十四法等歌诀细述了内庭、曲池、合谷等穴在治病时应施以不同复式针刺手法。如热证脉洪针曲池，需提泻刮战五七次，搜摄数次，深提摄，气下五七次，不灸；而寒证脉微针曲池，则需补刮推按循，气上数次，搓捻数次，搜摄按刮数次，灸五壮。

二、近现代名家对留针时间的论述

晚清民初时，承淡安先生在《中国针灸学讲义》中将“置针术(留针术)”与单刺术、旋捻术等一并归入新针法中，认为此法适用于体弱或妇女畏针者，可以起到镇静之效，一般留置5～10分钟，也可根据病情需要留置1～2小时。承淡安先生在临床治病时，选穴精简，针以3～5穴居多，若有注明留针，则一般每穴留捻时长为1～2分钟，整体留针时间偏短。

新中国成立初期，朱琏先生在《新针灸学》中将留针归属于进针后的手法一章，认为留针可以加强和巩固疗效，也可以用于控制过强的针感，还可以泻实补虚。然具体的留针时间长短则因人因病不同：急性病和少年儿童留针5分钟左右，慢性病应留针20分钟左右，而治疗痉挛和痛症则需要至少留针30分钟。并在书中提出了“安全留针法”，以便作更长时间的留针，该法可视作现代皮内针的起源。

陆瘦燕先生在其经验集中对于留针问题也进行了阐述，他认为留针的主要作用是候气与补泻，但其本身不能归属于针刺手法的范围，它仅是一个基本的针刺操作方法。陆师认为影响留针时间的因素繁多，临床上应当综合把握、灵活应用。第2版《针灸学》教材则明确指出“一般病症只要针下得气并施以适当的补泻手法后，即可出针，或留针10～20分钟”。“对于特殊的病证，可适当延长留针时间……在临床上留针与否或留针时间的长短，不可一概而论，应根据患者具体病情而定”。

三、针刺麻醉对于界定留针时间的影响

20 世纪 70 年代，针刺麻醉在全国范围内达到应用高潮，在后续 30 年间，国内外学者们开始对针刺麻醉镇痛的机制和有效性进行深入研究，取得的系列成果亦得到了国际科学界的认可，推动了整个针灸学科的发展。在此期间，针刺麻醉镇痛的起效时间和针刺效应的持续时间均成为了研究热点，国内外科研工作者对此做了大量的基础性和临床性研究工作。研究显示，针刺镇痛需要 20～30 分钟的诱导期，而随着留针时间的推移，针刺镇痛作用会逐渐减弱，出现“耐受效应”。这些基础性研究成果也转换成了相关的临床效应，比如为了防止针刺镇痛的疗效降低，电针仪的自动关机一般设定时间为“20～30 分钟”。然而，在此之后，对于其他疾病的最佳留针时间的基础或临床性研究极少，且研究质量及研究价值均不高。

四、讨论

1. **留针的目的与作用** · 留针是针刺治疗中的一个重要环节，具有疏导经气、补虚泻实、调和阴阳之效。通过对古今文献的梳理，笔者认为留针的目的主要有三：其一是为了“候气”而待“气至”；其二是为了保持针感或一段时间内的针刺治疗作用，如针刺麻醉、针刺镇痛等；其三是为了行补泻手法、再运针，或是在较长一段时间内反复刺激穴位，以更好地激发经气，如电针、温针、揿针、埋线等。留针，其最终目的是为了更好地发挥针刺效应，提高针刺疗效。换言之，如若患者得气快、感传好或是针刺即效，已达到针刺治疗目的，即可不留针或短留针。

2. **留针时间与针刺安全的探讨** · 相较于疗效，针刺治疗首先要确保的就是针刺安全。从古至今，针师皆将针刺安全问题置于判断留针与否、留针时间长短的首位。与留针相关的针刺安全问题主要包括如下两个方面：一者，是患者对留针的耐受程度。早在《灵枢 · 顺逆肥瘦》就指出“婴儿者，其肉脆，血少气弱”，施针时应以毫针“浅刺而疾拔针”；瘦人者“其血清气滑，易脱于气，易损于血”，刺时应“浅而疾之”。这些都是基于体弱者对留针耐受度较低的考量，以免不当的留针造成伤血损气、晕针等不良后果。再者是针具在留针过程中所涉及的安全问题。古时由于针具较为粗糙，加之无菌意识较弱，因针刺致死、致盲、致伛等严重后果不乏其数，这在一定程度上限制了针刺穴位的个数及留针时间的长度。随着生产力的不断提高，针具由最初粗大的石针、骨针、竹针，逐渐发展成较细的铜针、铁针、金针、银针(截面直径 0.2～0.4 cm)，直至现在常用的不锈钢针(截面直径 0.16～0.4 mm)。针具本身的不断进步，使得多穴位、较长时间、安全地留针成为了一种可能，这也是由古至今对留针时间的记述不断延长的主要原因之一。需要指出的是，时至今日，即使针具已相当成熟，长留针、久留针仍存在一定的安全隐患，留针越长，滞针、折针、晕针、过敏等不良反应的发生率越高。

五、小结

从西汉至今，留针时间逐渐延长，对于留针的记述也从注重单穴留针时间向权衡整体治疗时间转变。这和时代不断进步、生产力不断提高是分不开的，针具的改良及精进使长留针、久留针的可能变成了现实。对针刺镇痛麻醉机制的研究亦对目前临床拟定最佳留针时间产生了一定的影响。然而，不同疾病其针刺效应的发挥均不相同，不能仅以针刺麻醉的效应机制一概而论。事实上，留针时间与针刺效应的关系本身就受到多种因素的影响，包括疾病种类、患者的个体差异、所施针刺方法及所使用的针具等。而目前针刺的时效关系研究仍停留在临床观察阶段，缺乏高质量的系统机制研究，这亟待广大学界同仁共同探索，从而能更好地规范留针时间，提高针刺疗效，推动针灸学科的发展。

纵观古今文献，针刺之要，在于调气去病。笔者认为，医者应以此为根本，辨病辨证论治，综合评估患者症情后再行决定留针与否，谨慎合理选择患者可以耐受的最佳留针时限，从而避免盲目地长留针、久留针。这样既可以节约患者和医者的时间成本，又可以避免针刺耐受的效应，并降低长留针、久留针所带来的针刺安全隐患。

黄馨云，李璟，顾侃，等. 留针时间初探[J]. 中国针灸，2019，39(4)：445－450.

临床针灸学的新进展

进入20世纪90年代之后，针灸医学虽仍处于量变积聚阶段，但积聚速度之快，则为前所未其重要标志是针灸文献量的骤增。据不完全统计，1990年全年针灸文献量约1 500篇，1994年即达到2 400余篇，其净增数恰为1908—1980年72年针灸文献总和9 000篇之1/10。在这些文献中，临床文献约占70%。纵览这部分文献，发现除了量的增加之外，尚有某些质的变化，在一定程度上代表了临床针灸医学发展的新趋势。

一、传染病

传染病的针灸治疗以往已做了大量工作，在菌痢、传染性肝炎及疟疾等疾病的治疗中均取得瞩目成果。近年来又有新的开拓：一是将触角伸向急重传染病。流行性出血热是世界范围内流行较广、死亡率较高的急性传染病。针灸治疗本病的报道虽始自1984年，但大量深入观察则在80年代后期，至90年代初，将106例患者分为西药、西药加灸法、灸法三组观察，表明，在退热、抗休克和防治肾功能损害等多方面，灸法或灸法加西药组明显优于西药组(p均<0.05)。其次，在病种拓展的范围上，尽量做到同步。莱姆病(Lyme病)是一种以蜱为媒介新型螺旋体感染性疾病，极易侵犯神经系统，我国以往报道不多，近

年采用电针神经干的方法治疗莱姆病神经损害31例，治疗后肌力达到功能级别1级以上者占61.9%，总有效率90.5%，大大优于其他治疗方法。

二、心脑血管疾病

心脑血管疾病迄今仍是困扰人类最主要的病症之一。针灸治疗冠心病的效果已被肯定，但多采用针刺，近来有以药艾条作灸材，选内关、膻中、心俞三穴施以灸法，并与针刺组对照。结果显示，二者在症状疗效和心电图疗效上，均未见明显差异。灸治法简方便，较之针刺胸背部穴更为安全，这无疑是一种有推广价值的疗法。

针灸防治中风，古今医家已积累丰富经验。在20世纪90年代，针灸工作者着重做了两个方面工作：一是中风的早期防治。中风先兆证是近年为整个中医界所重视的一种证候，若能及时治疗，往往能防止中风的发生。有以眼针法取上焦、肝胆区为主穴治疗中风先兆症135例，结果124例获得痊愈，值得进一步验证。二是对某些重要的中风刺灸方法进行规范化，以进一步扩大应用。醒脑开窍法对早期中风有较为确切的效果，近来有人致力于进针方向、深度和施针手法等方面的量学规范。实验证实，选穴、处方、每日针刺次数、留针时间等多项参数在保持不变的条件下，规范量学手法组在改善患者高黏滞血症、高脂血症的多项指标上，均优于不规范量学手法组，并具统计学意义。

高脂血症是导致心脑血管疾病的重要危险因素之一。针灸降脂的报道颇多，取穴不一，方法各异。有学者根据脏腑组织器官与时间相应的内在变化联系，采用子午流注纳子(支)法，于每日辰时(7～9时)开取足三里穴，针刺平补平泻或艾卷温和灸法，结果与针前相比，除β-脂蛋白下降不明显外，血清胆固醇和甘油三酯均显著下降($p<0.05\sim0.01$)。

三、消化系统病症

近些年来，难治性消化性疾病的针灸治疗又有新的进展。慢性萎缩性胃炎，究以何种疗法更佳，有人以火针、毫针和药物三法加以对照，前两者取穴相同(肺俞、脾俞、肝俞、胃俞、中脘、上脘、下脘、建里、足三里)，药物以维酶素为主加服中西药。结果表明，火针组疗效最佳，毫针组次之，药物组最差；并以浅表性胃炎效果为优。肝硬化亦属现代难治病，针灸治疗本病的报道，以往鲜见。近年上海的针灸工作者以自制中药软肝膏敷贴期门、神阙穴，配强力宁、山豆根注射液(肝炎灵)等药物，与单纯服此类药物者进行对照观察。治疗2个月后，敷贴加药物组不但乏力、纳呆、腹胀等症状明显减轻，腹水显著消退，血清总蛋白、白蛋白及血清总胆红素亦得以改善($p<0.05\sim0.01$)；对照组治疗前后改善均不明显。另一项工作也证实，以中药贴敷期门，对于肝硬化门脉高压者，可降低其门脉压力，改善门静脉及脾静脉的血流等。

胃扭转，为少见的病症，急性者多需手术。自1976年首例针灸治验报道以来，多为个案，缺乏重复性强的方法。近年，有以针刺足三里、中脘为主(泻法，留针)，系统观察本病患者72例(急性7例，慢性65例)，除2例急诊手术获愈外，其余70例均以针灸治愈。无疑为针灸治疗本病提供了进一步的实践基础。

四、免疫性病症

针灸治疗免疫性疾病是刚刚起步而又取得相当成效的一个领域。在诸种穴位疗法中以艾灸一枝独放。桥本甲状腺炎系一自身免疫损伤引起的甲状腺疾病，是目前发病率最高的甲状腺疾病之一。应用附子饼灸配服中药，其临床症状及体征均有明显改善，并发现，中药中如增加活血化瘀药物，则可进一步提高疗效。

类风湿关节炎是一种常见的免疫性疾病，有人用传统的长蛇灸(或称铺灸)治疗该病37例，在临床症状好转的同时，各项指标也得以明显改善，且以轻、中度患者效果为佳。

五、泌尿生殖系统病症

前列腺肥大，为常见老年病之一，虽早在20世纪60年代就有针灸治疗本病的文章，但单纯针刺或加用电刺激，效果不尽如人意。20世纪90年代来，一些新的穴位刺激法被引入本病治疗。如电激光针，以刺入式氦氖激光针加低频电脉冲，直刺会阴(深约5 cm)和肾俞(深约4 cm)，留针20分钟，其疗效明显高于单纯用刺入式氦-氖激光针的对照组(取穴及针法相同)($p < 0.01$)。经随访，用电激光针者，有85%不再复发。这可能与把不同能量复合为一体之故。还有采用电磁针法，取会阴旁、中膂俞穴，以长毫针刺入，前者宜刺入前列腺体，后者须针深5～6寸，然后在针柄上放置强磁块，并通以脉冲电。共观察60例，总有效率达到93.33%。

最近上海有人首次报道慢性肾功能不全的针灸治疗，方法是在西医常规透析疗法基础上运用隔药饼灸，取穴为大椎、脾俞、膻中、中脘、神阙、关元、足三里，经33例观察，较之单纯西医透析疗法，不仅在临床症状改善上，而且在血清肌酐、尿素氮含量及中分子物质下降等方面均明显为优。表明艾灸在促进代谢产物及毒性产物排泄、增强激素合成与分泌，减轻肾组织损伤等方面有一定作用。

六、外科病症

外科病症的针灸治疗，最值一提的是骨折针灸治疗，此工作虽起步于20世纪70年代，但做系统深入研究则在80年代末90年代初之后。江苏针灸工作者通过设立对照组与随机配伍的方法治疗120例桡骨远端骨折与第5跖骨基底部骨折的患者，从肿胀消退、止痛、骨折愈合三个方面进行观察，结果表明用针刺或灸法无论在止痛、肿胀消失、骨痂生长或下床积分上均优于自然愈合组($p < 0.05 \sim 0.01$)。证实针灸能促进骨折愈合过程，提高愈合质量。河南的针灸工作者通过针刺治疗147例长管状骨骨折(股骨、胫腓骨)，也支持了这一结论。

静脉曲张是针灸在外科临床新增加的一种病种，并已积累了相当病例。山西师氏以自制磁圆梅针，采用在静脉曲张团处弹刺之法，共治102例患者，治愈率为78.43%，总有效率达100%。另有人应用高频电针在曲张的血管上刺治，其治愈率更达到了98.98%，为静脉曲张又提供了一种安全可靠而有效的非手术疗法。

除此之外，针灸抗炎也有新的探索，以前多用针刺，近年艾灸之法得以重视。如以艾熏灸治疗褥疮，效果良好，一般表皮红肿未溃者，1～3日内即痊愈，已溃化脓者需1～2周。方法是采用清艾条局部熏灸，每次30～60分钟。观察2例，治愈率达96%。进一步实验更证实，用艾熏灸之法，金黄色葡萄球菌30分钟即可杀灭，白色链球菌需40分钟，铜绿假单胞菌需60分钟。

七、儿科病症

随着优生优育的重视，小儿脑病的治疗日益成为我国针灸工作者关心的课题之一。小儿脑性瘫痪，多采用体针。近年有人试用七星针叩刺手足阳经明、足太阳经和督脉，结合体针，治疗60例，尽管痊愈率尚低(11.1%)，但有效率已达92.1%。智能低下的弱智儿，采用四神针(百会前后左右旁开1.5寸，共四穴)和智三针(神庭穴一针，左右本神穴各一针，共三针)为主，治疗558例，以记忆力、计数力、理解力、语言能力等九项观察指标作综合判断，总有效率达79.03%。

秽语抽动综合征的针灸治疗，其报道亦始见于20世纪90年代，至今共3篇，积累了一些经验，如有据中医辨证分型，以清泻阳明(取内庭、曲池、偏历、四白等，针用泻法)及滋肾养心调督(取哑门、廉泉、神门、复溜等，针用补法)，共治156例，结果痊愈114例，控制30例，无效2例。并发现年龄大者治愈率高，阳明积热者疗效好。

八、五官科病症

难治性眼底病的针灸治疗，正在引起重视。视网膜色素变性为遗传性致盲眼病，目前尚无特效疗法，有以睛明、球后、上明为主穴，施以烧山火手法，并配用中药治疗99只眼，结果视力改善总有效率为58.58%，视野改善总有效率为73.73%。中心性浆液性视网膜炎，以往用针刺治疗有一定效果，近来引进刺入式氦-氖激光针，其治愈率达71.2%，总有效率达93.5%。眼底出血为临床常见眼病之一，有采用承泣、太阳、鱼腰、风池为主穴，按辨证选加配穴，共治92例152只眼，结果痊愈率25.33%，总有效率达82%。以视网膜静脉阻塞的治愈率最高，黄斑出血效果最差。

枯草热是一种因吸入外界过敏性抗原而引起的过敏性鼻炎，在欧美一带颇为流行，以往我国用针灸治疗本病的报道较少，近年亦引起重视。有以迎香、合谷、禾髎、肺俞、大椎为主，针用补法，并与药物组对照，结果针刺组的总有效率为97.65%，药物组为75.83%，差异显著($p < 0.01$)。

有对针刺治疗咽炎作了为数800例的大样本观察，取咽炎穴(甲状软骨上缘，旁开各1.5寸)、人迎、廉泉治愈312例，有效率达100%，值得推广。

九、皮肤病症

皮肤病的治疗在20世纪90年代仍以美容性皮肤病为主，如黄褐斑、痤疮、黧黑斑、雀斑、白癜风等，针灸疗法上未见明显突破。其中，白癜风隔药灸方法简便，适于推广。方法是在病灶区薄涂一层金银膏，再用艾条熏灸30分钟。曾治147例，其痊愈率尚不高(1.4%)，但有效率则在85.7%。

玫瑰糠疹的针灸治疗鲜见报道，有人以同一组穴位(合谷、大椎、曲池、肩髃、肩井、血海、足三里)，分别采用激光照射和针刺治疗，结果2种刺激法均获效，但以激光穴位照射为佳。

十、结语

综上所述，20世纪90年代临床针灸学至少有两个鲜明的特点：一在治疗范围上，针灸已打破以运动系统病症，功能性病症或疼痛性病症为主的传统定势，将难治病作为主攻目标；二在治疗方法上，正在不断寻求更有效、更简便的穴位刺激之法。但以我国针灸临床的现状而言，总体水平尚有待提高，发展还不平衡。

冯晓江，张仁. 临床针灸学的新进展[J]. 中医文献杂志，1996，14(2)：38－40.

针灸治疗难治性眼病的文献分析

视网膜色素变性、黄斑变性、青光眼和视神经萎缩都为难治性眼病，目前西医对这些疾病尚无安全有效的治疗方法，但针灸疗法却有一定的效果。现就新中国成立以来的文献从选穴、治法、疗效和机制探讨等几个方面综述如下。

一、选穴

共检索了新中国成立以来到目前发表的文献101篇，共涉及穴位103个，总计606穴次。常用穴位及其被载次数列举如下。眼眶部穴位(次数)：球后(47)，睛明(37)，承泣(26)，攒竹(22)，瞳子髎(16)，内睛明(11，位于眼内眦角泪阜上)，鱼腰(11)，上明(7，在额部，位于眼眶上缘下方之眶壁中点)。头面躯干部穴位：风池(48)，足三里(36)，肾俞(35)，肝俞(35)，合谷(34)，光明(28)，太阳(24)，三阴交(21)，太溪(18)，太冲(19)，百会(14)，膈俞(12)，阳白(11)，脾俞(11)，丝竹空(10)，四白(9)，行间(9)，养老(7)，翳明(7)，命门(6)，新明1(5，位于耳垂后皮肤皱襞之中点，相当于翳风穴前上5分)，新明2(5，眉梢上1寸外开5分处)。

所用穴位涉及全身十四条经脉,其中以足太阳膀胱经上分布的穴位最多为13穴,其次为足少阳胆经(10),其他分别为:督脉(6),足少阴肾经(6),任脉(5),足阳明胃经(5),手少阳三焦经(5),足厥阴肝经(4),足太阴脾经(4),手阳明大肠经(3),手太阳小肠经(3),手厥阴心包经(2),手太阴肺经(1)和手少阴心经(1),另有经外穴12个。从上述分布中可看出,在与目密切相关的经脉胆经和膀胱经上分布的穴位选用较多,经外穴也较多,比肝经、肾经上的经穴多。

这4种难治性眼病的治疗选穴有如下特点:

(1) 多取奇穴新穴:治疗上述难治性眼病,多取奇穴、新穴。有报道单用或以新明1、新明2为主穴治疗视网膜黄斑变性和色素变性;单用鱼腰、球后治疗视神经萎缩;有以太阳、印堂、鱼腰为主穴治疗青光眼;以及以外睛明(位于眼内眦角外上0.1寸处)、新攒竹(位于眼内眦角外上约0.7寸)、月亮(位于眶下缘外1/3处)等为主穴,睛下(位于眼内眦角下外约0.5寸,眶下缘内方)、上明、健明(位于眼内眦角下外约0.4寸,或眶下缘内1/4与外3/4交界处,眶下缘内方)、健明1(位于眶下缘内方,眶下缘内3/8与外5/8交界处)、健明2(位于眶下缘内方,眶下缘内5/8与外3/8交界处)、健明4(位于眶上缘内上角凹陷处,内眦角上约0.5寸处)等为配穴交替选用;还有眶上(位于眼区,额骨的眶上孔处)、接力(枕骨粗隆与耳尖联线中点)及内睛明等穴的使用记录。

(2) 局部取穴为主:101篇文章中,大多以局部取穴治疗为主。有用新明1、球后、上睛明、新明2等穴为主治疗色素变性;还有用球后、睛明、攒竹、四白、太阳和丝竹空等穴治疗黄斑变性;另有用瞳子髎、睛明等治疗原发性青光眼;以睛明、承泣、上明等穴为主治疗视神经萎缩。

(3) 配合远道取穴:在以局部取穴为主的同时,配合养老、光明、太冲治疗视神经萎缩;或加行间、三阴交治疗青光眼;或配肝俞、肾俞等治疗黄斑变性;亦有按辨证配穴,如肝肾亏损型可加肝俞、肾俞、太溪、太冲、照海、三阴交等,心营亏虚型加用心俞、神门、足三里等,脾肾阳虚型加用脾俞、肾俞、关元、命门、百会等,肝气郁结型加用光明、支沟、太冲等,气滞血瘀型加用内关、膈俞、合谷等治疗视神经萎缩及视网膜色素变性。亦有一些治疗以远取穴位为主,如单用肝俞、肾俞治疗色素变性及视神经萎缩;或单用行间治疗青光眼等。

二、治法

1. **针刺**·有使用电针的,但多以手法为主。多数医者强调针刺手法,如眼周穴位多选用直径0.25～0.30 mm细针,轻刺缓压,徐徐进针,缓慢进针至眼球出现明显酸胀感或眼球突出感时为度,如有需要,只轻微捻转,而不提插;也有在眼周部穴位用烧山火手法,使得气后产生热感。头项部穴位以使针感到达眼部为佳,如新明1和新明2,进针后,应用轻巧的手法以求得针感向眼眶内或外眼角放射,然后提插加小幅度捻转手法运针1分钟,捻转频率160～180次/分,提插幅度1～2 mm。接通G 6805电针仪,用连续波,频率为200

次/分，可见眼睑有跳动，强度以患者可耐受为宜，通电30分钟。另有在远取部位的穴位用强刺激手法，以病者能够忍受为度，捻转3次后(即留针30分钟后)出针。

2. **穴位注射**·可用单一穴进行穴位注射，如眼宁注射液、脑活素、维生素B_{12}等于球后穴注射，川芎嗪、黄芪注射液于太阳穴注射，复方樟柳碱注射液于患侧颞浅动脉旁穴位注射；也可选多穴，如硝酸士的宁于太阳、球后穴注射，麝香注射液、山莨菪碱加维生素B_1注射液于肝俞、肾俞穴位注射。也可采用球后、新明1、新明2、承泣、风池、合谷、脾俞、足三里、三阴交、光明等穴位，每次选用3个穴，交替使用。

3. **针药结合**·由于上述疾病治疗难度大，多主张采用综合疗法，如以毫针治疗为主，配合穴位注射，或再加耳穴贴压，或配合辨证用药及远端或眼周穴位加灸。还可将中药、西药及电针配合使用以增加疗效。

4. **其他**·对于青光眼、视网膜色素变性和视神经萎缩，还采用了其他一些治疗方法。如治疗青光眼，有用半导体冷灸治疗仪进行穴位冷灸；有用钢针7枚，捆成圆柱形绑在竹筷子的一端，刺激脊柱两侧及有关的区域；还有用耳尖穴点刺放血；挑治法，在上下睑、针挑点、背部针挑点、肝俞针挑点、颞侧针挑点挑治；以及在颈后部双侧风池穴附近的膨隆处，用梅花针叩刺，挤出黄水样液体。治疗视网膜色素变性，把外直肌移植脉络膜上腔术与山莨菪碱加维生素B_{12}混合液穴位注射相联合，随后再行肝俞、肾俞羊肠线埋藏。视神经萎缩，用核桃皮眼镜灸配合针刺，耳穴压迫法及肝俞、肾俞、耳枕中穴位割治埋线等方法。

三、疗效评价

黄斑变性病例共206例，总有效率为86.49%～90%；青光眼病例共400例，总有效率为78.26%～90%；视神经萎缩病例共2 385例，总有效率47.3%～94.1%；视网膜色素变性病例共873，总有效率为62.5%～91.2%。除青光眼观测眼压外，多以视力、视野作为疗效判定标准，一般分痊愈、显效、有效、无效，但在区分显效、进步、有效的具体标准上不统一。近年来增加了视敏度、视网膜电图(ERG)、视网膜电图振荡电位(Ops)、眼电图(EOG)、视觉诱发电位(VEP)等作为疗效判定指标。由于这些难治性眼病的病因、病程、病情各不相同，针灸选穴、手法、治疗方法、疗程不一，更缺乏统一评定标准，故很难客观评判针灸疗效的优劣。但从文献中可以发现，对视网膜色素变性和视神经萎缩的患者，发现早、病情轻、基础视力好者疗效较好，晚期重症或基础视力差或有并发症者疗效较差，但亦有例外者。对于视神经萎缩，有人认为外伤所致的视神经萎缩疗效最佳，视神经炎所致的次之，青光眼型和其他型疗效稍差。

四、机制探讨

对视网膜色素变性的研究发现，针刺疗法能明显改善视杆及视锥细胞的活动速度及程度，增强视网膜细胞的神经网络及生物活性，改善内层循环及视网膜上皮-光感受复合体的代谢活动。视网膜色素变性患者存在球结膜微循环障碍，针刺可明显改善甲皱微循环。另有病理形态学的观察提示，针刺能够抑制 N2－甲基 2N2 亚硝脲诱导的大鼠视网膜变性视网膜光感受器细胞的病理损伤。对于青光眼，针刺即刻降眼压效果显著，而且收缩压和舒张压也都有显著下降。针刺还能明显改善眼内房水的排出，直接影响房水生成率，从而降低眼压。还有研究结果提示，针刺对睫状血管（睫状体处）具有较大的调节作用。另有动物实验结果表明，针刺疗法不仅能够促进视网膜各层组织结构、超微结构的调整，促进视锥视杆细胞、双极细胞、极细胞及神经胶质细胞、米勒细胞等的功能恢复，从而加速受损视网膜的修复。对低压性青光眼患者，针刺治疗能够改善患者球后的血流状况。对于视神经萎缩，针刺不但能提高视神经的传导速度和幅度、改善视网膜功能、增强视觉中枢生物电，针刺还能改善视神经萎缩患者血液流变学的各项指标。

五、存在问题

（1）涉及病种不多，对一些重要的难治性眼病报道文章偏少，如年龄相关性黄斑变性是目前发达国家居致盲眼底病中的首位原因，但总计只有 3 篇，而另一致盲的重要眼底病——糖尿病性眼底病变的针灸治疗，则缺少。

（2）极大多数文章，缺乏严格的临床随机对照试验的设计。在 101 篇文章中只有少数几篇有诊断、纳入及排除标准；疗效评判标准不统一，未采用金标准，绝大多数采用多等级定性疗效评定，且对各个级别的定义多采用自己定义或者定义比较模糊，有部分文章甚至无疗效评判标准；大部分未设立对照组，多采用治疗前后自身对照，且只有 1 篇文章做了试验组和对照组的基线状况的比较；只有少数几篇简单提及“随机”分组，随机方案未清晰详尽报告；均无盲法记录；相当一部分文章的研究结果数据未详细交代所用的统计学处理方法，有的甚至无统计方法记载；对于治疗干预情况，只有为数不多的文章详细描述了针具的型号及参数、针刺的穴位选取、针刺的手法、刺入的深度和角度、得气情况、留针时间、刺激方法、药物的剂量和应用方法、仪器的使用参数和厂家等。所有的这些都降低了试验的重复性、数据准确性及结论可信度。

（3）针刺机制研究也不够深、不够广，黄斑变性甚至未检索到相关的文章。

六、小结与展望

综上所述，针灸疗法治疗视网膜色素变性、黄斑变性、青光眼、视神经萎缩这 4 种难治性眼病有较好的疗效，早期发现、早期诊断、早期治疗是治疗这些疾病的首要环节，长期不间断的针灸治疗是提高疗效的关键。但对于这些疾病，针灸的治愈率很低，临床研究的设计和方法有待改进，动物实验研究尚欠深入。因此在今后的研究中，我们要引进现代医学的研究方法和成果，可运用视功能检查、眼底血管造影、眼底形态学测量和眼底血流动力学检查等客观指标来进一步验证针灸治疗的效果，进一步开展各项动物实验以深入机制研究，并将传统特色的针灸学与循证医学密切结合起来，提高研究成果的报道质量，接轨国际标准,为中医药走向世界做出贡献。

徐红,刘坚,徐斯伟,等.针灸治疗难治性眼病的文献分析[J].中国针灸,2008,28(8):625-628.

针灸治疗视网膜色素变性概况

视网膜色素变性(retinitis pigmentosa, RP)是一组以进行性感光细胞及色素上皮功能丧失为共同表现的遗传性视网膜变性疾病,以夜盲、进行性视野损害和视网膜电图异常或无波为其主要临床特征。此病为眼科常见的遗传性视网膜疾病,世界各国的发病率为1/3 000～1/5 000,是遗传性视觉损害和盲目的最常见原因之一,据估计全世界约有150万人患此病。视网膜色素变性为现代难治性眼病之一,西医迄今尚无安全有效的治疗方法,中医对视网膜病变进行了一些临床探索,应用针灸疗法取得了一定的效果。现就1949年以来的有关文献从选穴、治法、疗效和机制探讨等几个方面综述如下。

一、选穴

共检索了1949年以来到目前发表的文献40篇,共涉及穴位49个,总计298穴次。常用穴位及其被载次数分为:①眼眶部穴位,球后21,睛明19,攒竹14,承泣12,瞳子髎6,上明3,鱼腰3;②头面部穴位,风池19,太阳15,翳明7,百会6,四白5,丝竹空3,阳白3,新明12;③躯干四肢部穴位,足三里20,合谷17,光明14,肾俞14,三阴交13,肝俞13,太溪11,脾俞6,养老6,太冲5,曲池5,膈俞5,命门3,中脘2,关元2,气海2,照海2,胃俞2,内关2。

所用穴位涉及全身十四条经脉,其中以足太阳膀胱经上分布的穴位最多为8穴,其次为足少阳胆经6穴。其他分别为:足阳明胃经3穴,手阳明大肠经3穴,手少阳三焦经3穴,督脉3穴,任脉3穴,足厥阴肝经2穴,足少阴肾经2穴,足太阴脾经2穴,手太阳小肠经1穴,手厥阴心包经1穴,另有经外穴12个。从上述分布中可看出,在与目密切相关的经脉胆经和膀胱经上分布的穴位较多,经外穴也较多,比肝经、肾经上的经穴多。其中多以近取和中取为主,远取为辅,其选穴有如下特点。

1. *多取奇穴、新穴*·采用奇穴、新穴治疗本病的报道很多,如上所述的球后、翳明、上明、鱼腰、新明1等均为奇穴。有报道单用或以新明1、新明2和球后、翳明为主治疗色素变性;有以球后、翳明、上明等为主穴治疗;还有选用见阳、见阳4、球后等为主穴;以及采用球后、太阳、上睛明、见阳、见阳2等交替治疗本病的;另有单用太阳穴治疗的记录。

2. *局部取穴为主*·40篇文章中,大多以局部取穴治疗为主。有选用睛明、球后、上明等为主穴治疗,有分组针刺太阳、攒竹、承泣、睛明、丝竹空、球后、鱼腰、阳白等穴,还有报道以见阳、见阳4、球后、睛明、承泣为主穴的,另有采用睛明、太阳、球后等穴针刺治疗。以上所载的奇穴新穴大多亦为眼周局部穴。

3. **配合远道取穴**·在以眼局部取穴为主的同时,配以足三里、三阴交、翳明等;或加取光明、太溪;或配合肝俞、肾俞、合谷、足三里等。亦有按证型配穴,如肝肾阴虚型配肝俞、肾俞、光明、太溪、照海、行间;脾肾阳虚型加脾俞、肾俞、命门、足三里;气虚血滞型则加心俞、膈俞、足三里、风池。亦有一些治疗以远取穴为主,如单用肝俞、肾俞治疗。

二、治法

1. **针刺**·应用针刺方法较多,以辨证选穴结合经验取穴为主。有采用不留针法,使"得气"为度,刺激强弱依患者能忍受为宜,运针后即去针;也有针后留针30分钟,其间运针2~3次;还有接通电针仪,多用连续波,通电30分钟。多数医者强调针刺手法,针刺头项部穴位以使针感到达眼部为佳,如新明1、新明2和风池、翳明等,进针后,应用轻巧的手法以求得针感向眼眶内或外眼角放射,然后提插加小幅度捻转手法运针1分钟,捻转频率160~180次/分钟,提插幅度1~2 mm。眼周穴针刺时则宜选用直径为0.25~0.30 mm的针,迅速点刺进针后,缓慢送针,直到出现扩散至整个眼球的酸胀感为止。眼周穴多不提插捻转或作轻微的捻转,施以平补平泻手法;亦有在眼周部穴位用烧山火手法,使得气后产生热感。

2. **穴位注射**·可用单一穴做穴位注射,如川芎嗪、黄芪注射液于太阳穴注射,复方樟柳碱注射液于颞侧浅动脉旁皮下注射等;也可选多穴,如麝香注射液、山莨菪碱加维生素B_{12}注射液于肝俞、肾俞或太阳、球后穴位注射,选用黄芪注射液、当归注射液各4 ml,混合后于风池或翳明、足三里、肝俞、脾俞注射。

3. **其他穴位刺激法**·有报道,采用针挑上下眼睑穴和背部膀胱经点;核桃皮眼睛灸配合针刺治疗。由于本病难治程度大,多主张综合疗法。如上述的针药结合法,有以针灸配合穴位注射,外加耳穴贴压,或结合脉冲穴位治疗;还有采用体针、梅花针与艾条温灸结合起来交替进行治疗;另外,有报道用外直肌移植脉络膜上腔手术联合山莨菪碱和维生素B_{12}混合液穴位注射或加羊肠线埋藏疗法;以及应用脑垂体穴位埋藏治疗等。

4. **针药并用**·本病为难治病,除针刺外,常配合中药治疗。有辨证服用滋肝补肾、健脾益气、益精养血、活血通络、开窍明目等中药;有再结合药液穴位注射;或加中药静脉滴注等针药并用法。

三、疗效评价

以往只是从视力和自觉症状的改善来判定疗效,后多以视力、视野作为疗效判定标准,一般分痊愈、显效、有效、无效,但在区分显效、进步、有效的具体标准上有所差异。近年来增加了视敏度、视网膜电图(ERG)、Ops、眼电图(EOG)、视觉诱发电位(VEP)等作为疗效判定指标。综观文献,针灸治疗本病总有效率大多在70%~80%之间,最低为62.5%,最高为91.2%。由于本病的病因、病程、病情各不相同,针灸选穴、手法、治疗方法、疗程不一,更缺乏统一评定标准,故很难客观评价针灸疗效的优劣。但从文献中可以发现，早期患者，病情轻，基础视力好者疗效较好，晚期重症或基础视力差或有并发症者，疗效较差，但亦有例外者。还发现有视力提高者，其眼底变化并不随之而改善。

疗效尚与疗程有关，本病治疗时间较长，常需治疗2个月以上才能收到效果。大部分治疗是每日或隔日1次，1个疗程的治疗时间各不相同，有10次、12次、15次为1个疗程，还有以1个月、2个月、3个月为1个疗程，治疗时间越长，疗效越好。有人观察发现，治疗3个疗程有效率为62.5%，当>3个疗程有效率则达90%。

四、机制探讨

视网膜色素变性的确切病因不明，是一种严重的遗传性疾病。对视网膜色素变性的研究发现，针刺治疗后，视杆反应ERG的振幅较治疗前提高，而潜伏期较治疗前缩短，暗适应、明适应ERG的a波和p波振幅较治疗前提高，潜伏期较治疗前缩短，Ops振幅明显提高，VEP振幅较治疗前提高，潜伏期较治疗前缩短，EOG的Q值提高。提示针刺疗法能明显改善视杆及视椎细胞的活动速度及程度，增强视网膜细胞的神经网络及生物活性，改善内层循环、视网膜上皮-光感受器复合体的代谢活动及损害的视功能。极大多数视网膜色素变性患者存在不同程度的甲皱和球结膜微循环障碍，针刺后可明显改善甲皱微循环。另有病理形态学的观察提示针刺能够抑制N2-甲基2N2亚硝脲诱导的大鼠视网膜变性视网膜光感受器细胞的病理损伤。

五、存在问题

极大多数文章，缺乏严格的临床随机对照试验的设计。只有少数几篇有诊断、纳入及排除标准；疗效评判标准不统一，未采用金标准，绝大多数采用多等级定性疗效评定，且对各个级别的定义多采用自己定义或者定义比较模糊，有部分文章甚至无疗效评判标准；大部分未设立对照组，多采用治疗前后自身对照；只有少数几篇简单提及"随机"分组，随机方案未清晰详尽地报告，均无盲法记录；相当一部分文章的研究结果数据未详细交代所用的统计学处理方法，有的甚至无统计方法记载；对于治疗干预情况，只有为数不多的文章详细描述了针具的型号及参数、针刺的穴位选取、针刺的手法、刺入的深度和角度、得气情况、留针时间、刺激方法、药物的剂量和应用方法、仪器的使用参数和厂家等。所有的这些都降低了试验的重复性、数据准确性及结论可信度。至于针刺机制研究方面也不够深、不够广。

六、小结与展望

综上所述，针灸疗法治疗视网膜色素变性有较好的疗效，早期发现、早期诊断、早期治疗是治疗这些疾病的首要环节，长期不间断的针灸治疗是提高疗效的关键。但对于这一疾病，针灸的有效率较高而治愈率很低的特点，因此，优化穴方，寻求更有效的刺灸手段，并使之规范化仍是目前的重要任务。此外，临床研究的设计和方法有待改进，动物实验研究尚欠深入。在今后的研究中，我们有必要引进现代医学的研究方法和技术，包括运用视功能检查、眼底血管造影、眼底形态学测量和眼底血流动力学检查等客观指标，以验证针灸治疗的确切效果。进一步开展各项动物实验以深入机制研究，并将传统特色的针灸学与循证医学密切结合起来，提高研究成果的报道质量，接轨国际标准。

刘坚，徐红，王顺，等. 针灸治疗视网膜色素变性概况[J]. 上海针灸杂志，2011，30(5)：346－351.

刺血疗法的功效与临床应用

刺血疗法是指用三棱针、梅花针、毫针或其他工具刺破人体某些腧穴、病灶处、病理反应点或浅表小静脉，放出少量血液而治疗疾病的方法。

刺血疗法具有悠久的历史。远古时代的人们已经会用尖锐的石头刺破皮肤，通过放血或排脓以减轻病痛。历代医家继承了这一方法，并不断摸索，积累和掌握了针刺放血的许多经验。在现代刺血疗法被广泛应用于内、外、妇、儿、五官等临床各科，适用于急症、热证、实证及某些虚证。

刺血疗法最常用的工具是三棱针。三棱针常用刺血方法有三种，即刺络、点刺和散刺。刺络用于刺浅表静脉，先找到形色异常的“畸络”，然后持针对准“畸络”，缓进缓出，刺后血会自行流出，待血色由紫黑变为鲜红色时，血流会自然停止。点刺多应用于手足肢端穴位的刺血，持针快进快出，刺后医者以手挤之，令其出血，待血色由紫黑变为鲜红色后停止挤血。散刺即在病灶周围点刺数针或几十针，令紫黑色血流出，甚至喷射出小血柱，待血色变红，血流亦会自行停止。多用于丹毒、臁疮、腰缠火丹等病灶较大的病证。

实践证实，刺血疗法功效颇多，现将常用者列述如下。

一、醒脑开窍

常用来治疗中暑、中风等急性病症。

1. **中暑**·中暑为夏季常见的内科急症，表现为晕厥、神志模糊、头痛、头晕、面色苍白、皮肤湿冷、口渴、体温升高、脉搏加快、呼吸急促等，如不及时抢救可危及生命安全。一旦发生中暑，在无输液等条件下，放血疗法是一种十分有效的抢救方法。常用穴位为十宣穴。张长尧采用放血疗法抢救舰艇官兵急性中暑 3 例。抢救方法：先将患者移至通风良好的舱室，随即予十宣放血，大椎穴放血加拔罐，再针刺水沟、合谷、足三里，并予乙醇擦浴，头置冰块，约 5 分钟后患者清醒，给予淡盐水 100 ml、绿豆汤 100 ml 口服。约半小时后患者自觉症状消失，仅留轻度头痛、乏力，1 小时后完全康复。

2. **中风**·中风有中经络和中脏腑之分，中脏腑患者伴有神志障碍，又分为闭证和脱证。刺血疗法多用于闭证，以点刺为主，常用穴位有十二井穴、百会、水沟、涌泉等。杨介宾认为中风闭证的病机要点在于肝风鸱张，痰火蒙蔽心窍，邪实内闭。采用“五心穴”，即百会（顶心）、劳宫（二手心）、涌泉（二足心），急刺出血治疗，配伍水沟、合谷、太冲、十二井穴刺血，可收平肝息风，清心豁痰，启闭开窍之功。中风失语症是由于脑血管意外致大脑一定区域发生器质性病变而造成的语言缺失，为风、火、痰、瘀等病邪阻滞经络，上扰神明，致使心神失常，舌脉闭阻的病症，故亦可采用刺血疗法，其常用穴位为金津、玉液。宋慧锋等对40例中风运动性失语患者采用舌底刺络放血结合语言康复训练治疗，患者取仰卧位，将舌向上卷起，暴露穴位，如舌体挛缩不能配合者，用无菌纱块固定舌体下1/3，使舌向上卷起，暴露穴位，常规消毒后，用5号注射长针头，点刺金津、玉液，以出血2～3滴为度，然后用无菌棉签压迫止血，每周3次，15次为一个疗程。点刺金津、玉液，使痰瘀得除，经络通畅，舌窍得开，故患者能言语。

3. 惊厥·常取十宣刺血。李秀芳将高热惊厥患儿仰掌，十指微曲，于十指尖端去指甲0.1寸处取十宣穴，常规皮肤消毒，用6.5号普通消毒注射针头点刺放血，并观察约2小时。35例患儿十宣放血后，在1分钟内抽搐停止者25例，2分钟内抽搐停止者9例。抽搐停止后，牙关紧闭、门唇发绀等症也随之消失，患者神志转清醒，脸色转红润，体温逐渐下降至37.5～38.5 ℃。

二、退烧除热

常取大椎穴，可用于治疗急性发热、外感表证、低热等，亦可用于治疗癌性发热。胡佳娜等采用大椎穴放血治疗肝癌癌性发热取得较好疗效。方法是大椎穴常规消毒，用三棱针在穴位处浅刺出血，另取小号玻璃拔罐1个，在出血处行拔罐放血治疗，30分钟后，可吸出血1～2 ml，除去火罐。19例患者经治疗后，有16例1小时内体温下降0.5～1.3 ℃，其最长维持时间大于24小时。体温上升后，如不高于38.5 ℃，可再次使用此法降温，如高于38.5 ℃则采用其他方法。曹世强用三棱针点刺大椎穴后拔罐5～10分钟，使之出血2～5 ml，再点刺少商、关冲穴，使出血1～2 ml，治疗上呼吸道感染发热40例，有效率为97.50%，其疗效优于口服对乙酰氨基酚组。陈月琴取大椎穴点刺并挤出血数滴，加用火罐拔血，留罐10分钟左右，出血2～5 ml，治疗感冒高热100例，有效率为98%。

三、泻火解毒

多以点刺之法，常用阿是穴或某些特定穴。治疗炎症性疾病，如痈肿、疔疮、口糜、针眼等，疗效显著。

乳痈：乳痈是乳房急性化脓性疾病，西医又称急性乳腺炎。乳痈初起，脓尚未成者，取至阳穴点刺放血5～10滴，一般1～3日即可痊愈。病情较重者加刺肩井，排乳不畅者加刺少泽，发热恶寒较甚者加刺大椎。至阳为督脉之要穴，“督脉主一身之阳”至阳，则有阳气至极之意，采用刺血，直泻热毒阳邪，故能收到很好疗效。对脓已成或溃破的乳痈患者，也能起到清热解毒、排脓敛疮的作用。

红丝疔：红丝疔是一种较危险的淋巴管的急性化脓性感染，多发生于儿童，发于四肢，因有红丝迅速向上蔓延走窜，故而得名。王英莲等用刺血疗法治疗该病，局部常规消毒后用三棱针在红丝疔的红线末端(未到之处)点刺3～5针，然后从末端向始端方向，每隔1寸(同身寸)点刺1针，使点刺部位微微出血为度，并点刺双侧耳尖后挤出3～5滴血。最后在红丝疔起点的皮肤破损或感染灶处用如意金黄散外敷。治愈率达100%。

口糜：徐建勇等采用局部点刺方法治疗口腔溃疡。患者取坐位，张口暴露溃疡面，三棱针及局部常规消毒后，医者右手持针对准溃疡处快速刺入0.2～0.3 cm，立即退出，局部出血2～3滴。结果96例患者经1次治疗全部获愈。

针眼：针眼西医称“麦粒肿”，是眼睑腺体的感染性病变，大部分由葡萄球菌感染引起。治疗针眼可用耳尖穴放血。宫育卓等采用耳尖放血治疗初期麦粒肿，观察临床疗效。治疗组30例，单侧耳取穴，术者先用拇、示指将耳尖部推擦揉捻至发热充血，再将耳郭由后向前对折，取准耳尖穴，常规消毒后，用一次性5号注射针头迅速点刺，挤出鲜血10～15滴，再用消毒棉签擦净止血，每日2次。对照组30例，于早、中、晚各热敷一次，睡前用红霉素眼膏外搽患眼局部。结果治疗组总有效率为96.6%，对照组总有效率为86.7%，表明耳尖放血疗效优于外用药。

四、祛瘀生新

“瘀血不去，新血不生”。对于久溃不愈的臁疮一证，运用刺血疗法能够放出瘀血，使新鲜血液流入组织，发挥营养作用，利于组织生长。刺血时以散刺为主。魏如清先在臁疮疮面周围皮肤常规消毒，用镊子酌量去掉疮口边缘形似橡皮圈灰白色的厚坚皮。取三棱针沿疮周围瘀斑处快速垂直刺血。刺法由密至疏，由深至浅，针距2～3 mm，以拔针见血如珠为度。每周刺血2次，待疮周暗紫色瘀血转至红色为止。刺血疗法毕，疮面覆盖红纱条。结果，总有效率为93%。邵士民在臁疮皮损区及其周边常规消毒后，用消毒三棱针或九号注射针头，在皮损周边散刺放血，必要时配合溃疡区中心刺血，并视病情，病在内侧配刺内踝，在外侧配刺外踝，均拔罐以助祛瘀。隔日治疗1次，结果40例患者均获近期治愈。随访1年，无一例复发。

五、凉血祛风

“治风先治血，血行风自灭”。放血疗法可用于风邪引起的面瘫、瘾疹等疾病。

1. **面瘫**·治疗面瘫常用太阳、下关、翳风、颊车、阳白、牵正等穴。连远义单纯使用放血疗法治疗面瘫120例。选用患侧阳白、太阳、四白、下关、地仓、牵正和水沟穴。治疗时选2～3穴，先以三棱针点刺，如出血量太少，则加以拔罐。每穴出血量1毫升至数毫升。实际操作时还要根据患者病情的急缓、体质的强弱等因素灵活掌握出血量。一般情况下，病急、体强者出血量宜多，反之则宜少。每日1次，各穴轮换，5次为一个疗程，疗程间隔1

周，最多治疗 2 个疗程。结果痊愈 94 例，好转 24 例，无效 2 例。连氏认为，放血疗法是最为快捷的泻法，尤其在发病之初用之，更能直折其锋，阻止疾病的进一步发展，故临床用于病程短、病势急者，疗效卓著；而对病程较长的陈旧性面瘫，则疗效欠佳。

2. *瘾疹* · 治疗瘾疹常用血海、曲池、阴陵泉、膈俞、三阴交等穴。沈中秋等以刺络放血为主治疗顽固性荨麻疹 296 例，用三棱针在大椎、肺俞上点刺 3 下，后用真空罐抽吸瘀血 3～5 ml，间隔 3～5 日点刺一次。配合每日针刺曲池、血海、三阴交，针刺 10 次为一个疗程，疗程间隔休息 2 日，2 个疗程后统计疗效。结果有效率达 100%。

六、通络止痛

"不通则痛"，风、寒、热、湿、痰、瘀等邪气阻滞经络，气血不通而出现疼痛的症状。选用阿是穴或循经取穴，泻血祛邪，疏通经络，则疼痛自愈。

乳腺癌术后患侧上肢水肿，是乳腺癌根治术或改良根治术后常见的并发症，可出现沿患侧肢体肿胀、疼痛等症状，严重者可致患处象皮肿。蒋笑怡等运用刺血拔罐法治疗该病取得一定疗效。取 1.5 寸消毒三棱针，在患肢最肿胀处，选择 3～9 个针刺点，用点刺法或散刺法浅刺出血；再选择合适玻璃火罐，用乙醇闪火法拔罐，留罐 20 分钟后可吸出瘀血或黄色液体 1～2 ml；除去火罐，生理盐水棉球清洁拔罐面后用无菌土黄连纱布湿敷创面。每日 1 次。结果总有效率为 85.3%。本病气虚为本，血瘀水阻为标。选用阿是穴刺血能通经活络、利水祛瘀、消肿止痛，缓解患者痛苦。

吴均华等观察委中刺络放血治疗慢性腰痛的临床疗效。患者站立位，局部皮肤常规消毒后，左手拇指压在被刺部位下端，右手持三棱针对准委中部青紫脉络处，与局部皮肤成 60°角，斜刺入脉中后迅速将针退出，使瘀血流出。可使用消毒棉球轻轻按压静脉上端，以助瘀血排出。待出血自行停止后，再用消毒棉球按压针孔，最后以创可贴保护针孔，以防感染。每周 1 次，4 次为 1 个疗程，共治疗患者 27 例，总有效率为 92.59%。吴均华发现，刺络放血治疗慢性腰痛，以瘀阻血脉辨证为主，委中部脉络青紫越甚，疗效越显著。

七、激发经气

点刺五输穴中井穴、合穴或原穴、募穴、背俞穴可激发脏腑经气，调整五脏功能，治疗疾病。

叶琳取双侧少泽穴，用 6.5 号或 7 号一次性注射针头(也可用一次性采血针或三棱针)点刺，挤血 3～5 滴，再用干棉球按压片刻，配合服用蒲公英神曲麦芽煎治疗回乳 45 例，全部获效。少泽穴点刺放血能在短时间内减轻乳房胀痛，缩短乳房硬结消散时间。其催乳作用为历代医家重视，有调气血，通血脉的功能，为治疗乳房胀痛和乳汁不通的主穴之一，今用于回乳，说明少泽穴有很好的双向调节作用。

痤疮与五脏功能失调密切相关，景宽等轮流选用背部足太阳膀胱经第一侧线上的心俞、肝俞、脾俞、肺俞、肾俞中的 2 穴(左右 4 穴)，用三棱针点刺放血治疗痤疮，并与口服中药组进行比较。结果刺血组总有效率为98.3%，明显高于中药组。临床取五脏俞治疗痈疮以调整五脏之功能，五脏气血调和则痤疮自愈。

八、调和气血

血为气之母，血能养气、血能载气。刺血疗法活血祛瘀，血行流通则气机调畅，气血调和。

罗燕等治疗一例22岁女性痿证患者，症见左上臂痿软无力2月余，肌肉萎缩，逐渐加重，神疲体倦。经5次针刺治疗症状改善不明，遂加用刺血疗法。交替取左上臂手三里、曲池、尺泽穴之一穴，刺络拔罐放血约3 ml，每次刺血后患者均感左上臂如释重负。依上法隔日治疗1次，10次后患者左上臂萎缩之肌肉日渐丰满，肌力逐渐恢复。可见，局部刺血可促使血行气通。

王顺，张仁．刺血疗法的功效与临床应用[J]．中医文献杂志，2009，28(2)：54－56.

第四章
临床经验传承

难治病医案

一、溃疡性角膜炎

患者，男，31岁，建筑设计师。2008年2月5日初诊。

主诉：双眼视物模糊、异物感11年，加重1年余。

现病史：患者于1997年打羽毛球时，不慎碰伤右眼，随即出现红肿不适，眼不能睁开，经医院诊断为外伤性角膜炎。用热敷及抗生素滴眼治疗后好转，但始终不能痊愈，工作劳累或用眼较多时即复发，逐渐延及左眼，出现红肿、流泪、难以睁眼等症状。2005年经确诊为双角膜变性，右角膜溃疡。近1年来，症状日益加重，双眼难以睁开，畏光流泪，视物不清，尤以右眼为甚，已经9个月不能工作，病休在家，医院建议行角膜移植，遂慕名前来就诊。患者母亲及舅父有遗传性角膜溃疡史。

检查：双眼角膜欠透明，右眼角膜近瞳孔处有一米粒大、不规则、呈地图状突出于角膜表面的白色增生物，为角膜上皮细胞堆积所致。舌淡红，苔薄白，脉平和。

治疗：主穴取上睛明、攒竹、翳明、球后、太阳；配穴取耳穴肝、肾、眼、目1、目2、耳中、耳尖。因患者家住远郊，只能每周治疗1次，故每次主配穴均取。操作：穴位皮肤常规消毒后，先行针刺，以0.30 mm×(25～40)mm毫针，翳明，向同侧瞳孔方向略斜刺25～40 mm，针至酸胀感往颞侧放散；上睛明，直刺至30 mm左右，以眼球有酸胀感为度；攒竹，由上往下平刺，至眼区有胀感。翳明和攒竹分别接通电针，连续波，频率2 Hz，强度以患者可耐受为宜，留针30分钟。取针后，太阳与球后，每次取1穴，两穴轮换，分别以丹参注射液或维生素B_{12}注射液(0.5 μg/1 ml)行穴位注射，每侧太阳穴注入1 ml丹参注射液，每侧球后穴注入维生素B_{12}注射液(0.5 μg/1 ml)0.5 ml。再取一侧耳穴，耳尖穴用粗针刺破挤血3～5滴，余穴行磁珠(380高斯)贴压，两侧交替。要求每日按压3次，每次每穴按压1分钟。首次治疗后，患者自觉双眼轻松异常，可以睁眼视物。经5次针刺后，症状基本消失，只是右眼米粒大白色上皮细胞堆积物尚存，但已能上班工作。4月14日，患者突感右眼的遮蔽物消失，自觉视物清亮；4月15日复诊时，右眼角膜上的白色上皮细胞堆积物已全部消失，唯其基底部角膜略毛糙。继续每周针刺1次，以巩固和促进疗效。针至5月20日停针，嘱其注意用眼卫生，半年来未见复发。

按：本例属于遗传性角膜营养不良，为正常角膜组织中的某些细胞受异常基因所决定，使其结构或（和）功能产生进行改变的过程，多为双眼对称发生，具有家族遗传特点。本病用针灸治疗的文献报道尚未见到，亦为张师首次治疗的病例。本例患者因反复发作，某三级医院眼科建议其行角膜移植，患者顾虑其有遗传史，担心移植后预后不佳，没有接受，而选择针灸疗法。在选穴组方时，首先采用治疗难治性外眼病的基本处方，行电针治疗。其中，上睛明、球后为眼区穴，攒竹、太阳为眼周穴，针刺以上四穴可以疏调局部气血，增加眼部营养供应；翳明穴为经外奇穴，能明目退翳。因为考虑到增加眼区的营养和加强活血去瘀的作用，所以选维生素 B_{12} 和丹参注射液在太阳和球后行穴位注射，要求患者坚持每周治疗1次。为了维持疗效，配用耳穴贴压法。肝开窍于目，肝肾同源，故取耳穴肝、肾；耳中又名膈，有活血化瘀功效；耳尖穴放血可清热解毒；同时按病灶所在加用眼、目1、目2。诸穴合用，共奏良效。

王顺，张仁. 溃疡性角膜炎案[J]. 中国针灸，2009，29(1)：71.

二、难治性眼病医案2则

案1(眼肌痉挛) 患者，男，66岁。2010年4月1日初诊。

主诉：双眼难以睁开视物2年。

现病史：2年前无明显诱因，两侧上眼睑不自主向下闭合，且不断加重。平时须用手使劲掰开，方能视物。在多家专科医院检查，确诊为眼肌痉挛，服西药治疗无效。由门诊护士建议到张仁老师处试治。

检查：双目紧闭，外观无异常，只有用手拨开眼皮才能视物，视力正常。精神情绪可，舌暗苔薄，脉弦。

治疗：取穴以鱼尾透鱼腰、阳白透鱼腰、攒竹透上睛明为主，加合谷。操作：穴位皮肤常规消毒后，以0.25 mm×40 mm毫针，从鱼尾平刺透至鱼腰，从阳白平刺透至鱼腰，从攒竹平刺透至上睛明，合谷直刺。眼周穴均接通电针仪，用疏密波，留针30分钟。针刺完毕起针后，闭目养神着的患者一下睁开了眼睛，毫无痉挛感，自觉双眼十分舒适。然10分钟后，症状又复发。第2次取相同穴位治疗，针后患者即感松解，于是留针时间延长至45分钟。针后双眼可自行睁开约20分钟，之后的几次治疗，疗效不佳，起针后效果持续时间越来越短。不过，患者诉这几天有时白天能睁开眼睛近1小时，至第5次治疗，拔针后不到2分钟，眼睛又慢慢紧闭起来。

面对如此顽固的病例，张师试着用力按压患者的双侧风池穴，出乎意料的是他的双眼竟然一下睁大，过了1～2分钟，当他的眼肌又开始抽搐时再按压风池穴，仍然见效。在第8次针刺时，增加了风池穴及天柱穴，均采用徐进徐出法，引发强烈针感至头额部，再将电针仪接于天柱与风池上，采用疏密波，强度增至患者可耐受为度，留针1小时，起针后患者双目睁开，不再痉挛闭合。用本法继续治疗2次，症状完全消失。此后每周1次，巩固1个疗程，2年之病终获痊愈，随访至今已近半年，再无复发。

按：眼肌痉挛中医称为胞轮振跳、目瞤，为胞睑不自主地牵拽跳动，多因肝血不足，血虚日久生风，牵拽胞睑而发生振跳抽搐不已。张师采用三透法为主，刺激眼周穴，疏调局部气血。据"面口合谷收"加配合谷，虽有效而不持久。因见按压风池穴疗效显著，故考虑加强枕部穴位的刺激，增加风池及天柱穴。风池为胆经穴，肝胆互为表里，刺风池可抑内动之风。天柱穴位于膀胱经上，上通于目，用徐进徐出之法，引发强烈针感，气至病所。由于取穴准确，刺激强烈，2年的眼肌痉挛病得以治愈。

案2(功能性失明)　患者，男，54岁，电焊工。2010年7月21日初诊。

主诉：双目失明2.5个月。

现病史：患者于2010年5月28日晚无明显诱因下突然双目失明，赴本市某专科医院急诊，头颅CT等检查均阴性。患者当晚曾喝酒，有高血压和脑梗死史，原双眼视力正常，诊断疑为视神经炎。予甲泼尼龙1 000 mg静脉滴注，连续治疗5日，未见明显好转，于2010年7月21日来张师处就医。

检查：见眼睛外观正常，眼底及电生理检查未见明显异常。视力左眼40 cm/指数，右眼20 cm/指数。

治疗：取新明1、丝竹空、上明、承泣，或新明1、瞳子髎、球后、上睛明，两组轮用。新明1位于耳垂后皱褶中点，以0.25 mm×40 mm毫针与皮肤成45°或60°向前上方快速进针。当进针深度1～1.3寸时，提插捻转，耐心寻找满意的针感，针感以热、胀、酸为主，可传导至颞部及眼区。丝竹空、瞳子髎，以0.25 mm×25 mm毫针略向上斜刺，进针0.8寸，得气后快速捻转0.5分钟，留针。上明位于眼眶上缘下方之眶壁中点，上睛明位于睛明穴上5分，眼区穴均直刺进针至眼球有酸胀感。每侧新明1与丝竹空或瞳子髎为一对，接通电针仪，用连续波，频率为2 Hz，强度以患者能耐受为度，留针30分钟，每周治疗3次，第1、第2次针刺后患者眼睛视物明显清楚，可不经家属搀扶自行回家，可保持7～8小时，但于针后次日早晨又开始视物模糊。第3次针刺后检查视力，左眼1.2，右眼0.8，视力明显提高。之后，每次针后视力即可提高，且针后虽有减退，已不明显。经治2个疗程后，视力已基本达到原来水平，且不再出现减退，一直维持至今。

王顺，张仁. 难治性眼病针刺速效2则[J]. 上海针灸杂志，2011，30(6)：416.

三、难治性眼底病医案

案1(视神经炎)　刘某，男，7岁，学生。2007年5月26日初诊。

主诉：双眼视物昏蒙4个月，加重2个月。

现病史：患儿为小学一年级学生，去年10月，学校体检时，双眼视力还均为1.2，今年2月开学不久，家长发现患儿近视，前往医院眼科就诊，方知左右眼裸视力分别降至0.3、

0.5,矫正视力为0.8。因眼底未见异常,拟诊为"近视""弱视"可能,建议2个月后复查。此后家长发现患儿视力继续下降,即于4月16日再次请眼科专家会诊,结果双眼裸视力只有0.1,且无法矫正,有眼球转动痛,眼底视盘色红、边清。瞳孔对光反应略迟。视觉诱发电位(Ⅵ)示潜伏期明显延长,振幅明显下降;视觉电生理ERG正常;视野正常;头颅、眼眶CT(-);眼底荧光血管照影未见异常。PE:第一眼位正,遮盖试验(-)。确诊为球后视神经炎。经激素抗炎治疗,视力未见改变,辗转于各大眼科医院,又因球后视神经炎多致视神经萎缩,而予神经营养剂等治疗,效果亦不明显,故慕名前来求治。

检查:患儿面色微黄,外眼无异常,瞳孔略大,眼球运动好,屈间质明,对光反射迟钝,左右裸眼视力0.15、0.12。眼底检查示双眼视盘尚清(未见明显异常)。舌淡苔薄腻,脉细弱。

治疗:主穴取新明1(翳风前上5分,耳垂后皱褶中点)。配穴:①丝竹空、上明、承泣;②瞳子髎、球后、上健明(睛明穴上5分)。操作:主穴必取,配穴每次一组,两组轮用。新明1穴在耳垂后皱褶中点进针,取0.25×40 mm一次性消毒毫针,左侧穴要求术者以右手进针,右侧穴要求术者以左手进针。针体与皮肤成60°角,快速刺入后向同侧目外眦方向缓缓进针,针尖达耳屏间切迹后,将耳垂略向前外方牵引,针体与身体纵轴成45°角向前上方徐徐刺入。当针体达下颌骨髁状突浅面,深度为1~1.4寸时,以反复提插之法耐心寻找满意的针感,针感以热、胀、酸为主;如针感不明显时,可再向前上方刺入5分,或改变方向反复探寻。针感可传导至颞部及眼区。手法均采用捻转结合小提插,以拇、示、中三指持针,拇指向前呈等腰三角形旋转式捻转,针捻转幅度2~2.5转,针提插幅度180°左右。一般仅运针1分钟后即出针。每日或隔日1次。丝竹空、瞳子髎,以0.25 mm×25 mm之毫针略向上斜刺,进针0.8寸左右,得气后快速捻转0.5分钟留针,眼区穴均直刺进针至眼球有酸胀感。每侧新明1与丝竹空或瞳子髎为一对,接通电针仪,连续波,频率为2 Hz,强度以患者能耐受为度,留针20~30分钟,每周3~4次。

患儿采用上述验方,每周针刺4次。2007年6月4日(即接受针治第10日)复查视力发现稍有进步,裸眼视力左0.15、右0.4。以后视力逐步好转,6月11日左右裸眼视力0.6、0.7,8月27日左右裸眼视力0.9、0.8。9月患儿开学后,改为每周针治2次,10月15日左右裸眼视力0.9、1.0。为巩固疗效,每周仍坚持治疗1次,至今已治疗近1年,患儿裸眼视力均能保持在1.0~1.2,眼底无异常。

按:视神经炎,可因局部或全身疾病所引起,以突然视力急剧减退,伴有眼部压痛感,眼球运动时疼痛为主要症状。临床检查发现,瞳孔略大,直接对光反应迟钝,视野变化出现中心或旁中心暗点,有时可有向心性缩小。视神经炎,多为急性发病,本方取穴是急则治其标。除取眼底病效穴新明穴外,均取眼区局部穴。以通经接气、活血明目为主。操作上,早期诸穴均取,至有好转后,眼内可只取1穴。效果显著不佳时,则可加取攒竹、上睛明等穴。球后穴亦可配合注射苏肽生(鼠神经生长因子)30 μg,用氯化钠注射液2 ml稀释,每穴注入1 ml。

案2(视网膜色素变性) 施某,女,8岁,学生。1997年3月19日初诊。

主诉:夜盲、视物模糊1年,加重1个月。

现病史:患儿自3岁起发现入暮视物模糊,但于白昼或光亮处视物清楚,近1年来视物渐模糊，父母以为系近视所致。曾去眼镜店配镜，但视力无法矫正。近1个月来视力明显下降，夜盲明显加重。因此前往医院眼科就诊，经查确诊为双眼视网膜色素变性。西医无特效疗法，而前来求治。

检查：双眼裸视力0.15，外眼(－)，晶状体及玻璃体亦无异常。眼底：视神经乳头颜色略淡，黄斑中心反光尚可，视网膜血管狭窄，少量散在的骨细胞样色素沉着。视野正常。视网膜电图(ERG)示a、b波降低呈小波。舌淡，苔薄白，脉细弱。

治疗：主穴取新明1、新明2(眉梢上1寸，外开5分凹陷处)。配穴：①风池、球后、上健明；②翳明、上明(眼眶上缘下方之眶壁中点，与承泣相对)、承泣。操作：主穴每次必取，配穴每次取一组，两组交替。两组穴位交替使用，新明1、风池、球后针刺方法同前。新明2穴，在眉梢上1寸旁开5分处，取0.30 mm×25 mm毫针，找准穴区后针尖与额部成水平刺入，缓慢进针5～8分，行快速捻转结合提插手法，找到酸、麻、沉、胀感，并使针感向颞部或眼区放射，运针1分钟，后退至皮下平刺留针。翳明穴，用0.30 mm×40 mm毫针，快速破皮后，用捻针法斜向耳后方进针，至刺入半寸左右时，患者局部可有麻木感，并出现眼睛发亮、视物清晰，即可留针，约30分钟后退出。如无此感觉，宜再进针2～3分。如不得气，宜改用中强度刺激用雀啄术，将针外提3～4分，再次捻进，反复2～3次。如仍无满意针感，应将针退至皮下，微移方向再按上述手法施行。注意：刺激不宜过强。上健明、上明、承泣穴，用0.25 mm×25 mm针刺入，垂直缓慢进针至眼球出现明显酸胀感为度，不捻转。针后，新明1、新明2穴为一对，接通G6805电针仪，使眼睑上有跳动，用连续波，频率3 Hz，强度以患者可耐受为宜，通电30分钟，每周2次，10次为1个疗程。

患者用上述方法治疗5次后，复查视力，右眼0.3，左眼0.25，经2个疗程治疗后复查，左右裸眼视力均为0.4，带镜视力右眼0.7，左眼0.6，视野正常，眼底象无明显改变。坚持每周治疗1次，视力视野一直保持，夜间视力有所提高，暗适应亦有所改善。至今已坚持治疗11年，复查：双眼戴镜视力均为1.0，视野正常，夜盲消失。ERG仍示a、b波呈小波。

按：视网膜色素变性是一种具有明显遗传倾向、慢性视网膜损害的疾病，以夜盲、双眼视野逐步向心性缩窄、视力逐渐下降，以至失明为主要特征。病程进展缓慢，发病年龄愈小，病情愈严重，是目前发达国家儿童致盲的最常见原因之一。治疗本病，以经外穴为主。近取(即眼区)与中取(颈项部)相结合，重在疏经通络、益气活血。在操作上首先应强调手法的运用，进针后使针感达到眼区四周，达到气至病所，再立即施较强的提插捻转手法，使患者感到有强烈的酸胀感。值得一提的是翳明穴，本方刺法是专用于眼底病的针法，与用于外眼病的针法有所不同，读者要仔细鉴别。其次在留针期间，要求给予脉冲电刺激，通电后应随患者对强度的适应，而适当增大强度。在电针时，须观察到眼睑按脉冲电频率跳动，如无此现象，宜适当调整针尖方向。另外，本病以早期治疗为佳，若病程过长，视力、视野损害严重，疗效较差。

案3(黄斑变性) 何某，女，45岁，大学教师。2005年10月5日初诊。

主诉：视物模糊10年，加重2个月。

现病史：患者有高度近视史。1995年起，双眼视物逐渐模糊，曾多次验光配镜，均不能矫正。2005年8月视力突然下降，以左眼为甚，双眼视物易疲劳，眼前常有黑影，视物变形，辨物困难，瞳孔对光反应存在，两眼晶状体玻璃体轻度混浊。眼底：乳头(－)，网膜血管(－)，黄斑区中心反光未出现，荧光血管造影透见荧光。兼有头晕，时有耳鸣、腰酸体征。至专科医院眼科就诊，B超和荧光素眼底血管造影报告：双眼内未探及视网膜脱离光带，双眼后巩膜葡萄肿，黄斑变性。曾服中西药物未见改善，特前来求治。诊断为病理性近视性黄斑变性。

检查：双眼角膜(－)，前方清深，瞳孔(－)，晶体(－)，混浊(＋)。眼底：视盘(－)，网膜平，高度近视改变，右眼黄斑区 Fush's 斑，左侧黄斑区色素分布紊乱，双眼黄斑中心的反光不显，双眼下方周围现脉络膜萎缩灶，未见裂孔。矫正视力右 0.01，左视力 30 cm/指数，舌淡，脉细涩。

治疗：主穴取新明 1、翳明、上健明、攒竹。配穴：①新明 2、脾俞；②球后、肾俞。操作：主穴均取，配穴每次取 1 组，两组轮用。主穴用针刺，新明 1、翳明，以 0.30 mm×40 mm 毫针，用前述之手法，使针感向眼区或其附近放散；攒竹、上健明，用 0.25 mm×(25～40)mm 毫针，攒竹穴斜透至上睛明，上健明直刺至眼球有酸胀感，留针 30 分钟。新明 1 与攒竹为一对，接通电针仪，连续波，频率 3 Hz，强度以患者感适宜为度，要求眼睑出现明显的有节律的跳动。配穴用穴位注射法，新明 2 用丹参注射液，球后穴用甲钴胺注射液或维生素 B_{12} 注射液(0.5 mg/1 ml)，脾俞、肾俞穴用黄芪注射液，每穴 0.5 ml，每周 2～3 次。

患者右侧因腮腺肿瘤术后，留有瘢痕，无法选用新明 1 穴，改用翳明穴，每周 2 次针灸治疗。针后诉视物模糊好转，20 次后检查视力。矫正视力：右眼裸视力 0.2，左眼裸视力 0.08。经 6 个多月的治疗，视物明显较前清晰，变形亦有好转。矫正视力：右眼 0.4，左眼 0.2，眼底无特殊变化。继续针治巩固疗效，1 年后视力仍保持。以后坚持不间断的治疗，每周至半个月一次，至今已有 2 年多，现左右眼矫正视力一直保持在 0.2～0.4。

按：病理性近视性黄斑变性，又称高度近视性黄斑变性，双眼可先后或同时发病，因临床表现不同而分为萎缩性和渗出性两类。萎缩性亦称干性，以进行性视网膜萎缩、中心视力逐步明显减退为主，双眼同时发病；渗出性又称湿性，其特点为视网膜下有新生血管膜存在，从而引起一系列渗出、出血及瘢痕改变，视力下降较快。本方主要用于干性黄斑变性，对湿性黄斑变性也有一定作用。新明 1、翳明、上健明、新明 2、球后，是张师常用之治眼底病的经外穴，足膀胱经穴攒竹为疏调眼部经气要穴，针此而下透上睛明更可加强此作用。本病多与肾元衰惫或太阴脾土虚损有关，故取背俞穴脾俞、肾俞，以益肾健脾。本方标本兼顾，重在眼区。操作上，也是强调体针与穴位注射相结合，针药并用。

从以上 3 例医案可以发现，难治性眼底病，大多病程较长，病情顽固，容易反复，难以速效。所以必须让患者明白，第一步是控制病情发展，第二步才是改善症状，一定要坚持才能取得较好的疗效，患者要有信心。肝开窍于目，患者保持良好的情绪，使肝气调达、气血流通，对眼区的营养供应和眼病的康复也是至关重要的。

王顺，张仁. 张仁治疗难治性眼底病医案[J]. 针灸临床杂志，2009，25(3)：45－46.

四、右小腿间歇抽痛

患者，男，60 岁。2015 年 11 月 9 日初诊。

主诉：右小腿外侧间歇性抽搐性疼痛2月余。

现病史：10年前因腰椎间盘突出症曾行腰椎内固定术，之后腰病未再发作。2个月前无明显原因，突然出现右小腿外侧阵发性剧烈抽痛，痛如电击，每次持续数秒钟，发作停止时一如常人，夜间发作为甚，可达数十次，以致彻夜无眠，十分痛苦。曾辗转多家医院治疗，经西医神经科多名专家采用MRI、CT等检查，均未见异常。既往高血压病10余年，经口服降压药美卡素（替米沙坦），血压控制良好。当时有专家考虑到该药物有引起小腿抽搐不良反应的可能，但患者停用该药长达2周，症状未见丝毫改善，且换用其他降压药物效果不佳，故继续口服美卡素。曾先后给予闭孔神经封闭治疗，口服卡马西平等多种药物及中药方剂（具体药物不详），均无明显效果。试用针灸推拿治疗，亦未见明显改善。特地慕名前来张仁主任医师处诊治。

检查：疼痛位于右侧膝下胫骨外侧自上向下20 cm范围之内，外观无异常，无明显压痛；舌紫暗，脉涩。

治疗：张师考虑当属风火入络证，治疗以针刺祛风泻火为主，加用拔罐和穴位注射丹参注射液辅以活血化瘀。取患侧阳陵泉、自足三里至条口足阳明胃经段，健侧曲池、手三里。操作：取0.30 mm×100 mm毫针，右侧阳陵泉透刺阴陵泉；取0.25 mm×40 mm毫针，沿患侧足三里至条口段，每寸取一穴，共刺4针，直刺；取0.25 mm×40 mm毫针，左侧曲池、手三里直刺。以上穴位均刺至明显得气，施以提插加小幅度捻转泻法，并加用电针，分两组，一组连接阳陵泉和足三里，另一组连接足三里下1寸和条口穴，连续波，强度以患者耐受为度，留针30分钟后起针。2015年11月12日复诊，针后当晚抽痛次数明显减少，程度略见减轻，但第2日起又发作如旧。在以上针法基础上，再于右小腿外侧及后侧，施以抽气罐拔罐，留罐10分钟。起罐后，在患侧足三里和胆囊穴进行丹参注射液穴位注射，每穴1 ml。2015年11月15日三诊，患者自述症状明显改善，晚间仅抽痛数次，剧烈程度也有所减轻。继用上法，每周2次。治疗5次后，晚间已基本不发作，白天偶有发作也可忍受，患者自行停用口服卡马西平。在第6次就诊时，告知晚间又出现3次明显抽痛，症状有复发之势，张师嘱其不可骤停此类药物，宜逐步减量。治疗至第8次，剧烈抽痛消失，仅在每日上午该部位有轻微抽动数下。去掉拔罐，并减少丹参注射液用量至每穴0.5 ml，口服卡马西平由每日3次，每次100 mg，减至每日1次，每次50 mg。2015年12月25日，患者自述原发抽痛部位抽痛明显减轻，身体多处其他部位偶有轻微触电样抽痛。嘱患者停服卡马西平，继用上法，加针刺风府。经一个疗程15次治疗，症状完全消失，停用西药，仅用上述电针每周治疗1次，以巩固疗效。随访2个月，未再发作。

按：此案病因不明，症状罕见，实属疑难之症。张师指出，本病症病位在足阳明胃经小腿上段，据其症有发病急、起病快、来去迅捷、抽痛剧烈之特点，当属风火入络之证。根据患者发病部位及症状分析为足阳明经筋病。首取阳陵泉，该穴为八会穴之筋会，可主治筋病。患者病急痛剧宜深刺重泻，故透刺阴陵泉。又因病位固定在右小腿外侧上段，当足阳明经循行部位，在此段经线上采用排刺之法，施以大幅度提插加小幅度捻转手法，以祛风，清泻火热之邪，加电针可增强手法之功效。取曲池、手三里，是按《素问》所载之缪刺之法。该患者病位在右小腿外侧右膝关节以下，即右侧足阳明胃经，故取左侧肘关节以下同名经，即取左侧手阳明经大肠经曲池、手三里，属下病上取、右病左取。数次治疗后患者原发病位抽痛症状明显改善，反而出现全身游走性轻微抽痛，乃是病邪呈强弩之末之态势。全身游走位置不固定，属风邪作祟，故加祛风要穴风府一穴。本案治疗以针刺祛风泻火为主，同时辅以拔罐和穴位注射丹参注射液活血化瘀，取得良效。

……………………………………………………………………………………………

殷晓彤，李洁，张仁．右小腿间歇抽痛案[J]．中国针灸，2017，37(1)：24.

五、眼部血肿意外 2 例

针刺治疗眼部疾病，特别是一些目前西医所棘手的难治性眼底病，如年龄相关性黄斑变性、视网膜色素变性、视神经萎缩等，不仅有较好的疗效，而且只要操作正确，几乎没有不良反应，其临床价值日益受到针灸界和患者的重视。但由于眼部结构复杂、血管丰富，且针刺操作精准度要求高，容易发生针刺意外事故，其中尤以眼部血肿最为常见。现将 2 例较为特殊的针刺眼部穴致出血意外事故报道如下，以供同道参考。

案 1（前房积血） 患者，男，28 岁。2012 年 7 月 9 日初诊。

主诉：右眼视力下降、上睑下垂、复视 2 月余。

现病史：于 2012 年 4 月 19 日因车祸致右眼部外伤，造成右眼上眼眶骨折、眼球及视神经挫伤、动眼神经损伤。经西医药物和多次手术治疗包括植入人工晶体，病情得以控制，但仍有右眼视力减退、上睑下垂及复视之后遗症状。鉴于上述症状西医疗效不佳，患者要求进行针刺治疗，故来我门诊部就诊。诊断为动眼神经麻痹（右眼）。

检查：右眼上睑下垂、难以睁开；右眼球不能向上、向下及向内侧转动，向外转动亦受限；右眼视力 0.3（原为 1.5），右眼睑与眉毛交界处有一长约 5 cm 的手术瘢痕；左眼正常。

治疗：取鱼尾（眼外眦外方约 0.1 寸处）透鱼腰（瞳孔直上，眉毛正中）、攒竹、上明（眉弓中点，眶上缘下）、风池、承泣。操作：采用 0.25 mm×40 mm 毫针直刺，缓慢进针至眼球有酸胀感。同侧攒竹与风池为一对，接电针仪，疏密波，频率 4 Hz/50 Hz，强度以患者能承受为度，电针刺激 30 mm。其余穴位仅针刺，不接电针仪，留针 30 分钟。每周治疗 2～3 次。治疗 5 个月后，诸症虽有一定好转，但患者治病心切，反复要求增强刺激量以期获得更好的疗效。于 2012 年 12 月 25 日为加强刺激，医者于上明穴采用齐刺法，即穴区直刺一针，在两旁 0.5 cm 处各加刺一针。因穴区位于瘢痕之上，不易进针，即用 0.25 mm×25 mm 毫针，在瘢痕之下刺入，针尖略朝向额部，进针约 23 mm，并稍加提插，获得较满意针感后留针 30 mm。但当上明穴 3 针起针后，患者突然感到右眼前似乎落下一黑幕，景物全部消失。当即检查，视力已下降至 5 cm/手动。考虑可能与刺伤血管致眼内出血有关，即给予冰敷，并嘱患者至专科医院急诊。当晚，经本市某三甲眼科医院多项检查示：右眼结膜充血，角膜雾状水肿混浊，前房积血，眼底窥不清。右眼眼压 27.4 mmHg（1 mmHg＝0.133 kPa），左眼眼压 19.4 mmHg。给予止血、降眼压药物治疗，并嘱取半卧位休息。2013 年 12 月 31 日复诊，B 超示积血部分吸收，右眼眼压 26.7 mmHg，左眼眼压 19.7 mmHg，已可见眼前景物，但仍模糊。2013 年 1 月 7 日复诊，B 超示前房积血已基本吸收，右眼视力0.3，右眼眼压16.4 mmHg，左眼眼压17.8 mmHg。

按：针刺眼区穴位的意外事故中，最为常见的是皮下血肿，而前房积血事故，国内外尚未见报道。造成前房积血的原因，多由于虹膜处较大的血管破裂所致，在正常的生理情况下，针刺上明穴及其周围穴位均不易伤及眼内主要血管。此次意外事故的发生可能与下列因素有关：一是患者有眼外伤史，由于眼眶骨折及手术等原因，造成眶内组织解剖结构的变化，使原来的血管神经的位置发生偏离，易被针刺误伤；二是采用齐刺法，增加了损伤的概率。该意外事件警示我们：在针刺时，不仅要了解正常的解剖组织结构，还要考虑到其在病理情况下的结构变异。临床上已有不少这方面的教训，如因肝脾肿大，针刺腹部中脘、梁门等穴，造成肝脾损伤。其次，在一些易造成意外的穴区，应当避免多针刺法，如齐刺法、丛刺法及扬刺法等。

前房积血可造成视力急剧下降甚至失明，是一种较严重的针刺意外事故。一般情况下，可给予止血剂、镇静剂及糖皮质激素等，如眼压增高则用降眼压药物等。嘱患者取半卧位休息，限制眼部活动，多数可自行吸收。如积血量多且难以吸收，则易出现继发性青光眼，使其角膜内皮受损，引起角膜血染。为了避免这一后果，需及早行前房冲洗治疗。

案2(结膜出血)　患者，男，14岁。2010年11月7日初诊。

主诉：双眼视力下降3月余。

现病史：于3个月前感冒发热后，突感双眼视物模糊，伴有前额及眼深部疼痛。当时未引起家长重视，此后视力急剧下降，以致不能视物，遂来本市某三级专科医院就诊。诊断为急性视神经炎(视盘炎)，予糖皮质激素等多种药物住院治疗1月余，病情虽有好转，但仍无法辨物。出院后来我处针灸治疗。

检查：右眼视力为30 cm/指数，左眼15 cm/指数。

治疗：针刺新明1(翳风前上5分，耳垂后皱褶中点)、上睛明(睛明穴上5分，眼眶上缘下方之眶壁中点)、承泣、风池、攒竹、瞳子髎等穴，并配合球后(眶下缘外1/4与内3/4交界处)穴位注射。操作：新明1，在耳垂后皱褶中点进针，以0.25 mm×40 mm毫针与皮肤呈45°或60°角向前上方快速进针，针尖达耳屏间切迹后，将耳垂略向前外方牵引，针体与身体纵轴呈45°角向前上方徐徐刺入。当针体达下颌骨髁状突浅面深度为25～30 mm时，反复提插寻找热、麻、酸、胀之针感；如针感不明显，可继续向前上方再刺入10 mm，或改变方向反复探寻至获得满意针感，针感可传导至颞部及眼区。瞳子髎，以0.25 mm×25 mm毫针略向上斜刺，进针约20 mm，得气后快速捻转0.5分钟，留针。眼区穴均以0.25 mm×40 mm毫针直刺并缓慢进针至眼球有酸胀感。同侧新明1及攒竹为一对，接电针仪，疏密波，频率4 Hz/50 Hz，强度以患者能承受为度，电针刺激30分钟。其余穴位仅针刺，不接电针，亦30分钟后起针。球后穴，注射甲钴胺注射液，以1 ml一次性无菌注射器，每穴注入药液0.5 ml(含0.25 mg)。每周针刺及穴位注射均3次。于第3次穴位注射时，为减轻患者进针时的疼痛，在左侧球后穴快速直刺，即刻进针至注射器针头之根部，约12 mm深度，未做回抽即注入药液。起针后，眼部外观并无异常，患者亦无局部不适。至第2日早晨，患者自觉左眼有异物感，家长发现其整个眼球除黑睛外一片鲜红，不由大惊，急于下午赶来门诊。查：左眼外观未见肿胀突出，球结膜呈鲜红色，下睑皮肤可见花生米大小瘀斑，呈淡青紫色。考虑为穴位注射不当引起结膜出血。因穴位注射至此时已近 24 小时，嘱其回家即行温热敷，每次 20 分钟，每日 2～3 次。1 周后，患者下睑部青紫已全部消失，球结膜部鲜红亦已明显消退。2 周后，完全恢复正常，未留下任何后遗症状。

按：本例是穴位注射所致的结膜下出血，实际上也属于针刺不当所致皮下出血范围。据笔者临床所见，除穴位注射外，毫针针刺也可引发。在表现上也可以有所不同，有些结膜出血明显而眼睑部青紫不明显，如本例患者；多数则是结膜出血不明显，而以眼睑部青紫为主。造成结膜出血的原因与手法不熟练、针刺过猛或针具过粗等因素有关，如本例患者；另据观察，本类意外多发生于球后穴，可能与其解剖结构有关。球后穴位于眼眶下缘外侧 1/4 与内侧 3/4 交界处。穴下解剖层次为皮肤、皮下组织、眼轮匝肌、眶脂体、下斜肌与眶下壁之间；浅层分布有眶下神经，面神经的分支和眶下动、静脉的分支或属支；深层有动眼神经下支，眼动、静脉的分支或属支和眶下动静脉等结构。该处血管丰富，在穴位注射及针刺等操作过程中，极易触及血管，造成皮下出血，结膜下出血在针刺临床上时有发生。因球结膜为连接眼球与眼睑间的透明薄层黏膜，是一层较薄的膜状组织，与其下的眼球筋膜组织疏松相连，血管供应十分丰富，且血管外压力较低，在血管内压力升高或血管异常时易发生出血。针刺或穴位注射时，若操作手法不当，如未避开血管而将其刺破，或针刺角度方向不精准、针头刺入过深，也可将浅层巩膜刺破；或是患者在穴位注射过程中眼睛、头位发生转动，均易使眼部血管管壁遭到破坏，导致结膜撕裂，引起结膜下大量出血。

结膜下出血的处理方法与针刺不当所致的眼部其他皮下血肿相同，24 小时内用冷敷，最好是冰敷，24 小时以后用温热敷，每日 2～3 次，每次 20 分钟左右。针刺不当所致的球结膜出血，一般只要处理得当，均无后遗症状。

针刺治疗眼部疾病具有确切疗效，但针刺眼部穴位较其他部位更易发生皮下出血的意外事件。如何更好地预防及处理眼部针灸意外，笔者认为应做到以下几点：第一，选穴精、准、少。眼部构造复杂，针刺难度较大，要求我们在辨证施治时要全面、正确地分析患者情况，尤其是儿童配合难度大，选穴更宜少。第二，充分熟悉眼部的解剖学知识。要求针者施针时做到心中有数，细细体会解剖层次，准确地避开血管，保持一定的进针深度，可大大降低皮下出血及其他事故的发生概率。第三，熟练操作手法及技巧。眼部穴位在针刺时大多应轻推眼球向相反方向。如针刺睛明穴时应轻推眼球向外侧固定、上明穴应轻压眼球向下、球后穴应轻压眼球向上等。操作时应破皮快而送针慢，动作轻柔，切不可粗暴，宜缓慢直刺、不提插不捻转，起针后应嘱患者按压针孔 2 分钟。第四，掌握意外处理技术。在针刺意外发生后，应迅速判断，并给予及时处理。对于不能处理的情况，应请相关科室会诊或送至专科医院诊治，切忌麻痹大意或抱有侥幸心理，贻误救治。

张进，张仁. 针刺眼部穴致出血意外 2 例[J]. 中国针灸，2014，34(2)：186－187.

六、右眼外直肌麻痹案

带状疱疹性眼病(herpes zoster ophthalmicus，HZO)是由水痘-带状疱疹病毒引起，侵犯三叉神经眼支导致多种眼部并发症的疾病，其中以角膜炎、虹膜睫状体炎、青光眼最为常见。眼部带状疱疹致眼肌麻痹是带状疱疹病毒侵犯支配眼外肌运动的神经所致，临床较少见，目前药物疗效不甚理想，恢复慢，预后差。上海市名中医张仁教授采用针刺治疗带状疱疹致外展神经麻痹病案1例，疗效良好，现报道如下。

陈某，男，83岁。2018年10月31日初诊。

主诉：右眼复视3周。

现病史：患者2018年9月24日无明显诱因下右侧头面部出现水疱，伴疼痛，无发热，至本市某区中心医院就诊。查体：右侧额上眼睑可见群集的小水疱，基底绕以红晕，呈带状排列，不伴淋巴结肿大、触痛。结膜充血(+)，角膜明，前房清，瞳孔圆，对光反射可。诊断为带状疱疹眼病。2018年10月10日患者出现复视。查头颅MRI(-)。红玻璃试验：右眼外直肌麻痹。诊断为右眼外直肌不完全麻痹。予更昔洛韦抗病毒，弥可保营养神经等治疗，2周后未见明显好转。须遮盖患眼始能正常视物。经同行介绍由家属陪同，前来张师处就诊。

检查：神清，精神可，额纹对称，双侧瞳孔等大，对光反射灵敏，双侧鼻唇沟对称，伸舌居中。右眼视力0.6，左眼视力0.7，右眼内转(-)，右眼外展不全，外转受限。左眼活动正常。调节、辐辏反射存在，无眼球震颤。舌淡红、苔薄白，脉细弦。

治疗：主穴取上明、丝竹空、攒竹、承泣(患侧)。配穴取风池、新明1、瞳子髎(双侧)。操作：嘱患者取坐位，上明穴(在额部，眉弓中点，眶上缘下凹陷中)用齐刺法：取0.25 mm×0.25 mm毫针3枚，穴位常规消毒后，先刺入上明穴1针，进针8分，至得气，再在两侧距上明穴5分处各直刺1针，进针5分。丝竹空，以0.25 mm×0.40 mm毫针透刺至鱼腰，攒竹以0.25 mm×0.25 mm毫针透刺至上睛明，承泣针法同上明穴。配穴均用0.25 mm×0.40 mm毫针直刺。瞳子髎，针刺时，取深刺、强刺激手法，斜向下外方进针0.8～1.0寸，反复提插捻转直至局部出现明显酸胀感，并有针感向眼眶内或外眼角放射。新明1(经外奇穴，位于翳风穴上5分，耳垂后褶皱中点)，进针时针尖向同侧眼外眦，使针感向前额部放射。风池穴，向同侧瞳孔正视方向进针。余穴取平补平泻法。然后以患侧新明1、患侧丝竹空合并瞳子髎为一对，患侧攒竹与健侧瞳子髎为一对，分别接通G6805电针仪，用疏密波，使眼睑出现跳动，强度以患者可耐受为宜，通电30分钟。每周治疗3次。患者治疗至第3次后，自诉在回家路上，突感复视明显好转，查右眼球向外侧活动度改善。治至第4次，患者复视症状完全消失，眼球活动恢复正常。又巩固治疗2次，前后共治疗6次，临床痊愈。随访至今未见复发。

按：本病例因带状疱疹损伤导致右眼外直肌神经麻痹，表现为右眼向麻痹肌作用相反的方向偏斜，向外转动受限，产生复视。中医学中，本病称“风牵偏视”。多由目系脉络瘀阻，目中精气失司，气血运行不畅，经筋失养，肌肉纵缓不收所致。本患者正气亏虚，脉络失养，风邪乘虚而入，以致目系经络气血阻滞而发病。故张师在治疗上以活血通经、疏风祛邪为取穴和治疗原则。上明穴选用齐刺法，齐刺属十二刺之一，又称三刺，出自《灵枢·官针篇》“齐刺者，直入一，旁入二，以治寒气小深者。或曰三刺，三刺者，治痹气小深者也”，指治疗病邪稽留范围较小而又较深的针刺方法。故在上明穴直入一针，左右两旁各下一针，三针齐下，加承泣穴可增强活血疏经、祛风散邪之效。在眼周病变附近，采用丝竹空透刺鱼腰，攒竹透刺上睛明，一针二穴，加强经气传导之功。风池、新明1、瞳子髎三穴进针，要求气至病所，取深刺、强刺激手法，针感宜向眼眶内或外眼角放射。用疏密波治疗眼肌疾病为张师从实践中摸索总结出来的经验，曾以此法治疗多种眼肌麻痹（如动眼神经麻痹等），有助于麻痹肌群的恢复，且对眼肌痉挛也有显著效果。

顾侃，周晓莹，黄馨云，等．张仁针刺治疗带状疱疹致右眼外直肌麻痹案[J]．中医文献杂志，2019，37(6)：43－44．

七、脑梗死后同向性偏盲

患者，女，65岁。2019年8月5日初诊。

主诉：双眼视物模糊伴视野减少1年余。

现病史：患者2017年10月13日无明显诱因下突发行走不稳，次日左侧肢体肌力下降至0级，急送至上海某医院就诊。急查头颅MRA提示：右侧颞叶、基底节区、放射冠区急性脑梗死灶；两侧中动脉M1段中段以远部分闭塞；左侧大脑中动脉A1近段、右侧大脑后动脉P1段管径中、重度节段性变窄。经系统治疗后，仍遗留左侧肢体活动欠利。出院后，患者自觉双眼视物较前模糊，双侧视野较前减小，书写出现患侧忽略，行走不稳，时常不能躲避患侧障碍物，当时未引起重视。患者因外院康复疗效不理想，为求进一步中西医结合康复治疗，2019年8月5日遂至上海另一医院针灸科就诊。

检查：患者对光反射右侧存在，左侧稍迟钝，双眼睑无下垂，眼裂大小正常，眼球各方向活动正常，眼震正常，双侧瞳孔3 mm，调节及辐辏反射正常。角膜明，前房清，瞳孔圆，晶体轻度混浊，眼底视盘色红界清C/D＝0.4，黄斑区结构反光存在，动脉稍细。遂予完善相关检查：（2019.8.7）右眼视力（VOD）0.5，左眼视力（VOS）0.6。眼压OD：右眼17.4 mmHg，左眼14.9 mmHg。OCT提示：双眼黄斑区结构反射清晰。视野检查：OD示MS[dB] 13.4，MD[＜2.0 dB] 13.1，sLV[＜2.5 dB] 9.6；OS示MS[dB] 13.6，MD[＜2.0 dB] 12.9，sLV[＜2.5 dB] 9.9，提示右眼颞侧、左眼鼻侧视野缺损（彩插附图1A、B）。头颅MRA：①右侧颞顶枕叶、基底节、放射冠区陈旧性梗死灶，脑桥小腔梗灶；②脑萎缩；③双侧大脑中动脉狭窄、闭塞，右侧大脑前动脉A2～3段、右侧大脑后动脉狭窄。刻下症：神清，精神可，双眼视物模糊伴双侧视野减少，左侧肢体活动欠利，书写及行走有患侧忽略，胃纳可，二便调，夜寐安。舌淡红，苔白腻，边齿痕，脉细涩。

诊断：西医诊断：脑梗死后同向性偏盲；双眼白内障。中医诊断：青盲气虚血瘀证。

治疗：方案一，百会、风池、攒竹、瞳子髎、球后、血海、足三里、合谷、太冲；方案二，视区、视联络区（头皮针穴）、新明1（耳垂后皱褶中点）、上健明（睛明穴上5分）、承泣、太阳、阳池、太溪、（足）光明。操作：患者取坐位，除百会外诸穴双侧同取，攒竹、球后、瞳子髎、上睛明及承泣穴均选用0.25 mm×25 mm毫针，余穴均选用0.25 mm×40 mm毫针。百会穴，平刺0.8寸。风池穴，向同侧外眼角针刺1.2寸，行提插捻转手法使针热感向眼区或前额放射。视区，速进针帽状肌腱后向下平刺 0.8 寸；视联络区，同视区手法向对侧斜刺 0.5～0.8 寸，头皮针操作时每穴需快速捻转 2～3 分钟，捻转速度 200 次/分，以产生局部酸胀感。攒竹穴，向上健明方向透刺 0.8 寸。瞳子髎、太阳，向后平刺 0.5 寸。球后、上健明、承泣直刺 0.5～0.8 寸，针感向目眶内放散。新明 1 穴，斜向上刺入 0.8～1 寸，加以小幅度捻转提插，促使针感向太阳穴或眼区放散，提插幅度为 1～2 mm，捻转速度 180 次/分。阳池穴透外关，平刺 1～1.2 寸。余穴常规针刺，以提插捻转补法为主。针毕，方案一中取风池、瞳子髎，方案二中取新明 1、太阳穴，接 G6805－2 低频脉冲治疗仪，连续波，频率 2 Hz，强度以患者舒适为度。方案一与方案二每日交替使用，每日治疗 1 次，每次留针 20 分钟，每治疗 5 日后休息 2 日，14 日为 1 个疗程，每一疗程后休息 10 日，共计 3 个疗程。治疗 2 个疗程后，患者自觉视野较前增加，视物模糊较前减轻。又治疗 3 个疗程后，患者自觉视野范围较前明显增大，视物较前清晰，书写时无明显患侧忽略，行走时可避让患侧障碍物。眼科复查：(2019.10.9)右眼视力(VOD)0.5，左眼视力(VOS)0.6。眼压 OD：右眼 15.4 mmHg，左眼 13.7 mmHg。OCT 提示：双眼黄斑区结构反射清晰。视野检查，OD：MS[dB] 15.7，MD[＜2.0 dB] 10.9，sLV[＜2.5 dB] 11.0。OS：MS[dB] 18.7，MD[＜2.0 dB] 7.9，sLV[＜2.5 dB] 8.3(彩插附图 1C、D)。患者后因出国探亲中止治疗，随访 1 个月，患者告知视力及视野同末次出院时，无明显患侧忽略，行走较前平稳。

按：脑卒中后同向性偏盲是卒中常见并发症，既往国外文献显示 20%～80% 的卒中患者会出现视野缺损，我国国内尚无相关流行病学数据。同向性偏盲会造成书写、阅读、行走及其他活动障碍，使得患者康复效能降低，影响患者的生活质量。治疗上常以营养神经、行为康复训练或借助外用设备补偿视野缺损，但目前有限的循证证据均质量低下，尚无有效的治疗手段，我国脑卒中康复治疗指南中亦未纳入视觉障碍功能的康复治疗策略。《诸病源候论·目青盲候》指出："青盲者，是脏腑血气不荣于睛，若脏虚有风邪痰饮乘之，无热但内生郛，故不见物。"本案患者是脑梗死后导致的同向性偏盲，病程已超过 1 年，是慢性视觉损害。四诊合参，属中医学"青盲气虚血瘀证"，治以益气活血，通络明目为法，以头穴与眼穴为主，同时配合体穴治疗。百会，乃一身之宗，百神之会，《证治准绳》认为神失是青盲的原因之一，取百会意在治神振阳，以益气血。胆涩，乃《证治准绳》认为青盲的另一原因。胆涩，则神膏衰，目不明，故取胆经风池、瞳子髎及光明以通胆经之气。风池为足少阳与阳维之会，有通窍明目、疏导眼部气血之功。在治疗本案过程中，关于风池穴的操作，笔者应用了张师在皮质盲治疗方案中的针刺方向，向同侧外眼角针刺，使用提插捻转手法使针感向眼区方向传导，以达到"气至病所"之效。目之精华在瞳子，故目珠为瞳子，瞳子髎位在目外眦骨隙中，为胆经之源，手太阳及手足少阳三脉之会，是眼周要穴，可行气益睛。取胆经络穴光明，以疏胆气明目，又寓上病下取之意。攒竹、球后、上健明、承泣均位于眼区，可疏调局部气血，通经明目。太阳，经外穴，重在活血通窍。视联络区位于视区两侧，与视区同高、宽，约 2 寸之长方形区域，左右各一，张师多喜与视区联用以刺激视觉中枢，尤适于因脑血管意外后引起的视觉障碍。新明 1 为张师常用眼病效穴。本案基础疾病乃中风，故配体穴时重升阳补虚，祛滞逐瘀。阳池储三焦气血，又可热化生阳，阳池透外关可促三焦阳气通散脏腑，又可助脏腑之精上注养目。又取脾经血海、胃经足三里、肾经太溪以养气血、补脏虚，从本论治。本案辅以四关穴，思合谷主气，太冲主血，此对穴可调阴阳、畅气机、活血行，使目明。虑及该案患者病程已长，眼病难治，仿明清治眼病之法备及两套处方，两方并行，多经多穴，以促疗效。同时患者长期服用抗血小板聚集药物，两方轮替又可避免反复频繁刺激眼区相同穴位而增加眼部血肿及其他针刺意外的风险，提高患者的依从性。

该案患者为老年女性，基础疾病多，脑血管病变范围广、血管条件差且病程较长，基于良好的循经感传效应，短期针刺治疗便使患者视野较前明显增加，同时纠正了患者的书写及行走患侧忽略，增加了患者进一步康复的效能，让患者对康复治疗重拾信心。值得关注的是，该案提示脑卒中后遗症期(即使病程超过1年)合并同向性偏盲的患者视野仍有进一步改善或恢复的潜能。

［黄馨云，顾侃，王慈，张仁(通讯作者)］

八、“枕五针”为主治疗急性小脑性共济失调验案

急性小脑性共济失调是由多种原因引起的以急性小脑功能异常为主要特征的综合征，亦称急性小脑炎。其发病机制尚不明确，病变多以局限性小脑炎为主，步态不稳、震颤和眼球异常运动是本综合征的三大主要症状。西医学认为本病预后一般良好，大部分表现为良性自限性病程。而本案患者病情迁延日久，严重影响日常生活和工作。张师综合应用针刺、穴位注射、梅花针法，并重用“枕五针”，疗效显著，现报道如下。

患者，女，30岁。2019年2月13日初诊。

主诉：行走不稳伴复视10月余。

现病史：患者于2018年4月23日因工作劳累并受寒后出现感冒症状，发热，服感冒药(具体不详)未好转。4月27日出现四肢不随意运动，伴头晕、恶心呕吐，右眼复视，就诊于上海市某三级医院。查血白细胞 11.5×10^9/L，眼底正常，头颅MRI正常。随后症状加重，出现右下肢无力、震颤，右手不能持物，言语笨拙，诊断为急性小脑性共济失调。予抗病毒、激素、丙球蛋白治疗后，症状改善，但仍不能独立生活和工作。刻下症：下肢软弱，行走不稳，右手不能握物写字，头部及右上肢时有震颤，右眼复视明显，伴乏力，面色㿠白，胃纳尚可，夜寐可。既往体健，家族中无类似病症者。查体：神清，小脑性语言，伸舌左偏，书写不能，共济失调步态。双侧水平性眼震；颈软，抬头肌力4+级，右侧肢体肌力4级，肌张力正常；右上肢伸展时震颤明显。轮替试验笨拙，指鼻试验弱阳性。舌黯，苔薄腻，脉细涩。

检查：血白细胞 11.5×10^9/L↑。脑脊液检查：白细胞 60×10^6/L↑，淋巴细胞百分比94%↑。脑脊液细菌、真菌培养阴性。脑电图示轻度异常脑电波，异常脑电地形图。

诊断：西医诊断：急性小脑性共济失调。中医诊断：骨繇(气虚血瘀风动)。

治疗：补气活血化瘀，祛风通络。

主穴："枕五针"（平衡区、脑户、脑空）、百会、风池、天柱、大椎。配穴：复视取新明1、瞳子髎、攒竹、上健明（睛明上5分）；球后上肢功能障碍取曲池、手三里、阳溪、合谷。操作：主穴双侧均取，配穴仅取右侧。枕五针，常规消毒后用0.25 mm×40 mm毫针斜刺入达帽状腱膜下30～35 mm，并捻转200转/分钟，1分钟左右。眼周穴位，以0.25 mm×25 mm毫针直刺或斜刺15～25 mm，避免伤及血管及眼球。新明1穴，再用0.25 mm×40 mm毫针，针尖向前上方快速刺入30 mm，使针感到达颞部或眼区，刺激宜强，配合捻转100次/分钟左右，运针1分钟。天柱及风池穴，向鼻尖方向刺入30 mm。大椎，以65°角向下斜刺35 mm，行提插手法使针感沿督脉下行。余穴均常规刺法，平补平泻。针刺后，双侧脑空穴、攒竹与瞳子髎各为一对接通G6805电针仪，疏密波2/40 Hz，留针30分钟，每周3次，10次为一个疗程。

2月27日复诊，治疗半个月，患者头部震颤幅度减小，可持笔写字，但仍感笨拙，效不更法，继续上方治疗。4月11日复诊，治疗2个月，患者步行姿势明显改善，外出无需旁人陪伴，震颤程度减轻且发作次数减少，右眼复视好转，能简单书写，口齿清晰，但语速偏慢，已不妨碍日常生活及工作，重返工作岗位。

治疗6个月后，患者除右上肢书写能力较差外，余症已除，眼震消失，指鼻试验、轮替试验均阴性。随访3个月，病情稳定无反复。

按：急性小脑性共济失调是一种临床中发病率较低的神经系统性疾病。其发病原因多数是感染。本案患者因近期工作疲劳，抵抗力差，且发病前1周存在上呼吸道感染的前驱症状，提示病毒感染的可能。而患者脑脊液检查为阴性，考虑感染并非直接因素，可能是由于病毒感染继发的自身免疫反应所引起的小脑系统脱髓鞘性病变。

中医根据急性小脑性共济失调的表现，将其归属于"骨繇"范畴。《灵枢・根结》云："骨繇者，节缓而不收也。所谓骨繇者，摇故也。"中医学认为"脑为髓海""头者，精明之府"，说明全身气血的调节、脏腑经络功能等都由脑所主宰。"头为诸阳之会""诸经皆归于脑"则说明人体经脉与头部的联系。"枕五针"中，平衡区为焦氏头针取穴，相当于小脑半球在头皮上的投影；脑户是脑髓出入通行之门户；脑空为足太阳胆经、阳维脉的交会穴，而阳维脉"循头入耳，上至本神而止"。此五穴对应小脑区，刺法上采用五针并刺，可改善小脑区血供，提高大脑皮层神经细胞的兴奋性，共同调节大脑、小脑功能和神经递质间的平衡，以控制、调节整个机体活动，改善共济失调。本案患者因小脑炎症而发诸症，病根在脑，《素问・骨空论》述"督脉者……上额交巅上，入络脑"，说明督脉与"脑"的关系密切。督脉百会穴，为"手足三阳、督脉"之会，可健脑、宁心安神；大椎是督脉与诸阳经的交会穴，可振奋督脉之阳气。风池善祛风止颤，其经脉循行到达目锐眦，是通达脑与目系的重要腧穴，与天柱均位于后颈部，共用可疏通脑窍、清利头目，治疗头目和脑部疾患。新明1穴为名医李聘卿于20世纪70年代发现的新穴，可用于多种眼科疾病的治疗。与局部穴位攒竹、瞳子髎配合，直接作用于眼窍，经脉所过，主治所及，可疏通眼络，达到明目、祛风通络之效。经外奇穴球后、上健明均为治疗眼病的经验效穴，可调整局部气血，功在改善复视之症。曲池、手三里、阳溪、合谷均为手阳明大肠经之穴，手阳明经为多气多血之经，可疏通气血、化瘀通络止颤。张师以“枕五针”为基础，配合其余对症穴，共奏调神通络、行气化瘀祛风、通利头目之效，效宏力专。

（胡艳美，张仁）

特色透刺法临证举隅

透刺法是将毫针刺入穴位后按一定方向透达另一穴（或几个穴）或另一部位的刺法，是影响针刺效应和提高治疗效果的重要手段。《灵枢·官针》提到“合谷刺者，左右鸡足，针于分肉之间，以取肌痹”，是指针刺入肌内，向不同方向透刺，形如鸡爪的刺法，这实际上是一种多向透刺法。透刺法多用于透穴，透穴之名始见于元代王国瑞所撰的《扁鹊神应针灸玉龙经》“头风偏正最难医，丝竹金针亦可施。更要沿皮透率谷，一针两穴世间稀”，这是针刺丝竹空透率谷治疗偏头痛的针法。《玉龙歌》中还记载了口眼㖞斜和鹤膝风的透穴针法：“中风口眼致㖞斜，须疗地仓连颊车”，“红肿名为鹤膝风，阳陵二穴便宜攻。阴陵亦是神通穴，针到方知有俊功”。张师在近 50 年的临床实践中，常用透刺法治疗深痼之疾，认为透刺法更能增强刺激量，使针感容易扩散、传导，起到分别刺两穴（或数穴）所不能起的作用。现对张师运用该法的临床经验初步总结如下。

一、浅透刺法

浅透刺法又称为横透针法，是指针尖与皮肤呈 10°～20°角，从一个穴位透向另一个或两个穴位，多用于病位表浅或肌肉浅薄部。浅透刺法在临证时多用于头面及胸背部任督脉穴位。

1. 平行浅透·指应用两枚或以上毫针在邻近穴区进行平行对应透刺，可加强邻近经脉的联系，促进经络气血的运行，意在起到一经带多经、一穴带多穴的整合作用。本法多用于眼周穴，如攒竹透上睛明（上睛明：眼内眦角上约 0.2 寸，眶上缘内方）、阳白透鱼腰等。操作：取两枚 0.25 mm×40 mm 一次性毫针，分别从攒竹上 0.5 寸沿皮透向上睛明、阳白透向鱼腰，形成平行之势，进针时针体与前额呈 10°角缓缓沿皮向下刺至另一穴区。在透刺过程中，医者可以左手拇、示指略提捏局部肌肤，以助顺利进针。进针时如出现疼痛或有阻力，可稍退针略改变方向再进。平行浅透是否成功，不仅要求两针均透刺至目标穴，还须以脉冲电接通两侧针柄，用疏密波，频率 4 Hz/20 Hz。观察患者额肌出现节律向上收缩的现象，即为平行浅透成功，如不出现，应当再行调整。本法适用于多种难治性眼肌病症，如动眼神经麻痹、眼型重症肌无力、眼肌痉挛等。

典型案例：患者，女，48 岁。就诊日期：2015 年 9 月 5 日。

主诉：双侧上眼睑不自主抽动 1 年余。

现病史：1 年前无明显诱因出现双侧上眼睑不自主抽动，以左侧为主，休息时减轻，遇劳后加重。此后症状逐渐加重，发作频繁，睁眼困难，畏光。外院诊断为眼肌痉挛，予口服营养神经药物(具体不详)治疗。刻下症：头晕头痛，纳眠可，二便调；舌质红，苔薄白，脉细弦。

检查：微睁双眼，双侧上眼睑时而抽搐跳动，不能控制，眼睑皮肤正常，眼外观端好。左右裸眼视力1.0、0.8，双侧瞳孔等大等圆，对光反射存在，眼底正常。

诊断：西医诊断：眼肌痉挛。中医诊断：胞轮振跳(血虚风动)。

治疗：取阳白透鱼腰、攒竹透上睛明、风池、上天柱(位于天柱穴上方0.5寸处)。操作：针尖从阳白向鱼腰穴方向平刺及攒竹穴上0.5寸处平刺至上睛明后，以攒竹与阳白为一对，接G9508电针仪，疏密波，频率4 Hz/20 Hz，需将频率调至患者额部肌肉有节律地明显向上提拉收缩，强度以患者可耐受为度，留针30分钟，每周3次，3个月为1个疗程。首次针刺起针后眼睑抽动暂时消失，但不久又复发，频次稍减少。治疗1个疗程后，眼睑跳动基本控制，抽动减少，畏光消失。2个疗程后，症状基本消失。

2. 交叉浅透·指应用两枚或以上毫针在透刺时进行交叉的刺法，可扩大刺激面，增加作用于病变部位的效应强度和刺激量。交叉浅透具体可分为两类，一类为针尖相交，另一类为针柄相交。操作：针尖相交法，如太阳透角孙，率谷透角孙。取0.25 mm×50 mm毫针，分别从太阳沿皮透向角孙，率谷透向角孙，使两针尖在角孙处相会。具体方法：先从太阳直刺进针，破皮后将毫针调整至15°角沿皮继续推进约40 mm；再从率谷以同法向角孙穴透刺。急性期刺激强度要大，留针时间长；缓解期刺激强度小，留针时间短。另一类为针柄相交法，如丝竹空透鱼腰、丝竹空透颧髎。取0.25 mm× 40 mm毫针两枚，一枚从丝竹空沿皮横透鱼腰，另一枚从丝竹空向下透颧髎，两针柄形成“十”字交叉。先从丝竹空沿着眉梢向鱼腰方向透刺约30 mm，再从丝竹空向下透刺颧髎，行小幅度提插捻转，促使针感在面颊区扩散。再用电针夹住两针柄交叉处，采用疏密波，频率4 Hz/20 Hz，以向上拉动施针局部肌肉为度。该法用于常规针法效果不佳者，透刺面积可涉及眼轮匝肌、额肌和颧肌等面部大部分表情肌。疏密波电针具有兴奋肌肉作用，有助于麻痹的肌肉康复。针尖相交法多适用于治疗偏头痛、眶上神经痛；针柄相交法多适用于周围性面瘫，尤其是难治性周围性面瘫。

典型案例：患者，男，41岁。就诊日期：2017年4月18日。

主诉：左侧头部疼痛2年，加重3日。

现病史：2年前因饮酒过多引发左侧头痛，针灸治疗后症状消失，此后每于饮酒过多时疼痛发作。3日前，因饮酒头痛再次发作，左侧头部呈剧烈搏动性钻痛，似有幻听，伴周身汗出、恶心、心慌等症，每次发作时间长短不定，有时可达2小时。刻下症：痛苦病容，以手按左侧头部，呻吟不止，头部外观无异常。舌质偏暗紫，有瘀斑，苔黄腻，脉速有力。

诊断：西医诊断：偏头痛。中医诊断：头痛(瘀血阻络)。

治疗：患侧太阳(后太阳：位于太阳后1寸发际缘中)透角孙、率谷透角孙、阳白、攒竹、风池、合谷。操作：先从太阳(后太阳)直刺约40 mm，行小幅度提插捻转使有强烈酸胀感向颞部放射，再向同侧角孙穴透刺，继从率谷穴向角孙穴透刺，使两针尖相交。以风池与太阳为一对、阳白与攒竹为一对，接G9508电针仪，连续波，频率为2 Hz，强度以患者可耐受为度,留针30分钟,每周2次,10次为1个疗程。治疗1个疗程后,患者头痛好转,发作次数及频率减少。再巩固治疗1个疗程后,头痛消失。

3. **接力浅透**·是指以两枚或以上毫针在同一经线上行连续浅透的一种刺法。本法重在导引经气传导,疏通瘀滞之经络,使营卫气血得以流通。本法可用于任督二脉,即从一个穴位透达另一穴后,再从此穴位透向另一穴位,此法可连续透3个至数个穴位。如大椎透身柱,身柱透至阳。操作:患者取俯卧位,针刺时采用0.30 mm×75 mm芒针,先从大椎穴以45°角刺入约25 mm,反复提插至得气,退回皮下再平刺向下透向身柱穴,另取同型针具以同法再从身柱透至阳,要求患者感觉有一股酸胀之针感循经下行。要熟练操作芒针长距离透刺之法,须掌握进针要快、送针要缓、方向要准的原则,通过接力透刺,意在清诸阳之瘀热。本法多适用于治疗顽固性皮肤病,如慢性荨麻疹、慢性湿疹等。

典型案例:患者,男,32岁。就诊日期:2016年7月4日。

主诉:反复四肢及躯干风团样皮疹伴瘙痒15年,加重2个月。

现病史:15年前食海鲜后,四肢及周身皮肤突然出现苍白色风团,痒而不痛,抓搔后加重。经皮肤科诊断为"急性荨麻疹",予葡萄糖酸钙注射及服用氯雷他定后好转。此后,仍反复发作风团样皮疹,口服氯雷他定、盐酸西替利嗪等药物可改善,但无法根除。4年前发病后,口服上述药物效果不佳,改为盐酸非索那定片,服后皮疹消退较快,但每隔2～3日后复发,须每日服药。每次发作时,风团皮疹布满全身,瘙痒难忍,严重影响睡眠和工作。刻下症:患者颈项、胸腹及四肢散布大小不等之风团样皮疹,大如手掌,小如黄豆,遍布新旧之抓痕。舌淡,苔白微腻,脉略沉。

诊断:西医诊断:慢性荨麻疹。中医诊断:瘾疹(血瘀风盛)。

治疗:取大椎透身柱、身柱透至阳、膈俞、风池、血海、三阴交。操作:大椎穴向下透刺身柱穴,再身柱穴平刺透向至阳,要求患者自觉有一股酸麻之针感沿脊柱自上向下传导。另取0.30 mm×50 mm毫针,膈俞穴、针尖朝向脊柱方向进针,留针20分钟,血海、膈俞穴,针后刺络拔罐,两穴交替进行。每周治疗3次。开始治疗时仅用膈俞、风池、血海、三阴交4穴,疗效不明显。从第3次起加用接力透刺法,针刺治疗8次后,非索那定片从每日180 mg减为60 mg,3～5日服用1次,双下肢基本无皮疹,上肢皮疹瘙痒程度减轻。

4. **多向浅透**·是指刺入一穴后,行不同方向反复透刺的一种针法,是对《黄帝内经》鸡爪刺的一种继承和发展。本法多用于面部穴位、背部穴及四肢穴。如四白穴多向透刺,分别朝地仓、颊车、下关透刺,又如天宗多向透刺等。操作:取0.25 mm×50 mm毫针,先从一个穴直刺入提插或捻转得气后,退回皮下后朝一个方向的穴位透刺并行针得气,再将针缓慢退回原穴皮下,调整方向朝另一个方向的穴位透刺。在透刺过程中,可如上法连续透刺,也可间断透刺,即先透一穴,至得气留针5～10分钟后,再透另一穴。多向透刺形如鸡爪,通过反复运针使患者产生强烈针感,是一种加强刺激的方法。本法适用于乳腺增生、肩周炎、周围性面瘫及面积大而又表浅的肌表疾患,如带状疱疹、股神经炎等病症。

典型案例:患者,女,32岁。就诊日期:2003年5月13日。

主诉:双侧乳房肿块3年余,自觉增大及胀痛3月余。

现病史:3年前偶然发现双侧乳房上方各有一肿块,无压痛,与周围皮肤不粘连,可以移动，疑为乳腺癌。经外院钼靶、近红外扫描等检查，诊断为“乳腺小叶增生病”。曾服用中西药物治疗，效果不明显。查体：双乳对称，乳头、乳晕及皮色无异常，乳头无溢液。在双乳外上象限及内上象限，分别触及 5 cm×6 cm×3 cm、2 cm×3 cm×2 cm、3 cm×4 cm×2 cm 的结节状包块共 3 个。边界尚清，活动度好，与周围组织无粘连。舌质略暗，苔薄，脉弦细。

诊断：西医诊断：乳腺小叶增生病。中医诊断：乳癖。

治疗：取天宗、膻中、肩井、足三里、三阴交。操作：天宗穴，采用多向透刺，出现明显的胀重得气感后，针身保持向下平刺位。膻中穴，先向下平刺，然后用同法分别向左右反复平刺。余穴用常规针法。留针 30 分钟，每周 2 次。针刺 2 次后，乳部胀痛明显减轻；10 次后，症状基本消失，肿块略缩小。加肝俞穴，又针刺 30 余次，症状消失，肿块仅存右侧外上象限 1 枚，且明显缩小(2 cm×1 cm)。停止治疗约 8 个月后，肿块已全部消失，未复发。

二、深透刺法

是指从一个穴位针刺达到安全的极限深度并透向另一个穴位或部位，多用于病位较深或肌肉丰厚处的病证。在临证时深透刺法多用于腰臀部、颈项部、四肢及背俞穴。

1. 耳周深透·是指在耳周的某些穴进行深透以提高疗效的一种刺法，如完骨透听宫或听会、下关透听会或听宫等。在针刺完骨透听会、下关透听会两对主穴时，必须使针感进入耳内。操作：完骨透听会时，取 0.30 mm×75 mm 毫针，针尖与颈部呈 60°夹角，从完骨穴进针，针尖方向斜向同侧听会缓慢透刺 50～65 mm，如进针时出现疼痛或阻力，可退针略调整方向再进针，进针后行小幅度提插捻转至得气。下关透听会时，取 0.25 mm×40 mm 毫针，以 45°角从下关穴进针，针尖朝向听会穴方向进针约 30 mm，如遇阻力时，退针略改变方向，使针感朝向耳深部。此法操作的关键是透刺至目标穴，尤其是完骨透听会，所选针具应至少长 75 mm，这样针尖才可能到达听会穴附近，针感为麻胀感放射至耳内、头顶或耳后方，可用于治疗耳鸣耳聋、中耳炎、乳突炎等。

典型案例：患者，女，51 岁。就诊日期：2003 年 4 月 28 日。

主诉：两耳鸣响 2 年余。

现病史：2 年前耳鸣偶发，逐渐频繁，每遇劳累加重，至今双耳蝉鸣不息，妨碍听力，入夜尤甚，心烦难寐。平素时有头晕目眩，健忘，腰酸。外院诊断为“神经性耳鸣”。刻下症：耳鸣，一般状态良好，形体偏瘦。舌质红，苔薄黄，脉细数。

诊断：西医诊断：神经性耳鸣。中医诊断：耳鸣(肾阴不足)。

治疗：取完骨透听会、下关透听会、翳风、风池。操作：取完骨穴向同侧听会方向深透刺，使针感进入耳内；下关穴向听会穴透刺法，同样要求针感传入耳内。首次针后，患者即感症状明显减轻，1 个疗程(10 次)后，症状基本消失。

2. 背俞深透·是指背俞穴透刺夹脊穴的一种刺法。在相应的背俞穴进行深透刺，刺激背俞穴能够疏通脏腑经络，促进血液循环，调节神经内分泌功能，从而达到治疗疾病的目的。操作：患者俯卧位，以 0.25 mm×50 mm 毫针，在背俞穴外侧约 15 mm 处进针，呈

45°～60°角向夹脊穴方向深透约 40 mm，使局部产生强烈针感或向胸腹部放射。在针刺时，斜刺角度不可过大，以免针入胸腔引发气胸。另外，当患者感受到放射性触电感时应立即停止进针并提针少许，注意观察患者反应。此种深刺法，并非所有穴位、所有病症都适用，而应据部位和病症而施，并需熟悉解剖位置，以避免意外事故的发生。本法可用于治疗冠心病、哮喘、带状疱疹、腰椎间盘突出症等。

典型案例：患者，女，59 岁。就诊日期：2007 年 5 月 14 日。

主诉：胸部闷痛反复发作 8 年，加重 1 周。

现病史：8 年前出现胸部闷痛，持续时间不长，心情不佳和劳累后发作。近年来，发作日趋频繁，严重时疼痛可呈压榨性绞痛，向左侧肩背部及左上肢放射，并伴有汗出、恐惧等症。心电图检查示：冠状动脉供血不足，心肌损害。诊断为冠心病。近 1 周，因情志不遂，症状加重。每天心前区绞痛发作多次，自觉胸闷气急，坐立不安。虽服用中西药物（麝香保心丸及硝酸异山梨酯片），只能一时缓解，不能控制发作。检查：面色㿠白，唇微暗紫，血压 150/95 mmHg（1 mmHg＝0. 133 kPa）。舌质暗红，苔白微腻，脉弦细。

诊断：西医诊断：冠心病。中医诊断：胸痹（气滞血瘀）。

治疗：取心俞透夹脊穴、厥阴俞透夹脊穴、内关、足三里、郄门。操作：针尖沿心俞穴、厥阴俞穴斜向脊柱进针，深约 40 mm 直至针尖触及椎体，此时，患者自觉有放射性针感引发至前胸。余穴用常规针法。双侧内关、足三里分别为一组接 G9508 电针仪，连续波，频率 2 Hz，留针 20 分钟，每周治疗 3 次。治疗 5 次后，未见心绞痛发作，胸闷症状不明显；再治疗 4 次后，症状消失；仅取内关、足三里，维持治疗 10 次后，心电图检查明显改善。随访 2 年心绞痛未再发作，血压稳定。

3. *臀部深透*·指在背臀部肌肉丰厚处的穴区向腹部穴区深透的一种透刺法，如秩边、中膂俞、白环俞透气冲或归来。操作：秩边穴透刺法，令患者取俯卧位，以 0. 30 mm×125 mm或 0. 30 mm×150 mm 毫针刺入双侧秩边穴，与皮肤呈 85°角向下向内侧缓慢刺入 100～140 mm，至针感向会阴部放射，如无此针感，可略变换针尖方向或反复提插探寻，直至获得满意针感。然后，做小幅度提插加捻转手法约 1 分钟，以加强和维持针感。注意：针感不可过强，以患者感觉明显且可耐受为度。中膂俞、白环俞透刺法，以 0. 30 mm×100 mm 之毫针，直刺进针，缓缓深刺，直至针感向会阴部放射。本法取效的关键是直达病所，除了气至病所，还要针达病所，针具选用要求至少长 100 mm 的毫针。由于解剖上的个体差异，在深刺过程中，往往会出现针尖遇到不同程度阻力的情况，此时应根据情况分别处理。如为筋膜韧带之类的软组织，可稍加指力穿透；如为骨组织，则应当变换进针方向，反复探查之后进入。另外，在针刺过程中，要不断保持和加强这种气至感应，需间隔运针维持针感。本法多用于治疗慢性前列腺炎、前列腺增生及遗尿、阳痿、压力性尿失禁、尿道综合征等泌尿生殖性疾病。

典型案例：患者，男，61 岁。就诊日期：2009 年 4 月 5 日。

主诉：排尿次数增多 3 年，加重伴排尿困难 3 月余。

现病史：3 年前出现排尿次数增多，夜间尤甚，初起夜尿 2～3 次，后来逐渐增至 5～6 次，且排尿时间延长。外院诊断为“前列腺增生肥大”。经理疗及服用药物（非那雄胺），症状好转不明显。近 3 个月来，出现排尿困难，尿流变细，排出无力，淋漓不尽，面色偏暗，精神倦怠；舌淡紫、苔白，脉沉弦。查体：前列腺体前后径和横径均明显增大，表面隆起，硬度中等偏硬。

诊断：西医诊断：前列腺增生症。中医诊断：癃闭(痰凝积聚)。

治疗：取秩边透气冲、曲骨、横骨、三阴交。操作：患者先取俯卧位，从秩边穴向下向内朝气冲穴刺入，行中等幅度提插至针感向会阴部或生殖器放射，留针 15 分钟，其间行针 2～3 次。起针后，取仰卧位，再以 0.25 mm×40 mm 毫针，针刺曲骨、横骨穴，使针感向生殖器放射。以左右横骨穴为一组接 G9508 电针仪，连续波，频率 2 Hz，留针 15 分钟，每周治疗 3 次。治疗 12 次后，夜尿已减至每晚 2～3 次，排尿困难也有明显好转。再继续治疗 8 次后，夜尿已减至 1～2 次，白天排尿次数也有所减少，排尿困难症状基本消失。

4. 膝部深透 · 指在膝部某些穴进行深透刺的一种方法，如膝前透委中，主要选取膝前部的膝前穴(髌骨下缘下 0.3 寸)。操作：膝前穴针刺时，先令患者正坐，将患膝略前伸约成 135°角，取 0.30 mm×65 mm 毫针，与皮表呈 90°角直刺，向委中穴方向缓慢进针 40～55 mm，略加小幅度提插捻转，使关节内有明显酸胀感。针膝前穴时，针具宜长，坐姿要正确，否则不易进针至所需深度。本法适用于膝骨关节炎、膝关节扭伤、类风湿关节炎等。

典型案例：患者，女，62 岁。就诊日期：2015 年 9 月 23 日。

主诉：双膝疼痛活动不便 3 年余，加重 1 周。

现病史：3 年前因上下楼锻炼过度，出现双膝部摩擦音和疼痛，行走不便，上下楼梯时尤甚，经外院拍片诊断为双膝关节骨质增生。服用抗骨质增生胶囊及理疗后症状缓解，但劳累后或气候变化时可加重。2 周前，因外出登山扫墓后，双膝再次出现疼痛，且行走困难。服用止痛药(戴芬)，效果不明显。查体：体态较丰，双膝外观略显肿胀。血海穴及膝眼处压痛明显，尤以血海处为甚，舌淡润有瘀斑、苔薄，脉沉细。

诊断：中医诊断：膝痹病(气虚血瘀)。西医诊断：膝关节骨关节炎。

治疗：取膝前透委中、阳陵泉、血海、足三里、梁丘。操作：患者正坐，从膝前穴向委中穴方向透刺，行平补平泻。膝周其余穴针刺时向内膝眼方向进针，应使针感向膝部放射。并在针柄上加艾段行温针灸，每次 1～2 壮。留针 30 分钟，每周治疗 3 次。治疗 3 次后膝内沉胀感较治疗前明显减轻，继用此法，治疗 12 次后症状消失。

三、体会

透刺，一方面，可沟通多条经脉，加强经脉之间的联系；另一方面，刺激量大，针感容易扩散及传导，可起到分别针刺两穴所不能起的作用，故具有取穴少而刺激量大的优点，对一些难治性疾病疗效显著，通常主穴仅选 1～2 个，配穴 2～3 个。如顽固性皮肤病、耳鸣耳聋病症，以督脉穴浅透刺或耳周深透刺为主。取穴精而少，运用恰当可起到事半功倍的作用。

1. 据症而用 ·《灵枢 · 九针十二原》指出："凡用针者，虚则实之，满则泄之，菀陈则除之，邪盛则虚之。"《灵枢 · 经脉》亦称："盛则泻之，虚则补之，热则疾之，寒则留之，陷下则灸之，不盛不虚以经取之。”透刺法同样要遵循这些原则，进行辨证施治。根据疾病证候的寒热虚实和病情的轻重缓急，选择透刺的浅深、方向的纵横、针刺手法的强弱，通过针刺手法变通来治疗疾病。

2. **注重操作**·透刺法操作时，需根据局部解剖特点及比邻脏器的特点施术，施术时手法要轻柔、灵活。在浅刺时，由于针在浅表处，难以进行手法操作，捻转时容易缠针引起疼痛，切忌强求行针得气，应适可而止。在深透刺时，顺应针体的弹性，缓缓下压，使针刺感应随针体上下趋行，切忌粗暴刺入及大幅度提插捻转。操作中更要熟悉局部解剖，避免意外事故。

3. **一穴多用**·临证时，同一穴位采用不同的针刺方向，激发针感，控制针感向病变部位传导，可以用来治疗不同的病症。如秩边穴，垂直向下深透刺，可治疗下肢疼痛、瘫痪；斜透刺向前阴部或下腹部，可治疗泌尿、生殖系统病症及妇科病症。

4. **针达病所**·透刺既要重视气至病所，也应重视针达病所。气至病所的经气具有循经性与双向性，而针达病所的经气具有直达性与扩散性。针达病所是气至病所的发展与延伸。如耳周穴深透刺治疗耳部疾病时，透刺完骨或下关穴，通过调整针具的方向、深度、角度，使针感放射至耳周的同时，透刺的针尖也要到达病灶附近，这样有利于调节病变部位功能，激发相关经穴功能。

5. **相辅相成**·在应用透刺时，需配合其他方法，做到相辅相成。一是在应用透刺时，重视其他针法的配合。如治疗眼肌痉挛时，以平行浅透刺为主，要求接电针时额肌有节律向上提为度，这样可扩大针刺感应面，使针感易向病灶部扩散传导，达到治愈疾病的目的。二是选择非透刺穴的有机配合。如督脉接力透刺，配合膈俞刺络拔罐和血海、曲池等有效常规穴针刺，更能提高疗效，缩短疗程。

梁永瑛，张仁. 张仁特色透刺法临证举隅[J]. 中国针灸，2019，39(12)：1327－1331.

异病同法针刺治疗眼病技术撷要

张仁主任医师为我国针灸名家，在长期临床中形成了一套较为完整且独特的经验技术。尤其对于现在临床上较为棘手的难治性眼病，张师采用针刺综合方术治疗，收到了较好的疗效。笔者有幸跟随张师临证学习，现将其异病同法针刺治疗眼病的技术介绍如下，以供同道参考。

一、综合方术，异病同法

张师在治疗难治性眼病时，强调多种方术综合应用，以相辅相成，提高疗效。视网膜色素变性、视神经萎缩、青光眼等难治性眼病，由于病因复杂、病位特殊、病情多变、疗程漫长、预后不佳的原因，依靠单纯的一两种治法，难以奏效。张师在 40 多年的针灸眼病临床中，总结出一个可广泛应用于多种眼病的针刺综合方术。该方术有机综合毫针、穴位注射、皮肤针、耳针，不同针法之间互为补充、相互协调，有相辅相成的特点。

1. **毫针法**·基本方：主穴取新明 1（耳垂后皮肤皱褶之中点，相当于翳风穴前上 5 分）、新明 2、上睛明、承泣、上天柱；配穴取目窗、攒竹、阳白、丝竹空、瞳子髎。眼区穴一般均选用 0.25 mm×(25～40)mm 毫针，缓刺直进，如针尖有轻度阻挡感，即应稍向外提，略变换针刺方向。至穴区深部，针尖多有触及组织的感觉，此时多有眼底酸胀等得气感，少数穴位如承泣等可出现向上唇放射的麻感。如果不得气，可停针片刻，再略作提插。非眼区穴可按常规进针法，根据张师的经验，在毫针的基础上加用脉冲电刺激，可进一步提高疗效。一般将电极接在新明 1 和瞳子髎（或丝竹空）的毫针柄上，用连续波，接通电源后，以出现眼肌节律跳动为准；如不出现，宜调整新明 1 穴内毫针的方向或深度。强度以患者能耐受或感觉舒适为度，电针时间 30 分钟。起针时，眼区穴位宜顺着进针方向缓慢退针，直至皮下，略作停留，将针取出，并立即用消毒干棉球按压，并嘱患者自行压迫 2～5 分钟，以防皮下血肿的发生。

2. **穴位注射法**·常用穴位：球后、太阳。常用药物：复方樟柳碱注射液、甲钴胺注射液。具体操作：将 1 ml 一次性注射器快速刺入穴区皮下，缓慢推进 1.0～1.5 cm，不必强求得气，回抽一下，如无回血，即可将药液慢慢推入，出针后应当立即按压针孔 2～4 分钟。甲钴胺对神经组织具有良好的传递性，可促进受损神经功能的恢复，从而加速眼肌功能的恢复；复方樟柳碱注射液可以缓解血管痉挛，改善微循环，增加眼部血流量，促进眼缺血组织的恢复。甲钴胺与复方樟柳碱注射液，一可促进神经恢复，营养眼部神经，是为补益之用；二可缓解痉挛，松解眼部血管，相当于活血补血的作用，二者相合，有类似中医益气活血之效。张师针灸治疗眼病，多从气血论治，盖因眼部特殊之生理解剖因素，尤重益气活血法以治之。穴位注射将营养神经药物直接注射于眼区穴位，不仅有药物的作用，又有穴位的刺激作用，加强了治疗效果。

3. **皮肤针法**·基本方：正光 1、正光 2。叩刺特点：皮肤针叩刺时，应注意仅用腕部弹刺，只作极短暂的停留即起针，叩击时须发出短促而清脆的"哒哒"声，叩刺频率最好保持在 70～100 次/分钟，强度宜轻，患者略感痒痛，仅见轻微潮红即可。采用皮肤针叩刺正光 1、正光 2，通过皮肤—孙脉—络脉—经脉调整局部气血，通经活络，促进局部功能恢复正常。皮肤针对青少年近视、弱视、斜视具有较为显著的效果，对视神经炎、视神经萎缩、早期老年性白内障、视网膜色素变性等也有一定疗效。

4. **耳针法**·基本方：神门、肝、肾、眼、目 1、目 2。随症加减：眼压高者加降压沟。多用耳穴压丸，嘱患者将拇、示二指分置耳郭内外侧，扶持压物，先作左右圆形移动，寻得敏感点后，即采用一压一放式按压法，每穴 60 次，3 次/日。对于急性热症，加用刺血法，多选耳尖或耳穴眼，用毫针或注射针头点刺穴位 2 mm 左右，挤压放血部位使其出血 3～7 滴，用消毒干棉球吸附出血。刺血法需注意，放血时不宜刺入太深，以免损伤耳郭软骨，且有免疫功能不全或各种出血性疾病患者，禁止采用刺血法。耳针法用于加强整体调节，可疏通全身之经气，调和周身之气血，达到明目恢复视力的作用。

二、同中有异，专病专法

张师在针刺治疗眼病时，虽注重异病同法，但对于不同眼病，更强调采用针对病情的适宜的治疗方法，即同中有异。通常，张师主要通过不同刺法及不同操作手法以实现其疗效。

1. 刺法有异

(1) 齐刺法：眼区构造精巧，故眼区穴位针刺，多一穴一针，而张师在临床上对某些难治性外眼病症如动眼神经麻痹，则根据病情采用齐刺法，即一穴多针。《灵枢・官针》云"齐刺者，直入一，旁入二，以治寒气小深者。或曰三刺，三刺者，治痹气小深者也"，指出齐刺是一种治疗痹证属寒邪稽留范围较小而又较深的针刺方法。动眼神经麻痹是指动眼神经受伤，出现眼睑下垂，眼外斜视，眼球不能向内、上、下方运动的神经病证，相当于"上胞下垂""眼睑下垂""睑废"等，属中医学痿证范畴。张师在多年的眼病临床治疗中发现，在上明穴施齐刺法，对动眼神经麻痹有较好疗效。具体刺法为：先在上明穴刺一针，深约30 mm，再在旁开各0.2 cm处刺1针，针深15 mm左右。

案1(动眼神经麻痹) *患者，女，30岁。2010年7月16日初诊。*

患者因颅内肿瘤手术引起右眼重度动眼神经麻痹，经西医治疗半年，未见效果，并被告知可能终身难以恢复，绝望之际，来张师处试诊。就诊时右眼完全闭合，不能睁开，眼球固定难以转动，瞳孔散大。张师先以上述针法治疗月余，未效，遂加用齐刺法。具体操作：以0.25 mm×40 mm之毫针，先针上明穴，直刺进针35 mm，至有轻度得气感，再在两旁等距0.2 cm处，各进1针，进针25 mm，方法相同。加针阳白透鱼腰穴，进针25 mm。针1个疗程(3个月)后，眼可睁开三分之二，眼球可稍向内及向上转动，瞳孔亦明显缩小。

按：齐刺法多针作用于患处，可以增强针感，特别是对某些疼痛比较局限、部位较深的疾病更能发挥独特的疗效，诚如古人所说的齐刺"以治寒气小深者"。此案患者为重症动眼神经麻痹，无论从病情还是从病位上来讲，都属于"小深者"。张师灵活将齐刺法运用于该病的治疗，取其加强刺激、促进局部血液循环、濡养筋脉的作用，故可增强局部的刺激，加速得气，提高临床疗效。

(2) 透刺法：对于眼肌痉挛、眼外展肌麻痹、眼型重症肌无力症和视疲劳等外眼病，张师多加用透刺法治疗。透刺法是将毫针刺入穴位后按一定方向透达另一穴(或几个穴)或另一部位的一种刺法。《灵枢・官针》提道："合谷刺者，左右鸡足，针于分肉之间，以取肌痹。"元代王国瑞《扁鹊神应针灸玉龙经》指出："偏正头风痛难医，丝竹金针亦可施，沿皮向后透率谷，一针两穴世间稀。"张师将透刺法应用于外眼病的治疗，亦收到较好疗效。透刺法主要有横透法和多向透法两种。①横透法：以与皮肤夹角小于15°的平刺法进针，横卧针体，缓缓将针从皮下直透针至对穴，如太阳透角孙(或率谷)、阳白透鱼腰等。进针过程中，如患者感到疼痛不适或针尖遇到阻力难以前进时，应略退针，换一个方向再刺。采用横透法时，同一穴位可有不同的透刺方向。以印堂穴为例：a. 透头临泣，从印堂处左手提捏局部皮肤，右手持针向斜上方透刺35～45 mm。b. 透阳白，左手同上，右手持针斜刺透向阳白 30～35 mm。c. 透攒竹，左手同上，右手持针向一侧攒竹透刺 15～20 mm。②多向透法：即刺入一穴后，先向一个方向的穴位透刺，再将针缓慢退回至原穴皮下，调整刺入方向，向另一个方向的穴位透刺。如针印堂穴，先透向一侧攒竹，退回原处，再透向另一侧攒竹；另如阳白先透至丝竹空，再退回透至攒竹等。

案 2（眼肌痉挛） 患者，男，61 岁。2010 年 4 月 19 日初诊。

患者两年半前无明显诱因出现双侧上眼睑不自主抽动，外院诊断为眼肌痉挛。曾用肉毒杆菌素注射等法治疗，当时有效，但 3 个月后复发，之后多方求治无效。目前须双手拨开眼睑才能视物，出门需人陪伴。慕名来张师处求治。就诊时双侧眼睑抽动剧烈，难以睁眼视物。张师以阳白透鱼腰、丝竹空透鱼腰、攒竹透上睛明之透刺法为主，加用安眠、百会穴治疗 3 个月，症状完全消失。又巩固治疗 1 个月，至今 5 年未复发。

按：张师认为，透穴刺法具有接气通经、协调阴阳的作用，可直接沟通表里阴阳经气，使经气流通、上下相接，从而加强经络与经络、腧穴与腧穴、经穴与脏腑之间的联系，提高针刺疗效。临床实践也证明，透刺法取穴少而精，既免伤卫气，又增强针感，可加强其治疗作用，达到"集中优势兵力"克敌制胜的目的。

2. 手法有异 · 张师在长期的临床实践中发现，不同的穴位须采用不同的针刺方向及操作手法，才可促使针感向特定区域放散。即使同一穴位，若针刺方向、操作手法不同，所产生的针感及放散位置也不同。张师在针刺治疗眼病时，尤其重视通过手法操作使非眼区穴位的针感放散至眼区，从而达到眼病治疗效果。

（1）新明 1：位于耳垂后皮肤皱褶之中点，翳风穴前上 5 分，是 20 世纪 70 年代针灸工作者在自身实践中发现的新穴，用于治疗眼底疾病。针刺新明 1 穴时，医者一手拇、示二指夹住耳垂下端向前上方牵拉 45°；另一手持 0.25 mm×40 mm 毫针，针体与皮肤呈 60°角向前上方 45°快速进针破皮后，缓缓斜向外眼角方向进针 1～1.5 寸（25～30 mm）。先行导气法，徐入徐出，并用轻巧的手法反复仔细探寻，以求得针感向眼眶内或太阳穴部位放射。至该区域出现热胀舒适感，然后提插加小幅度捻转手法运针 1 分钟，捻转频率为 120 次/分钟，提插幅度为 1～2 mm。张师曾经在门诊上治疗一位青年患者，20 日前因右侧颞部暴力外伤至视力严重减退，诊断为视神经挫伤，经药物治疗未见好转。当时查视力为 5 cm/手动。针右新明 1，运用捻转加小幅度提插手法（泻法），针感放散至右颞侧，留针 30 分钟。去针后，再测视力，已提高至 2 m/指数。针 3 次后，视力达 0.1。

（2）上天柱：上天柱穴，位于天柱穴上 5 分处。上天柱穴是已故上海针灸名家金舒白教授的经验效穴，原主要用于甲亢性突眼症的治疗，张师将此穴灵活运用于其他眼病，亦取得了较好疗效。在针刺上天柱穴治疗眼病时，张师常采用直刺或向同侧瞳孔方向斜上刺，深度为 1～1.5 寸（25～40 mm），用徐入徐出的大幅度提插加捻转导气法行针催气，使针感向同侧前额或眼区放散。此穴不可向内上方深刺，以免伤及延髓。

（3）风池：《通玄指要赋》"头晕目眩，要觅于风池"，风池穴除可治疗风病及颈项部疼痛外，亦可治疗眼底病及甲亢引起的突眼等多种眼病，但在针刺时要强调它的针刺方向。治疗眼病时，一般向对侧眼睛内眦方向直刺 0.8～1.2 寸（20～35 mm），或向鼻尖方向斜刺 1.5～2 寸（40～50 mm）。对于辨证属虚寒型者，可采用热补针法：以左手按准穴位，右手将针速刺或捻转进穴，针尖宜朝同侧瞳孔直视方向，进针 1～1.5 寸(25～40 mm)，用提插捻转手法，使针感逐步向眼区或前额放射，然后向下进针 1～2 分深(3～6 mm)，拇指向前捻转 3～9 次，即可产生热感。如无热感向眼区放射，可反复进行 3～5 遍。张师强调该穴要注意针刺深度，一般不可超过 50 mm。

三、小结

“异病同法”是指不论病种是否相同、症状是否一致，只要其病因、病机、病位等相同，就可采用同一治法进行治疗。但又因疾病种类繁杂，绝不可一种方案应对所有问题，还须根据特殊病情采用适宜的治疗方法，即“同中有异”。在眼病针灸临床上，张师多采用电针、穴位注射、皮肤针、耳针综合的针刺基本治疗方案，经临床验证，该方案对多种眼病确有良效。对于一些特殊眼病，张师又注重针对病情灵活变化，采用适宜的治疗方法，如动眼神经麻痹患者于上明穴加用齐刺法，眼肌痉挛、眼外展肌麻痹等加用透刺法，对新明 1、上天柱、风池等颈项部穴采用特殊操作手法等，即所谓“同中有异”的方法，以达到治疗眼病的目的。

张进，张仁. 张仁异病同法针刺治疗眼病技术撷要[J]. 浙江中医药大学学报，2016，40(2)：146－151.

奇穴为主针治眼病经验简介

张师从事中医文献与临床的研究已 20 多年，丰富的临证经验和精深的医学造诣形成了他自身的学术特色，尤其对眼病的针灸治疗有一套独特而完整的经验。笔者有幸跟师随诊多年，目睹其运用针灸之术医治患者眼睛之痼疾，疗效甚捷，特别是在精选新穴、奇穴和讲究“气至病所”针刺手法方面更有其独到之处。

一、中心性视网膜病变

1. 取穴・新明 1，新明 2，风池，球后。

新明 1，位于翳风前上 5 分，耳垂后皱褶中点；新明 2，位于眉梢上 1 寸，外开 5 分凹陷处。

新明 1、新明 2 均为奇穴，是治疗眼病的经验穴，能疏调眼底和眼周经气，使气血充养于目；足少阳胆经之风池穴，是连脑、目之脉络要穴，具有清火明目之效；球后为眶内穴，可以疏通眼部经气，理气活血化瘀。局部取穴与远距选穴相互配合运用，可使气血通畅，目得所养，则目明而充沛，视物清彻。

2. 操作要求・新明 1，用 0.30 mm×40 mm 毫针快速破皮后，缓缓向外眼角方向进针

1～1.5寸，在进针过程中应用轻巧的手法反复仔细探寻，以求得针感向眼眶内或外眼角放射，然后提插加小幅度捻转手法运针1分钟，捻转频率160～180次/分，提插幅度1～2 mm。新明2，以直径(0.25～0.30)mm×25 mm针垂直进针0.5～0.8寸，手法及针感同新明1穴。风池穴，针尖向同侧目内眦方向进针，再经反复提插捻转直至有针感向前额或眼区放射。球后穴，用0.25 mm×40 mm针刺入约1.2寸，垂直缓慢进针至眼球出现明显酸胀感为度，不捻转。若进针不畅或患者呼痛时，应略略退出，稍改变方向，再行刺入，直到出现满意的得气感为止。针后，新明1、新明2穴为一对，接通G6805电针仪，使眼睑上有跳动，用连续波，频率3 Hz强度，以患者可耐受为宜，通电30分钟。去针时，非眼周穴再按上述手法操作一次。球后穴出针时，应缓慢退针，注意针孔有否出血，然后用消毒干棉球按压半分钟；若针孔有血，则应延长按压时间，避免眼周血肿。每周治疗2次，10次为一个疗程。

二、视网膜色素变性

1. **取穴**·①新明1，新明2，风池，球后，上睛明；②新明1，新明2，翳明，上明，承泣。

2. **操作要求**·两组穴位交替使用，新明1、新明2、风池、球后针刺方法同前。翳明穴，用0.30 mm×40 mm毫针，针尖向同侧目内眦方向进针，经反复提插捻转直至有针感向前额或眼区放射；上睛明、上明、承泣穴，用0.25 mm×40 mm针刺入，垂直缓慢进针至眼球出现明显酸胀感为度，不捻转。针后，新明1、新明2穴为一对，接通G6805电针仪，使眼睑上有跳动。用连续波，频率3 Hz，强度以患者可耐受为宜，通电30分钟，每周2次，10次为一个疗程，疗程一般不作间隔。

本病虽是慢性病症，但要求针感强烈，刺激宜中至重。针刺手法与电针的结合应用对提高本病的疗效起到了显著的作用。首先，应强调手法的运用，进针后使针感达到眼区四周，达到气至病所，再立即施较强的提插捻转手法，使患者感到有强烈的酸胀感。如新明1、新明2、风池、翳明虽不是眼周穴，但针刺时必须要求“气至病所”，使针感到达眼部或其周围，在此基础上，立即施以小幅度快速提插捻转手法。新明1穴个体差异较大，有的只需进针5分，有的则要刺入1.5寸才能获得满意针感。针感以患眼或患侧太阳穴局部热胀为主，亦有眼肌出现抽搐的。其次，在留针期间，要求给予脉冲电刺激，通电后应随患者对强度的适应情况，而适当增大强度。在电针时，须观察到眼睑按脉冲电频率跳动，如无此现象，宜适当调整针尖方向。对于眼周穴，针刺时宜选用直径0.25 mm的毫针，迅速点刺入皮，然后应慢慢送针，如针尖遇阻或患者呼痛时，应略略退出，稍转换方向，再行刺入，直到出现满意的得气感为止。如得气感不明显，也不宜提插捻转，而应停针待气。眼穴得气感为扩散至整个眼球的酸胀感。在留针期间，一般不运针，如因治疗需要，为加强针感，只可做轻微地捻转，但不能提插。出针时，应缓慢退针，以分段退针为好。出针后，更当留意针孔是否有血，延长按压时间，避免眼区血肿。本病病程漫长，要坚持长时间的针灸治疗，早期可每周2次，待症情稳定后，每周治疗1次。

三、单纯性开角型青光眼

1. 取穴·①新明1,新明2,上睛明,目窗,天柱,还睛;②新明1,新明2,四白,临泣,风池,行间。

两组穴轮流使用。除选用治疗眼疾的效穴新明1、新明2外,风池、目窗、临泣为足少阳胆经之穴,具有清火明目之效;针足厥阴肝经之荥火行间穴,可行上逆之肝气下行,以利降低眼压;天柱,属足太阳经,足太阳之脉"入项连目系",疏通眼部经气;局部取上睛明、四白穴,疏调目系,行气活血化瘀;经验穴还睛穴,位置在上臂三角肌下端前沿,臂臑穴前5分处,是明目降低眼压的要穴。

2. 操作要求·上睛明,用直径0.25 mm的毫针,进针0.5~1寸,得气即可,刺激宜轻,不宜做提插捻转,防止出血;目窗、临泣穴,沿皮针向前额平刺至帽状腱膜中,以触及骨膜感觉疼痛为好;还睛穴用(0.30~0.32)mm×50 mm毫针,直刺至出现酸胀感为度;行间穴,以直径0.30 mm毫针,进针后,针芒略向踝部,然后采用提插加小捻转法,使针感明显,刺激宜重,运针半分钟;天柱穴,针法同风池穴,宜直刺,针尖向同侧目内眦方向进针,再经反复提插捻转直至有针感向前额或眼区放射。针后双侧新明1、目窗(或临泣)穴分别给以脉冲电刺激,强度以患者可耐受为宜,通电30分钟,每周2次,10次为一个疗程。

四、弱视

1. 取穴·新明1,新明2,风池,球后,正光1,正光2。

2. 操作要求·这些穴位的取穴、进针方向、运针要求、注意事项,基本参照以上所述方法。针后,新明1、新明2穴为一对,接通G6805电针仪,使眼睑上有跳动。用连续波,频率3.3 Hz,强度以患儿可耐受为宜,通电20~30分钟。但应考虑到小儿脏腑经络娇嫩,形气未充,一般针刺操作时手法相对轻浅,刺激强度亦轻。具体则按患儿的年龄长幼、承受能力、病情缓急而定。对年长的、承受能力好、病情重者,针刺刺激强度可略重,留针时间略长;年幼的、承受能力差、病情轻者,针刺刺激强度则宜轻,留针时间宜短。去针后,用梅花针在正光1(眶上缘外3/4与内1/4交界处)、正光2(眶上缘外1/4与内3/4交界处)穴区之0.5~1.2 cm范围内作均匀叩打,记20~50下,使局部微红,每周治疗2次,10次为一个疗程。治愈后至少随访3年,注意复发,如果复发,再予针治。

弱视治疗的成败与治疗年龄密切相关,年龄越小,疗效越高,成人则基本无望治愈。另外,本病的复发率高,远期疗效差,尤其在患儿视觉没有成熟之前,每个临床已治愈的弱视都可能复发。所以坚持治疗,对于巩固疗效,防止复发,很有必要。

五、外展神经麻痹

1. 取穴·新明1,上明,风池,丝竹空,瞳子髎。

2. **操作要求**·诸穴针刺操作要求同上述，无特殊。但值得一提的是，丝竹空、瞳子髎两穴针刺时，宜采用深刺、强刺激手法，一般垂直进针0.8～1.0寸，反复提插捻转直至局部出现明显酸胀感，并有针感向眼眶内或外眼角放射。然后以新明1、丝竹空(或瞳子髎)为一对，接通G6805电针仪，使眼睑有跳动。用连续波，频率3 Hz，强度以患者可耐受为宜，通电30分钟，每周治疗2次，10次为一个疗程，疗程不作间隔。

张师认为，丝竹空、瞳子髎穴深刺，并予电针疗法给其一个良性刺激，使麻痹的神经产生兴奋，增强眼肌的放电量，加速血液循环，促进其新陈代谢，改善神经冲动的传递，使麻痹的神经纤维恢复，从而达到眼肌神经运动的目的。

六、眼型重症肌无力

1. **取穴**·新明1，风池，阳白，鱼尾透鱼腰，攒竹穴。

2. **操作要求**·取0.30 mm×40 mm毫针，沿皮向下斜刺入阳白穴，针尖透刺至鱼腰，捻转得气后留针；鱼尾穴针时，左手提捏眉毛处皮肤，右手持针沿皮平刺，然后将针缓慢透刺至鱼腰，轻快捻转得气后留针；攒竹穴，透刺至上睛明，行捻转手法，使局部产生热胀；耳后的新明1、风池穴进针之法如前所述，要求应用轻巧的手法反复仔细探寻，以求得针感向上眼睑或眼区放射。针后，新明1、鱼尾穴(或阳白穴交替使用)接通G6805电针仪，用连续波，频率3 Hz，上眼睑有跳动。强度以患者可耐受为宜，通电30分钟，每周治疗2次，10次为一个疗程。

七、眼睑痉挛症

1. **取穴**·新明1，风池，攒竹透鱼腰，阳白，印堂。

2. **操作要求**·新明1、风池穴用0.30 mm×40 mm毫针，依上述针刺要求操作，经反复提插捻转直至有针感向前额或眼区放射，然后留针；攒竹穴，用“十”字刺法，即取0.30 mm×40 mm毫针，分别由穴区上、内侧各0.5 cm处，由上向上睛明、由内向鱼腰各平刺透刺1寸左右，捻转得气后留针；阳白穴，针刺时针尖向鱼腰穴方向斜刺，行捻转手法，使局部产生热胀；印堂穴，针时针尖向下斜刺，亦用轻巧的手法反复捻转，以求得针感。针后，新明1分别与攒竹穴、阳白穴为一对，接通G6805电针仪，用连续波，频率3 Hz，上眼睑有跳动，强度以患者可耐受为宜，两对穴各通电15分钟。每周治疗2次，10次为一个疗程。

………………………………………………

刘坚.张仁老师奇穴为主针治眼病经验简介[J].上海针灸杂志，2004，23(7)：3-4.

针刺新明1号治疗眼面疾患经验

张仁老师是上海针灸名家，治疗疑难杂病善于异病同治，异病同穴。现选其用经外奇穴新明1号为主穴治疗多种疾病的经验，举案说明，供同仁参考。

新明1号在翳风前上5分，耳垂后皱褶中点。该穴处在手少阳三焦经上，三焦与心包相表里，内寄相火，主腠理肌，分布一身之气。相火喜条达，宜疏泄，恶抑郁；若郁而化热，热而化火，火易生风，风盛而动。此时可取该穴，用平补平泻，开其窍，泻其气，泻其火，使经气得通，肌肉得养，从而疾病痊愈。尤其是头面诸疾因风邪内动所致诸症更为适宜。张师常以此穴合球后、上睛明、风池穴，组成治疗眼科疾病的有效配方。针刺该穴时以针尖斜上，向外眼角方向进针，如遇有阻力时，可略变换角度。得气后稍加捻转，结合提插，促使针感向眼区周围放射，运针1分钟，再加电针，用疏密波，强度以患者能忍受为度，留针30分钟。

一、眼肌麻痹症

高某，男，52岁。因发作性头痛3日，突然发现视觉模糊7日，视物呈双层影。入住某部队三级医院，排除了神经内科疾病。眼科会诊：双眼视力0.9，左眼内转200°，外转受限。红玻璃试验报告：左眼外直肌麻痹，诊断为左眼外展神经麻痹症。住院28日后，症情同上，前来针灸治疗。今检查：眼珠偏于一侧，不能外展，运转失于平衡。此症在中医文献中称“偏视”或“目偏视风引”。多因脉络空虚，风邪乘虚而入侵目系，筋脉挛急，眼球偏向一侧，失于运转。治疗宜平肝泻风为主，以新明1号为主穴，操作同上。配穴：丝竹空透鱼腰；针刺风池穴，将针尖刺向同侧内眼眦，针感向前额放射；瞳子髎，以常规针法。每次留针30分钟，每周2次。经治疗1个月后复视消失，不用他人陪同前来就医；15次后眼球外展障碍症状好转；20次后，眼球活动正常。嘱每周针刺1次，续针5次巩固疗效。

二、外伤性面瘫症

何某，男，28岁。2003年10月24日因车祸送往华山医院急诊，经脑CT检查，诊断为网膜下腔出血，左头顶部血肿。经抗炎、脱水、止血、营养神经等方法，治疗30日出院。自受伤迄今已2个月，余症消失，唯左眼不能闭合，左侧额纹消失、鼻唇沟变浅，左侧面部肌肉张力减退，口角歪斜，鼓腮试验(+)，露齿试验(+)，诊断为外伤性面瘫，中医称口眼歪斜。乃由于外伤气血，血瘀气滞，络脉不畅，气血痹阻，肌肉失养而动风所致。治疗以新明1号为主穴，操作同上。配穴：攒竹透鱼腰，地仓透下关，颧髎透颊车，以及刺承浆、四白。每次针刺30分钟，每周2次。治疗半年后，眼睑能动，且能闭合，鼓腮试验及露齿试验阴性，唯张左眼时，左侧嘴角略有抽动。

三、眼肌痉挛症

李某，女，48 岁。数月来双侧眼部肌肉抽动，甚至眼球亦感到疼痛，不能张开眼睛看书，伴有头痛，且有畏光，一用电脑疼痛更甚。经多家医院神经内科诊断为眼肌痉挛症。本症因风邪阻络，肝气抑郁，肝血失荣，而肝风内动，风痰阻络，致眼睑抽搐不止。治疗以新明 1 号为主穴，操作同上。配穴及其操作是刺攒竹，阳白透鱼腰。每次针刺 30 分钟，每周两次，经过 4 个月的治疗，眼肌抽动频率明显减少，应用电脑时间延长，且逐步增加；通过半年治疗后，基本控制症状，但在过度劳累时，偶有复发。为巩固疗效，改为每周治疗 1 次。又经 1 个月，即获平复。

四、视网膜色素变性

翁某，女，36 岁。自分娩以来近半年，发现夜间视物不清，逐步加重，视力减退。因视野缩小，故时有碰撞。前往医院检查，诊断为视网膜色素变性。视力：右眼为 0.8；左眼为 1.0。肝脏开窍于目，肾精濡养于目，此乃肝肾精气不足，眼目光华受限。治疗宜益精养阴，滋补肝肾。以新明 1 号为主穴，操作同上。配穴：取球后、上睛明、肝俞、肾俞穴为主，用平补平泻法。球后穴出针时须防出血。辨证加减：色素变性加新明 2 号。每 3 日治疗 1 次，经治疗 3 个月后，白天与物相撞减少，视力有所提升，右眼由 0.8 升到 1.0，左眼由 1.0 升到 1.2。改为每周针刺 1 次，治疗半年，视力未下降；夜间光线较暗的环境中能行走，白天已能骑自行。嘱隔周治疗 1 次，以巩同疗效。至今随访，视力视野正常。

五、青少年黄斑变性

李某，男，14 岁。自幼视力较差，近两年来加重，以至学习困难。经多方诊断，确诊为青少年黄斑变性。目前做作业需用放大镜，且病情还在发展中。曾到全国各大医院进行治疗，未见效果。检查：右眼 0.05，左眼 0.06。辨证为先天禀赋不足，水不涵木精气不能上承于目之证。治疗宜补益肝肾，养阴明目。以新明 1 号为主，操作同上。配穴：取承泣、上明、风池、光明、太冲、太溪，均用补法为主。眼区穴出针时宜按压，以防出血。每周治疗 2 次，10 次后，做作业已不用放大镜。经治疗 3 个月后，视力有明显的提高，右眼由 0.05 上升到 0.2，左眼由 0.06 上升到 0.3。嘱坚持治疗，每周 1 次，至今 2 年余，症情稳定。

六、正常眼压性青光眼

葛某，男，70 岁。近年来平时看书和看电视自觉头痛眼胀，眼睛干涩疼痛，视物模糊。体检时发现双侧视野均有缺损，但眼压 14～15 mmHg，在正常范围。经专科医院 24 小时眼压观察，确诊为正常眼压性青光眼。本病属中医眼科之青风内障，由肝肾阴虚，风火上扰所致。治宜养阴清热，平肝祛风。以新明 1 号穴为主穴，配目窗、风池、承泣、上明、太冲，以补中有泻手法。每周治疗 3 次。自觉每次针后即感双目发亮，视物清晰。治疗 3 个月后，症状明显减轻，眼压保持在 10～11 mmHg，视野检查有所改善。嘱每周治疗 2 次，以巩固疗效。

赵柏良. 张仁针刺新明 1 号治疗眼面疾患经验[J]. 浙江中医杂志，2007，45(2)：104－105.

针刺治疗动眼神经麻痹经验辑要

动眼神经麻痹是以上睑下垂，眼球呈不同程度的上视、下视、内收运动障碍，复视及光反射消失为主要表现的常见病。其临床病因复杂，主要由颅外伤、糖尿病、颅底感染、脑肿瘤等损伤导致，其中外伤性的动眼神经麻痹最难恢复。倘若治疗不及时或治疗方法不当，常可引起眼部的不可逆性病理改变。针对此现状，张仁教授总结 40 余年针灸治疗疑难性眼病的经验，主要有两点：一是善于选穴，即重视运用经穴中的经验效穴以及经外穴中的新穴；二是精于用针，即透刺与扬刺相结合，深刺与浅刺相结合，以使气至病所。笔者有幸随师侍诊，受益匪浅，深感张师在治疗动眼神经麻痹方面有独到之处，现将其临床经验介绍如下。

一、针刺治疗特点

1. **选穴特点**·腧穴的选择与配方是针刺治疗动眼神经麻痹的重要工作基础。张师在临床实践中师古而不泥古，遵先贤遗训而多有创新。其在治疗动眼神经麻痹的选穴上重视三类穴的选用，一是经穴，多循经取太阳、少阳、阳明经中经验效穴。《灵枢》曰："足少阳胆经起于目外眦，其经筋为目外维，主病可见目不开之症；足太阳膀胱经起于目内眦，其经筋为目上纲；足阳明胃经起于鼻之交頞，旁纳太阳之脉，其筋为目下纲。"临床中，张师常选用丝竹空、瞳子髎、阳白、攒竹等，意在改善眼睑下垂和眼球活动障碍。二是经外穴中的新穴，如选用新明 1、上明、上睛明等，意在改善视功能损伤情况。三是采用皮肤针穴和耳穴，如眼、目 1、目 2 配合治疗，意在加强和巩固疗效。

2. **组方特点**·一是近取、中取结合。近取(即眼区穴和眼周穴)多为主方，中取(以项部穴为主)多用作基础方；远道穴(躯干及四肢穴)多用于巩固或加强效果之用。二是综合组方，即由主方、基础方和辅方三部分组成。主方系针对症状，重在急则治标；基础方针对病因，缓则治本；辅方用于巩固和加强疗效。三是异病同方，同中有异，即不论何种病因所致的动眼神经麻痹患者，均用同一主方和辅方，又据症情不同，基础方穴位作灵活加减。

3. **针术治疗特点**·一是针法，以毫针法为主，配以穴位注射法、耳针和皮肤针。二是刺法，主要指毫针透刺法，如主方三穴均用透刺，即三透法；也可采用齐刺法，本法见于《内经·官针》"齐刺者，直入一，旁入二"，即在上明直刺1针，在两侧旁开3～5分各进1针。三是手法，如新明1穴，要求运用气至病所手法，在针向法的基础上，以快速捻转加小幅度提插手法，促使针感向颞侧或眼区放散；风池穴，以反复提插加小幅度捻转手法，促使针感向前额放散。

二、针刺处方

1. **穴方**·主方取丝竹空(或瞳子髎)透鱼腰、阳白透鱼腰、攒竹透鱼腰；辅方取新明1(位于翳风前上5分，耳垂后皱褶中间)、上明、上健明、承泣、球后、风池、太阳。皮肤针穴取正光1(眶上缘外3/4与内1/4交界处)、正光2(眶上缘外1/4与内3/4交界处)。耳穴取眼、目1、目2、肝、肾、神门、耳中，高眼压加降压沟。

2. **操作**

(1) 针法：新明1穴，选用0.30 mm×40 mm毫针，针尖向前上方呈45°，缓慢送针至下颌骨髁突后侧面，深度为1～1.3寸，寻找针感。当针感出现后，采用热补手法，紧插慢提，诱导针感至眼区，以眼球出现热胀闪电感为佳；球后穴，采用0.25 mm×25 mm毫针速破皮刺入皮下，针尖沿框下缘略右后上方刺入1.3寸，待患者感觉眼部有突出感或眼球酸胀感即可，不予提插捻转。风池穴，选用0.30 mm×40 mm毫针，以左手按准穴位，右手捻转进针，针尖宜向同侧瞳孔直视方向，进针1.3寸，提插捻转使针感逐步向眼区或前额放射，然后向下插针1分深，拇指向前捻转3～9次，即可产生热感；若无热感向眼区放射，可反复进行3～5遍。承泣穴，选用0.25 mm×40 mm毫针，进针时毫针与眼睑皮肤呈70°，向眼球后上方缓慢刺入0.8寸，随后调整为约呈50°角续刺入0.5寸。上明穴，选用0.25 mm×40 mm毫针，进针将针尖稍向上刺入0.5寸后，转针尖于框尖方向续刺入0.5～1寸。丝竹空、阳白、攒竹透鱼腰穴，要求速破皮，但沿皮下送针时速度宜慢。G6805电针仪接阳白或攒竹与丝竹空上，选疏密波，应出现局部肌肉有节奏上提现象，强度以患者能忍受为度，持续30分钟。

(2) 穴位注射法：主穴取球后、承泣，配穴取太阳、风池穴。注射药物为甲钴胺、复方樟柳碱或丹参注射液。选取主穴和配穴各1穴，可交替使用。甲钴胺注射液与复方樟柳碱注射液诸穴皆宜，二药交替应用。每次每穴取甲钴胺注射液0.5 ml(0.5 mg/1 ml)或复方樟柳碱注射液1 ml。眼区穴操作时，嘱咐患者闭眼，放松眼肌，左手拇、示指固定眼眶，右手持针对准穴区迅速点进针，再沿眼眶下缘缓缓刺入0.5～0.7寸，有得气感后若回抽无血，慢慢推入药液。太阳穴注射药物时，朝鬓角方向45°斜刺入，回抽无血后注入药液1 ml。

(3) 耳穴贴压法：一般耳穴贴压取5～6穴。术者用磁珠贴压，贴压后患者有胀、热、微痛等得气的感觉为佳。张师认为，耳穴贴压的效果在1个疗程内持续不间断地治疗的效果要优于间断治疗，故嘱咐患者在治疗期间需坚持每日自行按压3～4次，每次1分钟，以达到满意治疗效果。按压时宜一压一放，力度以得气感为佳。注意不可揉捻以防表皮破损,引发感染。每次贴单耳,双耳轮替,每周换贴1～2次,3个月为1个疗程。

(4) 皮肤针法:采用普通梅花针叩刺,在针刺前,于穴区0.5～1 cm直径内作轻度叩打,每次每穴叩刺50～100下,以局部明显潮红为度。上述治疗,一般情况下,初诊或病情较重者每周治疗3次,每次30分钟;当病情好转,可每周治疗2次,每次30分钟,以巩固疗效,3个月为1个疗程。当患者病情控制稳定时,加百会以通督提神,振奋阳气,促进机体功能恢复。

三、讨论

动眼神经是人体的第3对颅神经,其循行的任何部位病变,均可导致完全性或不完全性动眼神经麻痹。笔者根据临床跟师观察,发现将传统的针刺手法结合穴位注射等现代医疗方法应用于动眼神经麻痹的治疗,在提高眼睑闭合功能、改善复视方面疗效显著,这一点也常让西医眼科医生们称奇。其相关机制值得进一步研究探讨。要获得较满意疗效,应该注意以下几点。

1. **同中有变**·中医学无动眼神经麻痹病名,但对动眼神经麻痹的认识可散见于"睑废""偏视"等。张师通过大量临床实践发现,难治性眼病取穴以中取为主,近取为佳,并总结出一套基础方,在此基础上根据患者不同证型加减穴位。如肝血不足型加肝俞、胆俞、内关;脾气虚弱型配脾俞、肾俞、胆俞、内关;患者眼位已正或基本恢复,而视力未达到正常,则加配百会。

患者,女,35岁,2014年5月20日初诊。右上睑下垂无力渐进加重1年余。患者于2012年2月10日因车祸造成右眼眶内侧壁骨折,行视神经减压术后患者遗留右侧动眼神经麻痹。经上海某西医院五官科医生介绍,寻至张师处就诊。刻下示右侧上睑下垂,右眼球向外斜视,不能向上、下及向内运动,右侧下睑软组织瘀血、肿胀,右侧内直肌及视神经损伤。复视,瞳孔扩大,对光反射及调节反射消失。左眼视力为0.1,右眼视力为0.09。舌红,苔白腻,脉弦。西医诊断为继发性创伤性动眼神经麻痹。中医诊断为斜视。予以上方治疗1个疗程后,患者右侧眼睑可睁开,眼裂增大,无复视,眼球可向内、向下活动,向内略受限。第2个疗程将风池改为横刺,眼周穴位不变,加百会。经过2个疗程的治疗,患者眼睑开合正常,视物较清晰,两侧瞳孔等大正圆,对光反射良好,眼球运动基本恢复正常,左眼视力为0.1,右眼视力为0.2。现继续巩固治疗,病情控制理想。

按:百会穴又名三阳五会,乃各经脉气会聚之处,又为督脉要穴,对于协调机体的阴阳平衡起着重要的作用。一般来说,病程越短,疗效越好,越易痊愈。早期针灸干预,再加上患者的积极配合,多可在较短时间内改善症状。

2. **谨守时机**·张师认为,争取本病的早期针灸治疗十分重要,可以减少复发概率,避免发展为不可逆性眼部神经损伤。一般来说,病程越短,疗效越佳,只要患者积极配合,多可早期获效,且治愈概率较高。

患者,女,67岁,2014年4月28日初诊。右侧眼睑外斜视伴复视7日。患者于2014年3月20日面瘫痊愈后遗留右侧动眼神经麻痹,曾在他院诊断为动眼神经麻痹症,经内服中西药等综合治疗未见明显好转，经医生介绍遂前来求治。刻下示患者右侧上睑下垂，瞳孔扩大，右侧眼球呈外斜位，向内运动受阻，复视，对光反射及调节反射正常。舌淡红，苔薄白，脉弦细。张师针对患者情况予以上方治疗12次后(每周2次)，患者现已基本痊愈，右侧眼球可向内、向上、向下运动，视物清晰，两侧瞳孔等大正圆，对光反射灵敏。现予每周治疗1次，以巩固疗效。

而患者虽为老年女性，但在发病早期及时治疗，经过1个疗程治疗，该患者的斜视症状得到有效纠正，且无不良反应。说明早发现、早诊断、早治疗对于动眼神经麻痹的康复十分重要。

3. *辅以心疗*·难治性眼病，往往给患者造成较大的心理损害。在治疗过程中，加强心理治疗，对本病的取效也有相当重要的作用。目为肝之窍，肝主疏泄，调节人体的情志。《灵枢·脉度》曰："肝气通于目，肝和则目能辨五色矣。"故对于动眼神经麻痹的患者，保持乐观态度，树立信心，积极配合治疗也是极为重要的。

患者，女，29岁，服装设计师，2013年1月初诊。患者感冒后，右眼出现眼睑下垂、眼球转动困难、复视等症状。经上海某三级专科医院确诊为动眼神经麻痹，在上海及北京多家医院治疗效果不明显。于2013年8月经网上查找来张师处门诊治疗，经上法3次治疗后，患者眼部症状和眼球活动度均有明显好转。但从第4次起，疗效不够显著。治疗7次后，患者失去信心，停用针灸改去其他医院用药物治疗。数月后，又因症状加重(眼睑下垂明显，左眼亦出现外展神经麻痹)，于2014年7月前来要求复治，由于缺乏信心，心情颇为忧郁。当时，张师谆谆告知，一是要正确对待疾病，要有好的心态；其次，针刺治疗有一过程，要坚持治疗，不能急于求成。再针刺数次后，症状又显著好转，患者情绪大为好转。目前尚在治疗中。

张师学识渊博，医术精湛，临床重辨证，精选穴，手法轻灵。其对于治疗动眼神经麻痹的宝贵经验，值得临床医师借鉴和推广。

勾明会，徐世芬. 张仁教授针刺治疗动眼神经麻痹经验辑要[J]. 上海针灸杂志，2015，34(9)：801-803.

针灸治疗术后动眼神经麻痹经验

临床上引起动眼神经麻痹的原因很多，主要有糖尿病、颅脑外伤、动脉瘤、脑血管病、颅内占位、颅底炎症、痛性眼肌麻痹等。治疗上西医多予对症治疗，疗效欠佳。近年来针灸治疗动眼神经麻痹的文章有所增加，结果提示针灸治疗有效，但对于术后动眼神经麻痹的针灸治疗尚未见报道。张师是上海市名中医、上海市非物质文化遗产方氏针灸疗法流派传承人、第六批全国老中医药专家学术经验继承工作指导老师，张仁工作室为全国名老中医药专家传承工作室。张师多年来一直致力于眼病针灸的探索，积累了丰富的临床经验，擅长应用针灸治疗眼科疑难杂病。现将张师治疗术后动眼神经麻痹的经验报道如下，以飨读者。

一、参西衷中，兼收并蓄

古代用于治疗眼疾的眶内穴位只有睛明和承泣 2 个，均要求浅刺。而承泣穴自宋代就被列为禁针之穴，睛明穴虽只作为禁灸穴，但古籍记载仅限于浅刺。随着科技水平的提高，刺灸工具的改进，在眼科和针灸科工作者的不断努力下，开发了不少新穴(新穴和奇穴目前统称为经外穴，奇穴一般是指 1911 年之前古医籍中记载的不属于十二条正经及任督二脉上的穴位，新穴则是指近当代医家在临床经验中总结出的穴位)，如 20 世纪 50 年代中期发现的球后穴、翳明穴，60 年代中期的正光穴(由正光 1 和正光 2 组成)，70 年代初应用于临床的新明穴(包括新明 1 和新明 2)和上天柱等。还有上健明、下睛明、上明等通过长期验证被保留下来的眼区穴，成为治疗一些难治性眼病的效穴。张师在对该病治疗探索中逐步形成了以新穴为主的穴位处方，选择上健明、上明、球后和鱼腰，亦重视经穴，选用丝竹空、阳白、风池、承泣、攒竹。这些穴位的选择都是有现代解剖学依据的：上健明靠近内直肌；上明和上直肌对应；球后接近下斜肌；阳白穴下是提上睑肌；承泣对应下直肌和下斜肌；鱼腰穴下布有动眼神经经眶上裂分布在眼部的神经纤维；内直肌、上直肌、下直肌、下斜肌都由动眼神经支配，刺激这些穴位可以促进动眼神经功能的恢复；风池穴可调整颈上交感神经节、睫状神经节和蝶腭神经节功能，从而调整视神经、动眼神经的支配作用，改善眼功能，又可调整椎动脉、眼动脉血流量，改善眼部血液循环。通过针灸刺激这些穴位，改善神经冲动的传递，提高神经系统的兴奋性，改善局部血液循环，增加肌肉营养，促进动眼神经及其支配的肌肉系统功能恢复。

本病在中医学上属“目偏视”“上胞下垂”“视一为二”“睑废”“视歧”“瞳神散大”等范畴。张师强调人体是一个有机的整体，经穴经络要重视。眼部为足三阳经和手少阳三焦经汇聚之处。《灵枢 · 经脉》中载：“胃足阳明之脉，起于鼻之交頞中……”，“膀胱足太阳之脉，起于目内眦……”，“胆足少阳之脉，起于目锐眦……其支者……至目锐眦后……其支者，别锐眦……”，“三焦手少阳之脉……至目锐眦”。动眼神经麻痹有眼睑下垂症状，属经筋病。《灵枢 · 经筋》云：“足太阳之筋……为目上网……足少阳之筋……上额角……结于目外眦。足阳明之筋……上合于太阳，太阳为目上网，阳明为目下网……急者，目不合，热则筋纵，目不开，颊筋有寒……手少阳三焦……属目外眦……”经络所过，主治所及，且穴位有近治作用的特点，故张师选用三焦经丝竹空，胆经的阳白和风池，胃经的承泣及膀胱经的攒竹，通过局部穴位的刺激，疏通眼部经络，消除症状。同时还能调节穴位所属脏腑的功能。肾与膀胱相表里，脾与胃相表里，肾为先天之本，脾为后天之本，胆在五行中属木，木能疏土，有助于后天脾胃的功能。通过对上述胆经、胃经、三焦经穴位的刺激，调节了脾肾的功能，使人体的精气得到补养，有助于疾病的恢复，因为“五脏六腑之精气，皆上注于目而谓之精”。在治疗过程中我们也观察到，虽然张师没有用补益身体的穴位，但患者的身体却逐渐壮实起来。

二、辨病为主，结合辨证

张师认为辨病与辨证各有特点，又紧密配合，不可或缺。针灸学是中医学的重要分支，辨证是诊疗的基础；同时针灸学又是受现代医学渗透很强的一门学科，辨病亦是其有效防治的前提。对于像术后动眼神经麻痹这样的难治病，辨证与辨病的结合更为重要。从诊断上说，依据中医逆向思维的特点，从疾病所呈现的证候，去探求病因和病机，这种审症求因的中医辨证之法不可忽视，但如能最大限度结合西医学的辨病之法，尽力弄清楚病位、病理的改变，更有助于针灸治疗。与内科病症相比，术后动眼神经麻痹多以局部症状为主，全身症候不显著，给辨证带来一定困难，所以张师在治疗时采用辨病之法，且以现代医学所定的病症为主，少数参以中医病症名。这不仅体现了与时俱进，使治疗更有针对性，也能与西医的方法进行参照，更好地发挥针灸的优势和特色。

三、针刺处方

1. 穴方 · 主穴：上健明（睛明上 0.5 寸）、上明（额部，眉弓中点，眶上缘下）、承泣、丝竹空、风池。配穴：阳白、上攒竹（攒竹上 1 寸）。选患侧穴，主穴均取，配穴酌加。

2. 操作

（1）针法：取 0.25 mm×（25～40）mm 之一次性无菌毫针。上健明和承泣，均直刺 12 mm，至有轻度酸胀感；上明穴，采用排刺法，先针上明，进针 12 mm 左右，至有明显得气感，继在其旁开 5 mm 两侧各进针 7 mm，有轻微得气即可；丝竹空，先直刺至得气，再退针至皮下，向攒竹方向透刺；风池穴，朝外眼角方向直刺 35 mm。配穴阳白穴，用于上睑下垂明显者，用平刺法透向鱼腰；上攒竹，斜刺透攒竹。针后，加用电针，风池与丝竹空为一对，如取阳白，可改为丝竹空与阳白。疏密波，留针 30 分钟。

动眼神经麻痹的针刺治疗，操作方法是一个关键之处。丝竹空在直刺时要深刺、强刺激；得气后再向攒竹方向透刺，要求进针 38 mm，手法要熟练，否则易引起疼痛。上明穴的针刺方法为齐刺法，即《黄帝内经》所说的“直入一，旁入二”。具体针刺时，上明穴须深刺，但旁边二穴要浅刺，在针刺时要注意避开血管，以防止造成前房积血等意外事故。

（2）穴位注射：选取球后、太阳。注射药物为复方樟柳碱注射液、甲钴胺注射液。操作：复方樟柳碱注射液和甲钴胺注射液交替使用。于去针后，在球后和太阳穴两穴位注射药物。复方樟柳碱注射液穴位注射球后穴后，患者可有眼睑外翻、复视等不适感觉，一般在 15～30 分钟内即可消失。

复方樟柳碱注射液能改善支配眼肌的神经血供，促进因缺血缺氧损伤的神经功能恢复，从而促进眼肌运动功能的改善。一般眼科是用该药于颞浅动脉旁注射，而张师多在球后穴处注射。甲钴胺作为一种神经病变修复药物，可促进受损神经功能的恢复。穴位注射既有穴位刺激的作用，又有药物作用，还能通过穴位放大药物的作用，从而加速眼肌功能的恢复。

此治疗方法，第 1 个疗程，每周治疗 3 次，第 2 个疗程改为每周治疗 2 次，症状基本消失后可改为每周治疗 1 次，以巩固疗效。

四、典型案例

案 1 陈某，男，70 岁。2018 年 9 月 4 日初诊。

现病史：主因右眼上睑下垂、视物困难 29 日。既往有右眼视网膜动、静脉阻塞病史。患者 8 月 2 日因右眼视物模糊、视力下降前往本市某三甲医院眼科就诊，经检查确诊为右眼玻璃体积血，双眼老年性白内障，右眼视网膜中央静脉阻塞合并视网膜中央动脉阻塞，高血压，双侧颈动脉狭窄，脑血管畸形。并于 2018 年 8 月 4 日局麻下行右眼玻璃体切割术，手术顺利。术后第 2 日出现右眼上睑下垂完全遮盖瞳孔伴疼痛。当时经眼眶及头颅 CT、MRI 等检查和神经内科会诊，诊断为"右眼动眼神经麻痹"。先予以静脉滴注甲泼尼龙，后改为泼尼松口服，并予以营养神经、护胃等治疗，疼痛好转，余症同前。因西医无有效治疗方案，遂来诊。刻下症见右眼上睑下垂，视物困难，纳可，眠可，二便调。舌淡暗，苔薄白，脉沉微弦。

检查：右眼视力手动，左眼视力 1.0。右眼上睑下垂完全遮盖瞳孔，右眼球内收、上转均受限(图 4-4-1A)，角膜清，前房清，瞳孔圆，直径 3.5 mm，直接对光反射消失，间接对光反射可，虹膜未见异常，晶体混浊，视盘界清，色苍白，血管呈白鞘样改变。周边网膜大量陈旧性激光斑。

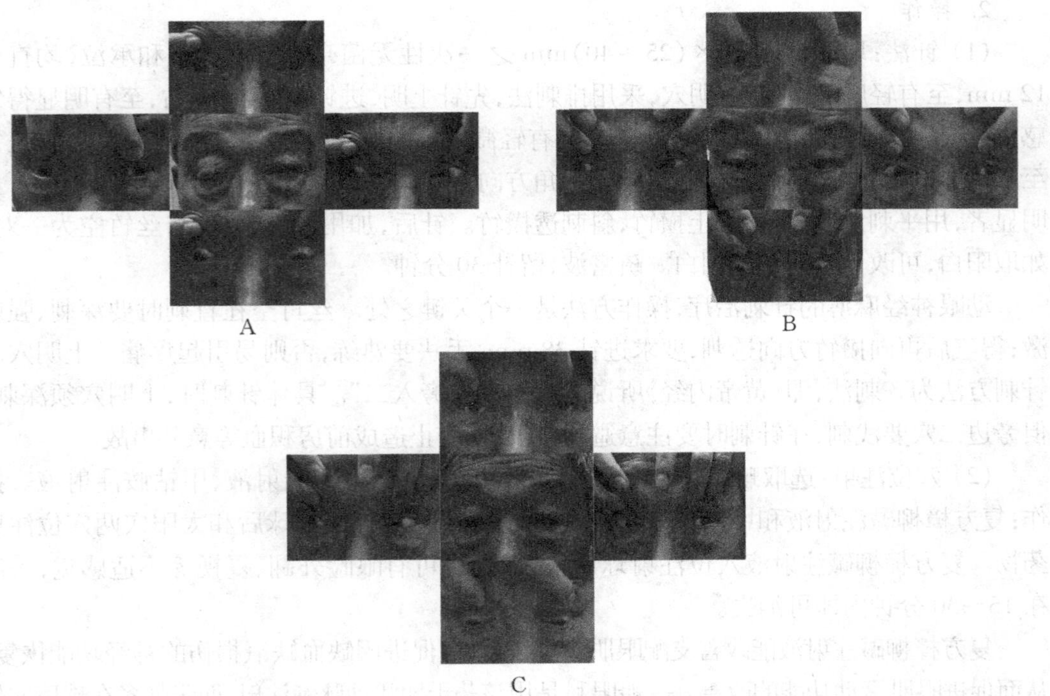

图 4-4-1 患者陈某针刺治疗前后眼位对比图

A. 针刺治疗前，右上睑下垂，眼球内收、上转受限。B. 针刺治疗 10 次后，右眼睑下垂症状消失，上转稍受限。C. 针刺治疗 22 次后，眼位正常，转动无受限。

诊断：西医诊断：右眼动眼神经麻痹。中医诊断：右眼上胞下垂(气滞血瘀证)。

治疗：予针刺(主穴与配穴联合)及穴位注射治疗。嘱其每周治疗3次。治疗10次后，于10月8日复查，右眼睑下垂症状消失，上转稍受限，微有复视(图4-4-1B)。继续治疗12次后，11月12日复查时症状完全消失(图4-4-1C)。因其右眼视网膜中央静脉阻塞合并视网膜中央动脉阻塞，继续针灸治疗眼底病变。

按：眼区穴上健明和上明二穴，均为新穴，具有益气活血的功效。承泣为足阳明胃经穴位，除具疏通眼部经络作用外，还有益脾胃、调补气血的作用，穴位注射复方樟柳碱增强活血祛瘀的功效。

案2 陈某，女，65岁。2017年10月13日初诊。

现病史：自诉左眼上睑下垂、视物困难21日。患者2016年5月1日发带状疱疹，之后出现带状疱疹后三叉神经痛，药物治疗无效。2017年9月26日在本市某三甲医院接受CT引导下三叉神经半月节热射频治疗术，术前患者眼球运动不受限，术后虽面部疼痛缓解，但随即出现左侧上眼睑下垂，上抬受限等症状。头颅MRI及MRA检查未见脑血管损伤。经神经内科和眼科会诊后，诊断为"左眼动眼神经麻痹"。给予营养神经、改善循环、眼避光等对症治疗，效果不明显，经眼科医生介绍前来治疗。刻下症见左眼上睑下垂，不能上抬，纳可，眠可，二便调。舌暗，苔薄白，沉弦。

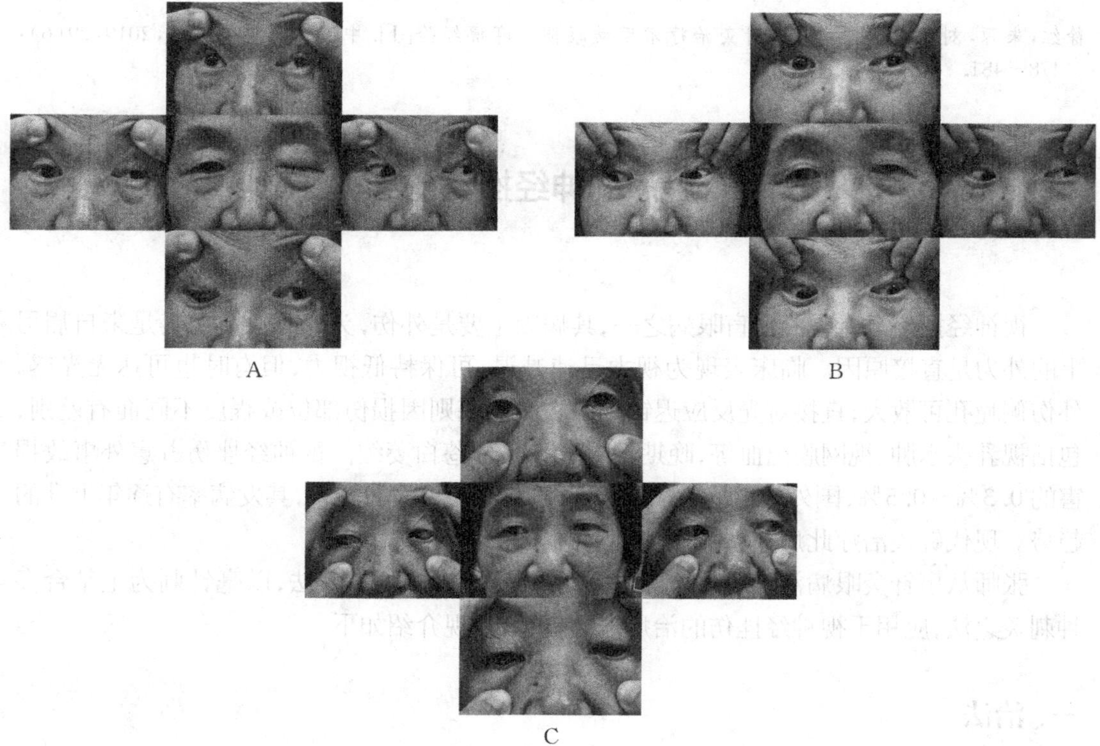

图4-4-2 患者陈某针刺治疗前后眼位对比图

A. 针刺治疗前，左侧上眼睑下垂，眼球向内、向上、向下运动受限。B. 针刺治疗17次后，左眼睑下垂症状及眼球向内、向上、向下运动明显改善。C. 针刺治疗27次后，眼位正常，转动无受限。

检查：左侧上眼睑下垂遮盖瞳孔。上抬受限，眼球向内、向上、向下运动受限，眼球向外、外上、外下不受限(图 4－4－2A)，瞳孔扩大，对光反射减弱。

诊断：中医诊断：左睑废(气滞血瘀证)。西医诊断：左眼动眼神经麻痹。

治疗：予针刺(主穴与配穴联合)及穴位注射治疗。

每周治疗 3 次。二诊(11 月 23 日)：左眼睑下垂症状及眼球向内、向下运动明显改善(图 4－4－2B)，稍有复视。三诊(12 月 28 日)：症状完全消失(图 4－4－2C)。

按：上方主穴，以眼区穴、眼周穴和耳后穴组成，体现近取和中取相结合的原则，达到通经接气、益气明目的目的。配穴用于穴位注射，采用神经营养药物与扩血管药相结合，起到针药结合、药物相辅的作用。

五、小结

对于术后动眼神经麻痹应及早、坚持和规律性治疗。笔者根据跟师多年的临床观察，发现运用传统的针刺手法与药物穴位注射等现代医疗方法相结合治疗术后动眼神经麻痹，能够显著改善患者的症状，提高患者的生活质量。临床治疗该病时要注意针刺的手法，进针的角度及深度，以有针感、气至病所为佳。

徐红，朱源，刘坚，等. 张仁教授针灸治疗术后动眼神经麻痹经验[J]. 中国中医眼科杂志，2019，29(6)：478－481.

针灸治疗视神经挫伤的经验

视神经挫伤是严重的致盲眼病之一，其病因主要是外伤，头部、额部，尤其是来自眉弓上的外力是直接原因。临床表现为视力迅速减退，可保持低视力，但有时也可达无光感。外伤侧瞳孔可散大，直接对光反应迟钝或消失。眼底则因损伤部位或程度不同而有差别，包括视乳头水肿、视网膜出血等，晚期视乳头可出现苍白萎缩。视神经挫伤占意外事故损害的 0.3%～0.5%，国外报道为 5%，近年来随着交通事故的增多，其发病率有逐年上升的趋势。现代针灸治疗此病，有关临床资料很少。

张师从事针灸眼病治疗 30 余年，总结出以“活血益气”为大法，以毫针刺为主结合多种刺灸之法，应用于视神经挫伤的治疗，颇有效验。现介绍如下。

一、治法

张师针灸“活血益气法”的特点是以基本方为主，辨病加减，并运用耳穴贴压、梅花针叩刺、穴位注射等多种方法综合治疗。

1. **基本方**

(1) 毫针方:取新明1(位于耳垂后皮肤皱褶之中点,相当于翳风穴前上5分)、新明2(眉梢上1寸旁开5分)、上健明(睛明穴上5分)、承泣、上天柱穴(天柱穴上5分)。

上穴每次均取。新明1,进针时针体与皮肤成45°～60°角,向前上方快速进针,针尖达耳屏切迹后,将耳垂略向前外方牵引,针体与身体纵轴成45°角向前上方徐徐刺入。当针体达下颌骨髁状突浅面深度1～1.5寸时,耐心寻找满意针感,针感以热胀酸为主。如针感不明显时,可再向前上方刺入3～5分,或改变方向反复探寻,针感可传至颞部及眼区。用捻转加小提插,提插幅度1～2 mm,一般运针时间为1分钟,捻转速度与刺激量灵活掌握。新明2,针尖与额部成水平刺入,缓慢进针5～8分,找到酸麻沉胀感后用快速捻转结合提插手法,使针感进入颞部或眼区,针感性质、运针手法及时间同新明1。然后接通G6805电针仪,用连续波,频率3 Hz,强度以患者能忍受为度;也可用疏密波,通电30分钟。张师多取睛明穴上5分之上健明穴,长期临床观察发现该穴效果好且不易引起眶内出血。上健明穴直刺1～1.2寸,得气为度,略作小幅度捻转后留针。承泣,针尖略向上进针1寸左右,要求针感至眼球有胀感。天柱穴,向正视瞳孔方向刺入,用徐入徐出导气法,使针感向前额或眼区放散。每周治疗3～4次。

(2) 穴位注射方:取球后、太阳、肾俞、肝俞穴。药物用甲钴胺注射液0.5 mg、复方樟柳碱注射液2 ml、丹参注射液2 ml、注射用鼠神经生长因子(苏肽生)30 μg。

每次取1～2穴。药物取一种,早期选用苏肽生,恢复期取甲钴胺注射液与复方樟柳碱注射液或丹参注射液(二者取其一)交替使用。甲钴胺注射液多用于球后穴,每穴注射0.5 ml(双眼发病)1 ml(单眼发病)。复方樟柳碱可用于太阳或球后穴,每穴1 ml。丹参注射液多用于肾俞、肝俞,每穴1 ml。每周治疗2次。苏肽生用于球后穴,每穴1 ml。因该药注射后常后遗肌肉痛,可每周穴位注射1～2次,其余时间可行肌内注射。

(3) 耳穴方:取支点、肝、肾、眼、神门。

耳穴均取。用磁珠或王不留行籽贴压,令患者每日按压3次,每穴按压1分钟,力度以有胀痛感而不弄破皮肤为佳。每次一耳,两耳交替,每周换贴2～3次。

(4) 皮肤针方:取正光1(眶上缘外3/4与内1/4交界处)、正光2(眶上缘外1/4与内3/4交界处)、阿是穴。

用皮肤针在穴区0.5～1.2 cm范围内作均匀轻度叩打,每穴叩50～100下,以局部红润微出血为度。

2. **方解**·视神经挫伤系因外伤致病,致目伤络损,气滞血瘀,神光不升。毫针方中,新明1、新明2(眉梢上1寸外开5分)均为现代新发现的治眼底病之验穴,重在疏通气血;承泣为多气多血之足阳明之起始穴,与经外穴上睛明同位于眼区而均有益气活血,涵养神珠之功;上天柱为上海已故针灸名家金舒白教授所创,原用于治疗内分泌突眼,现取其活血化瘀之效。五穴相配,补泻结合而偏重于泻,相得益彰。穴位注射方,取经外穴太阳、球后重在活血,肝俞、肾俞重在益气。耳穴用于加强整体调节。皮肤针穴,原用于近视眼治疗,我们发现用轻叩之法,其活血化瘀作用也相当明显。特别对于眼区局部瘀血明显者,则可在阿是穴(病灶区)采用中度叩刺,令其出血,往往能收到明显效果。

二、医案

（一）单纯视神经挫伤

患者，男，19岁，在校大学生。左眼视物模糊、畏光1月余。2009年11月3日左眼被足球击伤，视力突然下降，3小时后至某院住院治疗。当时查见左眼手动，左眼结膜混合充血，角膜水肿，角膜后沉着物（KP，+++），眼内压（Tyn，+++），前房大量血细胞，瞳孔尚圆，对光反射消失，晶体及眼底看不清。入院后第2日眼压上升，右眼超声生物显微镜（UBM）检查，见房角开角，部分隐窝见血块填塞，予前房穿刺术、药物等治疗。出院时左眼视力指数/眼前，结膜混合充血，角膜透明，KP（+），Tyn（++），前房深，无明显凝血块，虹膜纹理不清，瞳孔区纤维渗出物吸收，瞳孔对光反射迟钝，晶体完整，眼底朦胧，视盘色界尚正常，视盘边及后极部见小出血，未波及黄斑区，黄斑中心反光（+）。右眼眼压16 mmHg，左眼41 mmHg。B超示视网膜平伏。左眼视野检查示有明显缺损，MD 25.72 dB。12月16日至某院就诊时查见左眼瞳孔明显散大，眼底视盘苍白，左眼视力0.1，诊断为左外伤性视神经萎缩，于当天介绍至张师处。

左侧按基本方取穴，右侧仅取新明1、丝竹空，电针接双侧新明1、丝竹空。用连续波，频率2 Hz，通电30分钟；甲钴胺注射液、复方樟柳碱和苏肽生交替注射至球后穴、太阳及新明2；耳穴用上方上法，加降压沟。皮肤针叩刺正光1和正光2，微出血。每周治疗4次。经1周治疗后，左眼视力提高至0.2。2个月后，左眼视力提高至0.4，左眼视野复查有明显改善（2010年2月22日），MD 9.24 dB。再经过1个月治疗左视野检查已基本恢复至正常，眼底视盘色较前好。2010年5月5日检查时左眼视力达到0.9。

（二）合并其他眼神经损伤

患者，男，46岁，外来务工者。右眼视觉模糊、畏光、复视2月余。2009年10月遭车祸，急至某院就诊，查体见神志尚清，格拉斯哥昏迷评分（GCS）12分。左侧有眼睑肿胀，左瞳孔2.5 mm，对光存在，右上睑不能抬起，眼球固定，右瞳孔5.5 mm，对光缺失。头颅及眼眶CT示右颞顶枕部幕上幕下硬膜外血肿，蛛网膜出血，颅内积气，左眼眶外壁，左侧上颌窦壁、鼻骨、蝶骨骨折；经治出院时一般情况尚可，右眼睑下垂，用力也不能睁开，瞳孔扩大等症状改善不明显，且时有头晕、头痛，眼部诊断为视神经钝挫伤，动眼神经和外展神经损伤。遂前来针灸治疗。检查见右上睑完全下垂，不能上抬，右眼球向内下斜视，不能外展及向上运动，右瞳孔6 mm，对光反射（-）；左瞳孔2.5 mm，对光反应（+），眼底（-）。视力右0.4，左1.0。

右侧以基本方为主，加用攒竹、丝竹空、瞳子髎、风池和鱼尾。攒竹和鱼尾分别向鱼腰方向透刺；左侧仅取新明1、新明2。风池、丝竹空（或瞳子髎）为一对，鱼尾和攒竹为一对，分别接电针仪，选连续波，使上眼睑有跳动，频率1 Hz，强度以患者可以忍受为度，通电30分钟。丹参注射液及维生素B_{12}于太阳穴、新明2和球后穴交替注射。耳穴用上方上法。

皮肤针叩刺正光1和正光2，微出血。治疗2个月后，右上睑已抬起1/2。现右上睑已抬起3/4，右瞳孔略大于左侧；右眼球外展运动自如，向上运动稍受限，右眼视力达1.2。复视、头晕症状明显减轻。

（三）合并明显瘀血

患者，男，48岁，出租车司机。左眼视物模糊异物感，左眼眶周酸胀感，睁眼困难半年。患者于2009年3月30日被人击伤左鼻眼及面部，疼痛剧烈，视物模糊异物感，急至医院就诊，查右眼视力0.8，左眼0.15；左颧及面部皮肤水肿，下睑皮肤水肿及色青，左眼结膜下片状出血，高充血，眼球各项运动可，角膜颞侧见片状上皮脱落，前房Tyn（+++），少量血细胞沉积在角膜下方内皮处，瞳孔4 mm，光反射迟钝，眼底视盘界清，后极部网膜色淡，眼底乳头界清，网膜平，黄斑色灰，下方网膜青灰。非接触式眼压计（NCT）示右眼16 mmHg，左眼29 mmHg。CT示鼻骨骨折，左眼球及面部软组织挫伤，5月5日曾出现外伤性青光眼，左眼眼压高达44 mmHg，行左眼小梁切除术。患者一直感左侧鼻塞，并伴左侧鼻眼部胀痛不适，曾行鼻骨复位术，症状未见缓解。9月17日上海某医院视诱发电位（P-VEP）示左眼VEP延迟。P-VEP示左眼P100波形潜伏期较右眼略微延迟（延迟幅度小于10%），左眼振幅较右眼下降约50%。至张师处就诊时的主要症状为左眼视物模糊异物感，左鼻、眼眶周酸胀不适，睁眼困难，畏光，感左眼视力下降，已不能从事开出租车工作，病休在家。视力右1.0，左0.15。

左侧以上方为主，加攒竹。右侧取新明1、新明2。丹参注射液和甲钴胺注射液在太阳穴、新明2及球后穴交替注射。因其尤以左眼眉头部、鼻背部酸胀甚，且该局部皮肤色暗红，纹理增粗，加用梅花针局部叩刺，中等量刺激，血即涌出，顺面颊流下，予以小型抽吸罐吸拔，留罐5分钟，瘀血多满罐，每次取罐后，顿觉酸胀缓解。以后每次就诊都要求如此治疗。2个月治疗后，睁眼困难症状消失，左眼视物模糊、异物感及左眼眶周酸胀均明显减轻，3个月后复查VEP基本正常，左眼视力达0.8。后患者主要觉左眼内眦部异物感，眼眶下部稍感酸胀不适，加针下睛明及睛明穴，并叩刺四白穴处，中等量刺激。每周减为治疗1次。前后共治4月余，诸症消失。患者重返工作岗位，并于2010年，开上了世博会专用出租车。

（四）合并骨折等

患者，男，66岁，外来务工者。右眼视力障碍27日。2010年3月17日因车祸致头部外伤，右眼视力障碍，1日后至上海某院神经外科就诊。入院时症见神清，格拉斯哥昏迷评分（GCS）15分，右侧熊猫眼征（+），右眼睑裂伤，左侧瞳孔直径3 mm，直接光反（+），间接光反（-）。右侧瞳孔散大4.5 cm，直接光反（-），间接光反（+）。右眼VEP延迟15%，右眼ERG尚可。颅底CT提示右蝶骨翼骨折，右眶外侧壁骨折，右眼眶内侧壁骨折，右侧颧骨弓骨折，右侧上颌窦外侧壁骨折。予激素、营养神经及对症支持疗法住院治疗8日后，一般情况尚可，右眼视力仍无改善。就诊时检查右眼视力仅存光感。

右眼基本方治疗，左侧只取新明1、新明2。予维生素 B_{12} 穴位注射球后穴，丹参注射液穴位注射太阳穴，交替进行。每周治疗3次。耳穴用上方上法。皮肤针叩刺正光1和正光2，微出血。经10次治疗后，右眼视力指数/30 cm。目前仍在继续治疗中。

以上病例说明，对于视神经挫伤，只要针灸穴位、操作手法及治疗方法得当，能取得较好的效果。调查显示，在视神经挫伤的患者中，有50%可发生永久性视力丧失，张师的"活血益气法"对提高视神经挫伤患者的视力和缩小瞳孔及改善视野均有效，此法对该病患者来说，给他们开辟了一个新的、有效的治疗途径，大大提高了他们复明的概率。

三、体会

早期介入，长期坚持(一般3个月为一个疗程)，处理好速效与缓效的关系很重要。从临床观察来看，病程越短，疗效越好。早期针灸干预，再加上患者的积极配合，多可在较短时间内视力迅速提高，眼部症状也明显改善。但经过一段时间治疗后，患者会有康复进程减慢甚至停滞不前的感觉。张师认为，对于这种病的治疗要处理好速效与缓效的关系。短期可能会出现较明显的效果，随着治疗次数的增加，这种较好的效果会逐步消失，继续治疗又会出现同样的情况，坚持长期治疗后效果又会变得明显。

张师认为视神经挫伤属于目击外伤所致，多为血脉受损，气血运行受阻，气滞血瘀，神光不开，在取穴上多用确有效验的经外穴，在组方上以眼部穴位(近取)为主，颈项部取穴(中取)为辅，在于通经利气，活血化瘀，达到明目的目的。治法上，重视综合治疗，以毫针手法、脉冲电刺激、耳穴、梅花针加穴位注射相结合，充分运用现代医学的成果，中西医相结合，用综合之力，一举获效。同时，张师也认为，针灸虽然是一种非药物的整体调节，针灸治疗中个体差异较之药物更为明显，但个体化只是一个现象，可以发现其内在规律，总结出规范化方案，个体化和规范化是标与本的关系。张师在治疗此病的过程中，针对不同的兼症，从处方加减、手法的变化和针刺时间的长短进行微调，提高了疗效。此法在我们的临床运用上也得到不断的重复验证。

上方治疗对提高视力和缩小瞳孔及改善视野均有效，以视力恢复更为明显，但尚未发现完全恢复到与发病前相同者。这可能与病程和损伤程度有密切关系。所以张师告诫："医无止境"，还需进一步探索。

徐红，王顺，刘坚，等. 张仁主任针灸治疗视神经挫伤的经验[J]. 上海针灸杂志，2011，30(6)：254－256.

针刺治疗皮质盲经验及典型医案举隅

张仁主任医师为我国针灸名家，从事针灸临床及文献研究工作40余载，学验俱丰、著作等身。在漫长的临床工作中，通过不断地探索和完善，逐步形成了一个较为完整的、独特的眼病针灸的学术经验体系，其中益气化瘀法针刺治疗皮质盲是其重要学术特色之一。

皮质盲(cortical blindness)是由各种因素所致的大脑皮质视觉中枢损害而引起的双目失明,是眼科中致盲疾病之一。常见病因有外伤、炎性反应、中毒、发热、脑血管意外、肿瘤等,脑组织缺氧是致病的根本原因。现代医学研究认为,脑组织缺氧3分10秒可引起皮质细胞永久性病变,超过7分钟就可以死亡。益气化瘀法针刺治疗皮质盲,以中取、近取、直取病区穴位配合为用,通过多种不同针法的综合运用,以起到濡养神珠、通利血脉的作用,从而达到较好的治疗效果。笔者有幸于2012年起跟随张师临床学习,并于2014年入选上海市中医药三年行动计划(2014—2016年)"杏林新星"计划,张师为指导老师。几年来笔者跟师临证,略有心得,现将张师益气化瘀法针刺治疗皮质盲的临床经验整理如下。

一、经验方

1. **针刺基本方**·取穴:主穴取四神聪、新明1(耳垂后皮肤皱褶之中点,翳风穴前上5分)、上健明(眶上缘内上角凹陷处,内眦角上约0.5寸处,在睛明穴上约0.5寸)、承泣、新明2(眉梢上1寸旁开5分);视区(从旁开前后正中线1 cm的平行线与枕外粗隆水平线的交点开始,向上引4 cm的垂直线)、视联络区(视区两侧,与视区同高,为宽约2寸的长方形区域,左右各一),为头皮针穴。配穴取百会、上天柱(天柱穴上五分)、风池、目窗、丝竹空。操作:主穴均取,配穴酌选2~3个。左侧新明1要求术者以右手进针,右侧新明1要求术者以左手进针,针体与皮肤呈45°~60°角,向前上方快速进针,针尖达耳屏切迹后,将耳垂略向前外方牵引,针体与身体纵轴呈45°角向前上方徐徐刺入。当针体达下颌髁状突浅面深度25~40 mm时,耐心寻找满意针感,针感以热胀酸为主。如针感不明显时,可再向前上方刺入3~5 mm,或改变方向反复探寻,针感可传至颞部及眼区。用捻转加小提插手法,提插幅度1~2 mm,一般运针时间为1分钟,捻转速度与刺激量灵活掌握。视区,直刺,视联络区,向内下方或上方斜刺,视区和视联络区均快速针入20 mm,用指力将针尖冲入头皮下,进入帽状腱膜与骨膜之间为佳,然后将针体放倒进针,并采用进气法,即针体进入帽状肌腱下层,针体平卧,拇、示指紧捏针柄,用爆发力迅速向内进插3次,然后再缓慢退回原处。余穴均采用直刺法进针,以热胀酸针感为度。新明1、新明2或丝竹空接通电针(G6805型电针仪),连续波,予频率2 Hz,强度以患者能忍受为度,通电30分钟,每周治疗2~3次。

2. **穴位注射方**·取穴:球后、太阳。药物:甲钴胺注射液0.5 mg(0.5 mg/ml),复方樟柳碱注射液2 ml。操作:每次取2穴,药物取1种,1 ml一次性注射器抽取药液,快速破皮缓慢进针至有针感(但不必强求)后,将药物徐徐注入。甲钴胺注射液、复方樟柳碱注射液交替使用。

甲钴胺注射液多用于球后穴,每穴注射0.5~1 ml;复方樟柳碱注射液多用于太阳、球后穴,每侧穴位注入1 ml。注意:复方樟柳碱注射液注入球后穴后部分患者有复视或(和)视物模糊感,一般15~30分钟可消失。

3. **耳穴贴压方**·取穴:脑点(即缘中,在对耳屏游离缘上,对屏尖与轮屏切迹之中点处)、神门、肝、肾、眼、目1(耳垂正面,屏间切迹前下方)、目2(耳垂正面,屏间切迹后下方)。

操作:用磁珠或王不留行籽贴压,令患者每日按压3次,每穴按压1分钟,力度以有胀痛感而不弄破皮肤为佳。每次一侧耳穴,左右两侧交替,每周换贴2次。

4. *皮肤针方*·取穴:正光1(眶上缘外3/4与内1/4交界处)、正光2(眶上缘外1/4与内3/4交界处)。操作:用皮肤针在穴区3～5 mm范围内行均匀轻度叩打,每穴点叩刺50～100下,以局部红润不出血为度,每周治疗2～3次。

此针刺综合方法,每周治疗2～3次,3个月为一个疗程。维持治疗时每周治疗1次。每次治疗基本方必用,余方酌情可全部或选1～2方综合运用。一般须治疗4个疗程以上。

二、医案

案1 *患者,男,46岁。2016年5月7日初诊。*

主诉:言语障碍伴双眼视力进行性下降7个月。

现病史:2015年3月起无明显诱因时常出现嗜睡,遂至上海某医院就诊。查头颅CT平扫示左侧额叶占位伴周围大片水肿,中线结构右移。拟"脑膜瘤"服中药(中药具体方剂不详)治疗,症状尚平稳。2015年10月,不定期出现眼花、言语謇涩、易忘词等情况,不久症状加重,自以为近视加深,未予重视。至2016年3月,患者视物模糊不清,遂于眼科验光配镜,检查时发现眼底视盘水肿,建议进一步检查。2016年3月8日至上海另一医院行头颅MRI增强检查示左额脑膜瘤可能,病灶约4.4 cm×3.0 cm。2016年3月中旬,患者双眼视力急剧下降,仅剩光感。故2016年3月25日于上海某医院全麻下行"左额、前颅底脑膜瘤切除术",术中Simpon Ⅰ类全切(肿瘤全切除并切除肿瘤累及的硬膜和颅骨)。术后予甲钴胺、吡拉西坦(脑复康)等营养神经药物及高压氧治疗。术后1周,患者左眼仅有光感,右眼失明。

检查:神志清醒,情绪低落,言语謇涩,需家人搀扶行走,左眼有光感,右眼失明。舌淡,苔薄白。

诊断:皮质盲(左侧额叶脑膜瘤术后)。

治疗:选用上述综合针刺治疗方案中的针刺方和穴位注射方,每周3次。其中,针刺取新明1、上健明、承泣、新明2、上天柱、风池,眼区穴位不捻转提插,余穴均采用捻转提插补法。至2016年7月,左眼手动,右眼无变化,加刺百会、视区、视联络区,留针2小时。2016年10月,左眼1 m/数指,右眼微弱光感,加刺风池、目窗、丝竹空。至2017年1月,患者左眼能发短信、微信,右眼光感增强。至2017年6月中旬,查左眼视力0.4,右眼视力0.05(均为矫正视力),可以短距离外出散步等。

按:本例为左侧额叶脑膜瘤压迫视觉中枢致患者双侧视觉受损,而行左额、前颅底脑膜瘤切除术后,进一步加重损伤而致视力基本丧失。所幸至张师处就诊时,为术后1个月余,正处于恢复期,考虑到患者机体气血虚弱尚未恢复,不能濡养受损处的组织器官,属气虚血瘀。故在治疗时,张师以补益气血、活血化瘀为法而获效。张师认为,除了综合针术外,一个关键之处在于患者能及时接受针灸治疗,正如《黄帝内经》所云"谨候其时,病可与期"。

案2 患儿，男，7岁。2014年10月18日初诊。

主诉：双眼视力下降2年。

现病史：2012年11月无明显诱因出现呕吐，视力未受影响，当地诊所治疗1周未见好转，并出现意识模糊，遂紧急就医，确诊为脑膜瘤。手术后因水肿压迫，患儿双眼仅存光感。经神经科和眼科会诊，确诊为皮质盲。当地医院予高压氧逾百次及注射用鼠神经生长因子、中药汤剂（中药具体方剂不详）等药物治疗后，视力仍未明显好转，遂慕名求治。检查：形体瘦弱，颅骨膨大，双眼仅存光感，舌淡、苔少，脉细。

诊断：皮质盲（脑膜瘤术后）。

治疗：选用上述综合针刺治疗方案中的所有治疗方法，每周2次。其中，针刺方取新明1、上健明、承泣、丝竹空、新明2、上天柱、风池、百会、视区、视联络区。因患儿年龄较小，不易配合针刺操作手法治疗，故仅以百会、视区、视联络区等头穴行提插补法并留针2小时，余穴均不行操作手法，留针30分钟。持续治疗2个月后，至2015年初，患儿偶然辨别出玩具的颜色，家长喜出望外，遂继续治疗，视力逐步提升；至2015年10月，患儿可识别报纸上1 cm大小的字。家长信心大增，遂坚持每周3次治疗，至2017年6月，患儿双侧视力均为0.4，已报名上普通小学。

按：本例患儿为脑膜瘤术后因水肿压迫所致的皮质盲，脑膜瘤术前并无视力改变情况。在接受张老师益气化瘀综合针刺法治疗2个月后，视力即可由光感提升为可辨认颜色，在接下来的治疗中，此患儿的视力提升情况也比较理想，治疗效果较好。这可能与患儿的视力丧失是因脑膜瘤术后水肿压迫所致有关。术后气滞血瘀，而《金匮要略·水气病脉证并治第十四》中张仲景提出“血不利则为水”，故采用益气化瘀法治疗，可使气旺血行，血水同治，促进血脉通畅，从而有利于水肿的吸收，起到提升视力的效果。

案3 患儿，男，8岁。2014年2月20日初诊。

主诉：双眼视力下降3个月余。

现病史：既往有近视，双眼矫正视力0.8。2013年9月家属偶尔发现患儿阴毛发育异常，遂带其至儿童医院就诊，发现颅内鞍上占位病变，因畏惧手术辗转至北京某医院。其间患儿视力逐渐下降，至2013年11月，左眼视力0.2（矫正），右眼0.6（矫正）。家属决定手术治疗，术后病理提示“星形细胞瘤”。后经多次放疗，患儿视力徘徊于10 cm/数指，并伴有明显视野缺损，遂返沪求以针灸治疗。

检查：双眼10 cm/数指，双眼颞侧视野缺如，各方向眼动充分，双瞳孔等大等圆，直径2.5 mm，光反射（++）。

诊断：皮质盲（星形细胞瘤术后）。

治疗：选用上述综合针刺治疗方案中的所有治疗方法，1周治疗3次。其中，针刺方取新明1、上健明、承泣、新明2、视区、视联络区、上天柱、风池、丝竹空。视区、视联络区行提插补法并留针2小时；余穴均不行操作手法，留针30分钟。治疗3个月后，患儿双眼视野未见明显改变，嘱患儿不来医院治疗时在家自行梅花针叩刺正光1、正光2，操作方法如前，早晚各1次。治疗5个月患儿左眼视野逐渐好转，右眼视野缺损未见明显改变。治疗1年后，右眼视野缺损逐渐好转。至2015年11月，患儿双眼视野均出现明显好转；2016年，左侧视野基本正常，右侧略有缺损；至 2017 年 6 月，患儿左眼视力 0.8(矫正)，右眼 0.6(矫正)。

按：本例患儿为星形细胞瘤压迫视神经、视交叉所致的皮质盲，不仅有视力的改变，也有视野缺损症状。小儿素体娇嫩柔弱，经历手术、多次放疗等治疗，元气大伤，气血虚弱甚或气脱。《灵枢·决气》云“气脱者，目不明”，即是指元气亏虚至极，脏腑精华不能上荣于目，目失濡养。故在治疗时应以益气养血为主，辅以活血化瘀。

三、讨论

皮质盲又称皮质性失明或中枢盲，是指大脑外侧膝状体、内囊后支、视辐射或枕叶视皮质病变引起的双眼视力丧失。其特征性临床表现为双侧视力消失，强光刺激及外界恐吓均不能引起眼睑闭合，瞳孔对光反射、调节反射正常，眼底正常。皮质盲以血管痉挛性损害最为常见，尚可因脑膜炎、中毒性菌痢及颅脑外伤所致。目前尚无特殊治疗方法，多采用维生素类药物、能量合剂、皮质激素、血管扩张剂、高压氧等治疗，但效果不甚理想。

中医学无皮质盲这一病名，但有很多类似的记载，一般归入“青盲”范畴。《诸病源候论·小儿杂病·目盲候》指出，“眼无翳障，而不见物，谓之青盲”；《医宗金鉴·眼科心法要诀》曰，“小儿青盲，因胎受风邪，生后瞳人端好，黑白分明，惟视物不见”，认为本病与先天禀赋不足、肝肾亏虚有关。对于青盲的治疗，《太平圣惠方》卷一百提到“小儿目涩怕明，状如青盲，灸中渚二穴各一状”。针灸对该病的治疗有着较为确切的疗效，被列为眼和附属器系统西医症状中第二针灸病谱。张师认为，皮质盲的发生多由颅内肿瘤压迫或外伤所致，素体虚弱及气血瘀滞为其主要病机，故在治疗上倡导从气血论治，多用益气化瘀之法。由于眼部的特殊生理及病理，单一疗法很难达到较好的治疗效果，故在长期临床中总结出了上述综合治疗方法。该综合疗法所选用的穴位共分头皮针穴、颈项部穴、眼区附近穴和眼区穴 4 个部分，通过近治、远治、全身调节等综合协调作用而达到益气化瘀之效：①头皮针穴，用于补益气血。因头皮针是根据大脑皮质功能定位来确定头皮刺激部位的，故刺激视区、视联络区在头皮部的投影部位，能增加脑血流量，改善枕叶血液循环，促进视皮质细胞的功能恢复，起到补益气血之效。②颈项部穴位，用于通调全身气血。足少阳胆经之风池穴，为手足少阳、阳维和阳跷之会，是连脑、目之脉络要穴，也是治疗目疾的常用穴位，有通经活络、调和气血的作用。在上天柱穴施以大幅度导气法行气催气，不仅可化气壮阳，而且可使针感向前额或眼区放散，从而起到治疗眼病的作用。新明 1 穴可疏调眼底和眼周经气，使气血充养于目。③眼区附近穴位，可连接全身与眼睛之经脉，加强眼区气血流转运行。如新明 2、丝竹空，同位于外眦附近，又可延续新明 1 之针感，接通经气，加强眼区气血的流转运行。④眼区穴位，球后、上健明、承泣、太阳，都可直接疏通并补益眼目经气，促进眼目气血运行流畅，有明目利窍之功效。张师的益气化瘀综合针刺方法，不仅包括穴位的综合运用，而且包括不同治疗方法的综合运用。在皮质盲的临床治疗上，张师采用针刺、穴位注射、耳针、皮肤针 4 种针法综合运用，相辅相成。通过针刺上述穴位，同时施以气至病所的针刺手法并结合脉冲电刺激，推动眼底和眼球周围的气血运行，疏导眼底脉络,起到濡养目珠的作用,从而目明而充沛,视物清澈。穴位注射可起到活血补血之功。甲钴胺(弥可保)对神经组织具有良好的传递性,可促进受损神经功能的恢复,从而加速眼肌功能的康复;复方樟柳碱注射液可以缓解血管痉挛、改善微循环,增加眼部血流量,促进眼缺血组织的恢复。皮肤针叩刺即是通过"皮肤—孙脉—络脉—经脉"起到调整局部气血、通经活络的作用,促进局部功能恢复正常。耳针法用于加强整体调节,可疏通全身之经气,调和周身之气血,起到明目、恢复视力的作用。张师认为,皮质盲属于难治病,故在针灸治疗时,强调要重视综合方术、协调运用。所谓综合,既包括多种针法如电针、穴位注射、耳穴贴压、皮肤针等法,又包括多种独特操作手法如捻转提插法、导气法等;所谓协调,就是有机配合,如眼针、体针、头皮针、皮肤针等不同针法的结合,电针与穴位注射的针药结合,以及加耳针以加强疗效。

本文所列举的3例皮质盲病例,均为脑内肿瘤压迫所致,术后来诊。张师认为他们在气滞血瘀的基础上,都有不同程度的气血虚弱,故在治疗时以气血论治,采用益气化瘀综合针刺疗法,都起到了较好的治疗效果。3例患者的视力都得到了较大的提升,且第3例患者的视野缺损得到了极大的改善。前2例患者均为视力下降、脑膜瘤术后,针刺治疗2～4个月后,视力即有明显的提升,可见益气化瘀综合针刺疗法可提升皮质盲患者的视力情况。张师在临床上采用针刺治疗黄斑水肿,取得了较好的疗效,结合上述2例患者都有水肿压迫的情况看,推类至此,可见针刺对因水肿所致的视力下降确有桴鼓之效。第3例病例为星形细胞瘤,患儿之前既有视力损害和近视,又有视野缺损症状。但患儿在坚持治疗5个月后,左眼视野逐渐好转,并于治疗1年后右眼视野也开始好转,说明益气化瘀综合针刺疗法不仅可以提高皮质盲患儿的视力,也可以改善视野。同时说明,针对患儿的视力下降和视野缺损的针刺治疗效果,视野的改善较之视力的提升会慢一些,需要患儿长期配合治疗。

同时,张师认为,对于皮质盲等眼病的治疗,心理调摄也是非常重要的。《灵枢·经脉》云:"足厥阴肝经之脉……连目系,上出额;其支者,从目系,下颊里……"肝脉与目系相连而通于瞳神,《灵枢·脉度》指出:"肝气通于目,肝和则目能辨五色矣。"所以,张师常嘱患者要树立信心,保持乐观的心态,积极配合并坚持长期治疗。

张进,杨伟杰,刘坚.张仁针刺治疗皮质盲经验及典型医案举隅[J].中国针灸,2018,38(4):421-424.

针刺治疗视网膜静脉阻塞黄斑水肿经验

张仁主任医师是我国知名针灸医家,从事眼病针灸已40余年,特别在针刺治疗眼底病方面积累了丰富的经验,并总结出一整套针刺综合治疗方案,应用于眼病临床,取得了很好的疗效。现将其经验及选取的有代表性的3个视网膜静脉阻塞(RVO)合并黄斑水肿(ME)的案例报告如下。

一、经验方

1. **针刺基本方**·取穴：主穴有①新明1、上健明、承泣、瞳子髎、太阳；②翳明、上明、球后、丝竹空、新明2。配穴：风池、天柱。针刺时，主穴每次选取1组，两组穴位轮换使用；配穴每次选取1个穴，2个穴位交替使用。

新明穴针法：左侧新明1要求术者以右手进针，右侧新明1要求术者以左手进针，针体与皮肤成45°～60°角，向前上方快速进针，针尖达耳屏切迹后，将耳垂略向前外方牵引，针体与身体纵轴成45°角向前上方徐徐刺入。当针体达下颌骨髁状突浅面深度25～40 mm时，耐心寻找满意针感，针感以热胀酸为主。如针感不明显时，可再向前上方刺入3～5 mm，或改变方向反复探寻，针感可传至颞部及眼区。用捻转加小提插，提插幅度1 mm左右，一般运针时间为1分钟，捻转速度与刺激量灵活掌握。新明2：取(0.25～0.30)mm×25 mm之毫针，找准穴区后针尖与额部成垂直刺入，缓慢进针10～20 mm，找到酸麻沉胀感后用快速捻转结合提插手法，使针感达到颞部或眼区，针感性质同新明1。运针手法及时间亦同新明1。

其他穴位针法：上健明穴、上明直刺20～30 mm，得气为度，略作小幅度捻转后留针；球后、承泣穴，针尖略向上进针25 mm左右，要求针感至眼球有胀感。风池穴针尖向鼻尖方向快速进针，运用导气法，以针感达眼部为佳；天柱穴，向正视瞳孔方向刺入，用徐入徐出导气法，使针感向前额或眼区放散；翳明穴，针尖向同侧目内眦方向进针，经反复提插捻转直至有针感向前额或眼区放射。新明1、瞳子髎或丝竹空用电针(G6805型电针仪)，连续波，频率2 Hz，强度以患者能忍受为度，通电30分钟，每周2～3次治疗。

2. **穴位注射方**·取穴：球后、太阳。药物：甲钴胺注射液0.5 mg(0.5 mg/ml)、复方樟柳碱注射液2 ml。操作：每次取2穴，药物取1种，1 ml一次性注射器抽取药液，进针后刺至有针感(但不必强求)后，将药物缓慢注入。甲钴胺注射液、复方樟柳碱注射液交替使用。甲钴胺注射液多用于球后穴，每穴注射0.5～1 ml；复方樟柳碱注射液多用于太阳、球后穴，每侧穴位注入1 ml。

注意：复方樟柳碱注射液注入球后穴后部分患者有眼部不适或视物模糊感，一般15～30分钟可消失。

3. **耳穴贴压方**·取穴耳中、肝、肾、眼、神门。操作：用磁珠或王不留行子贴压，令患者每日按压3次，每穴按压1分钟，力度以有疼痛感而不弄破皮肤为佳。每次取一侧耳穴，左右两侧交替，每周换贴2～3次。

4. **皮肤针方**·取穴正光1、正光2。操作：用皮肤针在穴区3～5 mm范围内作均匀轻度叩打，每穴点扣刺50～100下，以局部红润微出血为度。每周治疗2～3次。

此针刺综合方法，每周治疗2～3次，3个月为1个疗程。维持治疗时每周治疗1次。每次治疗基本方必用，余方酌情可全部或选1～2方综合运用。

二、医案

案1 徐某，男，22岁。2014年8月15日初诊。

主诉：右眼视力下降5个月。

现病史：患者2014年3月15日因右眼视力下降2周至上海某三甲医院就诊，右眼视力0.2，矫正不提高，左眼视力1.0，外眼（-），Tyn（-），晶状体（-），右眼底视盘及视网膜广泛火焰状出血（彩插附图2-1A），左眼无异常；左右眼压分别为15 mmHg、16 mmHg。诊断为右眼视网膜中央静脉阻塞（CRVO）。给予卵磷脂络合碘片（沃丽汀）、复方血栓通胶囊、胰激肽原酶肠溶片（怡开）等口服治疗3日，未见好转。右眼视力0.1+2，小孔不提高，扩瞳检查眼底示静脉迂曲伴浅层出血，黄斑水肿（彩插附图2-1A）；右眼眼底血管荧光造影（FFA）示右眼血管充盈时间可，全视网膜大片出血性低荧光，视盘毛细血管早期扩张，后期强荧光渗漏，颞侧周边血管壁荧光素渗漏，晚期M区荧光素着染；光学相干断层扫描（OCT）示右眼黄斑区囊样水肿，中心凹视网膜厚度（CMT）363 μm。再次请眼科会诊，建议采用抗VEGF药治疗，每个月注射1次，3个月为1个疗程。故于3月19日，首次玻璃体内注射雷珠单抗0.5 mg。之后每月1次，共注射3次。6月17日查视力0.2，CMT 570 μm，眼底出血改善，但黄斑水肿加重，视力再次下降。眼科建议继续抗VEGF治疗，于6月18日第4次注射雷珠单抗0.5 mg，1周后（6月24日）查右眼视力0.1+2，小孔0.3，CMT 226 μm。8月12日查右眼视力0.1，小孔0.2，CMT 625 μm（彩插附图2-1B），黄斑水肿再次复发。眼科仍建议继续予抗VEGF治疗。患者因经济原因放弃再次使用雷珠单抗，遂至张师针灸门诊就诊。

既往史：2014年2月8日左右有夜起小便跌倒史，既往身体健康，否认糖尿病、高血压、冠心病、传染病、手术、输血等。

诊断：右眼CRVO；右眼黄斑水肿。

治疗：鉴于患者疾病反复发作，较为严重，张师建议患者每周至少治疗3次。经采用上述针刺综合所有方法治疗后的第3个月，于2014年12月2日，复查右眼视力0.1（裸），OCT示黄斑水肿消退（彩插附图2-1C），针刺治疗期间右眼底出血、水肿未曾复发。继续针刺综合治疗。2015年3月24日，右眼视力0.1（裸），OCT无变化。治疗了12个月后，2015年9月11日，右眼视力0.2+2（裸），矫正视力0.4，出血完全吸收（彩插附图2-1D）。OCT右眼黄斑水肿完全消退，患者至今每周2次维持治疗，视力逐渐好转。

按：本例视网膜中央静脉阻塞患者为年轻人，病因不明。玻璃体腔注射雷珠单抗4次，病情仍未控制。当该患接受针刺综合疗法后，黄斑水肿渐退且未再复发，眼底情况一直慢慢地朝着好的方向发展。1年后随访，右眼OCT水肿完全消退，裸视力0.2，矫正视力0.4。2年后（2016年7月28日）视力0.4，矫正视力0.6。左眼治疗前后裸视均为1.0，矫正视力1.5。

案2 余某，女，62岁。2015年3月2日初诊。

主诉：右眼视物模糊10个月。

现病史：患者双眼素有高度近视眼史。2013 年 12 月左眼因视网膜裂孔而行激光光凝治疗，2014 年 5、6 月间，时常感觉双眼视物模糊异样，于 2014 年 6 月 27 日前往医院复查左眼时，意外发现右眼颞下分支静脉旁火焰状出血，当时左眼裸视 0.08，矫正视力 0.4；右眼裸视 0.2，矫正不提高。OCT 示右眼 CMT 551 μm。诊断为右眼视网膜分支静脉阻塞(BRVO)，黄斑水肿。建议雷珠单抗眼内注射，患者未接受，暂口服复方血栓通、羟苯磺酸钙胶囊(导升明)等药物治疗，同时服用中药汤剂。2014 年 8 月 25 日复查，左眼裸视 0.08；右眼裸视 0.1、矫正视力 0.1+2；OCT 示右 CMT 966 μm。2014 年 9 月 9 日至另一三甲医院再查，右眼矫正视力 0.1，右眼视网膜颞下分支静脉旁大片出血(彩插附图 2-2A)，右 CMT 957 μm。考虑病情加重，患者于 2014 年 9 月 11 日接受雷珠单抗眼内注射 1 次，药注治疗后 11 日，于 9 月 22 日查 OCT，CMT 321 μm，水肿好转。2014 年 12 月 30 日再次检查，黄斑水肿复发(彩插附图 2-2B)，右眼矫正视力 0.1，药物多方治疗未果，遂至张师针灸门诊就诊。

既往史：高血压及脑梗史，2014 年 8 月因脑梗住院，诊断为“左基底节腔梗、高血压 1 级”，目前，血压控制在 140/90 mmHg。

诊断：右眼 CRVO；右眼黄斑水肿。

治疗：同样予上述针刺综合治疗法，每周 3 次，隔日治疗。同时由同一个医生在同一家医院同一台仪器上实施检测，3 个月检查 1 次，观察右眼视力、OCT、微视野平均视敏度这三项指标。2015 年 4 月 24 日右眼矫正视力 0.2+2；OCT 右 CMT 663 μm；平均视敏度 10.0 dB。2015 年 7 月 24 日，右眼矫正视力 0.2+2，右 CMT 257 μm，平均视敏度 13.2 dB。2015 年 10 月 23 日，右眼矫正视力 0.3；CMT 192 μm；平均视敏度 12.8 dB。2016 年 1 月 22 日，矫正视力 0.3；CMT 174 μm(彩插附图 2-2C)，平均视敏度 13.7dB；眼底彩照示眼底出血完全消退(彩插附图 2-2D)。

按：*患者右眼底出血为视网膜分支静脉阻塞，采用眼内注射雷珠单抗后，视力稍有提高，水肿亦有所减轻，但不久黄斑水肿复发。我们发现患者接受针刺治疗后，水肿逐渐消退并未再复发，视力也慢慢地好转，治疗 1 年后矫正视力从 0.2 提高到 0.4。*

案 3 徐某，男，57 岁。2015 年 4 月 13 日初诊。

主诉：右眼视物模糊 3.5 个月。

现病史：患者自 2014 年 12 月 23 日起发现右眼前黑影飘动不去，无视力下降、视物模糊，不伴有闪光感及视物遮挡，诱因不明。第 3 日前往某三甲医院眼科就诊，双眼裸视力均为 1.0，眼压右 12 mmHg，左 13 mmHg，双眼前节未见异常，晶状体混浊，眼底 C/D=0.3，黄斑中心凹反光存在，右眼视网膜颞上分支静脉旁出血灶。诊断为右眼 BRVO。予胰激肽原酶肠溶片、复方血栓通胶囊等治疗，未见好转，且右眼视力开始下降，发现黄斑区出现水肿。从 2014 年 12 月 30 日到次年 4 月 8 日期间，右眼在该院多次检查，眼底出血明显(彩插附图 2-3A)，OCT 提示 CMT 波动于 316～425 μm(彩插附图 2-3B)。其间曾激光治疗 2 次，亦无效，眼科医生建议使用雷珠单抗玻璃体腔内注射治疗。患者慎重考虑后拒绝，前来尝试针刺疗法。眼科检查：右眼裸视力 0.1，右眼注视时鼻下象限视物不见，黄斑水肿。

既往史：3年前体检时发现血压偏高，因无特殊不适，不曾有规律地服药史。此次右眼患病时发现血压仍略高，开始按时服药治疗，至今已用药3个多月。

诊断：右眼BRVO；右眼黄斑水肿。

治疗：选用上述张师的综合针刺治疗方案，患者因工作原因，每周只能针刺治疗2次，但从未间断。2015年5月15日查右眼视力0.5；CMT 474 μm。微视野平均视敏度10.6 dB。2015年9月18日查右眼视力0.7，CMT 218 μm；微视野平均视敏度12.2 dB。2016年1月27日查右眼视力1.0；CMT 213 μm（彩插附图2-3C），眼底出血完全吸收（彩插附图2-3D）。

按：本例患者经张师2次针刺后，就感觉右眼视物较前明亮许多。四诊时，诉右眼内下角盲区部位能看见一个黑影轮廓。随着针刺继续，黑影渐渐缩小且变形成曲线。经10余次针刺后，2015年6月右眼视力已提高到0.7，但仍有一小块黑影。随着针刺治疗的继续，病情逐渐好转，视力逐步提高到1.0，眼底出血明显吸收，黄斑水肿已有明显减轻，右眼基本痊愈。

三、讨论

1. **现代医学对RVO的认识**·视网膜静脉阻塞（retinal vein occlusion, RVO）是常见的视网膜血管性疾病，发生率仅次于糖尿病视网膜病变。黄斑水肿（macular edema, ME）是其最常见的并发症，也是RVO患者视力下降的主要原因。最新研究证实，RVO导致视网膜局部缺血并释放大量血管内皮生长因子（vascular endothelial growth factor, VEGF），是合并ME的重要原因之一。黄斑囊样水肿的发生率为46.7%。BRVO发病后1年ME发生率为5%～15%；CRVO发病2～25个月内，非缺血性CRVO的ME发生率约为30%，缺血性CRVO的ME发生率高达75%。CRVO合并ME未经治疗12个月仅有6%患者视力提高>3行，3年后患者视力较基线下降1行；BRVO并发ME尽管预后相对较好，但是随访3年最终视力较基线也仅提高0.23行。

长期ME导致黄斑区结构破坏，最终形成不可逆转的视力损伤。VEGF使血管通透性增加，加重ME，有研究证实，患者眼内VEGF的浓度与黄斑水肿的严重程度呈正相关。如何减轻和消退黄斑水肿，保护和挽救视功能，是RVO治疗的关键。目前抗VEGF的生物制剂玻璃体腔注射治疗黄斑水肿是西医首选的治疗方法。它主要通过拮抗作用抑制新生血管生成、降低血管通透性、调控血-视网膜屏障通透性，从而达到促进视网膜内渗液吸收和改善黄斑水肿的目的。其中雷珠单抗是目前应用最广的抗VEGF生物制剂。2010年欧洲RVO治疗指南指出，雷珠单抗治疗RVO引起的黄斑水肿为A级推荐，其整体有效性、安全性和经玻璃体腔注射的给药方式已在大量研究中得到证实。由于雷珠单抗在玻璃体内存在的半衰期较短，当有效浓度降低后，往往需要重复注药以维持疗效。相关机构研究结果表明，在最初6个月，每月1次给药模式可使患者视力逐步提高至最好，随后无论是按需给药（PRN）或每月1次给药模式均只能维持视力，且两者之间差异无统计学意义。因此，最初6次的负荷期治疗，随后的按需治疗模式（即6+PRN）是目前推荐抗

VEGF 治疗 RVO 的最佳给药模式。这意味着每位 RVO 患者都必须接受至少 6 次治疗，据统计雷珠单抗 12 个月中需要接受的平均治疗次数为 8.9 次。如此反复玻璃体腔注射不但给患者带来潜在眼内炎的风险，同时也带来沉重的经济负担。结合国内实际情况，目前临床多采用与湿性年龄相关性黄斑变性相似的 3 + PRN 或 1 + PRN 给药模式，但这 2 种治疗模式的疗效及合理性有待进一步探索。雷珠单抗的费用比较昂贵，导致其难以在我国广泛地应用。

2. **中医对 RVO 的认识** · RVO 属于中医眼科“视瞻昏渺”“暴盲”；RVO 合并 ME，归属于中医学“络瘀暴盲”范畴，“瘀”是其最主要的病理因素。由于各种原因引起人体气滞血瘀或气虚血瘀，阻塞脉络，瘀阻眼底，引起视网膜和黄斑的缺血、水肿。根据“瘀血不去，新血不生”“凡治血者必先以祛瘀为要”的理论，很多医者将“瘀”作为治疗的重点，以活血化瘀作为本病的治疗原则。张师认为针刺治疗 RVO 并发 ME，是通过针刺激发经气至眼，不仅增强机体自身的抗病积极因素，调整全身血液循环，并能促进眼底和眼球周围的气血运行，疏通眼底脉络，使眼周的微循环得到进一步改善，达到血脉通利，目得所养，实现治疗疾病的目的。张师通过大量临床实践，对这一难治性的眼底病总结出一个综合治疗方法，所选穴位是以中取和近取相互配合运用，这些穴位都能起到通畅目系气血，疏通眼底脉络的作用，达到血脉通利、濡养神珠的目的。

新明 1 位于翳风穴前上 5 分，耳垂后皱褶中点；新明 2 位于眉梢上 1 寸，外开 5 分凹陷处。新明 1、新明 2 均为奇穴，是治疗眼病的经验穴，能疏调眼底和眼周经气，使气血充养于目；足少阳胆经之风池穴，为手足少阳、阳维和阳跷之会，是连脑、目之脉络要穴，也是治疗目疾的常用穴位，有通经活络、调和气血的作用；足太阳经的天柱穴，内邻督脉之风府，外近足少阳之风池，挟持三阳之经气，而阳经均会集于头部，“其精阳气上走于目而为睛”，天柱前对眼球，足太阳又源出眼区，所以天柱与眼球关系密切，亦具有通窍明目、清瘀散结之功能，从而疏导眼部气血之凝聚，也是治疗眼底病要穴。翳明穴在项部，当翳风穴后 1 寸，亦为奇穴；球后、上健明、上明、承泣以及丝竹空、瞳子髎、太阳和梅花针叩刺的正光 1、正光 2 均为眼周穴，都有疏通眼部经气、理气活血化瘀之功效。

张师以长期临床积累为基础，以经验效穴及奇穴为主，采用中取近取相结合的穴位组方，同时再施以气至病所的针刺手法结合脉冲电刺激，进一步推动眼底和眼球周围的气血运行，疏导眼底脉络，濡养目珠，则目明而充沛，视物清彻。所用药液复方樟柳碱注射液可使缺血区视网膜的血管活性物质保持正常，解除血管的痉挛。另外，予太阳穴注射，可使药物直达眼底病变部位，提高其血液循环，改善病变组织缺血乏氧。甲钴胺注射液是营养眼底视神经的药物。

3. **体会** · 我们采用张师的综合治疗方法，治疗了 7 例 RVO 伴黄斑水肿患者，发现在消退水肿、提高视力方面较之注射雷珠单抗有着更为独特的疗效。本文的 3 个案例中，案 1 患者，虽然年轻基础视力好，但可能是 CRVO 病情较重，视力恢复最慢，针灸治疗 1 年后才从 0.1 上升到 0.2，治疗将近 2 年时才刚达到 0.4；案 2 患者眼底情况较差，针后视力从 0.2 恢复到 0.4；但同样是 BRVO 的案例 3，针刺治疗 9 个月视力就从 0.1 恢复到 1.0，其视力提高最快，这可能与该患基础视力好、病情略轻(为 BRVO)、针刺治疗及时有关。值得注意的是，近年来我们在针刺治疗数十例多种病因所致的黄斑水肿过程中，发现针刺治疗前应用雷珠单抗次数较多的病例(最多者注射12次)，其视力恢复多不明显，相反，使用1～2次者，视力改善则往往较为迅速。本文3个案例，似乎也证实这一点。当然，还有待进一步的工作来验证。

针刺综合疗法治疗RVO合并ME，不仅能有效消退水肿，控制水肿复发，能较明显提高视力，更具有花费少、较安全、副作用小及患者依从性好等优点。本针刺治疗方法为张师长期临床实践所总结，不仅方案规范，可重复性强，便于临床推广应用，而且适合于湿性年龄相关性黄斑变性、新生血管性病理性近视、糖尿病性黄斑水肿等所导致的各种黄斑水肿。此综合疗法充分体现针刺的特色和优势，为RVO性黄斑水肿的治疗提供了另一种选择。关于是否可以采取针刺联合雷珠单抗治疗的方法，即在黄斑水肿较重时先给予抗VEGF治疗，由于雷珠单抗起效快、作用强，能够在治疗短期内就可明显地减轻黄斑水肿，然后再联合针刺进行综合治疗，以控制水肿复发，更快速提高并保持视力，有待进一步研究。

刘坚，张进，刘文婷，等. 张仁针刺治疗视网膜静脉阻塞黄斑水肿经验[J]. 中国中医眼科杂志，2017，27(1)：14－18.

针刺治疗青光眼的临床经验

张仁主任医师为我国针灸名家，上海市名中医，第六批全国老中医药专家学术经验继承工作指导老师，上海市非物质文化遗产“方氏针灸疗法”代表性传承人。从事针灸临床、科研和文献研究工作近五十载，学验俱丰，著作等身，尤其对眼病的治疗有着独特的见解和丰富的经验。笔者有幸跟随张师临证，深得教诲，现就针灸治疗青光眼一病总结如下。

青光眼是常见的眼科疾病，是一组威胁和损害视神经及其视觉通路，最终导致视觉功能损害，主要与病理性眼压升高有关的临床症候群或眼病。全世界的发病率为2%～5%，而且是居首位的不可逆性致盲眼。2013年在全世界40～80岁的人群中青光眼患病率为3.54%，预计在2020年青光眼患者数将达到7 600万，2040年将达到11 180万，约60%青光眼患者分布于亚洲。青光眼对视神经损害的不可逆性已经成为严重危害人们身心健康的主要眼病之一，青光眼患者数量之大、致盲率之高，不但为家庭、社会带来难以估计的经济、精神负担，也使其防治成为亟待解决的世界性难题。

一、病因病机的认识

青光眼为瞳神疾病，属中医学“五风内障”“青盲”的范畴，根据不同阶段的病情表现，又有“青风”“绿风”“黄风”“乌风”“黑风”“雷头风内障”等病名。对本病的病因病机，古人早已有较详尽的描述，《外台秘要・眼疾品类不同候》中认为“此疾之源，皆从内肝管缺，眼孔不通所致也”。《证治准绳·杂病·七窍门》中则说“痰湿所致,火郁、忧思、忿怒之过”,是引起本病的原因。《秘传眼科龙木论》认为本病发生或“因五脏虚劳所作”,“或因劳倦,渐加昏重”所致。《审视瑶函·内障》记载:“阴虚血少之人,及竭劳心思,忧郁忿患,用意太过者,每有此患。然无头风痰气火攻者,则无此患。”可见本病虚实皆有,先天不足,体质虚弱,或者过劳,都会造成目窍失养,神水滞涩,诱发本病;风、火、痰等相互胶着上犯目窍,则引起肝系窍道或目中玄府的闭塞不通,神水排除受阻,积于眼内,最终致病。

《灵枢·大惑论》曰:“五脏六腑之精气皆上注于目而为之睛。”《灵枢·邪气脏腑病形》曰:“十二经脉,三百六十五络,其血气皆上于面而走空窍,其精阳气上走于目而为精。”《素问》言:“肝开窍于目”,“肝受血而能视”,“肝气通于目,肝和则目能辨五色矣”。综上所述,目与五脏六腑、精气血有着密切关系,目窍是由五脏六腑的精华所组成的,目之所以具有视物功能,依赖于肝血的濡养和肝气的疏泄。肝血充足,肝气调和是目能视物辨色的重要条件。肝气郁结,气郁不得疏泄,郁而化火,火动,阳失潜藏,阳亢则风自内生,风火相煽,上冲巅顶,因而发生本病的种种症状。肝阳上亢也可因其他脏腑之间的生化关系失调而引起,如(肾)水不涵木,(心)血不濡肝,肺虚不能制约,以及土壅侮木等;其中也有因肝阳不足,浊阴上逆而致。眼为肝窍,肝脉与目系相连而通于瞳神,所以肝经阴阳失调是为主要机制。同时,七情所犯,最易伤气,由于气机不利,可影响脏腑、器官、组织以及气血、水液等方面的功能活动,表现在眼部可导致眼内气血瘀滞,脉道阻塞;并由于肝病犯脾,脾失健运,使眼内水液排泄困难,因而导致眼压升高。可见,气虚血瘀、气郁化火、肝肾亏虚、心脾两虚、阴虚风动、痰火上扰均能阻碍气机,扰乱气血而诱发青光眼。

依据青光眼的病因病机及所呈现的症状,张师提出,眼部气血壅滞,目中玄府的闭塞不通,房水壅塞是其主要病机;情志不舒,肝脉郁滞,引动肝风痰火等则是诱因。因此张师认为,针灸治疗原则应以疏通气血、宣泄壅滞、清利目窍为目的。

二、穴方思路

张师依据多年治疗眼病的临床实践,提出对于青光眼应“以目为本,疏肝为先,以通为用”的治疗思路。即在治疗上谨守病机,一方面要疏通水道,使房水流畅,另一方面要疏肝平肝,使肝脉通畅,消除诱因。穴方选择以辨病辨证相结合为原则,组方提倡中取为主,结合近取,配合远取。其主穴为:新明1、新明2、风池、太阳、上健明、球后、上明、承泣、天柱。配穴为:翳明、安眠穴、行间、目窗、太冲、头临泣、四白、光明、还睛等。

中取,是指离病位较近部位的取穴,如新明1、风池穴、翳明、天柱、安眠穴等;近取,是指局部取穴,如上健明、承泣、球后、上明等;远取,即远道取穴,如行间、太冲、光明、还睛等。这一组方的方法相当于以中取效穴为君穴、近取效穴为臣穴,远取效穴为佐使穴。张师在临床中发现,此配穴法若能运用得好,有利于提高疾病治疗的效果,特别是在这些难治性眼病的治疗中,中取往往最为有效。耳后的经验穴新明1、足少阳胆经之风池穴对眼底病的治疗,不仅较单独用眼区穴治疗效果显著,而且也更安全。进一步结合眼区的球后、上健明穴等,再配合远部的光明、行间等穴,通过相互配合运用,通畅气血,宣泄壅滞,清利目窍,濡养神珠,使目明而充沛,视物更为清彻。

张师所选穴位多以经穴中的经验效穴及经外穴中的新穴为主,如治疗青光眼常选用太阳、风池、目窗、行间穴等经验效穴降眼压;为了改善视神经损伤情况,则多选用如新明、上健明、球后、承泣、上明等新穴。

处方中,选用了不少分布在耳后、眼周及眶内的经外穴,如新明1、新明2、太阳、上健明、球后、上明等都是经其临床反复验证,成为治疗眼疾的有效穴位;风池、目窗、临泣为足少阳胆经之穴,具有清火明目功效;针足厥阴肝经之荥火行间穴,可使上逆之肝气下行,以利降低眼压;天柱,属足太阳经,足太阳之脉"入项连目系",疏通眼部经气。

三、针法特点

早在《黄帝内经》中就提出"气至而有效",表明了气与效的关系。历代医家十分重视运用"气至病所"的手法,如明代针灸家杨继洲指出:"有病道远者,必先使其气至病所。"

张师对难治性眼病尤其重视气至病所手法的运用,认为此手法对促进眼病特别是眼底病疗效的提高,有着相当重要的临床价值。故对青光眼,张师十分强调采用气至病所手法,即运用手法,促使针感到达眼及眼眶四周。临床中张师最常用的是行气法和导气法这两种针刺手法。

张师认为运用行气法是增强眼病疗效的重要途径之一。行气法,以捻转加小提插法为主的一种手法,具体操作为:以中指将针柄压在拇指(作小幅度提插捻转,多用于眼区穴)或拇指压在示、中指(作较大幅度提插捻转,多用于耳后及颈项部穴)上,作反复的圆形运动,此时,针尖会出现提插与捻转相结合的动作。眼区穴多以中指作逆时针转动,提插幅度约0.5 mm,捻转频率120次/分钟,刺激量较小;余穴以拇指作顺时针转动为主,提插幅度1mm左右,捻转频率60次/分钟,刺激量较大,如新明1、新明2和翳明穴多用此行气手法。

新明1穴针刺操作时,取(0.25~0.30)mm×(40~50)mm之毫针,新明1穴在耳垂后皱褶中点进针,左侧穴要求术者以右手进针,右侧穴要求术者以左手进针。针体与皮肤成45°~60°,向前上方快速进针,针尖达耳屏间切迹后,将耳垂略向前外方牵引,针体与针身纵轴成45°向前上方徐徐刺入。当针体达下颌骨髁状突浅面,深度为25~40 mm时,耐心寻找满意的针感,针感以热、胀、酸为主,如针感不明显时,可再向前上方刺入5~12 mm,或改变方向反复探寻。针感可传导至颞部及眼区。手法采用捻转结合小提插,以拇、示、中三指持针,拇指向前呈等腰三角形旋转式捻转,针转幅度2~2.5转,针提插幅度1 mm左右,一般仅运针1分钟,用中等强度刺激,每分钟捻转约60次。

导气法,是《黄帝内经》主要针法之一,首见于《灵枢·五乱》篇:"五乱者,刺之有道乎?……徐入徐出,谓之导气。补泻无形,谓之同精。"但《黄帝内经》中对于怎么做到"徐入徐出"并未具体说明。张师认为,导,即诱导、引导、催导之意。行针时,应以和缓为贵,慢进慢出,导气复元。虚者导其正气,使之恢复旺盛;实者导其邪气,使之不致深入。张师说,导气法具体操作时,针刺达到一定深度,稍加捻转提插,获得气感后,将针尖朝向病所,即如“待针沉紧气至，转针头向病所”（《针灸大成》）。再用拇、示指执针行徐入徐出之法，以提插为主，反复施行，动作宜慢。其操作要领为，得气后和缓地提插、左右捻转，慢进慢出。上提与下插、左转与右转的用力要均匀，幅度、频率要相等。捻转角度小于90°，提插幅度为5～10 mm，频率为30次/分钟左右，操作要有连续性。张师认为，本法对控制针感传导方向及促进“气至病所”有较好作用。此法多用于上天柱、天柱、风池等穴。上述三穴针时，取(0.25～0.30)mm×(40～50)mm之毫针，针尖向同侧正视瞳孔方向刺入，施以徐入徐出的导气手法，诱导针感向前额或眼眶放散。

四、经验体会

1. **分型施治**・根据病因学、解剖学和发病机制等，青光眼有许多种分类方法，临床上通常将青光眼分为原发性、继发性和儿童(发育)性三大类。结合前房角镜所见，又有开角型和闭角型两种类型。

通过长期的临床实践，张师发现针刺法主要适用于原发性开角型青光眼，以对正常眼压(低眼压性)青光眼疗效最佳，而这类青光眼现代医学治疗手段较少，预后也较差，针刺可作为首选之法，除控制眼压，更重要的是阻止和改善对视神经的损害。曾有一女性许某患者，确诊原发性开角型青光眼至今已近9年，尝试不少治疗方法，经配合针灸治疗后，除眼压恢复正常外，视功能中心视野的损害也逐渐缓慢好转，该患者几乎每年做1次中心视野检查，显示左右视野均明显好转(彩插附图3)。

对于急性闭角性青光眼，早期可用针灸疗法配合术前降眼压，及消除眼痛、眠差、焦躁等症状，术后可用针灸疗法改善视力。只是在选穴配方上要有所应变，除选用新明、太阳、风池等常用穴外，行间、目窗穴也应为必取之主要穴位，临床观察也证实，行间穴对闭角型青光眼有较为明显的降压效果。曾遇一64岁男性患者，因生气后，右眼剧烈胀痛视物模糊伴不能成眠1周，经本市某三级专科医院检查，测眼压为右眼54 mmHg，左眼18 mmHg。诊断为：急性闭角型青光眼(右)。因眼压过高，建议先行降压治疗再做手术。但经滴降压眼药水和输液等治疗5日，眼压仍居高不下，头颞部胀痛及失眠等症状未减，故要求用针刺降眼压和缓解症状。采用上述针刺方法治疗，太阳穴以0.30 mm×50 mm之毫针沿皮透向率角，进针约45 mm，加安眠穴。第2日复诊，头部胀痛显减，已可安睡6小时，右眼眼压为50 mmHg，左眼16 mmHg。加针双侧行间穴。第3日复诊，右眼眼压降至24 mmHg，诸症进一步减轻。继加行间穴针刺。第4日复诊，双眼眼压均降至14 mmHg，即被收院行手术治疗。术后恢复良好，唯视力仅为50 cm/指数，继续针刺(去行间穴)1个疗程，视力恢复至0.12。3个月后，恢复至0.2。

对继发性青光眼，针刺可以在治疗原发病的基础上，同时控制眼压、改善症状。张师曾针治的多例青睫综合征(即青光眼睫状体炎综合征)，就是在通过加用太阳针刺及耳尖穴刺血等方法积极治疗睫状体炎症前提下，再兼顾控制眼压，均获得较好的临床疗效。

2. **综合治疗**・包含两层意思。

一是针刺疗法需配合西医的常规疗法。青光眼属于症情较复杂的难治性眼病，张师认为，一般情况下针灸宜配合药物治疗，以提高疗效。在治疗过程中，不可骤然停用药物，亦不可在取效后停用针灸治疗。

二是，在针灸治疗方面，张师提倡要重视综合方术，讲究综合协调。就是除采用上述多种捻转提插等独特针刺手法，如行气法、导气法、气至病所法等；还综合多种针法，如针刺后主穴加用脉冲电刺激，甲钴胺药液注射球后或太阳等穴位，皮肤针叩刺正光穴，耳穴贴压等法。各种方法的综合应用目的在于巩固和加强疗效。

患者王某，为正常眼压青光眼，此病确诊后一直滴眼液治疗，效不显。尝试配合针刺治疗后，视物模糊、眼部胀痛等不适明显好转。其间因工作缘由间断了治疗，眼部不适又现，于是王某坚持每周针刺治疗 2～3 次，针刺时加用脉冲电刺激，同时配合甲钴胺药液穴位注射、正光穴皮肤针叩刺等方法，不久视野逐渐改善，信心大增。如此不间断地针刺治疗已近 9 年，滴眼液也逐渐减量，至今已停用滴眼药液近 1 年，各项检查基本正常，眼部亦无不适，双眼曾因药液引起的眼红目痒等症亦消失。

3. *治疗要素*・影响针灸治疗青光眼疗效的要素，张师总结主要有三个：早期介入、长期坚持、规律治疗。

争取青光眼早期使用针灸治疗十分重要，往往能获得事半功倍的效果。一般来说，病程越短，疗效越好。早期进行针灸干预，再加上患者的积极配合，多可在较短时间内控制眼压，眼部症状也会明显改善。一名长期在上海工作的外籍男士蔡某，2015 年 2 月体检时被疑患青光眼，后经三甲专科医院检查确诊为慢性开角型青光眼。因西医无特效治疗方法，于 2015 年 11 月 20 日开始接受针灸治疗。经坚持每周 3 次不间断的针灸治疗后，眼压有改善，视力也保持良好，视野也逐渐好转，变薄的视网膜神经纤维层（RNFL）也增厚了。随后改为每周 1～2 次治疗。2018 年 11 月、2019 年 6 月两次检查示基本正常（彩插附图 4）。

青光眼的针灸治疗要取得长期稳定的效果，十分关键的一点是坚持有规律的治疗。即使当症状控制后，仍需要长期持续且有规律地治疗，这对病情的稳定至关重要。相当一部分患者，通过坚持长期不间断的治疗，疗效稳定，所用药物可逐步减量，有少数患者最后还能做到停用所有的药物，仅用针灸维持疗效。根据症情，针灸次数也可从原每周 2～3 次，减为每周 1 次。上述患者王某，就是在坚持长期有规律治疗后获得满意疗效，并停用滴眼液。

4. **情志调摄**・原发性青光眼是眼科最重要的心身疾病之一，患者多数伴有焦虑、抑郁等不良情绪。中医学认为青光眼发病多与肝郁气滞有关。《素问・举痛论》曰："……百病生于气也，怒则气上……惊则气乱……思则气结。"情志不遂是影响青光眼发病及病情加重的一个重要诱因。现代医学认为，长期的不良情志刺激，使神经血管自动调节功能紊乱，瞳孔散大，周边虹膜松弛，房角关闭，眼压升高，故而引起发病。如眼压持续升高，会造成视神经视网膜的病理损害，最终导致失明。

张师认为，青光眼眼压的变化，与情绪密切相关，针刺过程中心理疏导必不可少。调节情志、保持情绪稳定是防治青光眼的必要措施。在治疗青光眼时，张师往往采用两种方法来调摄情志：一是言语调摄；二是针刺调摄。

青光眼患者在针刺治疗期间，医者通过言语疏导，让患者尽量保持乐观豁达的心态，不要过分激动、悲伤、精神紧张等，防止不良情绪诱发或加重病情。在选穴方面，张师习惯加用百会、印堂穴，以疏肝调神解郁。20世纪90年代，张师曾治疗过一名患者，经针刺后，眼压已恢复至正常，恰好日本发生阪神大地震，其留学的女儿3天无音信，她一急，眼压立即增至30 mmHg以上，后来得知女儿安然无恙，经针刺后，眼压又恢复至正常。对于一些新来的患者，张师总非常耐心地向他们解释病情，使患者树立信心，并让患者相互交流，使患者很快从无助、低落的情绪中解脱出来，积极配合治疗。

五、典型病例

沙某，男，62岁。于2007年3月31日初诊。

主诉：双眼视物模糊，视野缩窄伴头部胀痛4年。

现病史：2003年3月，因头痛、目胀、视物昏花经某专科医院确诊为慢性开角型青光眼。用盐酸卡替洛尔滴眼液（美开朗）等多种药物治疗，眼压曾得以控制。1年后眼压又升高到25 mmHg，滴眼液难以控制症状，眼压始终保持在23～28 mmHg之间，左眼视野进行性损害明显，有专家建议手术治疗。因其夫人在张师处治疗，经介绍前来试治。针治前眼科检查：双眼眼压分别为25 mmHg（左）和22 mmHg（右）。视野：双鼻侧视野缩小，左眼为甚，且向心性缩窄。C/D比为0.8。刻诊：视物昏花，左眼为甚，伴有目胀、头痛、口苦，抑郁，舌淡苔微黄，脉弦细。

诊断：中医诊断：青风内障。辨证：肝郁气逆，上扰目络。

治疗：疏肝解郁，清利目窍。针灸处方：新明1、新明2（或太阳）、目窗、风池、上健明、球后（或承泣）。采用上述针刺手法，针后双侧新明1、目窗穴为一对，分别连接电针仪，连续波，频率4 Hz，强调以可耐受为宜，通电30分钟。同时综合运用甲钴胺注射液0.5 mg（0.5 mg/ml）穴位注射球后或太阳穴；用皮肤针在正光1、正光2穴区直径为0.5 cm范围内作均匀轻度叩打，每穴点叩刺50～100下，以局部红润为度。

患者最初每周针灸治疗3次。治疗不久该患头痛目胀有所缓解，鼓励他坚持继续每周2次治疗，6个月后，视物模糊也有好转。根据张师要求，除了经常测眼压外，每3个月做视野检查1次。1年后，临床症状消失，眼压一直维持在16～19 mmHg之间，视野不断改善（彩插附图5）。

患者信心十足，考虑停用西药，张师建议将所用药物由2种逐步减为1种，减药后眼压依旧稳定，针治3.5年后完全停用药物。针刺治疗从第3年起也改为每周治疗1次。为维持疗效，加用耳穴：眼、目1、目2、肝、肾、神门、耳中。用王不留行籽贴压，每次取一侧耳，两侧交替。嘱其自行按压，每日3次，每次每穴按压1分钟。针灸治疗持续7年之久，2014年逐渐停止针疗，继续随访，治疗至今已有13年，眼压稳定于正常水平，视野明显扩大，C/D比由原0.8缩至0.5。

按：本例为开角型青光眼患者中，观察随访时间最长的一例。至少表明以下几点：一是针灸不仅对眼压的改善有作用，而且对其他相关指标的改善也有作用。二是在各种症状、体征改善之后，停用药物而单以针灸治疗也是有可能的。当然，这一做法必须慎重，宜不断检测各项指标，而且仅适用于长期坚持针灸的患者。三是，对本病患者，要求能长期坚持针灸治疗。为了使之能坚持，可延长针刺的间隔时间，并采用耳穴贴压等法来维持疗效，这应该是一种行之有效的方法。

（刘坚，徐红，张进）

针刺为主治疗糖尿病性视网膜病变

糖尿病性视网膜病变(diabetic retinopathy，DR，以下简称糖网)是与持续高血糖及其他与糖尿病联系的状态相关的一种慢性、进行性、潜在危害视力的视网膜微血管疾病。临床主要表现为视力下降且随着病情加重而出现严重损害视力以致不可恢复盲。在西方，糖网是工作年龄阶段(20～64 岁)首位的致盲原因。据统计我国糖尿病患者总数每年至少增加 100 万，而糖尿病患者中 DR 的患病率达 44％～51.3％。现代医学认为该病与糖尿病的病程和血糖控制水平有关，目前 DR 治疗主要以抗血管内皮生长因子(VEGF)药物治疗、激素治疗、视网膜激光光凝治疗和手术治疗为主。但这些治疗方案均会产生一定的不良反应，单独或联合的治疗方法效果有限，且手术本身引起的并发症如复发性玻璃体出血等也是不容忽视的，因此西医还在不断地研究寻找潜在的治疗靶点。用针灸治疗糖网的报道也随着我国糖尿病发病率的攀升而不断增多，既有体针的报道，也有耳针、腹针、眼部热熨及穴位注射的临床文章出现，但最多的则是体针结合中药的观察资料。通过众多临床观察，针灸治疗糖网的疗效是基本肯定的。

张师是上海市名中医，我国知名针灸专家，全国名老中医药专家学术经验传承工作室导师。张师针灸临证五十载，一直致力于针灸治疗现代疑难病特别是难治性眼病的探索，临床实践中屡起沉疴。张师以针刺为主的综合方术治疗糖尿病性视网膜病变，积累了丰富的临床经验，现初步总结如下，与同道分享。

一、病因病机认识

糖尿病性视网膜病变属中医“消渴内障”或“消渴目病”等范畴，自古中医学对消渴病日久可致盲的临床特点就有一定的认识。刘完素在《三消论》中指出“夫消渴者，多变聋盲目疾，疮痈痤痱之类”，戴元礼在《秘传证治要诀及类方》中亦有“三消久之，精血既亏，或目无所见，或手足偏废”的记载。张师基于多年临床经验认为 DR 的发病基础离不开糖尿病这个原发病的病因病机。糖尿病日久所致气阴两虚、肝肾亏虚等病变，使气虚行血无力，精血不能上承于头，目失濡养，气虚血瘀，引起眼部络脉瘀滞。瘀阻目络则是糖网发生的重要病机，可引发眼底视网膜微血管瘤、硬性渗出，更可因视网膜新生血管增生，致黄斑区水肿、出血等。若血溢络外，溢入神膏(玻璃体)之内，渗灌瞳神，则可致视衣(视网膜)脱离等，终致失明。是故病位在眼，与气阴密切相关，临床治疗时应多有兼顾。

二、治疗思路特色

1. 标本结合，重在治标·张师认为，眼底的局部病变既与全身病情密切相关，又具有自己独特的特点。治标是关键，同时要兼顾治本。就糖尿病视网膜病变而言，其临床症状主要表现为不同程度的视力障碍，眼部检查以视网膜微循环障碍、微血管瘤、出血、水肿、渗出、新生血管和机化物等症状为主，这些都表明本病病位在眼局部。同时糖尿病视网膜病变又是因糖尿病引起的眼部并发症，故治疗糖尿病，控制血糖，对维持并改善患者的症情来说是不可替代的基础治疗，患者应积极进行相关糖尿病的治疗。本病的治疗需以眼部病变为标，全身病症为本，急则治标，所以针灸治疗应以眼局部为重点，以尽量挽救病患的视力为治疗目标。尤其是在增生期糖尿病视网膜病变出现新生血管及玻璃体出血等症状时，对眼局部的治疗尤为关键。

2. 活血止血，化瘀为主·张师根据自己的临床经验认为，眼底出血是糖网的主要症状，不论是非增生期糖尿病性视网膜病变的眼底微血管瘤，视网膜水肿，静脉迂曲扩张，深层、浅层出血；还是增生期糖尿病性视网膜病变眼底的大面积毛细视网膜新生血管生成，新生血管破裂出血，玻璃体积血，皆为离经之血。清代医家唐容川在《血证论》中提出："离经之血，虽清血鲜血，亦是瘀血。"本病以气阴两虚为主，气虚行血无力则血行滞涩，气不摄血则血无所主，渗于脉外；阴虚则易虚火上炎，灼伤目络，目失濡养，日久更致血行瘀滞，瘀血不得散，阻滞目络。或瘀留目内，形成眼底微血管瘤，或溢于络外，形成眼底出血。故治疗中当从瘀论治，而又兼顾气阴。

取穴则在常规选取攒竹、球后、瞳子髎、上健明等对眼底有明显调节功能的穴位疏通眼部经络，使经气直达眼部病所外，对新明1、新明2、太阳等有活血化瘀作用的穴位宜深刺重刺，亦可随症加耳尖穴放血，以达清泻头面瘀热，活血止血之效。同时配合应用脾俞、胰俞、光明、三阴交等重在益气养阴、调节血糖的穴位。颈项部所取天柱、风池二穴分别为足太阳膀胱经、足少阳胆经穴，各与肾、肝二经相表里，通过徐入徐出导气之法，既可以疏通头部经气，祛眼部之瘀；又可以滋养肝肾之阴，利窍明目。诸穴远近配合，标本兼顾，使瘀血去而血络通畅，气阴复而眼目得养。从张师临床总结的病例看，本法对非增生期和增生期的糖尿病性视网膜病变，都有一定疗效。

3. 针药结合，综合方术·张师强调，本病证候复杂多变，病症胶痼难治，对针灸治疗提出较高的要求。首先应以针药结合为主。良好稳定的血糖值是控制本病的前提，糖尿病的基础治疗不可懈怠，针对糖尿病的治疗用药需要坚持使用。同时，抗 VEGF 药物能够明显抑制新生血管且减轻水肿，提高患者视力，故而对血管增生性眼病也应积极推荐使用。西药与针刺的目的都是更好地对眼底血管进行保护，促进视网膜血管微循环的改善，因此在特定的症情下，二者是不可偏废的。

其次是综合方术的运用，张师将针灸中多种治疗方法的结合称为综合方术。这不是单纯治疗方法的堆砌，而是通过长期临床总结的具有协同作用的针灸方术，其构成类似于方剂的组方原则。譬如，眼周穴位的毫针刺起主要作用，为治疗的主攻手，为君，针刺时多以深刺至眼球有明显酸胀感，使针感直达眼底为宜。并加用电脉冲，通过机械刺激和电刺激的双重效应，来提高重点穴的针刺疗效。穴位注射为臣，在球后、太阳等眼周局部穴位注射有助于药液通过血眼屏障，在高浓度状态下充分发挥药液的治疗作用。例如复方樟柳碱注射液能促进眼部微循环、改善缺血状态，丹参注射液具有活血化瘀作用，甲钴胺注射液有一定营养神经功能。针药结合，可以最大程度改善血行及毛细血管的微循环障碍，增加视网膜增殖组织的氧灌输量，改善眼底视神经的损伤状态，从而达到提高视力的目的。皮肤针和耳针为辅助治疗，加强活血化瘀的作用，为佐，皮肤针眶周叩刺可疏通眼部气血；耳穴压丸可通过患者自行按压起到持续刺激的作用，延长针刺治疗的效能，更适合糖网这类慢性病的治疗。为了达到满意的治疗效果，还需尽可能地激发得气感应，引导气至病所，此即为使，以捻转加小提插为主的行气法配合针向病所的导气法，控制针感传导直达眼部。多法齐用，君臣佐使形成合力，以提高针刺效应。

临床上，方术的组成既有一定的原则性，又有极大的灵活性，张师多结合患者的病情、年龄、体质以及治疗心态等，灵活加减运用。可以说，张师在临床治疗中能取得满意疗效，也正是将多种临床上证明确有良效的针灸方术有机组合，综合应用，发挥各自特点和长处的结果。

4. **心身同治，调畅情志，重视预防**·眼睛为人体重要的视觉器官，临床上可以观察到很多患者因为眼病引起的视力异常而心神散乱，抑郁寡欢。糖尿病视网膜病变对视力的损害不仅给病患的工作、学习和生活造成困扰，更因易于致盲的预后使其产生焦虑、抑郁等心理问题。肝郁气滞，久思伤脾，造成机体气机不畅、生血不足，又反过来影响眼局部的情况。故而张师认为，保持良好的精神状态也是糖尿病眼病治疗中不可或缺的一项。如《灵枢·本神》所述："和喜怒而安居处，节阴阳而调刚柔。如是则僻邪不至，长生久视。"不过于喜怒，能很好地适应周围的环境，这样就能使病邪无从侵袭，保全生命。

有鉴于此，门诊中张师多以见效的病例来鼓励患者坚持治疗，以老患者的现身讲述来舒缓患者的紧张焦虑情绪。同时也以一些因情绪刺激而出现病情反复的案例来警醒患者。张师曾言，患者的亲身经历，不同于书本的平铺直叙，每人皆有不同，通过和患者的交流，也能让医者更了解患者病从何发，所苦为何，可丰富临证经验，开拓治疗思路。很多患者在相互交流治疗过程中也都成了朋友，这种交流既降低了糖网因情志而诱发的概率，还普及了眼病的治疗常识，医患相得，收效甚佳。除保持良好的心态，张师提出预防出血也十分重要。临床不乏有患者因弯腰拾重物即会眼底出血，还有患者因乘飞机而眼底出血的例子，各种诱发因素，不一而足。因此，生活中诸如少拿重物、少做剧烈运动、避免高原旅行等，皆是需要嘱咐患者的。

5. **早治久治，贵在坚持**·在糖尿病患者中，影响糖网发生、发展的主要因素为病程和血糖控制水平。在视网膜病变初期，一般无眼部自觉症状，病变发展累及黄斑后才有不同程度的视力减退，出现视野中央暗影，中心视力下降和视物变形等症状。这也是多数患者就诊的主要原因。因此对于糖尿病患者来说，及早发现眼底变化有极其重要的意义。而早期的治疗则是切断糖尿病性视网膜病变发展的关键环节,张师认为,在早期介入针灸治疗,对提高患者视力,改善眼底出血,消除视网膜水肿效果显著,尤其是对还未出现新生血管的非增生期糖尿病性视网膜病变效果尤佳,疗效较好的患者甚至可以不服药,单以针刺治疗就可改善患者的病情。

针灸治疗是一种以调节为主的治疗。张师发现,难治性眼病的治疗效果多表现为以下两种情况,一种是针刺后,可能出现较好的即时效果,但维持一定时间后,就会逐步消失,继续治疗,又会出现相同的情况,而坚持长期治疗后效果变得明显。另一种是治疗后没有即时效果,但坚持长期治疗后,可维持原状而不出现恶化。这都表明对糖尿病眼病这样一种多年痼疾,想要速效是比较难的,这是一个持久战。因此临床上张师一般以3个月为一个疗程,经过几个疗程的治疗,通过疗效的累积,控制住糖尿病视网膜病变的发展,病情稳定后才根据患者的情况逐步延长治疗的间隔时间,减少患者的就诊次数,甚至以每周治疗一次的维持量来保持患者的症情稳定。目前已有患者坚持近10年的治疗,病情稳定,疗效满意。同时要重点指出的是,维持治疗不代表可以随意就诊,三天打鱼两天晒网是不可取的。临床上常有因症情稳定而疏忽大意,长期不规律治疗而出现症情反复的病患,可见坚持长期不间断的规律治疗也是获效的关键。

总之,早期介入,特别是在非增生期即采取针灸治疗;同时,又能坚持长期、规律治疗,确是针灸治疗糖网获效的重要因素之一。

三、针灸治疗方法

1. **取穴·主方(毫针方)**:①新明1、上健明、承泣、新明2、丝竹空;②翳明、上明、球后、太阳、瞳子髎。

配方:①穴位注射方:承泣(球后)、太阳、胰俞、足三里、脾俞、三阴交。②皮肤针方:正光1、正光2。③耳穴方:眼、脾、肝、肾、耳中、目1、目2、神门。

2. **操作要点**

(1) 毫针操作:上健明(位于睛明穴上约0.5寸)、承泣、球后等眼区穴用0.25 mm×(25～40)mm毫针,余穴用0.30 mm×(25～40)mm之毫针。针新明1穴(位于耳垂后皮肤皱褶之中点)时,在毫针快速破皮后,缓缓向外眼角方向刺入1.2～1.4寸,以针感向眼眶内或外眼角放射为佳,然后提插加小幅度捻转手法运针1分钟。新明2(位于眉梢上1寸,外开5分处),以毫针垂直进针0.5寸,手法及针感同新明1穴。球后穴,以毫针刺入1.0～1.4寸,垂直缓慢进针至眼球出现明显酸胀感为度,不捻转。上健明,沿眶上缘向眶尖刺入0.5～1.5寸。上明(位于额部,眉弓中点,眶上缘下),在眼眶眶壁与眼球之间刺入,使针尖朝向眶尖方向刺入1.0～1.5寸。针后,在两侧新明1(或翳明)和瞳子髎(或丝竹空)接通电脉冲仪,连续波,频率4 Hz,强度以患者感舒适为主,留针30分钟。每周治疗3次,3个月为一个疗程。从第2个疗程起,病情稳定者,可改为每周2次。

(2) 穴位注射:取针后,加用穴位注射疗法,取穴同上,加承泣、球后。胰俞、足三里、脾俞、三阴交用黄芪注射液或丹参注射液，每穴注入 2. 5 ml(黄芪注射液)或 1 ml(丹参注射液)；承泣、球后二穴则交替使用，注射药液为甲钴胺注射液(0. 5 mg/1 ml)和复方樟柳碱注射液(2 ml)，每次用一种药液。用量分别为甲钴胺注射液每穴 0. 5 ml，复方樟柳碱注射液为 1 ml。

(3) 皮肤针叩刺：皮肤针叩刺取穴为正光 1、正光 2(正光 1 位于在眼眶上缘外 3/4 与内 1/4 交界处，眶上缘下方。正光 2 位于眼眶上缘外 1/4 与内 3/4 交界处，眶上缘下方)。每穴轻度叩刺 50～100 下，以患者略感痒痛，皮肤轻度潮红为宜。

(4) 耳穴贴压：每次一侧耳，用磁珠贴压，每周换 1～2 次，嘱患者每日按压 3 次，每次每穴按揉 50 下。

糖尿病视网膜病变的针刺治疗上，张师采用多法合用，分步实施，强调气至病所，重视针药结合。治疗一般分三步操作。首先是皮肤针叩刺。其次为毫针针刺，主穴与配穴常规每次均取一组，两组轮换。增生性患者，诸穴均取；非增生性患者，去新明 2 和太阳穴。注意，对增生性患者，眼区穴针刺时，不可进针过深，手法宜轻，以免诱发眼底出血。在针刺过程中手指力量要维持一贯，针身在进针过程中不得大幅度左右摇摆，更不可乱提猛插。如进针过程中出现阻力，不可硬进，宜略后退再换一方向刺入。对出血明显的增生性患者，不宜用电针，待病情控制后再用。第三步为穴位注射，承泣、球后穴不宜在浅部注射，以防引起眼部不适及眼睑肿胀。复方樟柳碱注射液宜在太阳穴附近表浅注射，有利于颞浅动脉吸收，加强调整眼血管功能。若在眶内注射，部分患者有短暂的视物模糊感或一过性复视，多在 15 分钟左右消失，也有延续至 30 分钟甚至 45 分钟者。但均未发现有后遗症。

四、典型病例

案 1 倪某，女，67 岁。

2016 年 6 月因双眼视力下降且出现眼前黑影 1 月余就诊。既往已有 19 年糖尿病病史，5 年前查出患有高血压、冠心病。2016 年 5 月末自觉双眼视物模糊，且有大量黑点、黑影随眼球转动而飞舞。尤以左眼为重。经眼科检查，裸眼视力左眼 0. 2，右眼 0. 8。B 超示：玻璃体右眼轻度混浊，左眼混浊。眼底检查：双侧视网膜出血，以左侧为甚。诊断为非增生期糖尿病性视网膜病变。经家人介绍来张师处治疗。在应用西药治疗的同时，针刺取新明 1、上健明、承泣、丝竹空、翳明、上明、球后、瞳子髎。电针连续波接新明 1 和瞳子髎，留针 30 分钟。每周 2 次。皮肤针叩刺和穴位注射按前述操作交替应用。治疗 1 个疗程后，患者自觉双眼视力逐渐改善，眼前黑影逐步消失，遂停用西药。2017 年 2 月 16 日检查，裸眼视力左右均为 1.0。B 超示：右眼未见异常，左眼轻度混浊。眼底检查：双侧视网膜出血基本吸收，未见新出血点。患者目前仍坚持每周 1 次巩固治疗，自 2017 年至今双眼未出现眼底出血症情。

按：决定本病预后与疗效的好坏很大程度上取决于诊疗时机。早期发现、早期治疗多能获得满意疗效，使患者受益终生。本例患者属于早期非增生期糖尿病性视网膜病变，出现症状不久即接受针刺治疗，同时，又能坚持较长的疗程，所以效果较为明显。患者平日亦能注意饮食和运动，血糖控制满意，这也是获效的一个重要因素。

案2 尤某，女，63岁。

因双眼视物黑影反复发作伴视力明显下降1年就诊。既往有糖尿病病史25年余，长期接受药物治疗。自2007年起，自觉两眼视物模糊不清，视力逐渐下降，眼前时有黑影飘过，视物变形。经眼科检查，确诊为"糖尿病性视网膜病变"。2008年右眼行白内障手术并人工晶状体植入，术后右眼裸视为0.9，左眼为0.3。术后发现双眼眼底出血反复发作，虽经西医积极治疗，双眼视网膜仍每1～2个月间断出现大面积出血，多次行激光光凝术治疗控制新生血管的形成，症状严重时不能用力做事，低头捡拾物品都可引起眼底出血。视力明显下降，2008年最严重时视力为右眼0.08，左眼10 cm/指数，需人扶持才可以在路上行走。2008年5月开始针刺治疗，先以皮肤针叩刺正光1、正光2各100下，再针刺取穴新明1、丝竹空、瞳子髎、上健明、球后、承泣。针刺得气后留针30分钟，每周2次，穴位按前述操作交替应用，3个月为一个疗程，轮流穴位注射复方樟柳碱注射液和甲钴胺注射液。治疗初期仍有出血，但出血频率减少，单次出血持续时间缩短，坚持针刺治疗2个月之后患者自觉症状明显好转，可单独来门诊治疗，视力也提高至右眼0.1，左眼0.025。在2011年5月因其母亲病故，悲伤过度，眼病突然加重，先是右眼底出血，继为左眼底明显出血，治疗好转后连续每隔3个月检查一次视网膜，其后再未出现眼底出血表现。2011年7月，患者左眼行人工晶体植入术，术后无不适主诉。至今患者已针刺11年，眼部症情稳定，全身情况良好。近年多次在海内外旅游，生活可自理，能做家务带外孙，患者对此甚为满意，目前为巩固疗效仍坚持每周1次针刺治疗。

按：有数据表明糖尿病患者病程超过20年，60%以上会发生视网膜病变，本例患者为增生期糖尿病视网膜病变，不仅病程长且症情重，多次反复，西医常规预后就是病变发展到晚期严重损害视力以致不可恢复。在治疗过程中，虽然患者曾因一些突发事件（如情绪过分悲伤激动）引起较大反复，但在后续十余年治疗过程中，患者眼部症情基本稳定，说明坚持较长疗程的针刺在改善视力，延缓糖网的发生发展，提高患者生活质量方面具有一定优势。因情绪刺激而致病情加重的情况也提醒我们，中医消渴病可因七情过伤而致病的这个病因在糖尿病眼病的防治方面也是要加以重视的。这也让我们感到张师提出的"眼病亦需畅情志"这个问题的重要作用。

案3 林某，女，57岁。

因双眼视物不清5月余，来针灸门诊就医。既往糖尿病病史27年余。患者2019年2月15日，自觉右眼有物体遮挡视线，视力下降1周，在某三甲医院眼科检查为右眼底出血，左眼黄斑水肿，视力右眼0.05，左眼0.4。非接触眼压，右眼18.2，左眼18.5。诊断为增殖性糖尿病视网膜病变（PDR），右玻璃体积血。经口服卵磷脂络合碘片（沃丽汀）及每月一次雷珠单抗抗VEGF治疗，眼底出血逐渐吸收，视力逐渐恢复。4月25日检查视力提示右眼0.8，左眼0.5。5月5日再次注射雷珠单抗不久后眼前黑影增多，5月9日检查视力右眼0.6，左眼0.15，眼底黄斑水肿，有陈旧渗血。西医仍以抗VEGF治疗为主，同时于2019年7月1日开始针刺治疗。针刺取穴：新明1、攒竹、瞳子髎、上健明、球后、上明、天柱、足三里、三阴交。针刺得气后留针30分钟，球后和太阳轮流穴位注射甲钴胺注射液，每周2次，3个月为一个疗程。8月13日检查，右眼角膜清，晶体轻混，玻璃体积血，可见玻璃体内新生血管，眼底视网膜平。其后行右眼激光光凝治疗，视力逐渐提升。8月30日注射雷珠单抗后，查视力右眼0.8，左眼0.6。此后停止注射雷珠单抗，以针刺和口服羟苯磺酸钙改善眼周循环障碍为主进行治疗。10月12日查视力右眼0.6，左眼0.4，双眼角膜清，晶体轻混。眼底：右眼激光斑可见，左后极部硬性渗出。截至2020年10月底，1年来，患者未再有眼底出血症情出现，且眼底OCT检查示黄斑水肿明显吸收（图4-4-3）。以西药配合针刺（每周2次）继续治疗。

按：临床上糖尿病视网膜病变一旦出现增生性病变，防治发生新生血管的一系列并发症，保存残留的视力就是重中之重。本例患者为增生期糖尿病性视网膜病变，针刺时虽已经出现新生血管，眼底出血、水肿比较严重，但在出现症状后5个月就开始及时针刺治疗，因此视力减退和视网膜出血等症状改善较好且能长时间维持。近年来采用玻璃体内注射抗VEGF药物治疗糖尿病性黄斑水肿和眼内新生血管取得了较好的疗效，但抗VEGF药（如雷珠单抗、康柏西普等）售价较贵，且需多次注射，导致部分患者难以承受。而针刺治疗费用低，且在病情控制方面具有稳定持久的良好效果，值得推广应用。

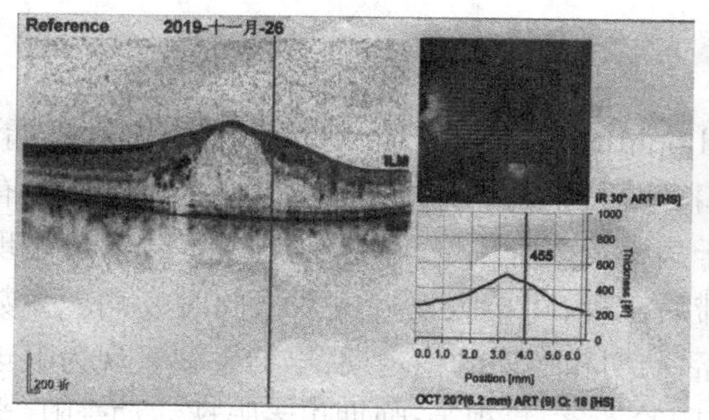

A. 2019年11月眼底检查

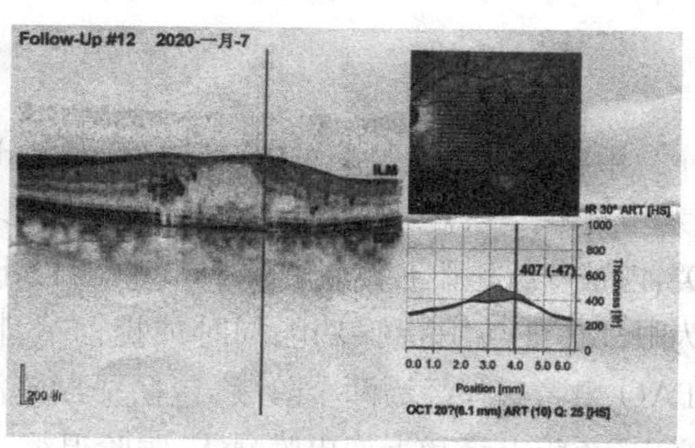

B. 2020年1月眼底检查

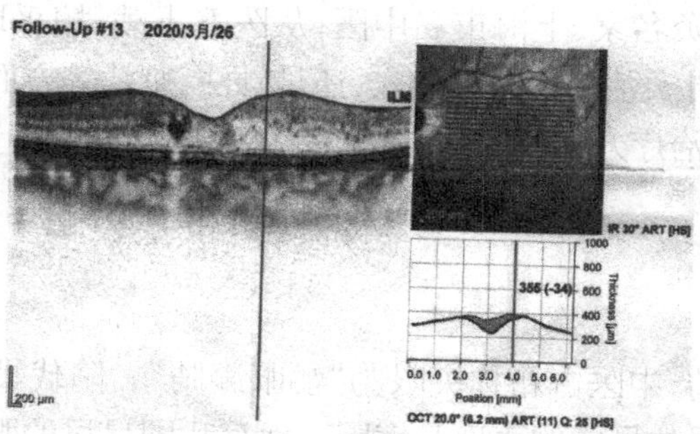

C. 2020年3月眼底检查

图4-4-3 增生期糖尿病性视网膜病变（左眼）眼底检查

从A、B、C三次眼底检查提示，黄斑水肿逐渐吸收。

五、小结

糖尿病视网膜病变的特点是，糖尿病病程越长、年龄越大、血糖控制越差，其发病率越高。随着社会经济条件的改善，糖尿病患者日益增多，这就导致未来可能因此而致盲的人群大量增加。众多针刺眼底病的研究表明，针刺疗法具有降血糖、血脂、血压，改善血流及眼部循环等作用，并且从动物模型病理检查及临床实践中进一步证实针刺的作用。针刺治疗糖网具有操作方便、副作用小，较抗 VEGF 及玻璃体切割手术治疗费用低，且无抗 VEGF 药物所带来的心血管并发症等治疗优势。张师以化瘀通络之法针刺治疗糖尿病视网膜病变，在改善患者生活质量，提高或维持患者视力，延缓糖尿病视网膜病变从非增生期向增生期演变等方面取得了良好的效果。名老中医防治糖网的经验是一笔宝贵财富，其经验值得总结传承并在临床进一步推广。

（朱博畅，梁永瑛，刘坚）

针刺治疗甲状腺相关性眼病的临床经验

甲状腺相关性眼病（thyroid assiociated ophthalmopathy，TAO），又称 Graves 眼病、浸润性突眼等，是与甲状腺疾病相关的自身免疫性疾病，该病与自身免疫、遗传、环境有关，占成年人眼眶疾病的 20%～25%。由于病程及全身免疫、内分泌状态的不同，可表现为眼部体征与甲状腺功能同时或提前或滞后出现，可单眼发病或双眼同时发病。多数 TAO 患者病程经历两个阶段，包括早期的活动期和晚期的稳定期，早期主要表现为眼球突出、角膜上缘和上部巩膜暴露、眼睑退缩、眼睑滞落、复视等；晚期患者眼球活动受限，当眼闭合不全时，出现角膜干燥、溃疡，甚至失明等严重并发症。

张仁教授是我国针灸名家、上海市名中医，从医五十载，擅采取针灸治疗多种难治性眼病。张师对 TAO 的针灸治疗无论是选穴，还是针法、刺法等方面都具有独到见解，并总结出一整套行之有效的治疗方案，现介绍如下。

一、病因病机

TAO 属于突眼范畴，中医古籍称突眼为“鹘眼凝睛”。隋代巢元方《诸病源候论 · 目珠子脱出候》中描述了眼位异常的表现及病因。现存我国最早的眼科专著《秘传眼科龙木论》则首次记载了鹘眼凝睛的概念，称之为“鹘眼凝睛外障”，云：“此眼初患之时，忽然痒痛泪出，五轮胀起皆硬，难以回转，不辨人物……此疾皆因五脏热壅，冲上脑中，风热入眼，所使然也。”指出其临床表现为眼部痒痛及眼球突出、运动受限、视力下降等，具有起病急、发展迅速的特点。

现代中医学认为，痰瘀是本病的主要病理因素。目为肝之窍，突眼与肝密切相关，情志不舒，肝郁气滞，肝气犯脾，脾失健运，津液不行，凝聚成痰，或先天禀赋不足，脏腑虚弱而致气血不足，机体气血阴液亏虚，虚火内生，日久灼津成痰，痰气凝结于眼，遂致目突；肝郁日久，化火上逆，痰火内结于目，可见眼瞳如怒视之状，导致瘀血内阻，最终出现痰瘀互结之证。

二、治则治法

张师通过对现代、古代文献的研究，结合临床经验，强调治疗该病应采取同中有异的辨证用穴，近中远取的配合取穴，多种针法、刺法的综合应用，行气法和导气法的结合应用。

1. *同中有异，辨症用穴*·在临床实际中，虽是同一个疾病，所处病理阶段不同，证候也就各异；或是同一疾病，病情持续时间不同，治法也不一，这就要求同中有异，据症而用。在TAO的不同发展阶段，除选用基本方外，根据病情不同，选穴上有所加减，同时，刺法也随之改变。如新发或轻症TAO，无眼球及周围软组织受累的表现，仅以基本方为主。如甲亢患者全身症状明显，则应随症远道取穴以调节脏腑之气；如出现眼肌麻痹或高眼压时，基本方上加用丝竹空、目窗、上天柱等以改善眼肌麻痹、降低眼压。甲状腺疾病的发生是多种因素如情志、水土、地域、饮食等综合作用的结果，其中以情志内伤为主要诱发因素。在针灸临床中，张师非常注重调神，重视心理疏导。当患者出现思虑过度、情绪不宁时，常加百会、印堂调畅情志，镇静安神。

2. *中取结合近取，配合远取*·中取结合近取，配合远取，是张师长期从临床中总结出的一种取穴组方原则，对眼病治疗尤其适宜。这里的中取是指颈项部穴，如上天柱、天柱、风池、新明1等穴位，相当于头针颅底带的位置，该颅底带位置贯穿经脉，多是气血运行的重要枢纽，可通达脑络和目系，加强眼区经络的疏通。中取效穴相当于君穴，在所有眼病治疗中，每次必取。近取，是指包括眶内及眼周边的穴区，一般根据不同的病证，灵活选择，也叫辨病(症)穴，所以近取效穴相当于臣穴。远取，多指四肢或躯干部的穴位，起整体调节作用，相当于佐使穴。临床中，采用前后相对应选穴的方法使针感得气达到互相呼应的效果，这种取穴原则还可以推广至多种病症的治疗。如秩边(中取)深刺至会阴得气与中极(近取)针刺至会阴得气相配治疗尿道综合征；心俞(中取)深刺至胸前得气与膻中针刺胸前而得气相配治疗冠心病心绞痛，均有明显效果。

3. *多种针法、刺法综合应用*·难治性眼病具有病情复杂、病邪深入、缠绵难愈的特点，张师治疗时十分重视综合治疗手段，即采用2种或3种以上针法或刺法结合，起到取长补短，相互补充的作用。在治疗TAO时，张师除用毫针，还会加用穴位注射、耳针、梅花针相结合综合治疗。梅花针叩刺可增强即时效应。在球后、承泣行穴位注射，可促使药物透过血眼屏障；加上平时按压耳穴，则可增加和延续针刺效应。当出现眼肌麻痹时，在上明、承泣穴采用齐刺法，对眼区形成围刺，增强局部针感。如病情复杂、治疗难度大时，采用扬刺法，即同时针上天柱、天柱，类似于扬刺中四针同刺，增强穴位刺激，通过导气法使针感向眼区方向扩散、传导，提高效应。

4. **强调感应，注重手法**·治疗本病时有无针感，能否产生“气至病所”至眼区，与疗效密切相关。张师在临证时多采用行气法和导气法：行气法是增强眼病疗效的重要方法；导气法对控制针感传导方向及促进“气至病所”有较好作用，多用于上天柱、天柱、风池等穴。

三、穴位选取

1. **穴位针刺方**·主穴：上明、球后（或承泣）、瞳子髎、上天柱（天柱上5分）、风池、新明1（位于耳郭之后下方，即耳垂后皮肤皱襞的中点处）。配穴：甲亢加内关、足三里、三阴交，甲状腺肿大或结节加人迎，眼压增高加目窗或头临泣。具体操作：主穴每次均取，配穴据症而取，四肢穴上下肢各选一穴。眼区穴，以0.25 mm×（25～40）mm 针直刺至得气。症情重者，上明穴和（或）承泣用齐刺法，即上明和（或）承泣一针，在左右各旁开0.5 mm 处刺入一针；上天柱，针尖朝鼻尖方向成75°角进针1.4寸，施以徐入徐出的导气手法，使针感向眼区放射。症情复杂者，用扬刺法，即增取天柱穴（上下左右共四针），手法同上天柱；新明1，将耳垂略向前外方牵拉，针体与皮肤成45°～60°角，向耳屏切迹方向徐徐刺入25～40 mm 深，针体达下颌骨髁状突浅面时，以热胀酸为主，针感明显者可传至颞部及眼区。

主穴及配穴均留针30分钟，每周2～3次。一般6个月为1个疗程。人迎穴刺法约成25°向甲状腺中心方向刺入，针至得气后，用提插加小捻转手法运针半分钟后取针，不留针。

2. **穴位注射方**·取穴有球后、太阳。具体操作：去针后，用甲钴胺注射液1 ml 在双侧球后或太阳穴各注射0.5 ml，复方樟柳碱注射液2 ml 在双侧球后或太阳穴各注射1 ml。两种药物在球后、太阳穴交替注射。

穴位注射选用复方樟柳碱注射液具有缓解眼部平滑肌和血管痉挛，增加眼血流量，改善眼组织供血。甲钴胺注射液具有营养神经，防止视神经功能退变，保护视力和扩大视野的作用。两药在眼区穴位交替注射，不仅有药物的作用，也有穴位的刺激作用，起到既益气又活血的作用，可促进眼区的瘀滞消散，加强治疗效果。

四、病案举隅

案1（突眼合并复视） 刘某，女，58岁。2018年7月8日初诊。

主诉：双眼肿胀伴复视1年余。

现病史：2016年4月自觉全身无力，进食后有呕吐感，检查发现三碘甲状腺原氨酸（T3）、甲状腺素（T4）、促甲状腺素（TSH）异常，诊断为甲状腺功能亢进症。口服甲巯咪唑片，指标好转后逐渐减量至停药。2016年12月再次复发，出现双眼肿胀，劳累后肿胀感明显，睡眠欠佳，渐出现复视，诊断为甲状腺相关性眼病，继续服用甲巯咪唑片并服用中药控制。

检查：双眼轻度外突，眼睑闭合尚可，左眼活动正常，右眼球活动度变小，向上及向内活动明显受限。舌红少苔,脉细。

诊断:西医诊断:甲状腺相关性眼病。中医诊断:鹘眼凝睛(肝肾两虚证)。

治疗:以基本方为主穴,加配肢体穴。除基本手法外,因考虑到患者复视,眼球活动受限,故在眼区上明穴用齐刺法,毫针刺入上明,分别在左右 0.5 mm 处分别再刺入一针,电针仪连接上天柱和瞳子髎,连续波,频率为 2 Hz,强度以患者可耐受为度。每周治疗 2 次。3 个月后眼球向上活动明显改善,复视症状减轻,仅有向内活动略受限,故改为 1 周 1 次,但仍不能长时间用眼。目前继以针刺治疗中(图 4-4-4)。

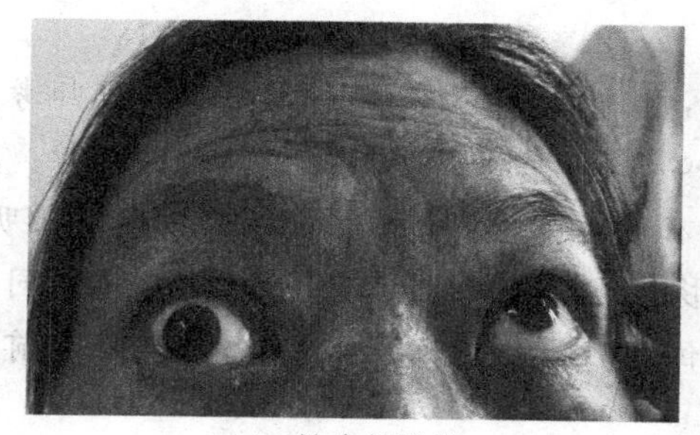

A. 治疗前眼像

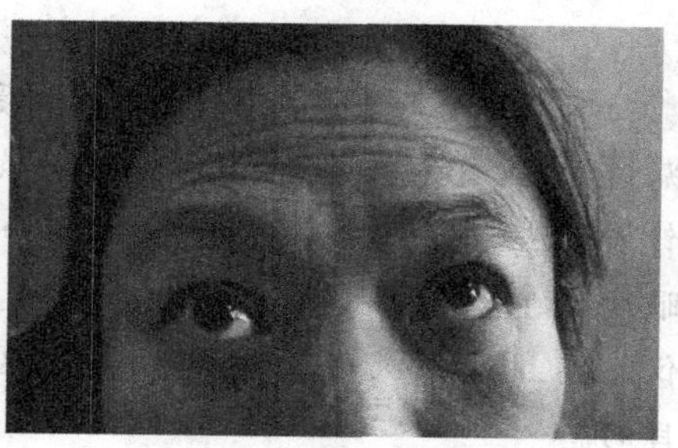

B. 治疗 3 个月后眼像

图 4-4-4 患者刘某治疗前后眼位对比

A. 治疗前眼像,表现为双眼轻度外突,眼睑闭合尚可,左眼活动正常,右眼球活动度变小,向上及向内活动明显受限,复视。B. 治疗 3 个月后眼像,表现为眼球向上活动明显改善,复视症状减轻,仅有向内活动略受限。

按:本例患者是甲亢后以眼肌麻痹为主,眼球运动受限,在治疗时,强调要重视刺法,在上明采用齐刺法,对病变范围小、部位深的神经肌肉麻痹疾病能增强针感,加强刺激,促进恢复。

案 2(突眼合并复视及高眼压) 陈某,女,43 岁。2015 年 3 月 8 日初诊。

主诉:因双眼外突、转动困难伴复视 2 年,加重 3 月余。

现病史:患者 2012 年 11 月,无明显原因出现双眼结膜潮红,外院眼科诊断为结膜炎。经治疗后症状改善不明显,双眼渐出现外突,且眼球转动受限,情绪急躁。外院内分泌科诊断为甲状腺功能亢进症,双侧多发甲状腺混合结节,内分泌突眼。采用激素等药物治疗,甲状腺功能指标及某些症状得以控制,但突眼症状改善不明显。2013 年初先后予球后注射甲泼尼龙及激素冲击疗法和甲氨蝶呤(methotrexate, MTX)免疫抑制治疗,但仍无效,并出现眼压升高,视力下降,右眼从 1.0 降到 0.6,左眼从 0.8 降至 0.2。用拉坦前列素滴眼液、盐酸左布诺洛尔滴眼液、酒石酸溴莫尼定滴眼液和甘露醇静脉滴注控制眼压。2014 年 12 月,病情加重,双目胀痛,目赤畏光,斜视明显,眼球活动度变小,视力减退。

检查:闭目露睛 3 mm,双眼明显外突,左眼>右眼,突眼度分别为右 24 mm,左 25 mm,眼睑裂增宽,眼睑回缩和上睑迟落,角膜外露。双眼活动度右眼>左眼,眼球运动上转,内转障碍。眼压:右眼 39 mmHg(1 mmHg = 0.133 kPa),左眼 46 mmHg。右眼眼底尚可,左眼视神经萎缩,视乳头变白。视力:右 0.3,左 0.2。舌尖红,苔薄微腻,脉细。

诊断:西医诊断:甲状腺相关性眼病。中医诊断:鹘眼凝睛(肝阴不足证)。

治疗：上述基本方及配方均取，上明和承泣均用齐刺法刺入，上下六针形成围刺之势，刺至眶内眼球有沉重酸胀感，加风池和目窗穴，每周治疗3～4次。治疗6个月后，突眼度：右眼23 mm，左眼24 mm。眼压：右眼15.3 mmHg，左眼15.8 mmHg。眼球活动度明显好转，复视基本消失，控制眼压的眼药水由三种逐渐调至一种维持治疗。因留有明显突眼，加天柱穴，左右天柱与上天柱共四穴，行导气法，促使针感往前额眼眶放散。同时改电针仪连接上天柱、瞳子髎，连续波，频率2 Hz，每周治疗3次。继续治疗6个月后，突眼度：右眼21.5 mm，左眼22.0 mm。闭目露睛也由原来的3 mm降至1 mm。眼压：右眼11.1 mmHg，左眼13.8 mmHg。眼球活动外展略感牵掣，无复视。视力：右眼0.5，左眼0.5。目前继续维持每周1～2次的治疗。

按：本例患者为重度突眼，眼球活动受限，视神经萎缩导致视功能损害。张师考虑到患者病情较重，首先与患者沟通，要求其放松心情，需坚持长时间规律的针刺治疗。二是多种针法刺法综合应用。三是注重随证加减，在治疗半年后患者眼压及活动度改善明显，但突眼度改善缓慢，故加用天柱穴，与上天柱形成扬刺，针刺时需针感放散至眼区，同时以电针仪连接上天柱、天柱及瞳子髎，使眼区穴位与后项部穴位针感相通，达到疏通前后经气的目的。

五、小结

本方是张师在研究有关现代文献的基础上，通过长期临床验证而总结出来的。强调近取结合中取为主配合远取，经验穴与经典穴相结合的方法进行组方。其中，上天柱属经外穴，为上海已故针灸名家金舒白所发现，主要用于甲状腺疾病或突眼症，上健明、上明穴为眶内经外穴，可直中病所。前后相配，发挥协同作用。配穴人迎穴，相当于甲状腺的中心，具有疏通局部气血的功效；目窗为胆经穴，能平肝胆风火而降眼压，内关属心包经之络穴，又是八脉交会穴之一，具有通脉活血化瘀的作用，可宁心安神而缓解甲状腺功能亢进之高循环动力症状；足三里、三阴交分别为足阳明之下合穴和足三阴之交会穴，均为调理脾胃、促进运化之要穴，具有祛痰除湿之功效，对甲状腺功能亢进之高代谢症状有效。

临床治疗该病时除注意针刺方向和深度外，还强调细针慢进，避免刺破血管造成眼部血肿，以有针感或达到气至病所为宜。轻、中度甲状腺相关性眼病患者，可采取针灸为主配合适量药物治疗，还可采取单纯药物治疗，效果确切，但无论何种程度的相关性眼病患者，均须长期治疗。

梁永瑛，朱博畅，应嘉炜，等.张仁针刺治疗甲状腺相关性眼病的临床经验[J].中国中医眼科杂志，2020，30(8)：576-579.

针灸治疗视神经脊髓炎谱系疾病经验

视神经脊髓炎谱系疾病(neuromyelitis optica spectrum disorders, NMOSD)是免疫介导的,以累及视神经和脊髓为主,同时也可以包括延髓最后区、丘脑、脑室、脑白质等区域,以高复发率、高致残率为特征的一类中枢神经系统脱髓鞘疾病。目前现代医学的药物治疗常因副作用、经济因素等使得部分患者无法承受,疾病预后差。作为难治病,针灸在本病的治疗中有其独特作用。张仁主任医师是上海市名中医,上海市非物质文化遗产"方氏针灸疗法"代表性传承人,第六批全国老中医药专家学术经验继承工作指导老师。张师致力于探索眼病针灸40余年,经验丰富。现将张师治疗视神经脊髓炎谱系疾病的典型案例和经验总结如下,以飨读者。

一、针刺验方

1. **取穴**·主穴:上健明、上明、球后(或承泣)、攒竹、新明2、瞳子髎(或丝竹空)、新明1、风池(或安眠)、大椎→至阳、足三里(或阳陵泉)、太溪(或太冲)。配穴:尿潴留加秩边、水道、中极;便秘(便溏)加天枢、大横。

2. **针刺操作**·主穴均取,配穴据症而加。眶内穴位均用0.25 mm×40 mm之毫针,快速破皮后缓慢送针至1.2~1.4寸,至眼球有明显得气感;若无,可略加提插(幅度切忌过大),不可强求,以防意外。头面部穴位用0.25 mm×25 mm之毫针。攒竹穴是在攒竹上0.5寸进针,向上健明方向透刺,针入约0.8寸。瞳子髎、丝竹空先直刺得气再退至皮下,与水平呈45°角斜向下方刺入0.8寸,并反复提插至明显得气。新明2穴是垂直快速刺入,进针5分,然后用快速捻转结合小幅度提插手法使针感在颞区或眼区放散。新明1穴以0.25 mm×40 mm之毫针,针体与皮肤呈45°角,向前上方快速破皮,缓缓刺入,当针体到达下颌骨髁状突表面,深度为1.0~1.3寸时,耐心寻找热酸胀的针感,必要时可稍再进针5分,手法为小幅度的捻转提插,以针感向颞区或眼区放散为佳。大椎采用平透刺法,取0.30 mm×75 mm毫针2根,以15°角自大椎穴平透刺至身柱穴,再从身柱穴平透刺至至阳穴,患者往往有酸胀针感沿着督脉向下循行,注意不可针入太深,伤及脊髓。下肢穴用0.30 mm×40 mm之毫针,刺至有明显得气且出现向足部放射感。秩边穴取0.30 mm×100 mm之毫针,针尖略向内而成85°角,缓缓进针至酸胀感传至会阴部,以雀啄法略运针半分钟左右取针。继取仰卧位,水道和中极以0.30 mm×50 mm毫针,针尖略向下,缓慢提插探寻,使得针感亦向小腹部或生殖器方向放射。天枢、大横以0.30 mm×50 mm毫针直刺得气。腹部穴位均以用小幅度提插结合捻转的平补平泻法运针1分钟,留针期间运针2次。留针期间在新明1与瞳子髎、足三里与阳陵泉,两侧均连接电针仪,连续波,频率为3 Hz,强度以患者可耐受为度,均留针30分钟。

3. **穴位注射** 主穴：球后、太阳。配穴：肝俞、脾俞、肾俞。

注射药物：甲钴胺注射液 1 ml(0.5 mg/ml)、复方樟柳碱注射液(2 ml)、黄芪注射液(4 ml)。

操作：拔针后，取球后、太阳两穴，交替使用甲钴胺注射液(每穴 0.5 ml)和复方樟柳碱注射液(每穴 1 ml)进行穴位注射。背部穴位每次取两穴(双侧)，使用黄芪注射液。每穴 1 ml。

上述治疗方法，隔日 1 次，3 个月为一个疗程。控制病情后，改为每周 2 次持续治疗以巩固疗效。

二、典型医案举隅

案 1 患者，女，46 岁。2010 年 3 月 17 日初诊。

主诉：右眼疼痛伴双眼视力下降 1 月余。

现病史：3 周前患者因劳累出现右眼转动疼痛，且双眼视物模糊。患者自 2007 年 1 月起，左眼于当地医院诊断为视神经炎，且 3 年内反复发作 9 次，视野及视力严重受损，为减少复发故长期服用泼尼松及吗替麦考酚酯。3 周前患者发病后于上海某医院就诊，查头颅及脊髓 MRI 均为阴性，血清抗 AQP4 抗体 IgG(+)，遂确诊为"视神经脊髓炎谱系疾病"。住院期间予以甲强龙冲击治疗后视力较前好转，但仍有视物色淡、视野缺损及眼球转动时疼痛、板滞感，且畏惧频繁复发致盲，故而投诊。刻下：视物模糊，右眼视物呈灰黄色，且转动疼痛，板滞，神疲乏力，肢冷畏寒、纳寐可、二便可，舌淡边有齿痕、脉沉细。

检查：形体偏胖，面色㿠白，左眼视力 0.03，右眼视力 0.3。视野检查：左眼视野严重缺损，右眼视野缩小，视敏度下降。OCT：双眼神经纤维层厚度变薄。血清抗 AQP4 抗体 IgG 阳性(滴度 1∶3200)。

诊断：西医诊断：视神经脊髓炎谱系疾病。中医诊断：暴盲(气血两虚证)。

治疗：补气养血。予针刺治疗(主穴联合配穴)及穴位注射治疗。同时，泼尼松龙 20 mg 顿服，逐步减量。嘱每周治疗 3 次。

治疗期间，患者自觉视力逐次清晰，1 个月后测得左眼视力 0.08，右眼视力 0.5。眼球转动疼痛和板滞感减轻，乏力好转。西医眼科医师建议可将泼尼松龙药量由 7 日递减改为 3 日用量。治疗 3 个月后，患者自觉眼球疼痛不适感基本已无，右眼视力恢复至 0.6，左眼视力未再提高。嘱其按时服药，坚持针灸治疗。随访并治疗至今近 10 年，复发 4 次，频率明显减少，目前视力恢复至左眼 0.06，右眼 0.6。

按：本例以反复发作的视神经炎为主要表现，患者发病 10 余年来，虽正规服用激素及免疫抑制剂预防复发，但 3 年内 9 次的复发频率不仅造成患者视觉严重受损，更加重了患者的精神及经济负担。经针灸治疗后，患者视觉质量明显改善。本例患者坚持针灸治疗 10 年，其复发频率较治疗前明显降低。

案 2 患者，女，35 岁。2008 年 5 月 12 日初诊。

主诉：双眼视力下降10年余伴四肢乏力麻木2周。

现病史：2005年7月，患者无明显诱因下出现左眼转动时疼痛伴视物模糊，当地医院诊断为“视神经炎”，又因不规则口服激素治疗，左眼仅存光感。至2007年底，患者右眼视力无诱因下突然下降至光感，经当地某三甲医院确诊为“视神经脊髓炎”，并于规律使用激素、鼠神经生长因子治疗后，左眼仍为光感，右眼裸眼视力维持在0.2～0.3。2008年5月起，至张师处就诊，治疗2年余不曾复发，右眼裸眼视力也逐渐提升至0.6，遂中断治疗。2016年4月27日，患者感冒后出现右眼视力下降至光感，伴有双下肢乏力麻木，胸背部皮肤蚁行感。至当地医院就诊，查核磁共振(2016年5月3日)示：颈胸髓多发异常信号。脑脊液：抗NMO抗体IgG阳性。考虑视神经脊髓炎复发，予激素联合硫唑嘌呤治疗后，视力较前好转，但胸背部皮肤仍有感觉异常，四肢麻木且双下肢乏力，遂再次来张师处求诊。刻下：左眼失明，右眼视物模糊，胸背部蚁行感，四肢麻木，下肢为重，行走因乏力而拖步，情绪低落，胃纳一般，夜寐欠安，二便尚可。舌淡，苔少，脉弦细。

检查：右眼能视近物，可数指/5 cm，左眼失明，左侧瞳孔约6 mm，直接对光反射消失，右侧瞳孔约5 mm，直接对光反射存在，双侧躯干胸4以下针刺觉减弱，四肢肌力及肌张力正常，腱反射正常，病理征未引出。

诊断：西医诊断：视神经脊髓炎。中医诊断：痿证、暴盲(肝肾亏虚证)。

治疗：调补肝肾，补气通络。予以上述针刺治疗方案，主穴与配穴均取，配合穴位注射治疗，每周治疗3次。同时口服泼尼松(60 mg，每日1次，根据情况逐渐减量)和硫唑嘌呤(50 mg，每日1次)。

患者治疗3个月后，右眼裸眼视力已经恢复至0.1，左眼仍失明。胸背部蚁行感较前大为减轻，四肢麻木明显好转，双下肢行走时力气大增，可长距离行走，甚至逛街已无碍。嘱其再坚持针灸治疗一段时间。

按：本例患者病变累及视神经和脊髓，除视力受损外伴有下肢活动障碍。患者首次发病时，右眼起病后坚持配合针刺治疗多年，视力恢复良好，已经恢复正常工作。而患者因路途遥远，家事繁杂，停止针刺治疗。此次感冒劳累后复发，症状较前加重，再次接受针刺治疗，又获好转。病情稳定后，现每周坚持1次治疗以维持治疗量。

案3 患者，女，40岁。2020年2月28日初诊。

主诉：反复双下肢麻木无力12年，伴右眼视物模糊4年。

现病史：患者2008年怀孕时出现双下肢麻木无力，于上海市某医院诊断为“脱髓鞘疾病”。后反复发作4次，均予以甲强龙冲击治疗后症状可完全恢复。至2013年3月，再次复发后因查AQP4抗体阳性，多个脊髓节段受损，故确诊“视神经脊髓炎谱系疾病”。行甲强龙联合丙种球蛋白、环磷酰胺治疗，仍复发4次。至2016年10月，患者须得搀扶方可行走，且出现尿潴留。同年11月，患者出现右眼视力模糊，仅可见鼻侧上方视野范围内物体，经甲强龙1 000 mg冲击联合丙种球蛋白治疗，症状无显著好转。神经内科考虑患者对激素不敏感，改以美罗华(利妥昔单抗600 mg)治疗后，视力逐渐恢复(双眼1.0)，视野部分恢复。至2019年6月，患者又复发2次，治疗后除视力较前好转(左眼1.0，右眼0.6)，双下肢已无法行走。同年11月，患者因长期使用免疫抑制剂，感染肺结核，于肺科医院抗痨治疗期间，尿潴留再次复发，并伴有胸部束带感，经激素治疗后症状较前缓解，但需导尿管维持。2020年2月24日患者右眼视力突然下降至光感，于上海市某医院住院治疗，行甲泼尼龙冲击治疗10日后，右眼视力无明显改善，遂求针灸治疗。刻下：右眼视物模糊，胸部以上多汗并伴有束带感，少气懒言，纳眠一般，尿潴留(导尿管维持中)，便秘，舌淡嫩，脉细弱。查体：满月脸，面白无华，右眼瞳孔直径约3.0 mm，对光反射稍迟钝，视力：手动/10 cm，双下肢肌力1级，双侧T4以下感觉减退，腱反射(++)、双侧Chadock征阳性，余病理征未引出。

诊断：西医诊断：视神经脊髓炎谱系疾病。中医诊断：暴盲，痿证(肝肾亏虚)。

治疗：补益肝肾。针刺(主穴、配穴均取)及穴位注射治疗，患者便秘故加用天枢、大横；尿潴留加用秩边、水道、中极。患者仍处急性期，拟每日行针刺治疗。泼尼松60 mg口服，据症情逐渐减量。

1周后，患者右眼视力较前提高(数指/40 cm)，便秘好转，已有排尿感，胸部束带感减少，余症如前，故继续治疗；3周后，患者右眼视力恢复到0.4，排便基本正常，且已拔除导尿管，胸部偶有束带感，但双下肢肌力因病程过长，未有明显改善。嘱其维持每周2次治疗，随访至今，症情稳定。

按：患者患病10余年，虽经免疫抑制剂、丙种球蛋白等积极治疗，仍频繁复发，残疾程度逐次严重。又因长期使用免疫抑制剂引起感染肺结核，造成治疗方案较为棘手：如抗痨药物本身(如乙胺丁醇)对视神经的损伤；大剂量免疫抑制剂可能诱发肺结核复燃；患者对大剂量激素不敏感，即出现激素抵抗现象；长期留置导尿增加感染风险等，均给治疗带来困难。本例患者发病急、症情重、病程长，对激素不敏感，而针灸治疗在此次发作的急性期也起到了明显的作用。

三、讨论

1. 现代医学对NMOSD的认识·视神经脊髓炎的传统概念是指病变仅累及视神经和脊髓。2004年AQP4-IgG的发现扩大了视神经脊髓炎及其相关疾病的研究。进一步发现，临床上一组不能满足视神经脊髓炎诊断的局限性脱髓鞘疾病，如单发或复发性视神经炎、单发或复发性长节段横贯性脊髓炎等，其中部分病例随着病程的进展可以出现其他部位受累的表现，并最终演变为视神经脊髓炎。因此2007年Wingerchuk等提出把这组疾病归纳为视神经脊髓炎谱系疾病，即NMOSD，2015年国际视神经脊髓炎诊断小组正式确定了这一命名。NMOSD患者在短时间内可出现视力丧失，乃至完全失明，以及瘫痪、二便障碍等症状，甚至累及颈髓而死亡。绝大多数患者(80%～90%)存在复发过程，有文献显示60%的患者于1年内复发，而90%患者于3年内复发。且随着复发次数增多，患者多数遗留严重视力障碍，肢体残疾、尿便障碍，且程度会不断加重。因而急性期的治疗必须迅速控制症状，而缓解期的目标是减少复发频率。

目前，急性期以大剂量激素冲击治疗为主，对于激素疗效不佳的患者，可以改用丙种球蛋白或血浆置换。缓解期依靠低剂量激素和免疫抑制剂防止复发，其中常用的是硫唑嘌呤、吗替麦考酚酯、环磷酰胺，但仍有40%～50%的患者疗效较差。而除了激素常见的副作用外，免疫抑制剂也同样存在如血细胞降低、肝功能损害，增加感染机会等副作用。近年来，具有B细胞清除作用的利妥昔单抗（美罗华）作为一线治疗药物临床使用逐渐增加，其可减少NMOSD患者复发次数，但对患者神经功能缺失症状的改善并不显著。而因B细胞耗竭出现感染概率增多（主要是上呼吸道感染、泌尿系统感染），长期多次使用又会引起致命的进行性多发性脑白质病变。因此，患者获益与风险的平衡是目前NMOSD治疗中的关键挑战。

2. 张师治疗NMOSD的经验・本病属中医“痿证”“暴盲”的范畴。因肝藏血，脾统血，肾藏精，肝肾亏虚，则肝血不足、肾水枯竭无以营养目窍，神光不足；脾虚生化乏源，精虚则不能灌溉四末，血虚则不能营养筋骨，筋骨经脉失于濡养致成痿证。因此病位在脑与目系，而又与肝、脾、肾密切相关。

治疗上，张师主张局部和整体相结合。选穴上突出眼区和治疗眼病的穴位。眶周及眶内的穴位均为局部取穴，也是张师治疗眼病常用要穴，有疏通局部经气，通滞明目的功效。同时，也注重整体治疗。因患者下肢麻木乏力明显，故取阳明经之足三里，寓治痿独取阳明之意；阳陵泉系八会穴之筋会；三阴交调补肝、脾、肾三脏以滋化源。《素问・灵兰秘典》云“主明则下安，主不明则十二宫危”，《素问・至真要大论》又云“诸髓皆属于脑”，故取风池、安眠以调神醒脑，养血补髓。督脉为阳脉之海，总督诸阳，督脉循行于脊里，入络于脑，与脑和脊髓关系密切，督脉所行之处正是本病累及的主要部位即脊髓、大脑等APQ4高表达的区域。《素问・骨空论》云“督脉生病治督脉，治在骨上，甚者在脐下营”，“督脉为病，脊强反折……癃、痔、遗溺”，可见督脉病症会出现尿便障碍。而杨上善谓“骨上，督脉标也；脐下营者，督脉本也”，体腔内的脏腑通过足太阳膀胱经背部的腧穴受督脉经气的支配，大椎是督脉和手足三阳经交会处，故取大椎透刺以通阳化气，再配合脐下诸穴，标本兼治。

在行针手法上，张师强调三点：第一，眼区穴要深刺，一般要求针深1.2～1.4寸，至眼球有明显酸胀感。而下腹部深刺时，要求针感向生殖器放散，且送针宜缓，针尖不宜穿透腹膜。深刺法运用得当，更有利于激发经气，明显提高疗效。但切忌大幅度提插捻转，避免发生意外事故。第二，要求气至病所，《黄帝内经》强调“气至而有效”，《针灸大成》四卷也指出：“有病道远者，必先使其气直达病所。”处方中，新明1操作时要求针感向颞侧及眼区放散。但不可强求，刺激过强往往会出现腮部疼痛，影响进食。秩边穴操作时要掌握好针尖的方向，出现针感向会阴部或小腹部放散，疗效才会满意。第三，强调透刺。体现在大椎穴，本穴是督脉与六阳经之会，进针后缓缓沿脊椎中线向下深透2.5～2.8寸，使得针感沿着督脉，直达腰骶部，起到升阳益气的功效。

在药物的使用上中西结合，复方樟柳碱注射液可调整眼部血管的舒缩功能，改善眼部血液循环及视神经缺血水肿情况，从而促进视神经的修复；甲钴胺可促进受损神经的恢复；背俞穴使用黄芪注射液，具有补气升阳、益气通络的作用。

四、小结

由于本病涉及脏器较多，难治程度高。以上3例患者处在不同时期，症情表现不同，病程长短不一，但均获得不同程度的疗效。针灸治疗对第1例、第2例患者，不仅提升视觉质量，更具有远期效果，在复发后治之仍有效，且坚持治疗有利于减少复发的频率。第3例急性期患者出现对大剂量激素冲击疗法的抵抗现象，而联合使用针灸治疗后很快获效，也避免了不断增加激素及免疫抑制剂用量引起的不良反应。张师认为，针刺治疗本病除了要及早介入，还要坚持长期治疗。患者病情稳定后，每周应坚持1次治疗以巩固治疗效果。且患者须谨慎起居，劳逸有度。目前西医治疗以使用激素以及免疫抑制剂为主，但仍暴露出短期缓解了病情，但远期易复发，且每次复发病情加重的特点。单一的西医治疗在本病上显得有点局限，结合针灸治疗，可取长补短。

（杨伟杰）

针刺致眼部血肿经验浅述

张仁主任医师对视网膜色素变性、年龄相关性黄斑变性、视神经挫伤、正常眼压性青光眼、眼肌痉挛或麻痹等的治疗，都有独到的经验。在眼区穴位针刺时，有一个绕不过的问题，由于眼部血管分布极为丰富，而眼睑部的皮下组织又十分疏松，针刺时稍有不慎就容易刺破血管引起出血，血液积聚皮下，形成血肿和瘀斑，即所谓的“熊猫眼”。其实，早在宋代《铜人腧穴针灸图经》就已提及眼区的承泣穴“针之令人目乌色”。所以在之后的针灸典籍中，一直将该穴列为禁针穴。由于针刺意外造成的眼部血肿和瘀斑都可以在短期内消退，不会造成后遗症状。最近还有报道认为，眼部血肿，类似于自血疗法，反而有利于眼部病症的康复。但是它毕竟是一种针刺意外，会出现眼区局部不适和一定程度上影响容貌，给患者生理上和心理上带来一定的痛苦。所以，张师认为，虽然要杜绝其发生似乎还不可能，但尽量减少其发生和减轻其程度是可能的，也是十分重要的。在他的长期实践中也表明，随着对针刺所致的眼部血肿认识的深入，其发生率已经从初期的10%以上下降至目前0.5%左右。为了使眼区针刺不成为针灸工作者的畏途，现将张师这方面的经验介绍如下。

一、发生原因

1. 穴位原因 · 由于眼睛是人体最重要的器官之一，几乎所有眼区穴位下方均分布极为丰富的血管。针刺稍有不慎，即可导致眼部血肿。经张师多年临床观察，发现睛明穴最易发生。该穴浅部有内眦动、静脉和滑车上、下动静脉,深层部的上方有眼动、静脉主干。不论深刺还是浅刺,稍不当心,即可出血。其次为承泣穴和球后穴,其深部有眶下动、静脉,一般不易发生出血。即使出血,也较之睛明穴为轻。但用该穴作穴位注射,如操作不当,刺之过深,易引起眼部血肿,且不易吸收。另外,上睛明穴(该穴位于睛明上2分,张师多取上5分之上健明穴)发生出血的概率要比睛明穴低,而上明穴(眼眶上缘下方眶壁之中点)和下睛明(睛明穴下2分)发生率更低。所以张师多取用上睛明和上健明穴代替睛明穴。眶区穴位中,攒竹穴有额动、静脉分布,此穴浅刺不易出血,深刺不当则可引起严重出血。

2. **操作原因**·选用的针具较粗(如用直径为0.30~0.40 mm毫针),是引起眼周围出血的一个十分重要的原因。而针刺不当,出血往往也特别严重,表现在进针过急过猛,针刺过深,不恰当地使用提插或捻转之法。另外,穴位注射操作不当也可引起出血。

3. **其他原因**·值得一提的是,患者的自身原因也不容忽视。如长期服用肠溶阿司匹林、丹参等具有活血作用的药物或有某些血液病(如血友病凝血功能差)的患者,应慎用眼区穴。张师曾碰到过一位视神经萎缩患者,针后出现眼区重度血肿,急用冰敷才控制出血,原来患者因接受化疗,血小板已降低。张师还发现,儿童眼部针刺很少出现出血瘀斑现象,原因待查。

二、临床表现

针刺不当所致的眼部血肿,张师根据其临床表现分为3型。

轻型,系刺破浅层血管所致。拔针后往往局部未见异常。待数小时后,有的则要到第2日,穴区周围才逐渐显现青紫色的瘀斑。瘀斑面积一般不大,小如黄豆,大如蚕豆,多于7~10日逐步消退。

中型,系损及较细小的动静脉分支所致。取针后不久,患者眼部会有异物硌着的不适感或睁眼时有异样感觉,出血部的眼睑略现肿胀,两眼同一部位不对称。至第2日,出血部的整个上或下眼睑(多见于上眼睑)出现青紫色的瘀斑,有时可蔓延至下或上眼睑。按之略有疼痛,但无其他自觉症状。需2~3周逐步消退。

重型,为损伤深层血管和较重要的眼部动静脉所致。多数在取针后数秒钟至半分钟内发生。但张师也曾遇一例患者,在针刺承泣穴后约10分钟,下眼睑逐步出现明显出血肿胀。重度者,其出血侧眼睑往往迅速肿胀闭合,无法睁开。如出血量较大,可造成眼球胀大突出。从第2日起,眼部肿胀可逐渐消退,眼睛能逐步睁开,但出现大面积的明显的青紫色瘀斑,据出血量多少,可波及上下眼睑,甚至于全眼周围区域。少数病例还可出现同侧眼结膜大片出血。张师碰到过一例90多岁患黄斑变性的老年女患者,取针后,患者眼睑出现明显肿胀,但隔2日来针灸时,眼区未出现青紫,而是整个结膜因出血而呈鲜红色,患者除略有异物感外,并无其他不适,20多日后全部消退。重度出血,一般要20~30日才可全部消退。

必须指出的是,不论何种程度出血,迄今为止,张师还尚未发现有影响眼区功能和视觉的情况，同时也不影响继续针刺。

三、预防方法

张师认为要预防眼部出血，首先要熟悉眼和眼区穴位的局部解剖，其次是一定要熟练掌握眼部针刺之法。他在长期临床实践中总结出以下几点。

1. 慎选穴位・张师在治疗多种难治性眼病时，多用距离眼部较远的、实践证明有效的穴位为主穴，如上天柱、新明、翳明、风池等穴，眼周穴如攒竹、丝竹空、瞳子髎等，眶内穴一般每次只取2穴，且一般避免取最易出血的睛明穴。

2. 选用细针・张师临床上习惯使用0.25×(25～40)mm毫针。他认为，针具过粗容易引发出血，过细则不易得气；过短影响疗效，过长可能伤及视网膜。另外，要检查一下，针尖有无钩刺，以免在进针或出针时钩破血管引发出血。

3. 注意操作・按张师的经验，可分为3步。①进针，这是最关键的一步。针刺眼区穴位时，宜先用指甲按切表皮，迅速点刺进针。如欲刺深，多行垂直刺，应缓慢送针，送针时医者一定要屏声敛息，全神贯注。眼球周围组织较为疏松，进针比较容易，如觉针尖遇到抵触感阻力(即使是很小的阻力)或患者呼痛时，应略略退出，稍转换方向后，再行刺入。直到出现满意的得气感为止。如得气感不明显，只可稍作提插探寻，或略作捻转，但注意二者的幅度必须极小，动作切忌粗暴。如还不能获得满意的针感，宜停针待气，不可强求。眼穴得气感为扩散至整个眼球的酸胀感。在留针期间，一般不运针，如因治疗需要，为加强针感，只可作轻微的捻转，但不能提插。②出针，张师特别强调采用顺势拔针，即根据进针角度应缓慢从反方向退针。一般以分段退针为好，即退一段后略作停顿，再继续外退。退针时，以患者毫无感觉为佳。顺势出针，动作较轻微，不会引起局部牵拉而造成出针时损及血管而出血。出针时不可行提插等手法。当针体即将离开穴位时，应略作停顿再拔出。③按压，张师认为正确掌握按压的方法和时间，对避免和减轻出血的程度有着十分重要的作用。临床发现，一些初次针刺的患者容易发生眼部血肿，往往是由于不懂正确的按压方法所致。医生在取针时另一手应持消毒好的干棉球，出针后即刻按压针孔。棉球不宜太大，按压部位必须准确。嘱患者按住后，要稍用力，持续按压时间最好在3～5分钟。不可移动位置或半途松手。如有以往血肿史或易于出血者，更应该延长按压时间。经验表明，延长按压时间可减轻眼部出血的程度。

四、处理方法

对轻症可不予特殊处理，亦可局部予以湿热敷，每日1～2次，促进瘀斑消退。

对中或重症来说，有条件的诊室最好备冰的消毒敷料。如无，可以纱布蘸蒸馏水或冷开水代替。即刻在局部肿胀的部位实施冰敷或冷敷20～30分钟，其间可替换敷料数次，有利于止血。嘱患者回家后，继续用同法冰敷或冷敷。对重度患者，敷的时间可长些，次数可多些。一般来说，敷后眼睛可逐步张开。20小时后，局部青紫明显，即嘱患者用湿热毛巾(温度以患者可耐受为度)热敷眼区,每次20～30分钟,每日2～3次。平时,可戴上消毒眼罩或太阳眼镜。眼睑肿胀和局部青紫有所消退后,改为每日热敷1次,直到瘀斑完全消失。

张师认为,眼部血肿如能采取积极措施,不仅可以减少出血程度,而且能明显加快瘀血消散时间。如果已出现皮下出血,形成瘀斑,眼睑出现青紫,此时还能进行针刺治疗吗?张师的答案是完全可以。在瘀斑处针刺不但不影响治疗效果,而且还能促进瘀血消散。

五、讨论

以上是对张师预防和处理针刺所致眼部血肿经验的总结。从已有的临床数据来看,即使是有经验的针灸医师,他可以最大限度地降低眼部血肿的发生率,但还是不能完全杜绝这种情况的发生,这也成了当前多数针灸医生视眼穴为禁区的主要原因。对此,张师强调要做到医患相得,也就是说,要获得患者理解、支持和配合。经他针刺的患者都懂得去针后进行按压,万一出血也能积极配合,按医生要求进行及时处理,从而减少血肿的发生,减轻血肿的程度。

王顺,徐红,张仁.预防处理针刺所致眼部血肿经验浅述[J].上海针灸杂志,2013,32(3):218-219.

针刺治疗难治性皮肤病经验辑要

张仁教授为全国知名针灸专家、上海市名中医,从事针灸临床、科研和文献研究工作近五十载,学验俱丰。在多年的针灸实践中,他逐步总结出一系列具有特色,经过反复筛选验证的针灸效方。提出了"和而不同,异病同治"的学术观点,既强调中医辨证施治前提下的不同治法,又顺应疾病之证,主张异病同治。笔者在跟师临证学习期间,观察到张师采用清热祛瘀之法,异病同治,以针刺治疗难治性皮肤病,疗效颇显。现将张师经验总结如下。

一、以瘀热为共同病机

人体是一个和谐统一的有机整体,皮肤病虽发生于机体表面,名目繁多,皮损多种多样,病情错综复杂,但其症状主要为痒、痛、渗出(或脱屑)。张师认为,各种皮肤疾患,虽症状、体征不同,病因复杂难明,但在其发展的某个阶段或治疗的转归方面,特别是反复发作、久治不愈、病情顽固者的病机多表现以热、瘀为主。临床上,皮肤病症的病机可有风热、湿热、血热之别,但缠绵日久最终皆可转化以热邪为胜。而皮肤病症多因外邪壅滞或气血痹阻所致,体表玄府毛窍瘀滞,而久病必瘀。故而其身体局部的皮损多考虑与热、瘀等病邪的瘀滞有关。《素问·脉要精微论》曰:"夫精明五色者,气之华也……"五脏之气外发,五脏之色可隐现于皮肤之中,是为常色。当脏腑有病时,则可显露出相应的异常颜色,是为病色。体现在各种难治性皮肤病,则多在肌表、面部呈现为赤色症状,主热。而皮肤病迁延日久,则多出现湿热或血分之热侵入肌肤,与气血相搏之象,致使气血受遏,主瘀。热瘀凝聚不散,逗留体内,浸淫肌肤,使肌肤失养发生皮损,出现皮疹、瘙痒、渗液等症状。

张师认为,此即不同病症而具同一病机,临床上,掌握疾病的共性便可有的放矢。因此,对于难治性皮肤病均可以化瘀清热之法施治,来达到调整脏腑和阴阳的平衡,促使疾病痊愈。若有伤阴耗血、化燥生风之变,亦可以此法为主进行加减,灵活使用。

二、取穴主以督脉、背俞穴为主

张师治疗难治性皮肤病的取穴特点是以背部督脉穴和背俞穴为主穴,而传统治疗本病的穴位则为配穴;主穴一般均取,配穴据不同病症酌加。

督脉为阳脉之海,督领全身阳气,与各脏腑所属经脉直接或间接都有交会,体内各脏腑通过足太阳膀胱经背俞穴与督脉脉气相通,为全身经络、脏腑气血转输之枢纽。故张师选用背部督脉的大椎、身柱、至阳为主穴,达到通阳泻热、平衡阴阳、调和气血及疏理五脏六腑的功能。

背俞穴是指脏腑之气血输注于腰背部的特定穴位,位于腰背部足太阳膀胱经第一侧线上。《素问·长刺节论》曰:"迫脏刺背,背俞也。"张景岳《类经》中亦记载:"五脏居于腹中,其脉气俱出于背之足太阳经,是为五脏之俞。"说明背俞穴与五脏关系密切。背俞穴位于足太阳膀胱经上,《灵枢·根结》曰"太阳为开",足太阳膀胱经为人身之藩篱,故外邪入侵,首犯足太阳膀胱经上之背俞穴。杨继洲在"东垣针法"中也有"此皆六淫客邪有余之病,皆泻其背之腑俞。若病久传变,有虚有实,各随病之传变,补泻不定,治只在背腑俞"的记载,故对于六淫外邪致病,特别是病久可取背俞穴治疗。张师治疗难治性皮肤病时,背俞穴多选用肺俞和膈俞。取肺俞,是因肺主皮毛,病位在体表;久病必瘀,故取血会膈俞,以活血化瘀。

张师以督脉和背俞穴为首选穴位的同时,也重视根据疾病的缓急轻重配合传统的取穴方法,即选用曲池、血海、足三里、三阴交、耳尖等穴。皮肤位于人体的最外围,是人体与外界的第一道屏障,其卫外的作用与卫气的功能密切相关,其濡养的作用与营气的功能密切相关。气血失调,营卫不和是皮肤病发病的内因。故采用上穴意在调畅气血,调和营卫。曲池、足三里分别是手足阳明之合穴,阳明经多气多血,两穴合用以调畅气血,其中曲池为大肠合穴,肺与大肠相表里,肺主皮毛,故曲池又可调整肺卫的功能。血海属脾经,为足太阴脉气所发,气血归聚之处,与曲池合用调和营卫,清热活血;三阴交为足三阴经交会穴,亦可调阴血。耳尖穴刺血,重在活血清热。

三、操作提倡透刺、刺络

在刺法上，张师提倡透刺、刺络并重，以芒针长距离透刺与刺络拔罐相结合。张师认为，督脉逆经透刺可以起到调节阴阳及清诸阳之瘀热的作用，疗效颇佳就在于针身长，进针深，可以达到一针二穴或一针多穴的目的。在刺激人体特定的腧穴、经络时，容易增强针感，激发经气，以调动人体内的抗病能力，提高其治疗作用，最终达到清泻邪热、化瘀通络之效。而刺络放血对因瘀、郁引起病症的治疗具有关键作用，为《黄帝内经》中"去菀陈莝，菀陈则除之"治则的临床应用。针后加罐，更能提高疗效。

针刺操作时要求术者熟练掌握透刺之法，进针要快，送针要缓，方向要准。张师行大椎透至阳分两步透刺法，取 0. 30 mm×75 mm 毫针 2 枚，其中 1 枚快速在大椎穴破皮进针后向下平透至身柱，另 1 枚自身柱穴透至阳穴，进针后要求缓缓沿脊椎中线向下透刺，患者多会感到有一股酸胀之气循经下行；针刺双侧肺俞或膈俞时，针尖斜向脊椎刺入，针体成45°角进针 1. 5～1. 8 寸，透向夹脊穴。血海、曲池、三阴交行常规直刺，进针 1～1. 4 寸，得气后留针，诸穴留针 30 分钟。去针后，在大椎、肺俞(双)、膈俞(双)、血海(双)等穴再刺络拔罐。每次取 1 穴，可交替选用。以皮肤针重度叩刺出血，用大号罐吸拔，留罐 10～12 分钟。对于迁延不愈的顽固重症者，出血量宜多。耳尖穴，每次选一侧，交替取用。具体操作为，先将耳穴按揉充血后，75％乙醇棉球常规消毒，以一次性无菌采血针进行点刺，挤出 5～8 滴血。疗程以每周 2～3 次为宜，10 次为 1 个疗程。病情明显好转或痊愈后，巩固治疗每周 1 次，治疗 2～3 周。

张师认为难治性皮肤病的操作关键在于，一是应用透刺法，以同一芒针作用于两个或多个穴位，刺入穴位后，要缓慢行针，尽量使患者感到酸胀之感向下放散，使经气流通，上下相接，达到接气通经之功。二是刺络拔罐，用梅花针叩打时，要运用腕力，垂直叩刺，不要斜刺、拖刺，刺后迅速用大号玻璃罐吸拔。叩刺力度根据病情轻重与出血量而定，病情轻者，出血量少；病情重者，出血量大。临床发现，大椎部位的出血量与症状轻重有一定关系，而且随着病情的减轻，出血量往往会逐渐减少。在取穴上，应根据不同的疾病，重新配穴应用，应用"和而不同"之法。如玫瑰痤疮患者可加用迎香、素髎局部取穴；在操作上，则根据年龄、病情，刺激应有轻重之分，痤疮患者多年龄较小且怕痛，只取 1 枚芒针透刺等。

四、病例介绍

案 1(脂溢性皮炎) 患者，男，30 岁。2018 年 1 月 27 日初诊。

主诉：面部红斑伴脱屑、瘙痒 1 月余，加重 1 周。

现病史：患者自述有面部皮肤病史。于 1 个多月前，曾突发阵发性上腹痛，而后在使用常用的洗面奶时，脸上开始出现红斑，少量鳞屑。食用坚果类、火锅、烧烤等食物后症情会加重。其后分别在不同医院诊断为面部阵发性红斑、脂溢性湿疹。1 月 24 日在某三级专科医院，确诊为脂溢性皮炎。因以往用西药治疗效果不显，又对激素治疗有顾虑，故改口服中药汤药,用药后红斑症状反而明显加重。经介绍来张师针灸门诊治疗,初诊症见面部以鼻为中心至两眉之间呈现红色皮损,鼻翼两侧有大量片状淡黄色鳞屑,可蔓延至眼圈和眉毛、发际线。自觉皮肤干燥,瘙痒感明显,皮损处难以清洗干净。擦去鳞屑后,面部血丝和鳞屑均有增多迹象。

诊断:面部脂溢性皮炎。

治疗:主穴以芒针大椎透身柱、身柱透至阳及曲池、血海,局部配攒竹、迎香,并在大椎、肺俞、膈俞3穴交替刺络放血。主配穴操作同前,其中迎香以0.25 mm×25 mm毫针向上斜刺0.5寸,攒竹以0.25 mm×25 mm毫针自眉头向下透刺,平补平泻以局部有酸胀感为主。每周治疗3次,3周后原皮损较前有明显好转,仍有部分脱屑,巩固治疗2周,症状全无。嘱患者避免日晒,清淡饮食,生活规律。2018年11月3日,患者因失去工作心情抑郁,加之食用海鲜、火锅等,又发面部红斑,与2017年12月症情类似。再次请求针刺治疗,遂以原方治疗。3次后起效,面部红斑减少,鳞屑不再增生;治疗5次后,面红已不明显,皮疹、脱屑全无;治疗10次后症状基本痊愈。随诊至今未发。

按:脂溢性皮炎是一种常见的慢性丘疹鳞屑性皮肤病,中医学称之为“面游风”“白屑风”等,好发于头皮、眉、耳和躯干上部等皮脂腺分布较密集的部位。主要损害:轻者表现为小片灰白色糠秕状或油腻鳞屑性斑片,重者可伴有渗出和感染。典型损害为带油腻鳞屑的黄红色斑片,伴有不同程度瘙痒。清代《医宗金鉴》在白屑风中提出:“由肌热当风,风邪侵入毛孔,郁久燥血肌肤失养,化成燥证也。”张师认为,湿热血瘀为本病的基本病机,治宜清热除湿、活血化瘀,故取诸阳之会大椎,逆督脉透刺以泻热,加曲池清泻湿热,血海活血行血祛瘀,迎香、攒竹共同调节局部气血。同时,张师建议患者保持心情舒畅,尽量避免不良情绪影响,由郁致瘀,这也是引起病情反复的重要方面。脂溢性皮炎患者治疗前后皮损情况,参见彩插附图6。

案2(痤疮) 患者,女,15岁,2017年5月10日初诊。

主诉:面部与胸背部丘疹反复发作2年余。

现病史:患者自述进入青春期后,初起面部、胸背部发出小丘疹和结节,随年龄增长,面部痤疮逐渐加重,月经期间尤为严重。在某皮肤病医院诊断为痤疮。经西药口服外涂,症状未有明显好转。初诊症见米粒、黄豆大小痤疮分布于面部及颈胸部,皮损焮红灼热,单个丘疹和片状丘疹并存,皮疹发红,部分丘疹可挤出白色脓头,尤其额、面颊部及下颌部为重,面部略暗,皮脂分泌较多。

诊断:痤疮。

治疗:采用主穴以大椎透刺身柱,另加四白穴直刺,留针30分钟,取针后在大椎穴处行刺络拔罐,耳尖左右轮流放血。每周2次(刺络拔罐1次)。治疗3个月后,患者面部、脸颊部脓疱完全消退,瘢痕也逐渐平整,仅留少许暗红色素沉着和轻度凹陷性瘢痕。随访半年,未有新皮损出现,基本痊愈。

按:痤疮是好发于颜面部皮脂腺分泌旺盛部位的一种慢性炎症性疾病,常表现为粉刺、丘疹、脓疱、结节、囊肿及瘢痕等不同症状。临床常会遇到一些经连续1个月以上的常规药物治疗,痤疮皮损无改善或消退缓慢,或停药后很快复发的难治性痤疮。该患者即为此种痤疮。《医宗金鉴》在肺风粉刺中提出“此证由肺经血热而成”，张师以此为据，取大椎透身柱，通阳泻热，同时本例患者考虑年龄较小，恐惧畏痛，故以芒针1枚大椎透刺身柱（一般须两枚由大椎接力透刺至阳）。耳尖穴点刺放血可泻头面之热，四白为局部选穴。临证灵活变通取穴，而不离主方之组穴操作，依然获效，充分证明了中医学理论中异病同治与辨证结合的临床价值。同时，张师特别提出治疗期间要求患者注意个人卫生，用温水洗脸，禁止捏挤、搔抓患部，忌食辛辣、海鲜，多食新鲜蔬菜和水果，保持大便通畅，注意休息，保持充足的睡眠。

案3(过敏性皮炎) 患者，女，48岁。2018年7月9日初诊。

主诉：双眼睑周围皮疹伴瘙痒反复发作1年余，加重半个月。

现病史：患者自2017年3月在无明显诱因下出现双侧上眼睑红痒增厚，明显肿胀，未予治疗。症情逐渐加重，1个月后，在某医院皮肤科诊为过敏性皮炎，予口服西替利嗪片可减轻病情，但一停药后，就会再次复发。其后每年春秋二季都会加重，出现脸上起皮，皮肤增厚瘙痒等，须加量服用西药才能控制症状，可因食用海鲜、竹笋等食物使过敏症状变重。2018年7月，因食用基围虾后症情加重，先是上眼睑色红肿胀，之后眼睑逐渐增厚，表皮粗糙，呈环状暗黄色，瘙痒异常。曾口服药物和外涂药膏均未见明显效果。

诊断：面部过敏性皮炎。

治疗：以上方治疗。主穴以芒针大椎透身柱、身柱透至阳及毫针刺攒竹、瞳子髎、曲池、血海、三阴交。并在大椎、肺俞交替刺络放血。每周治疗2次。治疗6次后，患者症状明显减轻，眼睑仅余色素沉着，瘙痒消除。随访至今，症情稳定，患者自述目前吃海鲜等，未发生过前期过敏表现。

按：过敏性皮炎也称变态反应性皮炎，是指接触过敏原后皮肤出现引起以皮肤瘙痒、荨麻疹、斑丘疹及不同程度渗出为特点的皮肤疾病，为过敏原（变应原）通过变态反应机制引起的皮炎。临床过敏性皮炎的病因很复杂，其发病与内在外在多种因素有关。面部过敏性皮炎临床表现为面部皮肤可见水疱、丘疹，部分患者伴明显瘙痒。常见过敏原为日晒、食入性或接触性过敏原等。由于致敏原较多，同时不同过敏原引起过敏反应也不尽相同，故患者面部皮炎的表现也复杂多变，难以确定其病因，造成患者病情迁延不愈，并演变为慢性疾病。张师认为，过敏性皮炎属中医学“湿疮”“浸淫疮”等范畴。主要病机是湿热毒邪郁滞皮肤，治疗应以清利湿热凉血、散风止痒为法。《医宗金鉴·外科心法要诀》曰：“血风疮，此证由肝脾二经湿热，外受风邪，袭于皮肤，郁于肺经，致遍身生疮，形如粟米，搔痒无度。”故主取肺俞、大椎刺络放血，清泻肺经风热；大椎透刺至阳能调和诸阳，治疗各种热证；曲池擅于清热祛风解表；三阴交既能健脾益血，又能调补肝肾；血海为活血化瘀之要穴攒竹、瞳子髎疏解局部气血。诸穴合用共奏调阴阳、疏风清热之功。

案4(慢性荨麻疹) 患者，男，66岁，2018年4月20初诊。

主诉：反复四肢及躯干风团样皮疹伴瘙痒3年。

现病史：患者自述有多年过敏性鼻炎史。2016年鼻炎症状消失，转而出现皮肤过敏症状，以四肢身体发痒，皮肤发红、发烫、起丘疹为主，感觉全身瘙痒难忍，夜间更甚。食用海鲜后症状会加重。某皮肤病医院检测过敏原均为阴性，从2016年3月开始长期服用盐酸西替利嗪、维生素 B_1、维生素 B_2 等，服药可以控制症状，但一停药就会症情反复，正常服药时吃海鲜等也可诱发。

诊断：荨麻疹。

治疗：取大椎透身柱、身柱透至阳为主穴，配血海、曲池、三阴交。取针后，取大椎、膈俞、血海中 1 穴轮流刺络拔罐。每周治疗 3 次。治疗 9 次后，盐酸西替利嗪片减量至 1/4。仍服用维生素 B_1、维生素 B_2。治疗 2 个月后，患者即使有食用海鲜，皮疹及瘙痒也没有发作。患者对疗效很满意，嘱其平素注意保暖，避免受凉。

按：慢性荨麻疹是指每日或几乎每日发生且持续 6 周及以上的荨麻疹，为临床上常见的皮肤病之一。发病率较高，病因和发病机制较为复杂，病程长，发病时皮肤瘙痒难忍。张师认为，荨麻症一病，进入慢性期，多为血分之热，稽留日久，病久入络，久病必瘀，而督主一身之阳，采用透刺之法，意在清诸阳之瘀热；又取血会膈俞以活血化瘀，血海穴加强活血化瘀之功。另外，张师提出神阙穴拔罐，为近年来临床多用于本病的验穴，亦可以采用。为巩固疗效，还可于委中、耳尖穴放血。临床上应用本方，多数患者往往治疗 1～2 次后，即出现明显效果。

案 5(玫瑰痤疮) 患者，女，39 岁，2018 年 11 月 22 日初诊。

主诉：以鼻尖为主伴鼻周红色斑丘疹 3 年，加重 2 个月。

现病史：患者自 2016 年车祸腰椎骨折后情绪低落，无明显诱因鼻及鼻周围出现红斑，伴明显毛细血管扩张症状。后经多家西医院治疗，皮损症状反复发作，未见明显好转。患者转中医诊治，口服中药后皮损消失，后连续服用中药汤剂 2 年余。2018 年初，因写论文未及时服药，皮损复发。2018 年 5 月 24 日由某医院皮肤科诊断为玫瑰痤疮。予甲硝唑、氯化钠注射液、β-胡萝卜素胶囊，以及重组牛碱性成纤维细胞生长因子外用溶液局部湿敷、口服等，均未见好转。后转求张师处要求针刺治疗。症见以鼻部为中心，面部成片红色斑丘疹伴毛细血管扩张，呈细丝状，分布如树枝，有皮脂溢出，毛孔扩大，皮肤增厚并有小脓疱，轻度瘙痒。

诊断：玫瑰痤疮。

治疗：以上述基本方治疗，加迎香透刺、素髎点刺出血。每周治疗 2 次，治疗 2 次后，血丝减少；治疗 4 次后，鼻周颜色明显变淡，丘疹基本减少。患者深感针灸疗效之神奇。随访至今已一年半，未见复发。

按：玫瑰痤疮是发生于鼻与鼻周的慢性炎症性皮肤病。因发病部位多局限于鼻部及周围，故古代常称其为“酒渣鼻”。临床命名主要依据其皮疹形态。该患者属红斑毛细血管扩张型玫瑰痤疮。食用辛辣刺激食物、饮酒、冷热刺激、精神紧张及情绪激动、内分泌障碍等均可成为本病的诱发和加重因素。中医对此早有认识，陈无择《三因极一病证方论》中提出：“肺热，鼻发赤瘰，俗名酒渣。”《素问·刺热论》曰：“脾热病者，鼻先赤。”故而中医学临床辨证大多归属于肺胃积热证，日久可夹杂血瘀，属于实证、热证范畴。张师取大椎透刺至阳调节阴阳，清诸阳之瘀热，大椎、肺俞刺络拔罐加鼻准素髎点刺放血能够快速祛除肺胃壅滞的邪热和瘀血，达到清泻邪热、化瘀通络之效，从而达到治疗疾病的目的。由于玫瑰痤疮患者皮肤高度敏感，对一般的面部洗护用品产生不耐受，要注意外用温和无刺激保湿产品。尽量做好防晒措施，避免理化因素刺激，同时保持大便通畅，减少情绪紧张等，这些对本病好转亦有帮助。

五、讨论

中医治疗皮肤病有着悠久历史，早在《黄帝内经》《诸病源候论》等医籍就有不少论述。难治性皮肤病并没有明确概念，张师以病程长、病情重、反复发作、迁延不愈为定义，突出了难治性的特点。张师治疗难治性皮肤病的特色有如下几点。

1. **异病同治，同中有异**·清代医家陈士铎《石室秘录》云："同治者，同是一方，同治数病也。"异病同治实际上与同病异治一样，是辨证论治的必然结果，是中医治疗学的一大特色。张师由此结合临床提出"和而不同"的观点，强调共性和个性的辩证关系，"和"是指疾病的共性，"不同"指疾病的个性，也就是突出共性，重视个性。

张师的"和而不同"既强调中医学辨证施治前提下的不同治法，又顺应疾病之证主张异病同治，就如难治性皮肤病通取督脉和背俞穴为主，处方通用，而根据病情又酌加配穴。又如在操作上，透刺、刺络为通用，但又根据患者情况，在取穴上或增一两穴，或减一两针，单纯针刺或刺络而不拔罐或仅点刺。和而不同，同中有异，张师谓此"不同疾病，同一病机，治法相同"。

2. **坚持规律治疗**·张师提出针灸治疗有累积作用，如无足够的治疗量，特别是治疗无规律，间隔时间过长，往往达不到理想的效果。所以必须规律治疗，即便症情恢复正常，也还要再治疗一段时间以巩固疗效。一般而言，在急性期，间隔时间宜短，每周保持 3 次左右，随着症情好转，可每周 2 次，至病症基本控制则可每周 1～2 次。如以药物配合治疗时，用药只可逐步递减，不可骤然停用，以防反弹。

3. **重视平时调摄**·张师很重视饮食和情绪的调节作用，在针灸治疗过程中强调让患者注意调整脾胃功能，少吃辛辣、高糖、高脂肪食物以及各种发物，多食蔬菜、水果，并保持心情舒畅，注意参加体育锻炼以促进气血运行，调节身体内环境的平衡。

朱博畅，刘坚，张仁. 张仁教授针刺治疗难治性皮肤病经验辑要[J]. 上海针灸杂志，2020，39(6)：796－800.

分期论治难治性面瘫经验

张仁教授为上海市名中医、中国针灸学会名誉副会长、第六批全国老中医药学术经验继承工作指导老师。从事针灸临床、科研和文献研究近 50 年，在长期的临床实践中积累了丰富的经验，形成了自己独特的诊疗思路。尤其在治疗难治性面瘫方面集成诸法、取穴精当，现介绍如下，以飨同道。

一、病因病机

面瘫作为针灸科常见病，大多数可治愈，若经过一段时间的治疗未能痊愈，遗留下如联带动作、面肌痉挛和挛缩、倒错等后遗症，可发展为难治性面瘫，亦称顽固性面瘫、重症面瘫。目前临床尚未对难治性面瘫形成统一的诊断标准，根据文献报道，有将病程界定在1个月、2个月、3个月或6个月的不同。张师根据临证经验，认为病程超过3个月尚未痊愈的面瘫为难治性面瘫。临床常见的贝尔麻痹患者中，约有20%属于难治性面瘫，其中1/3为部分瘫痪，2/3为完全瘫痪，即使经过常规处理后仍会有各种不同的遗留症状。难治性面瘫的发病机制至今尚未明确，多因周围性面瘫就医不及时、发病早期治疗方法或药物应用不当、患者体质禀赋及精神因素导致病情迁延不愈而致。

面瘫，属中医学“口僻”范畴。《诸病源候论》记载：“偏风口㖞是体虚受风，风入于夹口之筋也。足阳明之筋，上夹于口，其筋偏虚，而风因乘之，使其经筋急而不调，故令口㖞僻也。”张师认为，面瘫早期多因素体虚弱，正气不足，脉络空虚，尤其是劳累、大怒、病后体虚之时未加强防护，外邪趁虚而入，致使气血运行不畅，筋脉失养而筋肉失于约束；后期日久病不愈，气血亏虚，血行不畅，瘀血阻滞经络，面部经脉失养而成正虚邪实、虚实夹杂之顽疾。

二、分期论治

《素问·刺要论》曰：“病有浮沉，刺有浅深，各至其理，无过其道。”由于难治性面瘫各个时期表现有所不同，张师根据多年的临床经验，总结出分期针刺治疗难治性面瘫的方法。

1. **发病前期，重在鉴别**·张师认为，在周围性面瘫的早期，发展成难治性面瘫之前，关键在于如何做到早期鉴别。只有早期鉴别并发现发展成难治性面瘫的可能，才能尽早介入并及时干预，从而使患者最大程度地康复，甚至预防难治性面瘫的发生。张师依据面神经的解剖结构，总结了一种简易的鉴别难治性面瘫的方法，即选取患侧牵正、攒竹、四白、夹承浆4穴，分别以0.25 mm×40 mm毫针刺入，其中牵正穴直刺，使针感传至面颊部；攒竹穴向下平刺；四白直刺；夹承浆向颊车方向斜刺，进针为15～25 mm。取G6805电针仪，一端连接牵正穴，另一端依次连接其余3穴，采用疏密波，频率2 Hz/100 Hz，强度逐渐增大，观察穴区周围肌肉是否出现同步抽动。如随电针频率出现有规律的、明显的抽动，多较容易在短期内恢复，一般不会发展成难治性面瘫；如患者感知电刺激但局部肌肉未见抽动或抽动十分轻微，一般较难恢复，易发展成难治性面瘫，应加以重视，避免错过最佳治疗时机。

如发现有可能成为难治性面瘫者，首先，应当嘱患者积极配合治疗，不可过度疲劳，于患侧耳后进行热敷；其次，应予适量激素、营养神经药物和扩血管药物规律治疗。在针刺治疗上，张师尤其重视患侧新明1穴和牵正穴的运用。新明1穴（耳后皱褶中点）为军中名医李聘卿于20世纪70年代发现的新穴，可用于多种眼底病的治疗。张师临床发现此穴对面瘫的疗效亦佳，以0.25 mm×40 mm毫针向牵正穴方向刺入25～38 mm，用捻转结合小提插手法，即以拇指将针柄压于示、中指上，并快速捻转，捻转速度为120转/分钟，提插幅度为1～2 mm。在操作上，新明1穴治疗面瘫和治疗眼病有所差别，治疗眼病时针尖朝向眼部，针感宜向颞部及眼区放射，而治疗面瘫时，针尖宜向牵正方向刺，以针感向面颊部扩散为宜。牵正穴多采取穴位注射法，取1 ml甲钴胺注射液(0.5 mg/1 ml)以一次性无菌注射器直刺得气后徐徐推入。

2. *恢复期，重方术*·早在唐代，孙思邈就提出将针、灸、药三者结合的观点，此即综合方术，张师临证也强调综合方术治疗。张师认为综合方术包括两大类，一是指不同的针灸方法的结合，如体针、艾灸、耳针、拔罐等两种或两种以上的结合；二是指针灸和其他疗法的结合，如中西医药物、心理疗法、物理疗法等一种或多种与针灸疗法的结合。张师认为，周围性面瘫一旦发展成难治性面瘫，治疗难度便加大。此时治疗上有两大特点：一是透刺为主，特别是芒针透刺；二是多法结合，即针刺、穴位注射、闪罐法、耳穴压丸等综合应用。

(1) 透刺为主。张师将治疗难治性面瘫的面部穴位归纳为口三针、颊三针和额三针。口三针为地仓、口禾髎、夹承浆，3个穴位均向颧髎穴透刺；颊三针即四白直刺，四白透下关，下关透牵正；额三针为攒竹透刺上睛明，阳白透刺鱼腰，瞳子髎透刺颧髎。面部穴位透刺时，张师多采用0.25 mm×40 mm毫针沿皮透刺15～25 mm。在针刺手法上，常采取捻转结合小提插手法。但瞳子髎、口禾髎两穴应采用0.30 mm×75 mm芒针透刺50～75 mm，刺激量大，针感强烈，可增强疏通局部气血的作用。针刺后一般留针30分钟，留针期间，分别以口禾髎、地仓(或夹承浆)与四白为一对，阳白(或攒竹)与瞳子髎为一对，连接电针仪，疏密波，频率2 Hz/100 Hz，强度以患者耐受为宜。

(2) 多法结合。张师治疗难治性面瘫时多辅以穴位注射、闪罐法、耳穴压丸等。于患侧取2穴分别穴位注射甲钴胺注射液0.5 ml(方法同上)，常用穴位为四白、地仓、迎香、牵正、口禾髎。并以内口径25 mm、外口径40 mm玻璃罐在额部和面颊部行闪罐法，以皮肤潮红为度，一般2～3分钟。以磁珠或王不留行籽贴于耳穴神门、眼、面颊、肝、肾、皮质下进行耳穴压丸，每日按压3～5次，每次2～3分钟，强度以患者有酸痛感但不压迫皮肤为度，每次取1侧，左右两侧交替操作。

3. *后遗症期，重对症*·对于难治性面瘫的不同后遗症状，如联带运动、面肌痉挛、倒错、鳄鱼泪等，张师的治疗侧重点不同。面瘫后遗症状均有面部肌肉瘫痪，又因瘫痪程度不同而表现出其他症状，张师主张共性和个性相结合。

所谓共性，即采用基本治法，对所有后遗症期患者均先采用皮肤针治疗，以达“菀陈则除之”之效。操作时右手持皮肤针针柄尾端，悬肘，利用腕关节弹力将梅花针垂直叩打于面部，并立即提起，着力要均匀、平稳、集中，不能斜刺或拖刺，依次对额肌、眼轮匝肌、颧肌、咬肌、颊肌、口轮匝肌行轻至中度叩刺，每个肌群叩刺50～100下，皮肤微红见血即止。通过叩刺，可祛除脉中的郁血以及各种阻滞经络的物质，达到祛除瘀滞、疏通经络的作用。所谓个性，即针对不同后遗症状选取不同穴位和采用不同针法。①联带运动：采用三透一针法。采用 0. 30 mm×(50～75) mm 毫针,由瞳子髎、地仓、四白 3 穴向下关透刺,0. 25 mm×25 mm 毫针于牵正穴直刺 15～25 mm,并在牵正穴施捻转结合小提插手法后,分别以瞳子髎与地仓,四白与牵正为一对,接通电针仪,疏密波,频率 2 Hz/100 Hz,强度以患者耐受为度,不宜过强,留针 30 分钟。②面肌痉挛:采用丛刺针法。伴面肌痉挛的难治性面瘫患者的痉挛部位多在患侧鼻唇沟附近,采用 3～5 枚 0. 25 mm×13 mm 毫针于痉挛最明显处集中浅刺 2～5 mm,留针 30 分钟。症状明显者,可采用 0. 25 mm×25 mm 毫针由患侧口禾髎向迎香透刺,留针时间可延长至 45 分钟。③倒错:采用 0. 25 mm×25 mm 毫针针刺双侧地仓、四白,患侧口禾髎、夹承浆。地仓、口禾髎、夹承浆均向颧髎穴透刺,四白穴向下关穴透刺,以上 4 穴均沿皮透刺 15～25 mm。针刺后地仓与四白为一对,双侧均接通电针仪,疏密波,2 Hz/100 Hz,强度以出现局部肌肉抽动为度,留针 30 分钟。④鳄鱼泪:取患侧攒竹、上睛明、下睛明。攒竹穴以 0. 25 mm×25 mm 毫针透刺上睛明约 15 mm,上睛明、下睛明均以 0. 25 mm×13 mm 毫针直刺 5～10 mm,以患者感局部酸胀并有泪出感为宜,留针 30 分钟。上述治疗每周 2～3 次,10 次为一个疗程。

三、典型案例

患者,男,45 岁。2017 年 9 月 25 日初诊。

主诉:左侧面瘫 9 月余。

现病史:2016 年 12 月劳累后出现左侧眼裂明显增大,不能抬眉,口角略歪斜,不能鼓腮、吹气,就诊于上海某三甲医院,诊断为左侧面神经炎,予药物治疗(具体不详)1 个月,症状改善不明显。后于另一家医院接受针灸治疗 21 日,疗效不显,自行停止治疗。2017 年 6 月,因症状一直未见好转,经介绍于某三甲医院针灸治疗 3 月余,治疗过程中逐渐出现左侧面部联带运动,进食时左眼变小、泪出,左侧面部麻木,鼻侧出现明显抽动,左脸略肿胀,遂停止治疗。为求进一步治疗,遂求治于张师门诊。刻下症:左侧口角歪斜,鼻唇沟变浅,眼裂增大,进食时左眼变小、流泪,左侧面部麻木,鼻翼明显抽动,左脸轻微肿胀,时有神疲乏力。舌淡红,苔薄白,舌尖有瘀点,脉细弱略涩。

诊断:西医诊断:难治性面瘫。中医诊断:口僻(气虚血瘀证)。

治疗:予皮肤针叩刺、综合方术及对症治疗。针刺时采用三透一针法,针刺后以瞳子髎与地仓、牵正与四白各为一对,接通电针仪,疏密波,2 Hz/100 Hz,强度以患者可忍受为宜,留针 30 分钟。起针后于患侧闪罐吸拔 20 余下,以局部皮肤潮红为度;阳白、四白穴各注射 0. 5 ml 甲钴胺注射液;并于耳穴面颊、眼、神门、支点、皮质下以王不留行籽进行耳穴贴压。以上治疗每周 3 次,10 次为一个疗程。

治疗 3 个月后,患者左眼裂较前减小,进食时左眼无明显减小,流泪次数减少,面部麻木感减轻,继续原法治疗。治疗 6 个月后,患者左眼裂与右侧基本对称,鼻翼抽动明显减轻,面部无肿胀,鼻唇沟、口角基本对称,但偶有面肌痉挛发作,进食时稍有泪出。后坚持原法每周治疗 1～2 次。治疗 1 年后,除患侧偶有轻微麻木,闭合左眼时嘴角略感抽动外,余症均消失,生活质量大为改善。随访 3 个月症情稳定。

四、小结

不论何种面瘫，早期针灸介入和选取针对性的处方和手法对提高疗效都有重要的价值，对难治性面瘫则显得更为重要。张师认为，难治性面瘫前期，首先重在鉴别，通过对牵正、攒竹、四白、夹承浆4穴的针刺观察，可以判断是否有发展成难治性面瘫的趋向。其次，针对有可能发展成难治性面瘫者，亟需采取预防性治疗，即结合西医之法重点祛邪，辅以扶正。恢复期，采用综合方术，重用透刺法。综合方术即运用针刺、穴位注射、闪罐法、耳穴压丸等方法联合治疗。此外，张师重用透刺法，透刺法取穴少而精，能增强针感，提高治疗效果，还能加强表里经及邻近经脉的沟通，协调阴阳，疏通经络，促进经络气血的运行，达到治愈疾病的目的。如王国瑞《扁鹊神应针灸玉龙经》所言："偏正头风最难医，丝竹金针亦可施，沿皮向后透率谷，一针两穴世间稀。"临床上，张师多用此法治疗多种难治性眼病。后遗症期，抓住重点、对症施治是主要措施。针对共性，张师重用皮肤针法。《灵枢·九针十二原》云"菀陈则除之"，因久病入络，络主血，通过梅花针叩刺面部皮肤，可疏通气血经络，祛瘀生新。在这基础上，张师特别强调针对所表现出的不同后遗症状，抓住重点，分别对待，做到共性与个性治疗相结合。

张师在治疗难治性面瘫时能够不拘古法，根据疾病的特点，参考人体解剖结构中神经、肌肉分布，精选相应施术穴位，创新性地将新明1穴这样的眼病新穴活用新用；又以定向定位的靶向刺法，综合方术，总结出一套具有自身特色的针灸疗法。

胡艳美，朱博畅. 张仁教授分期论治难治性面瘫经验[J]. 中国针灸，2020，40(8)：865－867，896.

四针四刺法治疗面肌痉挛经验及医案举隅

张仁教授为上海市名中医，全国老中医药专家学术经验继承工作指导老师，享受国务院政府特殊津贴。曾任中国针灸学会名誉副会长、上海市针灸学会理事长。从事针灸临床、科研和文献研究近50年。张师治学严谨，在长期的临床实践中积累了十分丰富的经验，对各类疑难杂症有独到的见解。笔者从师侍诊，有幸窥得一斑，现将张师针刺治疗原发性面肌痉挛临证经验介绍如下。

面肌痉挛指单侧面部肌肉不自主地抽搐，呈阵发性、反复性发作，初始发病始于眼轮匝肌，容易被误认为"眼皮跳"而不被重视，以后向下发展逐渐波及口轮匝肌，严重者可累及颈阔肌使整个面部肌肉强烈痉挛。一般每次发作时间较短，十几秒至几分钟，严重者每日频发。原发性面肌痉挛一般认为是由于血管扩张、延长、迂曲、硬化对面神经通路造成机械性刺激或压迫有关，多在中年后发生，且常见于女性。精神紧张、过度疲劳、失眠、自主运动等因素可诱发或加剧本病。目前现代医学治疗本病，以口服药物、肉毒素注射和手术治疗为主。

一、病因病机

面肌痉挛在中医学中属于“胞轮振跳”“筋惕肉瞤”“痉症”“面风”等范畴。《素问·阴阳应象大论》曰:“风胜则动。”《目经大成·目》著:“此症谓目睑不待人之开合,而自牵拽振跳也。盖足太阴厥阴营卫不调,不调则郁,久郁生风,久风变热而致。”面肌痉挛致病与“风”密切相关,多数发无定时,符合风性善行而数变的特点。《素问·至真要大论》云“诸风掉眩,皆属于肝”,认为本病多因肝血不足、肝风内动、肝阳上亢,或年老体衰,气血亏虚,阴液亏耗,水不涵木,筋脉失于濡养,或外感风寒湿三邪,客于三阳经,壅滞不通,或七情失调,肝气郁结,气机逆乱,经络不畅所致。其本质为经筋受损。《素问》有云“宗筋主束骨而利关节也”,经筋受损,则可引起循行之处筋痛、拘挛、牵掣、抽搐等。

张师认为,本病尤与风邪及肝密切相关。肝主疏泄,且肝经的循行从目系下颊里环绕唇内,若疏泄功能失调,肝风内动上扰于头面,则引发面部肌肉痉挛。

二、经验方

张师治疗面肌痉挛突出四针法综合运用,即毫针法、穴位注射法、耳穴贴压法和皮肤针法,以毫针法为主方,辅以穴注药物达到针药结合,配以耳穴贴压以维持疗效,佐以局部皮肤针叩刺以加强效果。在毫针法中又强调四种刺法,即并刺法,促使气至病所;透刺法,接气通经;丛刺法,重在局部止痉,用于主穴;齐刺法作用同丛刺法,但多用于配穴。

1. 毫针法主方

取穴:主穴取新明1(耳垂后皮肤皱褶之中点,翳风穴前上5分)、下关、牵正、四白。配穴:①夹承浆、攒竹;②率谷、百会、印堂、合谷。

操作:主穴均取,配穴①据抽动部位酌加,②用于症情较重或有抑郁等心理障碍者。新明1穴,以0.25 mm×40 mm毫针向鼻尖部深刺,约1.4寸,使酸胀感向面颊部放射,以捻转加小幅度提插手法,运针1～2分钟。因新明1穴深层有面神经通过,张师发现此穴治疗面肌痉挛的疗效亦佳,针刺时多采用“并刺法”,即持针时,两根针并在一起同时刺入。“并刺法”为张师常用的针刺手法,由胡兴立教授所创双针速效疗法发展而来。胡兴立教授所用双针疗法要求两根针之间的距离约2分,不能并在一起,张师则在继承该法的基础上做了改良,强调两根针应并在一起,以加强针感,增强疗效。继以同样针具由下关穴成45°角透刺至牵正穴,即透刺法,深刺至明显得气,得气后行捻转提插手法1分钟,以增加刺激量,使针感扩散、传导,从而增强疗效。牵正穴,直刺0.5～1寸。四白穴,采用丛刺法。丛刺法由古代扬刺法发展而来,是以多针集中于某一穴或特定部位治疗病症的方法。取0.25 mm×13 mm毫针多根,先向抽动最明显处(多在眶下孔)直刺一针,进针1～2分,然后在其四周(上下、左右)1～2分成包围状向穴区中心略斜刺多针,其数量以抽动情况而定,一般4～5枚。注意:进针不可过深,以刺入后针体可保持直立为度。张师发现,较多面肌痉挛患者抽搐最明显部位位于四白穴附近,用丛刺法刺激此穴,可缓解肌肉痉挛。不少患者在丛刺后即可停止抽动。对久病或抽动明显者,加用配穴。攒竹,可先摸到眶上孔,刺入0.7~0.8寸。夹承浆穴,多用齐刺法。齐刺法为十二刺法之一,最早记载于《黄帝内经》,是古人根据疾病不同部位与性质创立的多针刺法。《灵枢·官针》曰:"齐刺者,直入一,傍入二,以治寒气小深者。或曰三刺,三刺者,治痹气小深者也。"针刺时摸到颏下孔后先直刺一针至有酸麻感,再在旁开0.3~0.5寸处分别刺入一针。合谷选健侧,直刺,以得气为度;百会、印堂、率谷,沿皮平刺,0.3~0.8寸,不要求有强烈针感。所有穴位均用平补平泻法。针刺后牵正与率谷,百会与印堂接通电针仪(G6805型电针仪),连续波,频率2 Hz,强度以患者能忍受为度,通电30~45分钟。

纵观张师所用穴位,包括局部腧穴、头部腧穴和远端腧穴三个部分。本病属经筋病,《灵枢·经筋》指出经筋病的治疗原则为"以知为数,以痛为输",《素问·调经论》云"病在筋,调之筋",故取面部腧穴调理局部气血,缓解痉挛。取头部腧穴抑制面神经的异常兴奋以调神止痉;取远端合谷穴以通经活络、镇痉止痛,合谷善治头面部疾病,正如《玉龙歌》所云"头面纵有诸样症,一针合谷效通神"。

2. **穴位注射方**·穴位注射不仅可长时间刺激穴位,起到药物与腧穴刺激的双重作用,且所用药物钴铵能营养受损的神经。根据患者抽动情况,每次选四白或牵正其中一穴,以1 ml一次性注射器抽取甲钴胺注射液1 ml后,快速破皮,缓慢进针至有针感(但不必强求)后,将药物徐徐注入,每穴注射0.5~1 ml。

3. **耳穴贴压方**·耳穴内有面神经、舌咽神经及迷走神经等,通过耳穴贴压能加强整体调节,可祛风通络止痉,宁心安神,同时更可保持疗效。取穴:脑点(即缘中,在对耳屏游离缘上,对屏尖与轮屏切迹之中点处)、神门、眼、面颊、肝。操作:用磁珠或王不留行籽贴压,令患者每日按压3次,每次按压2~3分钟,力度以有胀痛感而不弄破皮肤为佳。每次一侧耳穴,左右两侧交替贴压。

4. **皮肤针方**·皮肤针法通过叩刺皮肤起到治疗作用。《素问·皮部论》说:"凡十二经络脉者,皮之部也,是故百病之始生也,必先于皮毛。"十二皮部与人体经络脏腑联系密切,用皮肤针叩刺皮部,可以调节脏腑经络功能,促进肌体恢复正常。取穴:患侧面部,以阿是穴(痉挛最明显部位)为主。操作:用皮肤针在患侧面部行均匀轻度叩击,以局部红润不出血为度。

张师运用此综合治疗方法,每周治疗2~3次,1个月为一个疗程,一般需3个疗程以上。每次治疗针刺基本方必用,余方酌情可全部或选1~2方综合运用。病情好转后仍需维持治疗一段时间。

三、治疗要素

面肌痉挛的治疗难度较高,张师指出,除了用好上述四针四刺法外,还要重视下述三要素。

1. **强调尽早介入**·张师认为,原发性面肌痉挛只有早期发现,才能尽早介入并及时干预,从而阻止症状进一步发展。本病发病起初多为眼轮匝肌阵发性痉挛,逐渐扩散到一侧面部、眼睑和口角,痉挛范围不超过面神经支配区。一般每次发作时间较短,十几秒至几分钟,严重者每日频发。少数患者阵发性痉挛发作时,伴有面部轻微疼痛,后期可出现肌无力、肌萎缩和肌瘫痪,使难治程度提高。为避免面神经受损严重而对患者生活、工作造成的各种影响,早期及时正确的治疗是治疗此病的关键。

案1 裘某,女,57岁。2014年5月15日初诊。

主诉:左侧面部肌肉不自主跳动2个月。

现病史:2个月前患者无明显诱因下出现左侧面部跳动,时有牵涉到嘴角,肌肉抽动时面部有明显的不适感,时作时止,不能自制,每次发作持续5～10秒,无面部麻木,无肌肉疼痛,纳眠尚可。

检查:精神可,左侧面部肌肉阵发性不自主抽动,以左上眼睑最为明显,左侧鼻唇沟无明显变浅。头颅CT已排除颅内占位。舌淡,苔薄白,脉弦细。

诊断:原发性面肌痉挛。

治疗:上述主穴均取,配穴取颧髎、夹承浆、攒竹、率谷。新明1穴,使酸胀感向面颊部放射,牵正与率谷接通电针,留针30分钟。配合耳穴、穴位注射和皮肤针法,每周2次。治疗3月余,症状明显缓解,发作频率减少,抽动程度也大大减轻。

按:本例患者就诊时发病2月余,发病时间短,及时采取了针刺综合治疗,治疗3月余症状基本控制。张师认为面肌痉挛如早期得不到有效的治疗,日久气血凝滞加重,病情日甚以致迁延难愈。故强调面肌痉挛应尽早介入。

2. 把握得气分寸·如何恰当掌握得气的分寸,对面肌痉挛的治疗颇为重要。张师认为,首先,不同穴位的得气要求不同。如新明1穴,此穴原用于眼病,针尖向外眼角,要求针感向太阳穴或眼眶内放散;治疗本病,则针尖宜朝向鼻尖,使针感向整个面颊放散。对病情重病程长者,可用并刺法,以加强气至病所的力度,从而产生较好的止痉效果。特别是,张师在临床中经常碰到当针刺出现气至病所时,会产生一种针尖瞬间紧缩的手感,恰如《标幽赋》所言的"气之至也,如鱼吞钩饵之沉浮"。下关之透刺法和新明1之并刺法一样,也要达到有较强针感向面颊放散。其他穴位无论丛刺、齐刺,要求得气即止,刺激均宜轻,不可过度刺激,否则,反而易诱发抽搐。如得气手法运用恰当,抽搐症状多可立即缓解。

其次是电针的应用。电针也是一种增强和保持得气的一种方法。张师认为电刺激不可用于四白、夹承浆等抽搐最明显部位的穴位,一般用于百会、印堂等穴加强安神定志之效,强度亦不可太强,以患者感舒适为度。

三是对面肌痉挛症情较重、病程较长的患者,张师采用深刺久留针法,即留针时间可延长至45～60分钟。此法张老师在20世纪70年代作了探索,发现在临床能取得一定疗效。

案2 曾某,男,65岁。2015年5月26日初诊。

主诉:左侧面部抽动5年余,加重1个月。

现病史:5年前,患者不明原因出现左侧面颊部抽动,当时症状不重,未予重视,未采取治疗。随后,抽动症状加重延及整个左侧面部,甚则因肌肉痉挛以致夜不能寐,就诊后诊断为原发性面肌痉挛。此后,患者到处求医,先后采用肉毒杆菌注射治疗、针灸治疗,均未取得持久、满意的疗效。随着症状日益加重，患者丧失了治疗的信心，同时心情烦躁，常常彻夜不眠。为次慕名而来。检查：面色暗红，左侧面部阵发性痉挛不止，几无间歇。抽搐时左眼闭合嘴角上拽，涉及半个面部。脉弦略细，舌尖红有瘀斑，苔黄腻。

诊断：原发性面肌痉挛。

治疗：因患者有情绪不佳，眠差等症状，先针百会、印堂穴，以安神定志，再用上述基本方。新明1穴，用并刺法，针尖朝向牵正穴方向。下针时张师忽感针尖有瞬间紧缩感，此时，患者自觉有强烈胀麻感传到脖子，只见频繁抽动的面肌当即纹丝不动。继用平补平泻法加强新明1的针刺效果。患者自述"脖子胀麻的感觉没了"话音刚落，面肌再次出现阵阵抽动。考虑到痉挛症状与针感关系密切，张师调整针刺的方向，进行反复的探寻导气，患者觉胀麻感沿左侧锁骨中线传至第2肋的位置。此刻，面部抽动亦立刻停止。继针下关、牵正、四白、攒竹、率谷、合谷穴，均用轻刺激，得气后留针。百会、印堂接通电针仪，连续波，强度以患者感舒适为度，留针60分钟。整个留针期间患者面部偶有小幅度抽动。取针后，患者原先因痉挛而紧绷的脸，堆满了笑容，且连连称谢。

二诊时，患者自诉治疗一次后，面部痉挛明显缓解，每日抽动次数大大减少，且抽动时间也明显缩短。最重要的是失眠情况消失了，紧张烦躁情绪也明显缓解。治疗一个疗程后，症状基本消失。后因患者经商繁忙，奔走全国各地，中断治疗，失去联系。

按：此为张师所治的本病患者中症情较重、病程较长的一例。初次针灸时，患者对针灸持有不信任感，紧张、情绪不定。张师先跟患者充分沟通，待患者消除了紧张情绪后方才下针。正所谓《标幽赋》云："凡刺者，使本神朝而后入；即刺也，使本神定而气随；神不朝而勿刺，神已定而可施。"治疗时张师在新明1穴采用并刺法，使患者有强烈的针感，甚则针感传至脖子处以及左侧锁骨中线的方向。正是这种强烈的针感，达到了意想不到的效果，使患者的痉挛即刻停止。

3. 坚持治疗防再发·因面肌痉挛容易复发，在症状控制后，巩固治疗十分重要。张师发现，临床上一些治治停停的患者，预后都差，而发病初期坚持每周治疗2～3次，症状控制后不间断治疗，仍能继续巩固治疗3～6个月甚至更长时间者，效果较好。

案3 吴某，女，70岁。2013年9月16日初诊。

主诉：左侧面部间断性抽搐1年余。

现病史：2004年3月患者因工作劳累又感受风寒出现左下眼睑间歇性跳动，就诊于某中医院针灸科，查头颅MRI无占位表现，诊断为原发性面肌痉挛，予针灸治疗2周，症状基本消失，后恐复发，继续巩固治疗半年余。2011年5月，患者因劳累再次发作面肌痉挛，针灸治疗1月余而愈，因工作繁忙，未继续巩固治疗。2012年4月，因搬家且经历退休等，身心俱感疲乏，又发左侧眼睑放射性跳动，且延及左侧面部，跳动时间较以往长。随后，症状逐渐加重，抽搐延及左脸下半部分。患者颇为重视，积极求医，曾多方针灸治疗，症状无明显改善。劳累或睡眠差时易发作，面色略白，有乏力感，言语声较轻。后慕名求治于张师门诊。

检查：左侧下眼睑及嘴角间歇性的抽动，以下眼睑较明显。脉细，舌淡有齿痕。

诊断：原发性面肌痉挛。

治疗：用上述经验方治疗。考虑到患者体质较瘦弱，有气血亏虚之证，新明1穴改用单针较轻刺激，每周治疗3次。首次针刺后，面部抽搐偶有发作，且抽动数次即止。1个疗程后，再未发作。建议每周2次，巩固疗效。又经2个月治疗，未见发作。建议停止治疗，但因患者多年间反复发作使其心有余悸，坚持每周治疗1次。调整为：四白、丝竹空、百会、印堂、太阳、合谷穴，均用轻刺激，得气留针30分钟，仅维持针刺、耳穴治疗，停穴位注射和皮肤针法。随访至今已6年余，从未发作。

按：张师体会，在运用经验方时，要讲究因人而异、因病情而异。同一个腧穴，在不同患者身上，施用的针刺手法不同，机体产生的反应也不同，自然疗效也不一样。同样，新明1穴针刺，有的须用双针并刺，施以强刺激手法，本患者则单针弱刺激点到为止。本病容易复发，该患者已反复发作3次，有一定的心理阴影，故在症状控制后减少针刺穴位、减轻刺激量继续巩固治疗，随访6年亦未发作，证明该患者的针灸治疗取得了较好的远期疗效。

四、讨论

面肌痉挛病因复杂，缠绵难愈，属于诊断明确，疗效不佳的病症，严重影响患者的生活质量。目前的西医治疗，口服药和肉毒素注射的副作用较多，且易复发；手术治疗容易导致听力减退、耳鸣、面神经麻痹等后遗症，使患者难以接受。而中医针灸方面，早在古籍《备急千金要方》卷三十就有关于针灸治疗本病的记载，其中提到"承泣，主目瞤动，与项口相引"。针灸疗法治疗原发性面肌痉挛有较好的临床疗效，且具有一定的优势，除改善面部痉挛，同时可缓解紧张、焦虑情绪。

针刺手法是针刺取效的重要环节，《灵枢·官针》记载："凡刺之要，官针最妙。"在原发性面肌痉挛治疗过程中，张师灵活应用四针法，即毫针法、穴位注射法、耳穴贴压法、皮肤针法，不同针法之间相互配合，共奏良效；亦采用四刺法，即丛刺法、透刺法、齐刺法、并刺法，多种针刺法相结合，遵循创新与继承相融合的原则。且时时强调治疗三要素：尽早治疗、掌握得气分寸、坚持治疗防再发。张师应用四针四刺法治疗原发性面肌痉挛颇具特色，且行之有效，具有重要的临床应用价值。

（胡艳美，刘坚，张仁）

针灸异病同治法在泌尿生殖系统疾病的运用

辨证论治是中医认识疾病和治疗疾病的基本原则，病治异同是中医学辨证论治的一大特色，包括有同病异治和异病同治两方面。不同的疾病，在其发展过程中，只要出现了相同的证候，就可以采用同一方法治疗，这就是异病同治。唐代名医孙思邈在《千金方·大医精诚》指出："今病有内同而外异，亦有内异而外同。"张仁主任医师在近50年的临床实践中，总结出了应用针灸异病同治之法治疗现代难治病的经验，张师既强调中医辨证施治前提下的不同治法，又强调顺应疾病之证主张异病同治。对难治性眼底病、顽固性皮肤病等多种难治性病症都取得良好的效果。今就张师采用异病同治之法治疗泌尿生殖疾病的经验整理如下。

一、同治处方

1. *取穴*·主穴：秩边、关元、中极、曲骨、横骨。配穴：肾俞、三阴交、次髎、阴陵泉。

2. *操作*·主穴均取，配穴据症而加，每次选2穴。双侧秩边穴取0.30 mm×(100～125) mm毫针，针尖略向内成85°角，针尖朝向水道穴，缓缓刺入3.8～4.8寸，至酸胀感传至会阴部；如无此现象，可略变换针尖方向或反复提插探寻，直至获得满意针感。再以雀啄法略运针半分钟左右取针，不留针。操作中注意手法刺激不可过强，以患者感觉明显且可忍耐为度。其余穴位均用0.30 mm×40 mm毫针。以常规针法针背部配穴，至得气，亦不留针。继取仰卧位，针关元、中极、曲骨、横骨针尖略向下直刺，缓慢提插探寻，使针感亦向生殖器放射，用小幅度提插加捻转的平补平泻法运针1分钟。以双侧横骨为一组，中极和曲骨为一组，接电针仪、连续波，频率为2～5 Hz，强度以患者耐受为宜。配穴用常规针法，得气后留针。均留针20～30分钟。留针期间，腹部加TDP照射。

3. *疗程*·每周2～3次，10次为一个疗程。病情好转或痊愈时，巩固治疗每周1次，治疗2～3次。

二、适宜病证

本基础方适用于多种泌尿生殖系统病症，且多有明显疗效，包括尿道综合征、小儿遗尿、前列腺增生、前列腺炎、阳痿、附睾炎等。

三、病案举隅

案1(压力性尿失禁) *徐某，女，64岁。2018年10月7日初诊。*

主诉：不自主漏尿半年，加重1周。

现病史：患者自2018年6月起，无明显诱因出现不自主漏尿，无发热、腰酸痛等全身症状，每于情绪紧张时须立即如厕，否则会出现漏尿。至我院查尿常规白细胞(－)，红细胞(－)。B超示：肾、膀胱、输尿管未见异常。近1周，漏尿症状加重，咳嗽、大笑等腹压增加时会有小便溢出，每天需垫尿垫，严重影响生活质量，且有神疲乏力，腰膝酸软等症状。刻下患者尿急，控制不住，色清，神疲，少气乏力，无尿痛，无口干口苦等症状。

检查：面色倦怠，情绪低落。尿常规检查示白细胞(－)，红细胞(－)。舌淡，苔薄白，脉细。

诊断：西医诊断：压力性尿失禁。中医诊断：遗溺，肾气亏虚。

治疗：固肾缩尿，托气升阳。取穴：主穴同前，加用肾俞、足三里、百会。肾俞穴，以

0.3 mm×50 mm 毫针，针尖朝向内成 80°角针入肾俞穴，针尖方向朝向脊柱，进针 1.5 寸左右，提插捻转得气后，运针半分钟，不留针。足三里，选用 0.3 mm×40 mm 毫针，直刺 1 寸左右，平补平泻。百会，用 0.3 mm×25 mm 毫针成 15°角向后平刺 1 寸，快速捻转运针半分钟。均留针 30 分钟。每周治疗 3 次。

治疗 6 次后患者漏尿次数减少，感觉轻度咳嗽或小声笑时已无尿溢现象，继续上方治疗 4 次后漏尿基本消失。嘱患者继续每周治疗 1 次，维持治疗效果。再行治疗 3 次，随访 1 个月后未复发。

按：压力性尿失禁患病率高，就诊率低，患者因不能控制漏尿症状而需长期使用尿垫，不敢长途旅行，畏惧参加社交活动，因此容易产生抑郁、自卑等负面情绪，严重影响患者的生活质量和心理健康。电针对压力性尿失禁具有较好的控制作用。本病患者是中老年女性，虽发病仅有半年，但已出现精神紧张、神疲乏力、腰膝酸软之症。在治疗时除主方外辨证加用肾俞、足三里以健脾益肾，固摄升提，还应重视调节情志，故加用百会穴益气固脱，安神定志。

案 2(急性尿道炎后遗尿失禁) 应某，男，32 岁。2018 年 12 月 10 日初诊。

主诉：尿频、尿急 1 月余伴尿失禁 1 周。

现病史：1 个月前因劳累后出现尿频、尿急，无发热、恶寒，血尿、排尿困难等症状。外院查尿常规显示：白细胞(+++)，红细胞(-)，尿白蛋白(+)。予左氧氟沙星等抗炎药治疗 2 周后，尿频症状略有好转，复查尿常规示正常。但尿急、尿不尽症状加重，并出现尿失禁，精神紧张时更为明显，每日要更换内裤数次，患者反复检查尿常规及肾功能均正常。患者情绪忧郁，烦躁不安，失眠，腹胀腰酸，口干口苦，无尿痛。苔黄或脉濡数。

诊断：西医诊断：急性尿道炎。中医诊断：淋证，膀胱湿热。

治疗：清热泻湿，利水通淋。取穴：主配穴同前，加印堂、百会。操作：主配穴操作同前。印堂、百会取 0.30 mm×40 mm 毫针针刺，平补平泻以局部酸胀为主。

患者应用上述主穴治疗 2 次后感觉尿频、尿急症状明显好转，每次尿量增多，且尿失禁未出现。治疗第 3 次时，由于患者救治心切，自行加强在腹部穴位电针刺激强度，数分钟后患者忽感会阴部有强烈的流窜得气感导致精神紧张而出现尿失禁。此后治疗时，注重电刺激强度，仅以患者有下腹部舒适跳动感为度。后因感冒停治 1 周，患者述停针期间，诸症稳定，唯工作稍忙或精神紧张的情况下出现漏尿，但程度较前为轻。继续治疗 6 次后，患者尿急症状消失，尿失禁症状未再出现。随访至今，未见反复。

按：此例患者经多种抗生素药物治疗后，已无实验室客观指标异常，但仍存在多种不适表现的症候群，尿频、尿急、尿不尽甚则尿失禁，焦虑，失眠等一系列症状，严重影响患者工作和生活。本例患者经针刺治疗，效果明显。有两点值得注意，一是，包括电刺激在内的针刺刺激，须控制好强度，不可过强。张师指出，一般而言，毫针刺激以患者可耐受为度，电针强度以患者感舒适为度。二是，本例患者精神因素对症状影响明显，故在基础方之上加用百会、印堂调畅情志，加强患者的心理疏导，保持心情舒畅，增加自信心，方可提升治疗的效果。印堂配百会是张师总结的效方，适用于多种精神病症。

案 3(前列腺肥大) 罗某，男，63 岁。2018 年 3 月 16 日初诊。

主诉：尿频伴夜尿5年余加重伴排尿困难3月余。

现病史：5年前患者出现排尿次数增多，夜间尤甚，由每夜2～3次逐渐增至5～6次，且排尿时间延长。某医院泌尿科诊断为前列腺增生肥大，经理疗及服用药物，症状好转不显。近3个月来，出现排尿困难，且尿流变细，排出无力，射程短，时有从尿道口呈线样滴沥而下。患者因惧怕手术，求治于针灸。刻下患者神疲乏力，食欲减少。

检查：患者面色偏暗，精神略显萎靡。肛指检查：前列腺体前后径和横径均明显增大，表面隆起，硬度中等偏硬。舌淡紫苔白，脉沉弦。

诊断：西医诊断：前列腺肥大。中医诊断：癃闭，肝脾气虚证。

治疗：补肝益脾，利尿通络。取穴：主穴同前，配以次髎。操作：主穴操作同前。次髎穴，以0.3 mm×50 mm毫针，进针1.6寸，反复小幅度提插至局部明显得气并向会阴部放射，运针半分钟，不留针。

患者坚持12次后，夜尿减至每晚2～3次，排尿困难也有明显好转。因工作繁忙，改为每周治疗2次。继续治疗24次后，夜尿已降至1～2次，白天排尿次数也有减少，排尿困难症状好转，除尿流尚较细外，均已基本正常。肛指检查示前列腺体大小与针灸治疗前改变不明显，但硬度已回软，表面隆起程度亦有改善。

按：前列腺肥大为老年男性常见疾病，表现为明显的器质性病变，前列腺35岁开始增生，一般50岁以上开始出现临床症状，是一个退变的过程。本病患者经3个月治疗后，其前列腺大小虽未有明显改变，但尿频、尿急症状明显改善，患者生活质量得以提高，出现体征改善与功能改善不同步的现象。改善症状可能是针灸治疗难治性疾病的一个方面，也存在症状改善早于客观指标改善的可能。

本病属器质性病变，所以在治疗时加用次髎一穴，意在增强开癃通闭、疏理水道之功。但该穴操作时，要求针尖必须进入髎孔，并达到一定深度，使针感达到会阴部。张师指出，次髎穴针刺对初学者来说有一定难度，可改用白环俞，其操作如下：取0.3 mm×100 mm毫针，直刺3.5～3.8寸，以捻转加小提插，反复探寻使针感向会阴部放散，亦可达到同样效果。

案4(附睾炎) 张某，男，52岁。2017年10月12日初诊。

主诉：阴囊隐痛及胀坠感3月余。

现病史：患者3个月前因外伤后致阴囊疼痛，累及下腹部及同侧腹股沟，行走或站立时更明显，无自觉发热。某三甲医院检查示血常规正常，阴囊彩超提示急性附睾炎(左侧)。予消炎止痛药治疗后疼痛时而好转，时而反复。一旦劳累，症状明显加重。刻下患者情绪紧张，阴囊时有隐痛及坠胀感，局部有压痛感，阴部湿痒不舒。尿微黄，舌红有瘀斑，苔微黄腻，脉弦滑。

诊断：西医诊断：附睾炎。中医诊断：子痈，湿热挟瘀。

治疗：祛湿清热，行气散结。取穴：主穴不变，加用蠡沟、阴陵泉。操作：主穴操作同前。配穴均用0.30 mm×40 mm毫针，针尖向腹部方向，针至局部出现酸胀重为度。之后用缓慢有力的提插捻转，施以平补平泻之法，运针2分钟。均留针30分钟。起针时，略加运针。每周治疗2次。

患者连续治疗8次后隐痛消失,坠胀感明显好转,但由于患者工作忙,只要中断针灸,隐痛及坠胀感即反复,故要求患者连续治疗。继续治疗15次后患者症状基本消失,随访至今,未见复发。

按:急性附睾炎治疗不彻底可转为慢性附睾炎。该病的治疗方法很多,大多数患者都会选择西药消炎治疗,但该病比较顽固,经常会反复发作,甚至久治不愈。本例患者虽经西医治疗,但未能根除,症状时好时坏,稍加劳累症状即加重。针灸治疗在主方的基础上配用肝经之络穴蠡沟以清泻下焦、利气止痛;脾经之合穴阴陵泉以清热化湿,散结化瘀效果。此外,由于此病本身迁延反复,故针灸需坚持按疗程治疗,不可半途而废。

案5(遗尿) 朱某,男,7岁。2018年3月23日初诊。

主诉:自幼夜间遗尿4年,加重1年。

现病史:患者自幼晚间遗尿,每日均要家长唤醒小便1～2次,未曾具体治疗。近1年来,由于家中变故致症状加重,现每晚叫醒2～3次,常常叫之不醒,勉强唤起,亦神情迷糊,往往还未醒悟即已尿床。同时伴有上课注意力分散、多动、焦躁不安及食少便溏等。脸色㿠白,形瘦乏力,不安好动,舌淡无华,脉虚软无力。

诊断:西医诊断:遗尿症。中医诊断:遗溺,脾肾气虚。

治疗:补中益肾,固摄缩尿。取穴:主穴同上。加配足三里、三阴交、百会;耳穴取心、脑点、神门、肾、膀胱。操作:主穴操作同前,针具选用0.25 mm×75 mm毫针(秩边穴)和0.25 mm×25 mm毫针(余穴)。足三里、三阴交,直刺至得气;百会,平刺至局部胀重,行补法;腹部穴均用补法。留针20分钟。耳穴每次取一侧,左右交替,以王不留行籽贴压。令患者自行按压,每日3次,每穴1分钟。每周针刺2次,耳穴每周更换2次。

治疗10次后,每晚仅觉醒一次,且未见尿床发生。继续治疗10次后基本不需夜间唤醒,如有尿意可自行醒来。此后继续每周治疗1次,巩固5次。随访至今,未再复发。

按:小儿遗尿症,多数病因不明,亦有与骶椎隐裂有关。治疗均有一定难度,有的甚至可延续至青年时代。张师指出,本病治疗时应当根据不同年龄、不同性别、不同病因,在基本方的基础上加用相应的穴位和采取适宜的针刺手法加强疗效,如与骶椎隐裂有关者,可加用次髎穴。本例因体质较差且控制力差,故加足三里、三阴交以补益脾肾,百会以健脑定神。另加耳穴,不仅有全身调理之功,且可维持疗效。体现了张师在难病的治疗中不是固守一法一方,而是随症相加,灵活应用。

四、体会

1. *本法组方依据*·异病同治是中医独特的治病方法之一,体现了中医治病的法则不是只着眼于疾病外表证候的异同,而应该着眼于疾病内部本质的区别。张师指出,异病是指不同的疾病,同治的"同",是指病因相同或病机相同或病位相同等。因此,一般而言,不同疾病,只要病因、病机、病位三者,有其中之一相同者,就可采用同一治法进行治疗。泌尿生殖系统疾病的总体病机无外乎肾与膀胱功能失常,出现气化不利或失约,病位均在下焦。因此,对于病机病位均较一致的泌尿生殖系统疾病,张师在长期临床实践中总结出一个用于同治基本处方，采用同一方法治疗，有的放矢地进行选方用穴加减，精准地进行针刺操作，控制手法刺激量。基本方中，按张师中取结合近取的组方原则，中取秩边透水道。秩边、水道均为下焦要穴，具通经利水、理气活血之功，可主治水液之病；近取关元、中极、曲骨、横骨。关元、中极分别为小肠与膀胱之募，曲骨为任脉与足厥阴之交会，横骨为冲脉与足少阴之会，四穴合用，有补肝肾、通膀胱、利下焦之效，使气血运行通畅，肾与膀胱气化正常，则水液得出。

2. 本法应用特点

（1）取穴同中有异：在临床实际中，张师虽主张异病同治，但也强调同中有异。结合具体疾病，其理法方穴应同中有异。即使是同为一法，因证不同，其治法可有加减变化；同样，同为一方，其配穴因症不同，处方可有增减。更有同为一穴，还有针法上的异同。泌尿生殖系统疾病虽病位相同，基本病机相同，但毕竟是不同疾病，其本质仍有所差异，所以张师在基础方治疗中根据不同病症增加不同配穴，灵活加减以提高疗效。如压力性尿失禁加肾俞、足三里以益肾气健脾胃，加强固摄功能；急性尿道炎后遗尿失禁案，因与精神因素有关，故加印堂、百会以安神定志；前列腺肥大加次髎或白环俞以开癃通闭等。

（2）操作气至病所：针灸治疗疾病的关键不仅是取穴组合配伍，还要重视刺法操作的得气感。气至病所正是治疗疾病取得疗效的关键，针下之气到达病变部位，从而调整平衡，获得更好的临床疗效。历代医家倍加重视。《灵枢·九针十二原》云，“刺之要，气至而有效”“刺之而气至，乃去之”；《标幽赋》亦指出，“气速而效速，气迟至而不治”，足见针刺得气是治病的起码要求。张师强调，针刺时不仅要气至，还要力求做到“气至病所”。“气至病所”一词，首见于《针经指南》，指通过一定手法使针刺感应，达到病痛之处。《针灸大成》强调“使针力至病所，此乃运气之法，可治疼痛之病”。

本法取穴以近取腹部穴，中取臀部穴，远取四肢穴位。治疗过程中强调气至病所，无论臀部穴还是下腹部穴，均要求针感达到会阴部。臀部秩边穴进针时一定要掌握针尖的方向，如出现针感向下肢放射，应当略提针再偏向内侧进针，如只有局部有针感，表明针刺深度不够，宜继续进针，只有出现会阴或小腹部的针感后，才能增加疗效。腹部穴也要求出现向生殖器放散的针感。针刺过程中要不断维持和加强这种气至感应，可加用电针连续波或疏密波加强针感。下肢穴，针尖略指向腹部，要求得气，不强求气至病所。

（3）快针留针并用：本同治基本方的另一特色就是常规留针的基础上，擅于应用快针。快针刺法也称速刺法，是一种不留针的针刺方法，即快速进针，施以一定的刺激强度，获得针感后随即起针。本法在操作时采取背部不留针，腹部穴留针的方式，张师认为，采用快针既可同时选用腹背部穴加强疗效，又能节约治疗时间。

（4）治病结合调神：《灵枢·本神》提出：“凡刺之法，必先本于神。”《灵枢·官能》也谓：“用针之要，无忘其神。”在疾病的整个治疗过程中，张师非常注重调神，重视心理疏导，鼓励患者建立信心。如前列腺肥大等难治性疾病，虽短期治疗可以见效，但要基本上消除症状，须坚持长期治疗。又如阴囊炎、压力性尿失禁案，患者均出现精神紧张、情绪焦虑的症状，故在治疗时注意加用百会、印堂调畅情志。这也是张师临床选穴同中有异，灵活变通的表现。

3. **本法操作注意事项**·在针刺过程中，注意避免劣性(负面)效应的产生，切忌为追求气至病所的得气感，猛捣重插，这样不仅影响疗效，可能还会加重病情。比如在治疗急性尿道炎致尿失禁案时，因电针刺激量过大，患者治疗时即出现尿急而无法控制的情况。当刺秩边时，会存在三种不同针感，一是局部酸胀，二是向足部放射的酸胀感，三是向会阴或小腹放散的针感，在临证时一定要仔细辨别。穴位刺激要轻柔，当针刺感应到达病所后，仅需小幅度提插加强针感。

(梁永瑛，应嘉炜，张进)

第五章
临床研究验证

导气针刺法治疗干眼症临床疗效观察

干眼症又称角结膜干燥症，是指因任何原因引起的泪液质和量异常或动力学异常导致的泪膜稳定性下降，并伴有眼部不适，以眼表组织病变为特征的多种疾病的总称。目前，干眼症的发病机制尚未明确，多认为与性激素水平降低、免疫炎性反应、黏蛋白缺失、脂质异常等相关。近年来干眼症的发病率持续上升。临床症状以眼睛干涩感、异物感、畏光、痒感、烧灼感、视物疲劳最为多见。西医主要治疗方法有人工泪液、含脂润滑剂、脂质体喷雾剂、眼部植入剂、抗炎或免疫抑制滴眼液、补充必需脂肪酸(Omega－3、Omega－6)、抗生素、自体血清、强脉冲光治疗(IPL)、配戴湿房眼镜、泪小点封闭、亲水绷带隐形眼镜及促泌剂等。上述治疗方法仍主要集中于缓解眼部干涩的症状而非病因治疗。

针灸治疗干眼症的临床疗效较为明确，但仍缺少不同针刺方法治疗干眼症的特点与疗效比较。上海市名中医张仁医师的长期临床经验表明，导气针刺法对促进眼病疗效的提高有着相当重要的临床价值。本研究采用随机对照方法，观察导气针刺法加电针与常规电针治疗干眼症的临床疗效差异，为今后临床提供新的思路和参考依据。

一、临床资料

(一) 一般资料

选择 2015 年 7 月至 2016 年 3 月上海中医药大学附属岳阳中西医结合医院针灸科及眼科门诊的干眼症患者 60 例，均完成全部疗程，无脱落病例。采用随机数字表读取随机数字并进行分组。从随机数字表第 5 行第 7 列开始，依次读取 2 位数作为一个随机数字(读取 60 个)，然后将全部随机数字从小到大编序号，随机数字相同时按先后顺序编序号，并规定序号 1～30 为观察组，序号 31～60 为对照组。两组各 30 例(60 眼)。两组患者性别、年龄、病程比较差异均无统计学意义(均 $p > 0.05$)，具有可比性。(表 4－5－1)

表 4-5-1 两组干眼症患者一般资料比较

组别	例数	性别/例		年龄/岁			病程/年		
		男	女	最小	最大	平均($\bar{x}\pm s$)	最短	最长	平均($\bar{x}\pm s$)
观察组	30	12	18	20	64	44±11	0.3	5	1.5±1.1
对照组	30	6	24	30	65	49±9	0.7	6	1.7±1.2

(二) 诊断标准

参照《眼表疾病学》及《中医病证诊断疗效标准》拟定。①眼部症状:眼睛干涩、异物感、烧灼感、痛痒、畏光畏风、眼易疲劳或视力模糊、眼红、溢泪等症状(需有 1 项或以上)。②泪膜破裂时间(breakup time of tear film, BUT)≤10 秒。③泪液分泌试验(schirmer I test, SIT)≤10 mm/5 分钟。排除眼科其他疾病者,并满足①②或①③或①②③项,即可诊断为干眼症。

(三) 纳入标准

①第一诊断符合白涩症(TCD 编码:BY1080)和干眼症(ICD-10 编码:H11.103)。②若同时具有其他疾病,在针刺治疗期间不需特殊处理者。③男女不限,年龄 20~65 岁者。④若近期内已使用其他眼科药物治疗,需停药 2 周以上者。⑤同意参与试验并签署知情同意书者。

(四) 排除标准

①患有其他眼科疾病如泪道阻塞,结膜及角膜病变,严重沙眼角结膜瘢痕化者。②眼科手术后 6 个月内者。③同时合并口干、皮肤干燥、关节酸痛,考虑为干燥综合征者。④合并有严重心脏血管、肝、肾及造血系统等严重原发性疾病,精神病患者。⑤正接受其他方法治疗干眼症者。⑥患有其他重大疾病或不宜针灸者。⑦妊娠妇女。

(五) 剔除标准

①因其他不可抗拒的非治疗因素而终止治疗者。②治疗期间妊娠者。③治疗期间出现严重不良事件或病情急剧恶化者。

二、治疗方法

(一) 对照组

取穴:上睛明(睛明穴上 0.2 寸)、下睛明(睛明穴下 0.2 寸)、瞳子髎、攒竹、风池、合谷三阴交、太溪、太冲。操作:穴位局部常规消毒,风池穴,用 0.25 mm×40 mm 毫针,针尖向同侧目内眦方向进针 15～20 mm，不提插捻转。余穴均用 0. 25 mm×25 mm 毫针，上睛明、下睛明，垂直缓慢进针至眼球出现明显酸胀感为度；瞳子髎穴，向耳尖方向平刺入 15～20 mm；攒竹穴，向上睛明穴透刺 10～12 mm；合谷、三阴交、太溪、太冲，均直刺 10～15 mm，以出现明显酸胀感为度。然后分别将两侧瞳子髎、攒竹连接电针仪，选用疏密波，强度以患者可耐受为度，留针 30 分钟。1 周治疗 3 次，每周一、三、五各 1 次，治疗 1 个月，共 12 次。

（二）观察组

取穴同对照组。操作：风池穴，用 0. 25 mm×40 mm 毫针，针尖向同侧目内眦方向进针 15～20 mm，得气后行导气法至有针感向前额或眼区放射，导气法即提插、捻转频率 60～100 次/分钟，捻转幅度 2～2. 5 转/次，提插幅度不超过 3 mm，连续、均匀、和缓地边提插边捻转。余穴均用 0. 25 mm×25 mm 毫针，上睛明、下睛明穴，垂直缓慢进针至眼球出现明显酸胀感为度，不捻转，握住针柄守气 30 秒；瞳子髎穴，先直刺 15 mm，略做捻转提插，至有明显酸胀感后，运针 30 秒，再向耳尖方向平刺入 8～10 mm，行导气法得气后留针。其余穴位针刺操作与对照组相同。针刺后，分别将两侧瞳子髎、攒竹连接电针仪，选用疏密波，强度以患者可耐受为度，留针 30 分钟。1 周治疗 3 次，每周一、三、五各 1 次，治疗 1 个月，共 12 次。

三、疗效观察

（一）观察指标

（1）眼部症状积分：参照《中药新药临床研究指导原则》。对干眼患者最常出现的 5 项症状（眼干涩、异物感、视物疲劳、白睛红赤、畏光）进行评分，根据严重程度将症状分为无、轻、中、重 4 级，其中眼干涩对应分值为 0、2、4、6 分，其余 4 项对应分值为 0、1、2、3 分。将各个症状分值相加即为症状总积分，分数越高表示症状越严重。

（2）泪膜破裂时间（BUT）：选用荧光素钠眼科检测试纸，用 0. 9%氯化钠溶液湿润试纸染色端部分后，将染色端部分轻轻接触患者结膜或角膜，嘱患者眨眼，充分染色后测定荧光素钠染色的泪膜形成第 1 个干燥斑的时间。双眼均测试 2 次后取均值，小于 10 秒，膜不稳定。

（3）泪液分泌试验（SIT）：将泪液检测滤纸条的 0 mm 处折叠后放入下眼睑外 1/3 结膜囊内，嘱患者双眼自然闭合 5 分钟。从折叠处测量湿润长度，小于 10 mm 表示反射分泌减退，提示低分泌。

（4）视觉模拟量表（VAS）评分：给患者一 10 cm 长的标尺，标尺左侧 0 代表眼部无不适（0 分），右侧 10 代表眼部极度不适（10 分）。请患者根据眼部的不适症状，往标尺上做一标记表示眼部不适的程度，根据患者标记的位置评分。

上述所有检查均由眼科医生完成。

（二）疗效评定标准

参照《中药新药临床研究指导原则》制定。疗效指数（尼莫地平法）=［（治疗前症状积分－治疗后症状积分）÷治疗前症状积分］×100%。显效：治疗后眼部症状明显改善，疗效指数＞70%，且 BUT 和 SIT 检查指标正常。有效：治疗后眼部症状改善，疗效指数在 30%～70%之间，且 BIT 和 SIT 较治疗前有所改善。无效：疗效指数＜30%，各项干眼检查指标无明显变化。

（三）统计学处理

采用 SPSS21.0 统计软件进行分析。计量资料以均数±标准差（$\overline{X} \pm S$）表示，若数据符合正态分布，两组治疗前后组内比较采用配对 t 检验，治疗后两组间比较采用独立样本秩和检验；若数据不符合正态分布，两组治疗前后组内比较采用配对资料秩和检验，治疗后两组间比较采用独立样本秩和检验。计数资料采用 χ^2 检验以 $p < 0.05$ 为差异有统计学意义。

（四）治疗结果

(1) 两组患者治疗前后各指标比较：两组治疗前各指标比较差异均无统计学意义（均 $p > 0.05$），具有可比性治疗后，两组各项指标较治疗均有改善，差异均有统计学意义（均 $p < 0.001$）；观察组在改善眼部症状积分及 SIT 方面均优于对照组，差异具有统计学意义（均 $p < 0.05$），在治疗后 BUT 及 VAS 评分方面组间比较，差异无统计学意义（均 $p > 0.05$）。（表 4－5－2）

表 4－5－2　两组干眼症患者治疗前后各指标比较　（$\overline{x} \pm s$）

组别	例数	眼部症状积分		BUT/s		SIT/mm		VAS 评分	
		治疗前	治疗后	治疗前	治疗后	治疗前	治疗后	治疗前	治疗后
观察组	30	11.97±3.03	4.93±1.34[1)2)]	4.53±1.72	8.08±2.76[1)]	3.62±2.16	7.68±3.45[1)2)]	7.00±1.92	4.24±1.65[1)]
对照组	30	11.53±2.70	6.33±2.77[1)]	4.65±3.21	7.30±3.25[1)]	4.75±3.73	6.35±3.28[1)]	7.07±1.12	4.07±1.50[1)]

注：与本组治疗前比较，[1)] $p < 0.001$；与对照组治疗后比较，[2)] $p < 0.05$

(2) 两组患者临床疗效比较：观察组总有效率为 86.7%，对照组总有效率为 73.3%，两组差异有统计学意义（$p < 0.05$），提示观察组疗效优于对照组。（表 4－5－3）

表 4－5－3　两组干眼症患者临床疗效比较

组别	患眼/只	显效	有效	无效	总有效率/%
观察组	60	11	41	8	86.7[1)]
对照组	60	6	38	16	73.3

注：与对照组比较，[1)] $p < 0.05$

(3) 不良反应：治疗过程中，两组经眶内穴位针刺后各有 1 例出现眼周局部皮下出血，皮下出血导致眼周血肿范围直径为 1～2 cm，经及时冰敷、解释并告知皮下血肿处理方法后，患者表示理解并愿意继续完成疗程。

四、讨论

干眼症属于中医学“白涩病”“神水将枯”“干涩昏花”等范畴。《素问・逆调论》云：“肾者水脏，主津液。”隋代巢元方在《诸病源候论》载：“目，肝之候也，脏腑之精华，宗脉之所聚，上液之道，其液竭者，则目干涩。”故当肝肾俱虚，二脏之精不足，不能上达目窍以润目，则可致目窍干涩。若五脏六腑之病导致津液的生成输布异常而致无法上濡目窍，亦可致白涩病。

目前针刺治疗干眼症的文献报道多为普通针刺或电针治疗。对于不同针灸方法是否有差异性则较少论及，涉及不同针刺手法的疗效观察更为少见。在前期研究中本课题组以电针治疗对照普通针刺治疗，结果表明电针组的总有效率高于普通针刺组。本项研究在电针的基础上注重手法的操作，以观察不同的针刺手法对干眼症的疗效差异。

导气针刺法源于《灵枢・五乱》篇：“五乱者，刺之有道乎……徐入徐出，谓之导气。”《说文解字》载“导，引也”，即引导、诱导之意。导气法的目的在于引导逆乱之气，使之恢复正常。导气法在手法上采取“徐入徐出”的操作方法，主要由提插、捻转组成，但提插和捻转的频率、幅度及力度是取效的关键。根据《灵枢・五乱》篇中记载，导气法的操作重点在于“徐”，即徐缓、柔和之意，徐缓地进针出针，徐缓地上提下插，以和缓为贵，进针出针及上提下插均无速度、力量大小的差别。根据张师多年治疗眼病的临床经验及验证发现，在徐入徐出的基础上施以小幅度捻转手法，可促使气至病所，即“刺之要，气至而有效”。目前临床上常见疾病如神经衰弱、神经症、肺心病、急性肠胃炎、胃肠神经症、失眠、偏头痛、眼病等都可使用导气法治疗。

在行导气法前，张师认为若要达到较好的针感及气至病所，对医者、患者和环境都有一定的要求。在操作导气法时要求医者聚精会神，在技术上取穴准确、进针无痛，并且要与患者有良好的沟通和信任。同时要求患者受治时平心定气，仔细体验，使得气感不仅能加以保持，而且还可以使针感向病所诱导。对环境的要求则是诊室宽敞，环境安静，空气流通，光线充足。此三者三合为一，缺一不可，目的是为“气至病所”创造一个易于激发的条件。

在选穴方面，本研究采用张师在临床上治疗眼病时最常使用的选穴方法，即以中取为君、近取为臣及远取为佐使。中取是指在距离病位较近的部位取穴；近取是指局部取穴；远取即远道取穴。根据这 3 种取穴方法及考虑眼周部的解剖结构，主要选取眶内穴上睛明和下睛明（近取）、眼周穴攒竹和瞳子髎（近取）；颈部穴风池（中取）及四肢部穴合谷、三阴交、太溪、太冲（远取）。上睛明穴接近上泪小管，下睛明穴接近下泪小管及泪囊。瞳子髎为胆经穴，是手太阳、手足少阳三脉之会，有清热明目之功效；攒竹穴向上睛明透刺，且邻近泪腺,四穴合用可改善泪腺、泪管、泪囊的分泌和代谢功能。风池穴是足少阳和阳维之会,又源出眼区,且阳经均汇集于头部,“其精阳气上走于目而为睛”,具有较好的通窍明目、疏导眼部气血之效。针刺风池穴时,针尖向同侧目内眦方向进针,经反复提插捻转至有针感向前额或眼区放射。由于干眼症与肝肾二脏关系密切,故根据干眼症多因肝肾阴亏而津少的病机特点,选取远端配穴。上肢部选取手阳明大肠经之原穴合谷,针刺合谷穴可加强面部气机的疏通,有助于津液上达于目。下肢部选取足太阴脾经之三阴交、足少阴肾经之原穴太溪、足厥阴肝经之原穴太冲以补肝肾之阴。

经1个月的治疗后,两组干眼症患者的眼部症状积分、BUT、SIT及VAS评分均较治疗前明显改善,说明针刺治疗对于延长干眼症的泪膜破裂时间、改善患者泪液分泌及临床主观症状的疗效是确切的。并且观察组的总有效率高于对照组,说明在电针的基础增加导气针刺法可提高治疗干眼症的疗效。但治疗后两组BUT组间比较,差异无统计学意义,这可能与多种因素有关:①本研究对象绝大多数为中老年患者,较青少年患者的疗效差。②本研究患者的平均病程较长,在治疗上与病程短的患者相比难度较大,需要较长的治疗时间。③临床上干眼症症状较轻的患者,绝大多数都会选择西医滴眼液局部治疗,所以来针刺治疗的患者多为西医治疗无效者,故此类患者病情也相对严重。④由于样本量较小或试验观察时间过短,也可致使导气针刺法对BUT指标的影响不大。上述因素的具体关系仍需今后更深入地研究与探讨。

眼部症状积分及VAS评分是对干眼症患者的临床症状及不适程度的评价,前者以临床上干眼症患者常见的几项主要症状为评价依据,根据患者出现的眼部症状及严重程度进行评分;后者为患者对自身双眼的主观感受进行评价。根据本研究结果,观察组在改善眼部症状积分方面优于对照组,但对于两组的VAS评分组间比较,差异无统计学意义。在临床上,不少患者经过治疗后某些眼部症状已改善,但仍遗留一些不适症状,这可能是造成眼部症状积分和VAS评分结果不一致的主要原因。两个评价方法的相关性和差异性仍需今后进一步研究和探讨。

综上所述,“气至而有效”“气至病所”是中医学留给我们的宝贵经验,也是提高临床疗效的主要方法之一。因而,今后研究应多涉及不同针刺手法对干眼症的疗效及其机制的探讨,寻找不同病因、不同证型的适宜针刺方法。

谢汶璋,曾亮,陶颖,等.导气针刺法治疗干眼症临床疗效观察[J].中国针灸,2018,38(2):153-157.

濡润神珠针刺法治疗干眼症的临床研究

干眼症是指各种原因引起的泪液质和量异常或动力学异常所导致的泪膜稳定性下降,并伴有眼部不适和(或)眼表组织特征性病变的多种病症的总称。干眼症的发病率呈逐年上升及年轻化趋势。笔者采用针灸名家张仁主任医师的濡养神珠针刺法治疗干眼症患者 30 例，并与药物治疗 30 例相比较，现报告如下。

一、临床资料

（一）一般资料

60 例干眼症患者均为 2010 年 3 月至 2013 年 9 月上海中医药大学附属龙华医院、上海市中医文献馆、上海市中医药大学附属岳阳中西医结合医院和上海市眼病防治中心的门诊患者，经确诊为干眼症。采用随机数字表法将其分为治疗组和对照组，每组 30 例。治疗组患者平均病程与对照组比较，差异具有统计学意义（$p < 0.01$）。其余一般资料比较，差异均无统计学意义（$p > 0.05$），具有可比性。（表 4－5－4）

表 4－5－4　两组患者一般资料比较

组别	n	性别(n)		年龄(岁)			病程(月)		
		男	女	最小	最大	平均($x \pm s$)	最短	最长	平均($x \pm s$)
治疗组	30	5	25	21	69	39 ± 15	2	48	22.4 ± 13.4
对照组	30	4	26	19	65	41 ± 13	2	40	14.5 ± 11.0

（二）诊断标准

参照国家中医药管理局《中医病证诊断疗效标准》中相关标准。①症状为眼干涩、异物感、视物疲劳，可伴有口鼻干燥等。②泪液分泌量测定，Schirmer 法＜10 mm/5 分钟。③泪膜破裂时间＜10 秒。以上 3 项中任意 2 项阳性者作为病例选择标准。

（三）纳入标准

①符合上述干眼症诊断标准。②年龄在 20～65 岁。③近两周内没用过任何局部眼药和全身药。④知情同意。

（四）排除标准

①结膜瘢痕化、鼻泪道阻塞者。②合并有其他结膜、角膜和虹膜明显病变者。③妊娠或哺乳期妇女。④怀疑或确有药物滥用病史者。⑤行白内障摘除和人工晶状体植入术不足 3 个月者。⑥眼球突出者。⑦严重的糖尿病及心、肺、肝、肾功能障碍者等全身疾病者。⑧对人工泪液中任一成分过敏者。

（五）中止、剔除标准

①出现过敏反应或严重不良事件，根据医生判断立即停止临床试验者，即中止该病例临床试验。②病程中病情恶化，根据医生判断应该立即停止临床试验者，即中止该病例临

床试验，作无效病例的处理。③患者在临床试验过程中，不愿意继续进行临床试验，向主管医生提出退出临床试验要求者。④研究期间同时使用糖皮质激素或其他非甾体类抗炎药者。

（六）病例的脱落与处理

当受试者脱落后，采取预约随访、电话、信件等方式与受试者联系，询问理由，记录最后1次治疗的时间，完成所能完成的评估项目。因过敏反应、不良反应、治疗无效而退出的试验病例，根据受试者实际情况，采取相应的治疗措施。凡是入选并已参加治疗的患者，无论是否脱落，均记录和保留病例观察表。所有脱落病例均与病例观察表等资料汇总，统计分析。

二、治疗方法

（一）治疗组

体针取双侧新明1（位于耳垂后皮肤皱褶之中点，相当于翳风穴前5分）、上健明（睛明穴上5分）、下睛明（睛明穴下2分，但张师多取睛明穴下5分，效果好而且不易引起眶内出血）、瞳子髎、攒竹、风池。新明1穴操作时，医者一手拇、示二指夹住耳垂下端向前上方牵拉45°，另一手持0.25 mm×40 mm毫针，针体与皮肤呈60°角向前上方以45°角快速进针破皮后，缓缓斜向外眼角方向进针约1.2寸，先行导气法，徐入徐出，并用轻巧的手法反复仔细探寻，以求得针感向眼眶内或太阳穴部位放射，以该区域出现热胀舒适感，然后提插加小幅度捻转手法运针1分钟，捻转频率为120次/分钟，提插幅度为1～2 mm。上健明和下睛明均采用0.25 mm×40 mm毫针，垂直缓慢进针至眼球出现明显酸胀感为度，不捻转，握住针柄守气1分钟。瞳子髎穴采用0.25 mm×25 mm毫针，先直刺0.8寸，略作捻转提插，至有明显酸胀感后，运针30秒，再向耳尖方向平刺入7～8分，找到针感后留针。攒竹穴采用0.25 mm×25 mm毫针向上健明穴透刺，针深5分。风池穴采用0.25 mm×40 mm毫针，针尖向同侧目内眦方向进针，经反复提插捻转至有针感向前额或眼区放射。上述穴位针法要求针感明显，刺激宜中等强度，力求达到气至病所。两侧瞳子髎、攒竹分别接通G6805电针治疗仪，用疏密波，频率为60～200 Hz，强度以患者可耐受为度，留针30分钟，去针时再行针1次。

皮肤针取穴正光1（眶上缘外3/4与内1/4交界处）、正光2（眶上缘外1/4与内3/4交界处）。常规消毒后，用皮肤针在穴区0.5～1.2 cm范围内作均匀轻度叩打，每穴叩刺50～100下，以局部红润微出血为度。

体针与皮肤针综合运用，每周治疗3次，4周为1个疗程，共治疗1个疗程。

（二）对照组

采用玻璃酸钠滴眼液，每日滴眼3～4次，最多不超过6次，4周为1个疗程，共治疗1

个疗程。

三、治疗效果

所有患者均行双眼治疗,但根据检查结果选择一侧眼的资料进行分析,当双眼的检查结果相等时选择右眼,结果不一致时,则取结果较差的眼。

(一) 观察指标

在治疗前及治疗 2 周、1 个月后,分别观察泪液流量、泪膜破裂时间及角膜病变程度等指标。①泪液分泌量测定(Schirmer 法),用泪液检测滤纸条,一端 5 mm 处折叠放入下睑外 1/3 结膜囊内,双眼自然闭合 5 分钟,从折叠处测量其湿润长度。②泪膜破裂时间测定,测定荧光素钠染色的泪膜形成第 1 个干燥斑的时间,滴 2%荧光素钠于下穹隆部,轻揉上下睑,使其弥散分布,观察泪膜破裂时间,用秒表计时,重复 3 次,取其平均值。③角膜病变程度的测定,将 2%荧光素钠滴眼后观察角膜荧光素染色情况。角膜病变划分法在裂隙灯下观察,将角膜病变面积划分 5 等份,每 1 个等份都分为 0~3 分,0 分为无染色,1 分为少许点状染色,2 分为介于 1 分和 3 分两者之间的较多点状染色,3 分为块状染色。最后将各等份的分数相加,满分为 15 分。

(二) 统计学方法

使用 SPSS11.0 统计软件包进行统计学处理。计量资料以均数±标准差表示,采用非参数统计分析;计数资料采用卡方检验。

(三) 治疗结果

1. *两组患者治疗前后泪液分泌量比较* · 由表 4-5-5 可见,两组治疗前泪液分泌量比较,差异无统计学意义($p > 0.05$)。两组治疗 2 周、1 个月后泪液分泌量与同组治疗前比较,差异均具有统计学意义($p < 0.01$)。两组治疗 1 个月后泪液分泌量与同组治疗 2 周后比较,差异均具有统计学意义($p < 0.01$)。治疗组治疗 1 个月后泪液分泌量与对照组比较,差异均具有统计学意义($p < 0.01$)。

表 4-5-5 两组患者治疗前后泪液分泌量比较(r±s, mm/5 分钟)

组别	n	治疗前	治疗 2 周后	治疗 1 个月后
治疗组	30	4.1±1.2	7.8±3.4[1)]	11.0±3.5[1)2)3)]
对照组	30	3.8±1.1	5.0±1.4[1)]	6.7±2.5[1)2)]

注:与对照组比较 $p < 0.01$

2. *两组患者治疗前后泪膜破裂时间比较* · 由表 4-5-6 可见,两组治疗前泪膜破裂时间比较,差异无统计学意义($p > 0.05$)。两组治疗 2 周、1 个月后泪膜破裂时间与同组治疗前比较,差异均有统计学意义($p<0.01$)。两组治疗1个月后泪膜破裂时间与同组治疗2周后比较,差异均有统计学意义($p<0.01$)。治疗组治疗1个月后泪膜破裂时间与对照组比较,差异均具有统计学意义($p<0.01$)。

表4-5-6　两组患者治疗前后泪膜破裂时间比较($\bar{x}\pm s$, s)

组别	n	治疗前	治疗2周后	治疗1个月后
治疗组	30	3.63±0.69	5.23±0.81[1)]	6.93±1.08[1)2)3)]
对照组	30	3.55±0.55	4.47±0.68[1)]	5.33±0.79[1)2)]

3. 两组患者治疗前后角膜病变程度比较・由表4-5-7可见,两组治疗前角膜病变程度比较,差异无统计学意义($p>0.05$)。两组治疗2周、1个月后角膜病变程度与同组治疗前比较,差异均有统计学意义($p<0.01$)。两组治疗1个月后角膜病变程度与同组治疗2周后比较,差异均有统计学意义($p<0.01$)。治疗组治疗1个月后角膜病变程度与对照组比较,差异均具有统计学意义($p<0.05$)。

表4-5-7　两组患者治疗前后角膜病变程度比较($x\pm s$,分)

组别	n	治疗前	治疗2周后	治疗1个月后
治疗组	30	11.70±2.26	9.37±2.47[1)]	5.97±2.06[1)2)3)]
对照组	30	11.57±2.27	9.23±2.49[1)]	7.47±2.78[1)2)]

注:1) 与同组治疗前比较 $p<0.01$;2) 与同组治疗2周后比较 $p<0.01$;3) 与对照组比较 $p<0.05$

四、讨论

干眼症属中医学"目涩症"范畴。中医学认为本病与津不灌、泪液不足有关。濡养神珠针刺法是张师近40年眼病临床实践的总结,具有临床疗效显著、简便易行、疗效确切、经济等特点而被患者所接受。该套治疗方法的特点有三点:其一以奇穴为主,穴位处方中有新明1、上健明、下睛明、正光1和正光2,这些奇穴对于疏通眼部脉络、濡养神珠有非常好的效果。其二,采用能获强烈气至病所针感的针刺手法,如新明1穴,进针方向朝向外眼角,运用手法以求得针感向眼眶内或太阳穴部位放射,以该区域出现热胀舒适感,然后提插加小幅度捻转手法运针1分钟;瞳子髎穴,先直刺行针至有明显酸胀感后,再向耳尖方向平刺入7~8分,找到针感后留针;风池穴,向同侧目内眦方向进针,经反复提插捻转至有针感向前额或眼区放射。针法要求针感明显,刺激宜中等强度,力求达到气至病所。其三,提倡结合脉冲电刺激、皮肤针等综合治疗手段,激发经气至眼,促进眼底和眼球周围的气血运行,疏通眼部脉络,濡养神珠。

眼泪来自泪腺,泪腺位于眼眶外上方泪腺窝里,瞳子髎这个穴位就紧贴着泪腺。张师对上睛明、下睛明的定位是在睛明上下0.2分，正好在泪小点、泪小管和泪囊附近，攒竹穴靠近泪囊，正光2也在泪腺附近。在这些穴位上行手法、电刺激和皮肤针叩击，可促进泪液的产生和分泌，促进泪膜功能的修复，增加泪膜破裂的时间，减轻角膜病变的程度。

对于眼病的治疗，眼区穴位有重要作用，但眼区穴位多易导致眼部血肿，亦有针刺导致失明等不良事件发生的报道，现代针灸医生多将其视为禁区。张师的经验为，眼区穴位的进针宜先用指甲按切表皮，迅速点刺进针，如欲深刺，则应缓慢送针。如觉针尖遇到阻力(即使是很小的阻力)或患者呼痛时，应略略退出，稍变方向，再行刺入，直到获得满意的针感为止。如得气不明显，也不可提插捻转，宜停针候气。出针也应分段缓慢退针，出针后用消毒干棉球按压针孔处5分钟。这样操作，出现熊猫眼的概率很小。

干眼病病因复杂，张师的临床经验提示，濡养神珠针刺法对一般功能异常所致的干眼病疗效明显，而对因性激素降低或自身免疫性疾病所致者，疗效较差，须在上方的基础上辨证加用相应的穴位，也能使症状迅速改善。要求坚持治疗，一般需3个月。开始可每周治疗3次，待取效后改为每周2次。故笔者在临床上一般以1个月作为1个治疗阶段，3个月为1个疗程。该临床研究所观察的是1个治疗阶段的结果。

徐红，刘坚，王顺，等.濡润神珠针刺法治疗干眼症的临床研究[J].上海针灸杂志，2014;33(5):424-427.

“濡润神珠针刺法治疗干眼”的临床疗效及其安全性评估

干眼是指各种原因引起的泪液质和量异常或动力学异常所导致的泪膜稳定性下降，并伴有眼部不适和(或)眼表组织特征性病变的多种病症的总称。临床表现为眼部干涩感、异物感、烧灼感、痒感、畏光、眼红、视物模糊、视力波动及视疲劳等，轻者影响工作和生活，严重者可导致角结膜干燥，危害视功能。近年干眼呈现发病率逐年上升及发病年轻化的趋势，成为目前临床上急待解决的问题，也是国际眼科领域的一个研究热点。“濡养神珠针刺法”是针灸名家张仁主任医师长期临床实践的总结，治疗干眼简便易行、费用低廉，为广大患者所接受。为客观评价该方法治疗干眼的疗效及安全性，我们以玻璃酸钠滴眼液为对照，对“濡养神珠针刺法”治疗干眼进行临床观察，具体报告如下。

一、对象和方法

(一) 研究对象

研究病例来源于2010年3月至2013年9月上海中医药大学附属龙华医院、上海市中医文献馆中医门诊部、上海市中医药大学附属岳阳中西医结合医院和上海市眼病防治中心的门诊干眼患者，共60例。

1. **诊断标准**·参照国家中医药管理局《中医病证诊断疗效标准》。①症状：眼干涩、异物感、视物疲劳，可伴有口鼻干燥等。②泪液分泌量测定：Schirmer Ⅰ试验少于10 mm/5分钟。③泪膜破裂时间少于10秒。以上3项中任意2项阳性者诊断为干眼。

2. **纳入标准**·①符合上述干眼症诊断标准。②年龄在20～65岁。③近2周内未接受任何全身用药。④知情同意。

3. **排除标准**·①结膜瘢痕化、鼻泪道阻塞者。②合并有其他结膜、角膜和虹膜明显病变者。③妊娠或哺乳期妇女。④怀疑或确定有药物滥用史者。⑤行白内障摘除和人工晶状体植入术不足3个月者。⑥眼球突出者。⑦严重的糖尿病、心、肺、肝、肾功能障碍者等全身疾病者。⑧对人工泪液中任一成分过敏者。

4. **病例退出标准**·①出现过敏反应或严重不良事件，根据医生判断立即停止临床试验者，即中止该病例临床试验。②疗程中病情恶化，根据医生判断应该立即停止临床试验者，即中止该病例临床试验，作无效病例处理。③患者在临床试验过程中，不愿意继续进行临床试验，向主管医生提出退出临床试验要求者。④研究期间同时使用糖皮质激素或其他非甾体类抗炎药者。

（二）分组治疗

采用随机数字表法将纳入患者分为针刺组和药物对照组，均行双眼治疗。

1. **针刺组**·取穴：新明1、上睛明、下睛明、瞳子髎、攒竹、风池。操作：新明1穴［位于耳垂后皮肤皱褶之中点，相当于翳风穴前5分(腧穴定位专用单位，下同)］，操作时一手拇、示二指夹住耳垂下端向前上方牵拉45°，另一手持针(0.25 mm×40 mm一次性针灸针)，针体与皮肤成60°角向前上方以45角快速进针破皮后，缓缓斜向外眼角方向进针约1.2寸，先行导气法，徐入徐出，并用轻巧的手法反复仔细探寻，以求得针感向眼眶内或太阳穴部位放射，以该区域出现热胀，以舒适感为度，然后提插加小幅度捻转手法运针1分钟，捻转频率120次/分钟，提插幅度1～2 mm。上睛明(睛明穴上2分)和下睛明(睛明穴下2分)均用0.25 mm×25 mm针灸针，垂直缓慢进针至眼球出现明显酸胀感为度，不捻转，握住针柄守气1分钟。瞳子髎穴用0.25 mm×25 mm针灸针，先直刺0.8寸，略作捻转提插，至有明显酸胀感后，运针半分钟，再向耳尖方向平刺入7～8分，找到针感后留针。攒竹穴(用0.25 mm×25 mm一次性针灸针)向上睛明穴透刺，针深5分左右。风池穴，针尖(0.25 mm×40 mm一次性针灸针)向同侧目内眦方向进针，经反复提插捻转至有针感向前额或眼区放射。上述穴位均取，针法要求针感明显，刺激程度以中等为宜，力求达到气至病所。两侧瞳子髎、攒竹，分别接通G6805电针治疗仪，用疏密波，频率60～200次/分钟，强度以患者可耐受为度，所有穴位留针30分钟，去针时再行针1次。皮肤针取穴：正光1(眶上缘外3/4与内1/4交界处)、正光2(眶上缘外1/4与内3/4交界处)。操作：用皮肤针在穴区 0.5～1.2 cm 范围内作均匀轻度叩打，每穴点叩刺 50～100 下，以局部红润微出血为度。体针、皮肤针综合运用，每周治疗 3 次，4 周为 1 个疗程。

2. **药物对照组**・玻璃酸钠滴眼液，每日滴眼 3～4 次，最多不超过 6 次。

（三）疗效指标与评价

1. **临床症状积分（参照《中药新药临床研究指导原则》）**・①干涩感：0＝消失，1＝轻微干涩，2＝干涩明显，3＝干涩难忍。②异物感：0＝消失，1＝轻微异物感，2＝异物感明显，3＝异物感难忍。③视疲劳：0＝消失，1＝轻微视疲劳；2＝视疲劳明显，3＝视疲劳严重。④烧灼感：0＝消失，1＝轻微烧灼感，2＝烧灼感明显，3＝烧灼感难忍。⑤视物模糊：0＝消失，1＝轻微视物模糊，2＝视物模糊明显，3＝视物模糊严重。⑥刺痛感：0＝消失，1＝轻微刺痛感，2＝痛感明显，3＝刺痛感难忍。⑦畏光：0＝消失，1＝轻微畏光，2＝畏光明显，3＝畏光严重。⑧流泪：0＝消失，1＝较少，2＝较多，3＝甚多。⑨眼红：0＝消失，1＝轻微眼红，2＝眼红明显，3＝眼红严重。

2. **眼部耐受性（对药物和视频终端）评分**・0 分（极佳）、1 分（好）、2 分（一般）、3 分（差）。

3. **疗效标准**・参照《中药新药临床研究指导原则》制定。显效：治疗后，症状疗效指数为90%。有效：治疗后，症状疗效指数＜90%，且为30%。无效：治疗后，症状无改善，症状疗效指数＜30%。症状疗效指数＝[（治疗前症状总积分－治疗后症状总积分）÷治疗前症状总积分]×100%。

以上指标的采集时间为治疗前、治疗 2 周后和治疗 1 个月后。

（四）安全性观察

1. **视力**・比较治疗前后的裸眼视力改变（国际标准视力表）。

2. **不良反应分级**・a 无不良反应；b 虽有不良反应，但程度较轻，无需处理，可继续治疗；c 虽有不良反应，且程度较轻，但需处理后，才可继续治疗；d 因不良反应的发生而终止治疗，但无需处理；e 因不良反应的发生而终止治疗，而且需要处理。

（五）脱落病例的处理

当受试者脱落后，采取预约随访、电话、信件等方式与受试者联系，询问理由，记录最后一次治疗的时间，完成所能完成的评估项目。因过敏反应、不良反应、治疗无效而退出的试验病例，根据受试者实际情况，采取相应的治疗措施。凡是入选并已参加治疗的患者，无论是否脱落，均记录和保留病例观察表。所有脱落病例均与病例观察表等资料汇总，统计分析。

（六）统计分析

根据检查结果选择一侧眼的资料进行分析，当双眼的检查结果相等时选择右眼，结果不一致时，取结果较差的眼。应用 SPSS11.0 统计软件包进行统计学处理，计量资料采用非参数统计分析，计数资料采用卡方检验，以 $p < 0.05$ 为差异有统计学意义。

二、结果

（一）一般情况

纳入病例 60 例。针刺组 30 例：男 5 例，女 25 例，年龄 21～65 岁，平均 39 岁，病程 2～48 个月，平均 22 个月。药物组 30 例：其中男 4 例，女 26 例，年龄 19～65 岁，平均 41 岁，病程 2～40 个月，平均 14 个月。治疗前 2 组患者性别、年龄和病情程度差异无统计学意义（$p > 0.05$），针刺组患者的病程长于药物组，差异有统计学意义（$p < 0.01$）。

（二）症状疗效

针刺组 30 例，显效 12 例（40.0%），有效 18 例（60.0%），无效 0 例（0.0%），有效率 100.0%；药物对照组 30 例，显效 5 例（16.7%），有效 23 例（76.1%），无效 2 例（6.7%），有效率 93.3%，2 组差异无统计学意义（f = 5.492，$p > 0.05$）。

（三）临床症状积分

2 组治疗后的临床症状积分均明显下降，其中治疗 2 周后的积分低于治疗前，治疗 1 个月后的积分低于治疗 2 周后（$p < 0.01$）。同期组间比较，2 组治疗前及治疗 2 周后无明显差异（$p > 0.05$），治疗 1 个月后，针刺组临床症状积分明显低于药物对照组（$p < 0.01$）。（表 4－5－8）

表 4－5－8　2 组干眼患者治疗前后临床症状积分比较（x ± s）

组别	例数	治疗前	治疗 2 周后	治疗 1 个月后
针刺组	30	14.1 ± 5.0	6.7 ± 3.7①	1.9 ± 1.7③
药物对照组	30	13.2 ± 4.8	9.0 ± 4.8②	5.7 ± 4.3④
Z		−0.94	−1.81	−3.44
p		0.35	0.07	<0.001

注：组内与治疗前比较，① $Z = -4.81$，$p < 0.001$，② $Z = -4.80$，$p < 0.001$；与治疗 2 周后比较，③ $Z = -4.71$，$p < 0.001$，④ $Z = -4.81$，$p < 0.001$（秩和检验）

（四）眼部耐受性（对药物和视频终端）评分

治疗 1 个月后，针刺组和药物对照组的眼部耐受性均明显改善（评分降低），针刺组好于药物对照组（$p < 0.01$）。（表 4－5－9）

表 4-5-9　2 组干眼患者眼部耐受性评分比较(x±s)

组别	例数	治疗前	治疗 1 月后
针刺组	30	2.53±0.63	1.00±0.00
药物对照组	30	2.56±0.50	1.70±0.47
Z		−0.03	−5.64
p		0.97	<0.001

注：秩和检验

(五) 安全性评价

1. 视力・2 组中无患者发生裸眼视力下降。

2. 不良反应・在临床研究过程中，药物对照组有 2 例发生不良反应(6.67%)，均是在观察期将结束前，因为严重异物感无法再坚持而终止研究。针刺组无不良反应发生。

三、讨论

干眼是临床上较难治愈的一种眼病，西医对该病最常用的方法是使用人工泪液。天然泪液是人工泪液无法完全模拟的，而且人工泪液多含有防腐剂、稳定剂和其他添加剂，即使含量很低，长期使用仍可能导致眼表疾病医源性加重。其他的有关保存泪液、促进泪液分泌、抑制炎性反应、局部自体血清、性激素及手术治疗等方法，对干眼有一定疗效，但有许多实际问题尚待解决。人们想寻找一种既无创伤又能促进泪腺主动分泌泪液的干眼症治疗方法，于是将目光投向了中医针灸。

干眼属于中医"目涩症"范畴。中医眼科认为，本病与津不灌、泪液不足有关，如《灵枢・口问》就记录了"泣不止则液竭，液竭则津不灌，津不灌则目无所见矣……"隋代巢元方《诸病源候论》专设"目涩候"分析了其致病原因，"目，肝之外候也……上液之道……其液竭者，则目涩"。《灵枢・口问》还记录了"补天柱经侠颈"的针刺治疗方法。近几年国内才开始关注本病的针灸治疗，并进行了一些临床探索，但目前尚缺乏一种简便易行、临床可操作性强的规范化的针刺治疗方案。"濡养神珠针刺法"是针灸名家张仁主任医师近 40 年眼病临床实践经验的总结，简便易学，我们在临床上使用该法治疗干眼收到很好的效果。

该套治疗方法的特点是：①以奇穴为主。穴位处方中有新明 1、上睛明、下睛明、正光 1 和正光 2，这些奇穴对于疏通眼部脉络，濡养神珠有非常好的效果。②采用强烈针感的针刺手法，使气至病所。如新明 1 穴，进针方向朝向外眼角，运用手法以求得针感向眼眶内或太阳穴部位放射，以该区域出现热胀舒适感为度，然后提插加小幅度捻转手法运针 1 分钟。瞳子髎穴，先直刺行针至有明显酸胀感后，再向耳尖方向平刺入 7～8 分，找到针感后留针。风池穴，向同侧目内眦方向进针，经反复提插捻转至有针感向前额或眼区放射。针法要求针感明显，中等强度刺激，力求达到气至病所。穴位的选择、手法的运用和得气是针灸治疗疾病能否获得疗效的关键。③结合脉冲电刺激、皮肤针等综合治疗手段。该病属临床难治病，故张师提倡结合电针治疗激发经气至眼，促进眼底和眼球周围的气血运行，疏通眼部脉络，濡养神珠。

干眼病病因复杂，张师的临床经验提示：①"濡养神珠针刺法"对一般功能异常所致的干眼疗效明显，而对因性激素降低或自身免疫性疾病所致者疗效较差，须在上方的基础上辨证加用相应的穴位。张师曾治疗一名28岁的女性患者，在海外留学，因长时间使用电脑，出现双眼干涩等症，用眼药水治疗半年余，初期症状可缓解，后来症状逐渐加重，并出现烧灼感，难以继续学习和工作，回国来张师处求治。当时检查见：双眼球结膜潮红，泪液分泌试验：左眼为2 mm/5分钟，右眼3 mm/5分钟，泪膜破裂时间各为4秒。首次针入后，患者即感双眼有泪液分泌。每周治疗3次，治疗6次后，泪液分泌试验：左眼为5 mm/5分钟，右眼6 mm/5分钟。通过2个月治疗后，症状完全消失，经检测泪液分泌试验为左眼21 mm/5分钟，右眼22 mm/5分钟，泪膜破裂时间均为15秒。患者害怕复发，又坚持巩固1个月。随访1年多再未复发。②要求坚持治疗，一般需3个月左右。开始可每周3次，取效后改为每周2次。故我们在临床上一般以1个月作为1个治疗阶段，3个月为1个疗程。本临床研究观察的是1个治疗阶段的结果。

人工泪液无法替代天然泪液，一旦不用，其治疗效果明显下降，而针刺治疗具有生物学效应，可能是通过促进泪液的主动性分泌而起作用。"濡养神珠针刺法"取穴的解剖学依据如下：我们知道眼泪来自泪腺，泪腺位于眼眶外上方泪腺窝里，瞳子髎这个穴位就紧贴着泪腺。眼泪产生后，通过泪道排泄。泪道由泪小点、泪小管、泪囊和鼻泪管组成。眼泪由泪小点进入泪小管，然后进入泪囊，贮存备用。而张师对上、下睛明的定位是在睛明上下0.2分，正好在泪小点、泪小管和泪囊的附近，攒竹穴靠近泪囊，正光2也正好在泪腺附近。在这些穴位上行手法、电针及皮肤针刺激，可以促进泪液的产生和分泌。这可能是其能改善临床症状和提高眼病耐受性的部分原因。

对于眼病的治疗，眼区穴位有重要作用，但眼区穴位多易导致眼部血肿，亦有针刺导致失明等不良事件发生的报道，针灸医生多将其视为禁区。古医书如唐代《备急千金要方》将承泣列为禁灸穴位，宋代《铜人腧穴针灸图经》中载有承泣"针之，令人目乌色"。张师结合数十年的临床经验认为，只要耐心、细心、手法得当，眶区穴位的使用是安全的。张师的经验是：眼区穴位的进针宜先用指甲按切表皮，迅速点刺进针，如欲深刺，则应缓慢送针。如觉针尖遇到阻力(即使是很小的阻力)或患者呼痛时，应略略退出，稍转方向，再行刺入，直到获得满意的针感为止。如得气不明显，也不可提插捻转，宜停针候气。出针时应分段缓慢退针，出针后用消毒干棉球按压针孔5分钟。这样操作，"熊猫眼"的出现概率很小，而且治疗后患者眼部的舒适度明显增强，非常愿意接受针灸治疗。我们的研究结果也显示经过1个月的治疗，患者眼部对药物和视频终端的耐受性明显增加，临床症状明显改善，未出现视力下降和不良反应。

引起干眼的原因比较复杂，有关病因、病程、年龄等与该治疗方法效果的关系，以及该疗法的远期疗效等，我们将作进一步观察。

徐红，刘坚，王顺，等.“濡润神珠针刺法治疗干眼”的临床疗效及其安全性评估[J]. 中国中医眼科杂志，2014，24(2)：1-5.

透刺为主治疗视疲劳的临床观察

视疲劳又称眼疲劳，是目前眼科常见的一种疾病，但其并非独立的眼病，而是以患者眼的自觉症状为基础，眼或全身器质性因素与精神(心理)因素相互交织的综合征，故又称眼疲劳综合征。该病可出现在过度注视后，其主要临床表现为近视不能持久、久则视物昏花、眼球或眶周酸胀疼痛、眼睑重坠痉挛、畏光流泪、视物双像等，甚至伴有眩晕头痛、恶心呕吐、颈肩酸痛、失眠等症状。严重影响患者的学习、工作和生活。

沪上针灸名家、上海市针灸学会理事长张仁主任医师，在数十年的临床实践中积累了丰富的针治眼病经验，对视疲劳主张采用以透穴刺法为主进行治疗。为了解透刺法对视疲劳的临床疗效，我们对其进行了初步的临床观察，现将结果报告如下。

一、临床资料

(一) 病例选择

所有患者均具备因长时间近距离目力工作而引起的视疲劳症状，如阅读或注视视频不能持久、视物模糊、眼睛酸胀、眼痛、异物感、睑痉挛及头晕、头痛、颈僵等。同时经专科检查，排除眼部器质性疾病及全身疾病，精神状态正常。

(二) 一般资料

60 例符合入选标准的视疲劳患者，均为 2003 年 3 月至 2006 年 8 月的门诊患者。将患者按就诊顺序编号，然后从随机数字表中抽取随机数字，分为 2 组。治疗组 30 例中，男 17 例，女 13 例；年龄最小 18 岁，最大 62 岁；病程最短 2 个月，最长 3 年。对照组 30 例中，男 19 例，女 11 例；年龄最小 20 岁，最大 55 岁；病程最短 1.5 个月，最长 2 年。两组患者的性别、年龄、病程等一般资料经统计学处理，差异无显著性意义($p>0.05$)，具有可比性。

二、治疗方法

(一) 治疗组

(1) 取穴：攒竹透上睛明、丝竹空透鱼腰、新明 1 穴透下关。(新明 1，位于翳风前上 5 分，耳垂后皱褶中点)

(2) 方法：令患者正坐位，毫针针身与皮肤呈 30°角由攒竹穴垂直刺向上睛明，进针 15～25 mm；针丝竹空穴时，用 50 mm 长的毫针，以水平横透法透至鱼腰穴；耳后的新明 1，选用 0. 30 mm×50 mm 毫针快速破皮后，缓缓针向外眼角方向，透至下关穴深层，进针 25～35 mm。三组透穴针尖均朝向眼周，在进针过程中应用轻巧的手法反复仔细探寻，以求得针感向眼眶内或眼角放射，要求眼眶及眼球内产生强烈的酸困重胀感或流泪为准。针后均以快速小幅度捻转手法，每穴行针约 1 分钟，捻转频率每分钟约 200 转。新明 1 穴除小幅度捻转外，略加提插手法，提插幅度 1～2 mm。

针后选择同侧两组透穴为一对，接通 G6805 电针仪，用疏密波通电 30 分钟，眼睑上有跳动，强度以患者可耐受为宜。间日 1 次，每周治疗 3 次。10 次为一个疗程，疗程间不休息，继续下一疗程，2 个疗程为一个周期。

(二) 对照组

(1) 取穴：肝俞、翳明(翳风穴后 1 寸)、太冲。

(2) 操作：背部肝俞穴常规消毒后，用一次性 6 号针头注射器，抽取复方丹参注射液 2 ml，对准穴位，快速刺入皮下，然后缓慢进针，待得气后，回抽无血，将药液注入，每穴注入 1 ml；翳明、太冲穴按常规法针刺，提插捻转使得气后，留针 30 分钟，翳明穴同样接以疏密波电针仪。隔日 1 次，每周 3 次，治疗 20 次后统计疗效。

三、疗效观察

(一) 视疲劳积分标准

根据患者自身的用眼情况，以及眼痛、眶周酸胀、视物模糊、眼睑重坠痉挛、畏光、流泪及头晕、头痛等视疲劳主观症状或体征的变化程度，作为观察指标来综合评估视疲劳的积分情况。

0 分：无眼部不适症状，能坚持阅读或注视视频 3 小时以上。

0～1 分：偶尔出现症状，休息后缓解，与用眼多少有关，阅读或注视视频能坚持 2 小时以上。

1～2 分：有时有症状，开始影响工作、学习，阅读或注视视频不能超过 2 小时。

2～3 分：症状经常出现，影响生活质量及工作，持续阅读或注视视频不能超过 1 小时。

3 分：症状持续出现，严重影响生活质量及工作，用眼工作难以胜任。

(二) 疗效标准

基本治愈：能坚持阅读或注视视频 3 小时以上，眼部症状及全身症状消失者，视疲劳积分为 0 分。

显效：阅读或注视视频较治疗前延长 2 小时，眼部症状及全身症状明显改善者。

有效：阅读或注视视频较治疗前延长 1 小时，眼部症状及全身症状至少有 1 项改善者。

无效：治疗前后眼部症状及全身症状均无改善者。

（三）治疗结果

治疗组入选30例，无失访病例；对照组入选30例，失访退出1例。

选择治疗前、第1次治疗后、2个疗程结束后作为观察时点，对比两组的临床疗效，包括即刻效应（第1次治疗前后视疲劳症状和体征改善情况），采用组内与组间治疗前后积分作为观察指标，并进行比较。

两组患者治疗前后视疲劳积分比较见表4－5－10、表4－5－11。

表4－5－10　两组患者即刻疗效比较($\bar{x} \pm s$)

组别	例数	治疗前	第1次治疗后	1次治疗前后差值	p
治疗组	30	2.70±0.12	1.97±0.17	0.73±0.19	<0.01
对照组	29	2.68±0.14	2.50±0.21	0.18±0.16	<0.01
t	0.59		11.42		
p		>0.05		<0.01	

表4－5－11　两组患者治疗前后视疲劳积分比较($\bar{x} \pm s$)

组别	例数	治疗前	2个疗程结束后	治疗前后差值	p
治疗组	30	2.70±0.12	1.01±0.48	1.69±0.48	<0.01
对照组	29	2.68±0.14	1.77±0.54	0.91±0.54	<0.01
p		>0.05		<0.01	

由表4－5－10、表4－5－11可知，治疗前两组间比较经 t 检验，$p>0.05$，提示差异无显著意义；治疗后两组均有改善（$p<0.01$），但组间比较差异有显著性意义（$p<0.01$），尤其第1次治疗后两组间有显著差异，提示治疗组视疲劳恢复情况优于对照组，治疗组对眼疲劳具有显著的即刻效应。

两组患者疗效比较，见表4－5－12。

表4－5－12　两组患者疗效比较

组别	例数	基本治愈	显效	有效	无效	总有效率(%)
治疗组	30	2(6.67)	19(63.33)	8(26.67)	1(3.33)	96.67
对照组	29	0	6(20.69)	14(48.28)	9(31.03)	68.97

由表4－5－12可以看出，治疗组疗效明显优于对照组，两组疗效差异有显著性意义（$\chi^2=8.04$，$p<0.01$）。

（四）病案介绍

患者，男，30岁，公司职员，2005年10月10日初诊。因长期使用电脑，持续近距离注视视频，而致眼过劳出现两眼作胀疼痛、酸楚泪溢怕光、沉重而怕睁眼、视物模糊，每天接触视频不到1小时症状即加重，而难以继续工作，兼见头晕头痛、泛泛欲恶、颈肩酸痛，因此无法正常工作，痛苦不堪。在近1年多的时间里到处求医就诊检查，结果排除眼部器质性病变，确诊为视疲劳。由于西医无有效方法，故前来接受针灸疗法。经选用上述透穴疗法，第一次治疗结束起针后，视疲劳症状当即消失，但此景保持时间不长，次日接触电脑2个多小时后，症状重现。后经间日1次，2个疗程的针灸治疗，病情逐渐好转，并得到控制，注视视频、操作电脑的时间能持续3个小时以上。为了巩固疗效，患者仍坚持每周至少1次治疗。随访观察至今，操作电脑的时间可持续5个小时以上。虽偶因劳累，视频注视时间过久而出现眼部不适，但每于针灸治疗或休息后就能恢复，不影响正常的工作学习。

四、讨论

近年来，随着科学技术和信息交流的不断发展，视频终端的普及应用，人们使用视力的时间不断延长，近距离精细的用眼工作逐渐增多，以致视疲劳的发病率亦日趋增高，视疲劳已成为目前眼科常见的临床症候之一。由于视疲劳给患者带来诸多不便，直接影响了人们的学习、工作效率和生活质量，如何预防、治疗视疲劳，已成为医学界和现代人共同关注的课题。

视疲劳属中医眼科“肝劳”的范畴。“肝劳”一词最早见于《千金要方》，是指持续地注视近距离目标后，眼睛过于劳累而出现眼胀、眼痛、头晕、眼眶胀痛等症状。依据“目为肝窍”的理论，孙思邈将其称为“肝劳”，“其读书、博弈过度患目者，名曰肝劳”。中医认为眼之所以能视万物，辨五色，必须依赖五脏六腑之精气上行灌注，心主血，肝藏血，心血充足，肝血畅旺，肝气条达时，肾脏所藏五脏六腑之精气，就能借助脾肺之气的转输和运化，循经络上注于眼，在心神的支使下，发挥正常的生理功能。正如《灵枢·大惑论》说“五脏六腑之精气皆上注于目而为之精”，“精”是指眼的视觉功能。可见，正常的视觉功能离不开脏腑所受藏化生之精、气、血、津液的濡养以及神的主宰。若脏腑功能失调，精气不能充足流畅地上注于目，就会引起视功能障碍。所以，视疲劳的病因病机主要以肝肾阴亏，脾胃虚弱、气血瘀滞为基础，而过用目力，劳心伤神则是其发病诱因。

依据中医学“肝开窍于目”和“经络所过主治所及”的理论，结合中医理论和临床应用体会，对照组选用起始于目内眦的足太阳膀胱经的背俞穴肝俞、连于目系的足厥阴肝经的输原穴太冲，以及治疗目疾常用的特效经外穴翳明，三穴配合应用，共奏补益肝肾、疏调气血、濡养眼目的作用。临床治疗结果显示，本疗法对视疲劳有一定的疗效。

透刺针法系采用不同的针刺方向、角度和深度以同一针作用于两个或多个穴位来治疗疾病的一种针刺方法。透穴刺法取穴少而精，增强针感，提高其治疗作用；还能够加强表里经及邻近经脉的沟通，协调阴阳，疏通经络，促进经络气血的运行，达到治愈疾病的目的。本研究选取眼周部足太阳膀胱经的攒竹透上睛明、手少阳三焦经的丝竹空透奇穴鱼腰、治眼病的经验效穴新明1透足阳明胃经的下关穴，三组不同方向的透穴刺法，起到一经带多经、一穴带多穴的整合作用，从而调节各脏腑经络气血，达到了补益肝肾、填精益髓的目的，使气血通畅，目得所养，目明而充沛，发挥视觉的正常生理功能，消除眼疲劳的症状。在眼部透穴刺法的基础上再加以电针疗法，使刺激量和刺激频率恒定而有规律，更提高了疗效。鉴于本病的易复发性，以及多出现在长时间超负荷工作之后，眼疲劳的完全恢复需要一定的时间，故建议治疗次数一般不要少于20次，病情恢复后最好再坚持每周治疗1次，以巩固疗效。

本研究，采用透刺为主的电针疗法，治疗视疲劳，疗效优于对照组。透刺针法首次治疗后一般就有明显的即时效应，去针后患者眼部有明亮、轻松、舒适的感觉，这给与精神因素有关的眼疲劳患者带来了治愈疾病的坚强信心。

刘坚，徐斯伟，张仁. 透刺为主治疗视疲劳的临床观察[J]. 上海针灸杂志，2007，26(9)：9－11.

益气通络针刺法治疗眼睑痉挛疗效观察

眼睑痉挛是指眼轮匝肌的痉挛性收缩。单眼或双眼均可受累，持续痉挛时间可长可短，痉挛的表现为非意志性强烈闭眼的不断重复。最初痉挛程度轻，逐渐加重并持续时间延长，缓解间隙缩短。精神紧张使痉挛加剧，松弛减轻。严重者甚至因功能性盲而丧失生活自理能力，使患者生活、工作、学习的质量大受影响，给患者身心带来极大的痛苦。笔者采用"益气通络"针刺法治疗本病，现将临床观察结果报道如下。

一、临床资料

70例眼睑痉挛患者来源于上海市第一人民医院分院和上海市中医文献馆2007年5月至2012年5月针灸门诊患者，均经各大医院眼科或神经内科检查确诊，并排除器质性疾病，精神状态正常，不包括继发性的眼睑痉挛。按就诊顺序随机分为观察组35例和对照组35例。两组患者的性别、年龄、病程等一般资料经统计学处理，差异无显著性意义($p>0.05$)，具有可比性。详见表4－5－13。

表4－5－13　两组眼睑痉挛患者一般资料比较

组别	例数	性别(例)		年龄(岁)			病程(月)			痉挛程度(例)			
		男	女	最小	最大	平均	最短	最长	平均	1级	2级	3级	4级
观察组	35	13	22	53	68	60±3	2	36	16±7	3	10	14	8
对照组	35	10	25	46	70	58±3	1	48	15±8	4	8	17	6

二、治疗方法

(一) 观察组

(1) 取穴:主穴为攒竹、鱼尾透鱼腰、新明1穴(位于翳风前上5分,耳垂后皱褶中点)、四白、印堂;配穴为风池、上天柱(天柱上5分)、听会、阳白、头针视区(枕上旁线)。

(2) 操作:嘱患者正坐位,所针穴位常规消毒后,采用0.25 mm×25 mm一次性针灸针,以针身与皮肤呈30°角由攒竹穴垂直刺向上睛明,进针15～25 mm;针鱼尾穴时,用0.25 mm×40 mm长的毫针,以水平横透法透至鱼腰穴;耳后的新明1穴,则选用0.30 mm×40 mm针,快速破皮后,缓缓针向下关穴方向,透至下关穴深层,进针25～35 mm,再施提插探寻手法,促使针感达眼区。以上三组透穴,针尖均朝向眼周,在进针过程中应用轻巧的手法反复仔细探寻,以求得针感向眼眶内或眼角放射,要求眼眶及眼球内产生强烈的酸困重胀感或流泪为准。四白穴直刺20 mm,印堂向鼻尖方向平刺25 mm,针后均以快速小幅度捻转手法,每穴行针1～2分钟,捻转频率每分钟约200转。

依痉挛程度酌加配穴。风池穴针刺时,针尖微朝下,向鼻尖斜刺25～35 mm;上天柱穴,直刺或略斜向下刺25～35 mm。风池、上天柱两穴以慢入慢出导气手法,反复施行,幅度相对较大,促使针感向前额或眼区放散。听会穴针刺时,微张口,直刺25～30 mm,采用快速小幅度捻转手法使针感向眼眶或面颊放射。针阳白穴时,针尖向鱼腰穴方向透刺,进针15～25 mm,行捻转手法使前额热胀。头针操作时,头皮须严格消毒,多选用40 mm或50 mm长的针,针尖向下,与头皮呈15°夹角,从枕上旁线上端快速刺入头皮下,使针尖达到帽状腱膜下层,针身与头皮平行,捻转进针35～40 mm,进针后亦快速持续捻转1～2分钟。

针刺后选择同侧攒竹与四白为一对,接通G6805电针仪,用疏密波,通电30分钟,强度以患者可耐受为宜。在电针时,须观察到眼睑按脉冲电的疏密频率而跳动,如无此现象,宜适当调整针尖方向。间日1次,每周治疗3次。12次为一个疗程,疗程间不休息,继续下一疗程,3个疗程后统计疗效。

(二) 对照组

(1) 取穴:主配穴选取同观察组。

(2) 操作:首选主穴,依症酌加配穴。患者取正坐位,常规消毒后,所针穴位均按针灸教科书常规操作方法针刺,针后得气,局部可有酸胀感,但不要求针刺得气后再行提插捻转手法和脉冲电刺激,针后留针30分钟。疗程同上。

三、疗效观察

(一) 观察指标

眼睑痉挛程度参照Jankovic分类法。0级,为无痉挛;1级,为外部刺激引起瞬目增多;2 级,为轻度痉挛,眼睑轻微颤动,无功能障碍;3 级,为中度痉挛,眼睑痉挛明显,有轻度功能障碍;4 级,为重度痉挛,眼睑痉挛严重,明显功能障碍,影响工作和生活。

(二) 疗效评定标准

参照国家中医药管理局颁布的《中医病证诊断疗效标准》,并结合眼睑痉挛程度制定疗效标准。痊愈:眼肌痉挛消失,痉挛强度降至 0 级。显效:眼睑痉挛频率明显降低,程度明显减轻,痉挛强度下降 2~3 级。有效:眼肌痉挛频率减低,程度减轻,痉挛强度下降 1 级。无效:痉挛强度无变化或加重。

另,定义"复发"为痉挛强度上升 1 级或 1 级以上。

(三) 统计学处理

运用 SPSS13.0 统计软件进行统计分析,应用 χ^2 检验, $p < 0.05$ 为差异有统计学意义。

(四) 治疗结果

(1) 两组患者临床疗效比较:从表 4-5-14 可见,两组治疗后总有效率比较,差异无统计学意义($\chi^2 = 1.06$, $p > 0.05$);而观察组和对照组愈显率比较,差异有统计学意义($\chi^2 = 5.04$, $p < 0.05$),说明观察组临床疗效优于对照组。

表 4-5-14　两组患者临床疗效比较　　例(%)

组别	例数	痊愈	显效	有效	无效	愈显率(%)
观察组	35	18(51.4)	9(25.7)	7(20.0)	1(2.9)	77.1[1)]
对照组	35	7(20.0)	11(31.4)	14(40.0)	3(8.6)	51.4

注:与对照组比较,1) $p < 0.05$

(2) 两组愈显患者半年后随访复发率比较:对所有愈显患者于疗程治疗结束半年后进行复发情况随访,剔除继续维持治疗的患者,最后观察组随访 20 例中,对照组随访 11 例。从表 4-5-15 可见,两组复发率分别为 20.0%与 54.5%,差异有统计学意义($\chi^2 = 3.88$, $p < 0.05$),说明观察组复发率低于对照组。

表 4-5-15　两组愈显患者半年后随访复发率比较　　例

组别	例数	复发	复发率(%)
观察组	20	4	20.0[1)]
对照组	11	6	54.5

注:与对照组比较,1) $p < 0.05$

四、讨论

眼睑痉挛(blepharospasm, BSP)是一种比较常见的局灶性肌张力障碍性疾病,多好发于中老年人,女性多于男性。该病通常呈隐匿性,在精神紧张、情绪不佳时病情加重。患者早期表现为眨眼次数增多,眼睑发沉,常会在注视人、物时出现阵发性双眼睁开困难。虽有眼睛刺激感、发干、畏光等眼部症状,但经眼科检查并没有眼科异常的表现。晚期出现持续性眼睑闭合,使患者不能直视对话者,不能阅读或看电视,不能单独上街或过马路,甚至出现功能性视觉盲。随着我国社会的逐渐老龄化,该病的发病率有逐年上升的趋势。由于发病机制不清,其治疗一直是一个棘手的问题。现代医学目前采用A型肉毒杆菌毒素局部注射治疗,虽有效果,但有一定副作用;且易于复发,需要重复使用;另因价格昂贵,而难以在基层医院推广。

眼睑痉挛属中医学"胞轮振跳"范畴,中医认为本病多由于肝脾气血亏虚,不足以濡养胞睑筋脉,筋肉失养而跳动;血虚日久生风,风性动摇,牵拽胞睑振跳不已。故选用攒竹、鱼尾、四白等眼周局部穴位,拟益气补血,起到滋养胞睑的作用;阳白、风池、听会均为胆经穴,肝胆互为表里,以抑制内动之肝风;新明1穴、上天柱、头针视区是治眼病的经验效穴;印堂则具有镇静安神之功效。诸穴合用从而调节各脏腑经络气血,达到补益气血、疏通经络的目的。

针灸治疗眼睑痉挛,近10多年来才得以引起重视,陆续有临床文章发表。综观针灸文献,在方法上尤以体针多见,而强调手法者不多,尚有用耳针、穴位注射或体针结合刺络拔罐、电针等治疗。取穴方面除眼区局部近取结合中取、远取外,亦倡用仅取眼局部穴或远道穴如照海、申脉等。有远期随访的资料不多。

本研究的"益气通络"针刺法是张师多年的实践总结,其独特之处在于:首先,是强调手法的运用。其要素有二:一是气至病所,使针感到达眼及眼眶四周;二是得气感,针刺到一定部位,立即施较强的提插捻转手法,使患者前额或眼区局部保持有较强烈的酸胀热针感。如新明1针刺时,采用提插探寻手法,即进针约30 mm,施以中等幅度提插手法探寻针感,促使气至眼区;风池、上天柱,进针约35 mm时,亦以慢入慢出导气手法反复施行,幅度相对较大,促使得气感向前额或眼眶放散。本研究采用透穴刺法,也是"益气通络"针法的延续,意在"接气通经",起到一经带多经、一穴带多穴的整合作用,增强针感,提高其治疗作用;还能够加强表里经及邻近经脉的沟通,协调阴阳,疏通经络,促进经络气血的运行。

其次,在取穴上强调近取与中取相结合,经穴与经外穴相结合。

最后,提倡体针与电针相结合,张师认为在强调针刺手法基础上附加脉冲电刺激,用疏密波,既加强针感又可达到舒解痉挛肌群的作用,以增强得气感应,扩大得气感觉,从而实现疗效的提高。为了进一步验证疗效的可靠性,本研究设立手法和脉冲电刺激相结合的"益气通络"针法的观察组和普通常规针刺的对照组。结果显示,观察组愈显率77.1%,优于对照组的51.4%;两组愈显患者6个月后随访,观察组复发率20.0%,低于对照组的

54.5%；说明“益气通络”针法对提高治疗眼睑痉挛的近远期疗效具有意义。

本病针刺起效快，一般针后症状即可消失，但往往只能维持1～3日不等，痉挛又发作。鉴于本病的易复发性，所以建议患者要坚持一段时间的治疗。开始治疗时，多要求患者间日1次，以维持针效；待稳定后，改为每周2次，以巩固疗效；至症状完全消失后还应每周或半月针刺一次，以防止复发。疗程一般需3个月左右。

“益气通络”针刺法治疗眼睑痉挛，操作简便易行，安全高效，成本低廉，创伤小，起效快，疗效显著，值得临床推广应用。在今后的工作中，将进一步深入研究，完善规范治疗方案，扩大样本量，继续追踪观察其远期疗效，为提高疗效、扩大应用范围奠定基础。

刘坚，徐红，张仁. 益气通络针刺法治疗眼睑痉挛疗效观察[J]. 中国针灸，2014，34(1)：37－40.

针刺综合治疗原发性开角型青光眼疗效观察

原发性开角型青光眼(primary open-angle glaucoma，POAG)是一类由病理性眼压增高而导致的视神经受损以及视野损害的致盲性眼病。该病具有不可逆性、渐进性和遗传性的特点。POAG发病较为隐蔽，早期症状较轻甚至无明显自觉症状，只有在疾病进展到一定的程度时，才会出现头痛头胀、眼珠胀痛以及视物模糊不清等自觉症状。其病理特征表现在视野特征性缺损、光敏感度下降、视神经的萎缩以及眼压升高(多在中等水平范围内)等。病变多累及双眼，以20～60岁之间常见，且具有家族倾向。据统计，目前全球共有约5 300万POAG患者，有资料显示我国POAG发生率为2.1%，且呈逐年增加的趋势。青光眼现已成为继白内障后的第二位致盲性眼病。该病也是疑难性眼病研究领域的一个重要难题。大量的临床和实验研究均表明，针刺治疗开角型青光眼有一定的效果。

张仁主任医师从事眼病针灸治疗已有40多年，对许多难治性眼病均颇有经验，并总结出较为规范的治疗方案。本文拟对张师一段时间内治疗过的POAG患者采用自身前后对照的方法进行回顾性研究，对治疗结果进行综合客观的评价，分析影响疗效的相关因素，为今后临床治疗和科研工作提供基础。

一、临床资料

(一) 一般资料

病例来源于2005年至2016年上海市气功研究所医疗门诊部、上海市中医医院名老中医特诊部、上海市中医文献馆以及上海中医药大学附属岳阳中西医结合医院特诊部门诊的POAG病例。本研究收录入组的POAG患者共28例(53眼)，其中双眼发病25例，单眼发病3例；女14例(27眼)，男14例(26眼)；年龄21～75岁，平均年龄(52±15)岁；病程1～25年，平均病程(7.45±5.89)年；治疗时间0.5～10年，平均治疗时间(3.15±2.71)年。

（二）诊断标准

参照全国青光眼学组推荐的 POAG 早期诊断及分类标准和《中药新药临床研究指导原则》。①眼压＞2. 79 kPa(21 mmHg)；②青光眼性视野改变(旁中心暗点，鼻侧阶梯、弓形暗点)；③青光眼性视乳头损害和(或)视网膜神经纤维层缺损；④前房角开放。

（三）纳入标准

①符合上述诊断标准，不合并其他眼病的 POAG 患者；②年龄不限，病程不限，男女均可；③未经治疗或停止治疗 1 个月以上者。

（四）排除标准

①不符合纳入标准者；②同时患有其他眼病或其他代谢性疾病影响眼压者；③伴有严重基础性疾病者；④无法随访、资料不全者。

（五）退出标准

①治疗过程中出现不良反应或其他事件，应听从医生的指示停止治疗，中止该病例临床治疗观察；②若患者在治疗过程中病情严重恶化，也应根据医生的判断需要停止临床治疗观察的患者，作无效病例处理；③患者在临床试验过程中，不愿意继续进行针刺治疗，主动向医生提出退出者。

二、治疗方法

（一）针刺治疗

主穴：①新明 1、新明 2、上睛明、目窗、天柱；②翳明、太阳、球后、四白、风池。配穴取行间、还睛(臂臑穴前 5 分处)。主穴每次取一组，交替轮用。配穴在效不显时加用。取(0. 25～0. 30)mm×(25～40)mm 的毫针，新明 1 穴在耳垂后皱褶中点进针，左侧穴要求术者以右手进针，右侧穴要求术者以左手进针。针体与皮肤成 45°～60°角，向前上方快速进针，针尖达耳屏间切迹后，将耳垂略向前外方牵引，针体与针身纵轴成 45°角向前上方徐徐刺入。当针体达下颌骨髁状突浅面，深度 1. 0～1. 3 寸时，耐心寻找满意的针感，针感以热、胀、酸为主；如针感不明显时，可再向前上方刺入 5 分，或改变方向反复探寻。针感可传导至颞部及眼区。手法均采用捻转结合小提插，以拇、示、中三指持针，拇指向前呈等腰三角形旋转式捻转，针转幅度 2～2. 5 转，针提插幅度 1 mm 左右。一般仅运针 1 分钟后即出针。新明 2 穴在眉梢上 1 寸外开 5 分处。找准穴区后针尖与额部成水平刺入，缓慢进针 0. 5～0. 8 分，用揉针法，找到酸、麻、沉、胀感后运用揉针手法，即快速捻转结合提插手法，使针感进入颞部或眼区，针感性质同新明 1 穴。运针手法及针刺时间亦同新明1穴。两穴均用中等刺激每分钟捻转 80 次左右。余穴均 0. 25 mm×(25～40) mm 的毫针，上睛明、球后进针 1.0～1.2 寸，得气即可，刺激宜轻，不宜做提插捻转，防止出血；太阳穴，直刺进针；目窗、临泣穴，沿皮向后平刺至帽状腱膜中，以触及骨膜感觉疼痛为好；风池穴、翳明穴及天柱穴，向正视瞳孔方向刺入，用徐入徐出的导气手法，使针感向前额或眼区放散。还睛穴，直刺至出现酸胀感为度；行间穴进针后，针尖应向踝部，采用小幅度捻转加提插法，使针感明显，刺激宜重，运针 0.5 分钟。针后，双侧新明 1、目窗（或临泣）穴各为 1 对，分别连接电针仪，选连续波，频率为 4 Hz，强度以患者可以耐受为宜，通电 30 分钟。

（二）耳穴贴压

取眼、目 1、目 2、耳中、肝、肾、神门、耳背降压沟。用圆形磁珠或中药王不留行籽制作的耳贴进行贴压，嘱患者每日按压 3 次，每个穴位 1 分钟左右，力度以适度可耐受疼痛感而且不损害皮肤为宜。每次贴 1 耳，随针刺治疗频率同时进行，两耳相互交替。

（三）穴位注射

针刺治疗结束后，予甲钴胺注射液注射双侧球后穴各 0.5 ml（双眼发病）或单侧球后穴和同侧太阳穴各 0.5 ml（单眼发病）；予复方樟柳碱注射液注射双侧太阳穴 1 ml（双眼发病）或单侧球后穴和双侧太阳穴各 0.5 ml（单眼发病）。两种注射液交替使用。

（四）梅花针叩刺

取双侧正光 1 穴和正光 2 穴，以皮肤针轻叩，每穴叩刺 60～100 下（小儿减半），以局部皮肤泛红为佳。

一般针刺治疗每周 2～3 次，维持治疗每周 1 次，10 次为 1 个疗程，3 个月为 1 个治疗阶段。

三、治疗效果

（一）观察指标

眼压：采用非接触式眼压计（NCT）记录患者治疗前后眼压情况。

视野：采用 Goldmann 视野仪记录患者治疗前后的视野情况。

视力：采用标准对数视力表检查患者最佳矫正视力。

生存质量评估：选用“视功能损害眼病患者生存质量量表”评价 POAG 患者的生存质量。研究认为，该表对于评价我国的视功能损害患者的生存质量有较好的效度、信度以及反应度。

（二）疗效标准

参照中国中医药行业标准《中医病证诊断疗效标准》（国家中医药管理局，1994 年）制定疗效评定标准。

显效：治疗后患者眼压≤21 mmHg，或治疗后眼压下降幅度≥10 mmHg。

有效：治疗后患者眼压>21 mmHg，或治疗后眼压下降幅度<10 mmHg。

无效：治疗后患者眼压未降，或治疗后眼压升高。

（三）统计学方法

采用 SPSS21.0 统计软件。计量资料进行自身前后对照，先检验正态性，若数据符合正态分布，则采用配对样本 t 检验；若数据不符合正态分布，则采用 Filcozon 符号秩和检验。以 $p < 0.05$ 为有统计学意义，以 $p < 0.01$ 为有统计学意义且有明显差异。

（四）治疗结果

1. **眼压**·共治疗了 28 例患者 53 只眼，治疗前眼压（19.72±3.58）mmHg，经 3 个月治疗后，眼压为（17.18±3.17）mmHg，与治疗前相比下降明显，治疗前后比较差异具有统计学意义（$t = 7.234$，$p < 0.01$）。

2. **视野**·治疗后视野平均缺损同治疗前视野平均缺损相比无明显差异（$p > 0.05$）。治疗后视野平均光敏感度同治疗前视野平均光敏感度相比亦无明显差异（$p > 0.05$）。详见表 4-5-16。

表 4-5-16　治疗前后视野 MD 与 MS 比较（f±s，dB）

指标	治疗前	治疗后	t	p
MD(dB)	9.59±7.45	10.07±7.82	-1.903	0.063
MS(dB)	19.80±9.6	21.30±12.0	-1.043	0.302

3. **视力**·治疗前视力为（0.67±0.25），治疗后视力为（0.70±0.22），治疗后视力同治疗前视力相比无明显差异（$p > 0.05$）。详见表 4-5-17。

表 4-5-17　治疗前后视力比较

视力	患眼数	率/%	Z	p
升高	21	39.6		
持平	20	37.7	-1.634	0.102
降低	12	22.6		

4. **视功能损害眼病患者生存质量评分**·治疗前生存质量量表评分为（108.11±2.83）分，治疗后生存质量量表评分为（94.50±3.29）分，治疗后生存质量量表评分同治疗前比较差异有统计学意义（$p < 0.001$）。治疗后患者对生存质量的总体评价较治疗

前有明显提高。

在视功能损害眼病患者生存质量评分中我们对自觉症状与生活影响和精神影响这两项做了进一步观察。

5. *自觉症状与生活影响评分比较*・治疗前自觉症状与生活影响评分为(82.43±2.77)分,治疗后自觉症状与生活影响评分为(72.82±2.90)分,治疗后自觉症状与生活影响评分同治疗前比较差异有统计学意义($p<0.01$)。说明治疗后患者自觉症状与生活影响评价较治疗前有明显提升。详见表4-5-18。

表4-5-18 治疗前后自觉症状与生活影响评分比较

自觉症状与生活影响评分	例数	率/%	Z	p
减少	27	96.4		
持平	0	0	-4.466	<0.001
增高	1	3.6		

6. *治疗前后精神影响评分比较*・治疗前精神影响评分为(23.00±1.11)分,治疗后精神影响评分为(18.54±0.78)分,治疗后精神影响评分同治疗前比较差异有统计学意义($p<0.01$)。说明经治疗后患者的精神影响评价较治疗前有明显提升。详见表4-5-19。

表4-5-19 治疗前后精神影响评分比较

精神影响评分	例数	率/%	Z	p
减少	24	85.7		
持平	2	7.1	4.085<0.001	<0.01
增加	2	7.1		

(五) 疗效评价

本课题共收治入组28例患者,共53眼。经1个疗程治疗后,显效43眼,占总数81.1%;有效3眼,占总数5.7%;无效7眼,占总数13.2%。总有效率为86.8%。

疗效相关性:年龄与疗效相关显著性为0.390,$p>0.05$;病程与疗效相关显著性为0.781,$p>0.05$;治疗时间与疗效相关显著性为0.453,$p>0.05$;治疗时间/病程与疗效相关显著性为0.039,$p<0.05$。说明年龄、病程、治疗时间同疗效不具备相关性;而治疗时间/病程同疗效具备相关性,且相关系数为0.285,呈正相关。即治疗时间/病程比值越大,疗效越好;治疗时间/病程比值越小,疗效越差。详见表4-5-20。

表 4－5－20　年龄、病程、治疗时间及治疗时间/病程与疗效的相关性

疗效相关性	相关系数	显著性	疗效相关性	相关系数	显著性
年龄	－0.121	0.390	治疗时间	－0.105	0.453
病程	－0.039	0.781	治疗时间/病程	0.285	0.039

四、讨论

原发性开角型青光眼，中医学认为其属于“五风内障”范畴中的“青风内障”，又名“青风”。现代医学认为本病是一类由病理性眼压增高而导致的视神经受损以及视野损害的致盲性眼病。该病具有不可逆性、渐进性和遗传性的特点。本病与房水排出系统病变有关，但确切发病原因尚未阐明。目前学术界公认的发病机制主要有血流动力学改变、组织生理结构的病理改变、分子遗传及基因等方面。近年分子生物学研究表明，本病具有多基因或多因素的基因致病倾向。

现代西医学治疗本病多采取药物控制眼压、激光或手术治疗，其中，局部给药的药物治疗是首选方法。然而这些方法都有诸多不良反应和并发症，而且即便将眼压控制稳定了，但疾病对视神经的损害并没有得到有效的控制。因此寻找到一个途径或方法，提高患者的视功能、改善甚至扩大视野，从而提高 POAG 患者的生活质量，是当下疑难性眼病研究领域的一个重要难题。

针灸治疗本病在古代文献中记载并不多，至 20 世纪 50 年代，现代中医学最早记载了使用针灸治疗该病，当时发现针刺对降低眼压的作用有不同程度的影响。张师总结各家观点，结合临床经验，整理出治疗本病的有效处方。采用局部配合远道取穴，经穴与奇穴结合的方法。由于本病主要由七情内伤所致，正气虚损，邪气阻络，进而影响血气运行，故局部眶周取上睛明、球后、四白以疏通阻滞。而新明 1、新明 2、翳明等新发现的经验穴对于多种眼病有良好的治疗效果，其针感强烈，可益气化瘀明目。眼疾多血气闭阻，针刺太阳穴可行气活血、濡养目珠。风池、目窗均为足少阳胆经腧穴，肝胆互为表里，肝开窍于目，故刺之可清利头目。而天柱穴属足太阳经，内邻风府，外近风池，挟三阳经气，而阳经均汇于头部，“其精阳气上走于目而为睛”，刺之可清瘀散结、通窍明目。行间属足厥阴肝经，有研究证实此穴在降眼压作用上有着独特的效果。这些穴位单独进行针刺治疗均可以对眼压起到降低的作用，穴位之间配合使用，则降低眼压更加迅速并且疗效维持时间更长。耳穴眼、目 1、目 2、耳中可清障明目；耳穴神门可安神定志，缓解患者焦虑情绪；本病脏腑定位在肝肾，故取耳穴肝、肾以条畅气机，滋补肝肾；耳背降压沟可调理脏腑，降低眼压。以梅花针叩刺正光 1、正光 2 穴可舒经活络，有明目之效。穴位注射选用复方樟柳碱注射液及甲钴胺注射液，前者成分为樟柳碱和普鲁卡因，可起到解除血管痉挛、恢复管壁通透性、对抗自由基等作用；甲钴胺注射液通过促进髓鞘形成和轴突再生，修复受损的神经细胞，改善神经传导速度。穴位注射选用球后穴与太阳穴交替使用。球后穴下有眼动脉，而太阳

穴内的颞浅动脉通过脑膜中动脉与眶内动脉相连,选此二穴可使药物直达眼底病变部位。如此综合多种治法,诸穴相配,可起到散结清障、通窍明目之功。

虽然 POAG 是一个不可逆的致盲性眼病,针刺也不可以完全治愈,但张师运用综合疗法治疗本病,可有效降低眼压,控制视野缺损的进展和视力的下降,改善患者的生存质量,在临床上能够为更多的患者带来新的希望。由于针刺综合疗法损伤小、成本低、安全性高、患者接受度高并且疗效确切,因此可以作为今后治疗 POAG 的一个重要方法。

杨伟杰,吕天依,刘文婷,等.针刺综合治疗原发性开角型青光眼疗效观察[J].上海针灸杂志,2017,36(4):427-432.

电针治疗原发性视网膜色素变性 65 例

视网膜色素变性是一种具有明显遗传倾向的慢性进行性视网膜损害的疾病,属中医"高风雀目""高风内障"范畴,是眼科中主要的致盲遗传疾病之一,西医迄今尚无特效疗法。笔者从 1994 年 2 月以来,对本病采用针刺方法进行治疗,现介绍如下。

一、临床资料

共观察 65 例门诊患者,计 130 只眼。男 27 例,女 38 例;年龄 5～69 岁,平均 39.2 岁;病程(从夜盲出现算起)最短 1 个月,最长 30 年,平均 12 年。基础视力从只有光感到裸视 1.0,大多在 0.4 以下,其中以 0.1～0.4 最多,占 57 只眼,视野大多有不同程度的缩小。上述所有病例均经眼科确诊。

二、治疗方法

(一) 取穴

主穴:新明 1(奇穴,位于翳风前上 5 分,耳垂后皱褶中点)、球后、上睛明、新明 2(奇穴,位于眉梢上 1 寸,外开 5 分凹陷处)。配穴:风池、翳明。

(二) 操作

主穴每次均选,配穴每次取 1 对穴,2 穴轮用。耳后的新明 1,以 28 号 1.5 寸针快速破皮后,缓缓向外眼角方向进针 0.8～1 寸,在进针过程中应用轻巧的手法反复仔细探寻,以求得针感向眼眶内或外眼角放射。然后提插加小幅度捻转手法运针 1 分钟,捻转频率 160～180 次/分,提插幅度 1～2 mm。球后、上睛明穴,用 30～32 号 1.5～2 寸针刺入,垂直缓慢进针至眼球出现明显酸胀感为度,不捻转。新明 2,以 28 号 1 寸针垂直进针 0.5～

0.8寸，手法及针感同新明1穴。风池穴，针尖向同侧目内眦方向进针；翳明穴，则针向外眼角方向，两穴经反复提插捻转均至有针感向前额或眼区放射。针后，新明1、新明2穴为1对，接通G6805电针仪，用连续波，频率200次/分，可见眼睑有跳动，强度以患者可耐受为宜，通电30分钟。去针时非眼周穴再按上述手法操作1次。每周2次，10次为一个疗程，疗程一般不作间隔，2个疗程后统计疗效。

三、疗效观察

（一）疗效标准

显效：视力由光感提高到0.02，或由0.02提高到0.1，国际视力表提高3行或以上，周边视野扩大15度，管状视野扩大10度以上。有效：视力由光感到指数，或由0.02提高到0.05，国际视力表提高1～2行，状视野扩大到5～10度，周边部盲区重新出现岛状可见区。无效：视力、视野无改善或未达到有效的指标。

（二）治疗结果

本组病例经上述方法治疗，显效8例16眼，有效38例76眼，无效19例38眼，总有效率70.8%。

在所有获效患者中，裸眼视力都有不同程度的提高，而视野及暗适应的改善却只是少数。多数患者眼底改变不明显，视网膜电图a、b波仍降低，但a、b波呈小波的患者疗效好，而a、b波熄灭的则疗效略差。同时随着疗程增加，针刺疗效也随之提高，增至一定程度后，则维持在这一水平，停止治疗，疗效将会下降。所以坚持长期不间断的治疗也是获效的关键。疗效与年龄、病程、基础视力、视野的关系，见表4-5-21～表4-5-24。

表4-5-21　疗效与年龄的关系　　例

年龄(岁)	例数	显效	有效	无效	总有效率(%)
5～30	12	4	8	0	100.0
31～40	25	3	17	5	80.0
41～50	21	1	11	9	57.1
51～69	7	0	2	5	—

总有效率比较，$\chi^2 = 13.90$，$p < 0.005$

表4-5-22　疗效与病程的关系　　例

病程(年)	例数	显效	有效	无效	总有效率(%)
1月～5	12	7	4	1	91.7
5+～10	20	0	17	3	85.0

（续表）

病程(年)	例数	显效	有效	无效	总有效率(%)
10+～20	16	1	11	4	75.0
20+～30	17	0	6	11	35.3

总有效率比较，$\chi^2 = 14.97$，$p < 0.005$

表 4-5-23 疗效与基础视力的关系 眼数

基础视力	眼数	显效	有效	无效	总有效率(%)
光感～眼前指数	29	2	13	14	51.7
0.01～0.09	20	0	12	8	60.0
0.1～0.4	57	8	37	12	78.9
0.5～1.0	24	6	14	4	83.3

总有效率比较，$\chi^2 = 9.88$，$p < 0.025$

表 4-5-24 疗效与视野的关系 眼数

视野	眼数	显效	有效	无效	总有效率(%)
10°以下	43	0	22	21	51.2
11°～30°	30	2	18	10	66.7
31°～60°	36	6	25	5	86.1
61°以上	21	8	11	2	90.5

总有效率比较，$\chi^2 = 16.27$，$p < 0.005$

四、典型病例

施某，女，8 岁，学生，1997 年 3 月 14 日初诊。主诉：3 岁发现夜盲，1 个月来视物不清，视力明显下降。无家族史。舌淡、苔薄白、脉细弱。眼科检查：双眼裸视力 0.15，外眼(−)，晶状体及玻璃体亦无异常。眼底：视神经乳头颜色略淡，黄斑中心反光尚可，视网膜血管狭窄，少量散在的骨细胞样色素沉着。视野正常。视网膜电图(ERG)示 a、b 波降低呈小波。在用上述方法治疗 5 次后，复查视力，右眼 0.3，左眼 0.25。经 2 个疗程治疗后复查，左右裸眼视力均为 0.4，视野正常，眼底象无明显改变。继续治疗，视力视野保持，夜间视力提高，暗适应有所改善。2 年后复查 ERG 仍示 a、b 波呈小波。

五、讨论

本病是目前现代医学颇感棘手的难治性疾病。本病虽是慢性病症，但要求针感强烈，刺激强度宜由中至重。手法运用要素有二:一是气至病所,使针感达到眼区四周;二是强烈的得气感,即在气至病所之后,立即施较强的提插捻转手法,使患者感到有强烈的酸胀感。如新明1、新明2、风池、翳明,虽不是眼周穴,但针刺时必须要求"气至病所",使针感到达眼部。在此基础上,立即施以小幅快速提插捻转手法。新明1穴个体差异较大,有的只需进针5分,有的则要刺入1.5寸才能获得满意针感。针感以患眼或患侧太阳穴局部热胀为主,亦有眼肌出现抽搐的。其次,在留针期间,要求给予脉冲电刺激,用连续波,频率200次/分,强度以患者可耐受为宜。通电后应随患者对强度的适应情况,适当调整强度。在电针时,须观察到眼睑按脉冲电频率跳动,如无此现象,宜适当调整针尖方向。

眼周穴针刺时宜选用30~32号毫针,迅速点刺进针后,应缓慢送针,如针尖遇阻或患者呼痛时,应略略退出,稍转换方向,再行刺入,直到出现满意的得气感为止。如得气感不明显,也不宜提插捻转,而应停针待气。眼穴得气感为扩散至整个眼球的酸胀感。在留针期间,一般不运针,如因治疗需要,为加强针感,只可作轻微地捻转,但不能提插。出针时,应缓慢退针,以分段退针为好。出针后,注意针孔有否出血,然后用消毒干棉球按压半分钟,如针孔有血,更应延长按压时间,避免眼周血肿。

中医学认为,本病因先天不足、肝肾亏虚、精微不能上输入目,目失濡养所致。通过针刺激发经气至眼,不仅增强机体自身的抗病积极因素,调整全身血液循环,并能促进眼底和眼球周围的气血运行,疏通眼底脉络,使眼周的微循环得到进一步改善,起到补益肝肾、濡养神珠、治疗视网膜色素变性疾病的作用。但鉴于本病属现代难治病,显效率仍较低,有待临床进一步探索。

刘坚,张仁.电针治疗原发性视网膜色素变性65例[J].中国针灸,2000,20(10):595-596.

针刺治疗原发性视网膜色素变性临床观察

原发性视网膜色素变性是一类以进行性光感受器细胞和色素上皮细胞变性导致的遗传性眼病,以夜盲、双眼视野逐步向心性缩窄、视力逐渐下降,以至失明为主要特征。原发性视网膜色素变性是眼科常见的遗传性视网膜疾病,全世界的发病率为1/3 500~1/5 000。该病致盲率高,预后较差,是国内外基础与临床医学的研究热点。现代医学对该病尚无确切安全有效的治疗方法。张仁主任医师从事眼病针灸临床40余年,对该病的治疗积累了大量的临床经验,对原发性视网膜色素变性的针灸治疗颇有效验,并总结出了一整套规范化的治疗方案。本文拟对张师规范化的治疗方案进行系统客观的评价,分析影响疗效的相关因素,为日后临床治疗该病提供新的思路及手段,为研究针刺治疗原发性视网膜色素变性的科学原理打下基础。

一、临床资料

(一) 一般资料

病例来源于 1998 年至 2014 年于上海市中医文献馆、上海市气功研究所、上海中医药大学附属岳阳中西医结合医院名医特诊部针刺治疗原发性视网膜色素变性患者,共 26 例(51 眼)。其中,25 例患者双眼发病,1 例患者单眼发病;男 12 例,女 14 例;年龄最大 81 岁,最小 7 岁,平均年龄(38±17)岁;病程最短 0.5 年,最长 35 年,平均病程(13.37±9.24)年;针刺治疗时间最长 18 年,最短 0.5 年,平均治疗时间(4.73±4.41)年。

(二) 诊断标准

参照《中医病证诊断疗效标准》及《中药新药临床研究指导原则》相关标准。

(三) 入选标准

①符合上述诊断标准,经眼科确诊未合并其他眼病的患者;②年龄不限,病程不限,男女均可;③未经治疗或治疗停止 1 个月以上者。

(四) 排除标准

①伴有其他眼底病并影响视力者;②伴有严重心、脑、肾疾病者;③无法随访、资料不全者。上述有一项符合即可排除。

(五) 剔除标准

①受试者选择违反了纳入病例标准;②受试者治疗依从性差;③受试者在观察期间接受其他治疗;④受试者在治疗过程中不愿意继续进行治疗,或由于某种原因中途退出者。有上述情况之一者不计入疗效统计,但需记录说明。

二、治疗方法

(一) 针刺治疗

1. 选穴·主穴取新明 1、球后、上健明,配穴取新明 2、翳明。

2. 操作方法·主穴每次均选,配穴每次取 1 对穴,2 穴轮用。新明 1 穴(耳垂后皱褶的中点),以 0.25 mm×40 mm 一次性不锈钢毫针,针体与皮肤呈 45°~60°角,快速破皮后,缓缓向外眼角方向徐徐刺入,深度 1~1.5 寸,耐心寻找针感,以酸胀热为主,以求得针感向眼眶内或外眼角放射。球后、上健明穴,垂直进针,直刺 0.5~1 寸至眼球出现酸胀感为度,不捻转。新明 2 穴(位于眉梢上 1 寸,外开 5 分凹陷处),针刺以

0. 25 mm×25 mm 毫针垂直进针，手法同新明1穴。翳明穴，针向外眼角方向，两穴经反复提插捻转均至有针感向前额或眼区放射。针刺得气后，用G6805电针仪连接新明1穴和新明2穴，观察眼睑上有无跳动；如无，可适当调整针尖方向。选连续波，频率3 Hz，强度以患者可耐受为宜，通电留针30分钟。每周2次，3个月作为1个治疗阶段。

（二）穴位注射

针刺后予甲钴胺注射液注射球后穴，每穴注射0.5 ml（双眼发病）或1 ml（单眼发病）；复方樟柳碱注射液注射太阳穴或球后穴，每穴1 ml。

（三）皮肤针

正光1穴和正光2穴处，用皮肤针每穴位叩刺50～100下，以局部红润微出血为度。

（四）耳穴贴压

取穴为眼、目1、目2、耳中、肝、肾、神门，用磁珠或王不留行籽贴压，令患者每日按压3次，每穴按压1分钟，力度以有疼痛感而不弄破皮肤为佳。每次一耳，两耳交替。

三、治疗效果

（一）观察指标

1. **视力**·采用国际视力表检查患者最佳矫正视力。

2. **视野**·使用自动静态视野计检查患者治疗前后视野情况，记录治疗前后MS值、MD值。

3. **闪光视网膜电图**·使用视电生理仪记录治疗前后暗适应ERGb波振幅、潜伏期值。

4. **生存质量评估**·采用视功能损害眼病患者生存质量量表评价患者对于生活质量的满意程度。

（二）疗效标准

参照《中医病证诊断疗效标准》中相关标准。显效：视力由光感提高到0.02，或国际视力表提高3行或以上（0.1以下每增加0.02等于一行），视野中心暗点缩小或绝对暗点变为相对暗点。有效：视力由光感到指数，或国际视力表提高1～2行，周边部盲区重新出现岛状可见区。无效：视力、视野无变化或下降者。

（三）统计学方法

采用SPSS19.0统计软件对数据进行分析，视野平均敏感度、平均缺损、视功能损害眼病患者生存质量量表评分以均数±标准差表示，数值配对 t 检验；Spearman秩相关来研究视力、视网膜电图、年龄、病程与疗效评定相关性；卡方检验研究基础视力与疗效相关性、不同证型疗效相关性。以 $p<0.05$ 表示为有统计学意义，$p<0.01$ 为有显著统计学意义。

（四）治疗结果

1. *治疗前后视力比较*·共治疗 26 例，51 只患眼，经 3 个月治疗后，患者视力较治疗前提高，治疗前后差异具有统计学意义（$p=0.000<0.05$）；长期治疗后（5 年）患者视力能够保持，与治疗前比较差异具有统计学意义（$p=0.000<0.05$）。详见表 4－5－25。

表 4－5－25　治疗前后视力比较秩（治疗后视力-治疗前视力）

项目	例数	秩均值	秩和
负秩	5[a]	5.00	25.00
正秩	35[b]	22.71	795.00
结	11[c]	—	—
总数	51	—	—

2. *治疗前后视野比较*·治疗后较治疗前平均光敏度增强，前后差异具有统计学意义（$p=0.000<0.05$）。治疗后较治疗前平均缺损减少，前后差异无统计学意义（$p=0.086>0.05$）。长期治疗后，平均光敏度较治疗前增强，前后差异具有统计学意义（$p=0.000<0.05$）。平均缺损较治疗前增加，差异具有统计学意义（$p=0.000<0.05$）。详见表 4－5－26。

表 4－5－26　治疗前后平均光敏度与平均缺损比较（$\bar{x}\pm s$）

项目	治疗前	1 个疗程后	长期治疗后
平均光敏度	17.36±6.40	20.29±5.97[1)]	23.14±8.34[1)]
平均缺损	12.50±6.42	12.19±6.67	16.31±7.12[1)]

3. *治疗前后视网膜电图变化*·共 26 例患者 51 只眼。ERG 检查，治疗前 23 只眼呈熄灭型，28 只眼可记录到低平波形，治疗前后患者 ERGb 波潜伏期缩短及振幅变化无统计学意义（$p>0.05$）。详见表 4－5－27。

4. *治疗前后视功能损害眼病患者生存质量评分比较*·治疗前视功能损害眼病患者生存质量表得分为（92.35±18.68）分，治疗后视功能损害眼病患者生存质量表得分为（105.38±16.46）分，治疗前后比较差异具有统计学意义（$p=0.000<0.05$）。治疗后视功能损害眼病患者生存质量量表得分高于治疗前。

表 4-5-27　治疗前后暗适应 EGRb 波潜伏期比较秩(治疗后 b 波潜伏期-治疗前 b 波潜伏期)

项目	例数	秩均值	秩和
负秩	26[a]	26.12	679.00
正秩	22[b]	22.59	497.00
结	3[c]	—	—
总数	51	—	—

表 4-5-28　治疗前后暗适应 EGRb 波振幅比较秩(治疗后 b 波振幅-治疗前 b 波振幅)

项目	例数	秩均值	秩和
负秩	29[a]	26.52	769.00
正秩	22[b]	25.32	557.00
结	0[c]	—	—
总数	51	—	—

5. *临床疗效评价*·经上述治疗方法治疗 3 个月后，51 只患眼中，显效患眼 8 例，占 15.7%；有效患眼 27 例，占 52.9%；无效患眼 16 例，占 31.4%。总有效率为 69.6%。

6. *疗效相关性*·疗效相关性均以治疗 1 个疗程后的疗效为评定标准，观察针刺治疗原发性视网膜色素变性的疗效与基础视力、年龄、病程及辨证分型之间的相关性。结果显示，年龄与病程对疗效的影响均呈负相关性，年龄与疗效评定相关系数为 -0.790($p<0.05$)，即年龄越大，疗效越差；病程与疗效评定相关系数为 -0.806($p<0.01$)，即病程越长，疗效越差。基础视力与疗效呈正相关性，相关系数为 0.524($p<0.01$)，即基础视力越高，疗效越好。视网膜色素变性患者不同证型的疗效经卡方检验 $p<0.01$，说明原发性视网膜色素变性患者不同证型的疗效具有显著差异性，肾阳不足证型患者最多，疗效最好，23 例该证型患者中显效 4 例，有效 14 例无效 5 例，总有效率达 78.3%；气滞血瘀型治疗效果较差，12 例该证型患者中显效 2 例，有效 5 例，无效 5 例，总有效率为 58.3%。

四、讨论

近年来，原发性视网膜色素变性的发病机制以及针对性治疗一直是国内外研究的热点。原发性视网膜色素变性具体的发病机制现尚不明确，被认为是一种单基因的遗传病，遗传方式主要有常染色体显性遗传、常染色体隐性遗传、X 染色体连锁遗传、线粒体遗传及双基因遗传。其中常染色体隐性遗传最多，显性次之，X 染色体连锁隐性遗传最少。常染色体显性遗传的发病较迟，病情较轻；X 染色体连锁隐性遗传发病最早也最严重。

西医针对原发性视网膜色素变性尚无有效的临床治疗措施，目前的研究重点在于视网膜移植及基因疗法，但视网膜移植手术并发症较多，基因治疗大多还在实验阶段，未能用于临床。

视网膜色素变性属中医学“高风内障”。该病名始见于《证治准绳》，又名“高风雀目”“高风障症”“阴风障”等，认为主要是由于患者先天禀赋不足，加之肝脾受损，在肝、脾、肾虚弱的基础上，兼有脉道瘀塞，致神珠气血失养而致本病。

针灸治疗雀目最早见于《针灸甲乙经》，不仅提出针刺补泻之法，还提及灸耳尖的疗法。宋代《太平圣惠方》和《铜人腧穴针灸图经》均记载有小儿雀目的针灸治法。之后在历代的多部医著中均不同程度地载有针灸治疗本病的条文，有继承也有革新。虽然雀目不单指本病，但所积累的经验，则可借鉴。

现代针灸治疗本病，首见于 1962 年。在尚无特效疗法的今天，针刺治疗应是现阶段的研究发展重点。

张师在针刺治疗原发性视网膜色素变性中经验丰富，且疗效确定。经统计，3 个月治疗后患者视力较治疗前有所好转，有效率为 69.6%。张师在治疗本病中强调综合治疗和因人制宜。影响疗效的因素包括基础视力、发病年龄、病程长短、中医辨证类型。其中，基础视力对于针刺的疗效影响最大，基础视力大于 0.1 的患者，总有效率为 76.1%，而基础视力小于 0.1 的患者有效率仅为 33.3%。具体疗效方面，针刺治疗对于提升患者的视力具有明显作用，但视野改善的却只有少数，治疗前后患者视野平均缺损无明显变化，平均光敏感度较治疗前增加，这与患者自觉夜盲症状有所好转相符合。在 ERG 检查中，多数患者在治疗前 ERG 已呈熄灭型，或仅能记录到非常小的反应。研究表明，视网膜色素变性患者早期就易出现 ERG 的异常，多表现为 b 波振幅降低，潜伏期延迟。有些病例在无明显临床症状及眼底改变时即出现 ERG 的变化。ERG 的 a 波代表了光感受器的电活动，b 波的产生部位尚不清楚，但仍可视之为判断视网膜功能的一个可靠敏感的客观指标，可一定程度上反应视网膜内核层的电活动。患者在针刺治疗前后 ERG a、b 波的波形变化并不大，提示针刺治疗虽能改善症状，但对视网膜光感受器本身的修复可能具有一定的局限性。此外，针刺对于原发性视网膜色素变性的长期疗效需要不间断地坚持治疗。已有研究表明，针刺对处于抑制和部分性损伤的视神经细胞功能的修复有积极作用，中枢神经系统的再生能力比一般认为的要大，如果使神经纤维处于适宜的环境，则能加速视神经的修复。针刺能改善眼部局部组织微循环，缩短病理反应，起到良好的作用。本课题研究对象中，针刺治疗时间从半年至 18 年不等，长期坚持治疗的患者均能维持疗效。虽然针刺治疗不能治愈本病，但在改善疾病症状及延缓疾病发展方面有着积极的治疗作用，并且针刺治疗简便、安全、廉价，且无不良反应。在尚无特效疗法的今天，该法对于改善本病患者的生活质量有重要的意义，值得临床运用。

徐红，闵智杰，吕天依，等. 针刺治疗原发性视网膜色素变性临床观察[J]. 上海针灸杂志，2016，35(4)：395－398.

针刺综合治疗湿性年龄相关性黄斑变性疗效观察

年龄相关性黄斑变性(age-related macular degeneration, ARMD)又称老年性黄斑变性,是发达国家视功能障碍和失明的主要原因,在发展中国家发病率有明显的上升趋势。在美国65岁以上人群的患病率为0.9%,而超过75岁人群的患病率增至28%。近年来,随着我国人民生活水平的提高,人口日益老龄化,该病发病率明显增加,成为眼科防盲研究的重要课题之一。传统上将ARMD分为干性和湿性两种,其中湿性ARMD占90%以上。ARMD患者是视力损害的主要原因,对视功能危害极大,且病情进展迅速,如果不治疗,40%以上的患者在一眼发生新生血管后另一眼在5年内也会发生。目前现代医学对该病还没有十分有效而安全的治疗方法。针灸治疗黄斑变性尚未引起我国针灸界的充分重视,临床文献甚少。张仁主任医师从事难治性眼病针灸近40年,在眼病针灸方面积累了大量的临床经验,对黄斑病变的针刺治疗,颇有效验,我们希望通过系统观察,对张师针刺治疗该病的疗效进行系统客观的评价,以供临床推广运用。

一、临床资料

(一) 一般资料

研究对象为2013年8月至2014年5月就诊于上海中医药大学附属龙华医院针灸科、上海市中医医院名医所、上海市中医文献馆和上海中医药大学附属岳阳中西医结合医院名医特诊部的患者。完成治疗及评价并纳入统计者共37例,67只眼;年龄最大78岁,最小39岁,平均年龄(62±11)岁;病程最长6年,最短0.5年,平均病程(1.93±1.39)年。

(二) 诊断标准

参照1986年8月中华医学会眼科学会眼底病学组讨论制订的《老年性黄斑变性临床诊断标准》;中医证候诊断标准参照《中医病证诊断疗效标准》。

(三) 纳入标准

①符合以上中西医诊断标准,不合并其他眼病的ARMD患者;②年龄30～80岁,病程不限,男女均可,无严重的全身系统疾病;③未经治疗或已终止治疗1个月以上者。

(四) 排除标准

①年龄小于30岁或大于80岁者;②伴有其他眼底病并影响视力者;③治疗依从性差者;④伴有严重心、脑、肾疾病者;⑤无法随访、资料不全者。上述有一项符合即可排除。

（五）剔除标准

①受试者选择违反了纳入标准；②受试者依从性差；③受试者在观察期间接受其他治疗；④受试者在治疗过程中不愿意继续进行治疗，或由于某种原因中途退出者。有上述情况之一者不计入疗效统计，但需记录说明。

二、治疗方法

（一）体针

取新明 1（位于耳垂后皮肤皱褶之中点，相当于翳风穴前上 5 分）、丝竹空、瞳子髎、上健明（睛明穴上 5 分）、承泣、上明、球后、新明 2（眉梢上 1 寸旁开 5 分）、太阳、风池、上天柱。其中瞳子髎和丝竹空、上健明和承泣、上明和球后、新明 2 和太阳、风池和上天柱交替使用。令患者取坐位，局部皮肤常规消毒，用 0.25 mm×（25～50）mm 一次性毫针，进针深度以患者得气为度，上健明、承泣、上明、球后不予行针，其余穴位均采用提插捻转补法留针 30 分钟，眼周穴位拔针后按压 3～5 分钟防止出血。采用 G6805 电针仪，连接新明 1、丝竹空，选连续波，频率 2 Hz，强度以患者能忍受的最大强度为度，通电 30 分钟。每周治疗 2～3 次，维持治疗时每周治疗 1 次。

（二）穴位注射

针刺后予甲钴胺注射液注射球后穴，每穴注射 0.5 ml（双眼发病）或 1 ml（单眼发病）；复方樟柳碱注射液注射太阳穴或球后穴，每穴 1 ml。

（三）梅花针叩刺

取穴为正光 1（眶上缘外 3/4 与内 1/4 交界处）和正光 2（眶上缘外 1/4 与内 3/4 交界处）。用梅花针在穴区 0.5～1.2 cm 范围内作均匀轻度叩打，每穴叩打 50～100 下，以局部红润微出血为度。

（四）耳穴贴压

取眼、目 1、目 2、耳中、肝、肾、神门，用磁珠贴压，令患者每日按压 3 次，每穴按压 1 分钟，力度以有疼痛感而不弄破皮肤为佳。每次一耳，两耳交替，每周换贴 2～3 次。

三、治疗效果

（一）观察指标

生存质量评估：选用“视功能损害眼病患者生存质量量表”。研究认为该量表用于评价我国视功能损害眼病患者的生存质量具有满意的效度、信度和反应度。

视力评估：采用标准对数视力表分别记录患者治疗前后视力情况；Amsler 方格表检查，记录患者治疗前后视物扭曲变形情况。

（二）疗效标准

参照《中医病证诊断疗效标准》和《实用眼科学》相关标准。显效：治疗后视力提高 0.3 以上，黄斑部病变不同程度减轻，Amsler 方格表检查视物变形扭曲改善明显。有效：治疗后视力提高 0.1 以上，黄斑部病变基本稳定，Amsler 方格表检查视物变形扭曲轻度改善。无效：治疗后视力无进步或下降，黄斑部病变进一步不同程度发展，Amsler 方格表检查视物变形扭曲无改善或加重。

（三）统计学方法

采用 SPSS18.0 统计软件包进行分析，年龄、病程、视功能损害眼病患者生存质量量表评分等计量资料以均数±标准差表示，治疗前后的数值比较采用配对 t 检验；Amsler 方格表检查结果等分类资料采用卡方检验；采用 Spearman 秩相关来研究年龄、病程与疗效评定相关性。$p < 0.05$ 视为差异有统计学意义，$p < 0.01$ 为有显著统计学意义。

（四）治疗结果

1. *治疗前后视力比较*・治疗前视力为(0.44±0.28)，治疗后视力为(0.53±0.29)，治疗前后比较差异有统计学意义（$t=-4.663$，$p < 0.01$），治疗后视力高于治疗前。

2. *治疗前后 Amsler 方格表检查结果比较*・患者共 37 例，48 只患眼出现视物变形，经过 3 个月治疗后患眼 Amsler 方格表检查有了显著提高。治疗后患眼 Amsler 方格表检查有了显著提高。治疗后患眼数改善明显有 9 只，占 18.8%；轻度改善有 29 只，占 60.4%；无改善有 10 只，占 20.8%。总改善率为 79.2%。

3. *治疗前后视功能损害眼病患者生存质量量表得分比较*・患者共 37 例，治疗前患者视功能损害眼病患者生存质量量表得分为(106.95±21.80)分，经过 3 个月治疗后患者视功能损害眼病患者生存质量量表得分为(128.41±32.58)分，治疗前后得分比较差异有统计学意义（$t=-9.305$，$p < 0.01$），治疗后视功能损害眼病患者生存质量量表得分高于治疗前。

4. *临床疗效评价*・37 例患者，67 只患眼，经过 3 个月治疗后患眼显效有 10 只，占 14.9%；有效 42 只，占 62.7%；无效 15 只，占 22.4%；总有效率为 77.6%。

5. *疗效相关性*・37 例患者，67 只患眼，经过 3 个月治疗后疗效显著，年龄与疗效评定呈负相关性（$r=-0.597$，$p < 0.05$），即年龄越大，疗效越差；病程与疗效评定呈负相关性（$r=-0.671$，$p < 0.05$），即病程越长，疗效越差。

四、讨论

最近几年，针对 ARMD 的治疗一直是国内外的热点，目前的治疗方法主要有两类，非药物治疗包括激光治疗、光动力治疗(photo dynamic therapy, PDT)、经瞳孔温热疗法(TTT)、手术治疗;药物疗法包括糖皮质激素药物(如曲安奈德)、醋酸阿奈可他、抗VEGF药物(如哌加他尼钠、雷珠单抗、贝伐单抗等)等。但这些方法或有很高的治疗风险和副反应,影响治疗效果;或是费用较高,特别是由于脉络膜新生血管膜(choroidal neovascularization, CNV)的复发常需多次治疗,给患者带来沉重的经济负担,同时亦给社会带来越来越大的经济压力。

由于现代西医学对ARMD没有十分特效的治疗方法,所以把目光投向了中医学。古代中医眼科专家对ARMD患者的症状早有了解,并根据症状对其命名,分别将其归于"视瞻昏渺""视瞻有色""视物异形""视大为小""视直如曲""血灌瞳神""暴盲""青盲"等范畴,均属外不见症、从内而蔽之的内障眼病。针灸疗法是我国传统医学中的一块瑰宝,是一种无副反应的最经济的绿色疗法,从20世纪90年代开始,有医师做了相关的临床观察,发现针灸对ARMD有疗效,但尚未引起我国针灸界的充分重视。

张师在临床治疗上强调两点,一是综合协调,所谓综合,就是采用多种针法如电针、水针、耳针及皮肤针之法和独特手法如捻转提插法、导气法、气至病所法等,集中兵力进行攻坚。所谓协调,就是有机配合,如电针与水针是针药结合,电针与皮肤针是点面治疗结合加用耳针是巩固和加强效果等。二是要打持久战,即针刺治疗这类病症有一个相当长的过程,一般以3个月为1个疗程,多需6个月至1年以上治疗。在前期研究中发现,针刺综合疗法治疗ARMD疗效显著,同时能提高患者生存质量,并且患者年龄越轻,患眼病程越短,疗效越好。我们的临床观察证实张师的针刺综合治疗方案治疗ARMD的疗效较好,并且可以提高患者生存质量,减轻患者生理和心理上的痛苦,更由于其简便、安全价廉,非常值得在临床中推广。由于本课题研究时间短,样本量小,观察周期短,缺乏其他治疗方案对照,未能观察到远期疗效和与其他治疗方案的疗效比较,亟需进一步研究。

郑佳,刘文婷,闵智杰,等.针刺综合治疗湿性年龄相关性黄斑变性疗效观察[J].上海针灸杂志,2015,34(4):335-337.

异病同治法针刺综合治疗黄斑水肿临床观察

黄斑是视网膜后极部无血管凹陷区,是视觉最敏锐的部位,产生中心视力。黄斑区发生病理性损害而导致中心视力的损害称为黄斑变性,其中黄斑水肿是导致视力严重损害的常见原因之一。黄斑水肿不是一种独立疾病,而是很多疾病在眼底的一种表现,是严重损害视力的病变,临床上常见的引起黄斑水肿的眼底疾病有糖尿病视网膜病变(DR)、视网膜静脉阻塞(RVO)、湿性年龄相关性黄斑变性(wAMD)、脉络膜新生血管(CNV)、病理性近视(PM)等。黄斑水肿是难治性眼病研究领域的一个重要课题。

张仁主任医师从事眼病针灸治疗已有40多年,对多种难治性眼病均有独到经验,并总结出较为规范的治疗方案，其中，"异病同治"法治疗不同病因所致的黄斑水肿是其重要学术经验之一。因此，本研究通过对张师治疗该病的临床疗效进行系统客观的评价，探索针刺综合治疗的规范化方案，以供临床推广运用，同时为进一步的临床和实验研究打下基础。

一、临床资料

（一）一般资料

本研究中针刺组来自2014年10月至2015年12月上海市中医文献馆、上海市气功研究所、上海中医药大学附属岳阳中西医结合医院名医特诊部、上海市中医医院名老中医诊疗所和上海市中医医院门诊部接受针刺综合治疗黄斑水肿的患者20例(24只患眼)；雷珠单抗组来自2014年12月至2015年3月复旦大学附属眼耳鼻喉科医院门诊接受雷珠单抗治疗黄斑水肿的患者22例(23只患眼)。两组患者的性别、年龄、病程、原发病类型，治疗前黄斑水肿程度、视力、生存质量量表评分比较差异均无统计学意义(均 $p > 0.05$)，组间具有可比性，详见表4-5-29～表4-5-31。

表4-5-29　两组黄斑水肿患者一般资料比较

组别	例数	患眼数/只	性别/例		年龄/岁			病程/月		
			男	女	最小	最大	平均($\bar{x} \pm s$)	最短	最长	平均($\bar{x} \pm s$)
针刺组	20	24	10	10	35	84	57±11	2	60	24.6
雷珠单抗组	22	23	10	12	48	88	61±14	2	54	23.4

表4-5-30　两组黄斑水肿患者原发病构成比较

组别	例数	患眼数/只	原发病					
			wAMD	CRVO	BRVO	PM	特发CNV	DR
针刺组	20	24	7	4	1	9	1	2
雷珠单抗组	22	23	7	4	1	8	1	2

注：wAMD，湿性年龄相关性黄斑变性；CRVO，视网膜中央静脉阻塞；BRVO，视网膜分支静脉阻塞；PM，病理性近视；CNV，脉络膜新生血管；DR，糖尿病视网膜病变

表4-5-31　两组黄斑水肿患者治疗前最佳矫正视力、黄斑中心凹厚度、生存质量量表评分比较($\bar{x} \pm s$)

组别	例数	患眼数/只	最佳矫正视力/分	黄斑中心凹厚度/μm	生存质量量表评分
针刺组	20	24	30.63±20.87	513.13±226.11	69.50±33.16
雷珠单抗组	22	23	30.04±19.29	536.52±224.33	69.22±34.14

（二）诊断标准

1. *黄斑水肿定义*·参照《眼科学》。患者自觉视力下降，视物变形，眼底荧光血管造影可出现花瓣状强荧光。

2. *光学相干断层扫描技术*（optical coherencetomography，OCT）·诊断标准参照《频域光学相干视网膜断层扫描仪》。囊样水肿：OCT 表现为视网膜不同层次内形成蜂窝状的液性暗腔，以外网状层为主，表面组织菲薄，也可伴有神经上皮层脱离。弥漫性水肿：OCT 表现为弥漫性，视网膜层间海绵状膨胀，黄斑区和周围视网膜厚度增加，反射性降低。

3. *有临床意义的黄斑水肿*（clinical significant macular edema，CSME）·参照相关文献。中心凹 500 μm 范围内的视网膜增厚，或中心凹 500 μm 范围内的渗出伴邻近视网膜增厚，或至少 1 个视盘面积的视网膜增厚，位于中心凹 1 个视盘直径范围内（注：诊断 CSME 根据黄斑的立体图像观察到视网膜增厚，与视力或荧光血管造影无关）。

4. *黄斑水肿分级*·参照糖尿病性黄斑水肿分级。①轻度黄斑水肿：后极部存在部分视网膜增厚，或硬性渗出，但远离黄斑中心。②中度黄斑水肿：视网膜增厚，或硬性渗出接近但未涉及黄斑中心。③重度黄斑水肿：视网膜增厚或硬性渗出涉及黄斑中心。

（三）纳入标准

①当前有黄斑水肿的有关症状，并有 OCT 检查显示黄斑中心区厚度超过正常值，表现符合诊断标准前 3 项及第 4 项重度黄斑水肿。②固视功能良好，未见明显的屈光介质浑浊。③无其他青光眼病史，无高眼压症病史，眼压＜21 mmHg（1 mmHg＝0.133 kPa）。④无葡萄膜炎、视神经萎缩、干性黄斑变性、眼外伤、眼内手术等其他严重影响视力及视网膜状况的眼病史。⑤全身情况控制良好，血压、血糖能够控制在较平稳状态（空腹血糖＜7.0 mmol/L，随机血糖＜11.1 mmol/L，血压＜160/90 mmHg），无严重全身疾病如恶性肿瘤、严重肺炎等。⑥年龄性别不限，病程病因不限。⑦自愿接受临床试验并签署知情同意书，对观察内容有较好的依从配合。⑧治疗首选雷珠单抗治疗的患者，并无需其他治疗方法。

（四）排除标准

①治疗手段不是以雷珠单抗为首选，需要其他治疗手段的，并且影响视力，如合并其他视网膜病变，以及视神经病变，如视网膜脱离、视网膜色素变性、青光眼性视神经病变、青光眼病、高眼压症、黄斑前膜、糖尿病性视神经病变、黄斑裂孔等，合并严重眼前节病以及玻璃体切割和视网膜手术史，存在活动性炎性反应，形成虹膜新生血管、色素层炎等病史。②患眼入组前用过其他有长期治疗效应的治疗手段。③需要长期服用抗凝剂治疗或视神经毒性药物的治疗，如阿司匹林、乙胺丁醇等药物。④患有严重的高血压、高血糖、心肺肝肾功能不全、造血功能障碍、水电解质紊乱。⑤容易过敏的体质，或有过多种药物过敏的病史，妊娠期及哺乳期妇女。⑥不能按研究计划完成治疗，不配合全部检测项目。

二、治疗方法

(一) 针刺组

1. **体针**·取穴:新明1(位于耳郭之后下方,耳垂后皮肤皱褶之中点,或耳后乳突与下颌角后缘间之凹陷前上5分处)、上健明(眶上缘内上角凹陷处,内眦角上约0.5寸)、丝竹空、承泣、瞳子髎、球后、太阳、新明2(眉梢上1寸,外开5分处)、上天柱(天柱穴上5分)、风池。其中丝竹空和瞳子髎,上健明、承泣与球后,新明2和太阳,风池和上天柱交替取穴。操作:患者取坐位,穴位皮肤常规消毒。选用0.25 mm×25 mm或0.25 mm×40 mm的一次性毫针,新明1左侧穴要求术者以右手进针,右侧穴要求术者以左手进针,针体与皮肤呈45°~60°角,向前上方快速进针,针尖达耳屏切迹后,将耳垂略向前外方牵引,针体与身体纵轴呈45°角向前上方徐徐刺入,当针体达下颌骨髁状突前面深度25~40 mm时,耐心寻找满意针感,针感以热胀酸为主,如针感不明显时,可再向前上方刺入3~5 mm,或改变方向反复探寻,针感可传至颞部及眼区。用捻转加小提插手法,提插幅度1 mm左右,一般运针时间为1分钟,捻转速度与刺激量灵活掌握。新明2,取直径0.25 mm或0.30 mm、长25 mm毫针,找准穴区后针尖与额部成水平刺入,缓慢进针10~20 mm,找到酸麻沉胀感后用快速捻转结合提插手法,使针感达到颞部或眼区,针感性质同新明1。运针手法及时间亦同新明1。上健明,穴直刺25~30 mm,得气为度,略做小幅度捻转后留针。承泣及球后针刺时,针尖略向上进针25 mm左右,要求针感至眼球有胀感。上天柱穴,向正视瞳孔方向刺入,用徐入徐出导气法,使针感向前额或眼区放散。风池穴,针尖向鼻尖方向快速进针,运用导气法,以针感达眼部为佳。采用G6805电针仪,左右各接新明1、丝竹空或者瞳子髎,连续波,频率2 Hz,刺激大小以患者可以忍受的最大强度为度,电针刺激30分钟。

起针时注意眶内穴位应缓慢退出,起针后立即按压5分钟以预防出血。隔日1次,每周治疗3次。获显效后予每周1次治疗以维持治疗效果预防复发。

2. **穴位注射**·取穴:患眼球后、太阳。操作:复方樟柳碱注射液2 ml(生产厂家:华润紫竹药业有限公司,批准号:14171112),每次1支,每穴1 ml,双眼发病则两穴交替使用。甲钴胺注射液0.5 mg(生产厂家:日本卫材株式会社,批准号:161083),注射球后穴,每穴注射1 ml(单眼发病取患眼侧)或者0.5 ml(双眼发病取双侧)。甲钴胺与复方樟柳碱注射液交替使用。穴位注射在每次针刺治疗结束后进行。

3. **梅花针叩刺**·取穴:正光1(眶上缘内1/4与外3/4交界处)、正光2(眶上缘内3/4与外1/4交界处)。操作:用梅花针在穴区均匀叩打,以局部红润微出血为度,每穴叩50~100下。隔日1次,每周治疗3次,在针刺操作前进行。

4. **耳穴贴压**·取穴:眼、肝、肾、神门、耳中;有高血压者加耳背降压沟,有糖尿病者加内分泌。操作:用磁珠贴压,嘱咐患者每日按压3次,力度为感觉局部胀痛但不弄破皮肤为佳,按至耳郭有发热感,每穴按压约1分钟。每次一耳,两耳交替,每周贴换2~3次。

（二）雷珠单抗组

采用国内临床常用的 3 + PRN 方案：即给予雷珠单抗 0.5 mg 玻璃体腔内注射，每月 1 次，连续 3 次，维持期 OCT 指导下进行个性化雷珠单抗再治疗。重复注射的标准：根据每个月的复查结果决定是否再次治疗。有下列情况者，即再予雷珠单抗球内注射。

①视力丧失或者视力下降，糖尿病视网膜病变早期治疗研究(ETDRS)视力表得分下降≥10 分，同时 OCT 示黄斑积液；②在 OCT 的 6 个方向扫描中，有任何一条示中央视网膜厚度与上一次测量值增加量>100 μm；③OCT 示视网膜内有新的积液。

三、疗效观察

所有患者总观察时间为 12 个月。分别记录治疗前和治疗 3、6、9、12 个月后的观察指标。雷珠单抗组由于药效持续期约为 1 个月，故每个月复查 1 次普通视力和 OCT 以供指导治疗。

（一）观察指标

1. *最佳矫正视力(BCVA)*·采用糖尿病视网膜病变早期治疗研究(early treatment diabetic retinopathy study，ETDRS)视力表（该表是国外临床试验标准方法，在国内尚未推广）记录患者能读出的字母总个数，作为得分。

2. *黄斑中心凹厚度*·使用 OCT 测量视网膜黄斑中心凹位置的厚度。仪器：海德堡 HTA2 - KT 型 OCT。

3. *生存质量量表*·选用视功能损害眼病患者生存质量量表评价患者的生存质量。该量表对于评价我国的视功能损害患者的生存质量有较好的效度、信度以及反应度。其中症状和视功能 8 个指标，身体功能、社会活动和精神心理各 4 个指标，每个指标 10 分，共 200 分。分值越高，表示患者的生存质量越差。

（二）疗效评定标准

以 ETDRS 视力表得分为主，读出字母数增加≥15 个，也就是得分提高≥15 分为显效，分数提高≥5 且<15 为有效，分数提高<5 为无效。

（三）统计学处理

所有数据采用 Excel 2007 存储。采用 SPSS 18.0 统计软件包进行分析。计量资料重复测量，数据采用均数 ± 标准差($\bar{x} \pm s$)表示，服从正态性分布者，采用两独立样本 t 检验，不符合正态分布者行非参数检验；构成比资料采用 χ^2 检验，单向有序资料采用秩和检验。双侧检验，以 $p < 0.05$ 为差异有统计学意义。相关性分析符合正态性用直线回归分析。

（四）治疗结果

1. **两组患者治疗前后最佳矫正视力比较** · 两组各观察时间点较治疗前视力均有提高(均 $p < 0.05$)；两组在治疗 3 个月后视力比较，差异无统计学意义（$p > 0.05$)；而在治疗 6、9、12 个月后，组间视力比较差异有统计学意义($p < 0.05$，$p < 0.01$)，针刺组优于雷珠单抗组。见表 4－5－32。

表 4－5－32 两组黄斑水肿患者治疗前后最佳矫正视力比较(分，$\bar{x} \pm s$)

组别	例数	患眼数/只	治疗前	治疗 3 个月后	治疗 6 个月后	治疗 9 个月后	治疗 12 个月后
针刺组	20	24	30.63±20.87	44.00±23.31[1)]	46.58±24.99[1)2)]	49.96±23.72[1)2)]	53.88±23.63[1)3)]
雷珠单抗组	22	23	30.04±19.29	42.17±20.27[1)]	32.57±21.20[1)]	32.96±22.05[1)]	32.48±20.89[1)]

注：与本组治疗前比较，1) $p < 0.05$；与雷珠单抗组同时间点比较，2) $p < 0.05$，3) $p < 0.01$

2. **两组患者治疗前后黄斑中心凹厚度比较** · 两组各观察时间点黄斑中心凹厚度较治疗前均有降低(均 $p < 0.05$)，各时点两组比较差异均无统计学意义(均 $p > 0.05$)。见表 4－5－33。

表 4－5－33 两组黄斑水肿患者治疗前后黄斑中心凹厚度比较(μm，$\bar{x} \pm s$)

组别	例数	患眼数/只	治疗前	治疗 3 个月后	治疗 6 个月后	治疗 9 个月后	治疗 12 个月后
针刺组	20	24	513.13±226.11	443.63±198.68[1)]	393.33±183.75[1)]	373.88±188.64[1)]	377.46±190.43[1)]
雷珠单抗组	22	23	536.52±224.33	404.22±185.28[1)]	420.26±184.87[1)]	434.13±176.01[1)]	440.87±201.64[1)]

注：与本组治疗前比较，1) $p < 0.05$

3. **两组患者治疗前后视功能损害生存质量量表评分比较** · 针刺组治疗后各时间点生存质量评分较治疗前下降(均 $p < 0.05$)，雷珠单抗组治疗后各时点与治疗前比较差异无统计学意义(均 $p > 0.05$)；两组在治疗 3、6、9、12 个月后生存质量评分组间比较差异有统计学意义($p < 0.05$，$p < 0.01$)，针刺组优于雷珠单抗组。见表 4－5－34。

表 4－5－34 两组黄斑水肿患者治疗前后生存质量评分比较(分，$\bar{x} \pm s$)

组别	例数	治疗前	治疗 3 个月后	治疗 6 个月后	治疗 9 个月后	治疗 12 个月后
针刺组	20	69.50±33.16	60.07±32.34[1)2)]	59.22±32.45[1)2)]	59.64±30.81[1)2)]	58.13±33.70[1)2)]
雷珠单抗组	22	69.22±34.14	76.74±38.13	73.09±39.46	77.39±42.61	73.61±38.32

注：与本组治疗前比较，1) $p < 0.05$；与雷珠单抗组同时间点比较，1) $p < 0.05$，2) $p < 0.01$

4. *两组患者治疗后最佳矫正视力疗效比较*·两组最佳矫正视力疗效比较，针刺组对于视力的提高明显优于雷珠单抗组（$p < 0.05$）。见表 4-5-35。

表 4-5-35　两组黄斑水肿患者视力疗效比较患眼数/只

组别	例数	患眼数/只	显效	有效	无效	总有效率/%
针刺组	20	24	11	8	5	79.2[1)]
雷珠单抗组	22	23	1	6	16	30.4

注：与雷珠单抗组比较，$p < 0.05$

5. *黄斑水肿患者视力与病程回归直线分析*·治疗前，病程与视力的相关系数为 -0.755（$p < 0.05$）；治疗 12 个月后，病程与视力的相关系数为 -0.845（$p < 0.05$）。说明治疗前后视力与病程呈负相关，即病程越长，疗效越差；病程越短，疗效越好。

四、讨论

古代中医眼科没有关于黄斑水肿的记载，但古医籍中有类似病证记载，如“视瞻昏渺”“视瞻有色”“视直如曲”“视大为小”“视物异形”等。现代医学认为本病是指黄斑区局部毛细血管内皮细胞屏障（血-视网膜内屏障）或（和）视网膜色素上皮细胞屏障（血-视网膜外屏障）功能损害，致液体渗漏造成的一种细胞外水肿。其发病机制较为复杂，目前认为与血-视网膜屏障的破坏、玻璃体-黄斑界面的牵引及内界膜的作用有关。现代医学治疗黄斑水肿的方法目前有激光治疗、抗新生血管生成药物、皮质类固醇激素、药物与激光联合治疗，以及手术治疗等。其中，由于抗血管内皮生长因子（VEGF）药物能通过拮抗作用抑制新生血管生成、降低血管通透性、调控血-视网膜屏障通透性，从而起到促进视网膜内渗液吸收和改善黄斑水肿的作用，因而越来越受到重视，并成为目前治疗黄斑水肿的主要方法之一。最具代表性的是雷珠单抗（lucentis），但由于该药维持时间短，而黄斑水肿的复发常需多次进行玻璃体腔注射，增加了白内障、眼内感染、玻璃体腔出血等风险。此外，由于费用较高，给患者带来沉重的经济负担，且其远期疗效及安全性仍需进一步验证。

鉴于在目前的治疗方法中，大多无法兼顾疗效和安全性，影响治疗效果，因此探索在提高患者视力、改善眼部情况的同时，又能降低治疗的不良反应的方法，是目前难治性眼病研究中的重要课题。针灸治疗类似病症在古代文献中记载不多，至 20 世纪 50 年代起，才逐渐有临床报道发现针灸对眼底黄斑病变有一定的疗效。张师总结各家观点，结合临床经验，整理出治疗该病症的有效针刺综合治疗处方。张师认为，针刺治疗黄斑水肿是通过针刺激发经气至眼，增强机体自身的抗病积极因素，调整全身血液循环，并能促进眼底和眼球周围的气血运行，疏通眼底脉络，使眼周的微循环得到进一步改善，达到血脉通利、目得所养、治疗疾病的目的。新明 1、新明 2 均为经外奇穴，是治疗眼病的经验穴，其针感强烈，能疏调眼底和眼周经气，化瘀明目；足少阳胆经之风池穴，是连络脑、目之脉络要穴，也是治疗目疾的常用穴位，可清利头目；上天柱位于天柱上 5 分处，其位置属于足太阳膀胱经，内邻督脉之风府，外近足少阳之风池，挟持三阳之经气，而阳经均会集于头部，“其精阳气上走于目而为睛”，故刺之可通窍明目、散结清瘀，从而疏导眼部气血之凝聚，也是治疗眼底病要穴；而球后、承泣、上健明以及丝竹空、瞳子髎、太阳均为眼局部取穴，有疏通局部经气、疏通阻滞之功；以梅花针叩刺正光1、正光2穴亦有疏经活络以明目之效。黄斑水肿是难治性眼科病症之一，单用针刺方法难以达到理想效果，张师采用针刺和西药相结合的方式，选用复方樟柳碱注射液及甲钴胺注射液穴位注射。前者成分为樟柳碱和普鲁卡因，可解除血管痉挛，恢复管壁通透性，使缺血区视网膜的血管活性物质保持正常。而甲钴胺注射液通过促进髓鞘形成和轴突再生，修复受损的神经细胞，改善神经传导速度。穴位注射选择球后穴与太阳穴交替使用。球后穴下有眼动脉，而太阳穴内的颞浅动脉通过脑膜中动脉与眶内动脉相连，选这两个穴位有助于药物进入眼底病变部位。目疾多责之于肝肾心，故选用耳穴以滋养肝肾、宁心安神，对患者施以整体调节，并使治疗作用时间延长。如此综合多种治法，诸穴相配，可达到散结清障、通窍明目之功。

本项研究结果表明，针刺综合疗法不仅能有效消退水肿，提高视力，还能改善患者的生存质量。与雷珠单抗相比，针刺综合疗法的治疗成本更低，且避免反复注射带来的球内感染的风险，更易被患者接受。由于针刺综合疗法损伤小、成本低、安全性高、患者接受度高并且疗效确切，因此，可以作为今后治疗黄斑水肿的一个重要方法，以供在临床上更加广泛的推广应用，为更多的患者带来新的希望。

杨伟杰，刘文婷，崔若林，等. 异病同治法针刺综合治疗黄斑水肿临床观察[J]. 中国针灸，2018，38(8)：842－846.

浅析操作眶内穴导致眼部血肿的相关因素与预后

目前，难治性眼病已成为现代针刺病谱中的优势病种。针刺治疗难治性眼病，已逐渐成为眼科医师关注的焦点。眶内穴是针刺治疗难治性眼病的要穴，但针刺眶内穴易引起眼部血肿。有研究表明，针刺眶内穴能促进视锥细胞、视杆细胞、双极细胞、神经节细胞及神经胶质细胞等的功能恢复。但由于眼区血管分布极为丰富，而眼睑部的皮下组织又十分疏松，针刺容易刺破血管引起出血，血液积聚皮下，形成血肿和瘀斑，发生眼眶周围瘀青，即所谓的“熊猫眼”。宋代《铜人腧穴针刺图经》卷三就提到眼区的承泣穴“针之令人目乌色”，所以在后世的针刺典籍中，一直将该穴列为针刺禁忌穴。轻度眼部血肿可影响外观，重度者会有局部肿胀不适，给患者带来一定的生理和心理上的痛苦。为了使眶内穴区针刺不再成为针刺工作者的畏途，本研究对4 065例患者(8 130只眼)进行了临床观察，分析了有关眶内穴针刺后发生眼部血肿的原因及预后，与针刺工作者分享减少血肿发生的经验。

一、对象与方法

（一）研究对象

符合纳入标准的眼病患者共 4 065 人次，操作眶内穴共 21 423 穴次；其中男性 1 982 人次（10 445 穴次），女性 2 083 人次（10 978 穴次）；＜18 岁患者 674 人次（3 552 穴次），≥18 岁 3 391 人次（17 871 穴次）；毫针针刺治疗 4 065 人次（17 358 穴次），穴位注射 4 065 人次（4 065 穴次）。

（二）纳入标准、排除标准和分型标准

1. **纳入标准** · 2017 年 9 月 12 日至 2017 年 11 月 23 日，于上海市中医文献馆门诊部、上海市中医医院门诊部、上海市气功研究所门诊部就诊，并自愿接受眶内穴针刺及穴位注射治疗的所有患者。

2. **排除标准** · ①近 3 个月内服用抗凝及活血药物者；②有凝血功能障碍等相关病史者。

3. **眼部血肿程度分型标准** · ①轻度：刺破浅层毛细血管所致。取针后局部未见异常，患者无不适。数小时或第 2 日后，穴区周围逐渐显现青紫色瘀斑。瘀斑总面积小于上下眼睑总面积的 1/4 且无球结膜血肿；瘀斑小如绿豆，大如黄豆，多于 7～10 日逐步消退。②中度：系损及较细小的动静脉分支所致。取针后不久，患者眼部觉有异物硌着等不适感或睁眼时有异样感觉，此时，仔细观察出血部的眼睑略现肿胀，双眼同一部位不对称。至第 2 日，出血部的整个上或下眼睑（多见于上眼睑）出现青紫色的瘀斑，有时可蔓延至下或上眼睑。按之略有疼痛，但无其他自觉症状。血肿的总面积大于上下眼睑总面积的 1/4，且小于上下眼睑的 1/2，若伴球结膜出血，则出血面积小于球结膜总面积的 1/2。需 2～3 周逐步消退。③重度：为损伤深层血管和较重要的眼部动静脉所致。多数在取针后数秒至 30 秒内发生。少数可发生在数分钟后。重度者，其出血侧眼睑往往迅速肿胀闭合，患眼无法睁开。如出血量较大，可造成眼球胀大突出。从第 2 日起，眼部肿胀可逐渐消退，眼睛能逐步睁开。但出现大面积的明显的青紫色瘀斑，据出血量多少，可波及上下眼睑，甚至于全部眼周围区。少数病例还可出现同侧眼结膜大片出血。重度血肿即血肿总面积超过上下眼睑面积的 1/2，若伴球结膜出血，则出血面积大于球结膜总面积的 1/2，多需 3 周以上逐步消退。

4. **疗程标准** · 每位患者每周治疗 2～3 次。①久针连续或间断治疗≥36 次；②初针连续或间断治疗＜36 次。

（三）治疗方法

1. **眶内取穴** · 睛明：目内眦内上方眶内侧壁凹陷中。上健明：睛明穴上 5 分。上睛明：睛明穴上 2 分。上明：眉弓中点，眶上缘下，与承泣穴相对。下睛明：睛明穴下 2 分。承

泣:眼球与眶下缘之间,瞳孔直下。球后:眶下缘外 1/4 与内 3/4 交界处。

2. *使用针具*·毫针选用 0.25 mm×(25～40)mm 一次性无菌针;穴位注射采用 1 ml 注射器,针头规格 0.4 mm×3 mm。

3. *操作方法*·①普通针刺:穴位局部皮肤常规消毒后,用 0.25 mm×25 mm 一次性无菌针刺针。进针时嘱患者闭目,用左手固定患者眼球,针沿眶边缘用快速捻刺法进针至皮下,然后缓慢刺入,直刺 0.5～1.2 寸,如遇阻力略变换角度进针后,可略行小幅提插,或停针待气,以得气为度。留针 30 分钟后缓慢分段将毫针退出,退至皮下时,略作停顿,取针,迅速以干棉球按压眶内穴,并嘱患者再自行按压 3～5 分钟。②穴位注射:穴位周围皮肤常规消毒后,用注射器抽取甲钴胺注射液 1 ml(0.5 mg/1 ml),快速刺入皮下,缓慢推进 0.5～1 cm,不必强求得气,回抽后无回血,即可将药液慢慢注入 0.5～1 ml,按普通针刺法拔出针头后,用消毒干棉球按压针眼 3～5 分钟。

4. *治疗频率*·患者每周周一至周六接受 2～3 次治疗。患者每次治疗均接受毫针针刺,且每次均取眶内穴,眶内穴根据情况取 4～6 穴次(双侧),隔次接受眶内穴穴位注射治疗,每次治疗 2 穴次。

(四) 观察指标

记录患者的性别、年龄、治疗疗程、治疗时所选的穴位、操作方法、发生眼部血肿的程度及血肿消退时间。

(五) 统计学方法

应用 SPSS 21.0 对数据进行统计分析,计数资料比较,当每个单元格期望频数大于 1,且至少有 4/5 的单元格期望频数大于 5,采用 χ^2 检验;当有单元格频数小于 1,采用 Fisher 确切概率法检验,以 $p<0.05$ 认为差异有统计学意义。

二、结果

(一) 血肿发生与性别的关系

眶内穴治疗共 21 423 穴次,出现眼部血肿共 43 穴次,其血肿发生率为 0.20%。男性患者与女性患者的血肿发生率比较无统计学意义($\chi^2=0.087$, $p=0.768$)。详见表 4-5-36。

表 4-5-36　不同性别患者发生眼部血肿情况

性别	眶内穴操作(穴次)	发生血肿(穴次)	发生率(%)
男	10 445	20	0.19
女	10 978	23	0.21
总计	21 423	43	0.20

（二）血肿发生与年龄的关系

<18 岁者共治疗 3 552 穴次，致眼部血肿发生共 2 穴次，发生率为 0.06%。≥18 岁者共治疗 17 871 穴次，致眼部血肿共 41 穴次，发生率为 0.23%。经 χ^2 检验，差异有统计学意义（$\chi^2=3.611$，$p=0.037$）。详见表 4-5-37。

表 4-5-37　不同年龄患者发生眼部血肿情况

年龄	眶内穴操作(穴次)	发生血肿(穴次)	发生率(%)
<18 岁	3 552	2	0.06*
≥18 岁	17 871	41	0.23
总计	21 423	43	0.20

注：* 与成年人比较，$p<0.05$

（三）血肿发生与使用针具的关系

毫针针刺治疗共 17 358 穴次，致眼部血肿发生共 32 穴次，发生率为 0.18%；穴位注射治疗共 4 065 穴次，致眼部血肿发生共 11 穴次，发生率 0.27%。经检验，两者比较差异无统计学意义（$\chi^2=1.223$，$p=0.269$）。详见表 4-5-38。

表 4-5-38　不同针具治疗发生眼部血肿情况

针具	操作(穴次)	血肿(穴次)	发生率(%)
毫针	17 358	32	0.18
穴注	4 065	11	0.27
总计	21 423	43	0.20

（四）血肿发生与所选眶内穴的关系

各穴位血肿发生率为：睛明穴 2.63%，上睛明穴 2.13%，球后穴 0.27%，上健明穴 0.17%，承泣穴 0.12%，上明和下睛明穴均为 0%。经 Fisher 确切概率法检验，以上 7 个穴位比较，差异有统计学意义（$p<0.05$），其中睛明穴血肿发生率最高（表 4-5-39）。

表 4-5-39　不同眶内穴发生眼部血肿情况

穴位	眶内穴(穴次)	发生血肿(穴次)	发生率(%)
睛明	76	2	2.63

（续表）

穴位	眶内穴(穴次)	发生血肿(穴次)	发生率(%)
上健明	7 794	13	0.17
上睛明	328	7	2.13
上明	386	0	0
下睛明	184	0	0
承泣	8 130	10	0.12
球后	4 065	11	0.27
总计	21 423	43	0.20

（五）血肿发生与针刺疗程的关系

初针患者共 5 229 穴次，致眼部血肿发生共 22 穴次，发生率为 0.42%；久针患者共 12 129 穴次，致眼部血肿发生共 10 穴次，发生率为 0.08%。经检验，两者比较差异有统计学意义($\chi^2=22.723$, $p=0.000$)。详见表 4－5－40。

表 4－5－40　不同治疗疗程发生眼部血肿情况

治疗疗程	针刺眶内穴(穴次)	发生血肿(穴次)	发生率(%)
初针	5 229	22	0.42*
久针	12 129	10	0.08
总计	17 358	32	0.18

注：* 与久针比较，$p<0.05$

（六）不同血肿程度发生率情况

治疗眶内穴共 21 423 穴次，轻度血肿发生 36 穴次，发生率 0.17%；中度血肿发生 7 穴次，发生率 0.03%；重度血肿发未发生，发生率 0.00%。轻度与中度血肿发生率比较，经检验，差异有统计学意义($\chi^2=19.578$, $p=0.000$)。与重度血肿发生率比较，经 Fisher 确切概率法检验，差异有统计学意义($p=0.000$)。中度血肿的发生率与重度血肿的发生率比较，经 Fisher 确切概率法检验，差异具有统计学意义($p=0.016$)。

三、讨论

针刺及穴位注射眶内穴是针灸治疗眼病的重要技术，但针刺及穴位注射眶内穴可能引起的皮下血肿成为影响这一技术普遍应用的一大因素。本次临床观察 21 423 穴次眶内穴操作中血肿发生率仅 0.20%，影响血肿发生率的因素有年龄、取穴及治疗疗程，具体分析如下。

未成年人的血肿发生率显著低于成人。在临床的观察中，一些儿童虽不能较好地配合，但即使拔针后按压时间较短、按压位置不甚准确也不容易发生皮下血肿，可能和儿童及青少年的血管脆性低以及眼周皮肤组织比较紧致有关。

取穴方面，7 个眶内穴位最为常用，即上健明、上睛明、睛明、承泣、球后、下睛明和上明。其使用的频次以上健明、承泣、球后最多，上睛明、上明次之，以下睛明、睛明最少用。上述结果表明，睛明、上睛明最易于发生血肿。穴位发生血肿的概率与其解剖结构关系密切。睛明的解剖结构非常复杂，针刺深度一般不宜超过 0.5 寸，进针过深容易伤及筛前动静脉、鼻侧脉络膜动脉和虹膜动脉，甚至可以伤及视神经和大脑内眦动静脉，该血管位于皮下，距内眦一般 8 mm 处。针刺该穴时，切不可过于偏向鼻侧下针，以免损伤内眦血管引起出血。故眼区穴选穴要精、准、少。眼部构造复杂，针刺难度较大，要求在辨证施治时要全面、正确地分析患者情况，尤其是少年儿童配合难度大，选穴更宜少。一般每侧眼只取 2 个穴位，且多不取最容易出血的睛明穴，常以上健明穴代替。

起针后进行正确有效地按压（包括准确的按压位置、足够的按压时间和适当的按压力度），可以有效地预防眼部血肿的发生。对于久针患者来说，起针后更需按压。

掌握正确操作技术是减少眼部血肿的关键。刺眶内穴时，宜分三步操作。一是进针，这是最重要的一步。针刺眼区穴位时，要求患者彻底放松眼肌，初学者在针刺前可轻推眼球向相反方向。如针刺睛明穴时应轻推眼球向外侧固定，上明穴应轻压眼球向下，球后穴应轻压眼球向上等。医者宜用指甲按切表皮，迅速点刺进针。如欲刺深，多行垂直刺，应缓慢送针，送针时医生一定要屏声敛息，全神贯注。眼球周围组织较为疏松，进针比较容易，如觉针尖遇到抵触感阻力（即使是很小的阻力）或患者呼痛时，即应略略退出，稍转换方向后，再行刺入，直到出现满意的得气感为止。如得气感不明显，只可稍作提插探寻，或略作捻转，但注意两者的幅度必须极小，动作绝不能粗暴。如还不能获得满意的针感，宜停针待气，不可强求。眼区穴的得气感为扩散至整个眼球的酸胀感。在留针期间，一般不运针，如因治疗需要，为加强针感，只可作轻微的捻转，但不宜提插。二是出针，特别强调采用顺势拔针，即根据进针角度应缓慢从反方向退针。一般以分段退针为好，即退一段后略作停顿，再继续外退。退针时，以患者毫无感觉为佳，顺势出针，动作较轻微，不会引起局部牵拉而造成出针时损及血管而出血。出针时不可行提插等手法，当针体即将离开穴位时，应略作停顿再拔出。三是按压针孔。掌握正确的按压针孔方法和时间，对避免和减轻出血的程度有着十分重要的作用。临床发现，一些初次针刺的患者容易发生眼部血肿，往往是由于不懂得正确的按压方法所致。首先，医生在取针时另一手应持消毒好的干棉球，出针后即刻按压针孔。棉球不宜太大，按压部位必须准确。嘱患者按住后，要稍用力，持续按压时间最好在 2～3 分钟，不可移动位置或半途松手。如以往有血肿史或易于出血者，更应该延长按压时间。

发生眼部血肿后，行正确的处理方法可以促进瘀斑尽快消退。轻度血肿：可不予特殊处理，也可局部先予冷敷，第 2 日如出现瘀斑后可采取湿热敷，每日 1～2 次，促进瘀斑消退。中度或重度血肿：有条件的诊室最好备有冰冻过的消毒湿敷料，如无，可临时以纱布蘸蒸馏水或冷开水代替。即刻在局部肿胀的部位实施冰敷或冷敷 20～30 分钟，其间可替换敷料数次，有利于止血。对重度患者，敷的时间可长些，次数可多些。一般来说，敷后眼睛可逐步睁开。无论何种血肿程度患者，均须嘱其回家后，继续用同法冰敷或冷敷，每日 2～3 次。一般于血肿发生 24 小时后，可改为用湿热毛巾（温度以患者可耐受为度）热敷眼区，每次 20～30 分钟，每日 2～3 次。平时，可戴上消毒眼罩或太阳眼镜，眼睑肿胀和局部青紫消退后，改为每日热敷 1 次，直到瘀斑完全消失。发生眼部血肿时，如能采取积极措施，不仅可以减少出血程度，而且能明显加快瘀血消散时间，直到瘀斑完全消失。如果已出现皮下出血，形成瘀斑，眼睑出现青紫，此时也还能进行针刺治疗。在瘀斑处针刺不但不影响治疗效果，而且还能促进瘀血消散。

在规范的针刺操作下，眶内穴发生血肿的概率不高且以轻度血肿多见，在未成年人中发生率更低，血肿发生后及时正确地处理可促进血肿尽快消散，因此针刺及穴位注射眶内穴治疗眼病这一方法值得临床推广运用。

崔若琳，杨伟杰，刘坚，等. 浅析操作眶内穴导致眼部血肿的相关因素与预后[J]. 中国中医眼科杂志，2020，30(3)：185-189.

注：针刺导致眼部血肿是推广眼病针灸的瓶颈之一，由此引发的医患矛盾常见。本文作者在我的建议下，用了近半年的时间，对门诊上由我针刺的眼病患者作了系统的记录，并整理成文。这里要说明的是，首先，是关于眼区血肿发生率，本文所指的 0.2%，是指具有熟练操作者所能达到的，对于一般临床针灸医师其发生率可能要高一些。其次，关于重度血肿，本文未作统计，在临床中我曾遇到多例，本卷第四章就有介绍，读者可参考。再者，为了减少医患矛盾，主要当然是医者避免眼部血肿的发生，但是对患者必要的宣传和沟通也十分重要，包括如何在取针后正确按压穴区，出现血肿后如何有效处理以及告知患者血肿不会产生不良后果等。

第六章
探索机制

针刺对 *N* -甲基- *N* -亚硝脲诱导的大鼠视网膜变性的影响

视网膜色素变性(retinitis pigmentosa, RP)是一种以进行性视网膜光感受器细胞功能丧失为主要特征,并具有明显遗传倾向的疾病,以夜盲、进行性视野损伤和渐进性视力下降为主要临床表现,是临床视觉损伤和致盲的主要原因之一。对于本病至今仍无有效的治疗和预防措施,因此,积极探索对 RP 的防治有一定的临床意义。文献报道,针刺能够延缓视网膜变性的进程,提高视力,有一定的临床运用前景。*N* -甲基- *N* -亚硝脲(*N* - methyl - *N* - nitrosourea, MNU)能选择性地诱导动物视网膜光感受器细胞发生凋亡,常被用做研究视网膜变性的诱导剂。本研究以 MNU 诱导大鼠视网膜变性,以针刺为干预手段,观察针刺前后视网膜的形态学变化。

一、材料与方法

(一) 材料

MNU 由 Sigma 公司提供,避光, - 20 ℃下保存,临用前用生理盐水稀释,浓度为 1%。

(二) 动物分组与造模

7 周龄的雄性 SD 大鼠 20 只,由中国科学院啮齿类实验动物中心提供。饲养在 12 小时循环白光/暗光、室温在(22 ± 2)℃的动物房中,正常饲养。参考文献,按 50 mg/kg 腹腔注射 MNU 1 次,然后将动物随机分为治疗组和模型组,每组各 8 只,剩余 4 只作为正常对照组。

(三) 穴位及治疗方法

治疗组模拟人的新明 1(大鼠垂直于耳下角后方皱褶中点处)和睛明穴(内眦上 0.1 分

处),造模后即可取双侧穴位进行治疗。使用 0.25 mm×13 mm 华佗牌针灸针,新明 1,针尖向目外眦,给予中等强度刺激(约 1 分钟);睛明,施以轻微的手法。1 次/日,留针 30 分钟,10 分钟行针 1 次,整个治疗过程由专人操作。其余两组除不进行治疗外,每日其他的处理因素均同治疗组。

(四) 取材、固定及观察项目

于第 7 日治疗结束后 2 小时,颈部脱臼,快速处死动物,迅速取出一侧眼球固定于新鲜配制的 4%多聚甲醛溶液中过夜,沿平行于视轴与视神经的中心切开,其中一半常规石蜡包埋,切片(厚度 5 μm),HE 染色,对视网膜各层进行观察。另一侧眼球剥离出视网膜,取周边部分(约 1 mm^3)固定于 3%的戊二醛中 2 小时,然后逐级脱水包埋,用 PHILIPSCM-120(日本)透射电镜观察、拍片,对感光细胞的细胞核及内节(IS)和外节(OS)进行超微观察。

(五) 检测项目

参考相关文献。分析周边视网膜的变化,使用 Leica Qwin 图像分析仪(德国)测量周边视网膜(距两侧睫状体约 400 μm)的总视网膜(从内节膜到色素上皮层)厚度和外视网膜(外核层+光感受器层)厚度。

(六) 统计学处理

数据均以均数±标准差($\bar{x}\pm s$)表示,进行单因素方差分析,组间使用 Student-Newman-Keuls 检验进行显著性比较,使用 SPSS 11.5 软件进行统计。

二、结果

(一) 视网膜外核层的变化

在光学显微镜下可见到,正常组大鼠外核层(ONL)细胞大小均匀,疏密有度,排列有序。模型组外核层明显减少,大多数仅剩有 1～2 层细胞,而且排列较紊乱。针刺组的细胞层数较正常组也明显减少,有 3～5 层,但较模型组多,且排列整齐。

(二) 视网膜厚度分析

表明,MNU 注射 7 日后,模型组的视网膜损伤较正常组明显,有显著性差异;针刺后视网膜厚度虽与正常组比较仍有差异,但其损伤程度明显小于模型组,提示针刺减轻了因 MNU 引起的视网膜损伤。

(三) 电镜观察

透射电子显微镜显示,正常组视网膜的 ONL 细胞形态正常,染色质分布均匀,光感受器的OS圆盘间腔隙致密、均匀,IS的线粒体均匀地分布在外端。模型组细胞体变小,核染色质浓缩的现象明显,几乎所有的细胞均呈浓缩状,细胞萎缩,空泡化明显,胞膜完整,OS圆盘之间的腔隙增宽,IS部线粒体肿胀、空泡化严重。针刺组感光细胞的凋亡也较明显,但感光细胞的损伤程度轻于模型组。

三、讨论

针刺作为一种有效而副作用极少的治疗手段,对眼病的疗效已得到肯定,临床多取新穴新明和眼周围的穴位,认为针刺这些穴位能够兴奋视觉神经细胞,从而改善低下的视觉能力。针灸治疗RP的有效性主要表现在针刺能延缓视网膜变性的发展、改善视力、促进视网膜上皮细胞-光感受器复合体的功能恢复等方面。至于针刺产生这些效应的相关实验机制研究目前仍属空白。我们前期以新明1和睛明为主穴的临床研究结果表明,针刺能够提高患者的视力和视网膜电图a波、b波的波幅,所以本研究中所选用的穴位有一定的临床依据。

视网膜光感受器细胞的变性是RP发生的病理基础,虽然视网膜变性的原因和特点各不相同,但它们致盲的共同通路为光感受器细胞的凋亡,因此抑制或延缓凋亡的发生就成为治疗或者减缓病程的主要目的。文献报道MNU诱导变性后7日大鼠视网膜外核层受到严重的损伤,研究中我们发现,造模后7日残留感光细胞的数目差异较大,为了便于客观观察,我们选取周边的视网膜为观察对象。本研究中模型组视网膜外核层的感光细胞明显减少,光感受器细胞层厚度为(7.3±3.1)μm;而针刺组在治疗7日后保留有3~5层细胞,光感受器细胞层厚度为(17.9±7.8)μm,与模型组比较差异有显著性($p<0.01$),其损伤的程度较模型组轻,说明针刺延迟了外核层细胞凋亡的发生。感光细胞的外节膜盘上的视色素是视觉产生的基础,因此膜盘上圆盘的均匀有序性直接影响到光感受器捕获光的能力,但是内、外节结构的功能状态又受到外核层细胞完整性的影响。本研究中模型组外核层细胞的核固缩和深染的程度较针刺组严重,且细胞间距增大,针刺组内、外节的损伤轻于模型组,这与光镜下外核层的细胞数目减少具有一致性的结果。由此我们推测,临床上针刺对视网膜变性患者视力功能的保持与针刺能够抑制视网膜的病理改变有关。

本研究结果表明,针刺能够抑制或减缓MNU诱导的大鼠视网膜变性的视网膜光感受器细胞凋亡的程度,因此针刺可以作为一种保护视网膜功能和延缓视网膜病变的临床治疗方法。

…………………………………………………………………………………………

马瑞玲,万瑾,佘振钰,等.针刺对*N*-甲基-*N*-亚硝脲诱导的大鼠视网膜变性的影响[J].针刺研究,2006,31(5):276-279.

注:本章所载的三篇论文,是作者马瑞玲医师在复旦大学上海医学院针刺原理研究所博士后工作站所完成的工作报告"针刺对MNU诱导的实验性大鼠视网膜变性的形态学观察"的基础上撰写而成。当时(2005年),我作为复旦大学中西医结合博士后流动站特聘的临床培训指导教授,参与了课题的全程设计。目的是在我临床治疗视网膜色素变性有效的经验上,进一步通过动物实验观察形态学的变化。基于临床

实际和实验动物的要求，我们遴选了“新明1”和“睛明”，一是考虑实验动物取穴须精少，这两穴为我在临床实践中总结出的主穴；二是容易在动物身上定位，新明1在耳垂后中点、睛明穴在目内眦。在操作上，也采用了同于临床的针法和手法及留针时间。最后的结果证实，“针刺能够抑制或减缓MNU诱导的大鼠视网膜变性的视网膜光感受器细胞凋亡的程度，因此针刺可以作为一种保护视网膜功能和延缓视网膜病变的临床治疗方法”。可惜的是，马瑞玲医生出站后，因种种原因，未能继续进行这项研究工作。

针刺对 *N*-甲基-*N*-亚硝脲诱导的视网膜变性大鼠感光细胞凋亡的抑制作用

视网膜色素变性(retinitis pigmentosa, RP)是一组以进行性光感受器及色素上皮功能丧失为主的遗传性视网膜变性疾病，虽然许多基因的突变与RP的形成和进程有关，但最终途径都是感光细胞的凋亡。因此保护光感受器细胞及阻止其继续凋亡就成为治疗的主要方向。文献报道，针刺能够延缓RP的进程，提高患者的视力，为了阐明针刺治疗RP的可能作用环节，有必要开展实验研究。

研究显示，针刺能够减轻因 *N*-甲基-*N*-亚硝脲(*N*-methyl-*N*-nitrosourea, MNU)诱导的感光细胞形态学损伤的程度，但其改变的相关机制仍无从得知。因此本研究对针刺是否能够抑制感光细胞的凋亡发生进行观察，来探讨针刺对感光细胞形态学改变的机制。

一、材料与方法

(一) 材料

MNU由Sigma公司提供，避光，-20 ℃保存，临用前用生理盐水稀释成1%的浓度。

(二) 动物分组与造模

采用50日龄SD雌性大鼠，体重(200±20)g，由中国科学院上海啮齿类实验动物中心提供。饲养在12小时昼夜间隔、室温在(22±2)℃的动物房中，正常饲养。造模按照文献所述，方法：将MNU以50 mg/kg剂量标准作一次性腹腔注射，然后随机分为模型组和针刺组，在分别应用流式细胞技术、原位末端标记法(terminal deoxynucleotidyl transferase-mediated-dUTP-digoxigenin nick end labeling, TUNEL)及Western blot检测这3个实验中，模型组和针刺组中各采样时间点均为5只动物，另有2只动物作为正常对照组。

(三) 穴位及治疗方法

模拟人的新明1(大鼠垂直于耳下角后方皱褶处)和睛明穴(BL1)。造模后即可取双侧穴位进行治疗，使用0.25 mm×13 mm华佗牌针灸针，新明1，针尖向目外眦，予中等强度刺激；睛明穴，施以轻微的手法。每日 1 次，留针 30 分钟，10 分钟行针 1 次，整个针刺过程由专人操作。其余 2 组除不进行针刺外，每日其他处理均同针刺组。

（四）流式细胞技术动态检测细胞凋亡率

分别于第 2 日（d2）、第 3 日（d3）、第 5 日（d5）以及第 7 日（d7）针刺结束后 2 小时，颈部脱臼，快速处死动物，取出眼球，用眼科剪沿角膜缘剪开，祛除角膜、晶状体、玻璃体，翻转视杯，用钝性镊子钝性分离视网膜，以每只大鼠的 2 个视网膜为 1 个样本，制备单细胞悬液，PI 染色，在第 7 日时取正常组 2 只检测细胞凋亡率。样本处理方法同其他两组。

（五）TUNEL 法检测细胞凋亡指数

第 7 日最后 1 次针刺后，脱臼处死动物，迅速取出眼球固定于新鲜配制的 4％多聚甲醛溶液中过夜，沿视神经的中心纵向冰冻切片（厚度为 5 μm），使用 TUNEL 法。整个操作过程严格按照武汉 Boster 公司试剂盒说明书进行。感光细胞凋亡指数＝（凋亡细胞数/感光细胞总数）×100％。

（六）Western blot 检测 Caspase－3 的活性

在第 7 日将动物处死，样本取法同流式细胞技术检测法，从取出的视网膜中提取蛋白，使用 Western blot 系统（美国 Bio-Rad 公司）进行实验。

（七）统计学分析

数据均以 $\bar{x} \pm s$ 表示，进行方差齐性分析，组间用 Student-Newman-Keuls 检验进行显著性比较，使用 SPSS11.5 软件进行统计。

二、结果

（一）各组不同时间点细胞凋亡率比较

模型组、针刺组第 2 日时凋亡率处于高峰期，两组比较，差异无统计学意义（$p > 0.05$），之后逐渐下降，第 5 日时针刺对凋亡显示出明显的抑制作用，并持续至第 7 日（$p < 0.01$）。

（二）各组第 7 日视网膜外核层凋亡指数比较

正常组大鼠视网膜仅有少数 TUNEL 阳性细胞。MNU 诱导后凋亡发生在视网膜的外核层（ONL），图（略）中可见大量的 TUNEL 阳性细胞存在，说明在第 7 日感光细胞的凋亡仍在继续，而针刺能够部分阻断凋亡的发生。针刺组与模型组比较，凋亡指数明显减少（$p < 0.01$）。

(三) 各组 Caspase－3 活性变化比较

Western blot 结果显示,MNU 诱导后 7 日视网膜的 Caspases－3 含量明显升高,但是在注射 MNU 后进行针刺可抑制 MNU 诱导引起的 Caspases－3 的升高。

三、讨论

近年来临床报道认为,针刺能够提高 RP 患者的视力,因此推断针刺的干预可以延缓 RP 的进程,从而提高患者的生活质量。以新穴“新明 1”及经典穴位“睛明”为主的临床研究结果表明,针刺能够提高患者的视力和视网膜电图 a 波、b 波的波幅,因此本研究所选用穴位有一定的临床依据。

MNU 是一种烷化剂,能特异性地损伤感光细胞,引起其凋亡,与 RP 的病理改变相似,常被用作研究视网膜变性及疗效评价的诱导剂。文献报道,在 MNU 诱导后外核层感光细胞的损伤具有一定的时间依赖性,第 2 日时凋亡达到最高峰,第 7 日时外核层的细胞已明显减少。

流式细胞技术检测显示,针刺在凋亡发生的高峰期没有明显的抑制凋亡作用,但在凋亡高峰期之后,针刺的抑制作用逐渐显著,虽然在第 7 日时凋亡仍然发生,但是针刺的抑制作用仍然较明显。为了对其凋亡率进行进一步的定位分析,本研究使用了 TUNEL 法,与流式细胞技术检测在第 7 日时的结果一致,发生在 ONL 的凋亡现象仍较严重,模型组动物在第 7 日时凋亡指数为(15.7±1.4)%,而在注射诱导剂的同时使用针刺进行干预治疗,其凋亡指数为(8.3±2.9)%。两组比较,差异有统计学意义 ($p < 0.01$),提示针刺有抗感光细胞凋亡的保护性作用。

细胞凋亡的发生是一个复杂的反应过程,文献显示实验性的视网膜损伤后,Caspase－3 能够表达在凋亡的视网膜感光细胞上。因此本研究选择 Caspase－3 活性的变化作为另一个抗凋亡的指标。本研究使用 Western blot 观察第 7 日时 Caspase－3 的活性,与正常大鼠的视网膜比较,模型组中该物质的活性增加,而针刺可以抑制视网膜的 Caspase－3 活性的上调。据目前所查到的文献显示,该模型条件下,尚未有 Caspase－3 的活性变化的报道。因此本研究结果也丰富了 MNU 诱导的模型发生凋亡的实验观察指标。

本研究结果提示针刺能够保护因 MNU 诱导的视网膜感光细胞的损伤,其机制可能是通过抑制感光细胞凋亡的发生,进而实现保护光感受器的功能、延缓视网膜变性的进程。这一机制仍有待于进一步深入研究。尽管针刺对 MNU 引起视网膜损伤的改善作用并不完全,但可以作为一种临床保护视网膜功能和延缓视网膜病变的治疗方法。

马瑞玲,周国民,张仁,等.针刺对 *N*－甲基－*N*－亚硝脲诱导的视网膜变性大鼠感光细胞凋亡的抑制作用[J].中国中西医结合杂志,2009,29(1):43－45.

针刺对视网膜变性大鼠感光细胞形态学变化的影响

视网膜色素变性(retinitis pigrnentosa, RP)是一种以进行性视网膜光感受器细胞功能丧失为主要特征,并具有明显遗传倾向的疾病,以夜盲、进行性视野损伤和渐进性视力下降为主要临床表现,是临床视觉损伤和致盲的主要原因之一。文献报道,针刺能够延缓视网膜变性的进程,提高视力,有一定的临床运用前景。*N*-甲基-*N*-亚硝脲(*N*-methyl-*N*-nitrosourea, MNU)能选择性地诱导动物视网膜光感受器细胞发生凋亡,常被用做研究视网膜变性的诱导剂。笔者前期研究观察到在 MNU 诱导下大鼠的感光细胞发生损伤,针刺能够减轻其损伤的程度。但检索文献发现,对 MNU 诱导的大鼠视网膜变性无论是病理学观察还是干预方法的评价大多限于外核层(outer nuclear layer, ONL)。MNU 诱导的变性是一个快速变性的模型,那么在快速诱导的背景下大鼠感光细胞形态学还有哪些变化,以及针刺是否对其变化产生影响?进一步观察这些变化对于了解视网膜的病理改变以及变性的进展均非常重要。

一、材料与方法

(一)实验动物与分组

选用 50 日龄的 SD 大鼠 20 只,体重(200±20)g,购自中国科学院上海啮齿类实验动物中心[许可证号:SCXK(沪)2012-0002]。于 12 小时昼夜间隔、室温为(22±2)℃的动物房中正常饲养。先选取 16 只大鼠造模,然后随机分为模型组和针刺组,每组各 8 只,剩余 4 只作为对照组。实验过程中对动物的处置符合 2006 年科技部发布的《关于善待实验动物的指导性意见》的规定。

(二)主要试剂与仪器

MNU 由 Sigma 公司提供,避光,-20 ℃保存,临用前用 0.9% NaCl 溶液稀释成 1% 的浓度;视紫红质、突触素、后突触密度蛋白 95(post synaotic density pretion 95, PSD-95)抗体以及荧光二抗 Cy3 和(FITC)均购自 Sigma 公司;PKC(购自英国 Abcam 公司)。恒冷冰冻切片机、激光共聚焦显微镜(德国 I'oca)。

(三)模型制备

按照文献方法,将 MNU 以 50 mg/kg 剂量标准作一次性腹腔注射于大鼠。MNU 在生理条件下的半衰期为 0.5~1 小时,属于快速变性模型。

（四）干预方法

造模后干预。对照组与模型组：除每日自由地进食、进水外，在同时间点进行相同于针刺组的抓取处理。针刺组：模拟人的新明1穴（大鼠垂直于耳下角后方皱褶中点处）和睛明穴（内眦上0.1分处），采用0.25 mm×13 mm针灸针，"新明1"，针尖向目上眦，给予中等强度刺激约1分钟；"睛明"，施以轻微手法。留针30分钟，每日1次，每10分钟行针1次，治疗7日，由专人操作。

（五）组织取材

于第7日针刺治疗结束后2小时，颈部脱臼，快速处死大鼠，取出眼球，用眼科剪沿角膜缘剪开，去除角膜、晶状体、玻璃体，翻转视杯，用钝性镊子分离视网膜，迅速取出一侧眼球固定于新鲜配制的4%多聚甲醛溶液过夜后，0.01 mol/L磷酸盐缓冲溶液（PBS）漂洗，15%的蔗糖4小时，30%蔗糖过夜，OCT包埋，纵向冰冻切片（厚度为5 μm），保留有视神经的切片进行观察。

（六）观察指标及检测

视紫红质、视杆末端（杆小足，lod terminals）及视杆双极细胞（rod bipolar cell）均采用免疫组织化学法。具体步骤：①0.01 mol/L PBS漂洗5分钟×3；②0.3% Triton X－100，室温孵育10分钟；③0.01 mol/L PBS漂洗，5分钟×3；④5%正常羊血清封闭液（武汉博士德）室温孵育60分钟；⑤吸去封闭液（勿洗），分别加入不同的一抗，或单标或双标，一抗为抗小鼠视紫红质（1∶1 000）、突触素（1∶200）PSD－95（1∶1 000）及抗兔PKCα（1∶250）抗体，4 ℃过夜；⑥0.01 mol/L PBS漂洗，5分钟×3；⑦分别或同时加入rhodamine和FITC的二抗，37 ℃，120分钟；⑧0.01 mol/L PBS漂洗，5分钟×5；⑨硫酸甘油封片。激光显微镜进行观察。

二、结果

（一）各组大鼠视紫红质的分布变化

如彩插附图7所示，对照组视紫红质的着色被限于大而整齐的视杆的外节部（outer segments，OS），细胞体显示出比较弱的着色；模型组感光细胞凋亡变性，OS部受到严重的损伤，与对照组具有明显区别的是位于ONL的感光细胞的胞体被深度着色，可见有部分残留的OS部；针刺组视紫红质所标记的ONL较模型组厚，感光细胞的数量较模型组多。虽然视紫红质的分布位置也发生变化，但其ONL的荧光强度比对照组深，而残留的OS部比模型组多。

（二）各组大鼠视杆末端（杆小足，rod terminals）的变化

如彩插附图8所示，对照组突触素在内网层（inter plexiform layer，IPL）显示多层带，

而且延伸到外网层(outer plexiform layer, OPL),显示出密度比较大的杆小足;模型组在OPL的杆小足带被减少到单一零星的层;针刺组与模型组未见明显的变化。类似于上述的结果,使用PSD-95标记可看出完整的杆小足细胞膜结构(彩插附图8D),而模型组和针刺组显示出比较零乱的结构,部分膜显示出破裂,除荧光强度两者有轻微差异外,没有显示出明显的结构差异。

(三)各组大鼠视杆双极细胞的变化

如彩插附图9所示,对照组蛋白激酶Cα(PKCα)的免疫活性出现在INL的最边缘部分,视杆双极细胞茂密、垂直、贯通到OPL,终结处有一丛茂密的、像树状大烛台样的树突末端分布在IPL(彩插附图9A);模型组出现少而短且不太整齐的轴突排列,一些细胞缺少树突,胞体的肿胀现象较明显(彩插附图9B);针刺组这种变化有所减轻(彩插附图9C)。

进一步对其进行PKCα和突触素双标,对照组的OPL显示出比较整齐且致密的视杆双极细胞与杆小足的联系(彩插附图9D)。模型组和针刺组相比,两细胞之间的连接发生了变化,一些双极细胞的树突仍然达到末端带的外部,说明仍有少的突触连接在存活的双极细胞和杆小足之间(彩插附图9E、F)。但在针刺组的IPL共表达现象较模型组明显,说明视杆双极细胞的轴突末端处的损伤程度较模型组轻。

三、讨论

MNU诱导的视网膜变性发生于光感受器细胞,经检索文献发现对该模型下视细胞的形态学观察并没有完全展开。而完善该模型的病理学变化,对深入研究MNU引起的视网膜光感受器细胞变性机制、寻找有效防治减少变性的细胞数量及进一步了解各种对感光细胞保护作用的可能因素将至关重要。

笔者以往的研究中使用透射电镜观察到诱导变性后OS的结构变化,紊乱而间隙增宽的OS变化提示可能视紫红质的分布也会发生相应的变化。本研究中使用视紫红质标记的结果印证了疑惑,由于OS的结构发生了改变,视紫红质在光感受器上的分布也发生变化,残留的细胞体被深度着色。针刺组虽然视紫红质的位置也发生了变化,但其分布的位置和荧光强度均较模型组多。这种变化的发生可能是光感受器结构发生变化的直接结果,正是因为针刺保护了感光细胞的结构变化,也就部分地抑制了视紫红质在感光纤维上的丢失。因为感光细胞的感光能力取决于感光细胞结构的完整性,所以从研究结果可以提示,在本模型下感光细胞的结构和视紫红质的分布已经发生改变,相应于这种变化,那么对光转化为电信号的功能也会发生改变,而针刺则可以保护这种功能改变。

PSD-95属传导受体,分布于哺乳动物的视网膜OPL,与突触素一样,常被作为特异性抗体标记杆小足和锥小体的变化。因为视锥细胞在大鼠的感光细胞中仅占很少的一部分,而且在标记的切片上仅有一种细胞膜的形式,因此实验结果中所标记的部分属于视杆细胞的杆小足。对MNU诱导变性的视网膜在OPL层的突触素和PSD-95抗体的免疫活性明显降低,除针刺组的免疫活性较模型组稍强外,两组之间没有结构上的差异。

视杆双极细胞与杆小足联系，由感光细胞接收的视觉信息的处理和加工发生在双极细胞的突触末端。在OPL的突触变化以及IPL潜在的突触改变将改变视网膜内环境的稳定性，进而影响到视觉信息向中枢的传送。本研究结果显示，模型组视杆双极细胞的变化比较明显，而且胞体肿胀现象比较严重，这种变化可能是因为感光细胞的结构急剧变化而引起的，而针刺组因为抑制了这种变化，从而也保护了与之相联的下一级神经元双极细胞的变化。在MNU注射后7日，当ONL的厚度已经明显减少时，一些杆小足缺少，可以看出这种减少使得在OPL不能形成正常的突触连结。由此推测伴随杆小足的减少，嵌进杆小足内部的视杆双极细胞的树突可能萎缩和退后。针刺组虽然在OPL与模型组无太大差异，但是在IPL共表达的密度较模型组多，除可反映出视杆双极细胞的损伤较模型组轻外，也可提示在IPL视杆双极细胞与其他细胞的联系较紧密。这些变化也可以推断MNU诱导的这种形态学变化影响到视觉信息的传递，但针刺因为抑制了病理学变化的发生，也就抑制了视觉功能的损伤，因此保护了视网膜的感光功能。

通过以上结果可以得出以下结论：MNU对感光细胞的损伤是全面的，对外节、内节、胞体以及细胞的末端均有不同程度的影响，这些丰富了MNU诱导的视网膜变性的病理学变化内容，也为我们研究针刺干预变性的机制提供了较为完善的模型。当感光细胞丢失时，其他细胞也会发生变化，因此认为这种变化可能是动物模型中各自不同病理变化后的一个公共事件。那么在MNU诱导下视网膜与光感受器连接的其他细胞是否会发生变化，有待于进一步研究。针刺能够部分地抑制MNU对感光细胞引起的损伤，但是并不能完全阻止感光细胞以及二级神经元的变化，针刺保护感光细胞损伤的机制之一可能与针刺不同程度地抑制感光细胞的变性有关。

视网膜变性的治疗是困扰人类的医学难题。本研究只是初步观察了针刺对模型动物感光细胞形态学变化的影响，虽然机制有待于进一步阐明，但本结果给予临床的启示是：当下使用睛明穴和新明1穴进行早期不间断地干预治疗是治疗视网膜变性的首要选择之一。

马瑞玲，吴根诚，张仁.针刺对视网膜变性大鼠感光细胞形态学变化的影响[J].中国针灸，2015，35(11)：1149-1153.

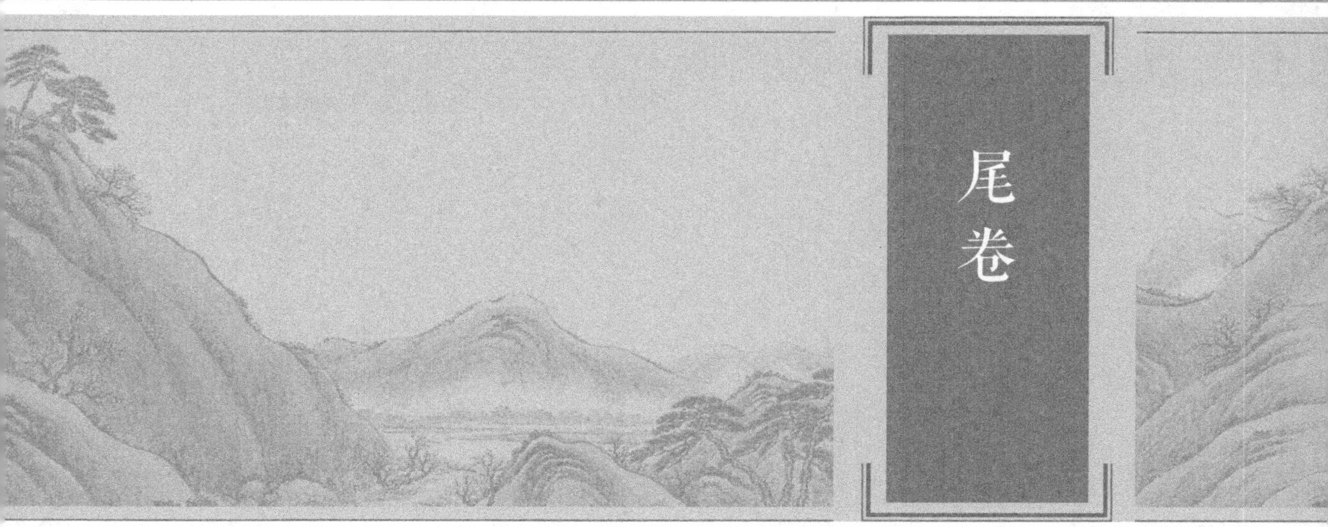

尾卷

卷首解读

与前面四卷以文字表达的形式不同，本卷附视频以直观的方式传承临床经验。

从 2019 年 4 月至 2020 年 1 月，在上海市中医文献馆的组织协调下，国家中医药管理局全国名老中医药专家传承张仁工作室与相关技术公司合作，花了近 10 个月的时间，应用高速摄录机对我在针灸临床中经 50 年探索总结提炼出来的针刺操作技法进行现场实拍。其间，为了保证内容的系统全面和真实客观，我和工作室的成员与摄制组反复对样片多次进行认真研讨，不断增删筛选，并补拍了两次，解说内容更是斟字酌句。在视频具体制作时，为了让读者能看得清楚明白，易于学习掌握，对某些操作动作较迅速的手法，均采用慢镜头播放。总之，我们的目的：一是将针刺操作技法通过视频方式真实直观地保存下来；二是应用视频方式能进行更好地传承和传播。

张仁特色针刺技法

内容介绍

张仁特色针刺技法（视频）内容，分针法、刺法、手法三部分，共为30法。具体分述如下。

一、针法

目前针法往往与刺法或手法混为一谈，其实不然。我认为所谓针法，是指不同针具所使用的技术，包括传统的也包括现代的（如激光针），甚至包括民间的（如杵针）；包括刺入肌肤的，也包括不进入肌肤的。本视频选入：电针法（疏密波法），耳针法（放血法，贴压法），穴位注射法（眼穴注射法、背俞穴注射法），皮肤针法（轻叩法），共6种。

二、刺法

刺法，主要指毫针从进针至出针过程中的不同技法。包括传统的技法，也包括在此基础上发展而成的技法。在这方面我多有体会。本视频选入：进针法（捻刺法、注入法、捻压法）、送针法（慢送法、快送法、针向法），齐刺法（双针齐刺法、三针齐刺法），扬刺法（平扬刺法、直扬刺法），丛刺法（点丛刺法），围刺法（多穴围刺法），排刺法（经脉排刺法、腧穴排刺法），透刺法（平行浅透法、交叉浅透法、接力浅透法、多向浅透法、耳周深透法、背俞深透法、臀部深透法、膝部深透法），共22种。

三、手法

手法，指技巧而言，这里特指针刺手法，它是毫针正常刺法中的一种特殊操作技巧。

针刺手法，源于《黄帝内经》《难经》，兴于金元，盛于明代，但有泛滥之势。现代有人总结达百种以上，令人无所适从。所以，早在明代的高武就认为是“巧立名色”(《针灸聚英》)。我从事针灸临床 50 年，实践证明行气法、导气法二法，确可提高疗效。

扫码观看
张仁特色针刺技法

彩 插

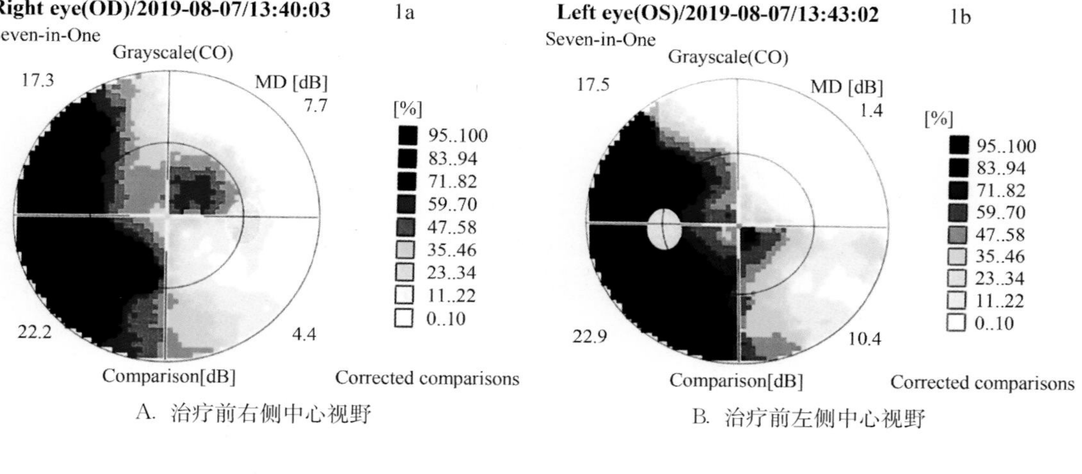

A. 治疗前右侧中心视野　　B. 治疗前左侧中心视野

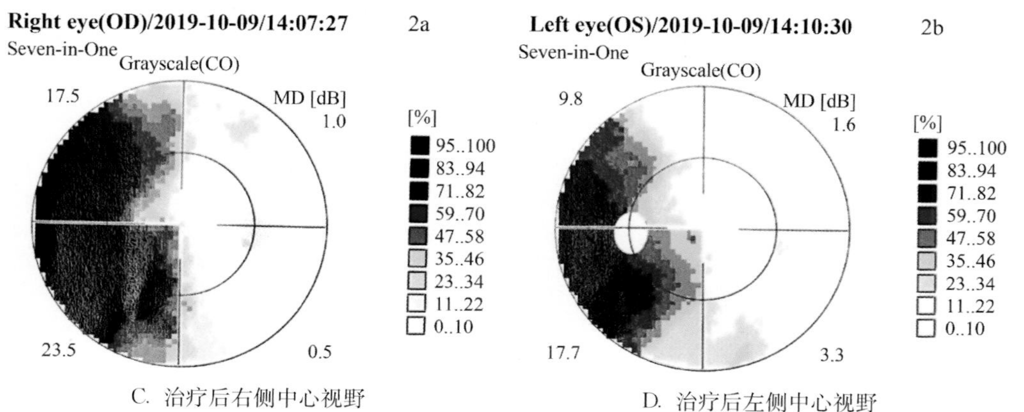

C. 治疗后右侧中心视野　　D. 治疗后左侧中心视野

附图 1　脑梗死后同向性偏盲案视野检查

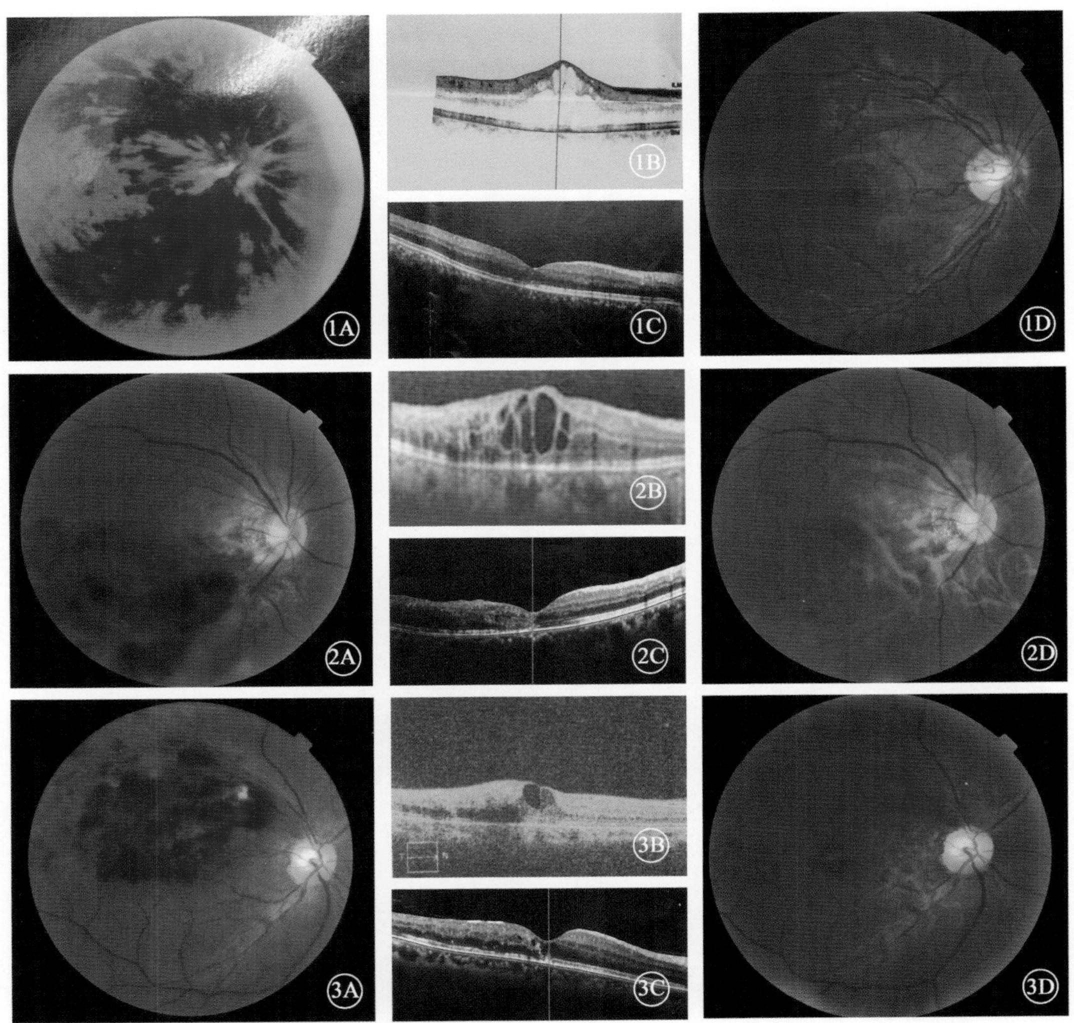

附图 2　针刺治疗视网膜静脉阻塞黄斑水肿眼底检查

1A CRVO、黄斑水肿患者治疗前眼底彩照；可见以视盘为中心的大片视网膜出血；1B 为治疗前 OCT，可见黄斑区水肿；1C 为治疗后的 OCT，可见黄斑区水肿消退；1D 为治疗后的眼底彩照，可见视网膜出血完全吸收。2A BRVO、黄斑水肿患者治疗前眼底彩照，可见视盘颞下方视网膜大片出血；2B 为治疗前 OCT，可见黄斑区水肿；2C 为治疗后的眼底彩照，可见视网膜出血完全吸收；2D 为治疗后的 OCT，可见黄斑区水肿消退。3A BRVO、黄斑水肿患者治疗前眼底彩照，可见视盘颞上方视网膜大片出血；3B 为治疗前 OCT，可见黄斑区水肿；3C 为治疗后的眼底彩照，可见视网膜出血完全吸收；3D 为治疗后的 OCT，可见黄斑区水肿基本消退。CRVO—视网膜中央静脉阻塞；BRVO—视网膜分支静脉阻塞。

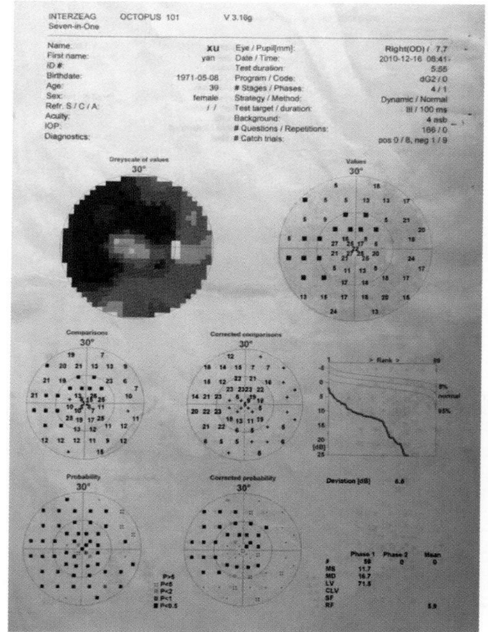

A. 2010 年右侧中心视野

B. 2010 年左侧中心视野

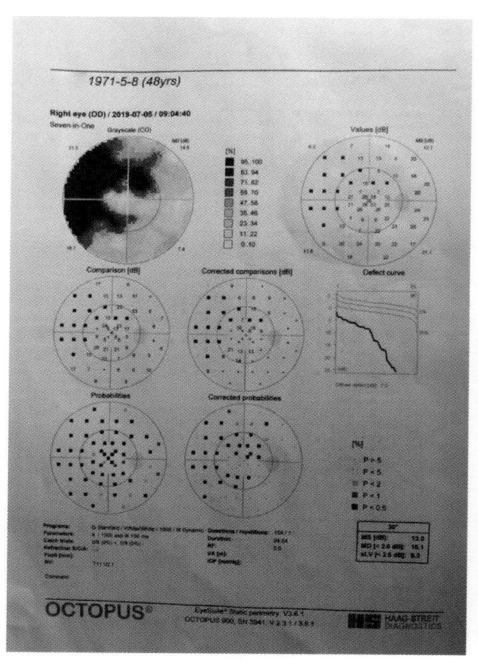

C. 2019 年右侧中心视野

D. 2019 年左侧中心视野

附图 3　原发性开角型青光眼视野检查(许某)

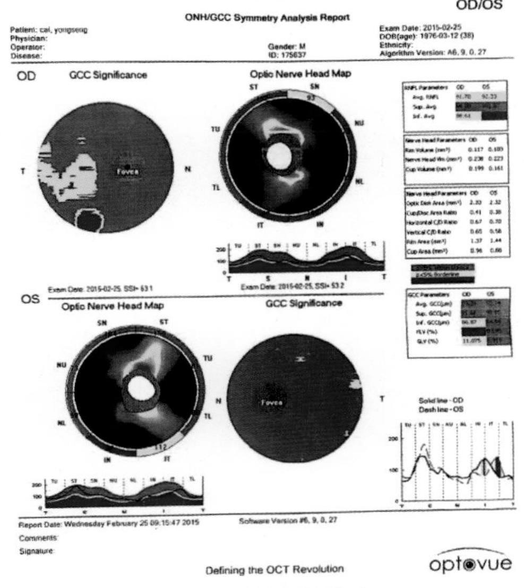

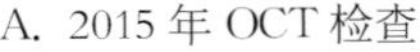
A. 2015 年 OCT 检查

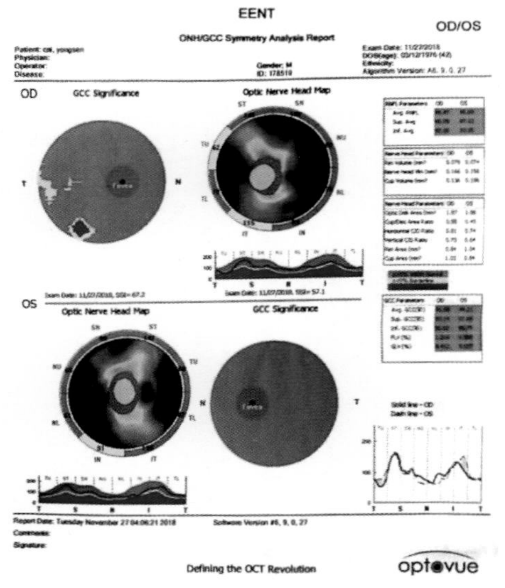

B. 2018 年 OCT 检查

附图 4　慢性开角型青光眼治疗前后 OCT 检查(蔡某)

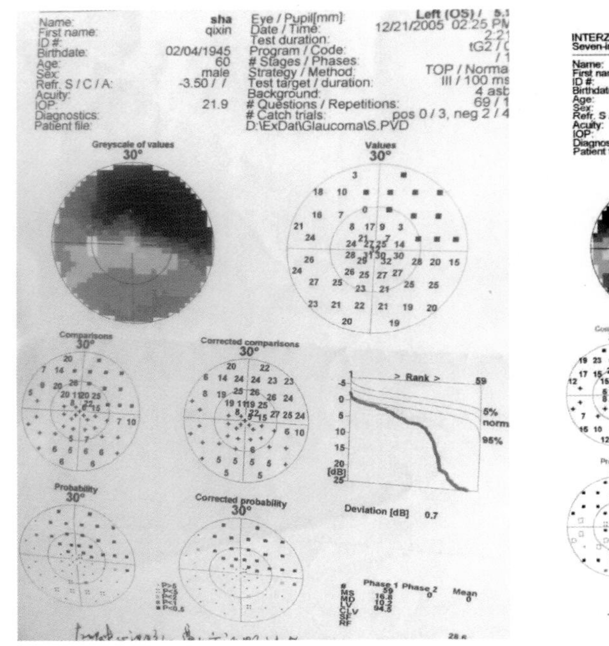

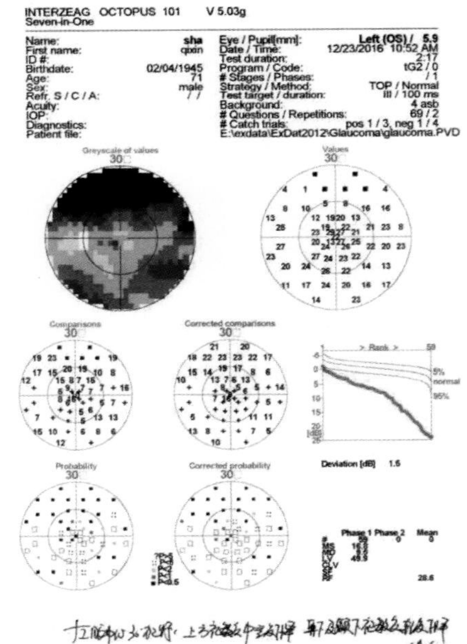

A. 2005 年左眼中心视野　　　　B. 2016 年左眼中心视野

附图 5　慢性开角型青光眼治疗前后左眼中心视野检查(沙某)

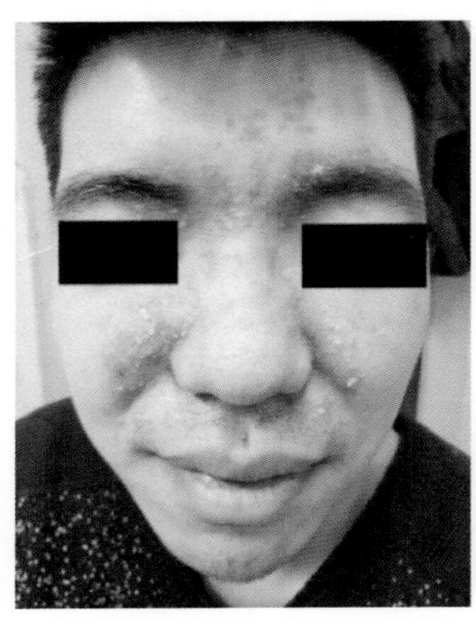

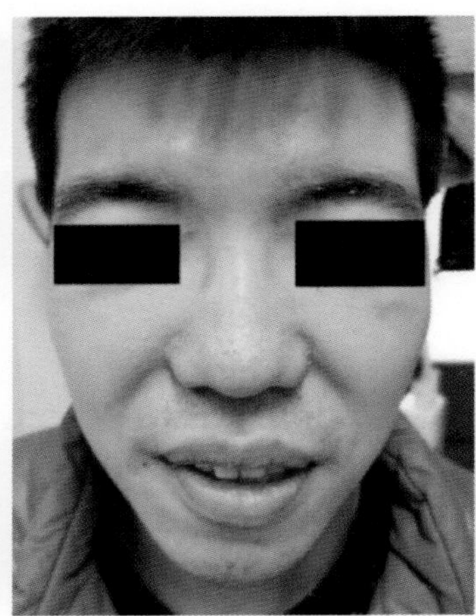

A. 治疗前　　　　B. 治疗 5 次(2 周)后

附图 6　脂溢性皮炎患者针灸治疗前后对比

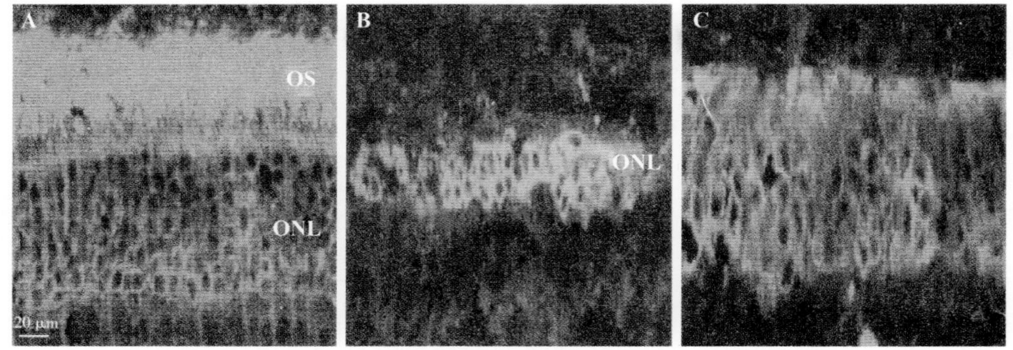

附图 7　各组大鼠视紫红质抗体标记感光细胞后视紫红质的分布变化

注：A 为对照组，B 为模型组，C 为针刺组；红色部分的示为视紫红质。

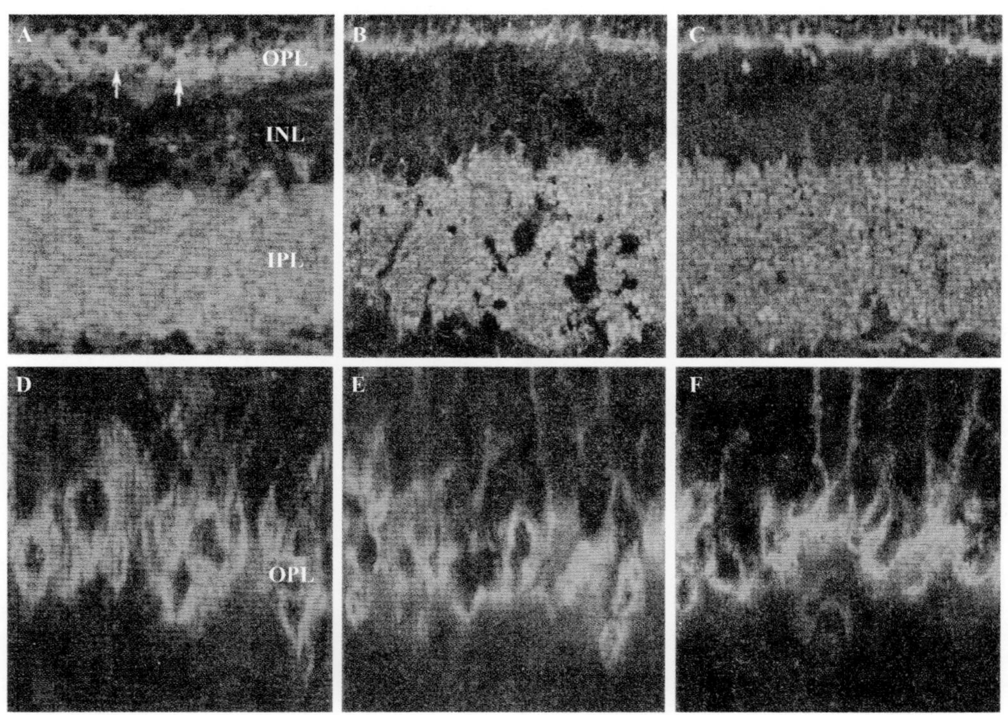

附图 8　各组大鼠视杆末端杆小足的变化

注：A、B、C 为突触素标记后杆小足的变化，D、E、F 为 PSD－95 标记后的变化；A、D 为对照组，B、E 为模型组，C、F 为针刺组；箭头所示为杆小足。

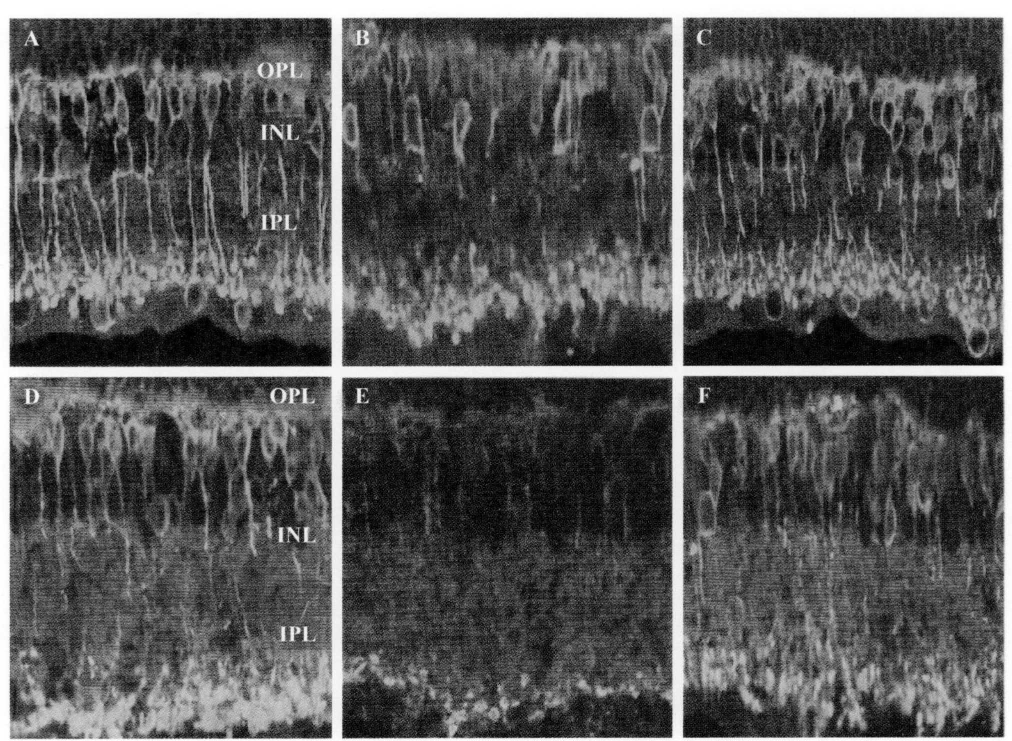

附图9　各组大鼠视杆双极细胞的变化

注：A、B、C为PKC标记后视杆双极细胞的变化（绿色），D、E、F为PKCα和突触素双标后的变化（红色）；A、D为对照组，B、E为模型组，C、F为针刺组。